Axel Ellrodt

Medizinische Notfälle

in Klinik und Praxis

Autor:

- **Axel Ellrodt** hat als Klinikarzt in einer privaten Einrichtung gearbeitet. Er ist der Autor des ursprünglichen Buches.

Beiträge und Redaktion:

- **Nicolas Peschanski** arbeit als Klinikarzt in der Abteilung Notaufnahme-SAMU-SMUR am CHU de Rennes und ist außerordentlicher Professor für Notfallmedizin an der medizinischen Fakultät der Universität Rennes-1. Er koordinierte das Lektorat dieser 7. Auflage und lektorierte und aktualisierte die Gesamtheit der Texte.
- **Mathieu Benhaddour** ist Notarzt in der Notaufnahme und SAMU 76A des Universitätskrankenhauses Rouen.
- **Nicolas Lemaire** ist Notarzt in der Notaufnahme des Universitätskrankenhauses Rouen.
- **Clément Boniol** ist Notarzt in der Notaufnahme und SAMU 76A des Universitätskrankenhauses Rouen.
- **Yann-Erick Claessens** ist Notfallmediziner am Centre Hospitalier Princesse-Grace in Monaco und Professor für Notfallmedizin.
- **Leslie Meresse-Prost** ist Notärztin am Universitätsklinikum Nantes.
- **Julien Le Moullec** ist Leitender Arzt für Allgemeinmedizin und Notaufnahme am Universitätsklinikum Nantes.
- **Mélanie Roussel** ist Notärztin in der Notaufnahme und SAMU 76A des Universitätskrankenhauses von Rouen.
- **Julien Segard** ist Notarzt und praktizierender Arzt in der Notaufnahme des CH Saint-Nazaire und SAMU44 des CHU de Nantes.
- **Myriam Vouin** ist Notärztin in der Notaufnahme und SAMU 76A des Universitätskrankenhauses Rouen.
- **Olivier Ellrodt** ist medizinischer Reanimator am Groupe Hospitalier Sud-Ile-de-France (Melun).
- Nicolas Peschanski dankt der Augenärztin **Perrine Rossi**.

Übersetzung:

- **Thomas Kerz**, Facharzt für Anästhesiologie, Universitätsmedizin der Johannes Gutenberg-Universität Mainz
- **Stefan Schenkel**, Facharzt für Psychiatrie und Psychotherapie, Universitätsmedizin der Johannes Gutenberg-Universität Mainz (Kapitel Psychiatrie)

Axel Ellrodt

Medizinische Notfälle

In Klinik und Praxis

Mit Beiträgen von:

Nicolas Peschanski (coordinateur)
Mathieu Benhaddour
Clément Boniol
Yann-Erick Claessens
Julien Le Moullec
Nicolas Lemaire
Leslie Meresse-Prost
Patrick Ray
Mélanie Roussel
Julien Segard, Myriam Vouin

Übersetzt von Thomas Kerz
Das Kapitel „Psychiatrie“wurde durch Stefan Schenkel überarbeitet.

lehmanns media

Impressum

Bibliografische Information der Deutschen Nationalbibliothek
Die Deutsche Nationalbibliothek verzeichnet diese Publikation in der Deutschen Nationalbibliografie; detaillierte bibliografische Angaben sind im Internet unter http://www.dnb.de abrufbar.

Wichtiger Hinweis:
Die Medizin als Wissenschaft unterliegt einem ständigen Wandel und Wissenszuwachs. Herausgeber, Autoren und Verlag haben größte Sorgfalt darauf verwandt, dass die Angaben – vor allem zu Medikamenten und Dosierungen – dem aktuellen Wissensstand entsprechen. Da jedoch menschliche Irrtümer und Druckfehler nie völlig auszuschließen sind, übernimmt der Verlag für derartige Angaben keine Gewähr. Jeder Anwender ist aufgefordert, alle Angaben in eigener Verantwortung auf ihre Richtigkeit zu überprüfen. Die Wiedergabe von Gebrauchsnamen, Warenbezeichnungen oder Handelsnamen in diesem Werk berechtigt auch ohne besondere Kennzeichnung nicht zu der Annahme, dass solche Namen im Sinne der Warenzeichen-Markenschutz-Gesetzgebung als frei zu betrachten wären und daher von jedermann benutzt werden dürfen.

Bildnachweis:
Die Rechte der Abbildungen liegen bei den Autoren der jeweiligen Beiträge.

Originaltitel: URGENCES MÉDICALES 7e édition 2022

Helmholtzstr. 2-9
10587 Berlin
Umschlag (Fotos): Notaufnahme Charité Berlin – Bärbel Miemietz, CC BY-SA 4.0 <https://creativecommons.org/licenses/by-sa/4.0>, via Wikimedia Commons; Röntgenbild: Hellerhoff, CC BY-SA 3.0 <https://creativecommons.org/licenses/by-sa/3.0>, via Wikimedia Commons
Umschlag (Gestaltung): Jasmin Plawicki
Satz & Layout: LaTeXVolker Thurner, Berlin
Druck und Bindung: Dimograf · Bielsko-Biała · Polen
ISBN 978-3-96543-418-9 www.lehmanns.de

Inhaltsverzeichnis

Abkürzungen

AA Aorthenaneurysma

ABCDE **A**irway**B**reathing **C**irculation **D**isability **E**xposure

ACS Akutes Koronarsyndrom

AD Antidepressiva

AF Atemfrequenz

AKI Akute Niereninsuffizienz

ap anterior posterior

ART antiretrovirale Therapie

BGA Blutgasanalyse

BPLS Benigner paroxysmaler Lagerungsschwindel

BSG Blutsenkungsgeschwindigkeit

C3G C3-Glomerulopathie

CED chronisch entzündlichen Darmerkrankungen

CO Kohlenmonoxid

CRP Zerebraler Perfusionsdruck

CRP C-reaktives Protein

CT Computertomographie

DIC Disseminierte intravasale Gerinnung

EBM Evidenzbasierte Medizin

EF Ejektionsfraktion

EKK Erythrozytenkonzentrat

EUG extrauterine Schwangerschaft

EZD Extrazelluläre Dehydrierung

FMF Familiäres Mittelmeerfieber

GERD gastroösophageale Refluxkrankheit

GFR glomeruläre Filtrationsrate

GTKA generalisierter tonisch-klonischer Anfall

HBO hyperbare Sauerstofftherapie

HDM Herzdruckmassage

HIT Heparin-induzierte Thrombozytopenie

HKS Herz-Kreislaufstillstand

HLW Herz-Lungen-Wiederbelebung

HZV Herzzeitvolumen

ICP Intrakranieller Druck

IZD Intrazelluläre Dehydrierung

KI Kontraindikation

KM Kontrastmittel

LMWH low molecular weight heparin

LP Lumbalpunktion

LR Likelihood-Ratio

LSHT Leichtes Schädel-Hirn-Trauma

LVH linksventrikuläre Hypertrophie

MAP Mittlerer arterieller Druck

MCA Arteria cerebri media

MI Infarkt

NAT Nukleinsäure-Amplifikationstechniken

NNT number-needed-to-treat

NOAK neue orale Antikoagulanzien

NRS Numerische Rating-Skala

NSAR Nicht steroidale Antirheumatika

NSTEMI Nicht-ST-Hebungsinfarkt

ODS Obstruktives Defäkationssyndrom

ÖGD Ösophagogastroduodenoskopie

OGI Oberer Gastrointestinal Trakt

OHSS Ovarielles Hyperstimulationssyndrom

PCA Patient-controlled analgesia

PCT Procalcitonin

PEP Postexpositionsprophylaxe

PET Positronen-Emissions-Tomographie

PFO Persistierendes Foramen ovale

PP Pleurapunktion

PPI Protonenpumpenhemmer

PPS Postpunktionelles Syndrom

PPSB Prothrombinkomplex-Präparaten

PRES Reversibles posteriores Enzephalopathie-Syndrom

PVT Proximale Venenthrombose

qSOFA quick Sepsis Related Organ Failure Assessment

RCVS reversibles zerebrales Vasokonstriktionssyndrom

ROSC Return of spontaneous circulation

RSI Rapid Sequence Induction

SAB Subarachnoidalblutung

SBP Spontane bakterielle Peritonitis

SDH Subduralhämatom

SHT Schädel-Hirn-Trauma

SIADH Syndrom der inadäquaten AD-Sekretion

SPK Suprapubischer Katheter

SSRI selektive Serotonin-Wiederaufnahmehemmer

STEMI ST-Hebungsinfarkt

STI Sexuell übertragbare Infektionen

TAK Trigemino-autonome Kopfschmerzerkrankungen

TFH Thrombozytenfunktionshemmer

TIA Transitorische ischämische Attacke

TMA Thrombotische Mikroangiopathie

TVT Tiefe Venenthrombose

VAS visuelle Analogskala

VHF Vorhofflimmern

VKA Vitamin-K-Antagonisten

VT ventrikuläre Arrhythmien

WFNS World Federation of Neurosurgical Societies

Vorwort

Axel Ellrodts Buch „Urgences médicales" gilt im Nachbarland Frankreich seit Jahren als Referenzwerk für nicht-traumatische Notfälle im Erwachsenenalter, liegt derzeit in 7. Auflage vor und wurde bereits mehr als 60 000 Mal verkauft. Es zeichnet sich durch einen kurzen, telegrammähnlichen und ungewöhnlichen Schreibstil aus, der gleichzeitig präzise und gut lesbar ist und aktuelle Leitlinien berücksichtigt.[1]

Während in Deutschland die Zusatzweiterbildung Klinische Akut- und Notfallmedizin erst seit kurzem existiert, besteht Notfallmedizin als eigene Fachrichtung in Frankreich schon länger und umfasst eine 4-jährige Weiterbildung in Notfallmedizin, medizinischem Notfallmanagement, außerklinischen Notfällen, Reanimation und pädiatrischen Notfällen. Ebenso stehen Gynäkologie, Ophthalmologie, Neurologie und Psychiatrie auf dem Lehrplan. Die „Urgentistes" arbeiten in Notaufnahme, Notarztdienst oder als ärztliche Leitstellendisponenten im Rettungsdienst.

Auf Grund der länderspezifischen Gegebenheiten mussten einige Passagen an die deutschen Gegebenheiten angepasst werden. Für die abschnittsweise Neufassung im Kapitel „Psychiatrie" danke ich Dr. Stefan Schenkel, Mainz. In anderen Abschnitten genügte es, die Unterschiede deutlich zu machen.

Am Ende jedes Kapitels sind die Originalreferenzen aufgeführt, ergänzt durch Verweise auf deutsche oder englische Literatur oder Internetadressen – für den deutschen Leser sicher einfacher als die Verweise auf französische Seiten. Das Buch richtet sich an alle, die inner- oder außerklinisch Notfallpatienten versorgen. Auf Grund des breiten Spektrums stellt das Buch eine Bereicherung der Literatur zu diesem Thema dar. Für Kommentare oder Anregungen sind Übersetzer und Autor dankbar.

Im Juni 2023 — Thomas Kerz

[1] Die gewünschte, maximal kurze und knappe Darstellung wäre mit einer „gendergerechten" Schreibweise nicht realisierbar, obwohl sicherlich gute Gründe dafür sprechen. Stattdessen fand das „generische Maskulinum" Verwendung und schließt alle Geschlechtsidentitäten ein. Abweichungen werden explizit benannt.

Vorwort der Originalausgabe

Diese siebte Ausgabe wäre ohne das Redaktions-Team nicht möglich gewesen, schon gar nicht unter den schwierigen Bedingungen der Covid-19-Pandemie.

Ich danke allen sehr herzlich, insbesondere Nicolas Peschanski, der das Projekt kompetent vorangetrieben hat.

Ein besonderer Dank geht an Pierre Taboulet, der uns großzügig Inhalte zur Verfügung stellt. Dieses Buch beinhaltet nicht-traumatische Notfälle bei Erwachsenen, wie sie im Klinik- und Praxisalltag vorkommen. Es ist keine vollständige Abhandlung und die angesprochenen Themen wurden danach ausgewählt, wie häufig Notaufnahmen damit befasst sind. Neu ist das Kapitel *Covid* – und wird hoffentlich bald ganz überflüssig sein. Außerdem wurde das neue Kapitel *Anämie* hinzugefügt. Alle Kapitel wurden gegengelesen und nach dem aktuellen Wissensstand aktualisiert.

Der Schwerpunkt wurde auf die Klinik und viele praktische Details gelegt, die im Notfall nützlich sind, immer im Bemühen, die Schwierigkeiten, auf die man vor Ort stoßen kann, zu berücksichtigen. Der Stil ist häufig telegrafisch, unter dem Zwang der begrenzten Seitenzahl: Das Buch sollte in eine Kitteltasche passen und ein schnelles Nachschlagen erleichtern!

Durch die zahlreichen, internen Verweise wurde die Navigation im Buch deutlich verbessert und wo immer möglich und sinnvoll ergänzen Internetlinks den Inhalt: in der Bibliografie, wenn eine Empfehlung oder ein Artikel frei heruntergeladen werden kann, oder zu zugänglichen Demonstrationsvideos oder Rechnern. Es wurde zwar großer Wert darauf gelegt, möglichst zuverlässig erreichbare Quellen auszuwählen. Aber es ist zu befürchten, dass einige Links im Laufe der Zeit trotzdem nicht mehr funktionieren werden. Zu lange URLs wurden durch Adressen ersetzt, die entweder mit TinyURL oder Urlz generiert wurden. Sollten Links nicht mehr funktionieren, sollte es immer noch möglich sein, die Dokumente zu finden, indem man den Titel in eine Suchmaschine eingibt. Wie bei den vorangegangenen Ausgaben hoffe ich, dass diese siebte Ausgabe jungen und älteren Ärzten hilft, ihre Patienten gut, vielleicht sogar besser zu behandeln. Das ist das Hauptanliegen dieses Buches.

Axel Ellrodt

Dies und das

- **ABCDE**... Die Grundregeln für Notfälle
  - Mnemonic: Atemwege (**A**irway), Beatmung und Oxygenierung (**B**reathing), Kreislauf (**C**irculation), Neurologischer Status (**D**isability) und Erweiterte Maßnahmen (**E**xposure).
    Neurologischer Status:
    - Glasgow Coma Score
    - Pupillenstatus
    - Zungenbiss
    - Blutzucker

    Erweiterte Maßnahmen:
    - Entkleiden (Keine Diagnose durch die Hose!)
    - Wärmeerhalt
    - SAMPLE-Schema: **S**ymptome, **A**llergie, **M**edikamente, **P**atientenvorgeschichte, **l**etzte Mahlzeit, **E**reignisse
  - Außerdem achten auf:
    - **Wirbelsäulenverletzung**
    - **Immobilisierung von Frakturen**
    - Kompression von **blutenden Wunden**
  - **Vitalzeichen: Von vitaler Bedeutung! Als da wären:**

    Atemfrequenz, Pulsfrequenz, Blutdruck
    Bewusstsein/Grad der Orientierung (zu Person, Ort, Zeit und Geschehen)
    Haut bleich? Zyanotisch? Marmoriert?
    Kann der Patient: alleine gehen? Nahrung zu sich nehmen?
  - **Eine Tachypnoe** (> 20/min) kann ein frühes Symptom einer schweren Erkrankung sein: Schock, Azidose, Hypoxie – eine Tachypnoe maskiert und kompensiert diese eine Zeitlang...
  - Der **Rücktransport** des Patienten ist Teil der Behandlung in der Notaufnahme:
    - Wie kommt der Patient nach Hause: zu Fuß? Mit dem Krankenwagen? Alleine?
    - Die **Nachsorge** des Patienten muss gesichert sein: **Entlassungsbrief** für den Hausarzt; **Hinweis**, bei ausbleibender Besserung wiederzukommen.
- **Ältere Personen**
  - Nehmen Sie sich **Zeit**, um ältere Patienten zu befragen, ohne ihnen ständig das Wort abzuschneiden. Ältere Personen kommen sonst durcheinander und die Anamneseerhebung wird unmöglich.
  - Überlegen Sie, bevor Sie Medikamente verschreiben. Sind Medikamente wirklich notwendig? Muss die Dosis angepasst werden?
  - Ein Kreatininwert von 90 μmol/L (=1 mg/dl) ist oft ein Anzeichen für Nierenversagen.

- Die Hirnhäute haben die unangenehme Tendenz, sich abzulösen – wie bei Alkoholikern: Vermehrte Häufigkeit von akuten oder chronischen subduralen Hämatomen nach Stürzen.
- Denken Sie daran, den **Blutdruck im Stehen** für ≥ 5 min zu messen, wenn solche Patienten wegen „Unwohlsein" kommen, schon bei der Untersuchung in der Notaufnahme.
- **Schmerzlose Herzinfarkte** sind möglich. **Apyretische Infektionen**. Alles kann sich hinter einem „**Sturz**" verstecken.
- **Häufige Ursachen für Verwirrtheit bei älteren Menschen**: Medikamente, Herzinfarkt, Herzinsuffizienz, Infektion und septischer Schock, Dehydrierung, Entzug oder Verschreibung von Benzodiazepinen, orthostatische Hypotonien, bewusst erlebte fokale Anfälle. Auch an Demenz denken.
- Taub oder verwirrt? Dement oder aphasisch? Wie gut kann der Patient sehen?
- In der Geriatrie gibt es selten eine einzige Diagnose – eine akute Erkrankung führt oft zur Dekompensation einer oder mehrerer chronischer Erkrankungen, die für sich alleine kein Problem darstellen. (s. a. **1 + 2 + 3 von Jean-Pierre Bouchon** https://tinyurl.com/mw89nx8w und DEGAM-Leitlinie Multimorbidität https://tinyurl.com/3zbha65c)
- Keine falsche Vertrautheit bzw. Anrede mit „Oma" oder „Opa".

> **Agitierte Patienten**

- Viele nicht-psychiatrische Probleme können zu einer Agitation des Patienten führen: Medikamente, Hypoxien, Schock, Blutungen, Schmerzen, Harnverhalt, nicht bemerkte Aphasien…

> **Alkoholkranke Patienten**

- Minimum: 100 mg Vitamin B1 i.m. oder i.v. Für sehr mangelernährte oder verwirrte Patienten: 1 Ampulle Niacin (Vit. B3) dazu. Orales Vit. B1: nutzlos im Notfall. Multivitamine: kein ausreichender Gehalt an Vit. B1.
- **Rektale Untersuchung bei jedem Alkoholiker, dem es nicht gut geht:** Melena?
- Rätselhaftes Unwohlsein oder Bewusstseinsverlust bei einem Alkoholiker, rektale Untersuchung und explorative Magensondierung können die Blutung finden.

> **Ankereffekt** (gibt es nicht nur in der Medizin…)

- Übersetzung von „Anchoring". Es handelt sich um einen Anker (wie in der Seefahrt). Der Ankereffekt hindert den Untersucher daran, die Diagnostik weiter zu betreiben, wenn er sich am ersten klinischen Eindruck festhält. Es handelt sich um eine **kognitive Verzerrung** („cognitive bias"), die darin besteht, sich an den ersten klinischen Eindruck oder die erste Diagnose, die sich ergibt, zu verankern und andere Möglichkeiten zu vernachlässigen. Häufige Quelle von Diagnosefehlern für alle Ärzte, unabhängig von Erfahrung und Dienstgrad.
- **Variante: Label-Syndrom**: Patient bereits „vordiagnostiziert" aus der Notaufnahme, vom Notarzt, von Kollegen – gelegentlich sollte man sich trauen, diese Diagnosen in Frage zu stellen.
- **Die Folge daraus: Bestätigungsfehler** („conformation bias"): Man behält nur die Elemente bei, die den ersten Eindruck bestätigen und vernachlässigt die Elemente, die nicht dazu passen, aber zur richtigen Diagnose führen würden.
- Siehe https://tinyurl.com/42h99ns9 und https://tinyurl.com/2p8rbue6 (Vick A., et al. Clinical reasoning for the infectious disease specialist: a primer to recognize cognitive biases, *Clin Infect Dis*, 2013).

- **Antibiotika**
  - Sind keine **Antipyretika, auch keine Anxiolytika**.
  - **Begrenzen** Sie die Verschreibungen von Mehrfachresistenzgeneratoren: **Chinolone, Amoxicillin-Clavulansäure, Ceftriaxon.**
  - Viele verlängern die QT-Zeit (Chinolone, Makrolide). Chinolone verursachen periphere Neuropathien, Muskel- und Sehnenerkrankungen sowie Aortenaneurysmen und -dissektionen – s. a. Rote-Hand Briefe BfArm von 2018 & 2019 https://tinyurl.com/k26sdyf7 und https://tinyurl.com/3upvje4m
  - Kurze Therapiedauer ist oft genauso wirksam wie lange!
- **Stürze**
  - Denken Sie an **Alkohol**, auch bei älteren Menschen und **Kohlenmonoxidvergiftungen**. Und an **Misshandlungen** (darauf achten und danach fragen).
  - **Betrachten und fühlen Sie die Kopfhaut.**
  - Geben Sie sich nicht zu schnell mit der Ursache „**Sturz**" zufrieden. Ältere Patienten, die nicht genau wissen, warum sie gefallen sind, erfinden gerne (freundlicherweise) eine einfache und beruhigende Ursache wie z. B. Ausrutschen. Eine Infektion oder ein Infarkt, der sie schwächt, kann aber dazu führen, dass sie dort stolpern, wo sie normalerweise ohne Probleme laufen.
  - **Stellen Sie den Patienten aufrecht hin, suchen Sie explizit nach orthostatischer Hypotonie**. Diese Ursache wird zu sehr vernachlässigt, rächt sich aber durch unnötige zusätzliche Untersuchungen, und der Patient hat das Risiko eines Rezidivs mit anschließender Femurfraktur.
- **Vitalparameter – hilfreich bei der Einschätzung des Schweregrads**
  - Schauen Sie auf die im Rettungsdienst/in der Notaufnahme aufgezeichneten Vitalparameter, messen Sie ggf. erneut. Tachykardien und Bluthochdruck sind vielleicht schon abgeklungen. Die Messung der Atemfrequenz ist oft eher der Phantasie geschuldet als wirklich gemessen (siehe „Atemfrequenz" auf S. 21) und sollte ggf. mehrmals gemessen werden.
  - Die Vitalzeichen sind die **Grundlage für validierte Screening-Scores und Einordnung der Schweregrade**. Aktuell empfohlen sind qSOFA https://qsofa.org/ und, besser, der NEWS-2 (National Early Warning Score), von dem es 2023 eine revidierte Version geben soll: https://tinyurl.com/3djfuncv. Diese Scores sind extrem nützlich (siehe Kapitel Sepsis auf S. 491). Sie ersetzen nicht das klinische Urteil, ergänzen es aber und können als Grundlage für die Intensität der Überwachung dienen (in England für NEWS verallgemeinert).

Tabelle 1: NEWS 2 (Vitalzeichen) https://tinyurl.com/3djfuncv
Validiert für Patienten >16 Jahre, ♀nicht schwanger
Im Vgl. zum NEWS-1 jetzt neu zweite Skala für SaO_2 bei Pat. mit COPD und Ziel-SaO_2 88–92 %

Parameter	Punkte						
	3	2	1	0	1	2	3
Atemfrequenz (/min)	$\leq$ 8		9–11	12–20		21–24	$\geq$ 25
SaO_2 (%) **Skala 2**	$\leq$ 91	92–93	94–95	$\geq$96			
SaO_2 (%) **Skala 1**	$\leq$ 83	84–85	86-87	88–92 $\geq$ 93 bei RL	93–94 mit O_2	95–96 mit O_2	$\geq$ 97 mit O_2
Raumluft/Sauerstoff		O_2		Raumluft			
RR syst. (mmHg)	$\leq$ 90	91–100	101–110	111–219			$\geq$ 220
Herzfrequenz (/min)	$\leq$ 40		41–50	51–90	91–110	111–130	$\geq$ 131
Bewusstsein				Wach			CVPU*
Temperatur (°C)	$\leq$ 35		35,1–36	36,1–38	38,1–39	$\geq$ 39,1	

*CVPU: Acronym für 'Confusion', reagiert nur auf 'Voice', 'Pain', 'Unresponsive'
Ein Score $\geq$ 5 geht mit einer erhöhten Letalität oder Notwendigkeit einer Aufnahme auf Intensivstation einher und soll zu einer Reevaluation, ggf. durch einen erfahrenen Arzt, führen: Sepsis? Intensivpflichtig? OP-Indikation?
Ein Score $\geq$ 3 in einem der Parameter soll zu einer Reevaluation führen

Beratung/Verhaltensratschläge bei Entlassung

- Vermutlich gut gemeint, aber wenn, dann kurz. Lange Anweisungen werden weder gelesen noch verstanden. Die Botschaft soll sein: „Wenn die Beschwerden wieder auftreten oder wenn sich Ihr Zustand verschlechtert, kommen Sie in die Notaufnahme zurück oder rufen Sie 112 (Leitstelle) oder 116117 (Ärztlicher Bereitschaftsdienst) an.“ Mündliche und schriftliche Erläuterung, in einfacher Sprache, keine Fachwörter.
- Kein Beipackzettel, der alle Eventualitäten berücksichtigt.
- R. Bukata. With Discharge Instructions, less is More: https://tinyurl.com/wxbcr8v3

Radiologische Untersuchung beantragen

- Nicht ohne den Patienten vorher untersucht zu haben, ansonsten kann das ins Auge gehen.
- Formulieren Sie klar, was Sie suchen, verbunden mit einer kurzen, prägnanten Zusammenfassung des Problems, z. B. „Ileus mit Fieber“, „Dyspnoe mit Fieber ohne Fokus“, „rechtsseitige Hemiparese seit 10 Tagen mit Erbrechen“.

Finger (nur Mut!)

- **Kotsteine: digitaler Notfall.** Teil der Reihe „kleine Übel, großes Elend“, vermindert insbesondere die Lebensqualität älterer Menschen. Zu beachten bei Verstopfung und **Durchfall**: Flüssiger Stuhl läuft neben dem Kotstein ab: Durchfall! Wird durch die Gabe von Loperamid noch verschlimmert: **Harnwegsinfektion, akuter Harnverhalt.**
- Führen Sie eine rektale Untersuchung durch, fragmentieren Sie den Kotstein manuell und evakuieren Sie so viel wie möglich mit einem oder 2 Fingern, indem Sie den Patienten pressen lassen, ggf. mit Analgesie (*niedrig dosiert Ketamin, Lachgas/O_2-Gemisch (Livopan®)...*). Sie **erweisen Ihrem Patienten einen unermesslichen Dienst**, den gehetzte Ärzte ablehnen. Andere bevorzugen einen

(hohen) Einlauf (bzw. ordnen ihn an), aber wie soll ein Darmrohr, das Wasser in den Teig bringt, zur Spülung beitragen?
- Früher haben die Hausärzte das zu Hause gemacht!

> **EBM: Ja, aber Achtung! (sehr, sehr kurz gehalten)**
- Ist die in die Studie eingeschlossene Population auf Ihre Patienten verallgemeinerbar?
- Kontrollierte Studien liefern keine guten Informationen über Nebenwirkungen.
- Ein „signifikantes" Ergebnis ist Mathematik. Wichtig ist die „**Effektgröße**", d. h. die **klinische Bedeutung**. Wenn davon nichts in der Zusammenfassung steht, ist es verdächtig und man muss ggf. danach suchen.
- **Ist das Studienkriterium wichtig** für den Patienten (Tod, Tage auf der Intensivstation, Lebensqualität) oder ist es ein weniger wichtiges Kriterium? **Surrogatkriterien** (Laborparameter, radiologische Befunde usw.), **kombinierte Endpunkte**, bei denen Äpfel und Karotten zusammengewürfelt werden? Harte Endpunkte (bei Tod gibt es keinen Irrtum)? Oder weiche: Laborwert oder „Krankenhausaufenthalt", was eine medizinische Entscheidung darstellt, die nicht verblindet getroffen wird?
- **Wie werden die Ergebnisse dargestellt?** Schöne Kurven und Korrelationen beschreiben nicht die ganze Wahrheit. Die Ergebnisse werden sehr selten als **absolutes Risiko** ausgedrückt, sondern als **relatives Risiko**, was schmeichelhafter ist: Der Wirkstoff „Wunderdroge®" **reduziert** in einer kontrollierten Studie an 2 000 Patienten **das „Risiko" eines Schlaganfalls um 30 %** (Studiendauer 3 Jahre). Nicht schlecht, aber **die Realität sieht anders aus**: 30 % (10 % pro Jahr) von was? Wenn das Ausgangsrisiko für einen Schlaganfall (Placebo) 3 % pro Jahr beträgt, **sinkt das reale, absolute Risiko, einen Schlaganfall zu erleiden, von 3 % auf 2,7 %,** nämlich um 10 % von 3 %, also **0,3%.** Wir haben eine NNT (number-needed-to-treat), die Anzahl von Patienten, die pro Jahr behandelt werden müssen, um einen Schlaganfall zu vermeiden, von 334! Weniger sexy. Würden Sie diese Behandlung wollen? Was sind die Nebenwirkungen? Vielleicht höher als der Nutzen? Der Teufel steckt im Detail.
- **Wie viele statistische Tests wurden durchgeführt?** Wurde eine Korrektur für multiple Vergleiche durchgeführt? Leider zu oft: Nein. Multiple Vergleiche erhöhen das Risiko, durch reinen Zufall ein signifikantes Ergebnis zu finden – grundlegendes Statistikwissen.
- **Wurde das anfängliche Analyseprotokoll entsprechend den Ergebnissen geändert** (unprofessionell und unwissenschaftlich, führt zur Bevorzugung der Hypothese, an die die Autoren glauben). Findet man in der Tat oft und in den besten Journals, wo auch oft die veröffentlichten Analysen nicht die präspezifizierten sind. Dadurch erhöht man das Risiko, durch reinen Zufall ein signifikantes Ergebnis zu erzielen. Es sei denn, die Öffentlichkeit erfährt doch davon! Diese Art der Täuschung ist schwer zu erkennen, ggf. lohnt es sich, nach dem ursprünglichen Studienprotokoll zu suchen: https:\www.clinicaltrials.gov Einfacher ist es da natürlich, Zusammenfassungen und Lobeshymnen der Studie kritiklos zu konsumieren. Interessant hierzu: „Tracking switched trials": http://compare-trials.org
- **Assoziation und Korrelation implizieren keine Ursache-Wirkungs-Beziehung.** Korrelationen, die auf Beobachtungsstudien basieren, können im Gegensatz zur kontrollierten Studie oder RCT (Randomised Controlled Trial) keine Kausalität

beweisen. Z. B. wurde die postmenopausale Hormontherapie auf Grundlage einer „großen" Beobachtungsstudie eingeführt, bis man später mit einem RCT feststellte, dass dies mit einer erheblichen Rate an unerwünschten Nebenwirkungen verbunden ist. **Beobachtungsstudien führen zu Hypothesen, die mit anderen Mitteln, einschließlich RCTs, verifiziert werden müssen.** Auch Zusammenfassungen in der medizinischen Presse sind irreführend: Z. B. „Ananas schützt vor Schlaganfall" anstatt „ist mit einer niedrigeren Schlaganfallfrequenz verbunden". Es kann Gründe geben, warum Menschen mit einem bestimmten Lebensstil mehr oder weniger Ananas konsumieren, was nichts mit der Schlaganfallprävention zu tun hat. Es ist auch möglich, dass 100 Lebensmittel getestet wurden und dass die Ergebnisse nur für signifikante Tests veröffentlicht werden (oft ohne multiple Korrektur, *siehe oben*). In keiner Weise wissenschaftlich solide.
- **Diagnostische Tests und Wahrscheinlichkeiten**: Likelihood-Ratio (LR) positiv (LR+): > 1, negativ (LR-): < 1. **Eine LR > 10 oder < 0,1 bedeutet quasi Sicherheit des Ergebnisses.** Im Gegensatz dazu bringen Werte zwischen 0,5 et 2 keine neue Erkenntnis. Werte dazwischen – hängt davon ab…
- Für den Rest: Nochmal in den Statistikkurs der Uni schauen.
- Aber Achtung vor den **Fallstricken der EBM**: Ioannidis JP. Evidence-based medicine has been hijacked: a report to David Sackett, J Clin Epidemiol, 2016. https://tinyurl.com/mr2ywmnf

> **EKG (Der Arzt in der Notaufnahme befundet bis zu 5-mal mehr EKGs als Kardiologen…)**
- Warum sollte man sich nicht das Leben leichter machen?
  Z. B. mit: https://ekgecho.de, hqmeded-ecg.blogspot.com, https://befundomat.de/ekg-auswertung.html, www.e-cardiogram.com

> **Ultraschall in der Notaufnahme**
- Warum sollte man sich nicht das Leben leichter machen?
  Z. B. mit http://www.winfocus.org, https://www.degum.de/fachgebiete/arbeitskreise/notfallsonografie.html, https://tinyurl.com/mrykkfcm

> **Allgemeines**
- Was hat Ihren Patienten wirklich dazu gebracht, zu kommen oder seinen Arzt anzurufen, der ihn zu Ihnen überwiesen hat? Dieses sehr wertvolle **Ausgangsmotiv** ist der Schlüssel zur Diagnose schwieriger Fälle. Manchmal liegt der Schlüssel auch im Rettungsdienstbericht oder im Arztbrief.
- Aus der **Anamnese (!!) und der klinischen Untersuchung (!)** ergeben sich praktisch alle Diagnosen (und Irrtümer).
- Demut, als Mensch und als Arzt, mit den Patienten, den Mitarbeitern, den Kollegen.
- Eine **Diagnose**, sogar eine brillante, ist gut. Die **Beurteilung des Schweregrads** ist perfekt.
- Beschreiben Sie bei der Anamneseerhebung auch die **relevanten negativen Untersuchungsergebnisse.**
- Die Einnahme einer bestimmten Medikation stellt noch keine Diagnose dar. Beispiel: Salbutamol + Theophyllin bei einem älteren Mann mit Herzinsuffizienz…
- Ein Patient in der Notaufnahme hat eine einzige Diagnose und nur eine, selten zwei, um seine neuen Symptome zu erklären. Außer in der Geriatrie (siehe „Ältere Menschen" S. 15).

- **Anklopfen, bevor Sie das Zimmer betreten**. Wir stellen uns mit unserer Funktion vor und wir sagen „Guten Tag".
- **Achten Sie auf Ihre eigene Belastbarkeit** und lassen Sie sich ggf. beraten – es ist keine Schande, sich die Grenzen einzugestehen...

❯ Pandemien: Vorsicht vor Abstumpfung

- Auf Grund der Covid-19-Pandemie wurden Fieber, Kopfschmerzen, Brustschmerzen, Unwohlsein, Bauchschmerzen u. a. dieser Erkrankung zugeordnet. Trotzdem können Meningitis, Myokardinfarkt, Lungenödem, Herzbeuteltamponade, Pyelonephritis oder Appendizitis vorliegen – dran denken.

❯ Epistaxis

- Denken Sie nicht, dass die arterielle Hypertonie, die Sie diagnostiziert haben, die Epistaxis ausgelöst hat – meistens ist es umgekehrt. Die Inzidenz der Epistaxis ist bei normo- und hypertensiven Patienten gleich.
- Denken Sie an die manuelle Kompression, während der Patient sich nach vorne beugt – nach dem **Naseputzen** und zügigem Anlegen einer Tamponade.

❯ Sein oder Nichtsein

- Was existiert, existiert. Was existiert hat, hat existiert. Ein von einem Kollegen notiertes oder ein vom Patienten beschriebenes Symptom sollten Sie nicht negieren (Sir Osler: „Hören Sie dem Patienten zu, er gibt Ihnen die Diagnose"!!!), auch wenn Sie es zum Zeitpunkt t + n nicht selbst sehen.
- Lag Fieber, Tachykardie oder ein sonstiges Zeichen oder Symptom vor, auch wenn Sie es selbst nicht bemerken: behalten Sie es im Hinterkopf.

❯ Schwangere

- **Wiegen, Temperatur messen, Blutdruck, Urinteststreifen**: Minimaldiagnostik für jede sichtbar Schwangere, die in die Notaufnahme kommt.
- Eine Frau im entsprechenden Alter ist schwanger, bis das Gegenteil bewiesen ist (s. S. 513/Kapitel 7).

❯ Atemfrequenz: Wichtig!

- Wird aber nicht ernst genommen. Der Normwert ist 12 bis 20/min. Die initiale Messung bei Aufnahme ist weder zuverlässig noch reproduzierbar: Berücksichtigen Sie den Wert, aber überprüfen Sie selbst. Oft wird geschätzt: 16! Selbst wenn man über 15 Sekunden zählt, irrt man sich leicht um einen Punkt. Multipliziert mit 4 = 4 Fehlerpunkte. Die AF liegt häufig über der Norm und muss daher **überprüft** werden.
- Die **Sauerstoffsättigung (SaO_2) ist kein Ersatz. Bei Gewebehypoxie durch Hypovolämie, Anämie oder Lungenerkrankungen ermöglicht die Erhöhung der Atemfrequenz (AF), die SaO_2 aufrecht zu erhalten**. Azidose, Angstzustände, Vergiftungen, Dehydrierung, Thoraxtrauma, neurologische Schäden beschleunigen oder verlangsamen die AF.
- Die AF kann das früheste abnorme Vitalzeichen sein. Sie ist Teil der Screening-Scores (siehe „Vitalparameter" S. 17).
- Flenady T, et al. Accurate respiratory rates count: So should you! Australian Emergency Nursing Journal, 2017. https://tinyurl.com/2zsn9n2c
- Lovett, PB, et al. The vexatious vital, Ann Emerg Med, 2005. https://tinyurl.com/y2e2c5w4

❯ Blutgase

- Keine arterielle Punktion, wenn die SaO_2 für Ihre Entscheidung ausreicht.
- Eine venöse Blutgasanalyse + SaO_2 sind oft ausreichend (*siehe S. 297*).

- **Hypoxie und Hypokapnie sind nicht gleichbedeutend mit Lungenembolie** (Lungenödem und Pneumonien zeigen ähnliche BGAs).

> **Blutkultur, Fieberspitzen, Schüttelfrost, Mythen**

- Wird weiter hinten im Buch noch genauer abgehandelt (*siehe S. 844*). Was zählt, ist das **Volumen**, nicht die Anzahl der Entnahmen. Außer bei Endokarditis... **Die gleichzeitige Einnahme von 4 Fläschchen** erspart dem Patienten Schmerzen, das Risiko der Kontamination mit Blut, halbiert das Risiko einer Kontamination und **ermöglicht eine frühzeitige Antibiotikatherapie.** Beginnen Sie mit der aeroben Flasche, im Falle eines Verlustes der Vene sind unsere Bakteriämien meist aerob.
- **Die Abnahme auf dem Höhepunkt des Fiebers oder bei Shivering ist etwas naiv.** Wie sollen die Bakterien, die in den Gefäßen zirkulieren, das Fieber oder das Shivering auslösen? Shivering und Fieber sind kein Hinweis auf Bakterienpeaks, sondern eine Reaktion auf die chemischen Mediatoren der Entzündung (die in der Blutkultur nicht wachsen...). **Bei Zytokinausschüttung, ja.**
- https://tinyurl.com/bdhcxsmj

> **Blutung, Hämoglobin**

- **Vertrauen Sie nicht zu schnell einem normalen Hb, in der Anfangsphase eines hämorrhagischen Schocks ist der Hb immer normal, da es zur Hypovolämie kommt.** Eine Leukozytose (adrenerg bedingt) ist ein kleines Zeichen für große Blutungen.
- Fiktive mythologische Denkübung Als Priesterin in einem griechischen Tempel lassen Sie ein Einhorn durch einen Schnitt an der Halsschlagader ausbluten, das Blut füllt das dafür vorgesehene Gefäß, das Einhorn stirbt schnell: Hat die Hb-Konzentration abgenommen? **Blutet das Einhorn nur Erythrozyten, ohne Plasma?**

> **Iatrogenese: ein rettender Reflex**

- Viele Patienten landen wegen Nebenwirkungen ihrer Therapien in der Notaufnahme. **Denken Sie immer an eine iatrogene Ursache!**
- Vor allem bei **älteren Menschen**: Ist die Therapie altersverträglich? **Nierenfunktion**?
- Die Arzneimittelliste: Dopplungen? Wechselwirkungen? Ist alles notwendig? Welche Medikamente werden wirklich genommen? Oder nicht, sollten aber?

> **Infektion ohne Fieber und Fieber ohne Infektion**

- Infizierte ältere Patienten sind oft apyretisch. Eine Leukozytose hat fast keine diagnostische Bedeutung.
- Ein infektiöses Krankheitsbild mit einer Temperatur < 37 °C muss an einen septischen Schock mit gramnegativen Bakterien denken lassen.
- **Fieber ist nicht immer das Ergebnis einer Infektion**: Malignome, Entzündungen, Thrombosen, Medikamente, Dehydrierung usw.
- Senken Sie nicht Fieber, dass der Patient gut verträgt – es hat den Vorteil, den Verlauf einer Erkrankung anzuzeigen.

> **Einlauf zur Darmreinigung: Keine chemische Kriegsführung**

- Immer wieder werden noch Einläufe mit grausamen Mischungen hergestellt: Seife, Wasserstoffperoxid (freie Radikale) oder sogar... Wein! Diese Substanzen sind giftig (Proktitis!). Ein Einlauf wirkt rein mechanisch – mit warmem Leitungswasser. Der Kotstein (siehe „Finger" S. 18) wird zuerst mit dem Finger behandelt, um die harte Spitze zu entfernen. Was bereits meistens ausreicht, um eine willkommene Erleichterung für den Patienten zu bringen.

- **Lesen, lesen, lesen...**
  - Wir finden, wonach wir suchen, und wir suchen nur nach dem, was wir wissen, also müssen wir lesen und lernen, bis zur Pensionierung und ggf. darüberhinaus (wenn man Bücher schreibt).
- **Unwohlsein bei jungen Frauen**
  - Suchen Sie nach verzögerter Menstruation und Metrorrhagie, aber **verlassen Sie sich nur auf das β-hCG.** Im Zusammenhang mit Bauchbeschwerden oder Schmerzen oder gynäkologischen Beschwerden ist **die Patientin, die sagt, dass sie möglicherweise nicht schwanger ist, in bis zu 11 % der Fälle schwanger** bzw. in bis zu 4 % unter Empfängnisverhütung... Ramoska EA, et al. Reliability of patient history in determining the possibility of pregnancy. Ann Emerg Med 1989. https://tinyurl.com/yhj66uve
- **Habe etwas gegessen (du hast, ich habe, er hat...)**
  - Kommt vor, meist dreimal am Tag. Eine **verbüffende Erkenntnis,** die zu Fehlern durch Verankerung (siehe *Ankereffekt* S. 16) führt. **Übelkeit, Erbrechen, Durchfall, Bauchschmerzen** erfordern manchmal, dass man die Nahrungsmittel erfragt, ohne sich aber dadurch von weiterer Diagnostik abhalten zu lassen. Nur weil sich jemand übergibt und Fisch oder Meeresfrüchte gegessen hat, bedeutet das nicht, dass die Nahrungsmittel für die Übelkeit verantwortlich sind. Ein paar Millionen Menschen haben gestern das Gleiche gegessen und sind nicht in der Notaufnahme gelandet. Huhn zu essen wie 10 Millionen Menschen am selben Tag bedeutet nicht, dass man automatisch an Campylobacter oder Salmonellen erkrankt. Mit dieser diagnostischen Beschränktheit übersehen wir unter anderem **Blinddarmentzündung**, **Infarkt** oder ein **vestibuläres Syndrom...**
  - **Wenn diejenigen, die von der gleichen Mahlzeit gegessen haben, zusammen krank sind,** ist das allerdings eine andere Geschichte.
- **> Benennen der Erkrankung**
  - Wenn Sie die Diagnose kennen oder ihr einen Namen geben können, raus damit. Den Symptomen einen Namen zu geben ist bereits Teil der Behandlung und **entlastet den Patienten spürbar**.
  - Standardwerk: „Der Arzt, sein Patient, die Krankheit“ von Dr. Michael Balint (Klett-Cotta, ISBN-13: 978-3608952803). Eigentlich ganz einfach!
- **Beobachtung**
  - Die medizinische Beobachtung spiegelt Ihr Denken wider. Am Ende muss eine Diagnose, oder, wenn dies nicht der Fall ist, eine Beurteilung des Schweregrads oder Hypothesen stehen und eine diagnostische Strategie, ein therapeutischer Plan vorliegen. Denken Sie daran, dass ihre Aufzeichnungen wertvoll sind für nachfolgende Behandler.
- **Sauerstoff: wie Antibiotika!**
  - Es gibt **keinen Automatismus**. Warum kommen so viele Patienten mit einer Sauerstoffmaske ausstaffiert in die Notaufnahme?
  - O_2 ist indiziert bei **Hypoxie**. Zu viel O_2 ist schädlich. Nicht nur bei chronischer Hyperkapnie. **Hyperoxie ist potenziell toxisch** (Lunge, Myokard, Gehirn).
  - Die meisten modernen Empfehlungen (abgesehen von COPD) in der Intensivmedizin zielen auf einen SpO_2 von 95–97 % ab.

- Ein SpO_2-Ziel von 90–94 % ist für die meisten Patienten vernünftig, 88–92 % bei COPD mit einem Risiko für Hyperkapnie. Vgl. https://tinyurl.com/yyvx82da

Parästhesien der Extremitäten

- Denken Sie auch an ein **Guillain-Barré-Syndrom** und geben sich nicht zufrieden mit anderen Erklärungen wie Hyperventilationssyndrom o. ä...

Infusion und „Offenhalten der Vene"

- Teuer, gefährlich und störend für den Patienten. Wenn Sie einen venösen Zugang sicherstellen wollen, platzieren Sie einen peripheren Verweilkatheter mit einem sterilen Extensionsset. (KRINKO-Empfehlung 2017, https://tinyurl.com/2p8vd5ed)
- Psychologisch gesehen ist ein Tropf für den Patienten Ausweis einer ernsthaften Erkrankung und somit nicht wünschenswert, sofern nicht indiziert...

Hausarzt/Apotheke

- Der Patient weiß nicht, welche Tabletten er nimmt? Rufen Sie den Hausarzt oder den Apotheker an. Gelbe Seiten, Google Maps etc. helfen weiter. Beide können Ihnen sagen, was der Patient einnimmt.

Diagnostische Prinzipien

- Wir Mediziner versuchen zunächst, schwerwiegende Erkrankungen auszuschließen. Häufige Erkrankungen müssen erkannt werden, ohne sich nur darauf auszurichten (siehe *Ankereffekt* S. 16). Danach sollte ausgeschlossen werden, was ähnlich und ggf. (lebens-)bedrohlich sein könnte.
- In der Notaufnahme: **Erst prüfen, was schnelles Handeln erfordern würde,** um zu verhindern, dass sich der Zustand verschlimmert oder wiederholt: Hypoglykämie, Schock, CO-Intoxikation oder Intoxikation mit kardialer Medikation, Subarachnoidalblutung, TIA usw.

Röntgen-Thorax

- Nicht obligatorisch. Wenn möglich, **Stehendaufnahmen im sagittalen Strahlengang** anfordern. Lateral routinemäßig nur bei Patienten > 35 Jahren und bei jüngeren Patienten mit unklaren Befunden im Sagittalbild). Überprüfen Sie, ob der Patient überhaupt stehen kann. Thoraxaufnahmen im Sitzen oder Liegen sind immer in der Interpretation eingeschränkt.
- Keine forcierte Ausatmung für die Pneumothorax-Diagnostik.

Seltene Erkrankungen sind selten

- Aber Patienten mit seltenen Erkrankungen sind zahlreich.
- Wir danken den Autoren von „Orphanet Notfall-Leitlinien" mit ihren Hinweisen zur Versorgung von Notfallpatienten mit seltenen Erkrankungen: https://tinyurl.com/4kshc4v8. Besuchen Sie die Seite, um sich einen Überblick zu verschaffen, wonach Sie im Notfall suchen können.
- Und das Buch: Mücke M, Conrad R: Seltene Erkrankungen. Urban & Fischer 2021.
- Und das Buch: Maladies rares en médecine d'urgence dirigé par YE. Claessens et L. Mouthon (2013).

Beruhigen, erklären

- Wichtiger Punkt einer Behandlung. Dem Patienten wird häufig nichts gesagt, er macht sich Sorgen, fühlt, dass seine Schmerzen schlimmer werden, regt sich auf.

Scores. Eine große Hilfe, aber...

- Aus Ottawa kommen eine Menge an Scores (Wells, C-spine rule, Ottawa ankle and foot rule, Canadian CT head rule, Ottawa knee rule, Ottawa Subarachnoid Hemorrhage (SAH) rule, etc.), es gibt auch noch andere (Geneva-score, HEART-score, etc.).

- Aber die wenigen Publikationen, die die Anwendung der Scores mit der Einschätzung eines Arztes vergleichen, deuten darauf hin, dass der Arzt normalerweise gut abschneidet. Die Regel ist in der Regel clever gestaltet, unempfindlich gegen Stress und Müdigkeit, aber nicht für alle Patienten gemacht. Nutzen Sie sie, um in der klinischen Einschätzung weiterzukommen, Ihnen zu helfen und Ihre Entscheidungen zu dokumentieren. Oft sieht die Regel vor, dass im Zweifel Ihre klinische Einschätzung höher gewertet werden soll. Wenn Sie die Scores nicht befolgen, denken Sie zweimal darüber nach:
  - Sie liegen entweder falsch oder haben Recht... „Outsourcing the Brain Unnecessarily": https://www.emlitofnote.com/?p=3812

> **Nichts! Da ist nichts! Sie haben nichts!**

- **Einem Patienten zu sagen, dass er „nichts" hat,** ist keine besondere Leistung. Er hat ein oder mehrere Symptome, na ja... Wenn wir dann vom Verlauf überrascht werden, stehen wir als Idiot da. Ein Patient, der sich erneut in der Notaufnahme vorstellt, hat immer etwas!
- Wir müssen dem Patienten sagen, dass **wir nach allem gesucht haben, was dringend zu behandeln, ernsthaft oder häufig ist**. Und dass es im Moment nicht notwendig ist, mehr an Untersuchungen durchzuführen, welche auch Schaden anrichten können (z. B. erhöhtes Krebsrisiko durch Röntgenuntersuchungen) – alles nur Zeitverschwendung. Aber **wenn sich die Symptome ändern**, wenn es sich nicht bessert, sollte eine erneute Vorstellung in der Notaufnahme oder beim Hausarzt (je nach Situation) erfolgen (wobei die Terminschwierigkeiten beim ambulanten Arztbesuch zu berücksichtigen sind).
- Wenn der **Radiologe uns sagt „es gibt nichts"**, ist das beruhigend, aber... weder Ultraschall, noch CT, noch MRT sehen alles, unterschiedliche Radiologen unterscheiden sich in den Befundungen (*siehe die Kapitel Schlaganfall S. 153, TIA S. 158, Schwindel S. 266, Subarachnoidalblutung S. 202*) und sind – wie wir alle – in unterschiedlicher Tagesform. Ganz zu schweigen von den diagnostischen Grenzen der einzelnen Methoden. Ultraschall wird als „**untersucherabhängig**" bezeichnet. Eine Binsenwahrheit! Genauso untersucherabhängig wie CT-Scan oder MRT (Wahl der Technik, Interpretation) und wie... **unsere klinische Untersuchung**.

> **Mittelmeer-Syndrom**

- Personen aus den Mittelmeerländern können schwer krank sein, ja, ja.
- Aber man kann Angst oder Hysterie sowohl in Sparta als auch in Island beim Namen nennen. Aber der Einzelne muss nicht notwendigerweise die vermuteten durchschnittlichen Merkmale seiner sozialen Gruppe aufweisen.

> **Temperatur**

- Das normalerweise verwendete **Ohrthermometer** ist zur Fieberdiagnose nicht zuverlässig, aber es ist sauber in der Verwendung und schick. Die Messung der Rektaltemperatur ist die beste Methode, für den Patienten aber unangenehm.
- Niven DJ, et al.: Accuracy of peripheral thermometers for estimating temperature: a systematic review and meta-analysis, Ann Intern Med, 2015, PMID: 26571241.
- Bijur PE, et al. Temperature measurement in the adult emergency department: oral, tympanic membrane and temporal artery temperatures versus rectal temperature, Emerg Med J, 2016, PMID: 27334759.

> **Schilddrüse – daran denken**

- Tachykardie, Vorhofflimmern, Bradykardie, kardiale Dekompensation, Hypothermie, Störungen des Allgemeinbefindens, Psychosen, Unruhe, Schlafstörungen,

Angstzustände, Depressionen, langanhaltender Durchfall oder kürzlich aufgetretene Obstipation, Schock, geschwollene Augenlider und Pseudokonjunktivitis, die von einem Exophthalmus ablenkt, Gewichtsverlust. Hyperthermie nach Stress im weiteren Sinne (*siehe S. 114*). **Bradykardes** Koma mit großer Zunge und verzögerten Muskeleigenreflexen, persistierende Hyponatriämie.
- Leicht erhöhte CK (Hypot-) Neutropenie (Hypert.-), Hyperkalzämie (Hypert-).
- TSH-Bestimmung als Notfalluntersuchung veranlassen.

❯ Husten

- Denken Sie an die oft vergessenen Ursachen: **Rhinitis** +++, Herzinsuffizienz, Asthma, gastroösophagealer Reflux, Sinusitis, ACE-Hemmer und Sartane, Lungenembolien, Laryngitis, Kehlkopf- oder Trachealstenose.

❯ Schwindel – *im Detail ab S. 266*

- Eine sehr gute Gelegenheit, eine **TIA** oder einen **ischämischen Insult** auch bei einem jungen Menschen zu verpassen (insbesondere eine arterielle Dissektion).
- Die Diagnostik für den Notarzt hat sich verändert. Sie erfordert eine Anstrengung, nämlich die, sich einige Videos anzusehen, aber sie ist zuverlässig und einfacher als die klassische Symptomatologie **und lässt sich im Voraus erarbeiten**. Alle sind „positionsabhängig", es kommt darauf an, ob die Bewegung sie **auslöst**. Bewegung verschlimmert alle Arten von Schwindel, zentral und peripher. Benigner paroxysmaler Lagerungsschwindel hat eine genaue Definition.

❯ Gewalt (abgesehen von Unfällen)

- **Denken Sie an Misshandlungen**. Insbesondere bei ungewöhnlichen Befunden, bei denen sich nichts wirklich finden lässt, bei alten Menschen, Frauen, Kindern, Menschen mit Behinderungen.
- **Fragen Sie: „Tut Ihnen jemand weh"?**
- Wiederholte Traumata und Stürze, Bauchschmerzen, Erbrechen, unerklärliche Kopfschmerzen, Schlaf- oder Wachheitsstörungen, Suizidversuch, Verhaltensauffälligkeiten.
- Auffälliges soziales Umfeld: Erpressung, Manipulation, Verführung, Drohungen, Behinderung des privaten Gesprächs zwischen Patient und Arzt, Beharren auf Einweisung ohne vernünftigen Grund, vehemente Ablehnung einer Klinikaufnahme, wiederholtes Verlangen nach zusätzlichen Untersuchungen.
- In D ist die Misshandlung Schutzbefohlener eine Straftat nach § 225 StGB, allerdings besteht keine Anzeigepflicht, auch nicht bei Kindesmisshandlung. Im Zweifelsfall helfen Beratungsstellen, Rechtsmedizin oder die Polizei weiter. Neue Kinderschutzleitlinie der AWMF seit 2019: https://tinyurl.com/2p8xhub4
- Ärztliche Dokumentation bei häuslicher Gewalt – körperlicher Misshandlung. Handreichung der LÄK und des Sozialministeriums Hessen. https://tinyurl.com/mr3bxkyh

Internet und Apps

Eine Auswahl an interessanten Ressourcen und Blogs:

- https://www.embryotox.de/arzneimittel/ für **Arzneimitteltherapie in Schwangerschaft und Stillzeit**
- Aponet.de: Arzneimitteldatenbank der deutschen ApothekerInnen https://tinyurl.com/puh7pfpv
- COVID-19-Therapieempfehlungen: Interaktive Orientierungshilfe für Ärztinnen und Ärzte https://www.dgiin.de/covriin/index.html#/
- https://emcrit.org/ Evidenz-basierte Informationen aus den Bereichen Intensivmedizin, Notallfmedizin und Trauma. Alle 2 Wochen ein Blog.
- https://emcrit.org/category/pulmcrit/ – Themen zu lebensbedrohlichen Notfällen und Reanimation.
- **https://emcrit.org/ibcc/toc/ – Internet Book of Critical Care.**
- Life in the fast lane: https://litfl.com/library/ Intensivmedizin, EKG, Notfallmedizin, Blogs, Fallberichte u.v.m.
- http://stemlynsblog.org/ – Aktuelle Nachrichten aus der Notfallmedizin.
- http://www.emlitofnote.com/ – ebenso.
- The Therapeutics Initiative: http://www.ti.ubc.ca/therapeutics-letter/ – Evidenz-basierte, praktische Informationen zur Arzneimitteltherapie.

Nützliche Anwendungen, die ich benutze, es gibt allerdings noch viele andere. Sie erleichtern das Leben:

- MedCalx (nur iOS) für klinische scores (Geneva-score, CURB 35, pneumonia severity index usw.) Umrechnungen, Dermatome usw.
- Im Web: MdCalc.com
- Apps für Android + iOS: Arzneimittel pocket plus, Medscape, AMBOSS Wissen für Mediziner
- Google-Translate: kann kurze, einfache Sätze übersetzen; jedoch immer ein Fehlerrisiko translate.google.com. Oder DeepL https://www.deepl.com
- Google oder eine andere Suchmaschine, um nach einem vom Patienten falsch geschriebenen Medikament zu suchen.
- Smartphone Scan-Apps wie Camscanner o. ä.: konvertiert Fotos in optimierte pdf-Dateien. Einwandfrei, um Dokumente zu versenden. Jede Menge ähnliche Apps.

Kapitel 1

Schmerztherapie

1.1 Akute Schmerzen in der Notfallsituation

Wichtige Punkte:

- **Oligoanalgesie** – unzureichende Schmerztherapie. Häufig im Hinblick auf Kinder, ältere Personen und Personen „bestimmter" ethnischer Herkunft (1). **Fragen Sie jeden Patienten so früh wie möglich, ob er Schmerzen hat.**
- Es ist unter Chirurgen anerkannt (2,3), dass bei **akuten Bauchschmerzen** nach einer klinischen Untersuchung ein Opioid verschrieben werden kann. „Die frühzeitige Analgesie (mit Opiaten) ist sicher, human und wissenschaftlich begründet" (3). Bauchschmerzen unter Opiaten müssen **mit Argusaugen beachtet werden** und deuten auf einen organischen Notfall hin. Eine Entlassung nach Hause erfordert eine gesicherte Diagnose.
- Ein **schmerzfreier Patient lässt sich besser befragen und untersuchen**: einfacheres Erstellen der Diagnose, evtl. Wartezeit besser toleriert.
- **Überprüfen Sie zügig, ob der Patient nach der Verabreichung und bei der Entlassung aus der Notaufnahme schmerzfrei ist.** Im Jahr 2010 verließen 47 % der Patienten die Notaufnahme mit einer durchschnittlichen VAS von 4/10 (4)!
- **Therapieziel**: VAS $\leq$ 3/10 oder einfache verbale Skala EVS < 2/5.
- **Wirken Sie beruhigend! Sie wissen, dass starke Schmerzen nicht gleichbedeutend mit Erkankungsschwere sind, der Patient denkt das Gegenteil.** „Es ist sehr schmerzhaft, was Sie da haben, aber es ist nicht gefährlich ... wir beginnen damit, Ihnen die Schmerzen zu nehmen...". (je nach Fall); „Ich denke, es handelt sich um ...".
- **Nüchtern bleiben, wenn eine Operation erforderlich ist?** Zwei Tabletten eines Schmerzmittels der Stufe 1 oder 2 in etwas Wasser verzögern die Narkose nicht, der Magen wird sogar schneller leer sein.
- **10 % der Menschen metabolisieren Codein nicht zu Morphin, daher gibt es keine Wirkung.**
- Selten führt **Codein zu einer Leberkolik**, die durch einen Spasmus des Spincter Oddi ausgelöst wird. Das sollten Sie erkennen und fragen, ob Codein jemals schlecht vertragen wurde, bevor Sie es verschreiben.

- **Eine frühzeitige Behandlung ermöglicht** es, die Verschreibung bei der Entlassung anzupassen.
- **Eine Prise gesunder Menschenverstand...** Einem Patienten, dem übel ist oder der sich übergeben muss, etwas oral zu verabreichen, wer hätte das gedacht, dass das nicht funktioniert!
- **Und noch eine Prise gesunder Menschenverstand** ... Fragen Sie den Patienten, was er in der Vergangenheit eingenommen hat und ob er es **vertragen** hat (Codein, Nefopam, Tramadol). Berücksichtigen Sie, was er gerade eingenommen hat, mit welcher Wirkung und welche Kontraindikationen es gibt. NB: Achten Sie auf Anfälle in der Vorgeschichte (Nefopam) und **anticholinerge** Wirkungen (Opiate, Tramadol, Nefopam). Machen Sie auf mögliche häufige Nebenwirkungen **aufmerksam.** Mit einem **Interaktions-Checker** können Sie die Wechselwirkungen überprüfen: https://tinyurl.com/bdc545nu

› Schmerzassessment

- **Schmerzen werden von den Behandelnden vielfach unterschätzt**. „Was bringt es, ein Assessment vorzunehmen? Ich sehe doch, wenn jemand Schmerzen hat!" Studien belegen das Gegenteil.
- Zweifel sollten dem Kranken zugutekommen. Das herablassende **„Mittelmeer-Syndrom"** führt zu einer Oligoanalgesie. Sensible, ängstliche und hysterische Menschen gibt es in Blida, Sparta und Glasgow. Ethnische Minderheiten sind häufig Opfer von Oligoanalgesie, auch durch Ärzte derselben Ethnie (1)!
- Bei **offensichtlich extremen Schmerzen zuerst behandeln**, dann beurteilen: Der Patient kann sich in diesem Fall berechtigterweise darüber ärgern, dass man „mit Skalen herumspielt".
- **Die numerische (NRS) und die visuelle Analogskala (VAS) werden oft falsch verwendet.** Sagen Sie z. B.: „Ich möchte, dass wir Ihren Schmerzen eine Punktzahl geben, um zu wissen, wie sehr Sie Schmerzen haben, und um die Wirkung der Behandlung zu verfolgen: Können Sie Ihren Schmerzen eine Punktzahl von 0 bis 10 geben (oder auf der Skala zeigen)?" 0 (dieses Ende der Skala) ist gar nicht schlimm, 10 (dieses Ende der Skala) ist „der schlimmste Schmerz, den Sie sich vorstellen können" (wenn der Patient zögert: sagen Sie: „10, das ist schrecklich, entsetzlich, die Folter usw.)". Das ist langwierig, aber **„Wie weh tut es Ihnen zwischen 0 und 10?" ist erschütternd.** Es kommt selten vor, dass mehr als 10 geantwortet wird, dann wird 10 notiert. In den seltenen Fällen einer Diskrepanz mit einem lächelnden Patienten, der plaudert und 8 angibt, kann man zusätzlich seine eigene Einschätzung notieren (s. unten).
- Die **Gesichterskala** nach Hicks, für Kinder > 3–4 Jahre (5). Sie ist sehr nützlich.

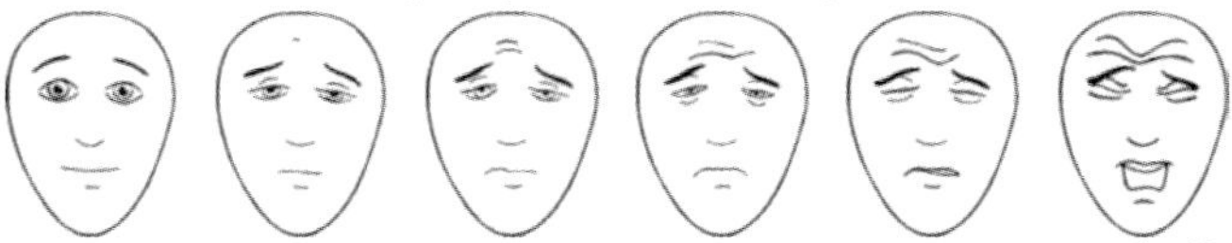

©ACR

  Ich finde sie effektiv bei **fremdsprachigen** und **sehr intellektuellen Patienten**, die Skalen lächerlich finden. Verwenden Sie die Originalskala, keine Smiley-Skalen, die nicht validiert sind.
- **Fremd-Assessment, wenn die Eigenassessments nicht erfolgreich sind.** Die ECPA- oder DOLOPLUS-Skala (6) wird für ältere Menschen empfohlen.

Eine Alternative ist die BESD-Skala (Beurteilung von Schmerzen bei Demenz) https://tinyurl.com/mrnxr8nh

- Anmerkung: **Auch wenn nicht validiert**, verwende ich die Skalen auch, um die Wahrnehmung anderer Empfindungen vor und nach der Behandlung zu beurteilen, wie z. B. **Atemnot, Übelkeit,** Schwäche usw.

Das Tool-Kit

- ***Nicht-medikamentöse Behandlung***
- **Worte, Haltung: Signalisieren Sie dem Patienten, dass Sie sich um seine Schmerzen kümmern**. Kündigen Sie die Gabe des Schmerzmittels als solche an. Der Placeboeffekt ist der Freund des Kranken. **Wenn die Diagnose beruhigend ist** (Migräne, Nieren- oder Leberkolik, Verstauchung usw.), sagen Sie es: **Die Krankheit zu benennen erleichtert den Umgang mit ihr – laut Balint.**
- Wir wissen, dass **starke Schmerzen nicht gleichbedeutend mit einer schweren Krankheit sind** – das sollten wir auch sagen.
- **Physikalische Mittel. Eis** (verpackt, niemals direkter Kontakt zur Haut) bei Verletzungen, Prellungen, Verstauchungen. In Abständen von 15–20 min/2 h anwenden. **Ruhigstellung**: Schiene, provisorische Schiene, Halskrause, Armschlinge usw. – **vor dem Röntgen!** Wasser: 15 min 15 °C auf Verbrennungen.

Tabelle 1.1: **Notfallmedikamente – Unsere Empfehlungen**

<table>
<tr><th>Hausarzt</th><th>Notarzt, Notaufnahme</th></tr>
<tr><td colspan="2">Stufe 1: Paracetamol per os Brausetabletten (Maximale Serumspiegel nach 30–60 Minuten). (NB Suppositorien Maximale Serumspiegel nach 2–3 Std.)</td></tr>
<tr><td></td><td>Paracetamol i.v.</td></tr>
<tr><td colspan="2">Stufe 1: – NSAR per os mit schneller Absorptionskinetik: Ketoprofen, Diclofenac 50 mg, Ibuprofen Dragées 400 mg (Maximalspiegel nach 30, 30 bzw. 40 Minuten). Ibuprofen in Tablettenform (Maximalspiegel nach $\geq$ 60 Minuten).
Stufe 1 – NSAR rektal: Diclofenac 100 mg Suppositorien (Max. Serumspiegel nach 45 min bzw. 60 min).
NSAR i.v.: Diclofenac 75 mg
Stufe 2 – Nicht-Opioide – Kombination aus Stufe 1, Paracetamol (1 g) Stufe 2, Codein (20 bis 60 mg), Brausetabletten, p.o. oder Metamizol i.v. oder Paracetamol i.v.
Morphin zur Injektion (kann auch getrunken werden) und Tabletten 5/10 mg und Antagonist: Naloxon zur Injektion.</td></tr>
<tr><td></td><td>Äquimolares Lachgas-Sauerstoffgemisch (Livopan®):
Lidocain/Bupivacain zur Injektion (Trunkusblockaden).
Penthrox®: Methoxyfluran (halogeniertes Anästhetikum), Selbstverabreichung über Inhalator bei mäßigen bis starken traumatischen Schmerzen (teuer, aber wirksam, Dauer ca. 30 min). In D zugelassen, aber nicht vertrieben
Ketamin: Mögliches Schema als langsame Infusion über 20 min mit 0,3 bis 0,5 mg/kg. Danach 0,3 mg/kg/h, ohne 1 mg/h zu überschreiten (11); durch erfahrenen Arzt oder protokoll-basiert.</td></tr>
<tr><td colspan="2">Material zur Immobilisierung (von der elastischen Binde bis zum Halskragen)</td></tr>
</table>

Regeln für die Verschreibung im Notfall

- **Achten Sie auf Kontraindikationen und Wechselwirkungen**, insbesondere bei **NSAR**, und **anticholinerger Wirkung** der Substanz (Tramadol, in geringerem Maße Opiate).
- **Berücksichtigen Sie, was der Patient gerade eingenommen hat**: Wenn es nicht wirkt, wechseln Sie auf ein anderes Präparat, und wenn es wirkt – nicht überdosieren.

- **Bei starken Schmerzen direkt mit einem (oder mehreren) starken Schmerzmittel(n) beginnen.**
- **Wenn ein Opioid verabreicht wird**, kombinieren Sie immer 1 oder 2 andere Schmerzmittel (Paracetamol und/oder NSAR). Dadurch wird die gleiche Wirkung mit weniger Opiaten erreicht.
- **Paracetamol ist viel hepatotoxischer** bei Leberinsuffizienz, bei chronischem Alkoholismus oder > 3 alkoholischen Getränken pro Tag, bei Unterernährung oder bei Kombinationen (Antiepileptika, Johanniskraut, Glivec®: **Verzicht** oder Prüfung auf Wechselwirkungen).
- ⚠ NSAR: **Keine NSAR bei Bauch-, Becken-, Brust- oder Kopfschmerzen, solange die Ursache unbekannt ist** (thrombozytenaggregationshemmende Wirkung). **Vermeiden Sie NSAR bei Niereninsuffizienz ++, Leberinsuffizienz ++ und Alkoholikern ++**, älteren Menschen (Nieren- und Herzrisiko), Herzkranken und Koronarpatienten. **NSAR erhöhen das kardiovaskuläre Risiko signifikant, jedoch nur mäßig, wenn man das absolute Risiko betrachtet** (das Einzige, was zählt, *siehe S. 19*): je nach Substanz 0 bis 7 Ereignisse pro 1000 Patienten pro Jahr bei Patienten mit hohem Risiko, 0 bis 2 bei Patienten mit niedrigem Risiko. Die Zahlen liegen bei 4 bis 16 und 2 bis 6 für das Risiko intestinaler Nebenwirkungen (9). Naproxen ist am wenigsten vaskulotoxisch und deutlich gastrotoxisch, Diclofenac intermediär, Coxibe mehr vaskulotoxisch und weniger gastrotoxisch (8). Wenig Daten zu Ibuprofen 1200 mg/Tag. Keine Daten zu Ketoprofen. PPIs schützen nur teilweise und sind nur bei bestimmten Risiken indiziert (GERD ist kein Risiko) oder Pat. > 65 Jahre alt.
- **Ruhigstellung**, wenn angezeigt.
- Während des Legens des venösen Zugangs und der Vorbereitung der Opiat-Titration kann die Inhalation eines **Lachgas/Sauerstoff-Gemischs** (Livopan®) verwendet werden.
- **Einige persönliche Anmerkungen:**
  - **Injizierbares Paracetamol wird oft zu langsam verabreicht**. Genauso gut könnte man eine Tablette geben. Schneller wirksam als die orale Form, teurer, Spitzenspiegel doppelt so hoch. Angezeigt, wenn orale Verabreichung nicht möglich ist oder wenn es schnell gehen soll;
  - **Antispasmolytika** lindern nur Krämpfe, und das auch nur theoretisch. Placebo-Effekt und geringe Nebenwirkungsrate von Medikamenten ohne anticholinerge Wirkung sind hilfreich;
  - **Prostataadenom**: Vorsicht bei anticholinergen Antispasmodika, Tramadol und Opiaten (wenn Morphin benötigt wird: geben Sie es);
  - **Tramadol**: wird oft schlecht vertragen (Unwohlsein, Übelkeit, Hypoglykämie, Abhängigkeit).
- **Schwangerschaft: niemals NSAR**. Schwangerschaft, Stillzeit und Medikamente: https://www.embryotox.de/arzneimittel

> **Leichte und mittelstarke Schmerzen (VAS oder NRS < 6 von 10)**.

- Paracetamol 1 g × 3–4-mal täglich (zweite Einnahme nach 4 Std. möglich) oder NSAR, vorzugsweise p.o., ggf. Metamizol oder Paracetamol oder Codein 20–60 mg bei geringer Wirkung oder Schmerzen nahe bei 6/10, oder mit gelegentlichen Exazerbationen über 6/10.

- Viele unterschätzen Paracetamol, obwohl es bei vielen Knochenbrüchen und viszeralen Schmerzen hilft. Vielleicht aus negativer Erfahrung bei Kopfschmerzen oder Dysmenorrhoe, weil das Paracetamol dort nicht gut wirkt.
- Nicht mehr als 60 mg/kg/d und 4 g/d Paracetamol. Aber 4 g/d kann zu viel sein ⚠ (*siehe oben*).

> **Schmerzen von starker Intensität (VAS oder NRS $\geq$ 6 von 10): Morphin i.v. titriert!**

- Expertenempfehlungen (7) setzen den Schwellenwert für VAS/NRS bei $\geq$ 6 an. Ich gebe zu, einen Schwellenwert > 6 zu verwenden. Ich beobachte, dass die meisten Schmerzen, die bei 6 liegen, nach Paracetamol iv auf 3 oder weniger sinken. Wenn dies nicht der Fall ist oder wenn ich finde, dass der Patient untertreibt, titriere ich Morphin.
- **Morphin intravenös titrieren** (Protokoll weiter unten), je nach Fall **in Kombination** mit Paracetamol i.v. langsam über 15 Minuten oder *p.o.* oder Metamizol.
- **Ketamin (allein oder in Kombination mit Morphin)** (siehe Tabelle 1.1 S. 31). **Durch erfahrenen Arzt oder protokollbasiert.**
- **Penthrox®** (Methoxyfluran, altes Anästhetikum): schnelle Schmerzlinderung, immer mit anderen Analgetika kombinieren. Zulassung für mittelschwere/starke traumatische Schmerzen, kontraindiziert bei maligner Hyperthermie, Nieren- oder Leberinsuffizienz in der Vorgeschichte sowie Vergiftungen, Vigilanzstörungen oder Polytrauma. Nicht mehr als 2 Inhalatoren. € +++. In D zwar zugelassen, wird allerdings nicht vertrieben.

> **Lachgas-Sauerstoffgemisch (12, 13)**

- **Äquimolares Sauerstoff-Stickstoffoxid-Gemisch** (Livopan®) zur Inhalation, das gemäß dem lokalen Protokoll zur Analgesie bei schmerzhaften Behandlungen oder für die Dauer eines venösen Zugangs bei starken Schmerzen für maximal 30–60 min in einem belüfteten, für die Reanimation ausgestatteten Raum verabreicht wird. Würde 6 mg Morphin entsprechen.
- Kontraindiziert bei: Bewusstseinsstörungen, intrakranieller Hypertonie, Vorhandensein von gasgefüllten Hohlräumen, (Sub-)Ileus, schwerer Herzinsuffizienz. Vorsicht bei gleichzeitiger opiathaltiger Analgesie. **Keine Flasche verwenden, die nicht stehend oder bei $\leq$ 0 °C oder > 50 °C gelagert wurde.**
- Warnen Sie den Patienten, dass man sich komisch fühlt und dass sich das innerhalb von 4 Minuten nach dem Absetzen zurückbildet. Keine Geräusche, Geräusche werden unter diesem Gemisch als unangenehm empfunden.
- Achten Sie auf einen ausreichenden Fluss, um den Beatmungsbeutel aufgeblasen zu halten.
- **Der Patient hält die Maske**, er lässt automatisch los, wenn er einnickt. Achten Sie auf die Dichtigkeit.
- **Warten** Sie bei schmerzhaften Eingriffen auf die Wirkung (3 Minuten).

> **Morphin**

- **Verhalten bei Auftreten von Nebenwirkungen**. Die Titration zielt darauf ab, eine Überdosierung zu vermeiden:
  - **Atemdepression** wird vorrangig durch Sauerstoffzufuhr behandelt (vor Naloxon, das vorbereitet wird), eventuell mit einer Maske mit unidirektionalem Ventil;
  - Die Morphinwirkung wird durch die Injektion von Naloxon unterdrückt. **Im Falle einer Überdosierung, Bolusinjektionen von 0,04 mg Naloxon**

(Narcanti®) langsam i.v. (Ampullen zu 0,4 mg), injizieren, bis eine Atemfrequenz $\geq$ 12/min erreicht ist; Wirkungsdauer beträgt ca. 20 min.
- bei niedrigem Blutdruck: Flüssigkeitsersatz mit physiologischer Kochsalzlösung;
- Ich habe noch nie Naloxon bei einer Titration anwenden müssen. Im schlimmsten Fall Unterbrechen der Titration;
- Wenn Sie Sauerstoff zuführen; die SpO_2 beruhigt, behandelt aber nicht die Hypoventilation.

- **Andere Nebenwirkungen:**
  - Harnverhalt: katheterisieren;
  - Pruritus: Ein Pruritus entlang des Venenverlaufs ist Ausdruck einer in der Regel flüchtigen Histaminfreisetzung. Ein mäßiger isolierter diffuser Pruritus ist nicht *a priori* eine Allergie, sondern eine Histaminfreisetzung: Antihistaminikum. Starker Juckreiz sollte zum Abbruch und zur Suche nach einer Anaphylaxie führen. Eine Allergie wird bei diffusem Ausschlag, Hypotonie, anderen anaphylaktischen Zeichen in Betracht gezogen (daher Morphin absetzen, Volumenersatz und Adrenalin, *siehe S. 485*);
  - Übelkeit, Erbrechen: wenn keine QTc-Verlängerung vorliegt: Droperidol 1,25 mg i.v. oder Ondansetron 4 mg i.v. (7). Keine vorbeugenden Antiemetika!
- **Respiratorische Insuffizienz**. Schwierig. Es kommt häufig vor, dass die Schmerztherapie, insbesondere bei Brust- oder Bauchschmerzen, für die Atmung von Vorteil ist. Man muss die Vor- und Nachteile abwägen und gegebenenfalls über einen Platz auf der Intensivstation verfügen. Die Titration mit kleinen Boli, die klinische Überwachung und der damit verbundene SoO_2-Wert vermitteln die nötige Sicherheit.
- **Keine Kontraindikation bei Schwangerschaft** oder einer vorherigen Behandlung mit einem Opioid. In letzterem Fall sind manchmal höhere Dosen erforderlich.
- **Morphin ist das Basisopioid** (2,4,8). Im Gegensatz zu Agonisten-Antagonisten: kein Ceilingeffekt, antagonisierbar, gefährdet nicht die spätere Verabreichung von reinen Agonisten. **Sulfentanyl und Fentanyl**: sehr nützlich durch ihre schnelle und kurze Wirkung mit einem größeren Atemwegsrisiko, nur für geschultes Personal unter strenger Überwachung. Die anderen Opioide kann man mit Ausnahme von Oxycodon vergessen.
- **Übelkeit und Erbrechen in Verbindung mit starken Schmerzen, insbesondere Bauchschmerzen, lassen meist unter Opioid-Analgesie nach** (persönliche Erfahrung).
- ***Intravenöse Titration von Morphin***
  - Ziel: Schmerzen $\leq$ 3, Ramsay-Score = 2, Atemfrequenz $\geq$ 12/min.
  - Die schmerzstillende Dosis ist sehr unterschiedlich, daher ist die Titration unumgänglich; eine Methode, die Abwechslung bringt.
  - Wenden Sie Ihr Abteilungsprotokoll an: Verabreichungs- und **Überwachungsmodalitäten**.
  - **Intravenöser Zugang obligatorisch** (physiologische Kochsalzlösung oder Ringerlösung). **Möglichkeit zur Beatmung und Sauerstoffzufuhr**. Vor jedem Bolus Überwachung von **Blutdruck, Atemfrequenz** (AF), SpO_2 und **Ramsay-Score** [1 = ängstlich und unruhig; 2 = kooperativ, reagiert auf Stimme (nicht forciert); 3 = schläft, schnelle Reaktion nach verbaler Stimulation (laute

Stimme) ; 4 = schläft, unklare Antwort nach verbaler Stimulation (laute Stimme) oder Perkussion der Glabella (zwischen den Augen) bei Hörgeschädigten; 5 = keine Antwort nach verbaler Stimulation (laute Stimme) oder der Glabella; 6 = keine Antwort auf einen Schmerzreiz].

- **Die intravenöse Verabreichung durch „Titrieren" ist am schnellsten wirksam und am wenigsten gefährlich**, insbesondere hinsichtlich einer Atemdepression!
- 1 Ampulle Morphinhydrochlorid = 10 mg.
- Verdünnen Sie 10 mg Morphin in einem Gesamtvolumen von 10 mL physiologischer Kochsalzlösung.
- Injizieren Sie einen langsamen (innerhalb von 1 min) **IV-Bolus** von **2 bis 3 mg** (7,10): **2 mg bei sehr alten Menschen** (persönliche Meinung), **2 mg bei < 60 kg, 3 mg in allen anderen Fällen**. Vielen Patienten wird bereits durch niedrige Dosen Erleichterung verschafft. Bei speziellen Fällen ist es zulässig, einen Anfangsbolus von 0,5 mg pro 10 kg Körpergewicht zu geben (2, 7); dann sollte man 15 min mit weitere Boli warten.
- Dann **alle 5 min Ergänzungsboli von 2 bis 3 mg** (2 mg bei < 60 kg oder sehr hohem Alter). Die Zeit bis zum Einsetzen einer möglichen Atemdepression beträgt bei der intravenösen Verabreichung 15 min. Bei Applikation s.c., i.m. oder p.o. ist sie länger und erfordert daher eine längere Überwachung.
- Die Dosis hängt von der Person und der Schmerzintensität ab. Häufig erreicht man eine ausreichende Wirksamkeit mit etwa 0,1 bis 0,15 mg/kg. Es gibt keine Höchstdosis.
- Die **Titration** wird beim Erreichen der 15 mg-Schwelle **ausgesetzt** bzw. nach jedem dritten Bolus von 2–3 mg.
- Die **Titration wird gestoppt, sobald der Schmerz $\leq$ 3/10 ist.**
- Die **Titration wird abgebrochen, wenn der Ramsay-Score > 2 ist** oder wenn die **Atemfrequenz < 12/min** oder wenn SpO_2 < 93–95 % unter Raumluft. *Vermeiden Sie eine routinemäßige Sauerstofftherapie unter der Sedierung, sie maskiert die Hypoxämie* ⚠. Aussetzen oder Absetzen der Titration bei niedrigem Blutdruck.
- Am Ende der Titration (Schmerzen < 3 oder Nebenwirkungen): **Fortsetzung der Überwachung von AF** und SpO_2 für 15, 30 und 60 Minuten.
- **Entlassung nach Hause** 2 Stunden nach dem letzten Bolus möglich bei Ramsay-Score = 2; vorausgesetzt, dass gefährliche Diagnosen ausgeschlossen wurden.
- **Für das weitere Vorgehen gibt es mehrere Möglichkeiten**:
  - Morphin i.v. Reinjektionen. Sie werden zu festen Zeiten verabreicht, ohne das Wiederauftreten der Schmerzen abzuwarten;
  - Alle 4–6 Stunden eine s.c.-Nachbehandlung mit 50 % der Dosis, die bei der ersten Titration zur Linderung erforderlich war. Allerdings nicht mehr als 10 mg. Unter der Voraussetzung, dass keine überschießende Sedierung vorliegt (Ramsay-Score $\leq$ 2);
  - Eine **PCA** ist ebenfalls möglich (lokales Protokoll).
- Die **sedierende Wirkung** kann in einigen Fällen **verlängert** sein. Eine Dosisreduktion von 30–50 % ist dann gerechtfertigt: ältere Menschen; akuter Alkoholismus; schwere Nieren-/Leberinsuffizienz; psychotrope Medikamente. Bei älteren Menschen sollte mit einer niedrigen Dosis begonnen werden. In

allen anderen Fällen gilt die Dosisreduktion für die Tagesdosis und nur in diesen Fällen verabreichen Sie das Morphin „nach Bedarf“, wenn die Schmerzen wieder auftreten; die erste Dosis als volle Dosis, die Abstände jedoch größer.

Nach der Behandlung in der Notaufnahme

- Die Verschreibung von „Produkt X: 1 Tablette bei Schmerzen“ ist eine Ausnahme, die auf besondere Situationen zugeschnitten ist und durch „ab Beginn der Schmerzen“ oder„auf Wunsch des Patienten“ präzisiert wird.
- **Verabreichen Sie Schmerzmittel zu festen Zeiten**, damit sie besser wirken. Weisen Sie darauf hin, dass der Patient unverzüglich einen Arzt aufsuchen oder anrufen soll, wenn die Schmerzen nicht gelindert werden.
- **Opioide entbinden nicht von der Notwendigkeit der Kombination mit anderen Schmerzmitteln**:
- Immer Paracetamol oder NSAR kombinieren, wenn dies angemessen ist. Ggf. Metamizol 5 g/24 Std. über Perfusor.
- Obstipation vorbeugen (Lactulose, Macrogol) ± Übelkeit, wenn vorhanden;
- **Man sollte nicht zögern, Morphin ambulant auf Rezept zu verschreiben**.
  - Korrekte Ausstellung von BTM-Rezepten: Dt. Apothekerportal: https://tinyurl.com/25dh8td6
- **Morphin *p.o.***: 3 oder 5 mg Morphin i.v. = 10 mg Morphin oral.
- Anpassung alle 24–48 Stunden durch den behandelnden Arzt. Es gibt Formen in Kapseln ab 5 mg und flüssige Einzeldosen ab 10 mg. Oramorph® Trinklösung von 400 mg bis 1,25 mg/Tropfen.
- Kombinieren Sie mit 1 Beutel Macrogol × 3/d, und bei Übelkeit Metoclopramid, als Erstdosis: 10 mg × 3.
- **Warnen Sie vor den Nebenwirkungen von Opiaten** (Sedierung, Verstopfung, Erbrechen) und denen von Antiemetika: Dyskinesien und die weithin unbekannte **Akathisie** (Angst, Unruhe, Unfähigkeit, an einem Ort zu bleiben, siehe S. 503).

Literatur

1. Goldfrank L.R., Knopp R.K., Racially and ethnically selective oligoanalgesia: is this racism? Ann Emerg Med, 2000 Jan, 35(1), p. 79–82.
2. Trinh-Duc A. et al., Actualisation 2007 de la IIIe Conférence de consensus en Médecine d’urgence (Créteil, April 1993) : le traitement médicamenteux de la douleur de l’adulte dans le cadre de l’urgence, Douleur, Vol 9 – N°5, Oktober 2008, p. 248–278. https://tinyurl.com/2tufr9tt
3. Thomas S.H., Silen W., Effect on diagnostic efficiency of analgesia for undifferentiated abdominal pain, Br J Surg, 2003 Jan, 90(1), p. 5–9.
4. Boccard E. et al., Prise en charge de la douleur chez l’adulte dans des services d’urgences en France en 2010, Ann. Fr. Med, Urgence 2011.
5. Hicks C.L. et al., The Faces Pain Scale-Revised: toward a common metric in pediatric pain measurement, Pain, 2001, PubMed PMID: 11427329.
6. Doloplus-Skala: https://tinyurl.com/mkcranhe, ECPA-Skala: https://tinyurl.com/ypsrhh2v
7. Sédation et Analgésie en Structure d’Urgence, Recommandations Formalisées d’Experts, 10/2010 unter www.sfmu.org
8. Ricard-Hibon A. et al., Stratégie de la prise en charge de la douleur en pré-hospitalier, In « Arnette », éditeur Dequad Urgences, 2004, p.105–13.
9. Coxib and traditional NSAID Trialists, Vascular and upper gastrointestinal effects of non-steroidal anti- inflammatory drugs: meta-analyses of individual participant data from randomised trials, The Lancet, 2013, PMCID: PMC3778977. https://tinyurl.com/5e6752sh
10. Guidelines for the management of acute pain in emergency situations, EUSEM, 2019, https://tinyurl.com/paukc4xk
11. Karlow N, et al., A Systematic Review and Meta-analysis of Ketamine as an Alternative to Opioids for Acute Pain in the Emergency Department, Acad Emerg Med, 2018, https://tinyurl.com/m2v5n39e

12. Gemeinsame Erklärung BDA + DGAI: Empfehlung - Einsatz von Lachgas zur minimalen Sedierung von Kindern in der Zahnheilkunde (2021). https://tinyurl.com/2e4efj2e
13. Livopan® – Stellenwert der sanften Analgesie in der Pädiatrie und Kinderchirugie. Vortrag deutsches Kinderschmerzzentrum https://tinyurl.com/j6uy75pv

1.2 Chronische Schmerzen

- Chronische Schmerzen müssen in der Notaufnahme wahrgenommen und behandelt werden.
- Das Ziel der Therapie in der Notaufnahme muss allerdings realistisch sein: Schmerzlinderung, nicht völlige Unterdrückung (illusorisch)
- Dabei kann es sich um eine Exazerbation, eine unangemessene Behandlung oder eine Verschlimmerung handeln
- Das Verhalten eines Patienten mit chronischen Schmerzen kann an einen Drogenabhängigen auf der Suche nach Opiaten erinnern, wobei es sich oft um eine „**Pseudo-Sucht**" handelt. Echte Schmerzen mit „Pseudo-Sucht" sind: Besuch der Notaufnahme, Nachfrage nach spezifischen Medikamenten, multiple subjektive Beschwerden, Arzthopping, übertriebenes Vermeidungsverhalten, Emotionalität, Allodynie, Schmerzen über die eigentlich betroffenen Dermatome hinaus. **Zweifel sollten dem Patienten zugutekommen.**
- Die Verschreibung von Opiaten erfolgt auf einem BTM-Rezept, mit internationalem Freinamen und es ist oft hilfreich, die ersten Dosen mitzugeben (*siehe S. 36*).
- Die **verschriebene Menge sollte gering** sein, damit der Patient zu seinem Hausarzt zurückkehrt, der den Patienten an ein **Schmerzzentrum** überweisen kann.
- Bei Verschreibung von Antiepileptika und Antidepressiva sollten die Wechselwirkungen überprüft werden.
- Überweisen Sie die kompliziertesten Patienten an ein Schmerzzentrum.
- Einige schwierige Patienten mit komplizierter Behandlung müssen stationär behandelt werden.

› Grundsätze

- Bevor Sie einem Patienten, der unter chronischen Schmerzen leidet, Schmerzmittel verschreiben, **sollten Sie nach möglichen Misserfolgen bei früheren Verschreibungen suchen**. Es ist demoralisierend (und schmerzhaft), ein Mittel oder eine Dosis verschrieben zu bekommen, von der man weiß, dass sie nicht wirkt. Unterschiedliche Markennamen bedeuten nicht, dass ein anderes Medikament verschrieben wird.
- Verordnen Sie nicht, auf den Schmerz zu warten: **Verschreiben Sie nicht „bei Schmerzen** ...", sondern verabreichen Sie zu festen Zeiten eine bestimmte Dosis.
- Sehen Sie auf Ihrem Rezept eine **Titration** vor oder überlassen Sie dies am nächsten Tag dem behandelnden Arzt.

› Erste Stufe: die so genannten banalen Schmerzmittel

- Paracetamol, 3 g/d, manchmal 4 g für kurze Zeiträume, aber nicht mehr als 60 mg/kg oder 4 g/d. Achtung, 4 g pro Tag können für eine leichte oder unterernährte Person zu viel sein ⚠ (*siehe S. 32*).
- Paracetamol in Kombination mit einem Analgetikum der Stufe 2: Codein 20–60 mg pro Einnahme × 3–4/d (10 % der Patienten metabolisieren Codein nicht zu Morphin), oder Metamizol per os, wenn keine Kontraindikation (KI) vorliegt, oder Tramadol (schrittweise Dosierung). Codein und Tramadol werden oft schlecht vertragen.
- NSAR, wenn keine KI. **NSAR sind besonders toxisch** (*siehe S. 32*) bei älteren Menschen, bei Nieren-, Leber-, Herz- und Koronarinsuffizienz. Naproxen in der niedrigen Dosis von 550 mg/Tag ist am wenigsten kardiotoxisch.

Neurogene Schmerzen

- Diagnostizieren Sie neurogene Schmerzen mit dem DN4-Fragebogen https://tinyurl.com/4zjpfyhb oder dem Paindetect-Fragebogen https://www.statconsult.de/pdq/
- Beginnen Sie mit 10 bis 25 mg **Amitryptilin** am Abend, sofern keine Kontraindikationen vorliegen. Im Falle von paroxysmalen neuralgischen Attacken ist es in Mode gekommen, neuere Antiepileptika (Pregabalin, Gabapentin) zu verschreiben. Meiner Meinung nach handelt es sich hierbei um **Verschreibungen für Spezialisten**, die in niedrigen Dosen und mit **starken Zweifeln an der Aussagekraft der zahlreichen Veröffentlichungen** (1,2,3) begonnen werden sollten. Wenn es unbedingt sein muss, Pregabalin (Lyrica®): 50–150 mg/d, aufgeteilt alle 8–12 Stunden; Steigerung um 50–150 mg/d pro Woche. Gabapentin (Neurontin®): 100–300 mg/8 h, Steigerung um 300 mg/d pro Woche (1,2,3).
- Die mögliche Wirksamkeit dieser Produkte setzt nach 10–15 Tagen ein. NNT: 1 von 10 Patienten verbessert (3).
- Bei akuten neuropathischen Schmerzen sollte zunächst das WHO-Schema angewendet werden, begleitend sollten o. g. Medikamente eindosiert werden.
- Zur Trigeminusneuralgie *siehe S. 197.*
- **Machen Sie dem Patienten klar**, dass das Medikament nicht wegen Depressionen oder Epilepsie gegeben wird, sondern wegen seiner schmerzstillenden Wirkung.
- **Opiate** können wirksam sein – und wenn sie es nicht sind, merkt man es schnell. Sie sind in erster Linie bei **Exazerbationen von chronischen Schmerzen** angezeigt (6). Sie können als „multimodale" Behandlung mit spezifischen Antiepileptika oder Antidepressiva kombiniert werden. Es fehlt jedoch an Belegen.
- Das beliebte Clonazepam hat keine nachgewiesene Wirksamkeit.

Opioide

- Unter ihnen ist Morphin die beste Wahl in der Notaufnahme. Insbesondere für die schnelle *p.o.*-Titration. Im Gegensatz zu Agonisten-Antagonisten (Nalbuphin, Buprenorphin usw.) hat es keinen Ceilingeffekt, ist antagonisierbar und beeinträchtigt nicht die Wirksamkeit der nachfolgenden Morphin-Gabe, wenn der Schmerz nicht nachlässt. Der übliche Verabreichungsweg bei chronischen Schmerzen ist die orale Verabreichung, außer eventuell bei der ersten Dosis.
- 3 oder 5 mg Morphin i.v. ⇔ 10 mg Morphin oral.
- Die **orale Titration** erfolgt bei opioidnaiven Personen anfangs mit 5 bis 10 mg Morphin p.o. alle 4 Stunden. Eher 5 mg, wenn vorher nicht mit einem Medikament der Stufe 2 behandelt wurde. Anpassung alle 24–48 h. Die Dosis bei anderen Opioiden hängt von der vorherigen Dosierung ab. Es gibt Formen in Dragées/Tabletten ab 5 mg und in flüssigen Einzeldosen ab 10 mg. Oramorph® Lösung zum Einnehmen von 400 mg bis 1,25 mg/Tropfen.
- **Morphin mit verzögerter Wirkstofffreisetzung**: Man verabreicht zusätzlich alle 4–6 Stunden schnell wirkendes Morphin und stellt dann um, sobald ein akzeptabler Zustand erreicht ist.
- Wenn Sie keine Morphindragées/-Tabletten in Ihrer Abteilung haben, geben Sie das Morphin in der Ampulle *per os*, mit oder ohne Zuckerwasser.
- Kombinieren Sie 1 Beutel Macrogol × 3/d, und bei Übelkeit Metoclopramid, als Erstdosis: 10 mg × 3.

- Die Dosierung wird bei Bedarf um 50 % erhöht, bis die optimale Dosierung erreicht ist: die niedrigste Morphindosis, die wirksam ist und den Patienten nicht beeinträchtigt.
- Im Allgemeinen sollten Sie zu Beginn der Behandlung keine retardierten Morphine verschreiben, da es sich hierbei um eine sehr wirksame Erhaltungstherapie handelt, die jedoch sehr langsam freigesetzt wird.
- **Machen Sie auf Nebenwirkungen aufmerksam** (Sedierung, Obstipation, Erbrechen) und auf diejenigen von **Antiemetika**: Dyskinesien und die viel zu wenig bekannte **Akathisie** (Angst, Unruhe, Unfähigkeit, an Ort und Stelle zu bleiben, *siehe S. 503*).
- Das BTM-Rezept (*siehe S. 36*): Die Notwendigkeit dazu darf nicht dazu führen, dass Sie kein Morphin verschreiben.

› Morphinäquivalente *per os*/injizierbar und zwischen den Opioiden

Auch http://clincalc.com/opioids, berücksichtigt verschiedene Verabreichungsformen.

Opioid	Dosisverhältnis in Bezug auf Morphin oral	Äquivalenzdosis in Bezug auf Morphin oral (1,2,3)
Codein	1/6–1/4	40–100 mg Codein = 10 mg Morphin*
Tramadol (kein echtes Opioid, hat aber ähnliche Nebenwirkungen, anticholinerge Effekte +)	1/5–1/10	50–100 mg Tramadol = 10 mg Morphin
Morphin oral	1	Referenz
Morphin i.v.	2–3/1	3 oder 5 mg Morphin i.v. = 10 mg Morphin oral
Oxycodon	2/1	5 mg Oxycodon = 10 mg Morphin
Hydromorphon	5/1	2 mg Hydromorphon = 10 mg Morphin
Buprenorphin	30/1	0,2 mg Buprenorphin = 6 mg Morphin
Nalbuphin	2/1	5 mg Nalbuphin = 10 mg Morphin
Methadon	3-4/1	1 mg Methadon = 3–4 mg Morphin oral wenn M.dosis ≤90 mg
Methadon	10/1	2 mg Methadon = 10 mg Morphin, wenn M.dosis > 90 mg
Fentanyl transdermal	150/1	25 µg/h = 60 mg/24 Std. Morphin

* 5–10 % der Patienten verstoffwechseln Codein nicht zu Morphin und haben davon keinen Nutzen. Nur 70 % der Kaukasier verstoffwechseln Morphin komplett

› Literatur

1. Landefeld C.S., Steinman M.A., The Neurontin legacy-marketing through misinformation and manipulation, N Engl J Med, 2009, 360, p. 103–6.
2. Gabapentin for pain: New evidence from hidden data. Therapeutics Letter, 2009, https://tinyurl.com/522rmac4
3. Therapeutics Initiative. Benefits and harms of drugs for « neuropathic » pain, January 19, 2016. https://tinyurl.com/2p94asjr
4. Freynhagen R., Bennett M.I., Diagnosis and management of neuropathic pain, BMJ, 2009, 339, p.391–5.
5. Gilron I., Watson C.P., Cahill C.M., Moulin D.E., Neuropathic pain: a practical guide for the clinician, CMAJ, 2006, 175, p.265–75. https://tinyurl.com/wr9m7djw
6. Dworkin R.H., O'Connor A.B., Audette J. et al., Recommendations for the pharmacological management of neuropathic pain: an overview and literature update, Mayo Clin Proc, 2010, 85(3 Suppl), S3–14.
7. Pichard E., La prise en charge en urgence des douleurs cancérologiques, La revue du praticien, 2003, 53, p. 2138–46.
8. Le livret Douleur AP-HP. IOS: https://tinyurl.com/3cef2cp3 Android: https://tinyurl.com/yc5bx728

9. Schmerztherapie (Android-App): https://tinyurl.com/5n68z4x9
10. http://clincalc.com/opioids/
11. DGN-Leitlinie: Diagnose und nicht interventionelle Therapie neuropathischer Schmerzen https://tinyurl.com/4cbdcwwz

Kapitel 2

Intoxikationen, umweltbedingte Erkrankungen

2.1 Rauchgasinhalation

Wichtige Punkte

- Erstes Gegenmittel: **Sauerstoff**. O_2 15 L/min über Reservoirmaske, so früh wie möglich.
- **Fortgesetzte CO-Vergiftung bei längerer Exposition**. Pulsoximeter unterscheiden nicht zwischen HbCO und HbO_2. Deshalb ist die **SpO_2 unzuverlässig**.
- **Die FiO_2 im Falle eines Brandes beträgt 0 (Null)!**
- Eine **frühzeitige Intubation** ist erforderlich, wenn das klinische Bild befürchten lässt, dass es zu einer Schleimhautverletzungen der oberen Atemwege gekommen ist.
- **Im Falle einer Explosion**: **Screening auf viszerale Explosionsverletzungen (Trommelfell) und assoziierte traumatische Verletzungen**. Denken Sie an eine Hypoxie: Gas, Rauch und Explosionen führen zu einem FiO_2 von 0!
- Rauchgase = Mischung aus vielen Gasen, Ruß und Wasserdampf. **Systemische Schädigungen**: Hypoxämie + toxische Wirkungen. **Dreifache Schädigung der Atemwege**: thermisch, chemisch und mechanisch.
- Toxische Gase: **Cyanidderivate** (CN) durch Verbrennung von natürlichen oder synthetischen Materialien und Kohlenmonoxid (CO). Sie verursachen eine **Gewebe- und Zellhypoxie** durch Einwirkung auf Hämoglobin (CN und CO) und die Mitochondrien (CN).
- **Ruß**: Schleimhautläsionen, Ödeme und Bronchokonstriktion, mögliche Obstruktion der Bronchien.

Wichtige Informationen, die vom Rettungsdienst und Zeugen erfragt werden müssen

- Art des Feuers (synthetische Materialien = gefährlicher), genauere Umstände.
- Geschätzte Dauer der Exposition, Grad der Gewissheit.

- **Initiale Bewusstlosigkeit** (Schweregrad, Inhalationsrisiko), **Feuer in geschlossenen Räumen** (erhöht das Risiko einer Vergiftung), Tod von Tieren im Haushalt.
- Explosion (Trauma ± Explosion und viszerale Verletzungen).
- Suizidgefährdeter Patient (assoziierte Intoxikation).
- Krankengeschichte des Patienten.
- Zeitpunkt des Beginns der Sauerstofftherapie (minimiert die CO-Inhalation).
- *NB*: Exponiertes Rettungsdienstpersonal mit neurologischen Anzeichen, Kopfschmerzen, Brustschmerzen wird abgefangen und ebenfalls behandelt.
- *NB*: Der Patient kann nach Exposition und Sauerstofftherapie wieder bei Bewusstsein sein. Der **Schweregrad seines Zustands vor Rettung und Sauerstofftherapie ist maßgebend für den Schweregrad der Rauchvergiftung**, nicht sein Zustand zum Zeitpunkt der Aufnahme, zu dem der Zustand sich häufig schon verbessert hat.

› Akute Maßnahmen

- Vitalzeichen und Therapie des Akutsymptomatik, O_2 über Reservoir-Maske 15 L/min, Immobilisierung der Wirbelsäule bei Trauma, Freimachen der Atemwege, Schockbehandlung, Reinigung der Augen und der Haut mit physiologischer Kochsalzlösung, Entfernen verschmutzter Kleidung (Handschuhe!).
- Direkt bei Ankunft: Blutentnahme und venöser Zugang.
- **CO-, Cyanid- und Laktatbestimmung** zusätzlich zur Basisuntersuchung (Elektrolyte, Hämostase, CK oder Myoglobin, Kreatinin, Blutzucker, Blutbild, ± Blutgruppe). Blutgasgeräte können HbCO, MetHb und Laktat bestimmen.
- Blutspiegelbestimmung von Blausäure (vor Ort entnehmen, da T1/2 von 1 h), für retrospektive Diagnose.
- Wenn die CN-Bestimmung nicht möglich ist, auf das *arterielle* Laktat zurückgreifen.
  - Plasma-HbCO, wenn die Klinik auf eine CO-Vergiftung hindeutet. Oder SpCO mit dem Co-Oximeter, allerdings *nicht so zuverlässig* (6). *Im Labor bestätigen*, aber behandeln, wenn die SpCO erhöht ist.
  - **Blutgase (mit arteriellem Laktat)** bei neurologischen, kardiovaskulären oder pulmonalen Symptomen. Der Laktatwert korreliert mit dem Cyanidwert.
  - **Ein Anstieg der Laktatämie > 8 mmol/L deutet auf eine Blausäurevergiftung hin** und rechtfertigt auch den Einsatz des Antidots, wenn die klinische Indikation nicht eindeutig war.
  - O_2, 15 L/min mit Reservoir-Maske => O_2 wird nicht wegen guter Blutgase abgestellt!
  - Je nach den Umständen: Blutalkohol, spezifische Toxine.

› Untersuchung

- Anfängliche Besserung nach Sauerstofftherapie ist nicht gleichbedeutend mit Erholung, es bedarf einer Beobachtungszeit im Krankenhaus und einer genauen Anamnese.
- **Neurologische und kardiologische Zeichen durch Anoxie**: Bewusstseins- und Verhaltensstörungen, Kopfschmerzen, Krämpfe, Übelkeit und Erbrechen, Koronarsyndrom.
- **Achten Sie auf Anzeichen einer begleitenden Vergiftung** (CO, CN, Alkohol, Betäubungsmittel, Medikamente).
- **Verdacht auf CN-Vergiftung, wenn** mindestens zwei der folgenden Kriterien erfüllt sind: neurologische Störungen (Konfusion, Krampfanfall, Koma), hämody-

namische Störungen, Ruß in Mund oder Sputum, metabolische Azidose (Laktat > 8 mmol/L).

- **Wenn kein Begleittrauma vorliegt, ist ein Kollaps ein Zeichen für eine CN-Vergiftung**.
- **Schädigungszeichen, die sich in den ersten Stunden rasch verschlimmern können**:
  - Konjunktivitis, Husten (kann bei ausgedehnten Bronchialverletzungen fehlen), pharyngolaryngeale, retrosternale Schmerzen, Engegefühl in der Brust;
  - **Laryngeale Dyspnoe (inspiratorisch, Einziehen der Luft)**, **Stridor, heisere Stimme, Dysphonie** ⚠ Verletzungen der oberen Atemwege, die ggf. eine **frühzeitige Intubation** erforderlich machen, bevor sie durch das Ödem unmöglich gemacht wird;
  - Exspiratorisches Giemen, verschiedene bronchiale Rasselgeräusche, die auf eine Bronchokonstriktion hindeuten (Krepitationsgeräusche deuten auf ein verletzungsbedingtes akutes Lungenödem hin). Frühe Giemgeräusche werden eher durch die Bronchokonstriktion und später durch Ödeme und Sekrete verursacht (1).
- **Anzeichen einer bronchialen Obstruktion durch Ruß und einer signifikanten Rauchinhalation**. Indirekt und **ungenau** (falsch-positiv und falsch-negativ): Rußablagerungen im Gesicht, in den Nasenlöchern, im Oropharynx, verbrannte Nasenhaare. Mit Ruß versetzter Auswurf. Pulmonale Verdichtungen durch Atelektase. HbCO > 10 % (oder CO > 2 mL/100 mL) unter Berücksichtigung der vorherigen O_2-Therapie. Exspiratorischer Spitzenfluss als mögliches Kriterium für die Entwicklung.
- **Suche nach Begleitverletzungen** (in Panik aus dem Fenster gesprungen ⚠), **einer** suizidalen **Vergiftung** oder viszeralen Verletzungen durch Explosion und Verbrennungen.
- **Verdacht auf Explosion => Untersuchung des Trommelfells in der Notaufnahme**, wenn möglich durch den HNO-Arzt: indirektes Zeichen für viszerale **Explosionsverletzungen („Blast“)**, die vorübergehend unauffällig sein können.
- **EKG**. **Ischämiezeichen**? Rhythmisch oder Leitungsstörungen (assoziierte Medikamentenvergiftungen)?
- **SpO_2**: kann fälschlicherweise beruhigend sein. Das Pulsoximeter verwechselt HbCO und HbO_2.
- **SpCO**: spiegelt HbCO wider: schnelle Triage bei vielen Patienten, vermeidet unnötige Medikamentengaben. CO-Oximeter Rad-57® Masimo®, wenn möglich. Im Rettungsdienst: CO-Sensor in der Exspiration (7).
- Anhaltende Zyanose: Verdacht auf Methämoglobinämie. Die Bestimmung erfolgt durch die BGA.

› Zusätzliche Untersuchungen, unter O_2 per Maske

- Labor: *siehe oben*.
- Röntgenbild in der Notaufnahme: Thorax ap:
  - Ein Normalbefund schließt nicht die Gefahr einer Verschlimmerung aus. **Frühes Infiltrat = Zeichen eines schweren Befundes**;
  - Atelektase;
  - diffuses interstitielles Infiltrat (Läsionsödem);
  - Pneumothorax (Explosion, Trauma).
- **Bronchoskopie** zur Beurteilung der Läsionen und Bronchialtoilette

- Breite, aber schlecht definierte Indikation, bei Patienten mit Ruß in Gesicht, Gehörgang, Nasengängen, Mund +++, Dysphonie, Dyspnoe, schwärzlichem Auswurf:
  - bei Patienten, die Rauch eingeatmet haben und bei denen sich reichlich Ruß im Gesicht oder in den oberen Atemwegen befindet;
  - mit radiologischen Auffälligkeiten;
  - in Intubationsbereitschaft, Intubationsschlauch über das Endoskop schieben, wenn Patient nicht intubiert;
  - intubierte Patienten werden bronchoskopiert.
- **Ophthalmologische und HNO-Untersuchungen bei Personen mit Symptomen**: Die Laryngoskopie, die sehr schnell durchgeführt werden kann, ermöglicht eine Untersuchung der oberen Atemwege, die am anfälligsten für thermische Schädigungen sind. Bei starker Rußablagerung sollte eine Bronchoskopie durchgeführt werden. Hornhautuntersuchung (mit blauem Licht nach Fluorescein-Instillation) (*siehe S. 843*) bei Augenreizungen oder Verbrennungen im Gesicht.
- Bei schweren Verbrennungen darf die Bronchoskopie die Verlegung in ein Zentrum für Brandverletzungen nicht verzögern. (4)

❯ Behandlung und Überwachung

- So schnell wie möglich: 15 L/Minute O_2 über Reservoirmaske, noch bevor das Ergebnis der CO- und Laktatbestimmung vorliegt.
- Hyperbare Sauerstofftherapie bei CO-Vergiftung, wenn dies angezeigt ist.
- Venöse Zugänge + Kristalloid (NaCl 0,9%).
- **Überwachungsparameter**: AF, peak expiratory flow, Bewusstsein, Puls, Blutdruck, Vorhandensein von Anzeichen einer laryngealen Dyspnoe + Blutgase.

Indikation zur Intubation. Erwägung einer schwierigen Intubation: Möglichkeit der Hilfe überprüfen und alternative Hilfsmittel vorbereiten.

- **Übliche Kriterien**:
  - Akute Atemnot PaO_2 < 60 mmHg, $PaCO_2$ > 50 mmHg trotz Oxygenierung mit Reservoirmaske,
  - Neurologische Störungen, Koma;
- **Spezifische Kriterien**:
  - Verbrennung des gesamten Gesichts und tiefe, kreisförmige Verbrennung des Halses,
  - Verbrennung des gesamten Gesichts und Symptome einer beginnenden oder vorhandenen Atemwegsobstruktion,
  - Verbrennung des gesamten Gesichts und ausgedehnte Verbrennung (> 40 %).

- **Hydroxocobalamin** (Cyanokit®): Teuer, sollte richtig angewendet werden. 5 g in 10 bis 30 min als i.v. Infusion, 1 bis 2 Mal wiederholbar, aber dann langsamer: 30 min bis 2 h.
- **Nebenwirkungen**: Allergien, Rotfärbung des Integuments und des Urins;
- **Indikationen**:
  - Rauchexposition in geschlossenen Räumen + Rußspuren auf/in den oberen Atemwegen,
  - Herz-Kreislauf-Stillstand oder hämodynamische Instabilität in toxischer Raumluftumgebung ohne gleichzeitige Blutverluste, keine klinische Besserung unter O_2-Reservoirmaske,
  - Bewusstseinsstörungen ohne Besserung unter O_2-Reservoirmaske,

- Laktat > 8 mmol/L nach Rauchgasinhalation, metabolische Azidose ohne Tachypnoe.

– **Bronchospasmus**: Behandlung mit ß2-Mimetikum. Vorsicht: **Ist das nicht ein laryngealer Stridor?** Keine Dyspnoe mit inspiratorischem Ziehen? Wenn ja: Notfallintubation, auf schwierige Intubation vorbereiten.
– **Mitbeteiligung im HNO und Augenbereich**: Mit physiologischer Kochsalzlösung spülen.

Weiteres Vorgehen

– ***Patienten ohne Symptome***
– Kein rußiges Sputum, keine Bewusstlosigkeit, keine auffälligen Komorbiditäten:

Klinischer Befund	Weiteres Vorgehen
Normalbefunde von: - Klinischer Untersuchung, EKG, CO-Konzentration, - Röntgen-Thorax - Laktat	- Entlassung nach 4–6 h Beobachtung möglich, wenn Betreuung gesichert und ein Telefon zur Verfügung steht. Andernfalls 12–48 h stationäre Überwachung. - Anweisung, bei geringsten Problemen innerhalb von 7 Tagen nach der Exposition die 112 anzurufen. Eine Wiedervorstellung innerhalb von 24 Stunden ist vorsichtig.
- Auffällige Befunde	- Sauerstoff über Maske 12 L/min ± hyperbarer Sauerstoff. Überwachung 24–48 h oder frühere Entlassung bei einfacher CO-Vergiftung.

– ***Patienten mit Symptomen***
– Behandlung wie oben beschrieben. Stationäre Überwachung von mindestens 48 Stunden oder mehr, je nach Verlauf. Entlassene Patienten sollten bei geringsten Problemen innerhalb von 7 Tagen nach der Exposition die 112 anrufen. Eine Konsultation im Krankenhaus 24 Stunden nach der Entlassung ist anzuraten.
– Bei Symptomen und nachgewiesener Rauchinhalation wird eine Einweisung in die Intensivstation empfohlen (1).

Literatur

1. Lheureux P., Amuli-Itegwa M. « Inhalations toxiques, gaz et vapeurs », in Danel V., Megarbane B. Urgences toxicologiques de l'adulte, éd. Arnette, Paris, 2008.
2. Lawson-Smith P. et al. Cyanide intoxication as part of smoke inhalation-areview on diagnosis and treatment from the emergency perspective. Scand J trauma Resusc Emerg Med, 2011 PMID: 21371322. https://pubmed.ncbi.nlm.nih.gov/21371322/
3. Baud F. Toxicologie clinique, 6e édition, Lavoisier MSP, Paris, 2017.
4. Sheridan R.-L. Fire-Related Inhalation Injury, N Engl J Med, 2016. PMID: 27518664
5. SFAR, SFMU, SFB, ADARPEF. Prise en charge du brûlé grave à la phase aiguë chez l'adulte et l'enfant, Recommandations de pratique professionnelle 2019. https://tinyurl.com/25d694m8
6. Hampson N.-B. et al. Practice Recommendations in the Diagnosis, Management and Prevention of Carbon Monoxide Poisoning. Am J Respir Crit Care Med, 2012 https://tinyurl.com/mz6vxw2d
7. Sivanandamoorthy S, Meng P, Heming M, Annane D. Intoxication au monoxyde de carbone. EMC Réanimation, Elsevier, 2020. DOI: 10.1016/S1959-5182(20)44614-8.
8. AWMF-Leitlinie: Thermische Verletzungen im Kindesalter (Verbrennung, Verbrühung), Behandlung https://tinyurl.com/yp9wzrnb
9. AWMF-Leitlinie: Diagnostik und Therapie der Kohlenmonoxidvergiftung. https://tinyurl.com/2p98jvc3
10. Leitlinien und Empfehlungen - Deutsche Gesellschaft für Verbrennungsmedizin (DGV) https://tinyurl.com/59z4p434

2.2 Kohlenmonoxid-Vergiftung

› Wichtige Punkte

- CO = giftiges, geruchloses Gas, Produkt einer unvollständigen Verbrennung, Affinität zu Hb sehr viel höher als die von O_2 mit einer in vivo-Halbwertszeit von 5 Std. in Raumluft, 90 min unter FiO_2 100 % und 20 min unter hyperbarem O_2. Daher ist eine Sauerstofftherapie > 24 Stunden nach Ereignis nicht mehr sinnvoll.
- Immer Sauerstoff mit hohem Fluss zuführen.
- Es geht nicht nur um Ihren Patienten: die Quelle kann auch andere töten. Finden Sie die Quelle!
  – Eine **Häufung gleichartiger Beschwerden** ⚠ bei Patienten **aus derselben Umgebung** muss an CO als Ursache denken lassen.
- Vor allem im Winter ++ und im Februar/März.
- Vielfältige Symptomatik => erhöhte Aufmerksamkeit => gewöhnen Sie es sich an, daran zu denken. Quellensuche:
  - **Gasboiler** (befragen Sie den Patienten genau: Gibt es eine Flamme? Kann man sie anzünden?) Boiler? Womit wird er betrieben? Wo? Assoziierte Verbrennungsgerüche (aufgrund der Gase, CO ist geruchlos); Gasherd; Auto, Garage; aber in 15 % der Fälle findet man keine offensichtliche Quelle. (1):
- Weitere Hinweise auf das Vorliegen einer CO-Vergiftung:
  - Tod von Haustieren in der Wohnung;
  - **Plötzliches Auftreten und Variabilität der Symptome**;
  - **Kopfschmerzen** (45 %). **Arterielle Hypertonie**;
  - **Übelkeit, Erbrechen: „Gastroenteritis" ohne Durchfall/Fieber** ⚠ (30 %);
  - **Bewusstseinsverlust** (7 %) und **Unwohlsein** (20 %), Schwindel, Krampfanfälle;
  - **Psychiatrische Symptome** ⚠: Unruhe, Verhaltensstörungen;
  - **Benommenheit**, Verwirrtheit, Unterkühlung;
  - **Abgeschlagenheit**, Kraftminderung, Rhabdomyolyse;
  - **Koma** (unruhig, hyperton, beidseitiges Pyramidenbahnzeichen);
  - EKG mit Ischämiezeichen;
  - **Keine Symptome** = 30 %! Eine Studie von Allgemeinmedizinern zeigt, dass **die meisten Fälle**, die mit einem **tragbaren Detektor aufgespürt wurden, klinisch nicht relevant werden (2).**
- **PaO_2 (SaO_2) = normal** (oft), auch wenn es eine schwere Intoxikation ist.
- Immer O_2 mit hoher Flussrate zuführen +++.

› Die Bestimmung von CO/HbCO

- **Rasche venöse Bestimmung**: sehr breite Indikation. Nichtinvasive CO-Oxymetrie oder durch CO-Analysegeräte für die Exspirationsluft, wenn verfügbar.
- Verzögerung der Diagnose ⚠ ⇒ ☠Patient + Umfeld.
- Einheit: HBCO (%) = CO (mL%)/(Hb × 1,9).
- **Normale HbCO-Werte**: Raucher: 5–6 %; starker Raucher: 7–9 %; Nichtraucher: 1–4 %.
- Was die Bestimmung stört:
  - Verzögerung Ende der Exposition – Blutentnahme ⚠;
  - O_2-Therapie vor dem Test verdrängt CO gering und kann das Ergebnis minimieren;

- Die hyperbare O_2-Therapie verdrängt vor allem CO aus dem Hb. Das freigesetzte CO bindet sich dann an das Myoglobin => Vorrat, der nur darauf wartet, wieder freigesetzt zu werden, um sich erneut an Hb zu binden. Daher rührt a) die **mäßige Bedeutung der CO-Bestimmung nach der hyperbaren Therapie**, da dieser den CO-Vorrat nicht widerspiegelt, und b) die Rolle der High-Flow-O_2-Gabe nach hyperbarer Therapie.

Tabelle 2.2: Näherungsweise Korrelationen zwischen Symptomen und CO-Konzentration

Symptome	CO-Konzentration	HbCO-Konzentration
Kopfschmerzen, Dyspnoe bei Anstrengung, funktionelle Angina pectoris der Koronararterie. Risiko ++ für schwer herzinsuffiziente Patienten	2–4 mL/100 mL	10-20%
Übelkeit, Kopfschmerzen, Schwindel, Atemnot	4–6 mL/100 mL	20–30 %
Verwirrtheit, Bewusstseinsverlust, starke Kopfschmerzen, Tachykardie, Tachypnoe, Erbrechen	6–8 mL/100 mL	30–40%
Wahrnehmungsstörungen, Beeinträchtigungen des Denkvermögens, Muskelschwäche, die sich bei Anstrengung verschlimmert	8–10 mL/100 mL	40–50 %
Koma, Krämpfe	10–14 mL/100 mL	50–70 %
Kardiorespiratorisches Versagen, Tod	>14 mL/100 mL	>70%

› Vorgehensweise

… ***Am Einsatzort*** ……………………………………

- An Eigenschutz denken, bevor man sich selbst dem Risiko aussetzt. **Ein toter Retter rettet niemanden**. Bewusstloses Opfer in einem geschlossenen Raum (Höhle, Industrietank ⇛ umluftunabhängige Atemschutzgeräte, Feuerwehr).
- Aus dem Gefahrenbereich bringen, lüften (auf die Richtung des Luftstroms und die Beschaffenheit des Ortes achten).
- CO-Bestimmung in der Raumluft oder CO-Messung in der Ausatemluft.

… ***Wie immer im Notfall*** ……………………………………

- Die „ABCs“ überprüfen ... und sicherstellen: freie Atemwege, Atmung, Kreislauf.

So früh wie möglich Blutproben entnehmen ……………………………

- CO-Bestimmung (venöses Blut, 5–10 mL im Lithium-Heparinröhrchen, Eis, innerhalb von 30 min analysieren), Uhrzeit und ggf. vorherige Sauerstofftherapie notieren. Bei Rauchexposition 2 weitere Bestimmungen: Cyanid und Laktat. Pulsoximeter verwechseln HbCO und HbO_2, daher ist der **SaO_2 unzuverlässig**. Einige Glückliche haben ein CO-Oximeter (SpCO) in der Notaufnahme, behandeln, wenn SpCO erhöht ist oder Zweifel bestehen, aber im Labor bestätigen (8). BGA-Geräte messen HbCO.
- **Diagnostik der CO-Intoxikation (2):**
  - Nachweis in der Umgebungsluft > 10 ppm und auffällige Anzeichen;
  - SpCO (transkutane CO) > 10 %;
  - HbCO im Blut oder geschätzt in der ausgeatmeten Luft > 6 % (Raucher) oder 3 % (Nichtraucher) und oder weiteres nachgewiesenes Opfer am selben Ort;
  - HbCO im Blut oder geschätzter Wert in der Ausatemluft > 1 % (Raucher) oder 6 % (Nichtraucher);
  - CO-Intoxikationszeichen und ein weiteres nachgewiesenes Opfer am selben Ort.

… ***So schnell wie möglich, ohne auf Laborergebnisse zu warten***…………

- **Sauerstoff mittels Reservoirmaske** für einen möglichst hohen FiO_2-Wert bei einem maximalen Fluss: 15 L/min (das Reservoir darf nie leer sein).
- Dauer der Verabreichung: **6–12 Std.** und mindestens bis zum Verschwinden der Anzeichen und Symptome.

… ***Suchen Sie nach Anzeichen für eine schwere Intoxikation, die zur Einweisung in die Intensivstation führen sollte***……………………………………

- Klinische Untersuchung, EKG, Thoraxröntgen:
  - Koma;
  - starke Behinderung der Atemwege;
  - Herz-Kreislauf-Kollaps, Lungenödem, symptomatische Koronarinsuffizienz bzw. Arrhythmien oder Reizleitungsstörung;
  - Krämpfe;
  - Hypothermie;
  - dekompensierte COPD mit Hyperkapnie.
- Vorsicht bei Begleiterscheinungen:
  - Assoziierte Vergiftungen: Rauch (Ruß auf dem Gesicht, in den Atemöffnungen), Medikamente (Selbstmord), Alkohol, industrielle Produkte;
  - sekundäre oder primäre **traumatische** Verletzungen.

… ***Patienten, die nicht auf der Intensivstation betreut werden***…………

- **Indikationen für eine hyperbare Sauerstofftherapie** (HBO):
  - Erfolgversprechend in den ersten 6 Stunden, aber vorstellbar in den ersten 24 Stunden.
  - Schwangere: sehr breite und anerkannte Indikation;
  - Koma und Bewusstlosigkeit, neurologische Anzeichen;
  - Angina, EKG-Veränderungen (Arrhythmie, Ischämie);
  - metabolische Azidose;
  - HBCO > 25 %;
  - die Behandlung wird in einer Sitzung von 90 min mit meist 2,5 bar durchgeführt.
- Künstliche Beatmung => Arzt / Pflegepersonal mit Ausbildung für eine hyperbare Therapie (HBO), und Nähe zu einer Intensiv- oder Notfallstation.
- Diese Indikationen (7) sind allgemein anerkannt, aber wenig belegt.
- Besprechen Sie mit dem für die HBO zuständigen Arzt andere Fälle:
  - **Kinder**: breite Indikation bei Kleinkindern (Klinische Symptomatik schwer einzuschätzen). Schwierig, wenn die Kammer nur einen Sitzplatz hat (daran denken bei sekundärer Verlegung und mehreren Patienten);
  - bevor Sie den Verantwortlichen der Kammer kontaktieren, vergewissern Sie sich, dass Sie über folgende Untersuchungsergebnisse verfügen:
    - Röntgenaufnahme der Lunge (Emphysem); EKG; CO-Bestimmung mit Angabe der Einheit ++ und des zeitlichen Ablaufs; Untersuchung des Trommelfells; Befragung nach einer Erkrankung des **Ohres** (Tubenkatarrh),
    - i.v.-Zugang mit Extensionsset.
- **Vorbereitung des Patienten** auf die Therapie in der Kammer: beruhigen; leichte Baumwollkleidung; Lagerung im Liegen mit Decke.
- **Sauerstofftherapie mit Reservoirmaske** bei 12–15 L/min.
- Akte, Befunde aus der Vorgeschichte, aktuelle Therapie, Befunde des Rettungsdienstes und der Notaufnahme, zusätzliche Untersuchungen.

- Eine Stunde nach Kammertherapie Kontrolle des CO-Wertes (Abnahme kann auch später erfolgen). Der Wert spiegelt nicht den CO-Gehalt (Myoglobin) wider, sondern die Tatsache, dass die hyperbare Sauerstofftherapie tatsächlich verabreicht wurde.
- **Sauerstofftherapie mit Reservoirmaske für 4 Stunden nach der Kammer fortsetzen**, um das aus dem Myoglobin freigesetzte CO zu entfernen.

... **Wenn keine Indikation zur HBO** ....

- Sauerstoff mit Reservoirmaske für 12 Stunden und bis zum Verschwinden der Zeichen und Symptome: 12–15 L/min.
- Kontinuierliche klinische Beobachtung: Wenn die Anzeichen 2 Std. nach Beginn der Sauerstofftherapie fortbestehen, HBO diskutieren.

... **Achten Sie auf begleitende Intoxikationen und Verletzungen: Alkohol, Rauch, Medikamente, Trauma** ....

... **Entlassung** ....

- Patienten mit schweren Symptomen, Schwangere (Konsil durch Gynäkologie/Geburtshilfe), Patienten mit unerklärlichen Symptomen mindestens 12-24 Stunden stationär überwachen.
- Rücksprache mit der Giftnotrufzentrale.
- Nach 15 Tagen Untersuchung durch einen **Arzt, der mit der Pathologie vertraut ist** (= schwere Beeinträchtigung der kognitiven Funktionen ± pyramidale oder extrapyramidale Zeichen), ggf. im Krankenhaus.
- Bescheinigungen: Arbeitsunfall, Arztbrief.
- Beruhigen Sie schwangere Frauen, die keinen Bewusstseinsverlust erlitten haben – einer kleinen Fallserie folgend wird es wahrscheinlich keine langfristigen Schäden geben.
- Für Ärztinnen und Ärzte besteht eine Pflicht zur Mitteilung von Vergiftungen (§ 16e Abs. 2 Chemikaliengesetz) Diese müssen in anonymisierter Form dem Bundesamt für Risikobewertung mitgeteilt werden (https://www.bfr.bund.de). Ggf. Feuerwehr oder Gesundheitsamt verständigen.

› Literatur

1. Crocheton N., Machet E., Haouache H., Houdart E., Huat G., Claverot J., Fortin B., Lapostolle F. SOS monoxyde de carbone, rapport d'enquête, SOS médecins France, Étude nationale de dépistage immédiat des intoxications oxycarbonées à domicile: hiver 1993–94, Paris.
2. Conseil supérieur d'Hygiène publique de France. Repérer et traiter les intoxications oxycarbonées, 18 mars 2005: https://tinyurl.com/4c63bc7v
3. HAS. Oxygénothérapie hyperbare, janvier 2007: https://tinyurl.com/58cx2kdn
4. Clinical Policy: Critical Issues in the Evaluation and Management of Adult Patients Presenting to the Emergency Department With Acute Carbon Monoxide Poisoning (2016). https://tinyurl.com/n6 2cuwae
5. Weaver L.-K. Clinical practice. Carbon monoxide poisoning, N Engl J Med., 360: 1217–25, 2009.
6. Koren G., Sharav T., Pastuszak A. et al. A multicenter, prospective study of fetal outcome following accidental carbon monoxide poisoning in pregnancy, Reprod Toxicol., 1991, 5(5) : 397–403 Kommentar in: http://www.ncbi.nlm.nih.gov/pubmed/8688686)
7. Hampson N.-B. et al. Practice Recommendations in the Diagnosis, Management and Prevention of Carbon Monoxide Poisoning. Am J Respir Crit Care Med, 2012. https://tinyurl.com/mz6vxw2d
8. Weaver L.-K. Carbon Monoxide Poisoning: Risk Factors for Cognitive Sequelae and the Role of Hyperbaric Oxygen. Am J Respir Crit Care Med. 2007. https://tinyurl.com/5bff8avt
9. Sivanandamoorthy S, Meng P, Heming M, Annane D. Intoxication au monoxyde de carbone, EMC Réanimation, Elsevier, 2020. Doi: 10.1016/S1959-5182(20)44614
10. Kohlenmonoxid Intoxikation! https://tinyurl.com/yvckd8t2

2.3 Arzneimittelintoxikation – Suizidversuch

› Wichtige Punkte

- Die übliche Gutartigkeit eines Suizidversuchs (in organischer Hinsicht):
  - **führt zur Vernachlässigung** der Tatsache, dass sich die Kranken manchmal verschlechtern: sorgfältige Untersuchung und Überwachung. Auch diejenigen, die zu Fuß ankommen.
  - **Einen widerspenstigen Drogenabhängigen „gegen ärztlichen Rat" entlassen? Nein ⚠** ;
  - Intoxikiert = verfügt nicht über alle Fähigkeiten = inkompetent, um gegen ärztlichen Rat entlassen zu werden.

Eine Behandlung gegen den Willen des Patienten im Notfall ist nur möglich, falls keine freie Willensbildung des Patienten aufgrund einer psychiatrischen Symptomatik oder einer psychiatrischen Vorerkrankung vorhanden ist. Bei vorhandener Einwilligungsfähigkeit und nicht vorhandener Einschränkung der freien Willensbildung ist theoretisch eine Behandlung gegen den Willen auch nicht im perakuten Notfall möglich. Dies sollte jedoch genau überprüft werden, da auch körperliche Symptome wie starke Schmerzen oder Vigilanzminderungen zu einer Einschränkung der Willensbildung führen können.
Wenn der Patient die Konsequenzen seines Handelns nicht einschätzen kann, bzw. diese z. B. durch einen handlungsleitenden Wahn stark beeinträchtigt sind, sind Maßnahmen im perakuten Notfall auch aus dem rechtfertigenden Notstand (§34 StGB) abzuleiten und durchzuführen. Jedoch sollte schnellstmöglich diese notfällige Grundlage in das Betreuungsrecht überführt werden. In diesen Fällen ist der gesetzliche Betreuer oder Vorsorgebevollmächtigte (Aufgabenbereiche der Betreuung überprüfen) zu informieren und dieser sollte einen Antrag auf Durchführung weiterer Maßnahmen beim zuständigen Betreuungsgericht beantragen.
Falls keine Betreuung oder Vorsorgevollmacht vorhanden ist, muss ein Eilantrag auf die Einrichtung einer vorläufigen Betreuung vorgenommen werden. Grundsätzlich müssen immer die mildesten Maßnahmen erfolgen. Eine Güterabwägung zwischen zwangsweisen Maßnahmen, deren UAW, der vitalen Bedrohung und dem natürlichen Willen des Patienten muss immer erfolgen. Des weiteren sollten frühzeitig die Sicherheitsbehörden wie Polizei oder der Vollzugsdienst der Ordnungsämter hinzugezogen werden. Auch diese können eine vorübergehende Ingewahrsamsnahme aussprechen und Zwangsmaßnahmen unterstützen. Da diese Regelungen den Ländergesetzen unterliegen, müssen hier die länderspezifischen Besonderheiten beachtet werden.
Die Dokumentation muss eine nachvollziehbare Begründung beinhalten, die die aufgehobene oder eingeschränkte Einwilligungsfähigkeit des Patienten deutlich macht.

› Behandlung

- Intoxikation = symptomatische Behandlung von Ausfallerscheinungen, eher klinische und Laborbefunde statt Spiegelbestimmung und Gegenmittel.
- Grundlegende „Gegenmittel" sind:
  - Sicherstellung der **ABC**-Maßnahmen (*airway, breathing, circulation*);
  - also oft **Sauerstoff**, Infusion, manchmal Glukose, oft N-Acetylcystein, selten andere Gegenmittel.

- EKG anfertigen und befunden ⚠:
  - und **wiederholen** (kann sich verändern). Nützlicher als die Suche nach eingenommenen Mitteln;
  - **Membranstabilisierende Wirkung** (Kardiales Risiko + Krampfanfälle): **T-Welle abgeflacht? QTc oder QRS-Komplexe verlängert, verlängertes PR-Intervall und der P-Wellen, R' in aVR. > 3 mm** oder **R/S > 0,7** in aVR;
  - Ischämiezeichen, Tachykardie (Kokain, Crack, Amphetamine).
- Emetika (Apomorphin, Ipecacuana): gefährlich und Anwendung verlassen.
- Magenspülung? Sehr selten!
  - Ernstzunehmende Gefahren ⚠: **Aspiration, Perforation, sehr zweifelhafte Wirksamkeit**, bereits 5 Minuten nach der Einnahme nur noch begrenzt wirksam;
  - ***Kontraindiziert*** *bei* ungeschützten Atemwegen und bei lokalen Risiken wie Blutungen im Mund-Halsbereich, schäumenden oder ätzenden Produkten, Kohlenwasserstoffen, **potenziell hohem Krampfpotenzial** der eingenommenen Medikamente oder hämodynamischer Instabilität;
  - Frühzeitig, in der Regel auf der Intensivstation, **bei potenziell tödlichen Vergiftungen mit nicht Kohle-adsorbierbaren Stoffen** (Eisen, Lithium) **innerhalb von 1 Stunde nach der Einnahme;**
  - manchmal bei Arzneimitteln, die bei hoher Dosierung **Bezoare** bilden können, innerhalb von 2 Std.: sehr toxische Arzneimittel mit verzögerter Freisetzung, Theophyllin, Aspirin, Colchicin, Phenobarbital, Meprobamat, trizyklische Antidepressiva, Carbamazepin, Verapamil;
  - Technik: *siehe Tabelle 2.3 S. 54*;
  - Absaugung des Mageninhalts (1): bevorzugt gegenüber einer Magenspülung, wenn kein Erbrechen auftritt, bei Vergiftungen durch flüssige Pestizide mit schäumenden Substanzen, insbesondere Paraquat, gefolgt von Kohle. Bei Ethylenglykol oder Methanol ist die Absaugung ausreichend, vor allem wenn sie frühzeitig bei einer größeren absichtlichen Aufnahme durchgeführt wird. Bei akzidentellen Vergiftungen ist sie unnötig.

- **Verabreichung von Aktivkohle: Sehr selten angezeigt:**
  - Schwarze Brühe ohne magische Kräfte. **Keine Hinweise auf eine Verbesserung der Prognose (1);**
  - das Einatmen von Kohle ist schlimmer als bisher angenommen;
  - **nur bei adsorbierbaren Produkten**, die in potenziell tödlicher Dosis aufgenommen wurden, **innerhalb von einer Stunde** (selten auch 2 Std.) nach der Einnahme. Eine späte Verabreichung kann bei Medikamenten mit verzögerter Freisetzung oder mit anticholinerger Wirkung angezeigt sein;
  - Nicht adsorbierbar durch Kohle sind: Alkohole, Ethylenglykol, Eisensalze, Schwermetalle, Alkalien und Mineralsäuren, Fluoride, bestimmte anorganische Verbindungen, starke Säuren, starke Basen, ionisierte Salze (Lithium, Natriumchlorid, Kalium, Calcium, Magnesium, Na-Metasilikat), Cyanid;
  - Dosis in der Regel als Einzeldosis von 1 g/kg, oder **50 g**;
  - ein Gewichtsverhältnis von mindestens 10 g Kohle zu 1 g Giftstoff ist erforderlich;

- Kontraindikationen: Erbrechen, Bewusstseinsstörungen, offensichtlich oder vorhersehbar, Aspirationsgefahr, Risiko einer Magenperforation (Ätzmittel), Risiko eines Krampfanfalls, wenn nicht intubiert;
- Sehr gut akzeptiert, aber nicht sehr angenehm: lassen Sie die Kohle aus der Flasche trinken und nicht aus einem Glas, da das ekelhafte Aussehen die Einnahme verzögert. Füllen Sie das Fläschchen nur zur Hälfte mit Wasser zum Aufschütteln, dann auffüllen.

Tabelle 2.3: **Kontraindikationen und Technik der (selten notwendigen) Magenspülung**

Kontraindikationen
– Keine Indikation (überwiegende Zahl der Fälle). – Schäumende Produkte, Säuren, Ätzmittel, Kohlenwasserstoffe. – Offensichtliche oder möglicherweise plötzlich **auftretende Bewusstseinsstörungen** (insbesondere epileptogene Giftstoffe), außer bei intubiertem Patienten. – Störungen der Hämodynamik. – Unruhiger Patient.
Technik
– Entfernen Sie die Zahnprothese. – Immer in **linker Seitenlage**. – **Notfallausrüstung** sofort verfügbar. EKG-Monitorkontrolle, wenn kardiotoxische Substanzen eingenommen wurden. – Großlumige orale Sonde einführen (**38 F oder besser: 40 F**, d. h. 13,2 mm Kaliber), benötigte Länge durch Messen vor dem Einführen überprüfen; intragastrische Lage entweder durch Rückfluss von Magenflüssigkeit oder durch Auskultation des Epigastriums bei Luftinsufflation überprüfen. – Ziehen Sie den Mageninhalt ab, beurteilen Sie ihn (Aussehen, Geruch), asservieren für eine eventuelle toxikologische Untersuchung (selten). – Wasser und Kochsalzlösung zu gleichen Teilen, auf 37 °C erwärmt, oder nach anderen Autoren nur Wasser bei Erwachsenen, 250 ml als Bolus, wobei das eingebrachte Volumen wieder aspiriert wird, immer mit Hilfe einer leichten epigastrischen Massage mit kleinen ruckartigen Bewegungen. – Bis klare Flüssigkeit zurückkommt oder 10 L verabreicht sind (manche sagen 5 L). – Vor dem Entfernen der Sonde **50 g Aktivkohle verabreichen, wenn indiziert**, oder 1 g/kg Körpergewicht. **Den Schlauch beim Herausziehen abklemmen**.
Mögliche Komplikationen
– Aspiration: Prävention durch Intubation. – Sondierung der Trachea. – Traumatische Verletzungen der Speiseröhre/des Magens. – Vagale Synkope.

Tabelle 2.4: **Antidote**

Antidot	Wirksam bei	Dosierung
Flumazenil Anexate®	**Benzodiazepinen**	**Titration mit 0,2 mg i.v. alle 2 Minuten.** Ohne 2 mg zu überschreiten, dann mit Perfusor aufrechterhalten. KI bei Epilepsie in der Vorgeschichte oder Mischintoxikation.
Naloxon Narcanti®	**Opioide**	**Ampulle 0,4 g (1 mL) auf 10 mL aufziehen. Titration mit 0,04 g (1 mL) minütlich, max. 2 mg. Ziel AF > 10-12/min. Wirkungsdauer 20-45 Min. Sowohl im-Gabe möglich als auch Nasenspray verfügbar**

Tabelle 2.4: **Antidote**

Antidot	Wirksam bei	Dosierung
Digitalis Antidot BM® **Digifab®**	**Digitalis**	**38 mg Antidot neutralisieren 0,5 mg Digoxin im Serum.** Angezeigt, wenn angenommene Dosis > 10 mg (Erwachsener), HF < 40 Atropin-refraktär, AVBlock II° oder III°, polymorphe VES, VT/Kammerflimmern, kardiogener Schock, K > 5 mmol/L Digoxin > 10 mg/L. s.a. MedCalc https://tinyurl.com/nhjpnf9e
N-Acetylcystein	Paracetamol	**wenn angenommene Dosis > 150 mg/kg oder > 10 g oder > 4 g bei Risikopatienten (chronischer C2-Gebrauch, längeres Fasten, Unterernährung, enzyminduzierende Medikamente, Einnahme anderer hepatotoxischer Medikamente), hepatotoxische Paracetamolkonzentration mitels Nomogramm abschätzen.** https://tinyurl.com/yuev6j67 Startdosis von 150 mg/kg in 250 ml G5 % über 1 Std. Dann 50 mg/kg in 500 mL G5 % in 4 Std. Dann 100 mg/kg in 1 L G5 % in 16 Std. Fortsetzen, wenn der Plasmaspiegel zwischen 4–12 Std. > 800 mg/L beträgt oder eine Zytolyse auftritt.
Methylenblau	Methämoglobinämie (**Sulfonamide, Nitrite, Nitrate, Poppers...**)	**nur nach diagnostischer Bestätigung bei einer Methämoglobinämie > 30 % und Symptomatik.** 1 mg/kg verdünnt in 100 ml G5 % über 10 min. Wiederholen, wenn nach 1 Std. immer noch symptomatisch. Maximaldosis 7 mg/kg.
Atropin	Anticholinergika	**2 mg i.v. alle 5 min, bis die Sekretion zurückgeht und sich die Atembeschwerden verbessern.**
Glucagon	β**-Blocker**	stellt die intrazellulären cAMP-Konzentrationen wieder her. => verbessert die myokardiale Kontraktilität durch Erhöhung der intrazellulären Ca++-Konzentration. **5-10 mg i.v., dann 2–5 mg/kg/h i.v.**
Calcium	Calciumantagonisten, Gefrierschutzmittel	**Calciumgluconat 1 g i.v. Bolus.** Dann 0,6 bis 1,2 mL/kg/h 10 %iges Ca++-Gluconat, anpassen an das ionisierte Plasma-Ca++.
Dantrolen	Neuroleptika	**Anfangsdosis von 2,5 mg/kg IV.** Zusätzliche Dosis je nach klinischem Ansprechen von 1 bis 2 mg/kg IV alle 4 bis 6 Std. für 24/48 Std. Ggfs. anschließende p.o.-Gabe wenn rasche Besserung mit einer Dosis von 4 mg/kg/d in 2 bis 3 Gaben.
Vitamin K PPSB	**Vit. K-Antagonisten**	*Siehe S. 582?*
Sauerstoff	Kohlenmonoxid	**Hohe inspirat. Konzentration unabhängig von der Sättigung, mindestens 6 Std., siehe S. 48.**
L-Carnitin	Valproat	Initialdosis: 100 mg/kg (bis zu 6 g) in 30 min, dann 15 mg/kg/6 h in 10 bis 30 min. Erhaltungsdosis: 100 mg/kg/Tag dreimal alle 8 Stunden (bis zu 3 g/Tag).

- Suche nach der Ursache: Eine toxikologische Bestimmung ist selten angezeigt, da die Befragung in der Regel zuverlässig ist:
- Nur, wenn eine Therapie oder eine Überwachungsnotwendigkeit daraus resultiert;

- **Der qualitative Nachweis einer Substanz unterscheidet nicht zwischen Vergiftung und gewöhnlicher Einnahme;**
- Die bereits in der Notaufnahme durchgeführten Bestimmungen sind am nützlichsten.
- Achten Sie auf Differentialdiagnosen: Handelt es sich wirklich um eine Vergiftung ⚠ ?

Ressourcen

- Liste der Giftnotrufzentralen in DACH: https://tinyurl.com/4fz9hf5y
- Datenbanken zur Toxikologie https://tinyurl.com/yc5mt6js

Literatur

1. Hendrickson R.-G, Kusin S., Gastrointestinal decontamination of the poisoned patient. UpToDate, September 2021.
2. Danel V., Megarbane B., Urgences toxicologiques de l'adulte, éd. Arnette, Paris, 2008.
3. Mégarbane B., Donettib L., Blancc T., Chérond G., Jacobse F. & groupe d'experts de la SRLF, Intoxications graves par médicaments et substances illicites en réanimation, 2006, https://tinyurl.com/3atnzvvy oder https://tinyurl.com/trykfzus
4. Recommandations de la SFMU 2020. Prise en charge des intoxications médicamenteuses et par drogues récréatives. https://tinyurl.com/53xksydj
5. Baud F. Toxicologie clinique, 6e édition, Lavoisier MSP, Paris, 2017.
6. Toxdocs – Alles rund um Intoxikationen. http://toxdocs.de/
7. Intoxikationen – Umgang mit Vergiftungen. https://tinyurl.com/2p8nhf6a
8. Akute Intoxikationen – AMBOSS-SOP https://tinyurl.com/2p9a8tj5

2.4 Suizidversuch – Verhalten

❯ Gleichzeitig mehrere Dinge beachten:

... ***Zeugen befragen*** ....

- Rettungsdienstpersonal, Eltern usw., die die Person in die Notaufnahme gebracht haben. Sammeln Sie so viele Informationen wie möglich, lassen Sie Verpackungen suchen (im Müll und im Medikamentenschrank zu Hause); Telefonieren Sie (wenn Sie eine Packung Chinidin, (Hydroxy)-Chloroquin oder leeres Colchicin finden, ändern Sie Ihre Strategie). Ist ein früherer Suizidversuch bekannt? Welches Medikament wurde damals eingenommen? Früherer Aufenthalt auf einer Intensivstation?
- Wo wurde der Patient aufgefunden (Umstände, die eine CO-Vergiftung begünstigen)? Lesen Sie den RD-Bericht (wertvolle Informationen von Zeugen oder Ersthelfern). Nehmen Sie sich Zeit, um mit dem Opfer zu sprechen (Vorgeschichte, Grund für den Suizidversuch, Beruf => Gesundheitsfachkräfte haben ein höheres Risiko für schwere Vergiftungen).

... ***Erste Maßnahmen*** ....

- **Suche nach und Behandlung von schwerwiegenden Symptomen** (Herzfrequenz, Blutdruck, Atemfrequenz, SpO_2, Hautkolorit, Bewusstsein, Marmorierung, Hypothermie). Herzfrequenz > 100 oder < 50: Zeichen einer schweren Störung.
- **Venöser Zugang** (Kochsalzlösung), Laborentnahme, Blutzucker, EKG mit langem Streifen. Auf Labor und Venenzugang kann bei sicher geringfügigen Vergiftungen verzichtet werden.
- **Gezielte Untersuchung des entkleideten Patienten**, dann den Patienten in halbsitzender Position[2] (3) oder stabiler Seitenlage belassen:
- Spuren eines Traumas?
- **neurologisch: Bewusstsein, Glasgow-Score** (Verlaufskriterium, nicht prognostisch):
  - initialer Glasgow-Score[3],
  - Hals weich?
  - **Pupillen**,
  - Lokalisationszeichen: es liegt eine andere Ursache als eine Intoxikation vor ⚠,
  - Zeichen eines Krampfanfalls (Zungenbiss, Urinabgang: Schauen und tasten Sie),
  - Pyramidenbahnsyndrom: ausgelöst durch Hypoglykämie, Antidepressiva, CO, zerebrale Anoxie, Phenothiazine, Antihistaminika,
  - Extrapyramidal: Neuroleptika, CO,
  - Hypotonie: Phenobarbital, Benzodiazepine, Zopiclon, Zolpidem, Carbamate, Alkohole: schwere C2-Vergiftung, Phenothiazine,
  - Veränderte Bewegungen oder Dyskinesien, Faszikulationen (verschiedene Ursachen;
- **respiratorisch: Aspiration? Tachy-/Bradypnoe? Ziehen, Schnarchen?**
- **kardiale Funktion mit EKG;**
- **Mundgeruch**: toxisch, *Foetor hepaticus*?

[2] Weniger Aspirationen bei Patienten in halbsitzender Position (3)

[3] Der **Glasgow-Score**, der für Kopfverletzungen gemacht wurde, bleibt ein gutes Instrument, um die Entwicklung zu verfolgen. Er ist **keine approximative Skala**, sondern wird genau gemessen (*siehe Seite 235*) oder über ihre Smartphone-App errechnet [MDcalc®, etc.].

- **Hautkolorit; bei Koma Patient umdrehen: Druckschäden (Rhabdomyolyse)? Trockene oder feuchte Haut?**
- **Gliedmaßen: distale** (respiratorische) oder **diffuse Zyanose** (Methämoglobinämie ...), Marmorierung (Schock), Kälte, kapillare Refill-Zeit (Schock), Trauma?
- **Abdomen: Volle Blase? Zirrhose? Palpation (peritoneale Zeichen = Perforation?)**

Klinische Zeichen, nach denen Sie suchen müssen

- **Zusätzlich zur Suche nach Zeichen des Organversagen.**
- **Neurologisch:**
- **Pupillen:**
  - **Mydriasis**: Amphetamin, Kokain, Carbamate, Antihistaminika, Anticholinergika (Parkinsonmittel), Alkohol, Hydantoine, Hydroxyzin,
  - **Myosis**: Opiate, Barbiturate, hochdosierte Benzodiazepine, Organophosphate, Phenothiazine, Clonidin, bestimmte Pilze, Prostigmin, Phenothiazin, Cholinergika, tiefes Koma,
  - **bilaterale areaktive Mydriasis**: weist nicht auf einen bestimmten Giftstoff hin, sondern ist ein Zeichen der Schwere einer Affektion des ZNS;
- **Krampfanfälle**: Amphetamine, Kokain, trizyklische Antidepressiva, Strychnin, Antikonvulsiva (Valproat, Carbamazepin), Antidiabetika, Organophosphate, Ethylenglycol, Methanol, Lithium, Theophyllin, Isoniazid, Chloralhydrat, Chloroquin, CO, Alkohole, Phenothiazine, Aspirin, INH, Carbamazepin, Phenylhydantoin, Doxylamin, antabusartige, serotonerge, Anticholinergika, membranstabilisierende Medikamente, Adrenergika;
- **Unruhe**: CO, Hypoglykämie, Alkohole, einschließlich Ethylenglykol, Antidepressiva, Halluzinogene, Anticholinergika, Serotoninergika, Adrenergika;
- **Bewegungsstörungen und Dyskinesien**: Neuroleptika, Kokain, Amphetamine, SSRI;
- **Faszikulationen**: Organophosphate, Curare;
- **Myoklonien**: SSRI, Anticholinergika;
- **Koma**:
  - Ausschluss einer nicht-toxischen Ursache,
  - **Koma mit gesteigerten Reflexen, Pyramidenbahnsyndrom und Krämpfen ⚠**: Meningitis, Enzephalitis, Hirnblutungen, CO, Hypoglykämie, tri- + tetrazyklische Antidepressiva, Neuroleptika, Theophyllin, Lithium, Kokain/Amphetamine;
- **Nystagmus**: Ethanol, Barbiturate, Hypnotika, Diphenylhydantoin, Phencyclidin, Carbamazepin, Lithium, NSAR.
- **Pneumologie**:
- **Bradypnoe**: Opioide, Zyanid, Barbiturate;
- **Tachypnoe**:
  - Hohe Atemfrequenz = Hypoxie: Methämoglobinämie (Nitratderivate, darunter „Poppers"), CO, Aspiration, Schock,
  - Hohes Zugvolumen = Azidose: Methanol, Ethylenglykol (Frostschutzmittel), Biguanide;
- **Bronchospasmus**: Organophosphate, Betablocker, inhalative Reizstoffe, Lösungsmittel, Paraquat.
- **Abdomen**:
  - **Harnverhalt**: Opioide, Anticholinergika;

- **Perforationszeichen**: Ätzmittel, NSAR, Kaliumpermanganat;
- **Transitbeschleunigung**: Colchicin, Digoxin, Organophosphate, Lithium, Arsen, Quecksilber, Pilze, Verschlucken von Trichlorethylen;
- **Transitverlangsamung**: Opioide, Anticholinergika (Antiparkinsonmittel, Trizyklika, Atropin, Scopolamin), Meprobamat;
- **Bauchschmerzen**: Colchicin, Digitalis, NSAR, ASS, Ätzmittel, Eisen, Blei, Arsen, Antabus-Medikamente, nicht essbare Pflanzen, Insektizide und Rodentizide.

– **Thermische Schädigungen**:
  - **Hyperthermie**: selten, eher Infektionen?
  - Malignes neuroleptisches Syndrom, MAO-Hemmer, Trizyklika, Salicylate, Kokain, Amphetamine, LSD, Ecstasy, Schilddrüsenhormone, Purinalkaloide (Koffein, Theophyllin, Theobromin), Anticholinergika, CO, Cholinergika, Anticholinergika, serotonerge Mittel;
  - **Hypothermie**: Barbiturate, CO, Ethanol, Opiate, alle Sedativa.
– **Olfaktorische Zeichen** (Atem, Geruch):
  - Äther, Alkohol, Trichlorethylen. Klebstoff: Produkte auf Toluolbasis. Bittermandel: Zyanide. Knoblauch: Arsen und Organophosphate. Schwefel: Dimethylsulfoxid, Forschungslabore usw., Para-/Malathion. Birne: Paraldehyd, Chloralhydrat. Fruchtig: Lösungsmittel wie Aceton. Alkohol: Äthanol, Methanol.
– **Hautzeichen**:
  - Injektionsspuren: obere Gliedmaßen, Beine, Füße, Hals, Geschlechtsorgane;
  - Zyanose trotz O_2: Schock, Aspiration, Sulfhämoglobinämie (bei unauffälligem Urinbefund).
– **Urin**:
  - Kastanienbraun: Methämoglobinämie, akute Hämolyse;
  - Schieferbraun: Methämoglobinämie (Chlorate, Nitroderivate, Düngemittel);
  - Gelb: Ikterus, hepatotoxische Substanzen in der Spätphase (Paracetamol, Arsen, Pilze);
  - Rot: CO, Blausäure.
– **Andere**:
  - **Sinnesstörungen**: Xanthopsie (gelbes Sehen), Skotome und Parästhesien (Digitalis); Verschwommensehen, Skotome, Amaurose, Diplopie, Schwindel, Hypakusis, Tinnitus (Chloroquin);
  - Tinnitus (Chloroquin, Aspirin);
  - **Arterielle Hypertonie**: Clonidin (Initialphase) Thyroxin, Nikotin; Adrenergika, darunter Kokain, Amphetamin;
  - **Thorakale Schmerzen**: Kokain, Amphetamin, Medikamente mit Antabus-Wirkung, Triptane.
– **Toxidrome (**Intoxikation + Syndrom**)**:
  1- **Serotoninerg**: SSRI oder SNRI (Serotonin- und Noradrenalin-Wiederaufnahmehemmer: Trevilor® (Venlafaxin), Milna-neurax® (Milnacipran), Cymbalta® (Duloxetin), MAO-Hemmer, Ecstasy. Am häufigsten Kombination eines SSRI mit SNRI, Lithium, LSD, Amphetamin. Das **Toxidrom umfasst** ≥ 3 Symptome, darunter: Agitiertheit, Halluzinationen, Hypomanie, Verwirrtheit, Mydriasis, Hyperhydrose, Schüttelfrost, Tremor, Flush, Durchfall, Übelkeit, **Hypersalivation, Myoklonien**, Pyramidenbahnsyndrome, Koordinationsstö-

rungen, Hyperthermie (sofern keine Infektion, Stoffwechselstörung oder ein anderes Toxidrom oder Entzug vorliegen). Gelegentlich auch Hypo-/Hypertonie, Schock, Krämpfe, Rhabdomyolyse;

2- **Anticholinerg**: tri-/tetrazyklische **Antidepressiva**, SSRI, einige Phenothiazine und Antihistaminika, Butyrophenone, Antiparkinsonmittel, Carbamazepin, Atropin, einige Fliegenpilze, Belladonna, Stechapfel; Schnupfenmittel oder Spasmolytika: **Mydriasis, Delirium, Verwirrung, Halluzinationen, Dysarthrie**, Ophthalmoplegie, Hypertonie, Myoklonien, **Krämpfe**, Schläfrigkeit, **Koma, Tachykardie**, Tremor, Mundtrockenheit, Harnverhalt, Hyperthermie, Flush;

3- **Cholinerg:**
  - Muscarinerg. Ursache = bestimmte Pilze, Carbachol (Forschungslabors), Organophosphate ⚠. **Speichelfluss, Durchfall, Harnabgang, Erbrechen, Tränenfluss, Miosis, Schwitzen, Bronchospasmus, Hypotonie, Bradykardie**. Bei einem solchen Bild: Atropin 1 mg i.v. alle 5–10 min bis zur Wirksamkeit und Verlegung auf die Intensivstation,
  - **Nikotinerg** (Ursache = Insektizide); Tachykardie, Hypertonie, Faszikulationen, Krämpfe, Paresen, Lähmungen;

4- **Adrenerg**: Kokain (α), LSD, Amphetamin (α), Theophyllin (β), β-Mimetika, Koffein, nasale Dekongestionsmittel (α: Phenylpropanolamin = Norephedrin, Ephedrin, Pseudoephedrin). **Agitation, Krämpfe, Tachykardie, Rhythmusstörungen, Mydriasis, Hypertonie (α)/Hypotension (β), Hyperthermie, Hyperglykämie, Hypokaliämie, Leukozytose**;

5- **Opioide**: Opiate oder Opioide, Clonidin: **Koma, Miosis, Bradypnoe, Bradykardie, Hypotonie**;

6- **membranstabilisierende Medikamente** ⚠ : zyklische Antidepressiva, Citalopram und Venlafaxin, Bupropion; Antiarrhythmika der Klasse I: Chinidin, Lidocain, Phenytoin, Mexiletin, Procainamid, Disopyramid, Flecainid, Propafenon; β-Blocker (Propranolol, Acebutolol, Labetalol, Pindolol), Chloroquin, Chinin, Carbamazepin, Phenothiazine, Dextropropoxyphen, Kokain. **Hypotonie, Bradykardie, Krampfanfälle. EKG: ventrikuläre Leitungs- und Rhythmusstörung, abgeflachte T-Wellen, verlängerte QTc- oder QRS-Zeit, Verlängerung der PR-Zeit und der P-Wellen, R' > 3 mm und/oder R'/S > 0,7 in aVR;**

7- **Antabus:** Chlorpropamid, Isoniazid, Procarbazin, Chloralhydrat, Cephalosporine, Griseofulvin, Disulfiram, Trichlorethylen, Dimethylformamid, Dithiocarbamate (Fungizide), Tintlinge. **Unwohlsein, Schweißausbrüche, Kopfschmerzen, Gesichtsflush, Übelkeit, Erbrechen, Brust- und Bauchschmerzen, Tachykardie, Hypotonie, Hypoglykämie, Koronarsyndrom, Koma, Krampfanfälle.**

... ***Indirekte Komplikationen, die gesucht oder vorhergesehen werden müssen***

– Zusätzlich zu den toxikologisch bedingten (*siehe oben*), sekundär z. B. bei: Koma, Anoxie, Azidose, Perfusionsdefizit, Dekubitus, Rhabdomyolyse, Hyperthermie, Hypoglykämie:
  - ***neurologisch: Bewusstseinsstörungen, Krampfanfälle;***
  - ***respiratorisch: Aspiration, Atemwegsobstruktion, Atemdepression***;
  - ***kardiovaskulär***: **Rhythmusstörungen** (Membranstabilisatoren, Anoxie, Azidose, Hyperkaliämie) Schock;

- ***renal und metabolisch:*** ***akutes Nierenversagen, Dehydrierung, Hyperkaliämie, Azidose;***
- ***Hypothermie.***

... ***Intensivmedizinisch begleitete Verlegung*** ....

- Im Falle von:
  - Intoxikation mit: Antiarrhythmika, Chloroquin, b -Blocker, Digoxin, Kalziumkanalblockern, anderen Antidepressiva als SSRI, Paraquat, cholinergem Syndrom, Toxidrom durch Membranstabilisatoren, Colchicin;
  - Herz-Kreislauf-Versagen oder **schweren Bewusstseinsstörungen**
  - Notwendigkeit einer kontinuierlichen Infusion von Flumazenil oder Naloxon;
  - QT messen und QRS-Breite. Normalwert < 100 ms in den Standardableitungen: Krampfanfallrisiko: mäßig = 100-160 ms, hohes Risiko für Krampfanfälle und ventrikuläre Arrhythmien > 160 ms. Andere Leitungs- oder Rhythmusanomalien;
  - Krampfanfälle, Aspirationspneumonie, andere schwere Symptome

... ***Zusätzliche Untersuchungen und venöser Zugang*** ....

- Abwägung! Bei „Mini-Suizidversuch„ mit harmloser Einnahme von ein paar Tabletten oder Vergiftungen mit Benzodiazepinen allein: Keine Probenentnahme, es sei denn, es bestehen begründete und realistische Zweifel an der Art und Menge der eingenommenen Mittel.
- Kristalloid zum Offenhalten oder i.v.-Zugang mit Extensionsset nach der Entnahme, außer bei einer sicheren geringfügigen Intoxikation (z. B. 10 Tabletten Benzodiazepin, siehe oben).
- **EKG**: Suche nach Rhythmusstörungen ++.
- **Routinelabor**: β-HCG im Urin oder im Blut, Elektrolyte mit Bikarbonat, Blutzucker, Kreatinin ± Transaminasen, Glukose und INR (Paracetamol), ± Blutbild. Bei schweren Fällen zusätzlich Kalzium, Gerinnung, Laktat, Blutgase, HbCO und Osmolarität bei unklarer Intoxikation.
- Wichtiger: **Biologische Wirkung des Toxins** (klinisch, EKG, Elektrolyte, Anionenlücke, Blutzucker, Blutgase usw.), anstatt nach dem Vorhandensein oder Blutspiegeln zu suchen, zumindest in der Anfangsphase.
- Wegweisende Befunde:
  - **Hypokaliämie ⚠** : Aspirin, Theophyllin, b Mimetika, Chloroquin (in diesem Fall nur extrem vorsichtige Korrektur);
  - **Hyperkaliämie ⚠** : Digitalis, Rhabdomyolyse in Zusammenhang mit den Toxidromen 1 und 4 und verlängertem Koma;
  - **Hämolyse ⚠** : Arsen, verschiedene Produkte zur landwirtschaftlichen Nutzung;
  - **Hypoglykämie**: Alkohol, blutzuckersenkende Sulfonamide, Insulin, Dextropropoxyphen usw.
  - **Hyperchlorämie**: Pseudo-Hyperchlorämie durch Saliyclat- oder Bromidvergiftung: wenden Sie sich an ihr Labor;
  - **Hypokalzämie**: Ethylenglykol, Oxalat, Fluoride, Flusssäure;
  - **Dysnatriämie**: spiegelt den Hydrierungszustand wider, selten auch einen induzierten Diabetes insipidus (Lithium, Ethanol; Diphenylhydantoin);
  - **Anionenlücke $\geq$ 18 mEq/L ⚠** : Aspirin, Methanol, Alkohol, Toluol, Paraldehyd, Eisen, INH, Strychnin, Ethylenglykol, Azidose (genauere Analyse via Blutgase), toxisch oder nicht (alkoholische Ketoazidose bei C2-Entzug und Fasten, diabetische Ketoazidose, Laktatazidose, transient postkonvulsiv usw.);

- Bei einer Vergiftung mit einem unbekannten Produkt vergleichen Sie die berechnete Osmolarität (oder Na mEq/L × 2 + Glukose mosm/L × 0,99 + Harnstoff mosm/L × 0,3 + 10) mit der gemessenen Osmolarität auf der Suche nach der **osmotischen Lücke** ⚠ (Alkohole, Glykole).

- **Suche nach oder Bestimmung von Giftstoffen**: selten nützlich, abgesehen von *Paracetamol*:
  - bei Verdacht auf **K.o-Tropfen/Date-rape-Medikamenten** (bei Vergewaltigung), bei schweren Symptomen; bei klinischen Symptomen, die nicht mit Sicherheit toxischen Ursprungs sind, sollten Sie **Proben zur Asservierung** entnehmen: inkl. Urin, 20 mL, bis zu 5 Tage bei +4 °C aufbewahren oder einfrieren lassen;
  - **Regelhafte Bestimmung von Paracetamol bei jeder absichtlichen medikamentösen Vergiftung**, auch wenn die Einnahme von Paracetamol nicht berichtet wurde (8), denn sie kann lange Zeit asymptomatisch sein und letal ausgehen;
  - **wenn das klinische Bild nicht zur Anamnese passt** oder bei Einnahme von **unbekannten Medikamenten** => **Alkoholbestimmung** (oft positiv) und Bestimmung von Substanzen, die eine spezifische Behandlung erfordern: **Paracetamol** und Kohlenmonoxid, Methanol, Ethylenglykol, je nach Kontext, Elektrolyte, Anionenlücke, Vorliegen einer Azidose;
  - **wenn keine genauen Angaben zu den eingenommenen Giftstoffen vorliegen:**
    - **Paracetamol** bei Verdacht auf eine hohe Dosis, beginnen Sie mit der Behandlung bevor das Ergebnis vorliegt,
    - **unnötig im Notfall (3)**: Screening auf Benzodiazepine, trizyklische Antidepressiva, Amphetaminen, Kokain und Opiate,
    - **bei einer schweren Vergiftung durch eine illegale Substanz** ist ein Screening auf Amphetamine, Kokain und Opiate im Blut oder alternativ im Urin akzeptabel (3).
  - **Quantitative Bestimmungen sind angezeigt**, wenn sie die Behandlung beeinflussen (3):
    - Paracetamol, Valproinsäure, Carbamazepin, Phenobarbital, Lithium, Eisen,
    - Digoxin, Salicylate, Theophyllin;
  - Die chromatographische Analyse von Blut oder Urin auf Giftstoffe ist schweren neurologischen Fällen oder unerklärlichen Komafällen vorbehalten, wenn keine eindeutigen Hinweise vorliegen (3);
  - Messen Sie den Blutalkoholgehalt, wenn Sie Zweifel an einer mitgeteilten oder vermuteten Alkoholaufnahme mit charakteristischen Ausdünstungen (aber nicht proportional zum Blutalkoholgehalt) haben oder wenn der Patient komatös oder unruhig ist, und in diesen Fällen auch den Blutzuckerspiegel.
- **Thoraxröntgen und/oder Abdomenaufnahme im Bett** bei klinischem Verdacht auf eine pulmonale Komplikation oder die Aufnahme von Trichlorethylen oder Schwermetallen.

› Einen ersten Überblick erhalten (*siehe Tabellen S. 63–64*)

Achtung, **freier Abstand von mehreren Stunden** zwischen der Einnahme und den ersten Anzeichen bei: Paracetamol, VKA, trizyklischen Antidepressiva, Colchicin, CO, Methadon, Body-Packern.

- Wie schlimm ist es? Handelt es sich wirklich und ausschließlich nur um eine Vergiftung? **Eine junge Frau mit Vigilanzstörung ist nicht prinzipiell eine Intoxikation**. Handelt es sich nicht eine Subarachnoidalblutung, eine Meningo-Enzephalitis, eine Hypoglykämie?
- Vermerken Sie in der Akte:
  - **Zeitpunkt** der Einnahme und aktuelle Uhrzeit (Paracetamolspiegel interpretierbar? *Ist der Plasmaspitzenwert erreicht*? (http://www.gifte.de/Medikamente/paracetamol.htm, https://litfl.com/paracetamol-toxicity/, wobei sich hohe Dosen anders verhalten.
  - Übliche Behandlungen, zu Hause verfügbare Medikamente, Grund für die Verschreibung; Art und Menge der eingenommenen Medikamente oder anderer Substanzen.
- Danach werden Sie *oft* einen Eindruck über die Art und Menge der eingenommenen Medikamente gewonnen haben. Unter den Psychopharmaka sind MAO-Hemmer, Trizyklika und verwandte Medikamente, Carbamate und SSRIs in Kombination am gefährlichsten. Aber Vorsicht: **Bei Intoxikierten, die bei Bewusstsein in die Aufnahme kommen, ist die Sterblichkeit am höchsten** (Chloroquin, Colchicin, Kardiotropika, Paraquat usw.).
- Wenden Sie sich an eine Giftnotrufzentrale, wenn es sich um ungewöhnliche Produkte handelt, oder wenn hohe Dosen gefährlicher Produkte eingenommen wurden oder Sie die toxische Dosis nicht kennen. Ggf. auch eine Intensivstation mit toxikologischem Schwerpunkt.

Tabelle 2.5: **EKG-Veränderungen bei verschiedenen Intoxikationen** (5) (s. S. 350)

QRS-Zeit verlängert > 0,1 sek. Membranstabilisatoren	**QRS-Komplex schmal**	**Rhythmusstörungen**
Antiarrhythmika Klasse I β -Blocker (Propranolol, Acebutolol) Trizyklische Antidepressiva Neuroleptika (einige) Phenothiazine Chloroquin, Chinin Tramadol	Carbamate CO Opioide	**Ventrikuläre Tachykardien**: trizyklische AD, Digitalis, Antiarrhythmika Klasse I, Trichlorethylen, Theophyllin **Torsades de pointes**: Antiarrhythmika Klasse I, Sotalol, Amiodaron, trizyklische AD, Chloroquin **Bradykardie**: β -Blocker, Ca-Antagonisten, Digitalis, Anticholinergika

Tabelle 2.6: **Pupillenveränderungen durch verschiedene Intoxikationen** (5)

Mydriasis (gering reaktiv)	Anticholinergika, Sympathomimetika, trizykl. AD, Carbamate, Phenothiazine mit vorwiegend antihistaminischer Wirkung, Kokain, Haschisch
Miosis (ausgeprägt)	Opioide, sedierende Phenothiazide, Anticholinergika, Organophosphate

Tabelle 2.7: **Komaformen durch verschiedene Intoxikationen (5)**

Hyporeflexie, schlaff	Hyperton, Hyperreflexie	Konvulsive Syndrome
Benzodiazepine Barbiturate Carbamate Opioide Sedierende Phenothiazine	**Extrapyramidales Syndrom mit Tonuserhöhung:** Neuroleptika, CO **Spastisches Pyramidenbahnsyndrom:** Trizykl. AD, serotoninerge Substanzen, Anticholinergika, Antihistaminika, Antidiabetika, Kokain, Ecstasy, CO, Alkohol.	**Myoklonien**: Entzug (Benzodiazepine / Barbiturate), trizykl. AD, serotoninerge Substanzen, Kalziumsenker **Status epilepticus**: Kokain, Ecstasy, Ethylenglykol, Strychnin **Hyperexzitabilität**: Strychnin, Antidiabetika, Lithium

Tabelle 2.8: **Auswirkungen von Intoxikationen auf das respiratorische System (5)**

Zentrale Atemdepression	Bronchospasmen	Kardiogenes Lungenödem	Pulmonale Hypersekretion
Psychotrope Medikamente: BZD, Barbiturate, Carbamate, trizakl. AD, Neuroleptika, Alkohol, Opioide	β -Blocker, Cholinergika Anaphylaxie?	Hypervolämie und/oder Herzinsuffizienz, Kardiotropika, Meprobamat, Choloroquin, Colchicin	Cholinergika, Organophosphate

› Entscheiden und Handeln

- Sofort: Die **unspezifische symptomatische Behandlung an erster Stelle** und danach die selten notwendige Giftentfernung sind dringend.

... ***Symptomatische Behandlung*** ...

- Neurologisch:
  - Koma: stabile Seitenlage, Intubation (rapid sequence) wenn GCS < 8. Nüchtern lassen.
  - Krämpfe: Clonazepam.
- Atemnot:
  - Sauerstoff +/- Absaugung +/- Intubation;
  - Antibiotika, wenn Aspirationspneumonie.
  - β-2-Mimetika als Vernebelung bei Bronchospasmus.
- Elektrolyte/Flüssigkeitshaushalt:
  - angepasste Einfuhr/Ausfuhr;
  - Korrektur evtl. Entgleisungen (Hypoglykämie, Hyperkaliämie ...).
- Nieren: Diurese/Blasenkatheter.
- Herz-Kreislauf:
  - Hypotonie: vorsichtige Volumentherapie +/- Vasopressoren je nach vorherrschender Schocktypologie;
  - Schock: Vasopressoren +/- Intubation und Verlegung auf die Intensivstation;
  - Herzrhythmusstörungen: Bikarbonat (8,4 %)
- Darüberhinaus:
  - Wiedererwärmung bei Hypothermie 1 °C/Std.;
  - Dekubitusprophylaxe.

... ***Drei mögliche Szenarien*** ...

1- Keine größere Bewusstseinsstörung

- Patient ist erweckbar, **kann adäquat antworten**, kein Kreislauf- oder respiratorisches Versagen, AF < 24 und > 10.

- Keine EKG-Anomalien.
- Fehlende oder mäßige Agitation.
- Isolierte Einnahme von Paracetamol.
- Keine Einnahme von gefährlichen Substanzen (Chloroquin, Kardiotropika, tri- oder tetrazyklische Antidepressiva, MAO-Hemmer, Colchicin usw., => ggf. Verlegung auf Intensivstation).
- Aktivkohle innerhalb einer Stunde nach der Einnahme, wenn angezeigt.
- Überwachen – Patient z. B. nicht ohne Überwachung zum Röntgen schicken. Röntgen nicht systematisch, ersetzt nicht die Auskultation und muss bei Verdacht auf Aspiration im Bett oder unter Begleitung in der Radiologie durchgeführt werden).
- Beurteilen Sie **Ihren Patienten** erneut klinisch und **wiederholen Sie das EKG mindestens 2 bis 4 Stunden später** oder bei einer Änderung der klinischen Befunde.
- **Grundlegende Überwachung** (je nach Intoxikation zu modifizieren): Puls, Blutdruck, Hautkolorit (Bettlaken anheben), Atemfrequenz, Reaktion auf Schmerzreize (ggf. stärkeren Schmerzreiz anwenden), Diurese. Ein Monitor-EKG ist bei kardiotoxischen Substanzen nützlich; Psychopharmaka und Opiate beeinträchtigen zunächst die Ventilation und ein Pulsoximeter ist eher angebracht. Stellen Sie sicher, dass sich der Patient in einer **halb-sitzenden Position** (2,3) oder ansonsten in stabiler Seitenlage befindet.
- Überwachung nach 30 Minuten, nach 1, 2, 3, 4, 6 und 8 Stunden. Je nach Fall engere Intervalle.

2- Bewusstseinsstörung, die eine adäquate Kommunikation *nicht zulässt*, oder kardio-/respiratorische Insuffizienz, Krampfanfälle.

- **Überprüfen Sie, ob wirklich eine Bewusstseinsstörung vorliegt**, oft wird nicht stark genug **stimuliert** oder nicht lange genug. Aber *schrittweise* und geduldig: Patienten mit Benzodiazepin- oder Alkoholvergiftungen werden Ihnen, sobald sie wach sind, auf den Wecker gehen, indem sie eine Entlassung gegen ärztlichen Rat unterschreiben wollen (⇒ nicht nachgeben). **Kein Kneifen der Brustwarzen, das ist menschenunwürdig**. Verwenden Sie das diskrete Manöver von Pierre Marie und Foix (Kompression des N. facialis am aufsteigenden Teil der Mandibula), das außerdem Gesichtslähmungen aufdeckt...
- Man kann sich nicht auf einen einzigen Glasgow-Score ≤ 8 oder > 8 stützen; ⚠ **Aspirationen treten auch zwischen 8 und 12 auf**.
- Verlegen Sie solche Patienten und erst recht mit einem Glasgow-Score ≤ 8 auf die Intensivstation.
- Ebenso auch diejenigen, die mit Naloxon oder Flumazenil antagonisiert wurden und die eine kontinuierliche Antidot-Infusion und Überwachung benötigen.
- **Gründe für eine frühe Intubation bei Bewusstseinsstörungen**:
  - Notwendigkeit einer Magenspülung oder Kohlegabe;
  - Schnarchen (= Obstruktion), Erbrechen;
  - kardiotoxische Produkte, einschließlich Chloroquin;
  - Notwendigkeit der Verabreichung von Katecholaminen;
  - Krämpfe;
  - Transport oder Verlegung;

- Phasen der Unruhe (beatmeter und sedierter Patient);
- Glasgow-Score $\leq$ 8. Dies bedeutet nicht, dass bei > 8 keine Aspiration vorkommt!
- Die Intubation erfolgt als RSI (Es-)Ketamin +/- Midazolam und/oder Propofol plus (Su-)Fentanyl + Succinylcholin oder Rocuronium (Hyperkaliämie -> Roc.)

  Etomidat-Ketamin und/oder **Propofol** + **Succinylcholin** außer bei Kontraindikation (Hyperkaliämie -> Rocuronium)

- **Handelt es sich übrigens tatsächlich um eine Vergiftung ⚠** ? Achten Sie auf neurologische und metabolische Erkrankungen oder schwere Infektionen.

3- **Unruhige Patienten**
- Benzodiazepine und Alkohol: keine Magenspülung, Einweisung in die Notaufnahme, Überwachung wie oben beschrieben.
- Andere Substanzen und insbesondere Trizyklika, Barbiturate, Carbamate, Prokonvulsiva oder Kardiotropika: zur Überwachung auf die Intensivstation, intubiert oder nicht.
- Keine Magenspülung oder Kohle bei diesen Patienten, wenn sie nicht intubiert sind.

4- **Allgemeine Indikation für die Aufnahme auf Intensiv- oder Wachstation (6)**
- Nachgewiesenes Organversagen (klinische, laborchemische oder EKG-Zeichen), das eine engmaschige Überwachung oder eine spezielle Behandlung erfordert.
- Exposition gegenüber einem **kardiotoxischen Medikament**/Stoff bei Vorliegen abnormer objektiver Befunde (klinisch, laborchemisch oder EKG).
- Exposition gegenüber einem Medikament oder einer **Substanz in einer vermutlich toxischen Dosis, die zu Organversagen** (neurologisch, kardiovaskulär oder respiratorisch) führen kann, selbst bei einem Patienten mit geringen oder keinen Symptomen, der innerhalb von weniger als 6 Stunden nach der vermuteten Exposition behandelt wird (oder länger, wenn es sich um eine Substanz mit verzögerter Freisetzung handelt).

… ***Entlassung oder Nichtaufnahme***

- **Stationäre Aufnahme** ist die Regel.
- Entlassung nach **psychiatrischer Beurteilung**. Ggf. nach Wiedererlangen einer ausreichenden Vigilanz und Gedächtnisfunktion.
- **Keine Entlassung gegen ärztlichen Rat unter dem Einfluss von Psychopharmaka**. Auch wenn der Patient „lästig" ist… Sie würden massive Probleme bekommen.
- Dauer der medizinischen Überwachung je nach Giftstoff. Die Halbwertzeiten sind bei hohen Dosen modifiziert → Giftnotruf fragen.
- Bei geringfügigen Vergiftungen ohne kognitive Störungen, evtl. keine stationäre Aufnahme, aber erst nach Konsil durch Psychiatrie.
- Entlassung organisieren: meist mit einem Angehörigen, mit den notwendigen Kontaktdaten für eine medizinische oder psychiatrische Nachsorge.
- Bei bestimmten Vergiftungen, insbesondere bei Unfällen, kann, wenn der Patient zuverlässig ist oder ausreichend betreut wird, die laborchemische Überwachung extern erfolgen (Paracetamol...).

- Man kann dem Psychiater in der Notaufnahme oder sehr früh auf Station Patienten vorstellen, die eine impulsive Medikamenteneinnahme ohne Suizidabsichten durchgeführt haben, die weder das Gedächtnis noch die Aufmerksamkeit beeinträchtigen und medizinisch in der Lage sind, das Krankenhaus zu verlassen. Dieser wird gebeten, den Eindruck zu bestätigen, dass die impulsive Handlung aus psychiatrischer Sicht nicht in suizidaler Absicht war. Es gibt kein unwiderrufliches Dogma, wonach Suizidversuche erst am nächsten Tag vom Psychiater gesehen werden. Es scheint aus forensischer Sicht schwierig, bei der Beurteilung des fortbestehenden Risikos eines Suizids auf die Expertise des Psychiaters zu verzichten.

Literatur

1. Siehe vorhergehendes Kapitel.
2. Adnet F. Contrôle des voies aériennes en urgence. 3e éd., « Intoxication médicamenteuse », Éd. Arnette, Paris, 2008, p. 209–14.
3. Adnet F., Borron S.-W., Finot M.-A., Minadeo J., Baud F.-J. Relation of body position at time of discovery with suspected aspiration pneumonia in poisoned comatose patients, Crit Care Med. 1999. PMID: 10321664
4. Baud F., Hantson P., Thabet H. Intoxications aiguës, Springer, 2013, p. 179–96.
5. Danel V., Barriot P. Intoxications aiguës en réanimation, Éd. Arnette, Paris, 1999.
6. Recommandations de la SFMU. Prise en charge des intoxications médicamenteuses et par drogues récréatives, 2020. https://tinyurl.com/53xksydj

2.5 Die wichtigsten Vergiftungen bei Erwachsenen

(+++ *siehe Allgemeine Verhaltensregeln auf S. 57*)

- **Inhalationen mit sauren Gasen (siehe „Inhaliertes Chlor" S. 76).**
- **NSAR, außer Aspirin**
  - Selbst in hohen Dosen selten toxisch. Absorption innerhalb von 1–4 Stunden.
  - Toxische Dosis geschätzt ab dem 10-fachen der therapeutischen Dosis.
  - Vorsicht bei Kombinationen: Wirkungsverstärkung von **Lithium**, VKA, Digoxin.
  - Toxizitätszeichen in der Regel innerhalb von 4–6 Std., vor allem im Verdauungstrakt. Höheres Risiko bei älteren oder dehydrierten Personen, Patienten mit Herz- oder Niereninsuffizienz:
    - Intestinale Störungen, einschließlich Blutungen. Schwindelgefühle, Diplopie, Tinnitus, Faszikulationen, Nystagmus, Sehstörungen, Kopfschmerzen, Somnolenz, Koma, Halluzinationen, Ataxie, Krampfanfälle. Akutes Nierenversagen. Störungen des Wasser- und Elektrolythaushalts. Hämatologische Anomalien. Leberinsuffizienz;
    - Gerinnungsstörungen. Hepatitis, Cholestase.
  - Labor:
    - Elektrolyte, Kreatinin und Harnstoff, Blutzucker, Blutbild, Quick/INR, aPTT, Transaminasen;
    - Wiederholung nach 12–24 und 48 Stunden, vor allem Kreatinin.
  - Aktivkohle bei massiver Aufnahme vor < 1 Std., wenn keine Kontraindikationen vorliegen. Reichliche Flüssigkeitszufuhr, um eine gute glomeruläre Filtration aufrecht zu erhalten.
  - Magenschutz/PPI (ohne Evidenz) bei Schmerzen im epigastrischen Bereich. Stationäre Aufnahme für mindestens 12 Stunden wenn hohe Dosis aufgenommen.
- **Amphetamine**
  - Psychoaktive Wirkungen, die denen von Kokain ähneln; Sinustachykardie, arterielle Hypertonie, Mydriasis, Kopfschmerzen, Krampfanfälle, ischämische oder hämorrhagische Schlaganfälle, Angst, manchmal ein Bild von Agitation-Aggressivität-Hyperaktivität, Serotonin-Syndrom, Schwitzen, Dehydrierung.
  - Amphetamin-Methamphetamin (Speed, Ice, Crystal).
  - Einnahme per os (Wirkung nach 30–60 min, Dauer 3–6 Std.) oder i.v., geraucht (sofortige Wirkung, Dauer 8–24 Std.).
  - Eliminationshalbwertszeit 5–30 Std.
  - Ausgeprägte Schlaflosigkeit und Verlust des Müdigkeitsgefühls.
  - Ecstasy, MDMA (Methylendioxy-3,4-Metamphetamin).
  - Auch als „Adam" bekannt. Orales Halluzinogen.
  - Wirkung innerhalb von 15–60 min, Dauer 3–48 Std. je nach Dosis.
  - **Erhöhtes Risiko für maligne Hyperthermie und Hyponatriämie (SIADH).**
  - Siehe „Body packers, body stuffers", *S. 75.*
  - Behandlung, *siehe Kokain S. 78.* Aktivkohle innerhalb einer Stunde bei hohen Dosen, (Kontraindikationen siehe *S. 53*). Ruhige, „nicht stimulierende" Atmosphäre.
- **Antidepressiva (AD) MAO-Hemmer (1,5)**
  - Moclobemid: Übelkeit, Schläfrigkeit, Hyperfeflexie, Desorientierung, Agitiertheit, Amnesie, Hypo- bzw. Hypertonie, Fieber.
  - Verschlimmert durch **Kombinationen** (SSRI ++, andere AD).

- Stationäre Aufnahme, Rücksprache Giftzentrale und ggf. Aufnahme **Intensivstation.**
- Symptomatische Behandlung (*siehe SSRI weiter unten*). Keine depolarisierenden Mittel zur Relaxierung. Katecholamine: Risiko einer hypertensiven Krise. Nitroprussid zur Behandlung der Hypertonie. Bicarbonat 8,4 % bei Rhythmusstörungen.
- **Aktivkohle** innerhalb einer Stunde (Kontraindikationen *siehe S. 53*).

› Polyzyklische (tri- und tetrazyklische) Antidepressiva

- Kardiovaskuläre und neurologische Komplikationen **innerhalb von 4-6 Std.** nach Einnahme - keine falsche Sicherheit bei Untersuchung zu einem frühen Zeitpunkt (1). Spätere schleichende Verschlimmerung möglich, aber selten.
- Toxische Dosen (sehr unterschiedlich): ab 500 mg, schwer > 1 g, manchmal ab 20 mg/kg.
- **Anticholinerge Enzephalopathie:**
  - Anticholinerges Syndrom (S. 59): früh und in der Ausprägung wechselnd;
  - Pyramidenbahnsyndrom: Muskuläre Hypertonie oder sogar Myoklonien, Hyperreflexie, Babinski-Zeichen;
  - von Verwirrtheitssyndrom bis Koma ohne Lokalisationszeichen, schlechte Prognose bei Auftreten innerhalb < 6 Stunden;
  - Mischintoxikationen: muskuläre Hypotonie + Koma möglich (Benzodiazepine)
  - manchmal Miosis;
  - **MAO-Hemmer-Mischintoxikationen**: Symptomatik aggraviert, Kollaps, Hypertonie, Koma, Azidose;
  - Hüten Sie sich vor **Differentialdiagnosen**: siehe konvulsive Syndrome + Pyramidenbahnsyndrom (S. 227).
- **Membranstabilisierende Wirkung (S. 59):**
  - in der Reihenfolge: diffuse Abflachung der T-Welle, QTc-Verlängerung, QRS-Verlängerung (Ableitung II beachten), ± PR-Verlängerung, P-Verlängerung. Tachykardie et T-Wellen fast konstant früh; Sinus- oder supraventrikuläre Tachykardie, **QRS $\geq$ 100 ms = Risikoschwelle für Krampfanfälle, Schwelle für kardiales Risiko = 160 ms;**
  - anderer Risikoindikator; R' $\geq$ 3 mm in aVR. Ein schmaler QRS-Komplex verhält sich jedoch nicht parallel zur Komatiefe oder einem niedrigen Blutdruck;
  - AV-Block, Brugada-Syndrom mit Bild ähnlich Rechtsschenkelblock (S. 356)
  - Mischintoxikationen: Koma + Muskelschwäche möglich (Benzodiazepine);
  - manchmal Miosis;
  - Zusätzliche Aufnahme von MAO-Hemmern: schwerere Symptomatik, Kollaps, Bluthochdruck, Koma, Azidose.
- **Wiederholen Sie das EKG** nach zwei und vier Stunden. Zusätzlich zum Monitor, da die QRS-Komplexe eng sein und sich dann verbreitern können, was keinen Alarm auslöst.
- Respiratorische Komplikationen.
- **Labor**: Hypokaliämie, Azidose (Schock). **Spiegelbestimmung im Notfall unnötig** (Evtl. Probeentnahme zur späteren Bestimmung).
- **Kohle** möglichst innerhalb einer Stunde, sofern keine Kontraindikation vorliegt, oder nach Intubation (*siehe S. 53*). Keine Magenspülung.
- Stationäre Aufnahme.

- **Intensiv-/Wachstation** bei klinischen oder laborchemischen Auffälligkeiten oder EKG-Veränderungen (15); **vermuteter Dosis, die zu neurologischem, kardiovaskulärem oder respiratorischem Versagen führen kann**, und zwar auch bei einem wenig oder nicht symptomatischen Patienten, der innerhalb von weniger als 6 Stunden nach der vermuteten Exposition behandelt wird (15).
- Mechanische Beatmung: Intubation, RSI, je nach Bewusstseinslage, Koma, Krämpfen, kardiozirkulatorischen Störungen (QRS $\geq$ 120 ms, außer bei vorbestehendem Block) und respiratorischen Komplikationen. Ziel: Oxygenierung, Normo-Hypokapnie.
- Molares Bicarbonat oder Natriumlaktat (letzteres nur in F erhältlich): Wirken den membranstabilisierenden Effekten durch Alkalisierung und Na+-Zufuhr entgegen. Ziel pH = 7,60.

QRS-Verlängerung $\geq$ 120 ms und/oder Hypotonie: molares Bikarbonat (8,4%) 250 mL + 2 g KCL in 30 min, bei Bedarf wiederholen. ⚠ **Gefahr der Flüssigkeitsüberlastung und einer Hypokaliämie:** an $MgSO_4$ denken bei verlängerter QRS-Zeit, langer QTc-Zeit, Hypokaliämie

- **Anhaltender Kollaps bei verlängertem QRS (trotz Bikarbonat und mechanischer Beatmung):** Katecholamine (Noradrenalin, Adrenalin), vorsichtige Anwendung. Bei Versagen: extrakorporale Kreislaufunterstützung.
- **Anhaltender Kollaps bei schmalem QRS (trotz Bikarbonat und mechanischer Beatmung),** Suche nach: Intoxikation mit anderen Kardiotropika, kardiogener Schock (Hypervolämie?).
- **Bei Tachykardie mit breitem QRS-Komplex**: supraventrikuläre Tachykardie + membranstabilisierende Wirkung oder ventrikuläre Tachykardie? Keine Antiarrhythmika verwenden! Versuch mit Bikarbonat molar 8,4%. Bei Persistenz: Defibrillation/Kardioversion.
- **Krämpfe**: Intubation, **Clonazepam** oder Diazepam iv. Phenobarbital, wenn resistent. Vermeiden Sie Thiopental (blutdrucksenkend) und Phenytoin (kardiodepressiv).
- **Verlegung jeder AD-Vergiftung auf die Intensivstation** wenn in den ersten 6 Std., aber auch darüber hinaus: Vigilanzstörungen oder QRS > 100 ms, oder Hypotonie, oder Atemdepression, oder Arrhythmie, oder Krampfanfälle.
- Asymptomatische Vergiftung nach 6 Std. mit normalem EKG und ohne Behandlung mit molarer Lösung/Kohle/Magenspülung: keine Aufnahme auf Intensivstation.
- **Entlassung aus der Notaufnahme erlaubt, wenn keine** orthostatische Hypotonie, EKG-Zeichen (nach 12 und 24 Std.), Somnolenz, anticholinerges Syndrom oder psychiatrische Gründe vorliegen.

› **Serotonerge Antidepressiva: SSRI (selektive Serotonin-Wiederaufnahmehemmer), nicht-selektive Hemmer und andere.**

- Am häufigsten verschrieben.
- Langsame Absorption und Spitzenspiegel zwischen 2 und 10 Std.
- ⚠ **Ein Serotonin-Syndrom ist bei normaler Dosis** zu Beginn einer Behandlung oder in **Kombination** möglich (Tramadol, Sumatriptan, Carbamazepin, Lithium, etc.).
- Beginn: Ingestinale Störungen, Somnolenz, Kopfschmerzen.
- **Serotonin-Toxidrom** (S. 59); **Myoklonus** = beständigstes Zeichen.

- EKG, Standardlabor mit CK. Spezifische Bestimmung im Notfall unnötig (Asservierung einer Probe). Hyponatriämie möglich.
- Koma und Bluthochdruck: CT des Gehirns. Achtung auf Differentialdiagnosen ⚠: s. Konvulsive Syndrome + Pyramidenbahnsyndrom (S. 227).
- Unruhe, Rigidität und Krämpfe werden mit einem **Benzodiazepin** behandelt.
- Hyperthermie: **äußerliche Kühlung** und Paracetamol; Dantrolen unwirksam (1); Evtl. Cyproheptadin diskutieren (in D nur in Tablettenform im Handel, ggf. internationale Apotheke).
- Vermeiden Sie Succinylcholin (depolarisierend) (1). Arterielle Hypdrtonie, einziger β-Blocker: Esmolol. **Bikarbonat** 8,4 % bei EKG-Störungen.
- **Aktivkohle** innerhalb einer Stunde, wenn hohe Dosis, außer bei Kontraindikationen (*siehe S. 53).*
- Aufnahme auf Intensivstation, wenn eine Sedierung erforderlich ist oder bei einer **fraglich toxischen Dosis. die zu neurologischem, kardiovaskulärem oder respiratorischem Versagen** führen kann, auch bei einem wenig oder nicht symptomatischen Patienten, der innerhalb von weniger als 6 Std. nach der vermuteten Exposition behandelt wird (15).
- Citalopram: 13-Stunden-Monitoring, die Abwesenheit von QT-Veränderungen sicherstellen (1).
- Venlafaxin (Trevilor®) Überwachung 48 Std.

> Vitamin-K-Antagonisten, direkte Antikoagulantien (*siehe S. 582*).

- Bei Antikoagulantien gegen Nager: wenden Sie sich an die Giftnotrufzentrale: lange Wirkungsdauer => angepasstes Protokoll für eine **verlängerte Behandlung**. Überprüfen Sie die INR 48 Std. nach Absetzen von Vitamin K.

> Aspirin

- Der **Serumpeak liegt häufig bei 4–6 Std**. Denken Sie bei Ihren Spiegelbestimmungen daran.
- Spiegelbestimmung immer bei unerklärlicher Säure-Basen-Störung.
- Toxische Dosis = 10 g als Einmalgabe bei Erwachsenen.
- **Neurosensorische** Warnzeichen:
  - Kopfschmerzen (ein Hammer! und Hyperthermie auch); **Ohrensausen**, Verminderung des Hörvermögens; Schwindel;
  - selten: Unruhe, Halluzinationen und Koma;
  - **Hyperpnoe** ± Tachypnoe, die von Kointoxikationen verdeckt werden kann.
  - Magenschmerzen, Erbrechen, Hyperhidrose;
  - Tachykardie, akutes Lungenödem.
- Zusätzliche Untersuchungen: Glukose (kapillär); **Salicylsäure-Spiegel mindestens bei Ankunft und 6 Std. nach Einnahme**; machen Sie eine zweite Bestimmung 1–4 Std. nach der ersten bei Einnahme von $\geq$ 10 g, bis die Konzentrationen abfallen und unter 400 mg/L fallen, insbesondere bei Niereninsuffizienz, Einnahme von **Retardformen (Maxima bis zu 60 Std)**. Elektrolyte, CK, Kreatinin, Harnstoff, Blutzucker, Blutbild, INR und aPTT, Transaminasen. Blutgasanalyse, Laktat.
- **Hypokaliämie** durch anfängliche **respiratorische Alkalose**; dann **vergrößerte Anionenlücke** (Na - Cl - $CO_2T \geq 18$) in der Phase der metabolischen Azidose mit

Hyperlaktatämie. Hyperglykämie, später Hypoglykämie. Verlängerung der INR möglich. Hypernatriämie, Hepatitis und Rhabdomyolyse möglich.

- Mäßige Intoxikation von 250 bis 500 mg/L Salicylsäure-Spiegel. Schwer bei Einnahme von mehr als 10 g oder > 500 mg/kg. Schweregrad nicht strikt parallel zum Spiegel; berücksichtigen Sie vor allem die Klinik und die nicht-spezifischen Laborwerte, insbesondere die Azidose.
- Bei Symptomen ohne Indikation zur Hämodialyse (15) **isotones Bicarbonat** 1,4 % 2 L/24 h infundieren (beginnend mit einem Bolus von 500 mL in 30–60 min), bei Dehydrierung mehr (Kochsalzlösung oder Glukose), und 4–6 g Kcl pro 24 Std., wenn keine Anurie vorliegt. Es wird eine **Alkalisierung des Urins > 7,5 pH** angestrebt. Überwachung der Laborparameter.
- Magenspülung und Kohle ohne nachgewiesenen Nutzen (1), fragwürdig auf der Intensivstation bei massiver oder Retard-Einnahme. Korrigieren: **Hypokaliämie, Hypoglykämie.**
- Bei klinischer Indikation oder einem Salicylsäurespiegel > 400 mg/L Verlegung auf die Intensivstation. Dialyse erwägen, wenn Spiegel ≥ 900 mg/L oder Azidose, oder Lungenödem oder Koma, Krampfanfälle, ausgeprägte akute Niereninsuffizienz. Vitamin K, wenn INR verlängert.

› Langwirkende Barbiturate

- Phenobarbital. Beginn der Wirkung *per os* innerhalb von 1-2 Std., aber **Spitzenspiegel kann auch erst nach mehr als 10 Stunden erreicht werden.**

⚠ Pseudotodeszustand mit kaltem Körper: **extreme Hypothermie und Bradypnoe/-kardie** (berühmte Fälle von Aufwachen in der Leichenhalle). Euphorie, Nystagmus, Ataxie und Inkoordination, Konfusion und dann ruhiges hypotones Koma. Rhabdomyolyse und oft Aspirationspneumonie (Husten- und Schluckstörung durch pharyngeale Stase). Arterielle **Hypotonie** durch Vasoplegie. Entzugssyndrom möglich.

- Bei Personen ohne Gewöhnung letale Dosis ab 6–9 g. Fast alle **schweren Formen haben einen Barbituratspiegel von > 150 mg/L.**
- Zusätzliche Untersuchungen: Elektrolyte, Kreatinin und Harnstoff, CK, Blutzucker.
- Aktivkohle theoretisch wirksam (Kontraindikationen *siehe S. 53*) in wiederholten Dosen 25 g/4–6 Std (1).
- Diurese durch 2 L Kochsalzlösung, mehr bei Dehydrierung.
- Die Rückkehr zum Normalzustand bei symptomatischen Personen, die keine Intensivtherapie benötigen, beträgt 3–7 Tage.

› Benzodiazepine und verwandte Substanzen (Zolpidem, Zopiclon)

- Die Ateminsuffizienz ist mit der Muskelrelaxation der Atemwege verbunden: Obstruktion und häufiges Schnarchen. **Mukostase und sehr langsame Elimination bei älteren Menschen**. Rasche pulmonale Dekompensation.
- Plasmaspitzen in 1–3 Std., bei massiver Einnahme später.
- Anfängliche Agitation möglich, dann Somnolenz und Koma. Nystagmus, Ataxie, Dysarthrie und Hypotonie. **Bei Koma oder ausgeprägter Atemdepression Verdacht auf eine andere Ursache** oder eine Begleitintoxikation.
- Zusätzliche Untersuchungen: EKG (Screening auf assoziierte Toxine); andere je nach vermuteter Ko-Intoxikation. **Eine Spiegelbestimmung ist unnötig und irreführend:** positiv oder negativ, sie bringt nichts. Die Untersuchung auf andere

Toxine (Paracetamol, Salicylate, Alkohol usw.) im Zweifelsfall ist dagegen nützlich. Labor ist selten nützlich. Bei Gewissheit über eine isolierte und gering toxische Einnahme ist eine Probenentnahme unnötig.

- Infusionen sind von Fall zu Fall zu diskutieren.
- Halbsitzende Position (4) oder stabile Seitenlage.
- **Keine Magenspülung! Kohle innerhalb einer Stunde *sehr* fraglich.**
- **Ateminsuffizienz**: O_2. Vorsichtige Maskenbeatmung, wenn erforderlich (niedriger Beatmungsdruck, kleine Volumina, Überstrecken des Kopfes), dann entweder Flumazenil, sofern keine Kontraindikation vorliegt, oder Intubation (RSI).
- **Koma mit Verlust des verbalen Kontakts**: entweder **Flumazenil**, sofern keine Kontraindikation vorliegt, **oder Intubation**.
- Titration **Flumazenil** (Anexate®) i. v., **wenn keine prokonvulsiven Ko-Intoxikationen (u. a. Alkohol)** / Krampfanfälle in der Vorgeschichte vorliegen. Es neutralisiert in weniger als 3 Minuten die hypnotischen / sedierenden Effekte von Benzodiazepinen sowie Zopiclon und Zolpidem.
- Ungünstige Kombinationen, die zu Krampfanfällen führen, werden durch Umfelddiagnostik (Angehörige, Medikamentenverpackungen, Ersthelfer), klinische Anzeichen (insbesondere anticholinerge Symptome), und EKG erkannt.

⚠ **Flumazenil ist im Gegensatz zu Glukose und Naloxon kein diagnostischer Test für ein Koma unbestimmter Ursache, sollte nicht systematisch gegeben** werden und kann gefährlich sein!

- **Ampullen zu 0,5 oder 1 mg**, 1 mL = 0,1 mg: **0,1–0,3 mg** i.v. alle **3 min**, **nicht mehr als 2 mg**. Der Patient sollte *leicht und verbal* stimuliert werden, um das Aufwachen zu überprüfen, **aber nicht zu viel**: Stoppen Sie die Titration bei den ersten Anzeichen des Aufwachens, sonst wird er alles tun, um nach Hause zu kommen.
- Es darf nur bei einem **ruhigen, hypotonen, areflexiven Koma ohne Mydriasis oder EKG-Zeichen** einer Vergiftung durch Antidepressiva gegeben werden. Die Wirkungsdauer von 20 bis 30 Minuten erfordert eine **kontinuierliche Infusion** mit einer stündlichen Dosis der Hälfte der Gesamtdosis T, die zur Titration injiziert wurde. Das heißt „T/2“ mg pro Stunde. Zu viel Flumazenil macht den Patienten unruhig, erzeugt Fluchttendenzen und kann ein Entzugssyndrom beschleunigen. Zu viel Stimulation ebenfalls. **Die Infusion von Flumazenil macht eine Überwachung auf der Intensivstation erforderlich**. Eine Infusion wird schnell herausgerissen oder der Ellenbogen gebeugt.
- **Kreislauf- und Atemversagen müssen vorrangig oder gemeinsam therapiert werden** (vorsichtige O_2-Maskenbeatmung - Magen nicht überdehnen).
- **Wenn keine Besserung eintritt, suchen Sie nach einer anderen Diagnose.**
- **Intensivstation/Wachstation** bei einer **vermeintlich toxischen Dosis, die zu neurologischem oder respiratorischem Versagen führen kann**, und zwar auch bei einem wenig oder nicht symptomatischen Patienten, der innerhalb von weniger als 6 Stunden nach der vermeintlichen Exposition behandelt wird (15).

› Betablocker (1)

- Schnelle Resorption, Wirkungsmaximum nach 1–4 Std., außer Retardformen. Toxische Dosen variieren (7), Rücksprache Giftzentrale.

- Zu vermuten bei:
  - Sinusbradykardie, AV-Block, häufig Hypotonie (50 %), QRS- und QT-Verlängerung, mögliche ventrikuläre Tachykardie oder Kammerflimmern (siehe kardiogener Schock); Bradypnoe durch zentrale Atemdepression: Bronchospasmus, wenn entsprechend prädisponiert;
  - **Propanolol/Acebutolol**: ausgeprägte kardiale und neurologische (Fettlöslichkeit ++) membranstabilisierende Aktivität: QRS-, QT-Verlängerung und T-Abflachung, Koma, Krampfanfälle, Atemdepression, Apnoe möglich;
  - **Sotalol**: Bradykardie mit schmalem QRS-Komplex und verlängerter QTc, Torsades de pointes und ventrikuläre Tachykardie.
- Das Fehlen einer signifikanten kardiovaskulären Störung innerhalb von 6 Stunden nach der Einnahme eines β -Blockers mit sofortiger Wirkstofffreisetzung spricht für eine höchstwahrscheinlich harmlose Vergiftung (1).
- Labor: Elektrolyte, Kreatin, Harnstoff, Blutzucker.
- **Kohle**: innerhalb der ersten Stunde, außer bei Kontraindikationen (*S. 53*).
- **Behandlungsziel: Puls $\geq$ 60/min, RR $\geq$ 100 mmHg**, keine Krampfanfälle oder Bronchospasmus.
- Bei **Hypotonie < 100 mmHg: 500 mL physiologische Kochsalzlösung**, bei Versagen Dobutamin und bei Versagen: Glukagon (s. unten).
- **QRS-Zeit > 120 ms: Bikarbonat 8,4 %** 250 mL bis 750 mL, mit sofortiger Kontrolle der Wirkung.
- Intubation bei schweren Intoxikationen, zumal Hypoxie und Azidose die Toxizität verschlimmern.
- **Bradykardie** < 50/min: **Atropin** 0,5 mg i.v.. Wenn Wirkung: wahrscheinlich weniger schwere Vergiftung;
  Bei Versagen: Isoprenalin 1–5 mg/h / **Orciprenalin** 5–10 μg/min (off-label) oder Adrenalin 1:100, 0,5–1 mL, angepasst an die HF, routinemäßig, wenn Sotalol und HF < 50 (Gefahr von Torsaden).
- **Schock trotz Volumengabe (500 mL)**:
  - **Glucagon** *S. 55:* 5–10 mg i.v. (1 Ampulle = 1 mg), und, wenn wirksam, 1–5 mg/h: wirkt auf den Blutdruck und kaum auf den Puls;
  - oder **Dobutamin** (5–25 μg/kg/min) oder **Isoprenalin** (1–5 mg/h) oder **Orciprenalin** 5–10 μg/min je nach HF oder Adrenalin.
- **Persistierender Schock**:
  - **Adrenalin oder Noradrenalin** (0,5–10 mg/h);
  - Lipidemulsion, wenn lipophiler BB (Propranolol++), mit der Intensivstation besprechen.
- **Refraktärer Schock**: externer Schrittmacher, extrakorporale Zirkulation (kardiogener Schock).
- **Krampfanfall**: **Blutzucker** (kapillär ++); ± Clonazepam und künstliche Beatmung.
- **Intensivstation/Wachstation** bei klinischen, EKG- oder laborchemischen Anomalien (15) oder kardiotropen Ko-Intoxikationen, vermutete Einnahme einer Dosis, die zu neurologischem, kardiovaskulärem oder respiratorischem Versagen führen kann, und dies selbst bei einem wenig oder nicht symptomatischen Patienten, der innerhalb von < 6 Std. nach der vermuteten Exposition behandelt wird (15).

› Body packers, body stuffers

- „Packers" sind sogenannte „mules" „Eselchen", Transporteure. Stuffer nehmen die Drogen zu sich, um die Pellets/Päckchen im Notfall zu verstecken. Art der Drogen: Kokain, Heroin, Amphetamine, in der Regel tödliche Dosen. Versuchen Sie, die Art der Verpackung (mehr oder weniger widerstandsfähig/mehrschichtig) zu bestimmen.
- **Packers**: Röntgenaufnahme zum Zählen der Päckchen (Empfindlichkeit 70–100 %). Keine Päckchen: CT oder Röntgenaufnahme mit Gastrografin. Kochsalzlösung (physiologische Kochsalzlösung). **Aufnahme auf Intensivstation** zur Überwachung und Darmspülung: Macrogol/Polyethylenglykol (wie bei Koloskopie), 2 L pro Stunde; Vaseline und Paraffin verboten.
- **Notfalllaparotomie** (Röntgenaufnahmen im OP, nicht vorher) bei Anzeichen einer kokainähnlichen Toxizität, starken Bauchschmerzen. Bei heroinähnlicher Toxizität: Naloxon (siehe S. 55) und/oder Intubation.
- **Stuffers**: weniger widerstandsfähige Verpackung, radiologischer Nachweis schwierig. Symptomatische Behandlung (siehe „Opiate, Kokain" S. 78). Aktivkohle, wenn keine Kontraindikation vorliegt (siehe S. 53). Überwachung auf der Intensivstation.
- **Wenn es sich um Heroin handelt, sind die Dosen massiv und Naloxon muss in hohen Dosen gegeben werden**: 2 bis 5 mg i.v., titrieren mit 2 mg/5 min, bis der Patient kontaktierbar ist und Übernahme auf Intensivstation.
- Wenn es sich um **Kokain** handelt und es zu einem Aufplatzen der Päckchen kommt, ist dies ein **chirurgischer** (und anästhesiologischer...) **Notfall**.
- Ethische Probleme, wenn die Polizei nicht über den Verbleib der sichergestellten Drogen Bescheid weiß (7).

› Cannabis

- Haschisch, Hasch, Dope, Ganja, Gras, Mary Jane, Kiff, Shit, Weed...
- Tachykardie, Kopfschmerzen, Schweißausbrüche, Bluthochdruck, Halluzinationen, Delirium; normale Pupillen.
- Beruhigung durch **Benzodiazepine** (Chlorazepat: 20 mg, Diazepam: 10 mg).
- Niedriger Blutdruck: Dekubitus, physiologische Kochsalzlösung.
- Aktivkohle bei Verschlucken größerer Mengen (schädigt die Thrombozyten) (*siehe S. 53*).

› Ätzende Substanzen und Knopfzellen

- Vergessen Sie nicht, die Haut und den Mund mit Wasser zu waschen, ggf. auch den Rest des Körpers – und ziehen Sie die Kleidung aus und **schützen Sie sich** dabei! Halbsitzende Position.
- **Das Fehlen einer oro-pharyngealen Läsion beweist nicht das Fehlen tiefergelegener Läsionen. Eine laryngeale Schädigung ist nie isoliert.**
- Generell kein Erbrechen auslösen, keine Magensonde, keine Neutralisierung ohne fachärztliche Beratung durch Toxikologen.
- Konsil durch Giftnotrufzentrale.
- Bei einem Schock Verdacht auf eine Perforation des Verdauungstrakts (ein normales Röntgenbild beweist nichts). Bei den geringsten Anzeichen von Atemnot: Verdacht auf Aspiration: Bronchoskopie.
- **Dringende Operationsindikationen** (7) ohne vorheriges CT (wenn nicht schon vorher angefertigt): akutes Abdomen, Pneumomediastinum/-peritoneum,

ausgedehnte Magennekrose mit Azidose und Schock, und die Bronchoskopie wird im Operationssaal durchgeführt.

- **Eau de Javel (Bleiche)/Chlorreiniger**. Wenn Sie Zweifel an der Art und Konzentration des Produkts haben, sammeln Sie die Verpackungen und wenden Sie sich an die Giftnotrufzentrale. **Endoskopische Untersuchung** bei Einnahme eines Konzentrats (7) zwischen 6. und 12 Stunden nach Ingestion (7) oder zwischen 3–6 Stunden, wenn die Einnahme von starken Säuren oder Basen sicher ist (8). Verdünnte oder gebrauchsfertige Bleiche (große Flasche) mit Ingestion von weniger als 100 mL (ein Glas) rechtfertigt dies nicht und ermöglicht die Entlassung nach Hause mit PPI-Gabe, außer bei Verdacht auf Aspiration (dringende Bronchoskopie).
- **Symptomatische Behandlung („ABC") und Infusionen, halb-sitzende Position**. Und im **Ernstfall** Überweisung an ein Zentrum für Ösophagus-Chirurgie bei schwerer Verletzung: Vorhandensein einer lokalisierten Nekrose (3a). Bei ausgedehnter Nekrose von Anfang an chirurgisch (3b). Ab Stadium 2a (lineare oder runde Ulzerationen): parenterale Ernährung, Aufnahme in eine spezialisierte Einrichtung, Intensivstation oder Operation.
- **Zwei Indikationen zur Magenspülung, innerhalb einer Stunde** (7): **Einnahme von Paraquat, Flusssäure (=Fluorwasserstoffsäure), unter entsprechendem Eigenschutz des behandelnden Personals ⚠, intubierter Patient.** ***Beratung durch Giftnotrufzentrale++.***
- Bei mittelschweren Fällen: Giftnotrufzentrale konsultieren:
  - **Ein schneller Killer, der sogar über die Haut aufgenommen werden kann: Flusssäure** (=Fluorwasserstoffsäure, FS) (1). Wird in der Industrie verwendet, in Rostschutzmitteln für Wäsche, Holzaufhellern, Radfelgenreinigern. **Systemische Vergiftung** bei einer mit 10 %iger FS kontaminierten Handfläche => Chelatbildung der Ca++- und Mg++-Ionen. Gefahr eines Herzstillstands. Aufnahme auf Intensivstation. Dekontamination durch Spülen mit reichlich Wasser oder physiologischer Kochsalzlösung ***unter Eigenschutz*** *+++*. Venenzugang, Monitor, Schmerzmittel +++. Infusion von 50 mL Ca^{++}-gluconat in 250 mL G5 % unter Kontrolle des Kalziumspiegels innerhalb von 30 min. Dringende toxikologische Beratung;
  - **Knopfzellen**. Risiko einer Ösophagusperforation/-stenose ab 3 Std. Kontakt, wenn sie dort verbleiben (Röntgenaufnahme). Daher ist eine Endoskopie erforderlich. Für solche im Magen und weiter distal: Überwachung bis zur Ausscheidung (1–2 Tage) mittels Röntgenaufnahmen. **Batterie in der Nase**: Perforationsgefahr. Zange oder HNO, oder, wenn obstruktiv, **„parent's kiss"**: die Lippen der Mutter oder des Vaters umschließen den Mund des Kindes und es wird einmal kräftig gepustet. Gleichzeitig wird die Nasenöffnung, welche nicht betroffen ist, mit einem Finger zugehalten (der Beatmungsbeutel bläst, er saugt nicht!) (13).

› Chlor: Einatmen von sauren Gasen (1,7)

- Gasförmige Freisetzung von Di-Chlor (Cl_2) beim Mischen von Bleichmittel mit einer Säure (HCl++). Gewebeschäden entstehen durch die Umwandlung von Cl_2 zu HCl bei Kontakt mit Wasser auf den Schleimhäuten und in den Atemwegen. Arbeitsunfälle.

- Schleimhautschäden, Reizung der oberen Atemwege, manchmal Kehlkopfentzündung, der Augen und Bronchien (Husten), manchmal Hautreizung. **Akutes Lungenödem durch frühe oder verzögerte Schädigung** möglich.
- Ausgiebige Augenspülung, Sauerstoff und Bronchodilatator, Intubation, je nach Fall (Cortison i.v. bei Laryngitis, aber zweifelhafte Wirksamkeit).
- Bikarbonatvernebelung bei Chlorinhalation mit bronchialen Manifestationen (lokale Bildung von HCl: 1 mL molares Bikarbonat 8,4 % + 3 mL Wasser in einer Vernebelungsmaske; Nutzen ungewiss (2,6).
- 24-Stunden-Überwachung bei anfänglicher Symptomatik von > 1 Stunde oder bei schwerer Symptomatik (sekundäres Lungenödem).

› Chloroquin: Resochin® und Hydroxychloroquin: Plaquénil®, Quensyl®

- Der Patient kann **laufend und bei Bewusstsein ankommen und innerhalb weniger Minuten sterben...**
- Auftreten von Komplikationen zwischen einer halben und 6 Stunden.
- **Schwere Vergiftung wenn >3–4 g eingenommen, oder Blutdruck < 100 mmHg, oder QRS-Zeit > 100 ms, K+ < 3 mmol/L.**
- **A priori nicht schwerwiegend, wenn <2 g eingenommen, BD $\geq$ 100 mmHg und QRS-Zeit $\leq$ 100 ms (Ableitung II).**
- Zu vermuten bei:
  - **neurosensorischen Störungen im HNO- oder und Augenbereich**: verschwommenes Sehen, Skotom oder Amaurose durch Spasmus der A. centralis retinae, Diplopie, Schwindel, Ohrensausen, Hypoakusis; oder im **EKG (Ableitung II** ++): Abflachung T-Welle, QRS-Zeit > 100 ms, verlängertes QT-Intervall;
  - oder bei einer Hypokaliämie < 2 mmol/L ohne Alkalose.
- Andere EKG-Zeichen: Rechtsschenkelblock, Brugada-Aspekt (S. 356). Komplikationen: **Torsaden, ventrikuläre Tachykardie, Kammerflimmern, Asystolie.**
- Neurologische Symptome bei verminderter Perfusion: Koma, Unruhe, Krampfanfälle.
- **Erste Maßnahmen**:
  - EKG; Intubationsmaterial vorbereiten und **auf Intensivstation verlegen;**
  - **bei Vorliegen von Zeichen einer schweren Intoxikation** (Kasten oben): **prophylaktische Intubation** (RSI, **Diazepam** (Valium®) 2 mg/kg i.v. in 30 min, dann 2 mg/kg/24 Std., **Adrenalin** in Schritten von 0,25 μg/kg/min und Ziel-RR > 100 mmHg;
  - **QRS-Zeit > 100 ms: molares Bikarbonat** 8,4 % 100-250 mL in 15-20 min;
  - **vorsichtige Korrektur der Hyperkaliämie**;
  - Standardintensivtherapie mit Elektrotherapie, wenn nötig, keine Antiarrhythmika (bei Misserfolg: extrakorporale Unterstützung, bei der Wahl des Ziel-KH berücksichtigen, wenn keine Intensivtherapie vor Ort möglich ist);
  - Aktivkohle innerhalb von 2 Stunden nach Einnahme, intubierter Patient;
  - Bei leichteren Fällen: Überwachung auf der Intensivstation.

Kokain, Crack

Tabelle 2.9: Kokain/Crack

Aufnahmeweg	Beginn	Spitzenspiegel	Wirkdauer
IV	1	4	30–60
Einatmen	1–5	25	60–120
Rauchen	<1	5	30–60
Orale Aufnahme	30–60	60–90	?

Alle Werte in Minuten

- **Agitation**, Allmachtsgefühl, Delirium, **Krampfanfälle**, Kopfschmerzen, **Fieber, Mydriasis**, **Hypertonie**, Tachykardie, **Koronarspasmus**, Rhythmusstörungen, ischämischer oder hämorrhagischer **Schlaganfall**, Tachypnoe, Bronchospasmus. Lungenödem, Kollaps, Koma, DIC.
- Kapillarer Blutzuckerspiegel. Basislabor, CK, Laktat ± Blutgase.
- Venöser Zugang, physiologische Kochsalzlösung. **Sauerstoff**. Glukose, wenn erforderlich.
- **Hypertonus** zu behandeln ab 170 (RR syst.) oder 110 mmHg (RR diast.) **Diazepam** (Valium®) **10 mg (langsam)**, dann **Nicardipin** (in D nicht erhältlich) oder **Clevidipin**. Oder **Glyceroltrinitrat** (nicht, wenn Viagra® eingenommen wird).
- Ausschließlich **Krampfanfälle**: **Clonazepam** (Rivotril®) 1 mg i.v. oder Midazolam. **Thiopental** (Pentothal®) 5 mg/kg bei Versagen, Intensivstation.
- Agitation ± Krämpfe: **Diazepam** 5–10 mg i.v. sehr langsam titrierbar alle 5 min bis zu
  manchmal 1 mg/kg, in der Intensivstation. **Midazolam nasal** (5 mg) zur schnellen Überbrückung der Wartezeit (nicht beißen lassen).
- Hyperthermie: **Nur kühlen**. Nasse Tücher/Frischluft.
- **Tachykardie mit breitem QRS-Komplex: (molares Bikarbonat** 8,4 %: 250 mL als Infusion über 30 min., überwacht, oder schneller bei Monitorüberwachung).
- Koronare und zerebrale ischämische Attacken, Dissektionen, Arrhythmien: **Diazepam** (besser als Trinitrat), übliche Behandlung, **aber kein** β **-Blocker, kein Clopidogrel; Aspirin** bei Koronarsyndrom möglich, außer bei Hirnblutungen. Eher **Angioplastie** bei Bedarf statt Thrombolyse (Schwierigkeit der Diagnose einer assoziierten Dissektion, erhöhtes zerebrales Risiko).
- **Anhaltender Kopfschmerz**: Hirnblutung oder Meningitis? Bei **thorakalen Schmerzen mit normalem EKG**: Schließen Sie Pneumothorax oder Pneumomediastinum (Barotrauma durch „sniffing“), eine **Dissektion** aus.
- Keine Neuroleptika.
- Für die Intubation kein Suxamethonium: Risiko einer Hyperkaliämie durch Rhabdomyolyse, daher Induktion mit Midazolam 0,1 mg/kg und Thiopental (Pentothal®) 5 mg/kg, dann Sedierung mit Midazolam/Fentanyl.
- *Siehe auch: Body packers, body stuffers (S. 75).*

Colchicin

- Gefürchtete Vergiftung: dosisabhängig.
- Risiko eines **plötzlichen Kollapses** in den ersten 48 Stunden: kardiogener oder hypovolämischer Schock durch Dehydrierung. Anschließend **Aplasie** mit Multiorganversagen.
- Auftreten der ersten Anzeichen nach 6–12 Stunden.

- Der Patient kann zu Fuß ankommen und innerhalb von Stunden oder Tagen sterben....
- Anzeichen je nach aufgenommener Dosis:
  - **< 0,5 mg/kg: 5 % Letalität**. Erbrechen, Schmerzen, manchmal blutiger Durchfall.
    Tolerieren Sie den Durchfall, dadurch wird das Colchicin ausgeschieden. Flüssigkeits- und Elektrolytersatz. Globale Gerinnungsstörung (DIC);
  - von 0,5 bis 0,8 mg/kg, zusätzlich: Knochenmark-Aplasie (um Tag 3–4; dauert 2-6 Tage), + Polyneuritis und Schwartz-Bartter-Syndrom. Letalität = 10 %;
  - **> 0,8 mg/kg: Letalität von 80 %.** Hypovolämer und kardiogener Kollaps (8. bis 48. Stunde). Letalität +++ bei kardiogenem Schock;
  - **EKG**: Tachykardie oder Bradykardie, Repolarisations-/Rhythmusstörungen;
  - **weitere prognostische Faktoren**: Leukozytose > 18.000/mm^3; Quick-Wert < 10 %.
- Aufnahme auf Intensivstation routinemäßig ab 0,5 mg/kg oder bei Auftreten von Symptomen.
- Asymptomatische Personen **mindestens 12 Stunden überwachen** (5), aber den Rat des Giftnotrufs einholen.
- Aktivkohle wenn keine Kontraindikation, auch nach 2 Stunden (schwere dosisabhängige Toxizität).
- Labor: Elektrolyte, Kreatinin, Harnstoff, Blutzucker, Blutbild, Quick/INR, aPTT, Transaminasen. EKG.

> **Crack**
- Kokainderivat, das geraucht wird. Siehe Kokain und Body Packers, Body Stuffers oben.

> **Digitalis (Na+/K+-ATPase-Blocker)**
- Digoxin, Digitoxin. **Gefürchtete** Vergiftung, die auf der **Intensivstation** behandelt werden muss.
- Denken Sie an eine **akute Vergiftung** bei Hyperkaliämie, Übelkeit, Erbrechen, Schmerzen, Bauchschmerzen, Somnolenz, Schwäche.
- Chronische **Überdosierung**: Kopfschmerzen, Anorexie, Übelkeit, Somnolenz, Verwirrung, Skotome, Dyschromatopsien: **gelbe, grüne Halos**, Halluzinationen, Mesenterialischämie. **Spiegelbestimmung** beim geringsten Verdacht, da die Symptome vielgestaltig sind.
- Erhöhte Toxizität bei **Niereninsuffizienz** (nur Digoxin).
- Behandlungsgrundlage: **Atropin** und bei Versagen spezifische Fab (**Digifab®, Digitalis Antidot BM®), keine Antiarrhythmika.**
- Die kardiovaskulären Zeichen treten oft erst nach 6 Stunden auf. Erregungsleitungsstörungen durch erhöhte Vagusaktivität, die für Sinusbradykardie, Sinusarrest, AV-Block I°, II° oder III° verantwortlich ist. Störungen der Erregungsbildung: Sinus-, junktionale- oder ventrikuläre Tachykardie, VES, ventrikuläre Tachykardie.
- EKG immer verändert:
  1. **Muldenförmige ST-Streckensenkung** in V4–6, T abgeflacht oder invers. Verkürzung der QT-Zeit.
  2. AV-Block, alle Formen von Arrhythmien, Bradykardie oder Sinusarrest.

- Beachten Sie, dass der Übergang einer absoluten Arhythmie in einen langsamen, regelmäßigen Rhythmus auf einen AV-Block III° hinweist (Übergang in einen junktionalen Rhythmus).
- Kardiogener Schock, **Mesenterialinfarkt** durch Vasokonstriktion.
- Monitor-EKG, venöser Zugang, Sauerstoff nasal.
- Notfalllabor: Elektrolyte (Kalium und Magnesium), Kreatinin und Harnstoff, Blutzucker. **Spiegelbestimmung** zur Bestätigung. Der Spiegel bei Aufnahme lässt keine Vorhersage zu. Er sollte nach **6 Std.** (akute Vergiftung) bestimmt werden. Digoxin: toxisch $\geq$ 2 ng/mL. Die Toxizitätsschwelle variiert von Person zu Person und ist bei **Hypokaliämie** niedriger.
- Der **Kaliumspiegel** hat prognostischen Wert: Sterblichkeit fast null, wenn er bei Ankunft < 5 mmol/L beträgt. Häufige Kombination mit anderen kaliumsparenden Medikamenten. Letalität 33 % von 5 bis 6,4 mmol/L und mehr als 90 % über 6,4 mmol/L. Weitere prognostische Faktoren: Alter > 60 Jahre, Herzerkrankung, AV-Block jeglichen Grades. **Mittel zur Senkung des Kaliumspiegels wirken schlecht, Antidote sehr gut. Injizieren Sie niemals Kalzium!**
- Verabreichen Sie **Aktivkohle** innerhalb einer Stunde, sofern keine Kontraindikation vorliegt (*siehe S. 53*).
- Keine Katecholamine (=> ventrikuläre Tachykardie oder Kammerflimmern)!
- Bei **Bradykardie Atropin 1 mg i.v.**, bei Bedarf wiederholt zur Aufrechterhaltung einer ausreichenden Herzfrequenz, um **Asystolie und ventrikuläre Ersatzrhythmen zu vermeiden**. Bei ventrikulären Rhythmusstörungen; Mg-Sulfat (oder Chlorid) 1,5–3 g i. v. in 10–20 Minuten (MgCl 10 %: 10 mL = 1 g, $MgSO_4$ 15 %: 10 mL = 1,5 g), dann 1 g/h bis zur **Verlegung auf die Intensivstation** und Fab. Externer Elektroschock bei Kammerflimmern oder Kollaps.
- **Die Immuntherapie (Antidot) mit halber oder voller Dosis ist immer indiziert** (Rücksprache mit Giftzentrale wenn (1,7):
  - Bradykardie < 60 nach Atropin; AVBlock II° oder III°;
  - **Kalium $\geq$ 4,5 mmol/L**;
  - kardiogener Schock, Mesenterialinfarkt;
  - Einnahme von $\geq$ 10 mg.

› Ecstasy, MDMA (Methylen-Dioxy-3,4-Metamphetamin).
- Auch als „Adam“ bekannt. Halluzinogen, wird eingenommen.
- Wirkung innerhalb 15–60 min, Dauer 3–48 Std. je nach Dosis.
- Ängstliche Erregung, paranoides Delirium. Halluzinationen, Nystagmus, Zittern. Zähneknirschen. Arrhythmien, Bluthochdruck, starke Dehydrierung mit Hyperthermie, Krämpfe, Hirnblutungen. Behandlung *siehe Kokain S. 78.*

› Eisen (oft Suizid bei schwangeren Frauen...)
- Toxische Dosis: 20 mg/kg elementares Eisen (1 Kapsel Tardyferon® = 80 mg), potenziell tödlich > 150 mg/kg.
- Symptome innerhalb von 90 min: Koma, Schock, Bauchschmerzen, Erbrechen, hämorrhagische Diarrhöe (Gefahr einer Nekrose im Verdauungstrakt).
- Nach 24/48 Std.: **akutes Nierenversagen**, fulminante Hepatitis.
- Labor: Blutbild, Elektrolyte, **Kreatinin** und Harnstoff, ASAT (GOT), ALAT (GPT), INR, aPTT, Thrombozyten, Serumeisen.
- Abdomen-Leeraufnahme: Eisen sichtbar!
- **Indikation für eine Chelattherapie** mit Deferoxamin: Aufnahme > 40 mg/kg von

elementarem Eisen mit gastrointestinalen Symptomen oder Lethargie. Aufnahme > 150 mg/kg. Serumeisen > 63 μmol/L (350 μg/dL) mit metabolischer Azidose oder Symptomatik im Verdauungstrakt/kardiovaskulär. Serumeisen > 90 μmol/L (500 μg/dL) (isoliert): Beginnen Sie mit 15 mg/kg/h über Perfusor (Eisenchelatbildner). Rücksprache **Giftzentrale**!

- **Hydroxychloroquin:** *siehe Chloroquin S. 77*
- **Kalziumantagonisten**
  - Sehr gefährlich: Risiko eines Kollapses oder eines frühen Herzstillstands in den ersten drei Stunden, kann aber bei Retardformen verzögert sein. Diese Patienten werden stationär auf der **Intensivstation** behandelt.
  - Hauptsymptom: **Hypotonie durch Vasoplegie (alle).** Bradykardie und **Reizleitungsstörung** in allen Schweregraden (Verapamil, Diltiazem). Kardiogener Schock durch verminderte myokardiale Kontraktilität (Verapamil). Sinustachykardie (Nicardipin, Nifedipin).
  - Übelkeit, Erbrechen, Verwirrung, Krampfanfälle.
  - Kointoxikationen: ⚠ insbesondere kardiotrope Medikamente?
  - Überwachung des EKG und des Blutdrucks.
  - **O_2**, frühzeitige Intubation bei schwerem/refraktärem Schock.
  - **Atropin** 0,5–1 mg iv, wenn Sinusbradykardie < 50/min oder AV-Block.
  - Kontrollierte **Volumentherapie**, 500–1000 mL, wenn RR syst. < 100 mmHg.
  - **Adrenalin oder Noradrenalin 0,5–10 mg/h** bei Versagen. Ziel MAP = 65 mmHg.
  - **Calcium (Gluconat oder $CaCl_2$) bei Versagen**: 1–4 Dosen von 1 g als Bolus/15–20 Min., dann 20–50 mg/kg/h.
  - **Glukagon bei Versagen**: 2–5 mg i.v., dann 2–10 mg/h
  - **Externer Schrittmacher**, wenn hochgradiger AV-Block.
  - **Externe Kreislaufunterstützung** bei refraktärem Schock.
  - Aktivkohle innerhalb von 1 Std, sofern keine Kontraindikation vorliegt (*siehe S. 53*).
- **Bleichmittel (Eau de Javel):** *siehe ätzende Substanzen S. 75*
- **Lithium**
  - Die Vergiftung ist **schwerer, wenn es sich um eine Person handelt, die normalerweise mit Lithium** behandelt wird. Die Anzeichen treten verzögert auf. Es gibt Präparate mit verzögerter Freisetzung.
  - Überdosierung oft durch **gefährliche Kombination**: NSAR, Diuretika oder Dehydrierung.
  - Variable toxische Dosis. Risiko von neurologischen Folgeerkrankungen.
  - Zusätzliche Untersuchungen: Elektrolyte, Kreatinin und Harnstoff, Blutzucker, Lithiumspiegel (geeignetes Röhrchen).
  - Therapeutische Spiegel: 0,5–0,8 mEq/L. **Lithiumspiegel irreführend**: klinische Intoxikationszeichen möglich ohne deutliche Erhöhung (chronische Überdosierung oder akute Vergiftung bei Langzeitbehandlung); umgekehrt: manchmal erhöhte Lithiumspiegel ohne klinische Zeichen (akute Vergiftung ohne Basistherapie) und verzögerte Symptome, während der Spiegel sinkt.
  - Toxizität häufig oberhalb von 1,5 mEq/L und sicher oberhalb von 2 mEq/L. Wiederholen der Bestimmung nach 4 Std.
  - Feiner, dann grobschlägiger Tremor, Asthenie, Anorexie, frühes Erbrechen, Diarrhöe, Dysarthrie, Ataxie, Muskelschwäche, Tinnitus, Faszikulationen und Myoklonien, Krampfanfälle, extrapyramidales Syndrom mit Tonuserhöhung, Koma.

- Niereninsuffizienz, Hypernatriämie durch nephrogenen Diabetes insipidus, metabolische Azidose, Dehydrierung.
- Frühzeitiges Erbrechen, Durchfall.
- Verhaltensänderungen, feiner, dann stärkerer Tremor, Ataxie, Muskelschwäche. Muskelschwäche, Tinnitus, extrapyramidale Hypertonie, Faszikulationen und Myoklonien, Dysarthrie, Krämpfe, Koma, choreoathetotische Bewegungen.
- EKG: T-Wellen-Inversion, Überleitungsstörungen, ventrikuläre Rhythmusstörungen, Kollaps.
- **Kohle ist unwirksam**, außer bei Ko-Intoxikationen.
- Infusion von **1,5 bis 2 L Kochsalzlösung**/24 h, wenn keine Überwässerung. Im Falle einer Hypernatriämie, G5 %. Je nach intestinalen Elektrolytverlusten entsprechender Ersatz. **EKG-Monitoring bei kardialer Vorerkrankung oder kardialen Zeichen**.
- **Hämodialyse** bei schweren neurologischen Anzeichen, Niereninsuffizienz oder Lithiumspiegel > 4 mEq/L und Vorliegen von Symptomen, insbesondere aber bei Überdosierung oder Langzeitbehandlung.
- **Intensiv-/Wachstation** bei einer vermeintlich toxischen Dosis, die zu neurologischem oder respiratorischem Versagen führen kann, und zwar auch bei einem wenig oder nicht symptomatischen Patienten, der innerhalb von weniger als 6 Stunden nach der vermeintlichen Exposition behandelt wird (15).

› LSD

- Wirkung (*p.o.*) in 30–60 min. Dauer 6–12 Std.
- Tachykardie, Unruhe, Panik, Halluzinationen und Wahnvorstellungen (Gefahr von Defenestration, Gewalt gegen andere Personen).
- Mydriasis, Hyperhydrosis, Tachykardie, arterielle Hypertonie, Tremor, Koma, Krampfanfälle, Hyperthermie.
- Für ruhige Umgebung sorgen, mit Angehörigen.
- **Benzodiazepine** *per os* (Chlorazepat (Tranxilium®) 50 mg *per os*, Diazepam (Valium®) 20 mg *p.o.*, 5 mg i.v. (wiederholbar), selten **Haloperidol** (Haldol®) 2–5 mg per os oder i. m. Dann QT-Zeit im EKG so bald wie möglich überprüfen.
- Schwere arterielle Hypertonie: Nicardipin (nicht in D), Clevidipin (*S. 383*), Hyperthermie: feuchte Tücher für frische Luft sorgen (Ventilator).

› Morphin: *siehe „Vergiftung durch Opiate" (S. 87)*

› Klassische Neuroleptika

- Maximale Wirkung in der Regel nach 2–6 Stunden. Arrhythmien können bei Retardformen verzögert auftreten.
- Somnolenz, Dysarthrie, Verwirrtheit. Ruhiges hypotones Koma (sedierende Neuroleptika). Agitiertes Koma mit Dystonien, tonischen Anfällen, extrapyramidaler Steifheit (Butyrophenone). **Mydriasis** (Phenothiazine).
- Halluzinationen und **Krampfanfälle. Hypo- oder Hyperthermie**.
- Phenothiazine und Droperidol führen zu **kardialen Leitungsstörungen**, die behandelt und überwacht werden müssen wie bei einem Trizyklikum (**QT-Zeit** +++) mit dem Risiko von **Torsades de pointes, ventrikulären Tachykardien, Kammerflimmern.**
- Aktivkohle innerhalb einer Stunde (*siehe S. 53*). Hohe Dosen könnten ggf. eine verzögerte Magenspülung rechtfertigen. Volumengabe im Falle einer Hypotonie.

- Verlegung auf die Intensivstation bei Krampfanfällen, Hypotonie mit vasoplegischem Schock. Clonazepam 1 mg bei Krampfanfällen; erhöhtes Risiko von Apnoe.
- Malignes neuroleptisches Syndrom (*siehe S. 117*).
- Labor: Elektrolyte, Kreatinin, Harnstoff, Blutzucker, CPK.
- **Intensiv-/Wachstation** bei vermuteter toxischer Dosis, auch bei einem wenig oder nicht symptomatischen Patienten, der innerhalb von < 6 h nach der vermuteten Exposition behandelt wird (15).

❯ Neue psychoaktive Substanzen, Rücksprache Giftzentrale

- Imitieren herkömmliche Substanzen wie Benzodiazepine, Cannabis, Ketamin und Opiate (15).
- Die Behandlung erfolgt symptomatisch.
- Cyproheptadin (Peritol®) kann bei Hyperthermie, die auf das Toxin zurückzuführen ist, angezeigt sein (15).
- Wirkungen und Risiken neuartiger psychoaktiver Substanzen. Dtsch Ärztebl Int 2014 https://tinyurl.com/46haj82b

❯ Organophosphate (Insektizide), Rücksprache Giftzentrale

- Akutes cholinerges (muskarinerges) Syndrom: Hypersekretion, Bronchokonstriktion, Bradykardie, Hypotonie.
- Nikotinerges Syndrom: Krämpfe, Muskel- und Atemlähmung.
- Schädigung des ZNS mit Koma.
- Lokale Toxizität je nach Art der Aufnahme: Augen, Haut, Lunge.
- Symptomatische Behandlung, Dekontamination, Atropin gegen muskarinerge Symptome.

❯ Paracetamol

- Das Risiko einer Hepatopathie hängt von der Dosis und dem Paracetamolspiegel ab.
- **Der Paracetamolspiegel (P) ist erst interpretierbar (und daher erst zu entnehmen) ab der 4. Std. nach der Einnahme**. Wenn der *Zeitpunkt der Einnahme nicht bekannt ist: sofortige Spiegelbestimmung*. Transaminasen, Blutzucker, Quick/INR, Kreatinin, Elektrolyte ++.
- Vermutlich toxische Dosis bei einmaliger Einnahme: **150 mg/kg oder 7,5 g** (wenn man pessimistisch ist) (7)
- **Risikofaktoren, die die Toxizität erhöhen**: Induktion von **Cytochrom P450 (regelmäßiger Konsum von Ethanol**, Isoniazid), **Unterernährung**, chronischer Alkoholismus.
- Die Transaminasen können bis zu 24 Stunden nach der Einnahme einer toxischen Dosis normal sein.

… ***Einfacher Fall (7): „einmalige“ Einnahme = vor $\leq$ 8 Std., von $\geq$ 150 mg/kg/d oder $\geq$ 7,5 g und bekannter Uhrzeit*** ……………………

1- Mit NAC beginnen, wenn keine P-Bestimmung möglich ist.

2- **P-Bestimmung kann innerhalb 8 Std. post-ingestionem erhalten werden**: Ergebnis abwarten (> 4 Std.) und behandeln, wenn Spiegel > Schwellenwert (siehe weiter unten).

3- **P-Bestimmung kann zwischen 8 und 24 Std. post-ingestionem erhalten werden**: NAC beginnen und absetzen, wenn Spiegel < Schwellenwert (s. unten).

4- P kann nur nach mehr als 24 Std. post-ingestionem erreicht werden: dito Fall 5 unten.

… ***Schwieriger Fall*** *(7), während man auf die Meinung der Giftzentrale wartet* ….

5- Einnahme von ≥ 150 mg/kg/d oder ≥ 7,5 g im Abstand von 8 bis 24 Std, => NAC beginnen. Wenn keine laborchemischen Anzeichen für eine Hepatotoxizität vorhanden und P < 10 mg/L (66 µmol/L): Absetzen von NAC, keine weitere Behandlung.

… ***Schwieriger Fall (15)*** *geben Sie NAC, ohne das Nomogramm zu betrachten* ….

– NAC systematisch bei starkem Verdacht auf Einnahme von Paracetamol in toxischen Dosen:
  - Zeitpunkt unbekannt, Behandlung fortsetzen, wenn P nicht Null oder ALT (GPT) erhöht;
  - Risikofaktoren (chronische Hepatopathie, Mangelernährung), Behandlung fortsetzen, wenn P nicht Null oder ALT (GPT) erhöht;
  - Aufnahme nach mehr als 24 Std. nach Einnahme und bei erhöhten ALT (GPT)-Werten;
  - Wiederholte Einnahme von Paracetamol in supratherapeutischen Dosen (> 4 g/d oder > 90 mg/kg/d); die gesamte vollständige Behandlung muss verabreicht und fortgesetzt werden, wenn die ALT (GPT) erhöht ist.
– Aktivkohle innerhalb einer Stunde nach der Einnahme (*siehe S. 53*). Aktivkohle behindert nicht die Wirkung des Antidots, auch wenn es *per os* gegeben wird. Sie befreit auch nicht von der Einnahme.
– **Infusion von NAC** (oder Fluimucil® i.v.) **Optimale Wirkung, wenn innerhalb von 8–10 Stunden begonnen wird.** Verringert die Toxizität bei späterer Verabreichung bis zur 24. Std. **Auch bei späterer Aufnahme mit Anzeichen von Hepatotoxizität angezeigt:**
  - **Initialdosis: 150 mg/kg in 60 min** in 3 mL/kg, max = 200 mL G5 %;
  - dann Erhaltungsdosis: **50 mg/kg in 4 Std.** in 10 mL/kg max = 500 mL G5 %;
  - dann **100 mg/kg in 16 Std.** in 20 mL/kg max = 1 L G 5 %:
    - Zyklus 3 ist bis zu einer abschließenden Einschätzung (Giftzentrale, Toxikologe) zu erneuern, bei: erhöhten Transaminasen, abnormer INR oder P ≥ 66 µmol/L,
    - Niereninsuffizienz: wenn glomeruläre Filtration < 10 mL/min: 75 % dieser Dosierung geben.
  - Nebenwirkungen (anaphylaktoid): Urtikaria, Bronchospasmus, selten Schock: Infusionsgeschwindigkeit reduzieren und Verabreichen eines H1-Antihistaminikums i.v. (Dimetinden 4 mg = 1 Ampulle), oder verabreichen Sie NAC *per os*. Bei einer schweren Reaktion: Absetzen, Adrenalin und Indikation neu überdenken, fachärztliche Beratung.
– **Die Verabreichung von NAC ist fortzusetzen, solange** die erhöhten Leberwerte fortbestehen (+ Fachberatung).
– **In der Praxis (*NAC-Indikationen: siehe oben*)**:
  - **Intoxikation seit < 8 Std.**: bei Beendigung der NAC-Therapie: Quick/INR, Transaminasen und Kreatinin. Entlassung möglich, wenn der Patient asymptomatisch ist und die Laborwerte normal sind;
  - **Intoxikation zwischen 8 und 24 Std.**: bei Beendigung der NAC-Behandlung: INR, Transaminasen und Kreatinin. Entlassung möglich, wenn der Patient

asymptomatisch ist und die Laborwerte normal sind + Einschätzung der Giftzentrale, wenn P > Schwellenwert;

- **Intoxikation vor > 24 Std.** (*NAC kann die Schädigung nur begrenzen*): P-Spiegel, INR, Transaminasen und Kreatinin, Elektrolyte mit Bikarbonaten. **NAC von Anfang an bei** Einnahme $\geq$ 150 mg/kg oder $\geq$ 7,5 g, oder $\geq$ 125 mg/kg bei Risikofaktoren, bei Azidose, Transaminasenerhöhung oder nachweisbarem Paracetamolspiegel oder hepatodigestiven Zeichen. **Beratung durch einen Spezialisten.** Nach Beendigung der NAC-Therapie: Wiederholung der Laborbestimmungen außer P. Bei Anomalien oder klinischen Anzeichen NAC fortsetzen, bis sich die Werte normalisiert haben, und fachärztlichen Rat einholen.
- Kontaktieren Sie die **Intensivstation eines spezialisierten Zentrums,** das eine Lebertransplantation durchführen kann, wenn Anzeichen eines Leber- oder Nierenversagens auftreten (INR, Faktor V, Blutzucker, Kreatinin).

... ***Interpretation der P-Spiegel nach Rumack und Matthew (modifiziert)*** . .

- Das Nomogramm ist hübsch, aber optisch unbrauchbar. Auf der nächsten Seite eine Transkription (Wiki), die als Behandlungslinie eine Gerade durch 150 mg/L nach 4 Stunden und 5 mg/L nach 24 Stunden nimmt (7). Behandeln Sie, wenn der P-Spiegel $\geq$ dem Schwellenwert liegt. https://en.wikipedia.org/wiki/File:Rumack_Matthew_nomogram_with_treatment_(study)_line.pdf
- Bei Risikofaktoren (*siehe oben*): Der Schwellenwert wird auf eine Parallele gesenkt, die durch 100 mg/L bei 4 Uhr verläuft (6,7).
- Runden Sie auf die nächste Stunde auf.
- Ergebnis nahe am Schwellenwert, berücksichtigen Sie die Unsicherheit hinsichtlich der Zeitbestimmung und Genauigkeit der Spiegelbestimmung: Großzügige Behandlungsindikation.
- Anderer Rechner, nur für Personen ohne erhöhtes Risiko: https://tinyurl.com/mrxd8a6s

Tabelle 2.10: **Behandeln, wenn P-Spiegel > (mg/L)**

Std. nach Intoxikation	Ohne Risikofaktoren	Zirrhose, Unterernährung	Std. nach Intoxikation	Ohne Risikofaktoren	Zirrhose, Unterernährung
4	150	100	15	22	14
5	126	82	16	19	12
6	106	70	17	16	10
7	89	58	18	13	8
8	75	48	19	11	7
9	63	41	20	9	6
10	53	34	21	8	5
11	45	29	22	7	4
12	37	24	23	6	3
13	32	21	24	5	3

> **Paraquat (Herbizid, nur noch selten gebraucht).**

- Allgemeine Toxizität, Aufnahme über den Verdauungstrakt oder die Haut. Akute Nieren- und Leberinsuffizienz (Tag 2). Ateminsuffizienz, dann Lungenfibrose um Tag 6. Symptomatische Behandlung. Dekontamination von Haut und Augen. Letal, wenn nicht dekontaminiert < 1 Stunde. Kohle nur innerhalb < 1 Stunde. Giftzentrale und Intensivstation.

› Vergiftung durch N_2O/Lachgas (Kapseln)
- In Mode: Lachgaskapseln, die direkt oder in Beuteln oder quasi Mund-zu-Mund von Person zu Person inhaliert werden (erhöht die Hypoxämie).
- Häufig psychiatrische Störungen, Sucht.
- In der Akuphase kommt es zur Erstickung mit Hypoxämie. Besonders bei Verwendung mit dem Kopf in der Tasche oder in beengten Räumen (Auto): Vermeiden der Quelle, symptomatische Behandlung.
- Suchen Sie nach neurologischen Komplikationen bei wiederholtem Gebrauch (S. 249).
- Giftzentrale und Neuro.

› Trichlorethylen (TCE) eingeatmet, oder eingenommen
- Atemgeruch nach Lösungsmitteln. Wenn eingenommen, röntgendicht in der Abdomenleeraufnahme (Schweregrad ++). Klinik: Benommenheit, Schwindel, Ataxie, Dysarthrie, gerötete Augen, Halluzinationen, Aggressivität, Vigilanzstörungen. Tachypnoe, Bradykardie, AV-Block oder SA-Block. Ventrikuläre Extrasystolen, dann Kammerflimmern, Myokarditis; Kollaps. Wenn erforderlich: Bestimmung von Trichloressigsäure oder Trichlorethanol (Blut, Urin).
- Bei Symptomen: Verlegung auf die Intensivstation. Ggf. β-Blocker (Propanolol) bei kardialen Symptomen. EKG-Monitoring 36–48 Std. wenn neurologische Störungen.

› Literatur

1. Danel V., Megarbane B. Urgences toxicologiques de l'adulte, éd. Arnette, Paris, 2008.
2. Mégarbane B., Donettib L., Blanc T., Chérond G., Jacobse F. & groupe d'experts de la SRLF. Intoxications graves par médicaments et substances illicites en réanimation, 2006, https://tinyurl.com/45x6s4fe
3. Adnet F. Contrôle des voies aériennes en urgence. 3e éd., « Intoxication médicamenteuse », Éd. Arnette, Paris, 2008, p. 209–14.
4. Orphanet. Syndrome sérotoninergique, 2018. https://tinyurl.com/4szzyyp3
5. Hoffman R.-S., Nelson L.-S., Howland M.-A., Lewin N.-A., Flomenbaum N.-E., Goldfrank L.-R., Goldfrank's manual of toxicologic emergencies, Mc Grax Hill, New York, 2007.
6. Saviuc Ph., Danel V. Intoxication aiguë par le paracétamol, La revue du Praticien, 2006, 58: 861–65.
7. Baud F., Hantson P., Thabet H. Intoxications aiguës, Springer, 2013.
8. Fieux H. et al. Ingestion de produits ménagers : évaluation de la gravité et du pronostic, Congrès Urgences 2016, www.sfmu.org(membresSFMU)
9. Baud F. Toxicologie clinique, 6e édition, Lavoisier MSP, Paris, 2017.
10. McGrady H, Rees JA. Toxicity of dothiepin (=dosulepin) in overdose. The Lancet,1994. PMID: 7905115 : Buckley NA, Dawson AH, Whyte IM. et al. Greater toxicity in overdose of dothiepin than of other tricyclic antidepressants, The Lancet, 1994. PMID: 7904010
11. Cook S. et al. Efficacy and safety of the "mother's kiss" technique: a systematic review of case reports and case series, CMAJ, 2012. https://tinyurl.com/5azm9ez4
12. Mother kiss. Illustrations et vidéos via Google® : https://tinyurl.com/8n6thjx8
13. National Capital Poison Center Button Battery Ingestion Triage and Treatment Guideline 2018. www.poison.org/battery/guideline
14. Base Tox-In sur le site SFMU: www.sfmu.org/toxin/
15. Recommandations de la SFMU 2020. Prise en charge des intoxications médicamenteuses et par drogues récréatives. https://tinyurl.com/4yxs47ux
16. BfR-Vergiftungsunfälle bei Kindern. App für Android/iOS
17. Drogen-Informationen Berlin. https://www.drogeninfo-berlin.de/
18. Grundlagen der Akuttoxikologie. https://tinyurl.com/4r2zsz6n
19. https://www.revmed.ch/revue-medicale-suisse/2010/revue-medicale-suisse-261/pneumothorax-sur-prise-de-cocaine

2.5.1 Vergiftung durch Opiate

Wichtige Punkte

- Ebenso **ventilatorischer Notfall** wie toxikologischer Notfall.
- Naloxon ist gut, aber die **Sauerstoffzufuhr hat Vorrang**. Buprenorphin wird schlecht antagonisiert, bei Hypoventilation hat die mechanische Beatmung Vorrang.
- **Die klassische punktförmige Miosis kann fehlen!**
- Im Falle einer akuten Hypoventilation oder eines Kreislaufkollapses muss der Reihe nach Folgendes geschehen:
  - **Sauerstoffzufuhr**, mit einer Reservoir-Maske oder Beutel-Ventil-Maske ohne Rückatmung mit O_2 15 L/min;
  - **mechanische Beatmung, die bei einem Herz-Kreislauf-Kollaps erforderlich ist**;
  - dann Naloxon verabreichen und/oder intubieren und mechanisch beatmen.
- **Naloxon hat eine im Einzelfall unvorhersehbare Wirkungsdauer** von ungefähr 30 min, mit einem Wiederauftreten der Atemdepression in 30 % der Fälle danach. Die beteiligten Opiate haben eine Wirkungsdauer > ihr Gegenmittel.
- **Naloxon muss in kleinen Boli verabreicht werden**, um ein Entzugssyndrom mit unruhigem Erwachen, Weglaufen und erneute Atemdepression zu vermeiden.
- **Vorsicht vor Vorurteilen ⚠ : Ein Hirnstamminsult durch eine Vertebralisdissektion bei einem jungen Menschen kann zu einem Koma mit Miosis führen. Naloxon weckt nicht auf.**

Begleitumstände

- Wird (wie auch Hypoglykämie) **immer** bei jedem **Koma**, jeder **Bradypnoe** und jeder **Miosis** in Betracht gezogen.
- Ateminsuffizienz mit **Bradypnoe**.
- Überdosierung eines Analgetikums, möglicherweise während einer Opiatbehandlung *per os*, oder transdermalem Opioid (Opioid-Pflaster im Altenheim). „Schlaganfall" einer älteren Person...
- Überdosierung bei einer Opioid-Notfallanalgesie, selten bei der intravenösen Titration. Die Atemdepression tritt eher beim Verschwinden des Schmerzes auf (Reposition einer Luxation).
- Eine Person, die mit der Polizei in die Notaufnahme gebracht wird, nachdem sie Heroinpäckchen zu sich genommen hat, um sie zu verstecken oder Drogenkügelchen im Körper transportiert.

Wie immer im Notfall

- Beachtung der Vitalzeichen (Atemfrequenz usw., bei Koma auch Glukose).
- **Sofortige Behandlung von Organversagen**: **„ABC"** Airway Breathing Circulation (Freihalten der Atemwege, Beatmung, Kreislauf...).
- **Beachten Sie: Die bloße Anwendung dieser ABC rettet den Patienten**, auch wenn sie nicht zum Aufwachen führt.

Diagnose

- **Punktförmige Miosis, Hypoventilation** (Atemfrequenz < 12/min und flache Atmung) oder Apnoe, **Somnolenz** oder Koma. Drogenkontext: „Schuss", Auffinden von Material in der Nähe oder in den Taschen des Patienten (Vorsicht, dass man sich beim Durchsuchen nicht sticht), Einstichspuren (Hände, Füße...).

- **Die Miosis kann fehlen**: Mehrfachvergiftungen, postanoxisches Koma mit Mydriasis. **Eine Mydriasis oder normale Pupillen wurden bei Vergiftungen mit Morphin**, Meperidin, Dextropropoxyphen, Diphenoxylat (Antidiarrhoikum) beschrieben.
- *Hypoxie*, sehr späte Zyanose, *Hyperkapnie, Hypotonie, Histaminliberation* mit Pruritus oder sogar lokalisiertem oder generalisiertem Ausschlag, Bronchospasmus, Harnverhalt, *Übelkeit, Erbrechen*, Obstipation.
- **Im Zusammenhang mit einer toxisch-komatösen Überdosis sind Urin-Spiegelbestimmungen/-tests unnötig.** Bei einer Vergiftung mit einem Produkt, das Dextropropoxyphen oder Tramadol enthält: Bestimmung von **Paracetamolspiegel** und N-Acetyl-Cystein je nach Fall sofort (S. 55).
- Das **EKG**: Suche nach EKG-Zeichen einer assoziierten Intoxikation oder einer Intoxikation mit bestimmten Opiaten (Dextropropoxyphen, Methadon): Achten Sie auf Verlängerungen der **QRS**- und/oder **QT**-Zeit.
- Aufwachen unter vorsichtiger Titration von Naloxon in Verbindung mit den klinischen Umständen und Zeichen bestätigt die Diagnose.

Suche nach Komplikationen

- **Zerebrale Anoxie: Das Koma dauert an**, reagiert nicht auf Naloxon oder ist im Verlauf nicht rückläufig unter mechanischer Beatmung. Mydriasis ist möglich.
- **Respiratorische Komplikationen**: Tachypnoe, die aus dem Gesamtbild heraussticht, oder Zyanose oder Hypoxie, die nach Wiederkehr der Eigenatmung fortbestehen, oder auskultatorische Zeichen einer Aspiration, kardiogenes oder toxisches Lungenödem.
- Bestimmte Ko-Intoxikationen (Antidepressiva, Neuroleptika) und bestimmte Opioide (Dextropropoxyphen) können **Krämpfe** auslösen.
- **Hypothermie**. Bei Herzstillstand und Hypothermie Wiederbelebung verlängern („man ist nur tot, wenn man tot und warm ist").
- **Hypoglykämie**: Dextropropoxyphen (Patienten, die Vorräte vorgehalten haben).
- **Rhabdomyolyse** mit Nierenversagen und Hyperkaliämie.

Differentialdiagnose

- **In der Regel einfach**: schläfriger, bradypnoeischer Drogenabhängiger mit Miosis, der nach vorsichtiger fraktionierter Injektion von Naloxon eine ausreichende (und zeitlich begrenzte) Spontanatmung wiedererlangt.
- **Bei jedem Koma** die **Ursachen** für eine **dringende spezifische Behandlung** bedenken ⚠ : *Hypoglykämie, Kohlenmonoxid, Subarachnoidalblutung, Hypothermie.* Auch wenn Sie die Diagnose einer Opiatvergiftung übersehen, rettet eine unspezifische Behandlung den Patienten.
- **Koma mit Miosis**: Phenothiazine, einige neuere atypische Neuroleptika, Pons- (enge Miosis) oder dienzephalische (reaktive Miosis 2–3 mm) Läsionen, cholinerge Intoxikation, Barbiturate, Benzodiazepine in hohen Dosen, Organophosphate, Clonidin, einige Pilze, Prostigmin, tiefes Koma.

Praktisches Vorgehen

- **Beobachtend, wenn**: Atemfrequenz $\geq$ 12/min, keine Hypoxie, verbale Kommunikation möglich. Position in stabiler Seitenlage oder halb-sitzend (3). Vorsicht bei **Methadon, verzögerte Freisetzung** von 2–3 Std. nach Einnahme.

- **Beatmung mit reinem Sauerstoff**: Atemwege freimachen, bei ausreichender Eigenatmung eine Reservoirmaske anlegen, O_2 mit 10 L/min, und bei ungenügender Spontanatmung den Kopf überstrecken, den subluxierten Unterkiefer nach vorne halten und mit reinem Sauerstoff über Maske (unidirektionales Ventil) beatmen, ohne zu forcieren, um den Magen ⚠ nicht zu überblähen (Erbrechen/Aspiration).
- **Weder Kohle noch Magenspülung. Nicht noch Probleme schaffen.**
- **Naloxon aufziehen**: Verdünnen Sie die 0,4-mg-Ampulle mit 9 mL physiologischer Kochsalzlösung: d. h. 10 mL zu 0,04 mg/mL.
- **Naloxon sollte in kleinen Boli verabreicht werden** (keine Entzugserscheinungen erzeugen durch eine zu hohe Dosis). Risiko: Unruhiges Erwachen, Weglaufen, möglicherweise eine Straftat, um sich Drogen zu beschaffen, und nach Ende der Naloxonwirkung Wiederauftreten der Überdosierungssymptome.
- **Naloxon** wird unter **längerer Überwachung mit SpO_2-Monitoring und Überwachung** der Atemfrequenz verabreicht.
- **Wecken Sie nicht den schlafenden Löwen!** ⚠ Injizieren Sie **mL für mL,** entweder **0,04 mg alle 1–2 min**, eventuell bis zu 2 mg, um eine ausreichende Atemfrequenz zu erreichen (**Atemfrequenz $\geq$ 12/min**, SpO_2 – 90 %), und infundieren Sie dann **0,2 mg/h**. Dosiserhöhung oder -reduktion, um eine AF $\geq$ 12 und einen ruhigen, nicht unruhigen Patienten zu haben. Ein zweiter Bolus in Höhe der Hälfte des ersten Bolus ist häufig um die 20. Minute herum erforderlich. **Bei schwierigem venösem Zugang** kann Naloxon auch s.c., intralingual (Einwirkzeit 30 s) oder intratracheal bei Intubierten (1 min), intranasal ohne Nadel (3–4 min) oder als Vernebelung, 2 mg in 3 ml Kochsalzlösung (5 min), injiziert werden. Man hat jedoch keine Kontrolle über die Intensität der Antagonisierung oder die Dauer. **Bis das Naloxon wirkt: Beatmen und Sauerstoff zuführen!**
- **Überwachung** mit SpO_2 auf der **Intensivstation**. Periphere Infusionen sind empfindlich, ein abgeknickter Arm kann die Infusion unterbrechen.
- **Wenn Naloxon eine akute Atemnot offenbart**: Tachypnoe, Rasselgeräusche, Entsättigung: **akutes Lungenödem** oder **Aspiration**: Intubation/Beatmung.
- **Wenn Naloxon die Atmung verbessert, aber nicht das Bewusstsein** (vollständiges Erwachen ist jedoch nicht das Ziel): **zerebrale Anoxie oder assoziierte Intoxikation:** intubieren/beatmen.
- **Keine Verbesserung**: eine andere Diagnose oder eine Überdosis Buprenorphin erwägen (Naloxon nicht wirksam), Dextropropoxyphen oder Methadon. Es wird empfohlen, zu **intubieren/beatmen**. Sehr hohe Dosen von Naloxon könnten evtl. auf der Intensivstation verabreicht werden.

› Sonderfälle

- **Buprenorphin**: sehr stark an μ-Rezeptoren gebunden, kann bis zu 10 mg Naloxon erfordern, ohne dass die Antagonisierung vollständig eintritt.
- **Methadon**: Gefahr von Krampfanfällen, Herzversagen. Bei **Methadon** treten die **Symptome nach 2–3 Std. nach der Einnahme auf**. Überwachung 2–3 Tage aufgrund der langen Wirkungsdauer. Aufnahme Intensivstation.
- **Dextropropoxyphen**: 6-stündige EKG-Überwachung, wenn asymptomatisch. **Myokardversagen, Rhythmus- und Erregungsleitungsstörungen**, Krämpfe, Hypoglykämie: Diese Komplikationen sind unter Naloxon nicht reversibel. Bikarbonat 8,4 % (1 mL/kg i.v. bzw. 1 mEq/kg) könnte bei diesen Rhythmusstörungen

in Betracht gezogen werden. Auf die Intensivstation aufnehmen. Achtung: Möglicherweise assoziiertes Paracetamol bestimmen.

- **Tramadol**: Risiko von Hypertonie, Krämpfen, Hypoglykämie, Unruhe. Behandlung symptomatisch und mit Naloxon.
- **Oxycodon**: Überdosierungen sind häufig tödlich und resistent gegen hohe Naloxondosen. Dies macht eine längere mechanische Beatmung erforderlich.
- **Mischvergiftungen und Heroinkontaminationen**: Heroin, das mit Kokain oder sogar Scopolamin eingenommen wird. Die Kokain- oder Scopolaminvergiftung kann sich bei der Aufhebung der Opioidsedierung durch Naloxon zeigen. Heroin, das mit Chinin oder Strychnin verunreinigt ist.
- **Transport von Heroin im Körper (*body packers*)** (S. 75).

› Entlassung

- Bei Personen mit wenig oder keinen Symptomen (selten) wird eine Überwachung von 4–6 Std. empfohlen. Schwierig zu verhandeln.
- **Verzögerte Entlassung nach 24–48 Std., wenn Produkte mit langer Wirkungsdauer** (Methadon, Dextropropoxyphen, Morphin mit verzögerter Freisetzung) und nicht nur leichte Vergiftung.
- Diphenoxylat/Atropin (Antidiarrhoikum) => Krankenhausaufnahme und Überwachung, da der Metabolit von Diphenoxylat eine viel stärkere Aktivität und eine verlängerte Halbwertszeit hat, die durch die Wirkung des Medikaments auf den Transit noch verschlimmert wird.
- Geben Sie nicht der Versuchung nach, gegen ärztlichen Rat zu entlassen. Aussagen des Patienten sind nicht mehr wert als bei einem betrunkenen Patienten.
- Psychiatrische Beratung, wenn die Handlung suizidal ist oder bei Drogenmissbrauch im Allgemeinen.

› Literatur

1. Gueye P.-N., Megarbane B., Borron S.W. et al., Trends in opiate and opioid poisonings in addicts in north-east Paris and suburbs, 1995-99, Addiction, octobre 2002, 97(10) : 1295–304.
2. Adnet F. Contrôle des voies aériennes en urgence. 3e éd., « Intoxication médicamenteuse », Éd. Arnette, Paris, 2008, p. 209–14.
3. Danel V., Megarbane B., Urgences toxicologiques de l'adulte, éd. Arnette, Paris, 2008 +++.
4. Hoffman R.-S., Nelson L.-S., Howland M.-A., Lewin N.-A., Flomenbaum N.-E., Goldfrank L.-R., Goldfrank's manual of toxicologic emergencies, Mc Grax Hill, New York, 2007.
5. Base Tox-In sur le site SFMU: www.sfmu.org/toxin/
6. Recommandations de la SFMU 2020. Prise en charge des intoxications médicamenteuses et par drogues récréatives. https://tinyurl.com/4yxs47ux
7. Opioidvergiftung. Deximed. https://tinyurl.com/bdeu2cmj
8. Opioide (Intoxikation und Abhängigkeit). Amboss.com: https://tinyurl.com/5xksb5pb

2.5.2 Der Heroinabhängige auf Entzug oder im Krankenhaus

- Schmerzstillende Wirkung von Opiaten => Risiko einer Fehldiagnose => regelmäßig den Patienten untersuchen.
- Vorsicht bei Wechselwirkungen und Risikosituationen (Hypokaliämie): Methadon verlängert die QT-Zeit und der Serumspiegel steigt bei Makroliden, Fluconazol, SSRI.

> Bitte um Aufnahme zur Entwöhnung in der Notaufnahme

- **Entzugserscheinungen werden im Allgemeinen nicht als Indikation für eine Notfallkrankenhauseinweisung anerkannt** (1).
- Aber ein **suizidaler** oder verwirrter **Zustand** und organische Störungen können eine Krankenhauseinweisung indizieren.
- Eine Verschlimmerung des Konsumverhaltens, eine Polytoxikomanie und zwanghaftes Spritzen können ein suizidales Äquivalent darstellen, das eine dringende psychiatrische Beratung rechtfertigt.
- Sie sollten dem Patienten zuhören (an Eigenschutz denken, Tür nur angelehnt), die Symptome bewerten, **eventuell vor Ort ein Neuroleptikum** geben und Adressen von Fachzentren angeben: Die Behandlung der Abhängigkeit ist mittel- oder langfristig angelegt und die Durchführung eines Entzugs im Krankenhaus sollte nur im Rahmen eines solchen Projekts, d. h. nicht während Notfällen, in Betracht gezogen werden. **Formulieren Sie aber auch dann einen Therapievorschlag,** wenn keine sofortige Krankenhauseinweisung erfolgt.
- **Weisen** Sie den Patienten von Anfang an darauf hin („**Aufnahmevertrag**"), dass in der Notaufnahme keine Gewalt toleriert wird und man nicht überall herumlaufen kann. Es dürfen keine illegalen Produkte verwendet werden. Die Notaufnahme ist kein Ort, an dem Substitutionstherapien begonnen werden: Dies ist die Aufgabe von spezialisierten Teams oder Ärzten in Netzwerken außerhalb der Notaufnahme. Im Gegenzug **verpflichtet man** sich jedoch, keine Entzugssymptomatik entstehen zu lassen und somatische Probleme zu behandeln.
- Bundesärztekammer: Substitutionsgestützte Behandlung von Opioidabhängigen https://tinyurl.com/2262e8as; örtliche Drogenhilfe, Gesundheitsämter

> Verhindern und behandeln Sie Entzugssymptome (sorgfältige Untersuchung, da schwere Erkrankungen für ein Entzugssyndrom gehalten werden können)

- Zeit bis zum Auftreten 6–12 Std. bei Heroin, Tage bei Methadon und Buprenorphin.
- 4 Stadien: 0: fühlbare Angst; 1: Hypersekretion von Nase und Tränenflüssigkeit; 2: Mydriasis; 3: Tachykardie, arterielle Hypertonie, Hyperthermie, Bauchschmerzen; 4: Dehydrierung, Erbrechen, Durchfall. Zunächst ist beim Opiodentzug aber nicht von einem vital bedrohlichen Entzugssyndrom auszugehen. Dennoch ist der Entzug massiv belastend für den Patienten und er sollte vor allem symptomorientiert behandelt werden. Falls der Patient in einer Substitution ist, sollte, falls keine somatische Kontraindikation wie Atemdepression besteht, die bekannte Dosis, Applikationsform, und Wirkstoff verabreicht werden. Diese Angaben sollten im Substitutionsausweis überprüft werden, ggf. kann man auch in der Substitutionsausgabestelle nachfragen. Bei Patienten, die nicht in der Substitution sind, ist eine Gabe von Opioiden stets kritisch zu prüfen.

  Eine Opiodgabe zur Dämpfung von Entzugssymptomen und fehlendem suchtmedizinischem Konzept ist sehr zurückhaltend anzuwenden. Das Auftreten von Entzugssymptomen ist je nach eingenommener Substanz unterschiedlich. So zeigen sich erste Symptome bei Heroineinnahme bereits etwa 6 Stunden nach

letztem Konsum und erreicht seinen Höhepunkt etwa 48 Stunden danach und hält ca. 5 bis 7 Tage an. Der Zeitraum bis zum Auftreten von Symptomen bei Buprenorphin und Methadon ist deutlich länger.
Typische Symptome bei Opiodentzugssyndromen sind:
  - Craving
  - Mydriasis
  - Piloarrektion
  - Rinorrhoe, Niesen, Gähnen, Tränenfluss
  - Muskelschmerzen/ -krämpfe
  - Abdominelle Spasmen
  - Übelkeit, Erbrechen, Diarrhöe
  - Dyssomnie
  - Hypertonie, Tachykardie
- Die symptomorientierte Therapie kann wie folgt empfohlen werden:
  - Vegetative Entzugssymptome: Clonidin
  - Gastrointestinale Symptome: Metroclopramid
  - Schmerzen: Nichtsteroidale Analgetika
  - Unruhe, Schlafstörungen: Doxepin

  Medikamente mit einem hohen Risiko für eine Abhängigkeit – wie Benzodiazepine – sollten vermieden werden. Allerdings sollte man stets die vital bedrohlichen Entzüge von Alkohol oder Benzodiazepinen ausschließen, da hier die Gabe von Benzodiazepinen das Mittel der Wahl wäre.

› Krankenhausaufenthalt aus interkurrentem Grund

- Man kann eine Entzugsprävention wie oben vorschlagen, wenn der Patient dies akzeptiert. Einnahme der Medikamente unter Aufsicht. **Aber** ein abhängiger Drogenkonsument, der wegen einer „somatischen" Erkrankung behandelt werden muss und ins Krankenhaus eingeliefert wird, sollte dies unter guten Bedingungen tun. Es ist nicht zu beanstanden, während eines Krankenhausaufenthalts die Entzugserscheinungen mit Opiaten zu unterdrücken, wenn die herkömmliche Behandlung unwirksam ist oder vom Patienten abgelehnt wird. Verwenden Sie dann subkutanes **Morphin** in Dosen von 5–10 mg alle 4 Stunden, um mit der Behandlung zu beginnen und sie dann anzupassen. Alternativ kann die Gabe von Methadon oder Buprenorphin erwogen werden.
- **Patienten, die Buprenorphin** (Temgesic®, Subutex®) einnehmen. Erkundigen Sie sich bei ihrem Arzt und lassen Sie sich den Substitutionsausweis zeigen. Weiter mit Temgesic®: Tbl zu 0,2 mg oder Subutex®: Tbl. zu 0,4 – 2 – 8 mg. Übliche Dosis: 8 bis 10 mg/d; Höchstdosis 16 mg. Eine bis zwei oder drei Einnahmen pro Tag. Vorteil: Vermeidet wie Methadon Plasmaspitzen und -täler. Nachteil: antagonistische Wirkung, die eine Morphinanalgesie erschwert.
- **Methadonpatienten**, die aus nicht-toxikologischen Gründen ins Krankenhaus eingeliefert werden: Die Krankenhausapotheke verfügt i.d. Regel über einen Notvorrat. Ggf. psychiatrisches Konsil. Eine Methadonpause von 1–2 Tagen ist kaum geeignet, einen Entzug zu bewirken.
- **Keine Entlassung mit einem Opiatrezept**, es sei denn, die Verschreibung erfolgt unter Aufsicht eines Arztes, der auf Drogenmissbrauch spezialisiert ist.
- **Achten Sie darauf, dass Sie**:
  - keine Entzugserscheinungen zulassen – die Folgen sind: anstrengender und unerträglicher Patient, Entlassung gegen ärztlichen Rat oder Weglaufen und

Unmöglichkeit der Behandlung der interkurrenten Erkrankung (infektiös, Trauma ...);
  - dem Entzug Anzeichen zuschreiben, die mit einer ernsthaften Erkrankung zusammenhängen (klinische Untersuchung). **Beachtung der schmerzlindernden Wirkung von Opiaten**: diagnostisches Risiko, maskierte Schmerzen (anderes Setting als bei einer analgetischen Titration);
  - die Verschreibung von Beruhigungsmitteln oder Morphinen nicht schleifen lassen: Der Patient soll nicht unruhig werden.
- **Hüten Sie sich vor einem abrupten Benzodiazepin-Entzug** (Dosis schrittweise reduzieren).

› Bei einer potenziell chirurgischen Erkrankung

- Informieren Sie den Anästhesisten frühzeitig, um die Analgetika- und Substitutionsbehandlung zu besprechen.

› Schmerzbehandlung (2,3)

- Multimodale Analgesie: Bevorzugen Sie Paracetamol, NSAR und ggf. Morphintitration (bei Opioidabhängigen nicht verboten!), gefolgt von einer s.c.-Morphingabe: Die titrierte Dosis, die Entzugserscheinungen und Schmerzen therapiert, wird dann alle 4 Stunden s.c. verabreicht (Überwachung) (3).
- **Weiterführung der Methadonbehandlung**. Oder, wenn nicht vorhanden, Heroin durch Morphin ersetzen (s. oben). Wenn der orale Weg nicht möglich ist, ersetzen Sie die tägliche Methadondosis per os durch s.c.-Morphin in der gleichen Tagesdosis (3).
- **Oder Buprenorphin**, bei dem ein Absetzen eher nicht direkt möglich ist (wirkt 36 Stunden), hat eine morphinantagonistische Wirkung. Entweder fortsetzen, wenn es für die Analgesie ausreicht, oder absetzen, 24-Stunden-Fenster und Ersatz durch Morphin wie oben (2). Opioide mit hoher Affinität (Alfentanil, Sufentanil) können Buprenorphin verdrängen (3), sind aber nur begrenzt einsetzbar (Notarzt, ± Schockraum, Intensivstation, geschultes Personal).
- Wo immer möglich, sollte eine **Regionalanästhesie** bevorzugt werden.

› Besuche

- Beim geringsten Zweifel verboten, aber nicht regelmäßig. Dem Kranken sagen, dass man verhindern will, dass er von Freunden in Versuchung geführt wird, und dass man alles tun wird, um Entzugserscheinungen vorzubeugen. **Ein Besuchsverbot bedingt als Gegenleistung eine wirksame Behandlung des Entzugssyndroms.**

› Der Drogenabhängige mit Fieber

Wie jeder andere und ...
- Phlegmone an der Injektionsstelle oder Abszess
- Pneumokokken-Pneumonie, Aspiration ...
- Periphere oder unübliche Arthritis (thorakal, vertebral, Os pubis ...)
- Toxoplasmose; Pneumocystis
- Infektionen der Haut und der Mundhöhle
- Bakteriämie ± Endokarditis (selten Geräusche über der Trikuspidalklappe); Staphylokokken, Gram-negative
- Meningitis usw.

- Detaillierte klinische Untersuchung des **unbekleideten** Patienten und überall (Injektionsstellen... multipel und unterschiedlich): Abszess, Phlegmone, oberflächliche Thrombophlebitis, Arthritis oder Osteitis, Lungenentzündung, neurologische Herdzeichen, selten Harnwegsinfekt, Herzgeräusch (bei Rechtsherz-Endokarditis ist ein Herzgeräusch sehr selten).

- Diffuse Haut- oder Skalpknötchen (Palpation), die sehr auf disseminierte Candidose hindeuten.
- Sehstörungen ohne Hinweise auf zentrale neurologische Ursachen erfordern eine ophthalmologische Untersuchung (Retinitis).
- **Ambulante** Behandlung, wenn keine schwerwiegenden Anzeichen vorliegen, eine ärztliche Nachbetreuung möglich ist oder wenn eine harmlose Fieberursache nachgewiesen werden kann und die Behandlung möglich ist, ohne dass der Entzug oder soziale Ausgrenzung stören. Legen Sie mindestens zwei Blutkulturen an (vier gut gefüllte Flaschen in einer einzigen Entnahme) und machen Sie eine Röntgenaufnahme des Thorax.
- Wenn Sie Untersuchungen mit verzögerten Befunden durchführen (Bakteriologie), vermerken Sie in der Akte, **wo und wie Sie den Kranken erreichen können**.
- In anderen Fällen: Notfalleinweisung für Blutkulturen, Thoraxröntgen, EKG (QTc-Zeit beachten, ggf. mikrobiologische Diagnostik lokaler Läsionen), mindestens einen Urinteststreifen, ± Echokardiographie ± Test auf Plasmodien. Dasselbe gilt für länger anhaltendes Fieber ohne Ursache.
- „**Shake**" oder „*Cotton Fever*" ist eine Ausschlussdiagnose, wenn nach einer i.v.-Injektion hohes Fieber aufgetreten ist, das innerhalb von 24 Stunden ohne Behandlung zurückgeht, ohne dass ein Infektionsherd gefunden wird.
- **Bei schwerwiegenden Symptomen**:
  - Überzeugen, im Krankenhaus zu bleiben, um Blutkulturen anzulegen und zu überwachen;
  - Keine Antibiotikatherapie ohne Diagnose und Probenentnahme (lokale Läsionen, wenn möglich + Blutkulturen). Standard und Candida-Nachweis, bitte genau angeben);
  - bakteriologische Proben, Blutbild, CRP, Transaminasen, Thoraxröntgen;
  - Vermeidung von Entzugserscheinungen.
- **Bei einer Sepsis** (*S. 743*) beginnen Sie eine Behandlung gegen **Staphylokokken- und Pseudomonas-Infektionen**: *siehe S. 493.*
- Bei einseitiger Lungenentzündung: Amoxicillin/Clavulansäure (1 g/125 mg) × 3. Es sollten Anaerobier, Pneumokokken und Methicillin-sensible Staphylokokken abgedeckt werden.

Der komatöse Drogenabhängige, der nicht auf Naloxon reagiert

- Aufnahme auf die Intensivstation, Anfertigung eines Schädel-CTs von Fall zu Fall.
- Die Ursachen sind:
  - schwere Überdosis oder Naloxon-resistentes Produkt;
  - anoxische Enzephalopathie;
  - postiktales Koma (manchmal nach Benzodiazepin-Entzug);
  - assoziierte Intoxikation (Psychopharmaka);
  - Hirnabszess, Meningitis, Toxoplasmose, Subarachnoidalblutung, Subduralhämatom, etc. wie bei jedem anderen Menschen auch.

Literatur

1. Modalités de sevrage chez les toxicomanes dépendant des opiacés, Conférence de consensus, 1998, http://www.has-sante.fr/portail/jcms/c_272062/modalites-de-sevrage-chez-les-toxicomanes-dependant-des-opiaces
2. Protocoles MAPAR, MAPAR éditions, Le Kremlin-Bicêtre, 2010, pp. 138–140.

3. Chandon M., Peronnet D., Prise en charge périopératoire du patient toxicomane, SFAR : Conférences d'actualisation, septembre 2003.
4. Opioidgewöhnte Patienten – Perioperatives Management. https://tinyurl.com/4vfw7jw3
5. Perioperatives Management bei Opioidabhängigkeit. ÖGARI. https://tinyurl.com/3x3hs6yj

2.5.3 Die akute Alkoholvergiftung in der Notaufnahme

Wichtige Punkte

- **Bestätigen, dass es sich wirklich um eine Alkoholvergiftung handelt**: positive Blutalkoholkonzentration in 85 % der Fälle vermuteter Trunkenheit [1].
- Bei diagnostischen Zweifeln Blutalkoholbestimmung oder Messung mit dem Atemalkoholmessgerät.
- **Weitere diagnostische Fallen: Trunkenheit und gleichzeitig damit verbundene Notfälle**, Traumata, Vergiftungen (CO, Medikamente, Drogen) psychiatrische Erkrankungen, Hypoglykämie, septischer Schock, Subarachnoidalblutung.
- **Patienten ausziehen**: Trunkenheit ist eine Diagnose, die sehr leicht im Übermaß gestellt werden kann, insbesondere bei schmutzigen und schwer zu untersuchenden Patienten. In Gerichtsfällen, in denen es um „Scheintrunkenheit" ging, war der Patient nicht entkleidet worden: ein schwerer Fehler [2]. Der Skalp! Den Skalp abtasten!

- **im Krankenhaus gibt es keine Betrunkenen. Es gibt Kranke.**

- **Erkrankungen, die eine akute Alkoholvergiftung vortäuschen können [1], im Auge zu behalten, insbesondere:**

  - Hypoglykämie,
  - Intoxikation durch Hypnotika,
  - Meningitis,
  - subdurales Hämatom,
  - fokaler Status epilepticus,
  - Hyperkapnie,
  - erhöhter Hirndruck,
  - Ätherrausch,
  - hepatische Enzephalopathie,
  - CO-Vergiftung,
  - Subarachnoidalblutungen,
  - postiktale Somnolenz,
  - Blutung/Infarkt des Kleinhirns,
  - Wernicke-Enzephalopathie,
  - Cannabisintoxikation,
  - Benzodiazepine, Halluzinogene (muskarinartige Wirkung).

- Schlimmer noch: sie treten oft in Verbindung mit Alkoholvergiftung auf.

- **Die reine Alkoholintoxikation** bleibt eine Ausschlussdiagnose.
- Risiko eines Komas ab 2 g/L / 1,6 ‰ ... je nach Gewöhnung der Person.
- Vorsicht bei Rauschzuständen – suizidale Äquivalente, vor allem bei Jugendlichen.
- Vorsicht vor Trunkenheit – Selbstmordäquivalente, insbesondere bei Jugendlichen.

Einfache Alkoholintoxikation (3,4): 3 Phasen

- Phase der psychomotorischen Erregung (0,5 bis 2 g/L / 0,4–1,6 ‰): Enthemmung, Euphorie, emotionale Instabilität, beginnende motorische Inkoordination, Alkohol-Foetor.
- Phase der motorischen Inkoordination (1,5 g bis 4 g/L / 1,2–3,2 ‰): Desorientierung, Verwirrung, torkelnder Gang oder Unmöglichkeit, zu laufen, Bindehautrötung, sensorische Störungen (Diplopie, Mydriasis), Wahrnehmungsstörungen von Farben/Formen/Dimensionen/Bewegungen..., Bewusstseinsstörungen.
- Komatöse Phase (> 2–3 g/L / >1,6–2,4 ‰ im Durchschnitt): Bewusstlosigkeit, niedriger Blutdruck, Atemnot, Hyperthermie, verminderte Reflexe, Erschlaffung der Schließmuskeln.

› Komplizierte Alkoholintoxikation (3,4)

Psychiatrisch:	– exzitomotorische Phase: Unruhe, erhöhte Aggressivität, oft gefolgt von einer Phase der Lethargie und Erschöpfung; – Halluzinationen: häufig visuell; – Wahn: Größenwahn, Verfolgungswahn, Eifersuchtswahn oder Selbstentwertungswahn.
Metabolisch:	– **Hypoglykämie** ++; – Hypernatriämie; – Ketoazidose (alkoholisch siehe S. 61); – Hypothermie. – Gastro-intestinal: – Mallory-Weiss-Syndrom; – akute alkoholische Hepatitis.
Pneumologisch:	– Aspirationspneumonie; – Bronchospasmus bei Asthmatikern (allergische Reaktion, oft histaminbedingt).
Neurologisch:	– tiefes Koma, schneller Eintritt möglich (> 5 g/L / > 4 ‰ letal, wenn nicht chronischer Alkoholismus); – Krampfanfälle (Achtung: immer nach anderen Ursachen suchen); – Subdurales Hämatom; – ischämischer Schlaganfall.
Herz-Kreislauf-Erkrankungen:	– Kollaps; – supraventrikuläre (PR-Verlängerung, paroxysmale Tachykardie) oder ventrikuläre Rhythmusstörungen (durch QT-Zeit Verlängerung); – Angina pectoris-Anfall (bis zu 12 Stunden nach der Einnahme).
Weitere:	– Stürze (Schädel-Hirn-Trauma ++); – Infektionen; – Allergien; – Rhabdomyolyse.

… ***Untersuchung bei Aufnahme*** ……………………………………

- Nähere Umstände der (vermuteten) Alkoholintoxikation: Wo wurde der Patient vom Rettungsdienst aufgelesen? Zeigte er Zittern, Krämpfe? Erbrechen von Blut, neurologische Defizite, Kopfschmerzen, Schüttelfrost? Wurde er Opfer von Gewalt (50 % der Opfer von Tötungsdelikten haben einen hohen Blutalkoholspiegel)?
- Eine **neurologische** und allgemeine Untersuchung (Vitalzeichen, Abdomen, Aspiration, kardiales Trauma, Haut) +++ und nicht zu vergessen den Zustand der Kopfhaut und das Ergebnis der Palpation, den Bewusstseinszustand (Glasgow), das Fehlen oder Vorhandensein von zentralen oder peripheren, fokalen oder diffusen neurologischen Zeichen, Otorrhagie, Mastoidhämatom oder Brillenhämatom (Schädelbasisbruch).

- Die Sensitivität des klinischen Gesamteindrucks liegt bei nur 78 % und die Spezifität bei 98 % (3). Daher sind 2 % ⚠ nur scheinbare, aber keine wirklichen Alkoholintoxikationen. Alkoholischer Foetor bedeutet nicht symptomatische Intoxikation. Umgekehrt kann es sein, dass der Foetor nicht wahrgenommen wird. Oder die Zeichen einer Alkoholintoxikation sind auf eine gefährliche Erkrankung zurückzuführen.
- **Krampfanfälle bei einer Alkoholintoxikation sind nicht trivial**: In 20 % der Fälle sind sie auf ein Schädel-Hirn-Trauma (SHT) zurückzuführen. Denken Sie immer an andere begleitende Intoxikationen.
- Alkohol allein erklärt nicht immer niedrigen Blutdruck, Fieber oder Hypothermie, Bradypnoe oder Tachypnoe oder einen veränderten Puls. Suchen Sie nach einer anderen Ursache (2).
- Hüten Sie sich besonders vor Komata, die nichts mit dem Blutalkoholgehalt zu tun haben. Ein chronischer Alkoholiker ist bei 3 g/L = 2,4 ‰ (und sogar noch mehr) wieder erweckbar.

Behandlung

- **Behalten Sie den Patienten unter Beobachtung, schieben Sie ihn nicht unbeaufsichtigt in die hinterste Ecke der Notaufnahme, wiederholen Sie die klinische Untersuchung mindestens jede Stunde.**
- **Unkomplizierte Alkoholintoxikationen** ohne abnorme Vitalparameter, fokale neurologische Zeichen oder Traumata: Die Untersuchung, der Hinweis auf übermäßigen Alkoholkonsum und der klinische Gesamteindruck lassen die Diagnose einer Alkoholintoxikation zu:
  - Die Rückbildung der Anzeichen innerhalb von 3–6 Std. muss die Diagnose bestätigen;
  - keine regelmäßige Blutalkoholbestimmung, nur im Zweifelsfall (6) (ggf. Messung in der ausgeatmeten Luft, wenn Alkoholmessgerät vorhanden);
  - regelmäßig kapillare Blutzuckermessung;
  - Notieren Sie insbesondere die klinischen Details in der Akte und das Fehlen/Vorhandensein von Traumafolgen.
- **Alkoholintoxikation**, die den Verdacht auf eine komplizierte Intoxikation aufkommen lässt:
  - Labor: Kapillarblutglukose, Quick/INR, Elektrolyte, Kreatinin, Blutbild-Thrombozyten, Transaminasen, Blutalkoholspiegel;
  - Flüssigkeitsersatz *per os*, wenn möglich, sonst i.v. (Glukose). Bei i.v.-Gabe immer Vit. B1 zusätzlich in die Infusion geben.
  - Mind. 300 mg Vitamin B1/d, so bald wie möglich per os.
  - Behandlung von Komplikationen, Hydrierung.
  - **Stetige Verbesserung des neurologischen Zustands in Richtung Normalbefund**? **Stagnation** oder Verschlechterung oder fokale Zeichen => Warnsignal;
  - **Schädel-CT (± Lumbalpunktion), wenn (3,4):**
    - keine deutliche spontane Verbesserung des Bewusstseins,
    - Verschlechterung des Bewusstseins innerhalb weniger Stunden,
    - Zeichen einer neurologischen Lokalisation +++,

  - kürzliche Krampfanfälle mit vermutetem oder nachgewiesenem Schädel-Hirn-Trauma, oder mit persistierender anhaltender Bewusstseinsstörung (3),
  - fokale Krampfanfälle +++,
  - durch den Alkoholgehalt im Blut nicht erklärbares Verhalten ++;
- **aber denken Sie auch daran, den Patienten erneut zu untersuchen** ++ (mit Puls, Blutdruck, Atemfrequenz, Temperatur, allgemeine Untersuchung), nach Intoxikationen zu suchen (CO), EKG, Elektrolyte und Blutzuckerspiegel zu überprüfen, je nach Fall.

– **Sedierung eines aggressiven, unruhigen Alkoholabhängigen:**
  - Wesentlich: ruhige, nicht aggressive Ansprache +++, immer wieder mit dem Patienten reden, beruhigen, was schon ausreichend sein kann;
  - wenn er für sich selbst oder für andere eine Gefahr darstellt und gehen will, Zeit gewinnen;
  - wenn körperliche Fixierung erforderlich ist, Kombination mit Medikamenten:
    - **Clorazepam** (Tranxilium®): 50 bis 100 mg p.o. (bei Bedarf die Ampulle in 1 Glas Fruchtsaft oder freundlich angebotenem gesüßtem Kaffee, zur Ernüchterung), oder i.m., oder 10 mg i.v. pro Minute, bis eine beginnende Sedierung erreicht ist (3),
    - oder **Midazolam** (Dormicum®) intranasal injiziert (5–10 mg, zu zweit, nicht beißen lassen, mit MAD-Nasalzerstäuber (Mucosal Atomization Device), das innerhalb von $\leq$ 10 min wirkt und etwa 30 min anhält,
    - Haloperidol (3) mit schneller Wirkung, in den USA bevorzugt, 2,5–10 mg IM (6) zu vermeiden bei Erbrechen, Unterernährung, andere Medikamente mit kardialem Risiko oder Hypokaliämie/-magnesämie). (Risiko von Torsades de pointes),
    - das sehr schnell und kurz wirkende **Ketamin** (S. 135) findet zunehmend Verwendung (4), erfordert aber bei hohen Dosierungen (>0,5 mg/kg) und der damit verbundenen Nebenwirkungen ein in der Handhabung geschultes Team (häufige Intubationen, Laryngospasmus, Erbrechen).

– **Rechnen Sie mit einer Abnahme des Blutalkoholspiegels um 0,15 bis 0,45 g/L (=0,12–0,36 ‰) pro Stunde.**

Weitere Versorgung

– **Intensivstation bei:**
  - tiefem Koma oder lebensbedrohlichen Symptomen;
  - Aspiration, Erbrechen ohne Schutz der Atemwege;
  - Hypothermie;
  - **zu überlegen** bei massiver Unruhe, die eine starke Sedierung erforderlich machte.
– **Normalstation**: Alle anderen.
– **Um die Klinik zu verlassen**, muss man aufrecht gehen und sich normal unterhalten können. Ein nicht betrunkener Angehöriger sollte dabei sein. Bei chronischen Alkoholikern liegt der Wert zwischen 1 und 3 g/L (= 0,8–2,4 ‰); darunter treten Entzugserscheinungen auf... Berücksichtigen Sie bei den Betroffenen das gesetzliche Alkoholverbot am Steuer – (Fahranfänger und Führerscheininhaber unter 21 Jahre 0 ‰, alle anderen < 0,5 ‰);

- **Keine Entlassung gegen ärztlichen Rat** (inkompetenter Patient), wenn Sie den Patienten für nicht urteilsfähig halten.
- Es kann empfohlen werden, einen Fragebogen zur Alkoholabhängigkeit zu bearbeiten, z. B. den von der WHO empfohlenen AUDIT-Bogen (https://tinyurl.com/drpmwwkp) und den Patienten zu informieren sowie ihm Adressen für die Behandlung von Alkoholabhängigkeit zu geben. **Eine Aufnahme in der Notaufnahme wegen Alkoholintoxikation ist nicht irrelevant**, ziehen Sie ggf. Suchtberatung oder Psychiatrie hinzu, wenn dies möglich ist.

„Binge drinking" von Jugendlichen und jungen Erwachsenen

- Bei Jugendlichen: Es handelt sich immer um eine komplizierte Alkoholintoxikation
- Eine Beratung nach Ausnüchterung in der Notaufnahme ist empfehlenswert: mit dem Psychiater, wenn keine spezielle Versorgungsstruktur vorhanden.
- Eine Krankenhausaufnahme wird für eine Beurteilung und den Beginn einer Behandlung empfohlen.

Die Polizei – Polizeigewahrsam

Ggf. wird eine betrunkene Person in Polizeigewahrsam genommen, um eine Gefahr für sie abzuwenden. Vorher muss jedoch eine Feststellung der Gewahrsamsfähigkeit erfolgen.

„Wird eine Person in Gewahrsam genommen, um eine Gefahr für ihr Leib und Leben abzuwenden, dann spricht man von Schutzgewahrsam. Diese Form des Gewahrsams ist zulässig, wenn die Person sich erkennbar in einem die freie Willensbestimmung ausschließenden Zustand oder sonst in hilfloser Lage befindet.

Eine allgemeine Gefahr reicht nicht aus. Vielmehr muss es sich um eine konkrete Gefahrenlage handeln. Hierbei ist die Polizei beispielsweise im Falle einer versuchten Selbsttötung, die als Unglücksfall i. S. d. § 323c StGB anzusehen ist [35], nicht nur zum Einschreiten befugt, sondern sogar verpflichtet (vgl. § 28 Abs. 1 Nr. 2c PolG).[36][37]

Bevor eine hilflose Person in Gewahrsam genommen wird, ist zu prüfen, ob sie – ggf. unter Einschaltung des Rettungsdienstes – unmittelbar einem Angehörigen oder einer anderen geeigneten Stelle wie einem Krankenhaus, einem Heim oder einer Psychiatrischen Klinik übergeben werden kann.[38][39][40] Soll eine hilflose Person in Polizeigewahrsam eingeliefert werden, ist zuvor die Gewahrsamsfähigkeit durch einen Arzt feststellen zu lassen [41]"

Zitat aus: https://de.wikipedia.org/w/index.php?title=Polizeigewahrsam&oldid=229315194

Literatur

1. Bouget J., Les ivresses non alcooliques, ou fausses ivresses, Réanimation Urgence, 1: 681–90, 1992.
2. Léry N., Communication à la 2e Conférence de Consensus en médecine d'urgence : l'ivresse éthylique aiguë dans les services d'accueil et d'urgence, aspects médico-légaux, Saint-Étienne, 4 avril 1992.
3. Société française de médecine d'urgences, L'intoxication éthylique aiguë dans le service d'accueil et d'urgence, Réanimation Urgences, Vol. 1, Issue 4, Part 2, 1992, pp. 633–639.
4. Actualisation de la conférence de consensus, L'ivresse éthylique aiguë dans les services d'accueil des urgences, SFMU 2006 www.sfmu.org ou https://tinyurl.com/5cmb4kvc
5. Moore G., Assessment and emergency management of the acutely agitated or violent adult, Juni 2016 UpToDate.
6. AUDIT: the Alcohol Use Disorders Identification Test : guidelines for use in primary health care. https://tinyurl.com/53w97e86
7. https://dasfoam.org/2018/06/16/alkohol-intoxikation-und-prozedere/
8. Screening, Diagnose und Behandlung alkoholbezogener Störungen. AWMF S3-Leitlinie online. (Aktualisierte Version 2020) https://tinyurl.com/368up9jy

2.5.4 K.o.-Mittel

› Wichtige Punkte

- Verabreichung von psychoaktiven Substanzen ohne Wissen des Opfers im Rahmen von Straftaten (Vergewaltigung, Diebstahl usw.). BZD mit überwiegend kurzer T1/2, Schmerzmittel, Antihistaminika, GHB, GHL, selten Ketamin, in der Regel in einem Getränk.
- Vor der Verabreichung von Psychopharmaka Blut und Urin entnehmen, um die Beweislage nicht zu verfälschen.

› Zu vermuten bei (2)

- Anzeichen für die Einnahme von Beruhigungsmitteln: Benzodiazepine (Hypotonie, Vigilanzstörungen, Amnesie), anticholinerges Syndrom (*S. 60*), (Antihistaminika), Miosis (Opiate).
- Anzeichen von Gewalt, insbesondere sexueller Gewalt.
- Indizien: Verschwinden von persönlichen Gegenständen, Unordnung der Kleidung, verwirrtes Erwachen an einem unerwarteten Ort, allmähliche und bruchstückhafte Rückkehr der Erinnerung an die Ereignisse (Flashs).
- Patient berichtet/vermutet einen Angriff unter dem Einfluss einer Substanz, die ohne Wissen eingenommen wurde.
- Hat häufig Alkohol konsumiert.

› Vorgehensweise

- Untersuchung auf Arzneimittelvergiftung + Suche nach Anzeichen eines Übergriffs (nicht vergessen: Perineum, Innenseite der Oberschenkel, Genitalien, Brüste).
- Asservieren von Kleidungsstücken (mit Handschuhen).
- *Vor jeder Medikamentengabe*: Blutproben asservieren (mehrere Röhrchen, auch ohne Citrat), Urinproben (100 ml) (1). Wenn längere Transportzeit – einfrieren. Ggf. Beratung durch Giftzentrale zu den anzufordernden Untersuchungen, wenn keine Untersuchung in der Gerichtsmedizin erfolgt.
- Nachweise möglich während 24 Stunden (Blut), 3–4 Tagen (Urin), > 1 Monat (Haare).
- Im Falle eines sexuellen Übergriffs: Gemäß Abteilungsprotokoll: Beta-HCG, Infektionsabklärung +/- Notfallkontrazeption, HIV-Prophylaxe ± Proben (Nägel/Perineum/Sekrete für DNA). Ggf. Vermittlung an Frauennotruf. Bundesweit: www.frauen-gegen-gewalt.de
  Je nach Bundesland auch rechtsmedizinische Untersuchungsstellen (z. B. Hamburg-UKE). In Köln: Anonyme Spurensicherung https://www.notruf-koeln.de/ass/ oder https://www.ko-tropfen-koeln.de/aerztliche-versorgung/
  Ohne Anzeige bei bzw. Anordnung durch die Polizei in der Regel jedoch Untersuchung bei rechtsmedizinischen Instituten kostenpflichtig. Krankenhäuser sind in der Regel nicht verpflichtet, Blut- und Urinproben gerichtsverwertbar zu entnehmen, es sei denn, auf Anordnung.
  Weitere Informationen: https://www.soforthilfe-nach-vergewaltigung.de/

2.6 Elektrounfälle – Hypothermie – Hyperthermie

2.6.1 Elektrounfälle – Tod durch Stromschlag

› **Wichtige Punkte**
- **Warten, bis der Strom abgeschaltet ist**. Ein Ersthelfer mit Stromunfall = Totalausfall.
- Haushaltsstrom von 220 V kann tödlich sein. **Ein Elektrounfall bei hoher Spannung ist immer ernst zu nehmen**. Selbst eine sehr niedrige Spannung (Kleinspannung, 50–60 V) kann tödlich sein (sehr selten).
- **Die Spannung (V) verursacht Verbrennungen** (sichtbare und unsichtbare Verbrennungen entlang der Gefäß-Nerven-Achsen), **die Stromstärke (A) tötet** (Apnoe durch Zwerchfelltetanie oder Lähmung der zentralen Atemzentren, Kammerflimmern).
- Ein verzögerter, plötzlicher Herztod durch Herzrhythmusstörungen ist in Ausnahmefällen 8–12 Std. nach dem Unfall möglich, auch bei Niederspannung wie 220/380 V. Kondensatoren in Haushaltsgeräten liefern hohe Spannungen.
- **Eine prospektive Studie berichtet über keine schweren Spätschäden beim Fehlen** von Ohnmacht, eines Bewusstseinsverlustes, EKG-Anomalien und Unfällen bei > 1000 V. Sie umfasste jedoch nur 154 Patienten (1).
- **Für einen schwerwiegenden Elektrounfall sprechen:**
  - Herz-Kreislauf- und Atemstillstand;
  - Bewusstlosigkeit, Krämpfe;
  - Frakturen/Luxationen der Gliedmaßen oder der Wirbelsäule;
  - Sturz; neurologische Defizite;
  - Verbrennungen an Kontaktstellen;
  - Feuchte Umgebung, Haut oder Kleidung;
  - Muskelschmerzen;
  - geringe Stimmungs- oder Bewusstseinsstörungen während der Untersuchung;
  - Sensorische Störungen, kognitive Verlangsamung;
  - abnormales EKG, auch wenn nur transient;
  - Tetanische Muskelkontraktionen der Hände beim Berühren des Stromleiters gelten nicht mehr allein als Kriterium für die Schwere des Unfalls (1).
- Hüten Sie sich vor **unerkannten Traumafolgen** ⚠, die während des Transportes und bei der Untersuchung verschlimmert werden (**Zervikalorthese**: „Stiff-neck", Philadephia-Kragen).

› **Mögliche Verletzungen, nach denen regelmäßig gesucht werden sollte**
- **Kardial**: Rhythmus- und Leitungsstörungen, Nekrose, Infarkt ohne Koronarstenose.
- **Vaskulär** (können sich bis zu 3 Tage lang entwickeln): Thrombosen oder Blutungen durch Alteration der Gefäßmembranen.
- **Neurologisch**: sofort/verzögert, ± Folgeerscheinungen.
  - Bewusstlosigkeit: periphere Sensibilitäts- oder Bewegungsstörungen (N. medianus, ulnaris);
  - postanoxische Enzephalopathie, Hirninfarkt/-blutung/-ödem;
  - demyelinisierende Myelopathie.
- **Muskulär**: Muskelödeme, Kompartmentsyndrome (auch schmerzlos möglich, darauf achten!), Nekrosen. ⚠

- **Dermatologisch**: Verbrennungen (Ein- und Austrittsstelle), achten Sie auf die Füße! Zweit- und drittgradige Verbrennungen häufig.
- **HNO/Mund**: Trommelfellperforation, intraorale Verbrennung (Blutung/Ablösung von Wundschorf).
- **Nieren**: ANV durch Rhabdomyolyse (Myoglobinurie = dunkelroter Urin).
- **Verdauungstrakt**: paralytischer Ileus.
- **Geburtshilfe**: Fetaler Tod in utero (fetale Überwachung und geburtshilfliche Beratung).
- **Weiterhin**:
  - traumatische Verletzungen aller Art und Schwere: Sturz, Folgen einer Explosion oder Herausschleudern, Frakturen, Verrenkungen, Blutungen durch Explosionstrauma (Blast);
  - thermische Verbrennungen (Feuer);
  - Vergiftung (Rauch).
- **Im Verlauf**: Grauer Star; zentrale oder periphere Nervenschädigung.

› Sofortmaßnahmen

- **vor Ort**: Strom abschalten lassen ⚠, Patient befreien, vorsichtige Rettung, Kopf-Rumpf achsengerecht, Hals ⚠ frühestmöglich immobilisieren.
- Vitalzeichen, EKG-Monitor: ABCs beachten und behandeln.
- Genaue Untersuchung:
  - wie bei einem Polytrauma: **Frakturen, Luxationen** (vor allem: Hals ⚠, Schulter, Wirbelsäule)? Ruhigstellen, was ruhiggestellt werden muss.
  - wie bei einem Verbrennungskranken: **Verbrennungen** (Extremitäten, Augen)? Mögliche Nekrose der Extremitäten durch Gefäßverletzung (Nerven und Blutgefäße haben den geringsten Widerstand). Tasten Sie die peripheren Pulse. Bei großflächigen (> 10 %) oder tiefen Verbrennungen Flüssigkeitsersatz: 500 mL in 30 Minuten. Verbrennungen sind immer schwerer, als die sichtbare verbrannte Fläche vermuten lässt.
- **Muskeln abtasten: Sehnenrisse, Kompartmentsyndrome** (starke Schwellung einer Gliedmaße, Schmerzen, Blässe, Pulsdefizit, Parästhesien: dringende unfallchirurgische Vorstellung, intrakompartimentelle Druckmessung und/oder Dekompressions-OP.
- **Aggressive Therapie** (Häufig Kammerflimmern) (3).
- Übliche Behandlung von Rhythmus- und Leitungsstörungen.
- Prävention von Nierenversagen (Myoglobinurie): Kochsalzinfusion, Zielvorgabe der Diurese 2–3 mL/kg/h.
- **Mögliche EKG-Anomalien** (3): Myokardinfarkt, Tachy-/Bradykardien, ventrikuläre/supraventrikuläre Arrhythmien. Reizleitungsstörungen, Repolarisationsstörungen (ST-Hebung ist in 1 von 2 Fällen ein Infarkt), verlängerte QT-Zeit. Durch den zeitlichen Verlauf können die Anomalien auf den Elektrounfall zurückgeführt werden.
- **Labor**: Nur bei Symptomen, insbesondere: EKG-Veränderungen, neurologischen Symptomen, tiefe Gewebeschäden, ausgedehnte Verbrennungen und bei höherer Spannung (> 240 V): Elektrolyte, Bicarbonat, Anionenlücke, CK, Laktat. Wiederholte Troponin-Bestimmung, die von den meisten empfohlen, aber nicht evaluiert ist und bei der Bestimmung von ultrasensitivem Troponin zu Interpretationsschwierigkeiten führen kann.

Stündliche Diurese; Blut im Urinstix: im Labor zu überprüfen: ggf. keine Erythrozyten, sondern Myoglobin. Bei **Myoglobinurie**: Forcierte Diurese auf der Intensivstation unter Stoffwechsel- und EKG-Kontrolle (*siehe S. 253*).

- **Entscheidung zur stationären Aufnahme und Überwachung**
  - **Aufnahme auf Intensivstation** (3): bei Z.n. Herzstillstand, neurologischen Anzeichen (Vorsicht bei Rückenmarksverletzungen), schweren Verbrennungen (2. und 3. Grades > 10 % der Körperoberfläche, Kontaktaufnahme mit einem spezialisierten Zentrum), ausgedehnter viszeraler oder vaskulärer Schädigung, je nach Begleitverletzungen oder Organschädigungen.
  - **Aufnahme in ein Zentrum für Brandverletzungen**: schwere Verbrennungen (2. und 3. Grades > 10 % der Körperoberfläche) oder Hochvolt-Verletzungen oder Lokalisation mit funktionellem Risiko (Gesicht, Hand, Fuß). Wenn möglich direkte Aufnahme (6).
  - **Vorgeschlagenes Protokoll (1–4, 8–9): Zunächst klinische Untersuchung und EKG.** (Abbildung 2.1)

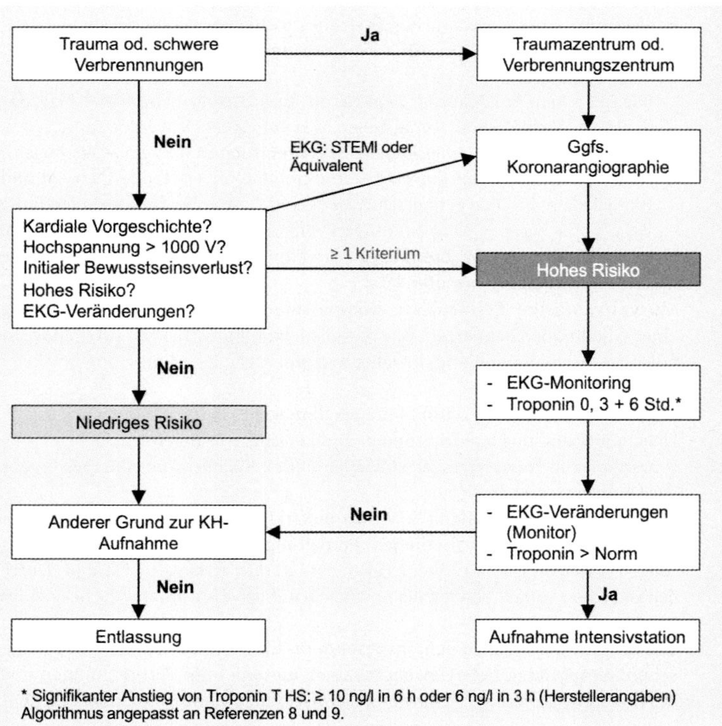

Abbildung 2.1: Vorgeschlagenes Protokoll (1–4, 8–9): Zunächst klinische Untersuchung und EKG

- Tetanische Muskelkontraktionen der Hände beim Berühren des Stromleiters und transhorakaler Stromfluss gelten nicht mehr als Indikation für eine Monitorüberwachung (1,3,4).
- Thoraxröntgen bei Verdacht auf Aspiration oder Ertrinken.
- In anderen Fällen, wenn die Person asymptomatisch ist, suchen Sie nach allen in der Tabelle aufgeführten Schädigungen (S. 102).
- **Labor und klinische/EKG-Überwachung**, auf das Auftreten von: Rhabdomyolyse, Kompartmentsyndrom, Nierenversagen, Menge und Farbe des Urins, Elektrolytstörungen achten.
- **Behandlung** von Patienten, die nicht auf die Intensivstation oder ein Verbrennungszentrum verlegt werden: Reichliches Trinken: 2–3 L/24 h.
- **Tetanusprophylaxe** und Aufnahme vor Ort. Eventuell Beratung durch ein Zentrum für Brandverletzungen.
- **Ophthalmologisches Konsil** bei Stromfluss durch den Kopf oder wenn der Betroffene Lichtblitze/Lichthöfe sieht. Danach: regelmäßige Untersuchungen (Risiko des grauen Stars). Brief an den Arbeitsmediziner bzw. Hinzuziehen D-Arzt. In der Bescheinigung über den Arbeitsunfall muss dies erwähnt werden.
- Im Falle einer elektrischen Verbrennung im Mund:
  - Innerhalb 24 Std. Konsultation eines plastischen Chirurgen im Falle einer Verbrennung des Mundwinkels;
  - Patienten vorwarnen: mögliche **Blutung** durch Nekrose der Lippenarterie beim Abfallen des Schorfs ⚠ (Tag 5–10), durch manuelle Kompression zu behandeln. Zeigen Sie, wie die Kompression durchgeführt wird.
- **Bei kleineren Verbrennungen und Entlassung nach Hause**, Anweisung (schriftlich und mündlich), bei Verschlechterung in den nächsten Stunden wiederzukommen (Möglichkeit einer tiefen Nekrose trotz minimaler Hautverbrennung) und die Verbrennung am nächsten Tag von einem Arzt erneut untersuchen zu lassen (potenziell evolutionäre Entwicklung von Verbrennungen durch Strom).
- **Im Falle einer Schwangerschaft (3):**
  - kein fetales Monitoring < 24. SSW; geburtshilfliches Konsil;
  - Fetales Monitoring wenn $\geq$ 24. SSW, (Kardiotokographie, CTG) für 4 Std. nach jedem Trauma, auch wenn nur geringfügig;
  - fetales Monitoring in allen Fällen gemäß Waldmann et al. (8);
  - bei kardialem Monitoring für die Mutter, fetales Monitoring für die gleiche Dauer;
  - Fetale Ultraschalluntersuchung und Kontrolle nach 2 Wochen auf späten Fetaltod (angemessene Wortwahl!).
- Vergessen Sie nicht die Erstbescheinigung über einen Arbeitsunfall/den D-Arzt hinzuzuziehen. Raten Sie zu Ruhe: keine anstrengenden Tätigkeiten/kardiologisch belastende Tätigkeiten.
- Bis zu einem Jahr sind kardiale Spätkomplikationen möglich, die als harmlos imponieren können: **Patienten vorwarnen, bei Unwohlsein, Palpitationsanfällen usw. zur Untersuchung zu gehen** (1).

› Elektroimpulsgeräte („Taser®") (5)

- **Suche und Behandlung einer möglichen medizinischen Ursache**, die zum Einsatz der Elektrowaffe geführt hat: Vergiftungen, Hypoglykämie, Subarachnoidalblutungen usw.

- **Die Elektroden** werden normalerweise von den Polizisten entfernt, es sei denn, sie stecken am Hals (Blutgefäße), an den Genitalien; die Elektroden sind 4 mm lang und hakenförmig: Entfernung durch Dehnen der Haut mit einer Hand und linearen Zug auf die Sonden. Tiefe, lebenswichtige Organe (Herz, Lunge, Darm) können nicht erreicht werden; im Auge (extrem selten): Spezialist. Theoretisches Risiko einer Gefäßverletzung, insbesondere im Halsbereich. Verbrennungen sind möglich. Tetanusschutz, wenn nötig, lokale Behandlung.
- **Die Waffe verursacht einen Sturz**: Untersuchung auf Verletzungen.
- Ansonsten ist keine Untersuchung oder Überwachung erforderlich, außer:
  - ein **EKG** bei Trägern eines **Herzschrittmachers oder Defibrillators** oder einer Herzerkrankung oder bei Brustschmerzen oder Herzklopfen (5);
  - ein geburtshilfliches Monitoring bei einer **Schwangerschaft** > 20. SSW.

Literatur

1. Bailey B., Gaudreault P., Thivierge R.-L. Cardiac monitoring of high-risk patients after an electrical injury: a prospective multicentre study, Emerg Med J. mai 2007, https://tinyurl.com/3cv68vfu
2. Bailey B., Vadeboncoeur A. « Électrisation », in Ellrodt A. (coord). Les urgences de loisir, monographie de la Société francophone de médecine d'urgence, Masson, Paris, 2004.
3. Boyer J.-M., Anotin P., Lacroix G. et col., Électrisé, Urgences 2008 (conférence): https://tinyurl.com/w6ka7bj6
4. Fatovich D.-M., Delayed lethal arrhythmia after an electrical injury. Emerg Med J, October 2007.
5. Touabi K, Casalino H. Les traumatismes modernes : armes « dites » non létales. Urgences 2013 (conférence). https://tinyurl.com/yw4y3vf3
6. SFAR, SFB, SFMU, ADARPEF. Prise en charge du brûlé grave à la phase aiguë chez l'adulte et l'enfant. Recommandations de pratique professionnelle, 2019. https://tinyurl.com/3thrcuj4
7. Colonna A, et al. Pathologies circonstancielles. Journées thématiques et interactives de la SFMU, 2013. https://tinyurl.com/mrxchxh8
8. Waldmann V, et al. Electrical cardiac injuries: current concepts and management. Eur Heart J, 2018. https://tinyurl.com/86j2bhdk
9. Douillet D, et al. Use of troponin assay after electrical injuries: a 15-year multicentre retrospective cohort in emergency departments. Scandinavian Journal of Trauma, Resuscitation and Emergency Medicine, 2021. https://tinyurl.com/heu4asyv

2.6.2 Hypothermie

› Wichtige Punkte

- **Definition**: Rektaltemperatur **< 35 °C**, gemessen mit einem Thermometer, das auch tiefe Temperaturen anzeigen kann, idealerweise einer weichen Sonde (1). Verlassen Sie sich nicht auf Paukenthermometer oder ein nicht weit genug eingeführtes Rektalthermometer. Eine Person ist unterkühlt, wenn sie sich „kalt wie Marmor" anfühlt, insbesondere in der Achselhöhle (1).
- Im Allgemeinen ist eine Hypothermie bei 28 °C bis 32 °C mittelgradig, bei weniger als 28 °C schwer.
- **Überleben ohne Folgeschäden** wurde sogar nach längerer akzidenteller Hypothermie bis zu 10 °C bei jungen Menschen beobachtet (2,3):
  - Vasodilatation tötet, Läuse nicht. Kein Bad/Dusche bei verwahrlosten Personen vor dem Aufwärmen.
  - Zentrale oder generalisierte Marmorierung oder der Knie => a priori durch Schock und nicht durch Kälte;
  - **Der Hypotherme ist in der Regel hypovolämisch**, es sei denn, es handelt sich um einen akuten Zustand. Fällt auf beim Erwärmen;
  - Der Hypotherme sollte nicht aufgerichtet oder geschüttelt werden ⚠. Risiko von Rhythmusstörungen, welche refraktär sind gegenüber elektrischer oder medikamentöser Behandlung;
  - Sorgfältige Anamnese, um die Behandlung richtig zu steuern (1,5):
    - **Hypothermie durch Immersion** (1) (kaltes Wasser, Lawine): schnelle Abkühlung ohne Erschöpfung der Energiereserven oder Hypovolämie. Konstante spontane Erwärmung, sobald man der Kälte entzogen ist,
    - **Hypothermie mit Untertauchen**, in eiskaltem Wasser (1): Chancen auf Bergung ohne neurologische Folgen (Kind++), Reanimation vor Ort beginnen,
    - **Hypothermie, die innerhalb weniger Stunden auftritt** (5): Flüssigkeitsverschiebung vaskulär -> extravaskulär + Diurese über die Zeit => Hypovolämie, ± verschlimmert durch Vasoplegie und Dehydrierung (Alkoholintoxikation oder Blutung durch Begleittrauma),
    - **Subakute Erschöpfungshypothermie oder subakute-chronische Hypothermie** (1) des alten Menschen oder in kalter Umgebung (1): Längere Exposition über Stunden oder Tage, weniger strenge Kälte. *Entleerung der Energiespeicher* => keine spontane Erwärmung. Hypovolämie (wie 3). *Aktive Erwärmung* erforderlich;
  - aggressive Rehydrierung, die die Niere nicht ausgleichen kann, kann zu Lungen- oder Hirnödemen führen. Aktive Erwärmung erhöht die Mortalität, wenn sie nicht auf der Intensivstation durchgeführt wird;
  - Unmöglich, eine mäßige Hypothermie (> 32 °C) um ein Grad pro Stunde zu erwärmen => denken an: Sepsis, Hypoglykämie, Alkoholvergiftung, akute Nebenniereninsuffizienz, Hypothyreose, Mangelernährung (10).

› Ursachen und Risikofaktoren für Hypothermie

- Sturz eines alten Menschen, der nicht mehr aufstehen kann, in kühler Umgebung.
- CO-Vergiftung, medikamentöse Vergiftung, Alkoholvergiftung.
- Schock, Sepsis. Lungenentzündung, Harnwegsinfekt.
- Myokardinfarkt.

- **Schlaganfall.**
- Wernicke-Enzephalopathie.
- Laktazidose.
- Verbrennungen, schwere Dermatitis (Lyell usw.).
- Hypoglykämie, **akute Nebenniereninsuffizienz. Myxödem-Koma** (klinisches Erscheinungsbild, Rezepte, Narbe am Hals).

› Erste Maßnahmen

- Vitalzeichen (SpO_2 unzuverlässig): Bis zu 1 min lang danach suchen (15). **Rektaltemperatur in 15 cm Tiefe** und mit einem für Hypothermie geeigneten Thermometer, eventuell Ohrthermometer (15), so früh wie möglich. Ideal ist ein Ösophagusthermometer. Demonstration in Ref. 13 (13).
- Kapillärer **Blutzuckerspiegel.** ⚠
- Sofortige Behandlung von Organinsuffizienzen nach der „ABC"-Regel (*Airway Breathing Circulation*).
- Aus der Kältezone bringen, Erwärmung, nur horizontal bewegen ohne große Bewegungen.
- Das Fehlen von Schüttelfrost oder eine Verwirrtheit deuten auf eine schwere Form hin.

› Klinische Symptome

- Unterscheiden Sie zwischen Unterkühlung und einer möglichen Ursache. Den Patienten vorsichtig bewegen ⚠, wenn unter 34 °C. Unterkühlung nicht verschlimmern.
- Symptome (schematisch) (6):
  - leichte Hypothermie, 32–35 °C: Verwirrtheit, Tachykardie, Schüttelfrost, Dysarthrie, Ataxie, Apathie;
  - mittelgradige Hypothermie: 28–32 °C: Lethargie, Bradykardie/Atemnot, Arrhythmie, keine Pupillenreflexe, verminderter Schüttelfrost;
  - schwere Hypothermie: < 28 °C: Koma, Hypotonie, Arrhythmie, Lungenödem, Rigor, Asystole.
- Es ist nicht alles so einfach, insbesondere wird Schüttelfrost manchmal bei weniger als 30 °C beobachtet und ist bei 35 °C häufig nicht vorhanden (1).
- Symptome (Schwere Symptome in Fettdruck):
  - Kalte Haut, kalte Umgebung, Patient nicht unbedingt sehr kalt (alter Mensch und schlecht geheizte Wohnung). Blässe; Zyanose der Extremitäten;
  - anfängliche Tachypnoe, dann Bradypnoe, manchmal ausgeprägt;
  - Prognostisch günstiger Schüttelfrost (nicht vorhanden < 32 °C). feines Muskelzittern (< 32 °C);
  - Bradykardie (unempfindlich gegen Atropin: nicht geben!), die der Hypothermie angemessen ist. Es kann erforderlich sein, länger als eine Minute zu warten, um eine extreme Bradykardie von einem Herzstillstand zu unterscheiden. Dasselbe gilt für Bradypnoe;
  - späte Hypotonie. Hypovolämie umso größer, je länger die Hypothermie andauert und je nach akuten Begleiterkrankungen;
  - Seltsames, aggressives und/oder apathisches Verhalten (4);
  - **Oppositionelle Paratonie** („Gegenhalten"), langsame Bewegungen, Dysarthrie, **Somnolenz**;

- Koma. Ein areflexives, areaktives Koma > 25 °C ist auf eine andere Ursache zurückzuführen;
- Pupillen in areaktiver Mydriasis bei > 22 °C sind nicht auf Hypothermie zurück zu führen;
- **Muskeleigenreflexe** bis 32 °C, dann verlangsamt und Areflexie bei 26 °C; **Babinski-Zeichen** bis 26 °C;
- Achten Sie darauf, den gesamten Patienten zu untersuchen ⚠ : **traumatische Läsionen und Erfrierungen?**

❯ Zusätzliche Untersuchungen

... ***EKG*** ....

- Artefakte durch Schüttelfrost oder Zittern.
- Sinusbradykardie, Verlängerung von PR- und QTc-Zeit.
- Langsames Vorhofflimmern, andere Rhythmus- oder Leitungsstörungen. Osbom-J-Welle bei 80 % der Hypothermien < 32 °C (Abl. II und V6 ++). Sie kann auch bei Sepsis oder akuter zentraler neurologischer Schädigung auftreten (1).

... ***Minimales Laborprogramm, das je nach Begleiterkrankungen ausgedehnt werden kann*** ....

- Harnstoff, Kreatinin, Elektrolyte, Bikarbonat, Proteine, Kalzium, CK, Blutbild, Thrombozyten, INR, PTT, Fibrinogen, Blutalkohol. Wenn die Hypothermie schlecht erklärt werden kann, insbesondere bei älteren Menschen, Urinteststreifen, Blutkulturen, Bestimmung von Cortisol und TSH. Suche nach Intoxikationen und Blutalkoholkonzentration, CO-Bestimmung: beim geringsten Zweifel.
- Bei schwerer Hypothermie < 32 °C Laktatbestimmung, Lipase. Die Blutgase sollten nicht temperaturkorrigiert werden, das ideale Ziel ist pH = 7,4 und $PaCO_2$ = 40 mmHg, nicht korrigiert.
- Suche nach:
  - Laktazidose, Hypoxie, Hypokapnie, Hämokonzentration;
  - Manchmal Hypoglykämie ⚠, nach anfänglicher vorübergehender Hyperglykämie; wenn die Hyperglykämie nicht verschwindet, Verdacht auf Pankreatitis oder Ketoazidose. Insulin wirkt nicht < 30 °C;
  - Rhabdomyolyse, Pankreatitis;
  - Leukopenie, Thrombozytopenie, die nach Erwärmung verschwinden, DIC. Hämostase-Tests können „normal" sein, da sie bei 37 °C durchgeführt werden;
  - Milde Hypothermien: Hypokaliämie, die bei Erwärmung reversibel ist, **Risiko einer Hyperkaliämie bei Erwärmung**. Schwere Hypothermien: mögliche Hyperkaliämie, die durch Azidose verschlimmert wird. Die Hypothermie verbirgt die EKG-Zeichen. Nach dem Aufwärmen kontrollieren. Eine Hyperkaliämie von 12 mmol/L zeigt an, dass eine weitere Reanimation nicht sinnvoll ist (5,6,12);
  - Das Fehlen einer Hämokonzentration lässt eine Blutung oder eine vorangegangene Anämie befürchten (der Hämatokrit steigt pro 1 Grad Absenkung um 1 %);
  - die Erwärmung besteht in der Behandlung der biologischen Folgen der Hypothermie. Die schnelle Veränderung irgendeines biochemischen Parameters birgt das Risiko eines Kammerflimmerns (1).
- **Bildgebung**: Röntgenaufnahme der Lunge nach anfänglicher Erwärmung und unter Schutz des Patienten vor Auskühlung.

❯ Differentialdiagnose

- Die J-Welle kann eine Pardee-Welle oder ein Brugada-Syndrom nachahmen. Sie kann auch bei einer Sepsis oder einer akuten zentralnervösen Schädigung auftreten (1).
- Ein hypothermer Patient, der in der Kälte gefunden wird, hat nicht unbedingt nur eine Hypothermie.
- **Eine Differentialdiagnose: Tod**. Sie ist sehr schwierig und hängt von der Kenntnis der Umstände ab. Das berühmte *„no one is dead until warm and dead"* hilft nicht weiter und gilt vor allem für:
  - den Patienten, der unterkühlt ist und nichts anderes, durch Kälteeinwirkung oder Wärmeverlust bzw. Störung der Thermoregulation;
  - einen Patienten, der < 1 Stunde in kaltem Wasser lag;
  - einen Patienten, der in anscheinend totem Zustand ohne offensichtliche Ursache gefunden wird und der Kälte ausgesetzt war;
  - Kompromisslose Wiederbelebung und Erwärmung über einen längeren Zeitraum.

❯ Außerklinische Behandlung

- Trotz einer anfänglichen Präsentation, manchmal in der Leichenhalle (!), mit Rigidität, Zyanose, nicht-hörbarem Herzschlag und areaktiven Pupillen haben Patienten ohne Folgeschäden überlebt.
- Sammeln von Zeugenaussagen ++:
  - wesentlich für die Bestimmung der **Reanimation eines Herzstillstands** (Bradykardie oder Stillstand?);
  - ein **mutmaßlicher Stillstand von weniger als einer Stunde** in Verbindung mit einer Temperatur von < 32 °C als einziger plausibler Erklärung für einen Herzstillstand bedeutet Reanimation und am besten eine Verlegung in ein Krankenhaus, das über eine extrakorporale Kreislauftherapie verfügt;
  - Bei einem **Herzstillstand über mehrere Stunden oder mit einer Temperatur > 32 °C** oder tödlichen Verletzungen ist die Hypothermie nicht die Ursache des Stillstands und die Reanimation wird für die übliche Zeitdauer versucht oder manchmal auch gar nicht begonnen;
  - bei Untertauchen (Kopf unter Wasser) in kaltem Wasser (< 20 °C) (siehe weiter unten).
  - Vorsichtige, nur horizontale Mobilisation (Risiko von Arrhythmien, traumatische Begleitverletzungen).
  - Sich selbst vor Kälte schützen und kein Risiko eingehen.
- **Maßnahmen über „A, B, C..." hinaus:**
  - Weitere Kälteeinwirkung vermeiden: mit allen Mitteln vom Boden isolieren (Äste, Kleidung usw.). Achtung auf assoziierte Traumen;
  - Nasse Kleidung im Liegen ausziehen, sobald man sich in einer geschützten, warmen Umgebung befindet. **Bei Kälte nasse Kleidung belassen und darüber isolieren** (1);
  - Hände und Füße in der Kälte lassen (1);
  - Rumpf und **Kopf** abdecken (Plastik-/Aluminiumdecke, Decken, trockener Schlafsack). Die Person bedeckt lassen, auch in warmer Atmosphäre. Nicht reiben!
  - Opfer nicht vertikalisieren;
  - keine Muskelanstrengung;
  - trocknen durch sanftes Abtupfen, an einem warmen Ort.

… *Scheintod (5)}* …

- **Untertauchen** (Kopf unter Wasser) **in kaltem Wasser** (< 20 °C) **< 1 Std.**: kompromisslose Reanimation und Transport in ein Zentrum mit extrakorporaler Zirkulation; wenn > 1 Std.: keine Reanimation (12). Dauer unbekannt, wie bei < 1 h verfahren, außer bei Hautablösungen oder Tierbissen (12).
- Siehe weiter unten „Behandlung im Krankenhaus".

… *Der Kranke atmet und bewegt sich* …

- Anzeichen einer traumatischen Läsion?
- **bei Bewusstsein**? => wärmen, warme und süße Getränke. Kein Alkohol und keine Einreibungen. trockene und warme Kleidung, Rettungs- oder Standarddecke oder Schlafsack.
- **Nicht bei Bewusstsein**: gegen Kälte isolieren (*siehe oben*), Hypothermie respektieren, je nach Fall (Geografie, Logistik) nach Absprache mit dem Notarzt entweder auf Hilfe vor Ort warten, überwachen oder möglichst ruhig und in horizontaler Lage ins Krankenhaus bringen.
- Bei Herzstillstand oder drohendem Herzstillstand: Temp < 30 °C, ventrikuläre Arrhythmie, RR syst < 90 mmHg, Transport wenn möglich in ein Zentrum mit Möglichkeit zur extrakorporalen Zirkulation.

> **Behandlung im Krankenhaus: geheizter Raum (24 °C) (1,6)**

… *Bei einem Herz- oder Kreislaufstillstand* …

- Eine Minute lang kein zentraler Puls, keine Lebenszeichen: Wiederbelebung einleiten: Herzdruckmassage, Intubation, Beatmung;
- **in kaltem Wasser (< 20 °C) und unterkühlt „tot" ertrunken aufgefunden**: Reanimation wie bei einem hypothermen Patienten, da eventuell an der Hypothermie „gestorben" mit besserer Prognose.
- **Standardbehandlung, wenn > 30 ° C, + Aufwärmen**. Ggf. Elektroschocktherapie (trocken) bei Kammerflimmern. Adrenalin bei Herzstillstand in Intervallen von 6–10 min.
- **bei < 30 °C**: Elektroschocktherapie und Adrenalin vermutlich unwirksam, aber es können 3 Schocks versucht werden, kein Adrenalin bei < 30 °C (15). Externe Herzdruckmassage, künstliche Beatmung mit warmer, feuchter Luft und O_2, wenn möglich, venöser Zugang ist sekundär. Wärmende Decke, die am besten über den Rumpf gelegt wird. Aktives Aufwärmen (*siehe S. 112*).
- Therapieversagen der verlängerten Reanimation > 30–32 °C: Abbruch der Reanimation.
- **Therapieversagen der Reanimation und Temperatur < 30 °C**: interne Erwärmung: Extrakorporale Zirkulation, oder Pleura-/Peritonealspülungen. Die Peritonealdialyse mit Boli von auf 45 °C erwärmter physiologischer Kochsalzlösung ist sehr wirksam und einfach (1).

… *Wann darf die Herzdruckmassage nicht durchgeführt werden?* …

- Kerntemperatur < 10 °C; offensichtliche lebensbedrohliche Verletzungen, Thoraxwand gefroren und nicht komprimierbar, Nase und Mund durch Eis blockiert, Untertauchen in kaltem Wasser > 1 Std.
- Oder, im Gegenteil, Vorhandensein eines Lebenszeichens (hörbarer Herzschlag, Atmung, spontane Bewegung).

… *Elektrische Aktivität ohne Puls oder Lebenszeichen: Herzdruckmassage!*

- **Dauer der Wiederbelebung**: bis zu mehreren Stunden (Reanimationsbrett), **bis zum Erreichen von 30 bis 32 °C**, manche sagen 35 °C (6). Oft ist es unmöglich zu wissen, ob ein potenziell Lebender oder ein Toter behandelt wird, *doch wurden nach langen Wiederbelebungsmaßnahmen bei schwerer Unterkühlung Überlebende ohne Folgeschäden beobachtet.*

- **Das Ausbleiben eines Temperaturanstiegs trotz aktiver interner Erwärmung deutet auf einen wahrscheinlichen Tod hin (12). Ein Kaliumspiegel ≥ 12 mmol/L bedeutet den Tod (6–12).**
- Der **HOPE-Score** (https://hypothermiascore.org/) **ist für die Prognose zuverlässiger als ein Kaliumspiegel > 7 und Temperatur < 30 °C, bevor eine Erwärmung durch extrakorporale Zirkulation in Betracht gezogen wird (15).**

... ***Wiedererwärmung*** ...

- **Subakute-chronische Hypothermie über 32 °C**: Diese Patienten haben nicht die Energiereserven, um sich passiv zu erwärmen. Langsames Erwärmen von 0,5 bis 2 °C/h, über die gewöhnlichen Decken: Wärmedecke über Brust und Bauch. Kontrollieren Sie sie mit der Hand, um Verbrennungen zu vermeiden ⚠. Wärmedecken steigern die Temperatur um 0,5 bis 1 °C/h. **Denken Sie an eine Begleiterkrankung**, wenn die Temperatur nicht um 1 °C/h ansteigt (*siehe S. 107*).
- **Andere Hypothermien > 32 °C**: Passive Erwärmung: warmer Raum (24 °C), Decken und warme, gesüßte Getränke.
- **Unter 32 °C: Aufnahme auf Intensivstation erwägen** (aktive interne Erwärmung diskutieren): Pleuraspülung, Peritonealspülung, warme und feuchte Atemgase, Hämodialysekreislauf, extrakorporale Zirkulation.
- **Pleuraspülung**: links, wenn Herzstillstand, rechts, wenn nicht. Ein Thoraxdrainage 32 French im 4.–5. Interkostalraum, mittlere Axillarlinie, nach oben gerichtet, eine weitere 32 F-Drainage in gleicher Höhe zur hinteren Axillarlinie nach hinten unten gerichtet. Die hintere Drainage an die Absaugung (Pleur-Evac®), die vordere an eine Infusionsleitung mit auf 40 °C erwärmter Kochsalzlösung anschließen (bikonische Verbindung wie bei Absaugsystemen verwenden). Blut- + Infsuionswärmegeräte einsetzen (http://emcrit.org/podcasts/severe-accidental-hypothermia).

... ***Sonstige symptomatische Behandlungen*** ...

- Bei Notwendigkeit eines zentralvenösen Zugangs und schwerer Hypothermie: **den femoralen Zugang** aufgrund der Übererregbarkeit des Vorhofs **bevorzugen** (6).
- **Beachten Sie die an die Hypothermie angepasste Bradykardie**. Bei ausgeprägter Bradykardie, z. B. Leitungsblock, ist eine **transthorakale Stimulation** anekdotisch möglich, um einen ausreichenden Blutdruck aufrechtzuerhalten (14).
- Tiefes Koma und Puls vorhanden:
  - Eine „sanfte" Intubation und eine Warmluftbeatmung werden empfohlen, wenn kein ausreichender Schutz der Atemwege möglich ist (6, 12). Ggfs. durch Trismus erschwert. Vorgehen bei der Intubation wie üblich (15). Die Intubation scheint kein Kammerflimmern zu verursachen (16);
  - bei vorhandenem Puls, + bei Bewusstsein;
  - Temperatur < 32 °C: nicht aufstehen lassen, nichts zu essen oder zu trinken geben oder bewegen (12);
  - T° ≥ 32 °C: warme und süße Getränke (12). Kein Warmreiben und kein Alkohol!
  - Abtrocknen, mit Laken und Decken und einer Plastik-/Metalldecke zudecken. Ziel: + 0,5 °C pro Stunde, außer bei subakut-chronischer Hypothermie.

- Paradoxe Abkühlung zu Beginn der Aufwärmung („**Afterdrop**"), **Ursache für plötzlich niedrigen Blutdruck** und Rhythmusstörungen (Notwendigkeit des Flüssigkeitsersatzes zu Beginn beachten).
- Sauerstoff (verminderter Bedarf bei Hypothermie).
- **Infusion**: Die Erwärmung der Infusionen auf 40–42 °C dient nur dazu, nicht noch stärker abzukühlen.
- Der **Volumenzustand** bei Hypothermie wird am besten auf der Intensivstation beurteilt. Die meisten Patienten, außer bei subakuter chronischer Hypothermie, profitieren von einem vorsichtigen Bolus von 250–500 mL physiologischer Kochsalzlösung (Risiko einer plötzlichen Linksdekompensation), eventuell mit 20 mL Glukose 30 % (häufige Dehydrierung und Hypoglykämie). Vermeiden Sie Ringer-Laktat® – Laktat wird von der kalten Leber schlecht verstoffwechselt. Thiamin: 100 mg in der Erhaltungsinfusion. **Katecholamine** sind zu vermeiden: wenig/nicht wirksam und arrhythmogen. Man kann Dopamin mit 2–5 μg/min bei Hypotonie und MAP < 60 mmHg trotz Euvolämie und Erwärmung versuchen (6).
- Blasenkatheterisierung, Diuresemessung bei schweren Hypothermien < 32 °C.
- **Lokale Erwärmung eventueller Erfrierungen** der Extremitäten durch ein Bad bei 38 °C. In diesem Fall Tetanusprophylaxe, lokale Antisepsis, intravenöse Analgetika. Aspirin 250 mg außer bei Kontraindikationen (11).

❯ Literatur

1. Lloyd EL. Accidental Hypothermia, Resuscitation, 1996. PMID: 8896051
2. Sekar T, et al. Survival after prolonged submersion in cold water without neurologic sequelae, Arch Int Med, 1980. PMID: 7387271
3. Siebke H et al. Survival after 40 minutes submersion without cerebral sequelae, The Lancet (London, England), 1975. PMID: 48900
4. Wiss R, Vadeboncoeur A, « Le froid : hypothermie et engelures », in Ellrodt A, Les Urgences de loisir, monographie de la Société francophone de médecine d'urgence, Masson, Paris, 2004.
5. Marsigny B., « Hypothermies accidentelles », in Carli P, Riou B, Télion C. Urgences médico-chirurgicales de l'adulte, éd. Arnette, Paris, 2004.
6. Dantzl D.F., « Accidental Hypothermia », in Walls R, Hockberger R, Gausche-Hill M, Rosen's Emergency Medicine: Concepts and Clinical Practice, 7e éd., Mosby, Saint Louis, 2010 et Zafren K, Mechem CC. Accidental hypothermia in adults, www.uptodate.com , Juni 2021
7. Ulrich A.S., Rathlev N.K. Hypothermia and localized cold injuries, Emerg Med Clin North Am., 2004. PMID: 15163568
8. Gilbert M, et al. Resuscitation from accidental hypothermia of 13.7 degrees C with circulatory arrest, The Lancet, 2000. PMID: 10665559
9. Headdon W.G. et al. The management of accidental hypothermia. BMJ, Juni 2009. https://tinyurl.com/yhmmsbjx
10. Delaney KA et al. Rewarming rates in urban patients with hypothermia: prediction of underlying infection. Acad Emerg Med. 2006. https://tinyurl.com/muyckvj4
11. Cauchy E., Marsigny B. Gelures des extrémités, mise à jour et prise en charge. Revue médicale suisse 14/05/2003.
12. Alaskan Cold Injuries Guidelines, 2014. https://tinyurl.com/4582dy8v
13. Appukutty J., Shroff PP. Nasogastric tube insertion using different techniques in anesthetized patients: a prospective, randomized study, Anesth Analg, 2009. PMID: 19690254 https://tinyurl.com/5a3kefs2. Kommentar und Illustration: https://tinyurl.com/33dxdzfh
14. Ho J.D., Heegaard W.G., Brunette D.D. Successful transcutaneous pacing in 2 severely hypothermic patients, Ann Emerg Med, 2007. PMID: 17141142
15. Lott C., Truhlar A., Alfonzo A. et al. European Ressuscitation Council 2021 guidelines. Cardiac arrest in special circumstances. Resuscitation, 2021. PMID: 33773826
16. Danzl D.F. et al. Multicenter hypothermia survey, Ann Emerg Med, 1987. PMID: 3631669
17. rd-factsheets.de/es-wird-wieder-kalt-reanimation-bei-hypothermie/ https://tinyurl.com/2s482j46
18. https://notfallmedizin.blog/hypothermie.html

2.6.3 Hitzschlag/Hyperthermie bei Erwachsenen – Malignes neuroleptisches Syndrom

Anmerkung: Die maligne Hyperthermie bei Vollnarkose wird hier nicht behandelt.

› Wichtige Punkte

- Bevorzugen Sie ein rektales Thermometer (5) (wer jemals Ohren untersucht hat, versteht, wieso). Achselhöhle und Stirn: vergessen Sie es.
- **Kühlung ist die wichtigste Behandlung**, die unerlässliche Rehydrierung reicht nicht aus (1–3).
- **Die Schwere der Erkrankung entsteht auf Grund der hitzeinduzierten systemischen Entzündungsreaktion**, (periphere Vasodilatation und Vasokonstriktion im Splanchnikusgebiet) => mesenteriale Ischämie mit bakteriellen Translokationen, kardiovaskulärem Kollaps, **Multiorganversagen** und ARDS.

› Definitionen

- **Hitzschlag: Fieber ≥ 40 °C** mit trockener, heißer und roter Haut und **neurologischen Störungen**, die von Verwirrtheit bis hin zu Koma und Krämpfen reichen (1):
  - **Anstrengungshitzschlag** (*exertional heat stroke*) durch intensive und erschöpfende Bewegung. Die Umgebungstemperatur muss nicht unbedingt hoch sein. Verstärkt durch alles, was die Verdunstung behindert (hohe Luftfeuchtigkeit). Meist junge und gesunde Personen (Armee);
  - **Klassischer Hitzschlag, nicht belastungsabhängig**, nach **Hitzeexposition**, Hitzeeinwirkung von außen (*classic heat stroke*). Anpassungsstörung einer sehr jungen, älteren oder kranken Person an Hitze. Häufiger bei fehlender nächtlicher Abkühlung. **Medikamente** können eine Rolle spielen: Psychopharmaka, Diuretika. Häufige Assoziation mit anderen chronischen (4), akuten oder dekompensierten Erkrankungen, die behandelt werden müssen.
- **Hitzeerschöpfung** oder Heat exhaustion: **Weniger schwere Form des Hitzschlags**, Temperatur 37 °C–39,9 °C, Dehydrierung mit Wasser- oder Salzverlust, Ursache: intensive und lang anhaltende Anstrengung oder Hitzeexposition. Gekennzeichnet durch starken Durst, Müdigkeit, Angstzustände, Ohnmachtsgefühl oder Bewusstlosigkeit und Kopfschmerzen (1). Der **Sonnenstich** entspricht dem (6).
- **Hitzestress** (heat stress) ist ein Gefühl des Unbehagens und des körperlichen Unwohlseins/Stresses in Verbindung mit Hitzeeinwirkung, insbesondere bei körperlicher Aktivität (1).

› Diagnose

- Hohes Fieber ohne bestätigte infektiöse, entzündliche oder thromboembolische Ursache.
- Und/oder bestimmte Gegebenheiten:
  - Intensive und lang andauernde Bewegung, selbst in mäßig warmer Umgebung;
  - Große Hitze und ältere oder kranke Person, manchmal auch gesunde Personen.
- Vier Erscheinungsformen je nach Grad des Fiebers, Kontext und Vorerkrankungen (*siehe unten*).

... ***Fieber ≥ 40 °C, neurologische Symptome, längere intensive körperliche Betätigung*** ....

- Junge, bislang fitte Person, **Fieber ≥ 40 °C** und **neurologische Symptome** unmittelbar nach einer intensiven, lang andauernden körperlichen Betätigung (1).
- In eine kältere Umgebung bringen, Kleidung entfernen und mit der Kühlung beginnen.
- Flüssigkeitsersatz (physiologische Kochsalzlösung).
- ± Sauerstoff bei SpO_2 > 90 %.
- Mögliche Prodromi: Verhaltensstörungen, eingeschränktes Urteilsvermögen Krämpfe.
- Heiße, trockene Haut oder mit starkem Schweiß bedeckt.
- **Neurologische Symptome** (u. a.): Verwirrtheit, Unruhe, Bewusstlosigkeit, Koma, fokale Symptome, Krampfanfälle, Meningismus, Pupillenanomalien.
- Persistierende Tachypnoe und Tachykardie.
- **Hypotonie** bei einem Viertel der Patienten.
- Übelkeit oder Erbrechen, trockene Schleimhäute.
- Myalgien insbesondere bei Palpation: Rhabdomyolyse.
- Schwere Formen: Petechien oder Blutungen an Punktionsstellen.
- **EKG**: Tachykardie ± Repolarisationsstörungen, Rhythmusstörungen.
- **Dunkler, rötlicher Urin** (Myoglobinurie) mit Hämaturie ± Leukozyturie im Teststreifen (der Teststreifen sagt Hämaturie, es ist jedoch eine Myoglobinurie).
- **Weitere Untersuchungen, die durchgeführt werden sollten:**
  - **EKG**;
  - 2 Paar Blutkulturen (nur eine Punktionsstelle, *siehe S. 745*);
  - Urinteststreifen. Urinkultur, sofern pos. auf Leukozyten ± Nitrit;
  - Probenentnahme aus dafür zugänglichen Stellen für die Infektionsdiagnostik;
  - Blutbild;
  - Hämostase: INR, PTT, Fibrinogen;
  - Transaminasen, Bilirubin, alkalische Phosphatase;
  - CK oder Myoglobin. Myoglobinurie bei dunkelrotem Urin oder „Hämaturie“ auf dem Teststreifen;
  - Elektrolyte, Blutzucker, Eiweiß, Kalzium, Phosphor, Harnstoff, Kreatinin, Laktat;
  - Parasitenabstrich bei entsprechender Reiseanamnese;
  - Blutgase wenn: schwere klinische Symptomatik, Tachypnoe > 20/min, Zyanose, Anionenlücke > 16 mmol/L oder Bikarbonat < 20 mmol/L. inkl. Laktat;
  - Röntgenaufnahme des Thorax: ggf. später, nach Kühlung;
  - manchmal eine Lumbalpunktion....
- **Zusätzliche Untersuchungen: Ergebnisse:**
  - **Hämokonzentration** (Plasmaproteine erhöht, Hyperkalzämie);
  - **akutes Nierenversagen**, funktionell und strukturell (Rhabdomyolyse);
  - anfängliche Hypophosphatämie und -**kaliämie**, dann Risiko einer **Hyperkaliämie** durch Rhabdomyolyse, Nierenversagen und Azidose mit Laktatämie und erhöhter Anionenlücke;
  - selten Hypoglykämie;
  - manchmal ausgeprägte Leukozytose (30 000/mm^3);
  - Leukopenie: Typhus, Malaria, schwere virale oder bakterielle Infektionen;
  - Procalcitonin nicht zielführend, nicht bestimmen (8);

- Troponin kann erhöht sein;
- **Rhabdomyolyse** (CK oder Myoglobin);
- metabolische Laktazidose und respiratorische Alkalose;
- schwere Formen: **DIC** mit Thrombopenie und **akutem Leberversagen** (INR extrem verlängert) manchmal Zytolyse und Cholestase, Pankreatitis;
- EKG: Rhythmus- und Leitungsstörungen, ischämische Störungen möglich;
- wenn LP durchgeführt: Normalbefund.

... ***Fieber < 40 °C, allgemeine Symptome oder Kopfschmerzen, intensive und langanhaltende körperliche Anstrengung*** ....

- **Hitzeerschöpfung (*heat exhaustion*):** eine weniger schwere Form des Hitzekollapses mit Fieber zwischen 38,3 °C und 39,9 °C, Dehydrierung, bei intensiver und langanhaltender Anstrengung (1).
- **Unspezifische Klinik**: Fieber < 40 °C, Asthenie, Muskelschwäche, orthostatische Hypotonie, Synkope, Schwindelgefühle, Kopfschmerzen, starker Durst (außer bei prädominantem Salzverlust), Erbrechen, Durchfall oder Stuhldrang, Tachypnoe, kühle, feuchte Haut, grauer Teint, extrazelluläre oder globale Dehydrierung.
- Die Anamnese der intensiven körperlichen Anstrengung stellt die Hitzeerschöpfung an erste Stelle der Differentialdiagnosen, ohne toxische Substanzen außer acht zu lassen.
- Zusätzliche Untersuchungen wie im vorherigen Fall.

... ***Ältere oder kranke Person, Fieber ≥ 40 °C, neurologische Symptome, im Zusammenhang mit großer Hitze. Manchmal gesunde Person*** ....

- **„Klassischer“ Hitzschlag**:
  - sehr hohes **Fieber**;
  - große Hitze, keine Prävention;
  - trockene und heiße Haut;
  - fokale oder nicht-fokale **neurologische Symptome**.
- Alle oben beschriebenen klinischen und laborchemischen Anzeichen eines Anstrengungshitzschlags sind möglich.
- **Suche nach begünstigenden Erkrankungen und deren Komplikationen:**
  - kardiale Dekompensation;
  - Dehydrierung;
  - Myokardinfarkt. **EKG ++;**
  - Infektion;
  - diabetische Entgleisung;
  - **Risikomedikamente**: Psychopharmaka, Diuretika, Anticholinergika..., oft in Kombination mit anderen Medikamenten;
  - akute neurologische Erkrankung;
  - Sturz. Trauma;
  - Verlust der Autonomie.
- Zusätzliche Untersuchungen: wie in den vorangegangenen Fällen.

... ***Ältere oder kranke Person, Fieber < 40 °C, allgemeine Symptome oder Kopfschmerzen, im Zusammenhang mit großer Hitze. Manchmal gesunde Person*** ....

- Weniger schwere Form des klassischen Hitzschlags mit Fieber zwischen 38,3 °C und 39,9 °C, Dehydrierung, fehlende intensive und langanhaltende Anstrengung (1). Der „**Sonnenstich**“ fällt in diesen Rahmen.

- **Unspezifischer klinischer Zustand**, der die Differentialdiagnose offenlässt. Große Hitze schließt die üblichen Erkrankungen nicht aus:
  - Fieber < 40 °C, bei älteren Menschen manchmal nicht vorhanden, Asthenie, Muskelschwäche, Schlafstörungen;
  - orthostatische Hypotonie, Synkope, Ohnmachtsgefühl, Kopfschmerzen, starker Durst außer bei prädominantem Salzverlust, Erbrechen, Durchfall oder Stuhldrang, Tachypnoe, kühle, feuchte Haut, grauer Teint, extrazelluläre oder globale Dehydrierung.
- Suchen Sie nach einer begünstigenden Erkrankung und ihren Komplikationen (*siehe oben*).
- Zusätzliche Untersuchungen: wie Fälle weiter oben.

› Differentialdiagnose

Weniger zu bedenken beim Hitzekollaps durch Anstrengung, aber Vorsicht bei Infektionen (u. a. Malaria) und Vergiftungen (Kokain). **Nachdenken, aber die Abkühlung nicht verzögern.**

… *Sonnenstich*

Was versteht man darunter? Die beschriebenen Anzeichen (6) sind ähnlich wie beim klassischen Hitzschlag oder der Hitzeerschöpfung nach Sonneneinstrahlung. Gleiche Behandlung: Kühlung oder Erfrischung je nach Temperatur, Flüssigkeitszufuhr usw.

… *Hitzebedingte Krämpfe*

Sie können **Prodrom eines Hitzschlags** sein, vor allem, wenn Fieber, Reizbarkeit oder trunkenheitsähnliche Zustände auftreten; in diesen Fällen muss der Betroffene zur Überwachung ins Krankenhaus eingeliefert werden. Salz per os und Ruhe in kühler Umgebung ± Infusion mit isotonischer Kochsalzlösung 0,9 % (6).

… *Malignes neuroleptisches Syndrom) (MNS)*

- Neuroleptika, in der Regel seit < 30 Tagen.
- Alte und neue Neuroleptika, neuroleptische Antiemetika. Butyrophenone und Depot-Neuroleptika ++.
- Nicht dosisabhängig.
- Neuroleptika können einen Hitzschlag begünstigen, Hitze kann ein MNS begünstigen.
- Akuter Entzug von L-Dopa oder Dopaminagonisten (Antiparkinsonmittel) kann das Bild eines MNS hervorrufen.
- Symptome:
  - Rigidität, Krämpfe der Kaumuskulatur, Bewusstseinsstörungen, Hyperthermie, Dysautonomie;
  - Fieber von 38,5 °C bis 42 °C. Bewusstseinsstörungen: mindestens: Verwirrtheit. Dysautonomie: Tachykardie, labiler Blutdruck oder arterielle Hypertonie, Tachypnoe, profuses Schwitzen, Dehydrierung;
  - **konstante, extrapyramidale Rigidität**, oft extrem (verliert den Zahnrad-Charakter); Opisthotonos möglich. Dysarthrie, Mutismus. **Bronchiale Obstruktion, Schluckstörungen**;
  - diffuse Schmerzen;
  - Hypernatriämie, Niereninsuffizienz, **Hyperkaliämie, Rhabdomyolyse**, Leukozytose, Azidose mit hoher Anionenlücke. Immer Blutkulturen und Thoraxröntgen. CCT und LP oft erforderlich, um andere Diagnosen auszuschließen: Proteinkonzentration im Liquor in 30 % der Fälle erhöht.

- **Therapie:**
- Absetzen des Neuroleptikums;
- **äußere Kühlung** wie beim Hitzschlag, Rehydrierung, Aufnahme auf der Intensivstation;
- Antibiotika im Falle einer Lungeninfektion;
- parenterale **Analgetika**, auch wenn der Schmerz nicht geäußert wird und evtl. Morphin;
- Sedierung mit Benzodiazepinen;
- Intubation und mechanische Beatmung sind manchmal erforderlich. Dantrolen und Bromocriptin kontrovers, nicht von vornherein indiziert;
- Thromboseprophylaxe.

– **Ein sehr schwieriges diagnostisches Problem**: die **maligne Katatonie** mit der Verschreibung von Neuroleptika...

... ***Intoxikationen*** ...

– Kokain, Amphetamine, Ecstasy: siehe Tabelle (*S. 78*). Unruhe, Bluthochdruck und Mydriasis.
– **Lithium:** auch Hypertonie, aber kein Fieber, sofern keine Komplikation vorliegt.
– **Serotonin-Syndrom**: kann ein dem malignen neuroleptischemn Syndrom verwandtes Bild ergeben (*siehe S. 38*).
– **Strychnin**: kein Fieber, Einnahme von Rattengift in den vorangegangenen 30 Min.. Erstes Zeichen: Hyperakusis. Kurze spinale Krämpfe (anfangs bei Bewusstsein) Trismus, sardonisches Grinsen, Streckkrämpfe, Opisthotonus, Koma. Meist innerhalb weniger Stunden tödlich (Spasmen der Atemmuskulatur). Nicht stimulieren, hoch dosierte Benzodiazepine, Einweisung Intensivstation.
– **Anticholinergika (mehr oder weniger offensichtlich anticholinerge Medikamente, oft kombiniert)**: rote und trockene Tegumente, trockene Schleimhäute, Mydriasis und Akkommodationsschwäche, Bewusstseinsstörungen, Fieber, Tachykardie, Ileus, Hypertonie, Harnverhalt, Myoklonien. *Zahlreiche Medikamente* mit mehr oder weniger anticholinerger Wirkung: Oft nicht in der Packungsbeilage erwähnt - *auf die Kontraindikationen schauen (Prostata, Glaukom).*

... ***Unkomplizierter Tetanus*** ...

– Kein Fieber: Stellen Sie dringend fest, ob die Person geimpft ist (Anruf beim Hausarzt...).
– Suchen Sie nach einer Eintrittspforte in den letzten 15 Tagen. Hinweise: Paroxysmale Zuckungen, sardonisches Grinsen.
– Behandlung auf der Intensivstation.

... **Akute thyreotoxische Krise** ...

– Kürzlich aufgetretener physiologischer Stress, Operation, Fieber 39–40 °C, starke Schweißausbrüche, Tachykardie, extreme Muskelschwäche, Durchfall, nichts Spezifisches.
– Verdachtsdiagnose bei Struma und Exophthalmus (selten), Vorhofflimmern oder -flattern mit Fieber, vorwiegend rechtsseitiger Herzinsuffizienz, feinem Tremor und Hyperkalzämie.
– Das Fehlen von großer Hitzeeinstrahlung, anderen Diagnosen, eine Lithiumbehandlung, eine kürzlich erfolgte jodhaltige Kontrastmittelinjektion oder das Absetzen von Thyreostatika lassen an die Diagnose denken und den TSH-Wert bestimmen.

- Die *Fremdanamnese* deckt Anzeichen einer bislang unbekannten Hyperthyreose auf.
- Behandlung auf der Intensivstation (Rehydrierung, Thyreostatika, Kortikosteroide und β -Blocker als Notfallmaßnahmen).

... ***Subarachnoidalblutung, Meningitis/Meningoenzephalitis, Malaria*** ......

- Zu bedenken, wenn die Umstände des Auftretens rätselhaft sind. Eine **Purpura** kann alarmierend sein. Neurologische Symptome mit oder ohne Kopfschmerzen oder Bewusstlosigkeit.
- Eine LP (außer bei Purpura, wo zwei Blutkulturen hintereinander sie ersetzen), ein CT oder ein Ausstrich werden beim geringsten Zweifel durchgeführt, nachdem Kühlung und Rehydrierung eingeleitet wurden. Der **plötzliche, explosionsartige Beginn**, vor allem mit Kopfschmerzen, spricht vor allem für eine Subarachnoidalblutung. Die LP ist bei einem Hitzschlag ohne pathologischen Befund. Zur Erinnerung: **Das Fehlen von Nackensteifigkeit schließt nichts aus.**

... ***Neurologische Zeichen bei Fieber ($\geq$ 40 °C)*** ....

- **Es kann sich um einen „klassischen“ Hitzschlag handeln**, auch mit neurologischen Lokalisationszeichen, aber andere Ursachen müssen ausgeschlossen werden.
- Meningale Symptome: Meningitis, Meningoenzephalitis: LP. Es ist **keine Schande**, bei einem Hitzschlag **eine LP durchzuführen**. Der Befund ist normal.
- Fokale Zeichen:
  - Meningoenzephalitis, Hirnabszess, Empyem. Zwei Blutkulturen, cCT mit vorheriger Injektion von Ceftriaxon und Aciclovir (*siehe S. 813*), dann, wenn nicht kontraindiziert: LP; Bei Hirnstammsymptomatik (Rhombenzephalitis) Amoxicillin hinzufügen, an Tuberkulose denken.
  - Schlaganfall und infektiöse Komplikation (Lunge, Urin), die selten ein Fieber > 40 °C verursacht. „Zentrales“ Fieber bei Schlaganfällen ist immer eine Ausschlussdiagnose, es tritt gewöhnlicherweise innerhalb 72 Std. nach Hirnschädigung auf.
  - Partielle Epilepsie oder postiktale Defizite.
- Myoklonien, wiederholte partielle oder generalisierte Krämpfe: Status epilepticus selten hochfieberhaft an sich, aber suchen Sie nach der Ursache (CT, LP).
- Extrapyramidale Rigidität, profuse Schweißausbrüche, Fieber $\geq$ 40 °C, Somnolenz, bronchiale Verschleimung: malignes Neuroleptika-Syndrom (*siehe oben*).
- Extrapyramidale Rigidität ± Tremor, Amimie etc.: Parkinson-Syndrom, Entzug von Anti-Parkinsonmitteln oder Dehydrierung des Parkinsonkranken. Hohes Fieber deutet *a priori* auf eine Infektion hin.
- Bewusstseinsstörungen: Ursache oder Folge des Fiebers?
  - Meningoenzephalitis, Meningitis;
  - Zerebrale Malaria, Typhus;
  - Septischer Schock.
- Halluzinationen: partielle Epilepsie aufgrund einer infektiösen Ursache, Demenz und infektiöse Komplikationen, ***Delirium tremens*** (nach einer Infektion suchen), Giftstoffe und Medikamente (*siehe oben*).
- Mydriasis: Anticholinergika (*siehe oben*, Intoxikationen).

... ***Allgemeine Symptome und Fieber $\geq$ 39–40 °C*** ....

- Malignes neuroleptisches Syndrom (*siehe oben*)
- Marmorierung: septischer Schock, kardiogener Schock.

- Kontrakturen, Trismus: **Tetanus**, Strychnin, malignes neuroleptisches Syndrom *(s. o.)*.
- Delirium tremens.
- Intoxikationen *(s. o.)*.
- Ausgeprägte Hypertonie: hypertensive Krise bei **Phäochromozytom**.
- **Infektiöse Ursache**: klinische Untersuchung ++, dauert nicht lange und zwingt zum Ausziehen, also kühlt sich der Patient ab. *NB*: Echter Schüttelfrost vor der Abkühlung (sichtbar, oder mit Zähneklappern) signalisiert meist einen infektiösen Zustand. *Das Procalcitonin* kann bei einem Hitzschlag sehr hoch sein, auch ohne Infektion (8).

› Komplikationen und Symptome eines erhöhten Schweregrads

- Mesenteriale Ischämie, ARDS, Schlaganfall, Myokardinfarkt (7).
- Schwere Erkrankung eindeutig bei Temperatur > 40 °C, Blutdruck < 100 mmHg, Glasgow-Score < 12, neurologischen Symptomen, Schock, Anurie, DIC, akutem Leberversagen: **ca. 50 % Letalität** (7).

› Behandlung von Hitzschlag (1)

- *Frühzeitige* Kühlung und Rehydrierung +++. In Analogie zum prähospitalen *„scoop and run"* wird *„cool and run"* empfohlen (10).
- Kaltes Wasser- + Eisbad bei 1–17 °C (10) = sofortige aktive Kühlung durch vollständiges Eintauchen bis zum Hals, bis die Kerntemperatur < 39 °C ist; eine Rate von -0,1 °C/ min ist sicher und erwünscht (10).
- Wenn dies nicht möglich ist: jede andere aktive oder passive Methode.
- Umhüllte Eisbeutel können in den Achselhöhlen, Leisten und auf der Leber platziert werden.
- Gekühlte Infusionen sind (machen Sie mal einen Dreisatz) ein Witz.
- **Kühlung durch Verdunstung**. Ziehen Sie den Patienten aus, besprühen Sie ihn kontinuierlich mit kaltem Wasser (aber nicht damit überschütten) und sorgen Sie für kontinuierlichen Luftzug. Oder mit einem dünnen, in Wasser getauchten Laken abdecken, über das man Luft fächelt. **Ziel: < 39,4 °C** rektal (Achtung, keine Hypothermie!). Lassen Sie einen Ventilator bringen.
- Ideal, jedoch praktisch nicht existent: Kühleinheit: Spezialbett, welches 15 °C warmen Wasserdampf und 45 °C warme Luft über den Patienten bläst. Damit wird die Temperatur der nassen Haut zwischen 32 und 33 °C gehalten (doi: 10.1056/NEJMra011089).
- Wenn Transport in einem nicht klimatisiertem Krankenwagen: Fenster öffnen.
- **Infusion von isotonischer Kochsalzlösung**: mindestens 1.000–1.500 mL in der ersten Stunde.
- Hypotension: physiologische Kochsalzlösung.
- Hyponatriämie < 130 mmol/L: 1–3 Boli von 100 mL NaCl 3 % (10) in 15 min über einen sicheren peripheren Zugang (*S. 654*).
- Keine Antipyretika (NSAR und Paracetamol ohne Wirkung und Risiko der Hepatotoxizität).
- Sauerstofftherapie, abhängig vom SpO_2. Ziel: SpO_2 90–94 %.
- Kein Dantrolen (Wirksamkeit unklar, Risiko der Hepatotoxizität).
- Benzodiazepine i.v. bei Krampfanfällen.
- Rhabdomyolyse: Flüssigkeitsersatz, unter engmaschiger Kontrolle von K^+ und Ca^{++} (siehe *S. 253*).
- Ggf. Übernahme Intensivstation (50 % Sterblichkeit).

Literatur

1. Bouchama A., Knochel J.P. Heat stroke, N Engl J Med, 2002, 346 : 1978–87.
2. Fuilla C., « Accidents liés à la chaleur », in Ellrodt A, Les Urgences de loisir, monographie de la Société francophone de médecine d'urgence, Masson, Paris, 2004. p.139–150.
3. Plan national Canicule 2009.
4. Impact sanitaire de la vague de chaleur en France survenue en août 2003, BEH, 2003, n° 45–46. https://tinyurl.com/bu84uy76
5. Mesure de la température corporelle – Choix des thermomètres médicaux, Prescrire, 1998,18 (190 suppl): 881–912.
6. Fiches. « Pathologies liées à la chaleur ». https://tinyurl.com/33vjadka
7. Hausfater P., Riou B. Hyperthermie de l'adulte et coup de chaleur, EMC, 2007. www.em-consulte.com/article/64838
8. Hausfater P., Hurtado M., Pease S. et al. Is procalcitonin a marker of critical illness in heatstroke? Intensive Care Medecine, 2008, 34:1377–83. https://tinyurl.com/3t2pumwt
9. Orphanet Urgences. Hyperthermie maligne d'effort, 2017. https://tinyurl.com/yyd7b3b8
10. Lott C., Truhlar A., Alfonzo A. et al. European Ressuscitation Council 2021 guidelines. Cardiac arrest in special circumstances. Resuscitation, 2021. PMID: 33773826. https://tinyurl.com/t2a28vmj
11. Hitzschlag. MSD Manual https://tinyurl.com/3edb8u89
12. Hitzebedingte Gesundheitsstörungen in der hausärztlichen Praxis. AWMF-Register-Nr. 053–052. DEGAM 2020 https://tinyurl.com/2ekkzcun
13. Muth C.M. Hitzeerkrankungen. Notfall Rettungsmed 2020. 23: 299–312. doi: 10.1007/s10049-020-00716-5. https://tinyurl.com/yjryvc2d
14. Bein T., Karagiannidis C., Gründling M. et al. Neue intensivmedizinische Herausforderungen durch Klimawandel und globale Erderwärmung. Anaesthesist 2020. 69:463–469. doi: 10.1007/s00101-020-00783-w. https://tinyurl.com/39fxyzxu
15. Umweltbundesamt, Deutscher Wetterdienst. Klimawandel und Gesundheit. Tipps für sommerliche Hitze und Hitzewellen. https://tinyurl.com/5cvd5959

Kapitel 3

Psychiatrie

Wichtige Punkte

- **Viele organische Erkrankungen** verleihen dem Patienten manchmal ein „psychiatrisches" Aussehen.
- Ein schwer Depressiver oder „eine Hysterikerin" können auch einen septischen Schock oder eine organische Hemiplegie haben. Der aufmerksame Notarzt muss einen Hauch von Paranoia haben.
- **Deshalb**:
  - jeder Patient, der dem Psychiater anvertraut wird, muss organisch abgeklärt werden: **Atemfrequenz**, SpO_2, **Temperatur**, Blutdruck, Puls werden so schnell wie möglich gemessen. Kapillarglukose bei kognitiver/motorischer Verlangsamung, Mutismus, abnormalem Verhalten. Ein **kapillärer Blutzuckerspiegel** < 3,9 mmol/L (70 mg/dL) wird im venösen Blut überprüft, bevor Glukose substituiert wird.
  - Sie müssen den Patienten mit der Frage untersuchen: „**Gehört dieser Patient wirklich in die Psychiatrie, ist das nicht eine maskierte organische Pathologie**?". Das ist auch die Frage des Psychiaters; er kann eine medizinische Voruntersuchung verlangen;
  - psychiatrische Abteilungen außerhalb der allgemeinen Krankenhäuser sind nicht für organisch Kranke vorgesehen.
- ⚠ **Einige Klassiker, die zur katastrophalen Fehleinschätzung als „psychiatrisch" führen können:**
  - Alkoholvergiftung. Alkoholgeruch kann fehlen. Delirium tremens;
  - Unerkannte Medikamentenvergiftung;
  - **toxische Ursachen** (CO, Halluzinogene, Amphetamine, Kortikoide);
  - **Hypoglykämie**, Hyperkalzämie. Phäochromozytom, Thyreotoxikose;
  - respiratorische Insuffizienz;
  - Enzephalitis. Akathisie (*siehe S. 503*);
  - Epilepsie (temporale Epilepsie oder postiktale Agitation);
  - Hirntumor.

- Kein **Diazepam/Valium® i.m.**: geringe Bioverfügbarkeit, verzögerte Resorption.

Benzodiazepin	Applikationsweg	Spitzenspiegel
Diazepam/Valium®	*per os*	30–90
Alprazolam/Xanax®	*per os*	30–120
Chlorazepat/Tranxilium®	*per os*	60
	im	30–90
Bromazepam/Lexotanil®	*per os*	30–240, im Mittel 120

Werte in Minuten

3.1 Agitation

Wichtige Punkte

- **Vorgeschichte: Angehörige/alte Akte finden.** Dringlich.
- **Vorrangiger Notfall**: psychiatrisch oder organisch, es besteht die Gefahr, dass sich die Agitation verschlimmert.
- **Weglaufen** gefährdet Patienten/Mitarbeiter/andere Patienten/Unbeteiligte und erhöht die allgemeine Morbi-/Mortalität.
- Ruhe, Professionalismus, nicht emotional involviert werden usw. und immer in der Entfernung eines ausgestreckten Arms: jeder fühlt sich weniger bedroht. **Offene Hände** (Zeichen der Offenheit) auf Höhe des Epigastriums.
- **Keine leeren Aufforderungen** („Beruhigen Sie sich! Bleiben Sie stehen! Hören Sie auf zu schreien!"). Das funktioniert nicht. **Nicht lügen** (unhaltbare Versprechungen).
- Bei gefährlicher Gewalt die Polizei rufen.
- Zu 60 % psychiatrische und zu 50 % organische Ursachen (zur Hälfte toxisch induziert) (1).
- **Ein gewalttätiger, unruhiger, unkooperativer Patient, insbesondere mit unmittelbar bevorstehenden Anzeichen von Gewalt, wird körperlich und medikamentös fixiert (nie das eine ohne das andere und schriftliche Dokumentation) und nach Waffen und Drogen durchsucht.**

Klinische Symptome

- Agitation = motorische Aktivität mit ± starkem Gestikulieren, ± psychischer Hyperaktivität, ± emotionaler Überexpressivität, ± Verlust der Verhaltenskontrolle.
- Einige klinische Formen deuten auf eine Ursache hin: manische, charakterbedingte oder hysterische Unruhe, Alkoholvergiftung oder andere. **Allein aufgrund der Symptome der Agitation lässt sich eine medizinische Ursache nicht ausschließen.**

Unruhe mit Anzeichen einer drohenden Gewalttat

- Risiko, dass es zu einer Handlung kommt, wenn nicht schnell gehandelt wird.
- Entsprechende Vorgeschichte; erfragen bei Einsatzkräften oder Angehörigen (bekannter Patient).
- **Unangemessenes, autoritäres Verhalten der Weißkittel** („Beruhigen Sie sich! Warten Sie hier! etc.") erhöht das Risiko von Gewalt.
- **Prädiktive Symptome einer bevorstehenden Gewalttätigkeit (1,2):**

  - Gewalttätigkeit in der Vorgeschichte ++;
  - Tragen von Waffen;
  - männlich, jung;
  - Drogenmissbrauch;
  - Weigerung, sich zu setzen;
  - Unfähigkeit, an einem Ort zu bleiben;
  - Zunahme von Hyperaktivität oder Ängstlichkeit;
  - Aufschrecken und Immobilisierung + Ansätze von Droh- oder Abwehrgesten;
  - Unerklärliche plötzliche Aktivitätsänderungen;
  - Drohungen, Beleidigungen;
  - Veränderte Stimme (Klangfarbe, Rhythmus);
  - Muskelanspannung;
  - Schläge/Tritte gegen Gegenstände, Werfen von Gegenständen.

- *Im Gegensatz* dazu weisen Patienten, die **ihre Hände** in den Taschen lassen, die Arme verschränken oder eine nicht bedrohliche Körperhaltung einnehmen, normalerweise kein Gewaltrisiko auf.
- **Weniger offensichtliche Unruhe**:
  - Unterschiedliche Gründe für die Vorstellung in der Notaufnahme: Schmerzen, Unwohlsein, das Gefühl, dass es einem schlecht geht, oder Vorstellung in der Notaufnahme wegen Verhaltensauffälligkeiten.
  - **Motorische Hyperaktivität und Angespanntheit** zeigen Unruhe an: Auf die oben genannten Prädiktoren für Gewaltbereitschaft achten und vorrangig behandeln.

... ***Formen nach vorherrschenden Symptomen (1,3)*** ....

- **Manische Unruhe**: unaufhörliche Aktivität, spielerische/aggressive Aspekte gegenüber anderen oder euphorische Hochstimmung, Ausgelassenheit. Logorrhoe, Beschleunigung des Denkens, Gedankenflucht, Verlust der Selbstkritik. Fragen Sie nach früheren Episoden. Weist auf eine bipolare **Psychose** hin, wird aber auch gesehen bei: Intoxikationen (**Alkohol**, Sympathomimetika), Medikamenten (Kortikosteroide, Isoniazid), frontalen Läsionen.
- **Wahnhafte Erregung**: mit Halluzinationen. Die Person **hält am Wahn fest**, stellt die Halluzinationen nicht in Frage, daher die Gefährlichkeit. Plötzlicher Beginn, darüber hinaus Fluktuationen, Beeinflussungswahn (= Gedanken, Worte, Willen des Betroffenen, die als von Extern aufgezwungen oder kontrolliert erlebt und dargestellt werden). Angst ++, spürbar. **Seltsames, undurchdringliches Kontaktverhalten**, veränderter Gedankengang.
- **Paranoiker**: ausgeprägter Größenwahn, Verfolgungswahn, Anspruchswahn mit falscher Wahrnehmung, gefährlich auf Grund Benennung Verdächtiger, aber abgesehen von den Auswirkungen dieser Wahnideen auf das Verhalten findet man keine ausgeprägte Beeinträchtigung des sozialen Funktionierens und keine offensichtlichen Störungen. **Diese Symptome** können durch Vergiftungen oder neurologische Schädigungen **imitiert werden**.
- **Ängstliche Unruhe**: Möglich bei einer Panikattacke (= akuter Angstausbruch). (*siehe S. 138*). Kann bei medizinischen Erkrankungen auftreten, vor denen auch junge Frauen (die schnell abgestempelt werden) nicht gefeit sind.
- **Patienten mit Persönlichkeitsstörungen können vielfältige Symptome zeigen.** Neben dramatischer Beschreibung von Symptomen, kann es auch zu psychomotorischen Erregungszuständen oder Suizidandrohungen kommen. Hier sollten die Behandelnden Ruhe bewahren und zunächst den Patienten aus einer eventuell angstauslösenden Situation räumlich herausbitten.

  Es ist wichtig, einen festen Ansprechpartner zu stellen, sich nicht auf Provokationen einzulassen und die Ängste, Sorgen und Wünsche des Patienten ernst zu nehmen, jedoch auch respektvoll die Möglichkeiten der aktuellen Situation benennen. Frustrationen und Ärger des Patienten sollten validiert werden, jedoch auch die Grenzen des Umsetzbaren deutlich gemacht werden.

  Bei fremdaggressiven Handlungen sollten frühzeitig die Schutzbehörden hinzugezogen werden.

  Suizdandrohungen sollten ernst genommen werden. Der Patient sollte ab diesem Zeitpunkt nicht alleingelassen und das soziale Netzwerk kann aktiviert werden. Bei nicht vorhandener Absprachefähigkeit muss frühzeitig ein Facharzt für Psychiatrie zu Rate gezogen werden.

In allen Fällen kann eine beruhigende Medikation angeboten werden. Hierfür sind niedrigpotente Neuroleptika oder auch Benzodiazepine wie Lorazepam geeignet.
- **Agitation bei Alkoholikern**: manchmal intermittierend, kein linearer Zusammenhang mit dem Blutalkoholspiegel, Triebenthemmung, Patient manchmal gefährlich. Furchteinflößende Halluzinationen sind möglich. Logorrhoe und Dysarthrie, Ataxie, konjunktivale Injektion, Atemgeruch nicht immer typisch. Im Gegensatz dazu **Delirium tremens**: Zittern, Schweißausbrüche, dann **Verwirrtheit**, ± Krämpfe, Träumereien, manchmal furchteinflößende Halluzinationen, Fieber, Dehydrierung. Suche nach der auslösenden Ursache.
- **Melancholische Unruhe**: Unaufhörliche Unruhe mit Umhergehen, Klagen, Beklemmung, Erstickungsgefühl, theatralisch anmutend. Manische Elemente sind möglich. Ein Delirium mit Leidensthematik oder Wahnvorstellungen sind möglich. Die Angst oder auch die Gewissheit einer Lebensgefahr kann zu einem suizidalen Impuls oder zum Weglaufen mit hohem Suizidrisiko führen.

> **Behandlung:**
- **Unkontrollierbare Unruhe oder mit Gewalttätigkeit**:
  - Die Person brüllt, beleidigt, droht, wehrt sich, zerstört Dinge, schlägt, versucht zu fliehen. Manchmal intensives Delirium mit Halluzinationen;
  - Verbale Beruhigung gescheitert oder unmöglich: physische **Fixierung** (*siehe S. 132*) und medikamentöse **Sedierung**. Körperliche Untersuchung, auch wenn nur elementar, erst nach Beruhigung. Intoxikationen führen gerne zu dieser Art von Agitation.
- **Agitation kontrolliert durch verbales und non-verbales Vorgehen** und eventuell ein Medikament, welches akzeptiert und *per os* verabreicht wird. Somatische Untersuchung wird akzeptiert, mit Untersuchung der höheren Funktionen, welche als Routine im Krankenhaus präsentiert wird, kapillärer Blutzucker und eventuell Blutentnahme.
- **Untersuchung** (siehe unten) und Überwachung des Patienten für 3–6 Std.: Die Wirkung der Intoxikation lässt nach, mögliche Komplikationen werden erkannt. Überwachung der Vitalzeichen kontinuierlich oder alle 15–30 min, bei einer offensichtlichen Alkoholvergiftung ohne Komplikationen in größeren Abständen.
- **Frühzeitiges Einbeziehen des Psychiaters vor oder unmittelbar nach der Verabreichung eines Sedativums**. Symptomatologie passend zu einer psychiatrischen Erkrankung? Gibt es Anzeichen für Desorientiertheit? Wenn der Kollege nicht von einer rein psychiatrischen Ursache überzeugt ist, nehmen Sie die Suche nach einer medizinischen Ursache wieder auf.
- Die Überwachung eines „Agitierten-Sedierten" **kann auf der Intensivstation** insbesondere bei unklarer Diagnose je nach Fall und den örtlichen Überwachungsmöglichkeiten denkbar sein.
- Überwachung auch eines bekannt psychiatrischen Patienten; kürzer, wenn das Umfeld und die klinische Untersuchung es erlauben, eine Vergiftung oder eine Begleiterkrankung auszuschließen.
- **Überwachung der Wirksamkeit und Verträglichkeit der medikamentösen Sedierung. EKG** in der Regel nach der Sedierung (*siehe S. 349*).
- Während oder am Ende der Überwachung (kein validiertes Vorgehen):
  - Keine klinisch schwerwiegenden Symptome, **günstiger Verlauf und Diagnose einer Intoxikation**. Eine letzte Untersuchung vor der Entlassung des Patienten

stellt sicher, dass keine Komplikationen auftreten. Psychiatrische Betreuung organisieren oder beginnen (bzw. Alkoholentzug);

- Die Anamnese weist auf eine seit **langem bestehende psychiatrische Erkrankung** hin: Betreuung durch den Psychiater oder Überweisung in eine psychiatrische Einrichtung; Screening auf toxische Substanzen im Urin, je nach Fall, nicht dringend (4);
- **Wahrscheinlich psychiatrische Genese, erste Episode, keine Hinweise auf eine internistische Ursache.** Eine Bildgebung des Gehirns kann vorgesehen werden, nicht dringend (4). Regelhaft sinnvolle Laborbestimmungen (Elektrolyte, Kalzium, Blutbild CRP). TSH zu einem späteren Zeitpunkt, wenn kein klinischer Verdacht vorliegt. Regelhaft Untersuchung auf illegale Drogen im Urin; der Patient wird vom Psychiater behandelt oder in eine psychiatrische Einrichtung verlegt;
- **Nicht-psychiatrische Erkrankung**: ätiologische Behandlung, nicht unbedingt in der Notaufnahme, auf der Intensivstation, wenn eine starke Sedierung erforderlich ist.

› „Medizinische" Ursachen für Unruhezustände

- 60 % psychiatrische und 50 % organische Ursachen (zur Hälfte toxisch) (1).

Tabelle 3.2: **Organische Erkrankungen, die zu Unruhe führen können** (2)

Vergiftungen, Entzugserscheinungen, Medikamente: Suche nach Toxidromen (*siehe S. 59*)	
– **Alkohol** (Vergiftung, Entzug). – **Kohlenmonoxid** ⚠ – **Amphetamine, Kokain, Crack, Ecstasy,** – **Cannabinoide** (Vergiftung, Entzug). – Neuroleptika (**Akathisie**) (*siehe S. 503*). – Benzodiazepine (paradoxe Reaktion, Entzug). – Nikotinentzug (*siehe S. 136*). – Anticholinergika (Antihistaminika, Parkinsonmittel, Antispasmodika). – Serotoninergika (allein oder in Wechselwirkung). – Kortikosteroidtherapie. – LSD, Phencyclidin (PCP), Ketamin.	– Kohlenwasserstoffe (inhaliert). – Opiate (Entzug). – GHB. – Organophosphate, Arsen. – Blei, Quecksilber, Thallium, Mangan. – Betablocker. – Digitalis. – Überdosierung von adrenergen Medikamenten. (HNO-Dekongestiva, Xanthine). – Aspirin, Lithium, NSAR. – Antidepressiva, MAO-Hemmer. – Isoniazid. – Halluzinogene Pilze.
Hypoxie, Schock ⚠	
– **Kohlenmonoxid** – **Hypoxämie,** Hyperkapnie	– **Schock** (kardiogener Schock, Lungenembolie, Blutungen, Sepsis usw.).

Tabelle 3.2: **Organische Erkrankungen, die zu Unruhe führen können** (2)

Metabolisch (selten außer Hypoglykämie)	
- **Hypoglykämie** ⚠ - Hyperthyreose*. - Hepatische Enzephalopathie. - Kortikosteroidtherapie - Akute intermittierende Porphyrie** (Medikamente).	- Phäochromozytom. - Hyperkalzämie. - Hypokalzämie. - Hyponatriämie, Hypomagnesiämie. - M. Wilson
Neurologisch ⚠	
- **Verwirrtheit** (alle Ursachen). - **Epilepsie**: nicht-konvulsiver Status, **postiktaler Zustand*****. - **Subarachnoidalblutung**. - **Meningitis, Meningoenzephalitis**. - Hypertensive Enzephalopathie. - Vaskulitis, Antiphospholipid-Syndrom. - Thrombotische thrombozytopenische Purpura. - Wernicke-Enzephalopathie.	- Intrakranielle Tumoren, Hirndruckerhöhung (Tumor, Abszess, Hämatom, Ödem). - Ischämischer oder hämorrhagischer Schlaganfall (selten). - Infektionen (Endokarditis, Neurosyphilis, Borreliose). - Korsakoff-Syndrom - Chorea Huntington. - M. Parkinson. - Paraneoplastische Enzephalitis.
Diverse	
- **Harnverhalt** +++. - **Fäkalom** +++. - starke **Schmerzen**. - Akutes Koronarsyndrom. - Jede akute Erkrankung bei alten Menschen oder Menschen mit Demenz.	- **Unerkanntes Trauma** (insbesondere bei Intoxikation, Demenz oder hohem Alter). - Anstrengungsbedingte Hyperthermie.

* **Thyreotoxische Krise**: ähnelt einer Vergiftung durch Sympathomimetika. Anamnese, Struma oder Exophthalmus, Hyperthermie? (*siehe S. 116*).

** **Akute intermittierende Porphyrie**: **kann durch ein Medikament** oder Alkohol ausgelöst werden (https://akuteporphyrie.de/, http://www.porphyria.ch/, https://www.thinkporphyria.eu/de, http://www.porphyrie.com/); Agitation ± psychotische Inhalte, kann auf einen abdominellen Schmerzanfall folgen.

*** **Epilepsie**: Agitation hauptsächlich in der post-/interiktalen Phase, von kurzer Dauer. Myoklonien können hinweisend sein, sind aber auch bei Medikamentenvergiftungen zu sehen. Bei einem nicht-konvulsiven Status epilepticus kann es zu wiederholten automatischen Bewegungen und zu mäßiger Unruhe kommen, wenn man sich dem unwillkürlichen Verhalten des Patienten widersetzt. Temporale Anfälle: psychotische Symptome mit möglichen komplexen Halluzinationen.

› Diagnose

- Entweder **von Anfang an**, wenn möglich, nachdem eine gute Kommunikation mit dem Patienten aufgebaut wurde, **oder nach Sedierung**.
- Suche nach einer „medizinischen" Ursache und den **Folgen** der Agitation und den damit verbundenen Zeichen, abhängig von der Ursache: Beeinträchtigung von Vital- oder Organfunktionen, Dehydrierung, Traumata, Stigmata von Krampfanfällen, Dekompensation chronischer Erkrankungen.
- **Fehlerquellen**:
  - **Fehlende Untersuchung höherer kognitiver Funktionen, unvollständige klinische Untersuchung**, Nichteinholen von verfügbaren Anamneseelemen-

ten, Unterlassen von indizierten Laboruntersuchungen und der Begriff der psychiatrischen Vorgeschichte (siehe Verankerung, S. 16);
- **das Etikett „psychiatrisch" ist daher keine Garantie.** Seien Sie misstrauisch bei Präsentationen mit Halluzinationen, manischen oder paranoiden Anfällen, die sehr wohl die Folge von Vergiftungen sein können.

- **Hinweise für oder gegen einen organischen Ursprung bei Unruhezuständen (nicht evidenzbasiert) (2).**

Tabelle 3.3: **Hinweise für oder gegen einen organischen Ursprung bei Unruhezuständen (nicht evidenzbasiert)** (2).

Ursache eher organisch	Ursache eher psychiatrisch
– $\geq$ 35–40 Jahre; – Vitalzeichen gestört; – Klinische Untersuchung auffällig; – Vorbestehende Erkrankung oder Therapie, mit zerebraler Auswirkung; – Alkoholismus oder andere Drogenabhängigkeit; – Plötzlicher Beginn (Stunden oder Tage); – schwankender Stimmungsverlauf; – keine akute psychiatrische Störung in der Vorgeschichte; – Verwirrtheit, insbesondere Desorientiertheit, wechselnde Vigilanz oder Aufmerksamkeit; – Störung des jüngeren Gedächtnisses; – visuelle Halluzinationen; – Halluzinationen, die vom Patienten missempfunden werden; – Illusionen.	– Bekannte psychiatrische Erkrankung (±*); – frühere Episoden von Unruhezuständen, aus psychiatrischer Ursache; – schleichender Beginn der Unruhe (innerhalb von Wochen); – kontinuierlicher Verlauf; – keine Desorientiertheit.

* **irreführend: Diese Patienten müssen wie alle anderen Patienten untersucht werden.**

... ***Anamnese*** *+++* ....

- **Von vornherein begleitende Personen abseits halten**, genauen Ort des Auffindens dokumentieren.
- **Kontaktieren**: Arzt, Freunde, Kollegen, gelegentliche Umgebung (Kneipe, Geschäft), Rettungsdienstpersonal, das den Patienten in die Notaufnahme gebracht hat. Achten Sie auf die ärztliche Schweigepflicht.
- **Suche nach**:
  - Frühere Episoden von Agitation/Verhaltensstörungen mit oder ohne Gewaltanwendung, Waffengebrauch.
  - **Erkrankungen** (**Diabetes**, Immunosuppression, Sucht), kürzlich erlittenes Trauma, physische oder mentale Symptome, kürzliche wichtige Ereignisse, Suizidgedanken.
  - Hinweise für eine Intoxikation durch CO (*siehe S. 48*) oder andere **Toxine**.
- Frühestmögliche **Durchsuchung** des sedierten und fixierten Patienten (oder mit seiner Einwilligung) nach Waffen, gefährlichen Gegenständen, Medikamenten, Drogen, Spritzen, medizinischen Befunden; das Handy des Patienten kann helfen, Angehörige zu erreichen.
- **Frühere Aufzeichnungen**: Notaufnahme, Ambulanz, psychiatrisches Krankenhaus. Die Gefährdung des Patienten durch seine Agitation und die Dringlichkeit

rechtfertigen ggf. einen begrenzten Bruch der Schweigepflicht: dies schriftlich in der Akte begründen.

... *Umgang mit dem Patienten bei seiner Ankunft* ...

- **Sich** ruhig **vorstellen** („Ich bin Dr. X, ich bin hier, um Ihnen zu helfen, ich möchte Sie untersuchen" usw.).
- Mit Vorsicht und Feingefühl versuchen, den kapillären **Blutzuckerspiegel** zu messen, die Sachen des Patienten zu durchsuchen („Haben Sie Medikamente, Rezepte?"), die Motorik, die Koordination, das Aussehen der Haut (Erythem, Schweiß, Blässe, Zyanose), der **Pupillen**, der Bindehäute (Ikterus, Injektionen) und den **Atem** (Alkohol, Kohlenwasserstoffe, Foetor hepaticus, Ketonkörper) zu beurteilen.
- **Sehr direkte Fragen** zur Einnahme von **Drogen** oder Medikamenten oder zu **gewalttätigen oder suizidalen Absichten**: „Nehmen Sie Drogen? Nehmen Sie Medikamente ein? Wollen Sie sich umbringen? Wollen Sie jemanden töten? Haben Sie eine Waffe?" Keine unhaltbaren Versprechungen, nicht in die Wahnvorstellungen einsteigen. Aber **Augenkontakt vermeiden, „Nein" vermeiden**.
- **Wenn eine körperliche Fixierung erforderlich ist**, tritt man mit ausreichend Personal auf (*siehe S. 132*).
- So bald wie möglich sollten die **Vitalzeichen** beurteilt werden.

... *Körperliche Untersuchung* ...

- Vitalzeichen und Blutzuckerspiegel zum frühestmöglichen Zeitpunkt:
  - anhaltende Hyperventilation nach Sedierung: Hypoxie, Schock, Azidose, erhöhter Hirndruck, Hypertension, Vergiftung;
  - Tachykardie, niedriger Blutdruck: Schock?
  - Bluthochdruck + Tachykardie: Intoxikation?
  - Bradykardie: Intoxikation, erhöhter Hirndruck.
- Häufig schwierig durch mangelnde Kooperation, Irritation des Patienten durch falsch interpretierte Fragen oder Maßnahmen oder durch medikamentöse Sedierung.
- Erfordert Erfahrung und längere Überwachung in der Notaufnahme.
- **Unbekleideter** Patient: **Takt** und Erklärungen, auch wenn der Patient fixiert ist oder nach einer Sedierung. **Danach** zumindest die Unterwäsche und ein Krankenhaushemd **anziehen**.
- Methodische Untersuchung von Kopf bis Fuß **nach Ankündigung**.
- **Kopfverletzung** (Inspektion und Palpation), assoziierte Traumata.
- Marmorierung, Blässe, Flush, Ikterus, Ausschlag, Purpura, Blutergüsse, Dehydrierung?
- **Harnverhalt**, Anzeichen von Alkoholismus, Spuren von Injektionen etc.
- Vorsichtige Untersuchung des Mundes: Zungenbiss, Trockenheit, **Mundgeruch**.
- **Neurologische Untersuchung**: **Meningitische** Zeichen und Lokalisationszeichen, Gleichgewicht und Koordination, Störungen der Okulomotorik, **Pupillen**. Eventuell auftretende Paraphasien. Subtile **Myoklonien**, Automatismen (nichtkonvulsive Anfäle). Asterixis, Tremor.
- **Höhere Funktionen**: Verwirrtheit, Desorientheit, kognitive Störungen = Hinweise für eine nicht-psychiatrische Ursache.

- **Hilfe des Psychiaters** wertvoll, wenn rasch verfügbar. Hilft dabei, subtile Störungen zu erkennen und auf eine organische Ätiologie hinzuweisen. Wenn möglich vor Sedierung.

Zusätzliche Untersuchungen

- **Je nach vermuteter Diagnose und Vorerkrankungen**. Keine validierte Strategie verfügbar (1).
- **EKG**: QT *siehe S. 353.* Anzeichen für: Intoxikation (*siehe S. 59*), Ischämie (Kokain, koronare Herzkrankheit), Elektrolytstörungen. Schwierig vor Sedierung, kann den Patienten beunruhigen und als Bedrohung empfunden werden.
- **CO-Bestimmung**: beim geringsten Zweifel (*siehe S. 48).*
- **Blutalkoholspiegel** (*siehe S. 96*).
- **Toxine**: Kausalität unklar. Tox-Screen im Urin. Nachweis von Kokain, Amphetaminen, Ecstasy, Opiate und Cannabis durch Immunoassay im Urin (15–20 min). In Betracht zu ziehen, wenn keine andere Ursache vorliegt. Einige Toxine (Amphetamine, Kokain, Cannabinoide) können zu manischen, psychotischen oder paranoiden Symptomen führen. Ein **Lithiumspiegel** kann bei manischen Symptomen die Vorgeschichte aufdecken.
- **Sogenanntes Routinelabor**: Agitation sehr selten mit einer Elektrolytstörung verbunden. Erhöhte **Anionenlücke** (Na - [Bicarbonat + Cl] > 16) deutet auf Intoxikation, Azidose hin. Agitation führt zu Dehydrierung ± Rhabdomyolyse. Kreatinin, Blutzucker, Elektrolyte mit Bikarbonat, Kalzium, CK, Blutbild bei **schwerer Agitation** (Dehydrierung und Rhabdomyolyse) + CRP (nicht validiert), bei **Agitation ohne offensichtliche Ursache und bei älteren oder gebrechlichen Personen.**
- **Zerebrale Bildgebung**: Kopfschmerzen, Lokalisations- oder Meningitiszeichen, Schädeltrauma, Verdacht auf Enzephalitis und anhaltende Agitiertheit ohne erkennbare Ursache.
- **Lumbalpunktion**: Meningeale Zeichen oder Fieber und anhaltende Agitation ohne feststellbare Ursache.
- Thoraxröntgen, Urinstix: bei klinischem Verdacht und bei älteren oder geschwächten Personen, wenn keine Ursache festgestellt werden kann.
- Blutkulturen, Blutausstrich, TSH, Katecholamine, Porphyrine und Vorstufen (Blut/Urin), seltene Fälle eines klinischen Verdachts.

› Behandlung bei Agitation

- **Ein gewalttätiger, unruhiger, unkooperativer Patient und insbesondere ein Patient mit unmittelbar bevorstehenden Anzeichen von Gewaltanwendung (*siehe S. 125*) sollte körperlich und medikamentös fixiert (niemals das eine ohne das andere, schriftlich dokumentieren) und nach Waffen und Drogen durchsucht werden.**
- Patient nicht kontaktfähig: **Polizei** rufen, Ordnungsamt (1) oder lokales „Agitations-Protokoll".
- **Ätiologisch**: Glukose, Schock, Hypoxie, Analgesie, Blasenkatheter etc.
- **Deeskalation**: Der diensthabende Psychiater ist am ehesten in der Lage, dies zu erreichen.
- Keine **Hände auf dem Rücken oder verschränkte Arme, kein „Beruhigen Sie sich"**.

Tabelle 3.4: **Prinzipien der Deeskalationstechniken und Beziehungsaufbau nach (7)**

– Die Person und ihren persönlichen Raum respektieren – Nicht provokativ sein/erscheinen. – ***Kein „Beruhigen Sie sich!"***	– ***Kein längerer Augenkontakt, keine verschränkten Arme, keine versteckten Hände.*** – Verbalen (sich vorstellen, beruhigen) und Augenkontakt herstellen. – Klare und prägnante Sprache
– Die Bedürfnisse und Emotionen des Patienten erkennen, ***wertschätzen, was er empfindet.*** – Aufmerksam zuhören, was der Patient sagt, und umformulieren. – Zustimmung zeigen (wenn möglich): empathischer Ansatz (fördert die Rückkehr zur Ruhe) – Grenzen setzen und klare Anweisungen geben – Begrenzte und realistische Wahlmöglichkeiten vorschlagen und Optimismus zeigen. – Verfügbar bleiben, Ruhe bewahren, ***leise, klar und beruhigend sprechen***, erklären, was getan werden soll, mit Einfühlungsvermögen und Verständnis ***zuhören.*** – Körperliche Distanz wahren (eine Armlänge). – Nach der Krise die Situation mit dem Patienten und dem Team erneut besprechen	

- **Medikamentöse Sedierung**: in Erwartung der Wirkung oder um sie zu ermöglichen, physische Fixierung. Beides ist ethisch vertretbar, legal und schützt den Kranken, das Personal und die Gesellschaft, beides ist gefährlich, aber Agitation auch, und zwar in erster Linie für den Patienten.
- Hören Sie nicht auf, **ruhig** mit dem Kranken zu **sprechen**. Stellen Sie sich als Arzt vor. Vermeiden Sie Blickkontakt. Bleiben Sie auf gleicher Höhe. Bleiben Sie zwischen dem Kranken und der (offenen) Tür, wenn möglich ohne den Eindruck zu erwecken, den Patienten in die Enge zu treiben, weitere Personen in der Nähe. Wenn möglich, behalten Sie eine weitere Person bei sich.

... ***Fixierung (1,8,9) nach Standard, zugelassene Fixierungssysteme (7)*** .....

- Mit vielen Personen auftreten (Demonstration der Stärke, abschreckend) = ehrenvoller Ausweg für einige („Sie waren zu viele" usw.). **Koordination**, fünf Personen, einer pro Extremität (auf beiden Seiten von Ellbogen und Knie halten, um den Bewegungsradius und das Risiko von Schlägen zu begrenzen), einer für den Kopf, der das Vorgehen koordiniert und dabei Entschlossenheit und Ruhe ausstrahlt, was oft ausreicht, damit der Patient sich fügt.
- Dabei dem Patienten ruhig **erklären**, was man tut und warum („Sie brauchen eine medizinische Untersuchung" usw.). Wenn man einmal angefangen hat, **verhandelt man nicht mehr**. Nicht versuchen, Schmerzen zu verursachen (die Patienten verspüren keine Schmerzen). Eine Fixierung pro Gliedmaße, und wenn der Patient weiterhin gefährlich ist, Beckengurt (muss die Atmung ermöglichen) oder Oberschenkelgurte (8). Alternativ können die Fesseln auch am Patienten in stabiler **Seitenlage** (9) angelegt werden, wobei der Mund tiefer als der Rachen liegen sollte. Sicherstellen, dass keine Ischämie verursacht wird.
- Die Fixierungssysteme müssen der **Medizinprodukte-Betreiberverordnung (§ 5 MPBetreibV) entsprechen.**
- **Keine „männlichen" Verhaltensweisen**, keine Trotzhaltungen. **Sich beleidigen lassen: Was macht das schon?** Ggf. später Anzeige erstatten.

- **Nach der Fixierung**: Messung und Überwachung der Vitalzeichen. Klinische Untersuchung, sobald Patient ruhig. Zeitablauf mit Indikation und Durchführung sorgfältig in der Krankenakte dokumentieren, **Betreuung einrichten, Fixierung vom Betreuer genehmigen lassen. Das Amtsgericht darüber informieren.** Überwachung und Aufhebung gemäß dem Protokoll der Einrichtung, in der Regel 1:1 Überwachung

... ***Sedierung*** ....

- **Die medikamentöse Sedierung oder besser „schnelle Beruhigung" (6):**
  - Ziel: beruhigen, nicht einschlafen, ermöglicht verbalen Austausch (6). Vor der Gabe einer zweiten Dosis $\geq$ 30 min warten;
  - ***per os***, wenn der Kontakt hergestellt und die Behandlung akzeptiert werden konnte (wirkt ab 30 min);
  - i.v. sicherer für die Titration, schwieriger;
  - **i.m.** am häufigsten bei unkontrollierter Agitation, oder **intranasal** (**Midazolam**) (⚠ Bisse);
  - in der Lage sein, eine Maskenbeatmung durchzuführen und zu intubieren;
  - Neuroleptika Risiko der QT-Zeit-Verlängerung (> 460 ms), riskant, außer Loxapin.
- **Wahl der Substanz(1,4):**
  - Alkoholintoxikation und -entzug: Benzodiazepine (*siehe S. 96: Alkoholintoxikation, 223: DT*);
  - Benzodiazepine bei Intoxikationen im Allgemeinen, insbesondere Kokain;
  - eher Neuroleptika bei psychiatrischen Ursachen und bei älteren Menschen (1);
  - **wenn die Ursache nicht bekannt ist,** sagt ein **Konsensuspapier** ((1), ohne die Dosis zu präzisieren) **Loxapin** *per os* in Kombination mit **Clonazepam** (in der gleichen Spritze, falls i.m.-Gabe) oder **Midazolam intranasal**. [Anmerk. d. Übersetzers: Da Loxapin in D nur als Aerosol für die Akuttherapie im Krankenhausumfeld zugelassen ist, lautet hier die Empfehlung: Promethazin sowie Lorazepam, Olanzapin, Ziprasidon und Aripiprazol jeweils als Monotherapien durch parenterale Verabreichung (13).]
    Die Empfehlungen in den USA (4): Midazolam oder Lorazepam (oder Haloperidol, aber EKG erforderlich);
- Die von Fachleuten empfohlenen Dosen liegen häufig über denen der Zulassung (6,7); begründen Sie Ihre Wahl in der Akte;
- die **Kombination mit einem Benzodiazepin** hat den Nachteil (oder Vorteil), dass sie die Sedierung erhöht, ist antiepileptisch wirksam (Neuroleptika senken die epileptogene Schwelle);
- **Ketamin** mit sehr schneller und kurzer Wirkung wird zunehmend eingesetzt (4,11,12), erfordert jedoch in höherer Dosierung ein in der Handhabung **geschultes Team** (häufige Intubationen, Kehlkopfkrämpfe, Erbrechen)***.

Tabelle 3.5: **Benzodiazepine/Neuroleptika**

Benzodiazepine	Risiko: paradoxe Reaktion, Atemdepression (+ bei Kombination mit Neuroleptika oder Alkohol), orthostat. Hypotonie. Antidot.		
Midazolam	**Dormicum**	**5 mg intranasal, 2–5 mg i.m.** ggf. wiederholen	Wirkung innerh. **15 min** intranasal, **Tmax 30 min.** $T^{1/2}$ 1,5–2 Std. 2–3 Std. Wirkdauer
Clonazepam*	**Rivotril**	**1–2 mg p.o. oder i.m.**	Tmax 2 Std. *p.o.*, 3 Std. i.m., $T^{1/2}$ 20–60 Std.
Lorazepam**	**Tavor**	**2–4 mg p.o.**	**Tmax 30 min–4 Std., $T^{1/2}$ 10–20 Std.**
Chlorazepat*	Tranxilium	20–50 mg p.o. oder i.m.	**Tmax 1 Std. *p.o.*** 30 min–1 Std. i.m.
Oxazepam**	Adumbran, Seresta	50–300 mg p.o.	Tmax 2 Std. $T^{1/2}$ 8 Std.
Alprazolam**	Xanax	0,5 mg p.o.	Tmax 0,5–2 Std. $T^{1/2}$ 10 Std.
Diazepam*	Valium	10–20 mg p.o., 5–10 mg i.v. oder i.m.	Schlechte Resorption bei i.m.-Gabe. **Tmax *p.o. 30–90 min.*** $T^{1/2}$ 47 Std.
Neuroleptika	Risiko: extrapyramidale NW, Akathisie, Hypotension, QT-Zeit ↑, Rhythmusstörungen, Krampfschwelle ↓, ± anticholinerg.		
Loxapin*	**Adasuve**	4,5–91, mg, nur per inhal. und stationär	Tmax 2 min, Wirkung nach 10 min $T^{1/2}$ 6–8 Std.
Haloperidol*	**Haldol**	5 od. 7,5 mg p.o. od. 10 mg p.o.	QT↑ beachten, EKG. **In den USA bevorzugt.** Tmax **35 Min i.m., 30–60 min p.o.** $T^{1/2}$ 24 Std.
Tiaprid**	Tiaprid, Tiapridal	50 mg p.o.	Ältere Patienten Tmax 1 Std. p.o., 30 min i.m. $T^{1/2}$ 3–3,6 Std.
Risperidon	**Risperdal**	2–8 mg p.o Tropfen oder Schmelztabletten	Bei Psychosen. Risiko zerebrovaskulärer Ereignisse, erhöhte Letalität. Nicht bei Demenz. Tmax 1–2 Std. $T^{1/2}$ 24 Std.
Olanzapin*	**Zyprexa**	20 mg p.o. od. 5–10 mg im. Nicht zusammen mit Lorazepam i.m. (6)	Bei Psychosen. Risiko zerebrovaskulärer Ereignisse, erhöhte Letalität. Nicht bei Demenz. Tmax 5–8 Std. p.o., 15–45 min i.m., $T^{1/2}$ 34–42 Std.
Chlorpromazin	Largactil (??)	25–50 mg p.o. od. i.m	In D praktisch nicht mehr verwendet
Ketamin*** ⚠	Ketanest	1– mk/kg i.v. oder 4–6 mg/kg i.m.	Sedierung in 4–6 min ⚠

Angaben nach Vidal und (6, 8): Tmax = maximale Plasmakonzentration. Der Wirkungseintritt erfolgt früher. $T^{1/2}$ = Eliminationshalbwertszeit (gesunde, nicht alte Person).

* OK bei termingerechter Schwangerschaft nach www.lecrat.org (centre réferent agents teratogènes), aber am besten untersucht: Oxazepam, Chlorpromazin, Haloperidol, Olanzapin. Loxapin als Akutmittel zugelassen.

** Bei **alten Menschen** in halber Dosis zu bevorzugen (kurze $T^{1/2}$). Neuroleptikum nur bei deliranten Symptomen. Häufige organische und iatrogene Ursachen.

*** In der Handhabung geschultes Personal (häufige Intubationen, Kehlkopfkrämpfe, Erbrechen) (11,12).

› Weitere Therapie

– **Bei organischen Ursachen** je nach Ursache und unmittelbarem Verlauf, manchmal bevorzugt auf der Intensivstation aufgrund von:

  - symptomatische Unruhe aufgrund einer organischen Erkrankung (Hypoxie, Enzephalitis, Enzephalopathie, Sepsis usw.) und Schwere der Erkrankung;
  - Notwendigkeit der Fortsetzung der Sedierung: kardiorespiratorisches Risiko + Notwendigkeit des Monitorings.
- **Psychiatrische Ursachen** = psychiatrisches Konsil:
  - Bevorzugung des üblichen Aufenthaltsortes des Patienten;
  - Abstimmung mit Hausarzt, Angehörigen, Betreuer;
  - Einweisung zur Zwangsbehandlung (*siehe S. 52*).

> Trebegänger, Weglaufen, Minderjährige

- Bei volljährigen Patienten und fehlender Einsichtsfähigkeit Polizei verständigen, ggf. Amtsarzt, Betreuungsgericht.
- Bei Minderjährigen ggf. ebenfalls Polizei, die die Eltern verständigt.

> **Raucherentwöhnung in der Notaufnahme/Substitutionsbehandlung**

- Ursache von Ungeduld, Nervosität und Agitation, daran denken und so früh wie möglich behandeln.
- Bei Alkoholentzug und anderen Entzugserscheinungen daran denken und behandeln.
- Bradykardie und Angst oder unbändiger Drang zu rauchen und Aggressivität, Schlaflosigkeit, selten schwerer Entzug mit Unruhe, Verwirrtheit und Halluzinationen (10).
- Arterielle Erkrankungen sind keine Kontraindikation für eine Substitution.
- Nikotinpflaster:

  16 Std. oder 24 Std. Pflaster. Jeweils drei verschiedene Dosierungsmöglichkeiten.
  16 Std.: Pflaster 24,9 / 16,6 / 8,3 mg
  24 Std.: Pflaster 52,5 / 35 / 17,5 mg

  1. Phase der Entwöhnung (erste 4–6 Wochen): Täglich ein 16- oder 24-Stunden Pflaster mit der höchsten Dosierung.
  2. Phase (nächste 2–4 Wochen) Täglich ein Pflaster der mittleren Dosierung.
  3. Phase (weitere 2–4 Wochen) Täglich ein Pflaster der geringsten Dosis.

  Ebenfalls erhältlich als Kaugummi, Lutschtablette, Sublingualtablette, Inhaler oder Nasenspray.
- **Literatur**

1. Conférence de consensus de la SFMU, L'agitation en urgence, petit enfant excepté, Toulouse, 2002, Recommandations du jury, JEUR 2003, 16, p.137–158. www.sfmu.org (adhérents)
2. Grivois H., Urgences psychiatriques, Masson, Paris, 1986.
3. Ellrodt A., Formes cliniques, signes, diagnostic et explorations à entreprendre en urgence dans l'agitation de l'adulte, JEUR 2003, https://tinyurl.com/hrwdbm3v
4. American College of Emergency Physicians, Clinical policy : critical issues in the diagnosis and management of the adult psychiatric patient in the emergency department, Annals of Emergency Medecine 2017 https://tinyurl.com/yckk98ua
5. Wilson M.P. et al., The psychopharmacology of agitation: consensus statement of the american association for emergency psychiatry project Beta psychopharmacology workgroup, West J Emerg Med, 2012, PMC3298219. https://tinyurl.com/5fm8eyvp
6. NICE, Violence : Violence and aggression : short-term management in mental health, health and community settings, 2015. www.nice.org.uk/guidance/ng10
7. SFMU, Recommandations de bonne pratique clinique, Prise en charge du patient adulte à présentation psychiatrique dans les structures d'urgences, 2021, www.sfmu.org oder direkt: https://tinyurl.com/52rh3er6
8. Fasano C.J., Schneider G., Physical and chemical restraint, In « Clinical procedures in Emergency medicine », 5e edition, Roberts J.R., Hedges J.R., eds. Saunders Philadelphia, 2010, p. 1334–47.

9. Kao L. et al., The Combative Patient, In « Rosen's emergency medicine: concepts and clinical practice », 7e edition, Marx J.A., Hockberger R.S., Walls R.M., eds. Philadelphia, 2010, p. 2440–47.
10. Brousse et al., Troubles du comportement liés aux différents types de sevrage rencontrés aux urgences ou à l'UHCD, Congrès urgences, 2012. www.sfmu.org (adhérents)
11. Rezaie S., The Evolution of Ketamine for Severe Agitation, 2019. https://tinyurl.com/ycx5eds5
12. Durrani M., Rapid Agitation Control With Ketamine in the Emergency Department, 2021. https://tinyurl.com/t4c7b4k4
13. Medikamentöse Notfallbehandlung psychomotorischer Erregungszustände und aggressiven Verhaltens. Dtsch Arztebl Int 2019; 116: 445–52. https://tinyurl.com/2p8rak7a
14. Fixierung von Patienten und andere einschränkende Maßnahmen auf Intensivstationen. AWMF AK Juristen 2019. https://tinyurl.com/4dxw5mk8
15. Die Zulässigkeit von Patientenfixierungen. QM-Praxis in der Pflege. https://tinyurl.com/2kk93knp

3.2 Akute Angstattacke, Panikattacke, Hyperventilation

› Wichtige Punkte

- Die Begriffe Angst- und Panikattacke bezeichnen dasselbe (3). Wir verwenden die heutige Bezeichnung Panikattacke (PA).
- Parästhesien sind bei der PA gewöhnlich symmetrisch.
- Die Parästhesien sind von kurzer Dauer, maximal bis zu zehn Minuten. Wenn sie länger anhalten, ist es ein neurologisches Problem, auch wenn der Patient „psychiatrisch" erscheint. An ein Guillain-Barré-Syndrom denken.
- Viele organische Patienten sind „psychiatrisch" (oder haben eine leichte psychiatrische Störung). Die Vorurteile von Ärzten sind gefährlich! *Siehe „Verankerung" auf S. 16.*
- **Der Patient glaubt aufrichtig an seine Symptome; er verstellt sich nicht. Er verdient keine Geringschätzung.**
- Eine Panikattacke ist für die Patienten wirklich **schrecklich**. Sie sollten nachfragen, ob sie das Gefühl haben, dass sie sterben werden usw., **damit sie merken, dass Sie wissen**, worum es geht. **Nehmen Sie das Leiden ernst**: „Ich weiß, das Gefühl ist schrecklich" etc.
- **Erklären Sie, dass die Bezeichnung Panik schlecht gewählt ist**, dass man die Ursache nicht kennt, dass die Patienten nicht unbedingt eine vorherige Angst verspüren, dass der Anfall **plötzlich** kommt, dass es sich **nicht um ein Zeichen von Schwäche, Angst oder mangelnder Beherrschung** handelt und es nicht unbedingt einen Auslöser gibt (1).
- Geben Sie Erklärungen und Entdramatisierungen den Vorzug, um eine Übertherapie, Medikamente und wiederholte Arztbesuche zu vermeiden. Versuchen Sie, **keine Medikamente zu verschreiben**.
- Bei wiederholtem Auftreten können eine Panikstörung, generalisierte Angststörung, Depression oder eine phobische Störung vorliegen: Überweisen Sie an einen Psychiater (kognitive Verhaltenstherapie vor Antidepressiva).

› Diagnose

- **Die Art und Weise, wie man sich verhält, ist Teil der Behandlung:**
  - Gehen Sie ruhig auf den Patienten zu, zeigen Sie guten Willen zum Zuhören;
  - beginnen Sie die Befragung mit offenen Fragen; beruhigen Sie erst, wenn Sie alle Symptome kennen, die gesamte Untersuchung durchgeführt haben und dem Patienten erklären, dass er keinen Herzinfarkt hat usw.;
  - fragen Sie den Patienten, was er hinter seinen Symptomen befürchtet;
  - warten Sie eine Weile, bis sich eine vertrauensvolle Beziehung entwickelt hat, bevor Sie Fragen zu Drogen und Alkohol stellen.
- Die Anfälle treten in der Regel **plötzlich, ohne auslösende Faktoren** auf. Deshalb reagieren die Patienten mit Unverständnis und geraten in Panik, da es ihnen kurz zuvor noch gut ging. Anders ist es, wenn wiederholte Attacken sich zu einer antizipatorischen Angst, einer Panikstörung oder einer Agoraphobie entwickeln.
- Es handelt sich um eine begrenzte Episode mit einer Dauer von einigen Minuten bis zu einigen Stunden, **etwa 30 Minuten** in der Regel:
  - **plötzlich einsetzend** und ihren Höhepunkt innerhalb von 10 min erreichend;

- mit intensiver Angst oder Unbehagen;
- und viele der folgenden Symptome (eine **Vielzahl von Symptomen**, die verschiedene Systeme betreffen, sprechen für eine Panikattacke):
  - Todesangst;
  - Symmetrische distale Parästhesien, manchmal periorale Parästhesien. Manchmal einseitig (Vorsicht!);
  - Palpitationen, Tachykardie, Schweißausbrüche, Zittern;
  - Gefühl des Erstickens oder der Atemnot;
  - Schmerzen oder thorakale Beschwerden, die manchmal punktuell und mehrfach auftreten, oft retrosternal pseudoanginös;
  - Schluckbeschwerden;
  - Schwindelgefühl, Instabilität, leerer Kopf, unbestimmtes Unwohlsein;
  - Gefühl der Unwirklichkeit, der Loslösung von sich selbst;
  - Angst, die Kontrolle zu verlieren, verrückt zu werden;
  - Hitzewallungen oder Schüttelfrost;
  - Muskelkontrakturen (Pfötchenstellung, Geburtshelferhand).
- In **10–20 % der Fälle wecken die Panikattacken den Patienten** in den ersten Stunden des Schlafs auf (2).
- (Seltenes) Risiko eines ängstlichen Ausbruchs mit Selbst-/Heteroaggression (3).
- **Vitalzeichen**. Tachykardie (< 150), Tachypnoe und Blutdruckanstieg sind üblich und sollten sich nach Beruhigung des Patienten zurückbilden. Die SpO_2 ist in der Regel $\geq$ 98 %, häufig bei 100 %. Wenn nicht – verdächtig.
- Psychologischer Hintergrund: Atypische Panikattacken können auftreten im Verlauf von:
  - **traumatisierenden**, konfliktreichen, stressigen, ermüdenden, schlaflosen **Situationen**, die zu plötzlichem Auftreten von Panikattacken führen, oder in angstauslösenden Situationen (2,4);
  - **angstauslösenden Situationen** (4): Menschenmengen, Geschäfte, Autofahren, Autobahnen, Staus, öffentliche Verkehrsmittel, Flugzeuge, geschlossene Räume, leere Räume, öffentliche Plätze, Theater, Stillstandssituationen (Friseur, Zahnarzt, Warteschlangen), Brücken, Tunnel, kurvenreiche Straßen, alleine sein, abseits von Hilfe-/Schutzmöglichkeiten, körperliche Anstrengung, sexuelle Aktivität, intensive Emotionen (Filme, Fernsehen usw.).

> **Suchen Sie nach einer Alternativdiagnose, wenn dies klinisch angemessen ist:**

- D. h. nach sorgfältiger Anamneseerhebung, klinischer Untersuchung.
- **Keine Symptome/Zeichen übersehen, die nicht „passen“.**
- Ansonsten vermeiden Sie unnötige Untersuchungen, wenn die Diagnose aufgrund der Konstellation/den Symptomen gestellt werden kann.
- Die Schwierigkeit, **zu viel oder zu wenig zu tun**, ergibt sich aus der Tatsache, dass das, was aussieht wie eine Panikattacke, meistens auch eine ist, aber sehr selten eine organische Ursache entweder die Ursache ist oder ein ähnliches Bild verursacht.
- **Eine Panikattacke kann simuliert werden durch:**
  - Hypoglykämie, supraventrikuläre junktionale Tachykardie, Asthma, Pneumothorax, Hyperthyreose, Phäochromozytom, temporaler epileptischer Anfall, Hypokalzämie, Lungenembolie, Koronarsyndrom usw.;
  - Koffein, Alkohol, Cannabis, Kokain, Amphetamine, Antidepressiva, Theophyllin, Kortikoide, Vasokonstriktoren usw.;

  - Entzug von Benzodiazepinen, Alkohol, Tabak, Morphin etc.
- **Eine Panikattacke kann ausgelöst werden durch:**
  - die vorgenannten Erkrankungen (siehe oben);
  - Lungenembolie;
  - Brustschmerzen jeglicher Ursache.

Akuttherapie

- **Beruhigen** Sie den Patienten: Eine ärztliche Untersuchung hat sehr oft den Effekt, dass die Angst gelindert wird, während gleichzeitig eine organische Ursache ausgeschlossen wird. Die **Angehörigen** sind oft ebenfalls verängstigt (daher der Anruf beim Rettungsdienst). Man sollte sie beiseite nehmen und die Erkrankung erklären, sie sind einfacher zu beruhigen als der Patient und können ihn beruhigen.
- Schlimmstenfalls kann eine pharmakologische Sedierung per os hilfreich sein, wenn die „Rückversicherung“ und die Zeit nicht ausreichen (*siehe Tabelle auf 3.5 S. 135*):
  - Benzodiazepine: Diazepam 5–10 mg p.o., Alprazolam 0,5–1 mg; Lorazepam 0,5–1 mg p.o.
  - die i.m.-Option ist nicht von Bedeutung. Schnellere Wirkung per os;
  - es gibt **keine Indikation für die Einleitung einer Langzeitbehandlung**, wenn keine Panikstörung oder eine andere Angststörung vorliegt (2,3).

Im Intervall

- Eine ambulante psychiatrische Konsultation wird vorgeschlagen, um nach begleitenden Elementen zu suchen (Phobien, frühere psychische Traumata, eine bestehende Panikstörung, Depressionen, und um eine vorzugsweise nicht-medikamentöse Behandlung [kognitive Verhaltenstherapie] einzuleiten).
- Manchmal, wenn eine pharmakologische Sedierung erforderlich war, kann dem Patienten eine weitere Dosis ausgehändigt werden, die im Falle eines nicht schnell nachlassenden Rezidivs eingesetzt werden soll. Es ist beruhigend, wenn man sie zur Verfügung hat.

Literatur

1. Newman D.H., Hippocrates' shadow: secrets from the house of medicine, Scribner, New York, 2008, p. 154–155. Das Buch dieses brillanten Notarztes sollte für alle Ärzte, auch für die erfahrensten, Pflichtlektüre sein.
2. Boulenger J.P., L'attaque de panique, Rev Prat, 2010, 60, p. 777–81.
3. Servant D., Walczak E., Crise d'angoisse aiguë et attaque de panique, Rev Prat, 2012, 62, p. 555–8.
4. Boulenger J.P., Attaques de paniques atypiques, Rev Prat, 2009, 59, p. 495–8
5. S3-Leitlinie. Behandlung von Angststörungen. Kurzversion. AWMF online 2021. https://tinyurl.com/msnsenne

Kapitel 4

Neurologie

4.1 Messung der Muskelkraft

- **Es ist sehr wichtig, dass Sie die Intensität eines Defizits in der Akte festhalten.**
- **Nachfolgende Untersucher können dann die Entwicklung beurteilen.**

Tabelle 4.1: **Intensität der Muskelkraft**

0	keine erkennbare Muskelkontraktion
1	Sichtbare Kontraktion, die aber keine Bewegung verursacht.
2	Aktive Bewegung nach Aufhebung der Schwerkraft möglich.
3	Aktive Bewegung gegen die Schwerkraft möglich.
4	Aktive Bewegung gegen Schwerkraft und Widerstand möglich.
5	Normale Kraft

4.2 Motorische Innervation

4.2.1 Muskeln, Nerven und Nervenwurzeln

› Muskeleigenreflexe

Tabelle 4.2: **Obere Extremität**

Muskel	Funktion	Wurzel	Nervenwurzel
Deltoideus	Abduktion des Arms	C5-6	N. axillaris
Infraspinatus	Außenrotation des Arms	C5-6	N. subscapularis
Teres minor Bizeps	Flexion Unterarm Supination	C5-6	N. musculocutaneus
Trizeps	Extension Unterarm	C6-8	N. radialis
Radialismuskulatur	Extension Handgelenk	C6	N. radialis
M. extensor digitorum communis	Hand durch den Untersucher gehalten: Extension Phalanx I (D2-4)	C7-8	N. interosseus posterior (N.radialis)
M. extensor pollicis longus (Sehne = innere Begrenzung der tabatière)	Daumenextensor und Radialabduktor des Handgelenkes + Streckung des Daumenzwischenglieds	C7-8	N. interosseus posterior (N.radialis)
M. extensor pollicis brevis (Sehne = äußere, radiale Begrenzung der Tabatière)	Streckung von der prox. Phalanx des Daumens über Grundgelenk und https://www.kenhub.com/de/library/anatomie/daumensattelgelenk	C7-8	N. interosseus posterior (N.radialis)
M. abductor pollicis longus	Spreizt den senkrecht zur Handebene platzierten Daumen in Abduktion ab	C7-8	N. interosseus posterior (N.radialis)
Interossei	Der Untersucher hält die Grundphalangen in Hyperextension fixiert; die Interossei spreizen die Finger und ziehen sie zur Handachse; Streckung von Phalanx 2 und 3 von DII, III, IV und V; Beugung der 1. Phalanx über den Mittelhandknochen von II, III, IV und V	C8-Th1	Ulnaris
M. flexor carpi radialis M. flexor carpi radialis brevis	Beugung des Handgelenks, radiale Neigung der Hand, Beugung des Handgelenks	C6-C7 C8-Th1	Medianus Medianus
Musculus flexor digitorum superficialis	Beugung von Phalanx 2 über Phalanx 1 der D II, III, IV und V, Beugung des Handgelenks	C7-C8-Th1	Medianus
M. flexor digitorum profundus	Beugung von Phalanx 3 der letzten 4 Finger sowie des Handgelenks	C7-C8-Th1	Nervus interosseus anterior, N. ulnaris
M. flexor pollicis longus	Beugung von Phalanx 2 des Daumens über P1	C8-Th1	Nervus interosseus anterior
M. flexor pollicis brevis	Thenarmuskulatur: Flexion im Grundgelenk D I	C8-Th1	Medianus oder ulnaris
M. adductor pollicis	Thenarmuskulatur: Adduktion D I nach II	C8-Th1	Ulnaris
M. abductor pollicis brevis	Thenarmuskulatur: spreizt den Daumen von den anderen Fingern ab (in einer Ebene senkrecht zur Ebene der Hand)	C8-Th1	Medianus
M. opponens pollicis	Opposition D I, um die Basis des V zu berühren	C8-Th1	Medianus (selten ulnaris)

Tabelle 4.3: **Untere Extremität**

Muskel	Funktion	Wurzel	Nervenwurzel
M. psoas / ilopsoas	Flexion des Oberschenkels (zur Hälfte gebeugt durch den Untersucher) über das Becken	L1-L3	Femoralis
M. glutaeus maximus	Streckung des Oberschenkels im Hüftgelenk	L5-S1-S2	Glutaeus inferior
M. glutaeus medius	Abduktion + Innenrotation des Oberschenkels über das Becken.	L4-L5-S1	Glutaeus superior
Quadriceps femoris	Kniestrecker	L2-4	Femoralis
Ischiocrurale Muskulatur	Kniebeugung	L5-S1-S2	Ischiadicus
M. tibialis anterior	Dorsalflexion des Fußes und Adduktion des Fußes	L4-5	Fibularis communis
M. extensor digitorum longus	Dorsalflexion des Fußes und Phalanx 1 der letzten 4 Zehen	L5-S1	Fibularis communis
M. extensor hallucis longus	Dorsale Beugung des Fußes und des 1. Großzehengrundgelenks	L5-S1	Fibularis communis
M. fibularis longus + brevis	Abduktion – Pronation des Fußes nach außen	L5-S1	Fibularis communis
M. tibialis posterior	Adduktion – Supination nach innen des Fußes	L4-L5	Tibialis
M. triceps surae	Fußsenker	S1-S2	Tibialis

› Reflexe, Wurzeln und Nerven

Tabelle 4.4: **Reflexe, Wurzeln und Nerven**

Reflex	Wurzel	Nerv
Bizeps	C5 (C6)	N. musculocutaneus
Radiusperiost	C6	Radialis
Triceps	C7	Radialis
Pronator teres	C6-8 (C7)	Medianus
Patellasehne	L4 (L3)	Femoralis
Achillessehne	S1	Tibialis

Sensible Dermatome

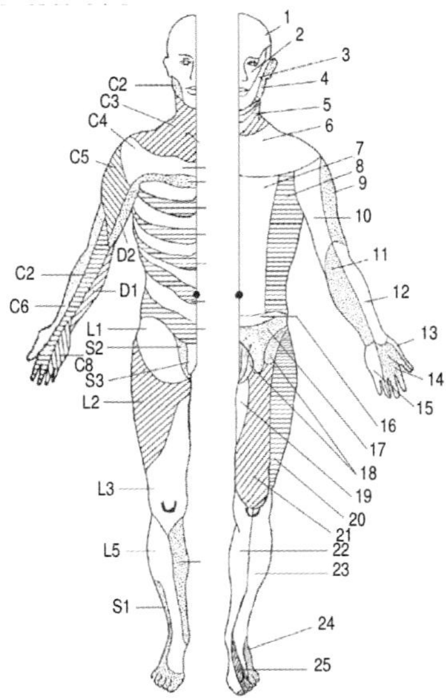

Abbildung 4.1: Schema nach William und Wilkins, Human Neuroanatomy, Baltimore, 1983

1 – N. ophthalmicus (V1)
2 – N. maxillaris (V2)
3 – N. mandibularis (V3)
4 – N. auricularis magnus
5 – N. transversus colli
6 – N. supraclavicularis
7 – Interkostalnerven, Ramii anteriores
8 – Interkostalnerven, Ramii laterales
9 – N. axillaris
10 – N. cutaneus brachii medialis
11 – N. cutaneus antebrachii medialis
12 – N. musculocutaneus
13 – N. radialis
14 – N. medianus
15 – N. ulnaris
16 – N. iliohypogastricus
17 – N. ilioinguinalis
18 – N. genitofemoralis
19 – N. obturatorius
20 – N. cutaneus femoris lateralis
21 – N. femoralis
22 – N. saphenous
23 – N. fibularis superficialis
24 – Nervus cutaneus dorsalis intermedius
25 – Nervus cutaneus dorsalis medialis

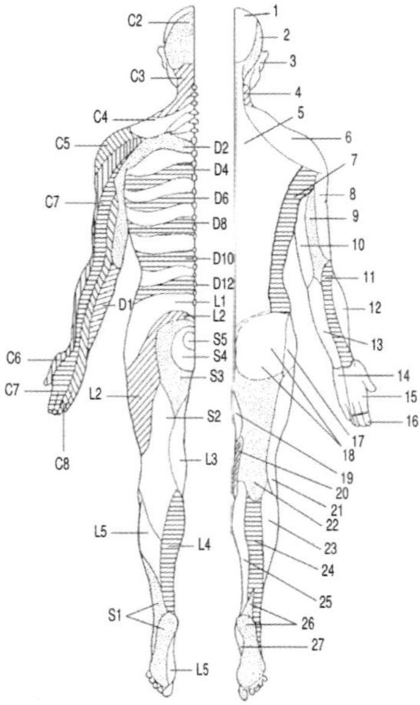

Abbildung 4.2: Schema nach William und Wilkins, Human Neuroanatomy, Baltimore, 1983

1 – N. occipitalis major
2 – N. occipitalis minor
3 – N. auricularis magnus (Plexus cervicalis superior)
4 – N. transversus colli (Plexus cervicalis superior)
5 – Interkostalnerven, Ramii posteriors
6 – Nn. supraclaviculares
7 – Interkostalnerven, Ramii laterales
8 – N. axillaris
9 – N. radialis (N. cutaneus antebrachii posterior)
10 – N. cutaneus brachii medialis
11 – N. radialis (N. cutaneus brachii lateralis inferior)
12 – N. musculocutaneus
13 – N. cutaneus antebrachii medialis
14 – N. ulnaris
15 – N. radialis
16 – N. medianus
17 – N. iliohypogastricus
18 – N. clunium
19 – N. obturatorius
20 – N. femoralis
21 – N. cutaneus femoris lateralis
22 – N. cutaneus femoris posterior
23 – N. fibularis superficialis
24 – N. peronaeus
25 – N. saphenus
26 – N. tibialis
27 – N. saphenus

4.3 Lumbalpunktion. Prävention und Behandlung des postspinalen Kopfschmerzes

Wichtige Punkte

- Die Lumbalpunktion (LP) ist eine sehr häufige medizinische Maßnahme, schwere Komplikationen sind außergewöhnlich (1).
- Eine LP erfordert nicht zwingend einen Krankenhausaufenthalt oder post-PL-Bettruhe. Die Umstände können ggf. ein Anlass ein.
- Eine gute Lagerung und eine Lokalanästhesie: eine lohnende Investition.
- Atraumatische dünne Nadeln ohne Abschrägung mit Introducer begrenzen das Risiko von Kopfschmerzen post-PL.
- Das Post-PL-Syndrom ist die häufigste Nebenwirkung. In Ausnahmefällen schwerwiegend, aber invalidisierend und kostspielig++ (persönlich, sozial und finanziell) (1).
- Der „**Blut-Patch**" ist die erfolgreichste Behandlung des Post-PL-Syndroms. Bettruhe, Bett und Hydrierung sind nicht indiziert.
- **Nehmen** Sie unmittelbar vor der LP mindestens einen **Blutzuckerspiegel** ab, da sonst die Interpretation eines meningitischen Liquors sehr schwierig wäre.
- **Der Liquor wird sofort nach der Entnahme warmgehalten (in der Hand)** und direkt ins Labor gebracht.
- Das ist wichtig für die Ausbeute der Kulturen und für die Interpretation des Überstandes. Xanthochromie tritt bei Anwesenheit von Blut etwa in der 2. Stunde auf. Traumatischer Liquor, der zu spät zentrifugiert wurde, kann einen xanthochromen Überstand haben.
- **Bei Verdacht auf Meningitis sollte der CT-Scan die Behandlung nicht verzögern** (*S. 813*).
- **Außer bei klinischem Verdacht keine Labortests vor der LP**. Kein Labortest schließt eine Meningitis oder eine meningeale Blutung aus. Verzögern Sie nichts!
- **Das Warten auf Ergebnisse oder eine Korrektur der Hämostase sollte nicht die Gabe von Antibiotika verzögern, wenn indiziert.**

Kontraindikation

- Intrakranielle Druckerhöhung: Risiko der zerebralen Einklemmung. Durch eine sorgfältige neurologische Untersuchung kann auf eine systematische Bildgebung verzichtet werden (1).
- Ablehnung durch den Patienten.
- Neurologisches Risiko (*siehe S. 816*).
- Infektiös: Hautinfektion an der Punktionsstelle. Subokzipitale Punktion durch alten Radiologen oder Neurochirurgen?

Die Hämostase (1,4,5).

- LP möglich:
  - LMWH in prophylaktischer Dosis: 12 Stunden nach der letzten Dosis (1);
  - Aspirin mit antiaggregatorischer Zielsetzung;
  - [PT > 50 % oder unter VKA: INR < 1,4] **und** [Thrombozyten > 50 000/mm^3] (> 50 G/L) **und** PTT < 1,5 Normwert;
  - wenn mindestens eines dieser 3 Kriterien nicht erfüllt ist - kann es ohne Thromboserisiko korrigiert werden? Die LP wird dann 30 min nach der Verabreichung der Korrektur durchgeführt (*s. S. 582*).
- Direkte Antikoagulantien: in der Regel Wartezeit > 24 Std.

- Vorherige Kontrolle der Hämostase bei Purpura, aktiver Blutung.
- Spezialisierte hämatologische Beratung bei Hämophilie, myelodysplastischem oder myeloproliferativem Syndrom, Mangel an Gerinnungsfaktoren, M. Willebrand, Thrombophilie.
- Bei einer Reihe von Erkrankungen (Schwangerschaftsthrombozytopenie, thrombozytopenische Purpura, etc.) kann eine stabile Thrombozytopenie ≥ 30 G/L toleriert werden (1).
- Hämostasestörung, bei der jedoch eine LP nicht prinzipiell kontraindiziert ist: Besser, den Eingriff von einem erfahrenen Kollegen durchführen zu lassen.

> **Information des Patienten**

> Kann wie jeder Stich mäßige Schmerzen verursachen („wie ein Stich in den Hintern").

> Wichtigste Komplikationen:
- Kopfschmerzen nach LP 10–30 % (je nach Alter, Nadel, Technik und Schwierigkeit), gute Prognose;
- andere Komplikationen sind sehr außergewöhnlich und schwer zu beziffern.

Tabelle 4.5: **Komplikationen einer LP (nicht vollständig)**

- **Kopfschmerzen nach der LP** - **intrakranielle Blutung** - **epidurales Hämatom** - Schädigung der Hirnnerven - Wurzelreizung oder -durchtrennung - Schmerzen in der Lendenwirbelsäule (wenn schwerwiegend oder zunehmend: Verdacht auf epidurales Hämatom) - Implantation eines epidermalen Tumors	- Infektion - Lumbalgie nach LP - Hernierung der Kleinhirntonsillen Spinale Blutung - traumatische Punktion - vagales Unwohlsein oder Synkope - Herzstillstand - Krampfanfälle - fehlerhafte Analyse im Labor

> **Material**
- Handschuhe, Behälter für gebrauchte Nadeln, Schutzbrille, Mundschutz, alkoholische Polyvidon-Jod-Lösung, bei Allergien: gefärbtes alkoholisches Chlorhexidin.
- ≥ **4 nummerierte Röhrchen:**

Tabelle 4.6: **Röhrchen für Lumbalpunktion**

N° 4	Bakteriologie (trocken, steril, für das bakteriologische Labor): Man nimmt das letzte, das in der Regel am wenigsten mit Blut kontaminiert ist).
N° 3	Labor
N° 2 und 1	Um ein beschädigtes Röhrchen zu ersetzen, zusätzliche Tests wie „PCR" (bei -20 °C einfrieren) oder immunologische Tests oder zytologische Untersuchung in der Pathologie. Ein „Smartphone-Foto" des Röhrchens vor weißem Hintergrund kann helfen, Kollegen davon zu überzeugen, dass die Flüssigkeit trüb, xanthochrom, rot oder normal ist.

- Nadeln (**und Behälter für gebrauchte Nadeln**):
  - **Klassische Nadeln (zu vermeiden)**: schwarze (0,7 mm oder 22G) oder orangefarbene (25G); **je dünner das Kaliber (je höher das „G"), desto geringer das Post-LP-Syndrom**: 19 % post-LP-Kopfschmerzen mit einer 22G-Standardnadel, 14,4 % mit einer 25G-Nadel;

   - **atraumatische Nadeln (zu bevorzugen +++):** seitliche Öffnung, Typ Whitacre oder Sprotte 25G: vermeiden das Risiko eines Post-LP-Syndroms:
     - das Kit hat eine Introducer-Nadel (0,9 mm, 20G), die für die Punktion der Haut unerlässlich ist,
     - **der Introducer der 25G-Nadel hat ein Kaliber von 20 G. Post-LP-Syndrom 1,1 % mit 25G, 6,7 % mit 22G.**
   - **Manometer**, oder wenn nicht vorhanden, 3-Wege-Hahn + Infusionsschlauch + Metermaß (20 cm) oder Maßband für die Druckmessung.
   - **Äquimolares Lachgas-Sauerstoffgemisch** (Livopan®) und/oder **Lokalanästhesie**: Lidocain 1 %, Nadel 25G (orange) und schwarze oder grüne Nadel (22G, 21G).

> **Technik**

- **Erklären** Sie es dem Patienten Schritt für Schritt. Vermeiden Sie, dass der Patient die Nadel anschaut. **Nehmen Sie sich Zeit, den Patienten zu lagern**, so vermeiden Sie Misserfolge.
- **Sitzend** (keine Druckmessung, einfacher):
  - flach, Oberschenkel gut aufgestellt, Rücken gekrümmt, Nacken nicht beugen (spannt das Ligamentum supraspinale, reduziert die interspinösen Vertiefungen: weniger tastbare Landmarken);
  - Korrigieren Sie jede Beugung oder Drehung der Wirbelsäule so gut wie möglich;
  - die Wirbelsäule zum Operateur hin wölben lassen, **ohne den Patienten durch Beugung des Beckens nach vorne** auf die Oberschenkel zu beugen.
- **Im Liegen** auf einer möglichst festen Ebene (für die Druckmessung unabdingbar):
  - Wirbelsäule ohne Skoliose oder Rotation positionieren;
  - zusammengerolltes Laken unter die Lendenwirbel und ein Kissen unter dem Kopf, um die Wirbelsäule gerade zu halten;
  - lassen Sie Schultern und Becken in einer Ebene senkrecht zum Bett und in derselben Ebene (keine Drehung der Wirbelsäule);
  - Oberschenkel nicht zum Becken hin beugen, die Wirbelsäule zum Operateur hin beugen lassen, ohne den Hals zu beugen (siehe oben);
  - lassen Sie Fettschürzen, die in Richtung der Dornfortsatzlinie rutschen, durch eine Hilfsperson halten (oder Pflaster).

... ***Idiopathische Skoliose*** ...

Der Rippenbuckel entspricht dem hinteren Rippenbogen; wenn der Gibbus nach rechts verlagert ist, verlaufen die Dorsaldornfortsätze von hinten nach vorne und von links nach rechts, daher verlaufen die Lendenwirbelfortsätze von hinten nach vorne und von rechts nach links.

... ***Asepsis*** ...

- Maske. Sterile Handschuhe nach dem Händewaschen.
- Ausgedehnte, dreimalige **zentrifugale** Desinfektion, mit alkoholischer PVP-Jod-Lösung oder alkoholischem Chlorhexidin (bei Allergien).
- Punktionsstelle steril abdecken.

... ***Punktionshöhe – anatomische Landmarken*** ...

- Vorzugsweise L4–L5. Möglich von L3–L4 bis L5–S1. Der Dornfortsatz L4 oder der Zwischenwirbelraum L4-L5 befindet sich auf der Höhe des Scheitels der Beckenkämme, weshalb dieser Bereich desinfiziert werden muss. **Die Zwischenwirbelräume lassen sich besser ertasten, wenn der Kopf nicht**

gebeugt ist. Man kann auch von T12 (letzte Rippe) an zählen. Im Zweifelsfall ein Segment weiter unten stechen. L5–S1 ist oft einfacher.
- Ultraschall der Zwischenwirbelräume bei Schwierigkeiten.

... ***Livopan® / Entonox® / Kalinox™*** ....
- **Kann hilfreich sein**. Wirkung innerhalb von 3 Minuten. Kann es ermöglichen, auf eine Lokalanästhesie zu verzichten. Oder die Lokalanästhesie durchzuführen...
- **Lokalanästhesie (LA):** Eine schmerzfreie LP ohne LA ist die Regel, aber ein starkes Schmerzereignis am Anfang gefährdet eine erfolgreiche Punktion: Muskelkontrakturen, defensive Lordose. Die LA ist deshalb eine **gute Investition**.
- Bei einer LP, die erst in einer Stunde oder später stattfindet, tragen Sie in Höhe L3–L4 und L4–L5 eine Tube EMLA® Creme auf, darüber eine Opsite®-Folie, die 2–3 Räume abdeckt, im Hinblick auf die LP.
- Regeläßig LA für die Mehrzahl der Patienten, vor allem mit „atraumatischen" Introducer-Nadeln von großem Kaliber. 2–3 mL Lidocain 1 % ohne Adrenalin infiltrieren: Mit einer orangefarbenen 25G-Nadel und dann einer schwarzen (22G) oder grünen (21G) Nadel zuerst die Haut und dann das subkutane Gewebe bis zu einer Tiefe von 2–3 cm bei Erwachsenen infiltrieren. Vor der Infiltration immer aspirieren, um die extravaskuläre Position der Nadel zu überprüfen und eine intradurale Injektion zu vermeiden. Man sollte die volle Wirkung der LA abwarten, mindestens 4 min; mehr = besser.
- Informieren Sie den Patienten: „Sie werden spüren, wenn ich mit der Punktion beginne (...) Ich fange jetzt an". Der Patient wird ruhiger sein, werden Sie nicht ungehalten, wenn er sich bewegt. „Wenn Sie einen Schmerz im Oberschenkel/Bein spüren, ist das nicht schlimm: zucken Sie nicht, sagen Sie es mir."

... ***Punktion mit klassischer Nadel (nicht empfohlen, aber billig)*** ....
- Halten Sie die Nadel mit Daumen und Zeigefinger.
- Nochmals den Patienten vorwarnen, in der Mitte oder etwas unterhalb der Mitte des Zwischenwirbelraums stechen (1 cm unter dem Dornfortsatz im gewählten Intervall), Nadel senkrecht zur Haut, horizontale Schräge, nur 2–3 mm einstechen.
- Dann um ¼-**Drehung** drehen, um die **Nadelspitze vertikal** zu stellen, die Nadel absenken um die Stichrichtung nach oben zum Nabel zu führen und weiter vorschieben. Den Mandrin häufig zurückziehen, um die Position zu überprüfen. Normalerweise ist ein kleiner Widerstand am Übergang des Lig. flavum bei 4–5 cm zu spüren, bei adipösen Patienten auch weiter entfernt.
- Entnehmen Sie mindestens 15 Tropfen pro Röhrchen, in den $\geq$ 4 nummerierten Röhrchen (Meningitis: 60–100 Tropfen + 10 für PCR-Diagnostik, 120 Tropfen bei Verdacht auf Enzephalitis). Der Assistent muss Handschuhe tragen.
- Mandrin wieder einsetzen und Nadel entfernen. Massieren Sie die Punktionsstelle. Mit 60-prozentigem Alkohol reinigen, trockener Verband für einige Stunden.

... ***Punktion mit einer atraumatischen Nadel, unter LA*** ....
- Den Trokar (die Führungsnadel) ca. 3 cm tief einführen (Erwachsene), zuerst 2–3 mm senkrecht zur Haut und dann ausrichten (siehe oben).
- Danach gleiche Technik wie oben.

- Setzen Sie den Mandrin wieder ein, bevor Sie die Nadel entfernen.
- **Achten Sie darauf, dass Sie einen Schritt zurücktreten, um den gesamten Vorgang zu überblicken (nicht mit der Nase auf der Nadel)**, damit Ihre Nadel in der Sagittalebene bleibt.
- **Lassen Sie sich Zeit** bei Verwendung dieser dünnen Nadeln. **Nicht aspirieren**, wenn der Liquor schlecht fließt: Drehen Sie die Nadel um eine Vierteldrehung, komprimieren Sie das Abdomen des Patienten, oder bewegen Sie die Nadel um 1 mm vor oder zurück (beim Zurückziehen ggfs. Mandrin wieder einsetzen).
- Anzahl der Tropfen wie oben.

... ***Komplikationen*** ...

- **Blut erscheint**: Lassen Sie Liquor abfließen: wird er heller? Wenn ja, helfen Sie dem Liquor, den Nadelansatz zu spülen, indem Sie das Ende des Mandrins darin bewegen, und asservieren den dann hellen Liquor. Wenn keine Aufhellung: Neue Punktion mit neuer Nadel, ggf. eine Etage darunter.
- **Der Liquor bleibt blutig**: denken Sie an eine traumatische Punktion, sofort die obere Etage mit einer neuen Nadel punktieren.
- **Sie treffen in der Tiefe auf Widerstand**, versuchen Sie es erneut, indem Sie die Nadel ggf. bis in die Unterhaut zurückziehen und sie dann nacheinander weiter nach oben, weiter nach unten, nach rechts oder nach links ausrichten, wobei Sie zunächst prüfen, ob Sie sich korrekt in der Medianlinie befinden.
- **Wenn man früh anstößt**, ist es der Dornfortsatz. Wenn es der untere Dornfortsatz ist, versuchen Sie, die Nadel wieder weiter oben zu platzieren, ohne sie ganz herauszuziehen, und ziehen Sie mit dem Daumen die Haut nach oben. Wenn es der obere Dornfortsatz ist, muss man in der Regel erneut stechen, da die Haut nicht nach unten rutscht.
- **Bei Introducer-Nadeln** ziehen Sie, um den Winkel zu ändern, die innere Nadel ausreichend weit zurück, ändern die Richtung des Introducers und führen dann die dünne Nadel erneut ein.
- **Schmerzen in den Beinen** (radikulär, Schmerzen oder Parästhesien): Wenn man die Nadel 1 mm zurückzieht, kann Liquor fließen. Beruhigen Sie den Patienten. Oder die Nadel weiter zurückziehen, versuchen Sie einen etwas anderen Winkel, immer in der Mittellinie.
- **Vagale Synkope im Sitzen**: Patient auf die Seite legen, polstern, um Wirbelsäule in gerader Position zu halten, Nadel belassen.
- **Schwierige Punktion**: Vergewissern Sie sich, dass der Patient richtig gelagert ist. Eine notfallmäßig indizierte LP kann in der Regel nicht aufgeschoben werden: **einen Kollegen hinzuziehen.**
- Unruhe: Eine Sedierung (Propofol) kann im Rahmen eines schriftlichen Protokolls in Betracht gezogen werden.

... ***Nach der LP*** ...

- **Das Ritual der Bettruhe ist sinnlos** (5). Der Patient kann nach einigen Minuten aufstehen.
- Die LP ist keine Indikation für einen Krankenhausaufenthalt. Das Warten auf das Ergebnis erlaubt in der Regel eine ausreichend lange Beobachtung, um eine eventuelle Rückkehr nach Hause zu ermöglichen.

› Überwachung und Komplikationen

- **Denken Sie an ein intraspinales Hämatom**. Ein epidurales Hämatom ist selten, aber katastrophal; keine zuverlässigen Zahlen. Aber 1/220.000 bei Spinalanästhesie.

Der Patient muss vorgewarnt werden: Er sollte Missempfindungen oder Schwäche in den unteren Extremitäten, Rückenschmerzen, Sphinkterstörungen **melden**. Bei Verdacht notfallmäßig MRT oder CT, Hämostasetests, wenn nicht bereits durchgeführt, und bei Bestätigung notfallmäßige Dekompression in der Neurochirurgie.

- **Zentrale Zeichen, Bewusstseinsstörungen oder Lokalisationszeichen**, vermehrte oder neue **Kopfschmerzen**: Verdacht auf Einklemmung oder hämorrhagische Komplikation (subdurales Hämatom): halbsitzende Position, Notfall-CT.
- **Sehr außergewöhnliche Komplikationen**: Rückenmarksverletzung, Meningitis, Abszess.

❯ Postpunktionelles Syndrom (PPS)

- Das entnommene Volumen hat wenig Bedeutung, außer > 30 mL (1).
- **Risikofaktoren**: In der Anamnese bereits aufgetretenes PPS; junger Erwachsener; junge, schlanke Frau; Nadel mit großem Durchmesser, horizontale Abschrägung der Nadelspitze, Punktion nicht longitudinal zu den Längsfasern der Dura mater. Ein PPS **tritt in ≈ 10–30 %** der Fälle bei herkömmlichen Nadeln mit Schrägschliff des Kalibers 20–22G auf.
- **Prävention**: Nadel mit kleinem Durchmesser, korrekte Ausrichtung der Nadelspitze-Schräge, besser „atraumatisch" mit Wiedereinsetzen der Mandrin vor dem Herausziehen der Nadel.
- **Weisen Sie daraufhin, dass der Patient einen Arzt aufsuchen soll, wenn der Schmerz nicht lageabhängig ist** (er lässt im Liegen nach), oder bei der geringsten neurologischen Anomalie (insbesondere Diplopie, visuellen Problemen oder Hörstörungen) oder Fieber.
- Klinische Zeichen: in der Regel **innerhalb von 3 Tagen nach der LP**, selten mehr als 7, beidseitiger dauerhafter oder variabler Kopfschmerz, der in den Nacken ausstrahlt. Verschwinden oder Nachlassen in weniger als 15 Min. nach Hinlegen, kehrt in < 15 Min. in der aufrechten Position zurück. Mit oder ohne: Übelkeit, Erbrechen, Photophobie, Tinnitus, Hypakusis, aber auch Diplopie, Parästhesien der Kopfhaut. Charakteristisch **lagerungsabhängig**. Bei atypischem Erscheinungsbild subdurales Hämatom und zerebrale Venenthrombose durch CT + Angio-CT ausschließen.
- **Methylxanthine**: anerkannte, aber umstrittene Therapie (6). Der Vorschlag, vier Tassen starken Kaffee pro Tag zu trinken, ist wenig riskant, aber nicht evidenzbasiert.
- Wenn keine Zweifel an der Diagnose bestehen und der Patient einverstanden ist, Analgetika und Kaffee zu Hause.
- **Wenn das PPS länger anhält** oder zu stark beeinträchtigt, epiduraler Blood-Patch durch einen Anästhesisten. Wirksame, aber invasive Technik, die selten zu septischen oder Blutungskomplikationen führen kann.

❯ Normaler Liquorbefund

- Aussehen: kristallklar (wird erst ab ≈ 200 Zellen/mm^3 trüb).
- **Druck**: 70–180 mm im Liegen, bis zu 250 mm bei Adipositas.
- Zytologie: ≤ **5 Zellen pro mm^3** (Monozyten, Lymphozyten).

- Liquorglukose: 2,8 bis 3,8 mmol/L (50–70 mg/dL) oder 60–70 % des Blutzuckerspiegels. Es dauert 2 Stunden, bis das Gleichgewicht zwischen Blut- und Liquorlukose erreicht ist
- **Protein: 0,15 bis 0,45 g/L.**

Roter oder gelber (xanthochromer) Liquor: Subarachnoidale Blutung (SAB)?

- Lassen Sie etwas Liquor ablaufen, um die Nadel zu spülen. Punktieren Sie sofort erneut mit einer neuen Nadel im darüber liegenden Zwischenwirbelraum, wenn Sie den Verdacht einer traumatischen Punktion haben.
- **Die 3-Gläser-Probe ist nutzlos** (*siehe S. 205*). Unterschied zwischen SAB und traumatischer LP: *S. 205.*

Literatur

1. HAS. Prévention et prise en charge des effets indésirables pouvant survenir après une ponction lombaire. Fiche mémo, 2019. https://tinyurl.com/t73xkdyv
2. Johnson KS., Sexton DJ. Lumbar puncture: Technique, indications contraindications and complications in adults, UpToDate 2021 Februar. www.uptodate.com (Zugangsbeschränkt)
3. The Dutch Blood Transfusion. Guideline 2011. https://tinyurl.com/23s4w8wx Gibt für alle Altersgruppen je nach Situation sehr detaillierte Empfehlungen, jedoch mit niedrigem Empfehlungsniveau, da es an Evidenz mangelt).
4. HAS.Transfusion de plaquettes : produits, indications, 2015, https://tinyurl.com/3dkat82y
5. ALR et anticoagulants et antiagrégants, MAPAR Protocoles, éditions MAPAR. 2010, p. 303.
6. Halker RB, Demaerschalk BM, Wellik KE, et al. Caffeine for the prevention and treatment of postdural puncture headache: debunking the myth, Neurologist, 2007,13:323–7 PMID: 17848873
7. Doherty CM, et al. Diagnostic Lumbar Puncture, Ulster Med J., 2014, PMCID: PMC4113153. https://tinyurl.com/j574zk3d
8. Diagnostik und Therapie des postpunktionellen und spontanen Liquorunterdruck-Syndroms, S1-Leitlinie, 2018, in: Deutsche Gesellschaft für Neurologie (Hrsg.), Leitlinien für Diagnostik und Therapie in der Neurologie. Online: www.dgn.org/leitlinien (abgerufen am 22.10.2022) https://tinyurl.com/4pz4df4a
9. Lumbalpunktion und Liquordiagnostik, S1-Leitlinie, 2019, in: Deutsche Gesellschaft für Neurologie, Deutsche Gesellschaft für Liquordiagnostik und Klinische Neurochemie (Hrsg.), Leitlinien für Diagnostik und Therapie in der Neurologie. Online: www.dgn.org/leitlinien (abgerufen am 21.10.2022) https://tinyurl.com/2p8hr22u

4.4 Schlaganfall (ischämisch/hämorrhagisch), TIA

› Wichtige Punkte

- Bestimmen Sie unter allen Umständen die Uhrzeit, zu der der Patient zuletzt vor dem Insult gesehen wurde: Zeugen, indirekte Anzeichen (SMS, Telefonanrufe, Kassenzettel ...). Suchen Sie nach Hinweisen! ⚠ In der Akte notieren.
- **Die Zeit zählt ⚠** : Thrombolyse, Thrombektomie, Antidote für Gerinnungshemmer?
- **Bewusstseinsstörung, Verwirrtheit? Wenn nein**, weder „Schlaganfall" noch „TIA" à priori.
- **Achtung vor Stroke-mimics**: Ein klinisches Schlaganfallbild ist in 20 % der Fälle etwas anderes.
- **Denken Sie an „neurologisches Defizit"** und nicht an „Schlaganfall" oder „TIA", es kann auch etwas anderes sein: MS, Migräne, Epilepsie, Hämatom, Hypoglykämie, lakunäre Infarkte usw. Bezeichnen Sie eine TIA nicht als kleineren Schlaganfall.
- **TIA = ⚠ : eine goldene Gelegenheit zur Behandlung** und Vermeidung eines Schlaganfalls, der ansonsten in 4–9% der Fälle innerhalb von 24 Stunden und 10–15% innerhalb von 3 Monaten folgt (1–3).
- **Stellen Sie sich links neben den Patienten**, damit Sie den **Neglect nach links** nicht übersehen. Ein rechtshemisphärischer Schlaganfall wird häufig übersehen: Verdacht bei **scheinbar isolierter Verwirrung** (Anosognosie, Hemineglect nach links und Asomatognosie (Verlust der Fähigkeit zu erkennen, dass ein Körperteil zum eigenen Körper gehört) usw.).
- **Keine Blutdrucktherapie ⚠** ! Zumindest als generelle Regel – es gibt Ausnahmen...
- **Aspirin zum frühestmöglichen Zeitpunkt** bei ischämischem Schlaganfall/TIA, außer wenn Thrombolyse möglich und geplant ist.
- Auch **die beste Bildgebung hat ihre Grenzen**:
  - Verschlüsse der distalen Äste sind nicht sichtbar;
  - Die MRT ist bei 20–29 % der Schlaganfälle mit geringer Klinik negativ (4), bei Schlaganfällen in der hinteren Zirkulation sogar eher mehr (siehe S. 276);
  - Ein kleiner ischämischer Schlaganfall zeigt nur in einem von zwei Fällen CT-Korrelate (5);
  - Eine TIA hat in 20–50 % der Fälle ein Korrelat im MRT (Diffusion) (5).
- **5 Warnzeichen, die wir der Öffentlichkeit und den mit Aspirin entlassenen TIA-Patienten vermitteln sollten**:
  - plötzliche Schwäche/Taubheit im Gesicht, im Arm oder im Bein auf einer Körperseite;
  - plötzliche Abnahme oder Verlust des Sehvermögens auf einem oder beiden Augen (erst das eine, dann das andere Auge verdecken);
  - plötzlicher Sprachverlust oder Schwierigkeiten beim Sprechen oder Verstehen des Gesagten;
  - starke, plötzliche und ungewöhnliche Kopfschmerzen ohne erkennbare Ursache;
  - unerklärliche Gangunsicherheit, Gleichgewichtsverlust oder plötzlicher Sturz, insbesondere in Verbindung mit einem der vorherigen Symptome.
- Wenn das passiert: rufen Sie den Notruf **112** an!

- **Unruhe**: kann durch den Schlaganfall verursacht sein, aber suchen Sie nach: Harnverhalt, Schmerzen, Hypovolämie/Hypoxie, Sepsis usw.

> **Diagnostische Fallstricke: 20 % der Schlaganfälle und TIAs sind keine (5)!**

- Ein Geheimnis: Es ist mühsam, aber **ziehen** Sie alle Ihre Patienten **aus.**
- **Nicht diagnostizierte Schlaganfälle** werden oft mit einer „nicht klassischen“ Beschwerde gesehen: **Müdigkeit**/allgemeine Schwäche, **Bewusstseinsstörungen**, **Gang-/Gleichgewichtsstörungen**, **Schwindelgefühle**, **Übelkeit**/Erbrechen, **Stürze**. Das bedeutet nicht MRT für jeden, sondern Anamnese/klinische Untersuchung und im Hinterkopf behalten Schlaganfall, Perfusionsstörungen, Meningitis... Siehe Schwindel auf *S. 266*.
- **Hypoglykämie**: routinemäßige kapillare Blutzuckerbestimmung. Verzögerung = Dauerschädigung ⚠.
- **Kohlenmonoxid-Vergiftung** ⚠: Neurologisches Defizit ± Kopfschmerzen, Bewusstseinstrübung, Erbrechen.
- **Unerkanntes Schädel-Hirn-Trauma**, obwohl es sicht- oder tastbar ist:
  - Befragung des Patienten, der Umgebung und der Helfer;
  - Untersuchung und Abtasten **des Kopfes** bei Bewusstseinsstörungen, Kopfschmerzen, neurologischem Defizit. In der Akte notieren.
- **Stürze und Bewusstlosigkeit**: Schlaganfall und TIA, vor allem im Gebiet der A. carotis, sind **keine üblichen** Ursachen für Bewusstlosigkeit und Stürze.
- **Enzephalitis, insbesondere Herpes-Enzephalitis (*siehe S. 822*):**
  - **Fieber**, ein- oder mehrfache fokale Defizite, manchmal Hirnnervenbeteiligung (selten mit vorausgehender euphorischer oder manischer Phase) und Bewusstseinsstörungen, ungewöhnlichem Verhalten oder Verwirrtheit, junge Patienten, meningitische Zeichen, partielle oder generalisierte Anfälle. Denken Sie an den Ausschluss einer Herpesmeningoenzephalitis (dringendes CT oder MRT, dann LP, wenn möglich + EEG): Liquor manchmal normal; Herpes-1-PCR anfordern; CT (in 1 von 2 Fällen) und MRT können anfänglich normal sein. Behandeln Sie ⚠ so früh wie möglich mit Aciclovir i.v. (10 mg/kg in 1 Std., alle 8 Std.);
  - selten: Listeriose mit Hirnnervenausfällen, Fieber und diskreten Meningitiszeichen (*siehe S. 822*).
- **Hirnabszess**: Kopfschmerzen, Fieber ($\leq$ 50 % der Fälle), fokale Zeichen, sichtbare Eintrittspforte, Aorteninsuffizienzgeräusch (linker Sternumrand), Endokarditiszeichen (kutan, vaskulär, Harnwege, Gelenke, *siehe S. 623*: Spondylodiszitis).
- **Monoplegie bei Alkoholikern** durch **Fraktur** (Schenkelhals usw.), Luxation (Schulter usw.) mit Trauma und Schmerzen, die „im Alkohol ertränkt werden“.
- Ähnlich sind die Nerven- oder Plexuskompressionsyndrome (N. radialis, Ischiasnerv, N. peronaeus).
- **Synkope, Bewusstseinsstörung durch Rhythmus- oder Leitungsstörungen**, ± fokale Zeichen, Perfusionsminderungen lassen eine Stenose apparent werden: EKG und Monitor!
- Die Klinik ist bei TIA/Schlaganfall abrupt und von Anfang an maximal, bei Migräne langsamer („Phasen“) innerhalb von Minuten bis Stunden und bei Epilepsie innerhalb von Sekunden bis Minuten.
- **Migraine „accompagnée“** („komplizierte Migräne“): Die Kopfschmerzen folgen in der Regel dem Defizit, können ihm vorausgehen oder fehlen; es handelt sich um eine Ausschlussdiagnose (Dissektion, Thrombophlebitis, Schlaganfall, *siehe S. 192*).

- **Epilepsie** (partieller Anfall, partieller Status epilepticus), oft verantwortlich für ein **fokales Defizit iktal oder postiktal.** Ursachen: Kürzlich erlittener, früherer oder gerade ablaufender Schlaganfall oder jede Läsion. Denken Sie daran bei ausgeprägten Bewusstseinsstörungen mit mäßigem Defizit ohne meningitische Anzeichen oder metabolische Störungen und **fluktuierenden** Symptomen. **Wesentlich dabei: chronologische Beschreibung** des Geschehens durch den Patienten und **Beobachter** (ggf. anrufen!). Zeichen, die für eine Epilepsie sprechen: abnormale, klonische Bewegungen, Bewusstseinsverlust, starrer Blick, Bewegungsautomatismen, Kauen, Halluzinationen. Unfreiwilliges Wasserlassen oder dessen Fehlen sind im Kontext des Defizits nicht hilfreich, seitliches Zungenbeißen ist inkonstant. **Beobachten** Sie den Patienten **lange** und achten Sie auf lokalisierte Kloni, insbesondere perioral, Kauen, Bewegungsautomatismen (Fummeln an der Kleidung), Absencen. Ein Notfall-EEG ist im Zweifelsfall gerechtfertigt.
- **Ein Rezidiv-Schlaganfall** kann ein **partieller epileptischer Anfall oder ein postiktales Defizit** sein (das Stunden dauern kann), ein partieller konvulsiver oder ein nicht-konvulsiver Status epilepticus. Daran sollte man denken, da behandelbar!

HInzufügen: „Selten bei Erwachsenen: hämolytisch-urämisches Syndrom."

- **Thrombotische Mikroangiopathie (TMA** oder thrombotisch-thrombozytopenische Purpura): Sehr selten, darf aber nicht übersehen werden. Diffuse arterielle Mikrothromben. Fieber, Nierenversagen. **Variable Bewusstseinsstörungen und fokale neurologische Zeichen,** Krampfanfälle. CT normal. MRT obligatorisch. Immer daran denken bei **Bizytopenie**: hämolytische Anämie mit **Fragmentozyten** (=Schistozyten) (Ausstrich notfallmäßig anfordern) und Thrombopenie. EKG und Troponin (kardiale Ischämie). Keine Transfusion von Thrombozyten. Mit dem Hämatologen besprechen (Letalität 90 % ohne Behandlung). Behandlung mit Plasmapherese. Selten bei Erwachsenen: hämolytisch-urämisches Syndrom.
- **Hyperviskositätssyndrom**: Kopfschmerzen, diffuse und fokale neurologische Zeichen (Diplopie, Schwindel, Ataxie, Nystagmus, Sehstörungen, Kopfschmerzen, Krampfanfälle). Hypotonie, kardiorespiratorische Insuffizienz, distale Ischämien. Elektrolytstörungen und allgemeine Symptome in Relation zu der in der Regel neoplastischen Ursache (M. Waldenström, Myelom, Polyzythämie bei hämatologischen Erkrankungen). Ausgeprägte **Hyperproteinämie**, Hämostasestörungen, manchmal Verstopfen der Laborgeräte, „Rollen" im Blutbild. Plasma- oder Leukapherese.
- **Die (unbewusste) Konversionsstörung, die Simulation, sind Eliminationsdiagnosen**: aber es gibt Tricks zur Diagnose (*siehe S. 254, 457, Tab. 6.9 6.23 ab S. 466*).
- **Aphasie: eine nicht einfache Diagnose.** Es braucht Zeit, um den „Jargon" der Wernicke-Aphasie, der aus einer unverständlichen Folge von echten Wörtern besteht, oder Sätze, die mit Neologismen (unbekannten Wörtern) oder Paraphasien (ein Wort für ein anderes, manchmal in Bedeutung oder Klang verwandtes Wort) gespickt sind, nicht mit einer **Verwirrtheit** zu verwechseln. Die **Broca-Aphasie** (der Patient stolpert über die Wörter und merkt es) unterscheidet sich von der Dysarthrie, bei der die Wörter zerkaut, verzerrt und schlecht artikuliert werden. Nach einer (vermeintlichen) TIA sind richtig befragte **Beobachter** wertvoll: Waren die Wörter „die richtigen Wörter", die aber wie bei Trunkenheit gekaut

wurden, oder Wörter, die es nicht gibt, oder korrekte Wörter, die aber aus dem Zusammenhang gerissen wurden?

- **Differentialdiagnose („Mimics") einer TIA** (6): **Migraine** accompagnée, **partieller epileptischer Anfall** mit möglichem postiktalen Defizit, Rhythmus-/Leitungsstörungen (siehe oben), **Hypoglykämie** (siehe S. 623). **Nur in Ausnahmefällen sind die folgenden vorübergehenden Störungen eine TIA**: Verwirrtheit, Bewusstseinsverlust, Benommenheit, Amnesie, Verhaltensstörung. Eine **TIA führt normalerweise nicht zu stereotypen rezidivierenden Zeichen**, außer im Gebiet der Capsula interna (siehe unten) und distalen oder hämodynamisch bedingten TIAs (6).
- Im Gegensatz dazu **pseudoepileptische TIA** (6): „Limb shaking TIA" (hämodynamisch) = rhythmische Zuckungen einer Extremität, rezidivierend, < 5 min lang, nicht das Gesicht betreffend, manchmal bei Positionswechsel/Anstrengung.
- **Capsula Warning Syndrom**: hemiplegisches, motorisches Defizit (selten sensibel) ohne kortikale Zeichen, plötzlich, kurz (einige Minuten), stereotyp, mehrmals innerhalb von 24 Stunden rezidivierend, sollte mit einem vaskulären Neurologen besprochen werden (Risiko eines definitiven Schlaganfalls nach 7 Tagen bei 60 % und keine nachgewiesene Behandlungsmöglichkeit).

› TIA oder ischämischer Schlaganfall: Definitionen

- Definition einer **TIA**: Eine **vorübergehende neurologische Störung als Folge einer lokalisierten zerebralen, retinalen** (oder medullären) **Ischämie, ohne akuten Infarkt in der Bildgebung**. Die typische Dauer beträgt weniger als eine Stunde (2 von 3 Fällen), manchmal aber auch mehr (1). In einer anderen Fallserie 3–30 min (16).
- Patienten, die mit einem potenziell invalidisierenden Defizit innerhalb weniger als 3 Stunden vorgestellt werden, erholen sich nur in 2 % der Fälle innerhalb von 24 Stunden vollständig (1).
- **Ein ischämischer Schlaganfall ist definiert** als ein Infarkt, eine akute ischämische neurologische Episode, die $\geq$ 24 Std. andauert. Er ergibt sich aus den klinischen Befunden und den bildgebenden Verfahren (die manchmal fehlen).
- Wichtig ist Handeln: **Diagnose der vaskulären oder nicht vaskulären Ursache, antithrombotische, thrombolytische**, endovaskuläre oder chirurgische **Behandlung.**

› Klinische Zeichen, die für einen Schlaganfall sprechen

- **Plötzlicher Beginn** eines fokalen neurologischen Defizits ohne Prodromi, **das von Anfang an maximal ist.**
- Selten Verschlechterung innerhalb von Minuten oder in mehreren Schritten (hämorrhagischer Schlaganfall).
- Übereinstimmung mit einem **arteriellen Versorgungsgebiet** (ischämischer Schlaganfall).
- Vorliegen einer potenziell embolieauslösenden Herzerkrankung (Herzklappenfehler, Rhythmusstörung), Gefäßerkrankung, Karotisgeräusch (es gibt Stenosen ohne Geräusch).
- Weitergehende Ausführungen im Rahmen dieses Buches nicht möglich, aber: https://www.neurologienetz.de/fachliches/erkrankungen/zerebrovaskulaere-erkankungen/ischaemischer-schlaganfall/ bzw. https://tinyurl.com/54v7s5f2

- **Nicht vergessen**:
  - **Hemianopsie**? Syndrom der **nicht-dominanten Hemisphäre** (Gleichgültigkeit, Verwirrtheit, Anosognosie, linksseitiger Neglect, Hemiasomatognosie, sensible oder visuelle Extinktion usw.)?
  - **Hemihypästhesie, die das Gesicht ausspart** (+ sensorisches Syndrom des kontralateralen V = Wallenberg-Syndrom), wenn die Symptome mit einem Infarkt in der hinteren Zirkulation vereinbar sind;
  - Untersuchung auf Aphasien

Wahrscheinlicher Schlaganfall: Erste Maßnahmen und Untersuchungen.

- Vitalzeichen, Behandlung von Ausfallerscheinungen, O_2, wenn SpO_2 < 92 %.
- Patient flachlagern, außer bei Verdacht auf intrakranielle Druckerhöhung (Kopf 30° hochlagern). **Nicht aufstehen lassen** (sogenannter hämodynamischer Schlaganfall).
- **Blutentnahme und Infusion (Nacl 0,9 %) auf der nicht gelähmten Seite**.
- Elektrolyte, **Blutzucker**, BSG oder CRP (Vaskulitis).
- Blutbild-Thrombozyten (Polyglobulie, Anämie, Thrombozytose, Thrombopenie?).
- Quick (INR), aPTT.
- Troponin (nicht ultrasensitiv.
- **wenn Thrombolyse**: + Fibrinogen, Blutgruppe ± irreguläre Antikörper, Anti-Xa- oder OAK-Bestimmung, wenn unter LMWH oder OAK.
- **EKG: wiederholt oder besser kontinuierlich** in den ersten 24 Stunden. Häufige Zeichen bei ischämischem Schlaganfall: ST-Streckensenkung, T-Senkungen, verlängerte QTc-Zeit (5).
- **Thorakale Schmerzen** ⚠: Denken Sie an **Aortendissektion** und Myokardinfarkt mit Embolien.

> **Notfallmäßige Bildgebung: CT** ohne Kontrastmittel (KM) und wenn kein hämorrhagischer Schlaganfall vorliegt, CT-Angiographie (Schädel und supraaortale Gefäße) oder Farbdoppler der supraaortalen Gefäße und transkranieller Doppler. Besser und wenig verfügbar: **MRT** mit Diffusionssequenz + MR-Angiographie. Falsch negative Befunde, *siehe S. 153*.

- Überwachung von EKG, Blutdruck und SpO_2 sowie Temperatur (15).
- Thoraxröntgen bei Fieber, Brustschmerzen oder Anzeichen von Atemnot.

Beurteilung des Schweregrads

- Schlechte Prognose (Schlaganfall): hohes Alter, frühe Vigilanzstörungen, tonische Kopf- und Augenabweichung, Lähmung der **unteren Extremität**, **beidseitiges Babinskizeichen**, **Pupillenasymmetrie** (1). **NIHSS-Score** > 17.
- **Bei TIAs**: Wiederholte TIAs, Crescendo-TIA, sonstige Organembolien (kardiogen, Aortendissektion).

Akuttherapie für Patienten mit Antikoagulanzien?

- Rasche Bildgebung.
- **Hämorrhagischer Insult unter Antikoagulanzien/Antiaggreganzien**: diese absetzen. **PPSB als Bolus von 1 mL/kg** über 3 min stellt die Hämostase sofort wieder her (*siehe S. 583*) bei VKA, doppelte Dosis bei DOAK (*siehe S. 583*). Die European Stroke Organisation empfiehlt in ihrer Leitlinie von 2019 eine Gabe von 20 bis 50 I. E./kg KG bei einem INR $\geq$ 2,0 und mit 10 bis 20 I. E./kg KG bei einem INR zwischen 1,4 und 2,0 (30). Kompetitives Antidot PraxBind® für Pradaxa® und Andexanet alpha für Faktor-Xa-Inhibitoren erwägen, wenn verfügbar.

Akuttherapie mittels Thrombolyse/Thrombektomie

- Eine Thrombolyse kann innerhalb von 4½ Stunden nach Beginn und eine Thrombektomie innerhalb von 6 Stunden angezeigt sein.
- **Die Modalitäten des Neuroimaging und der Reperfusionstherapie in Abhängigkeit von der Zeit seit Auftreten der Symptomatik**, auch bei wake-up stroke, sind in ständiger Entwicklung: am besten in einem **lokalen Protokoll** mit Indikationen und Kontraindikationen festhalten. Andernfalls: frühzeitiger Kontakt mit der Stroke-Unit.
- **Ist bei diesem Schlaganfall eine Reperfusionstherapie sinnvoll?**
- Berechnung des NIHSS-Scores (7), Erfassung der chronologischen/klinischen Daten, Anamnese, bisher durchgeführte Therapien, Vitalzeichen (Blutdruck ++) und Kontakt mit Stroke-Unit.
- Notfall-Bildgebung (gemäß lokalem Protokoll oder fallweise in Verbindung mit Stroke-Unit).
- **Thrombolyse möglich, wenn NIHSS 5–25 oder isolierte Aphasie**, Zeitfenster < 4½ Stunden, **aber so früh wie möglich**, in Anwesenheit eines neurovaskulär qualifizierten Arztes. Alteplase (t-PA, rt-PA, Actilyse®) Dosis 0,9 mg/kg (maximal 90 mg) i.v. (10 % über 1 min, 90 % über 1 Std.). Keine Altersgrenze, wenn Zeitfenster < 3 h.
- **mechanische Thrombektomie (8) allein oder zusätzlich zur Thrombolyse, innerhalb von 6 Std. bei Verschluss großer Gefäße** und bis zu 24 Std. in bestimmten Fällen (9), keine Selbstbeschränkung, besprechen Sie dies mit den Neurologen!
- Ein Myokardinfarkt in der Anamnese ist keine absolute Kontraindikation, insbesondere > 6–7 Wochen.
- Eine deutliche Hypodensität in der zerebralen Computertomographie von mehr als ⅓ des Gebiets der Arteria cerebri media ist eine Kontraindikation für eine Thrombolyse (9).
- **Wenn eine Thrombolyse in Betracht gezogen wird, keine Antiaggreganzien/Antikoagulantien geben,** keine intramuskulären Injektionen usw.
- Nutzen der Thrombolyse < 3 Std. verbessert die funktionelle Prognose, ohne Veränderung der Letalität nach 6 Monaten; 3 Std. bis 4½ Std.: Wirkung unsicherer. Erzeugen sie keine übertriebenen Erwartungen, die Thrombolyse zeigt in Studien bei etwa 10 % der Patienten positive Effekte (10). Das zusätzliche Risiko einer symptomatischen Hirnblutung liegt bei etwa 5 %.
- **Am wichtigsten für die Prognose ist es, in einer Stroke-Unit behandelt zu werden** (11).
- Eine extrakranielle Dissektion ist keine Kontraindikation gegen eine Thrombolyse.
- **Schlaganfall unter Antikoagulanzien-Einnahme**: Notfallmäßige Bestätigung der Diagnose im CT, um notfallmäßig ein Antidot geben zu können (*siehe S. 583*).
- Die **Thrombolyse eines Patienten unter VKA** kann innerhalb von 3 Std. erwogen werden, wenn die INR $\leq$ 1,5 ist (2). Keine Empfehlung bei NOAK (Dabigatran, -xabane): von Fall zu Fall mit Spiegelbestimmung und mit Stroke-Unit bewerten (12).

Ätiologie von Insulten und TIA

- Schon bei der Erstuntersuchung auf Klinik, EKG und einfache, aber **dringliche** Untersuchungen achten.

- Anamnese: Antikoagulantien, kardiogene Embolien (Vorhofflimmern, dilatative Kardiomyopathie, Myokardinfarkt, Herzklappenprothese), Verdacht auf: Aorten-/Zervikalarteriendissektion (**Brust-/Halsschmerzen oder Kopfschmerzen**), Polyzythämie, Thrombozytose, TMA, Hyperviskositätssyndrom, Sinusthrombose, Vaskulitiden, Kokain, Amphetamine (siehe oben und Index).
- Achten Sie auf **hämodynamische Insulte/TIAs** bei **Hypoperfusion** aus verschiedenen Ursachen (Rhythmus-/Leitungsstörung, hypovolämischer, septischer Schock, iatrogene Hypotonie, manchmal orthostatisch).
- Vaskuläre Bildgebung: *siehe oben S. 157.*
- Transthorakale (TTE) oder transösophageale **Echokardiographie** als Notfallmaßnahme bei Verdacht auf Endokarditis, Herzklappenprothese (Thrombose), Verdacht auf Aortendissektion, multiple Embolien. Ansonsten Indikation bei negativem Gefäßstatus, ebenso wie das Holter-EKG. TTE: nur 3 % emboligene Anomalien bei Abwesenheit von klinischen Anzeichen einer Herzerkrankung/eines abnormalen EKGs einschließlich Anamnese (1).
- **Ischämischer Schlaganfall bei 18–45-Jährigen**: kardioembolisch = 47 % (35 % = PFO), 13 % Dissektionen (13).

› Sonderfälle

- **Dissektion der Vertebral- oder** Karotisarterien (Schlaganfall oder TIA):
  - **junge** Person (< 55 Jahre) ohne kardiovaskuläre Risikofaktoren;
  - Manipulationen oder (kranio-)zervikales Trauma/Valsalva-ähnliche Belastungen, oft geringfügig, Tage oder Wochen zuvor; **kein traumatischer Faktor in ⅓ der Fälle**;
  - **Nackenschmerzen** ⚠ Hintere oder vordere Halswirbelsäule, fronto-temporale **Kopfschmerzen** ⚠ oder Gesichtsschmerzen (Halsschlagader); manchmal ungewöhnliche Lokalisation. Schmerzen bei Palpation möglich;
  - Vorübergehende oder dauerhafte Defizite, vereinbar mit Störungen in der hinteren Zirkulation oder an der Halsschlagader sind ein Grund für eine medizinische Konsultation. **Horner-Syndrom (variabel)**; Auskultationsgeräusch < ⅓ der Fälle;
  - Seltene, gefährliche Falle: Kompression der Wurzel C5–C6 durch Dissektion;
  - Selten und elegant: **Zunge zur Seite der Dissektion herausstrecken** = isolierter Befall von N. XII (oder N. X bis XII) ± Nacken- oder Kopfschmerzen (Karotisdissektion);
  - Notfallindikation: **MRT/MR-Angiographie mit angepassten Sequenzen inkl. supraaortalen Gefäßen oder notfalls CT mit CT-Angiographie inkl. supraaortalen Gefäßen.** Minimum: CT (bestätigt, dass keine Blutung vorliegt) und Echodoppler durch **geschulten** Untersucher. **Der Echodoppler ist eine Notlösung**, da er bestimmte Segmente nicht visualisiert. Bei Bestätigung: Aspirin oder LMWH. Bei unzureichender Bildgebung und begründetem Verdacht: neurologische Beratung oder Stroke-Unit oder Behandlung mit **Aspirin** (300 mg, dann 100 mg/d) bis **MRT/MR-A inkl. supraaortale Gefäße oder CT-Angiographie vorliegen.**
- **Zerebrale Sinusthrombose** (14):
  - ⅔ haben Risikofaktoren: Schwangerschaft und postpartal, Östrogen-Gestagene, Infektionen, M. Behçet, DIC, Schädel-Hirn-Trauma, Krebserkrankungen, Thrombophilien, Hämopathien;

- **Kopfschmerzen**: 90 % der Fälle, allmählicher oder explosionsartiger Beginn, lokalisiert oder nicht lokalisiert, manchmal ein Hinweis auf eine intrakranielle Druckerhöhung (*siehe S. 209*). **Kann der Diagnose mehrere Wochen**/Monate **vorausgehen**. Manchmal Pseudomigräne;
- **Sehstörungen**, Papillenödem in Untersuchung des Augen-Hintergrunds;
- uni-/bilaterale fokale **Defizite**; fokale/generalisierte **Anfälle**;
- Verwirrtheit, **Bewusstseinsstörungen**;
- **schmerzhafte Ophthalmoplegie** mit Exophthalmus, Chemosis, durch Sinus cavernosus-Thrombose, multiple Schädigung der Hirnnerven (Sinus lateralis, posteriore Venen, V. jugularis);
- **CT ohne Kontrastmittel in ⅓ der Fälle normal**, in ⅓ suggestiv mit spontanem dreieckigem (empty triangle-Zeichen) oder abgerundetem Kontrastmittelzeichen im Sinus sagittalis superior. Ischämische Hypodensitäten und Blutungen sind möglich. CT-A mit venöser Darstellung ist gleichwertig mit einem MRT mit venöser Phase (14);
- Normaler Liquor oder erhöhter Proteingehalt ± Vorhandensein von Erythrozyten und Leukozyten, erhöhter Hirndruck (*siehe S. 151*);
- **Behandlung der Ursache**, der intrakraniellen Druckerhöhung (*s. S. 210*), der Anfälle (*s. S. 174*) und **LMWH** in einer therapeutischer Dosis, auch bei hämorrhagischen Bereichen (14);
- Konsil Neurologie oder Stroke-Unit.

– **Kleinhirninfarkt oder -hämatom:**
  - akutes zerebello-vestibuläres Syndrom, schwere Gleichgewichtsstörung; ausgeprägte Kopfschmerzen, Erbrechen ± mäßiges meningeales Syndrom, dann Bewusstseinsstörungen. Diagnose durch CT.
  - **NB**: Kopfschmerzen + plötzliche Gleichgewichtsstörung. Keine LP. Problem: **kleine zerebelläre Infarkte stellen sich als isolierter Schwindel dar**, das frühe MRT ist manchmal normal, und der zentrale Schwindel wird auch durch eine Lageänderung verschlimmert (*siehe S. 266* +++).

– **Achtung auf eine Aortendissektion oder einen Myokardinfarkt**, die durch einen ischämischen Schlaganfall apparent werden. Schmerzen im Brustkorb = ⚠.

› TIA: Minimales Untersuchungsprogramm? Stationäre Einweisung?

– Ein telefonisches neurovaskuläres Konsil ist bei jeder TIA angebracht.

– **Bedeutung der Bildgebung**: Das Vorliegen einer Okklusion oder einer intra- oder extrakraniellen Stenose > 50 % bedeutet ein Schlaganfallrisiko zwischen 15 und 30 % nach 3 Monaten! **Minimalprogramm** bei TIA „innerhalb von 24 Stunden" (1–3,16), aber besser notfallmäßig:
  - angesichts des Risikos eines Schlaganfalls innerhalb von 24 Stunden (*siehe S. 123*) **Bildgebung als Notfall**, insbesondere bei Gabe von Aspirin (2,16);
  - Klinik, Labor (Ausschluss einer Hypoperfusion, M. Horton u. a.);
  - **EKG**;
  - MRT/MR-Angiographie inkl. supraaortale Äste idealerweise (26), **ansonsten CT mit CT-Angiographie inkl. supraaortale Äste, oder CT und zervikaler und transkranieller Echodoppler;**
  - wenn keine Blutung oder andere Ursache (Tumor) vorliegt: Aspirin 300 mg, dann 300 mg/d, bzw. **Antikoagulans** bei Kardioembolien (*siehe S. 129*).

– **TIA und Fieber = Verdacht auf Endokarditis**, M. Horton, TMA (*siehe S. 154*), Vaskulitis. Stationäre Aufnahme und Konsil mit der Stroke-Unit.

- **Zwingende stationäre Aufnahme bei TIA mit hohem Risiko für einen frühen Schlaganfall**:
  - Crescendo-TIA, wiederholte kurzfristige TIAs oder TIAs, die länger als eine Stunde dauern, oder TIAs mit pathologischen Befunden in MRT oder CT, oder **symptomatischer Arterienstenose** > 50 %, potenziell embolischen Herzerkrankungen, Thrombophilie (17). Ein Grund ist Möglichkeit zur schnellen Reperfusion eines möglichen frühen Schlaganfalls $\Rightarrow$ idealerweise Aufnahme in die Stroke-Unit;
  - EKG-Überwachung bei unklarer Ursache;
  - Krankenhausaufnahme sinnvoll bei hohem vaskulärem Risiko, darunter ein **ABCD²**-Score > 2 (16), allerdings zweifelhafte Aussagekraft (2, 24).
- Besser als **ABCD²**: Der **kanadische TIA-Score** (Tabelle 4.7 S. 161) stratifiziert das Schlaganfallrisiko über 7 Tage https://tinyurl.com/tpkfn67s

Tabelle 4.7: **TIA Score**

Score	-3 bis 3	4 bis 8	≥ 9
Schlaganfallrisiko	0,5 %	1,3 %	3,3 %

- **Mögliche Versorgungswege**:
  - Ultrakurze stationäre Überwachung (< 48 h): neurovaskuläre Spezialsprechstunde bei einem Score von 4–8, stationäre Behandlung in der Stroke-Unit bei > 8;
  - und Aufnahme auf Normalstation Neurologie, wenn weiterhin Hypertonie oder andere Symptome vorliegen, die mit einer Rückkehr nach Hause unvereinbar sind.
- Entlassung unter **Therapie**, wenn die weiteren Untersuchungen rasch organisiert werden können: MRT/MR-Angiographie inkl. supraaortale Äste, **Echokardiografie** und **LZ-EKG**, und **neurologische Nachsorge**, die für die Langzeitbehandlung unerlässlich ist (Risikofaktoren, Lebensstil).
- **Aufklärung über frühe Anzeichen eines Schlaganfalls und Alarmierung des Rettungsdienstes** 112 (*siehe S. 153*): Eine optimale Notfallversorgung reduziert das Schlaganfallrisiko nach drei Monaten um 80 %, allerdings erleiden ca. 1 % der Patienten trotz optimaler Versorgung einen Schlaganfall innerhalb eines Monats (16, 17).

> **TIA: Antiaggreganzien (TFH = Thrombozytenfunktionshemmer), Antikoagulantien?**

- **Aspirin 300 mg, dann 300 mg/d** wird in der **Mehrzahl der Fälle** empfohlen, einschließlich Dissektion (26).
- **Aspirin kann vor der zerebralen Bildgebung bei vollständiger Restitution der Symptome** ohne offensichtliche Kontraindikation in der Anamnese verschrieben werden (7), es sei denn, CT oder MRT werden sofort durchgeführt. Wieso? Das Risiko eines Schlaganfalls nach einer unbehandelten TIA ist $\geq$ 4 % innerhalb von 24 h, aber 2–3 mal so hoch bei Karotisstenose!
- **Formale Kontraindikation für Aspirin**? Clopidogrel (18), aber bei 75 mg/24 h wird die Wirkung innerhalb von 5 Tagen erreicht, daher Loading-Dosis 300 mg.
- **TIA** unter TFH: Konsil mit Stroke-Unit.

- **TIA mit hohem Risiko** (siehe oben): Konsil mit Stroke-Unit ++. Diskussion über doppelte TFH: Aspirin 250 mg i.v. + Clopidogrel 300 mg, dann Aspirin 75 mg + Clopidogrel 75 mg (19) oder Ticagrelor + Aspirin.
- **TIA und Vorhofflimmern**: LMWH in therapeutischer Dosis oder schnell wirkendes orales Antikoagulans (NOAK).
- Andere potenziell embologene Herzerkrankungen: Konsil mit Stroke-Unit.
- TIA und Stenose einer großen intrakraniellen Arterie: Konsil mit Stroke-Unit (Aspirin + Clopidogrel?).
- **Dissektion**: LMWH oder Aspirin ebenfalls akzeptabel; Aspirin bei intrakranieller Dissektion (6,11).
- **Karotischirurgie**: siehe unten.

› Nicht thrombolysierte Schlaganfälle: Aspirin, Antikoagulanzien? (3,18)

- Krankenhausaufnahme bei Schlaganfall (5,15), außer Entscheidung für ein palliatives Vorgehen zu Hause.
- Kein Heparin bei fortschreitenden Schlaganfällen: Aspirin (3,18).
- **Ischämischer Schlaganfall**: **Aspirin 160–300 mg/d** empfohlen in der **Mehrzahl der Fälle**, einschließlich Dissektion (3,18). **Langfristig sind 50–325 mg/d ausreichend** (17,19).
- **Ischämischer Schlaganfall** mit petechialen Blutungen: trotzdem Aspirin (17, 19).
- **Minor stroke** (NIHSS < 4) und Stenose einer großen intrakraniellen Arterie: Konsultation mit Stroke-Unit (**Aspirin** + **Clopidogrel**?).
- **formale Kontraindikation für Aspirin**? Clopidogrel 75 mg/24 h (3), 300 mg Loading-Dosis bei Minor-Stroke (18).
- **Ischämischer Schlaganfall** unter TFH: Konsultation mit Stroke-Unit.
- **Ischämischer Schlaganfall und Vorhofflimmern**: Abhängig von der Größe des Infarkts. **Keine frühe i.v.-/s.c.-Antikoagulation**! Absprache mit Stroke-Unit ! VKA ab 24 Std. nach Infarkt möglich, wenn klinisch-radiologisch kleine Infarkte (NIHSS $\leq$ 15, Volumen < ⅓ des Territoriums der A. cer. media oder < ½ des Territoriums der A. cer. posterior (3). Bis zum Beginn der Behandlung mit VKA oder anderen oralen Antikoagulanzien: **Aspirin** (3, 18). Größere Infarkte: Keine Antikoagulation innerhalb der ersten **2 Wochen.**
- **Andere potenziell embolisierende Herzerkrankungen**: Konsultation mit Stroke-Unit.
- **Zerebrale Venen-(Sinus-)thrombose**: Heparin auch bei hämorrhagischen Infarkten, außer bei großen parenchymatösen Hämatomen (Konsultation mit Stroke-Unit) (18).
- **LMWH oder Aspirin gleichwertig bei Dissektion**, Aspirin bei intrakranieller Dissektion (3).
- **Prophylaxe von peripheren Venenthrombosen**: LMWH in prophylaktischer Dosis zu diskutieren (9) (ab Tag 2 bei hämorrhagischem Schlaganfall, frühestmöglich bei ischämischem Schlaganfall) und/oder intermittierende pneumatische Kompression und Aspirin + Flüssigkeitszufuhr, wenn indiziert (9). Keine elastischen Strümpfe/Socken (begünstigen ein Ulkus, kein Nutzen) (3,9).

› Neurochirurgische oder gefäßchirurgische operative Therapie

- **Konsil mit neurovaskulär erfahrenem Neurologen oder Neurochirurg bei**: zerebellären Hämatomen > 3 cm mit Verschlechterung oder mit Hydrocephalus oder Hirnstammkompression; akutem Hydrocephalus; lobären Hämatomen > 30 mL und weniger als 1 cm von der Oberfläche (20).

- **Maligner Infarkt**. Die Frage stellt sich ca. am D3–D5 bei massiven Schlaganfällen im MCA-Territorium. Besprechen Sie dies mit den Kollegen der Stroke-Unit/der Neurochirurgie und der Familie! Die Dekompressionshemikraniektomie bringt einen Überlebensvorteil, aber im besten Fall ist die **Folge** ≥ Hemiplegie + entweder Aphasie oder Syndrom der nicht-dominanten Hemisphäre **(9,21).**
- **Transfer zur Stroke-Unit, wenn Karotisstenose ≥ 50–69 % bei TIA und Insult (5,19) unter Aspirin**. Chirurgische Indikation, sofern nicht kontraindiziert, bei TIA/Schlaganfall + **Karotisstenose ≥ 70 %** frühestmöglich (noch in der Diskussion, ob 50–70 %), innerhalb von 14 Tagen bei TIA (5,17,19).
- **Endarteriektomie**: Indikation nicht klar (9) Konsultation mit Stroke-Unit.

> Allgemeine Maßnahmen: sehr wichtig

- Achten Sie auf die **Atemfunktion**. Sorgen Sie für freie Atemwege, initiale stabile Seitenlage bei Bewusstseinsstörungen; frühe Atemgymnastik. **O_2-Therapie nur bei Hypoxie: Spo2 zwischen 94–98 %** halten (9).
- **0°-Rückenlage**, nicht aufstehen (begünstigt die intrakranielle Durchblutung) vor der vaskulären Bildgebung. Bei Verdacht auf **intrakranielle Druckerhöhung: Kopf 30° hoch lagern**, Schmerztherapie.
- **Schlucktestung**. Nasogastrale Sonde innerhalb von 48 Std. zur Ernährung, wenn Schluckstörung (5).
- Bei **Erbrechen oder Vigilanzstörungen** oder bei Aufhebung der Schluckreflexe oder Übelkeit, oder bei massivem hemiplegischem Defizit: Keine orale Ernährung oder Ernährung über Magensonde in den ersten 24–48 Std. Ziehen Sie eine Intubation in Betracht. Siehe „Maligner Infarkt“ oben, „Reanimation“ unten.
- Zur Erinnerung: Der **Würgereflex** wird durch Berühren der Rachenhinterwand mit dem Zungenspatel ausgelöst; der **Gaumensegelreflex** ist die Kontraktion des weichen Gaumensegels mit Verlagerung des Zäpfchens bei Stimulation (mit einem längs gespaltenen Zungenspatel) des Gaumensegels derselben Seite.
- Eine **Hyperglykämie** ist mit einer schlechten Prognose **verbunden**: Insulin, um den Blutzucker **vorsichtig** zwischen 7,8–10 mmol/L (140 bis 180 mg/dL [*siehe S. 619*]) zu halten (9). Infusionen sind nicht zwingend erforderlich; wenn man sie gibt: **Kochsalzlösung** (9). Patienten mit minor stroke können essen und trinken, sofern keine Schluckstörung vorliegt.
- **Den Blutdruck senken: selten!**
- **Ischämischer Schlaganfall mit geplanter Thrombolyse**: Senkung des syst. RR < 185 und diast. RR < 110 mmHg und 24 Std. lang < 180/105 halten (19). Progressive Senkung mit Nicardipin, TNT, Urapidil als Dauerinfusion oder Labetalol (*siehe S. 304*) (9). Dito bei geplanter Thrombektomie (9).
- **Ischämischer Schlaganfall ohne Thrombolyse**: nur bei **>220/120 mmHg** oder bei anderer Indikation (*siehe S. 375*) behandeln und -15 % schrittweise innerhalb von 24 Std. anstreben (9, 22).
- **Hämorrhagischer Schlaganfall**: unklar (20). Es ist „wahrscheinlich nicht gefährlich“, den **Blutdruck auf 140 mmHg zu senken, wenn der Ausgangsblutdruck zwischen 150–220 mmHg** liegt (Empfehlung der Klasse B) (20).

Es kann „**erwogen**" werden (Klasse C), mittels intravenöser Therapie einen systolischen Ziel-Blutdruck von ≈ 140 mmHg anzustreben.

- Übliche Antihypertensiva des Patienten: Bei einem ischämischen Schlaganfall können diese nach 24 Std. wieder aufgenommen werden (22).
- **Vermeidung von Hypotonie, plötzlichen RR-Schwankungen und Hypovolämie.**
- Hypotonie = Gefahr, Flüssigkeitsersatz!
- **Hirnödem mit Einklemmungszeichen**: Mannitol 25–50 g (= 125–250 ml Mannitol 20 %) innerhalb 3 über 6 Std. kann zunächst wirksam sein, aber Gefahr der Dehydrierung und Hyperosmolarität. Multidisziplinäre Beratung vor oder nach der 1. Dosis. Wird die Indikation gestellt, ist damit auch die Indikation der Übernahme auf die Intensivstation gestellt. **Kein Kortison**! Paracetamol i.v. (schmerzstillend). Behandlung von Hypoxämie < 60 mmHg und Hyperkapnie > 40 mmHg (23).
- **Antiepileptika** im Falle eines Anfalls (*siehe S. 174*), keine systematische Prophylaxe (5, 20).
- Bei Dehydrierung mit Hämokonzentration (Harnstoff Urin/Plasma, Kreatinin, Hb, Proteine) → rehydrieren.
- **Fieber und Hemiplegie: Behandeln Sie Fieber (ein Faktor einer sekundären Hirnschädigung)** (23) und suchen Sie nach Endokarditis, Pneumonie, Harnwegsinfektion. Denken Sie erneut an Enzephalitis und Thrombophlebitis, TMA, Vaskulitis. Das „zentral bedingte" Fieber ist der ideale Schuldige: Es ist eine Ausschlussdiagnose. **Paracetamol bei > 37°5 ± aufdecken** (***siehe S. 119***) (5,20).
- **Hämorrhagischer Schlaganfall unter Antikoagulantien**, Gerinnungsstörungen korrigieren (*siehe S. 583*).
- **Vorsicht vor Organinsuffizienzen/-dekompensationen**: Diabetes (*siehe S. 619*), Herz-, Atemwegs-, psychologische Erkrankungen, Lungenentzündung. Vorbeugung von Dekubitus, Haut-, Mund- und Augenpflege.
- **Keine Infusionen auf der gelähmten Seite. Vorsichtig** mit dem Patienten umgehen, nicht an einer gelähmten Gliedmaße ziehen, z. B. um den Patienten hinzusetzen: Dies fördert die Spastik und Schmerzen, komplexes regionales Schmerzsyndrom (CRPS).
- Vermeiden Sie schmerzhafte Reize, Geräusche. Analgesie (Schmerzstillung).
- Auch beim Locked-in-Syndrom: Vorsicht, der Patient versteht. Etablieren Sie einen Code für die Kommunikation.
- Keine überfüllte Harnblase/**Harnstau** vorhanden?
- EKG-Monitoring in den ersten 24 Std. auf der Jagd nach Vorhofflimmern, wenn man die Ursache nicht kennt.

❯ Indikationen für Beatmung/Intensivstation

- Keine Normen (24). In der Akutphase kann die **diagnostische und prognostische Unsicherheit eine „abwartende" Beobachtung im Interesse des Patienten rechtfertigen**, bis die für die Entscheidungsfindung notwendigen Befunde gesammelt wurden (20).
- Die Indikation ist umso stärker, wenn (24):
  - **interkurrente/temporäre Störungen** wie Krampfanfälle, Lungenentzündung, Lungenödem;

  - zerebrale Venenthrombose, vertebrobasiläre Infarkte ohne Tetraplegie (mit Intensivarzt besprechen);
  - großer zerebellärer Schlaganfall ohne Schädigung des Hirnstamms/Mesencephalons (Chirurgie);
  - evtl. eine Organspende in Frage kommt.
- Sehr schlechte Prognosen (24): Koma von Anfang an, anfänglicher NIHSS-Score > 17, nicht operierter maligner Infarkt (siehe oben), Thrombose des Hirnstamms; Blutung > 60 mL.
- **Einzelfallindikationen**, die bei zweifelhaften Fällen mit dem Intensivarzt zu besprechen sind: physiologisches Alter, Komorbiditäten, klinischer Zustand ohne interkurrente Komplikationen (= Hauptindikation für eine Intensivbehandlung), Ergebnisse der bildgebenden Verfahren. Versuchen Sie herauszufinden, welche **Wünsche der Patient** hatte (in der Akte notieren). Schwierige Prognose in den ersten 24 Std. Nach der Entscheidung für eine Intensivbehandlung muss diese frühzeitig erfolgen. Die Entscheidung, Behandlungen einzuschränken/abzubrechen oder nicht zu reanimieren, muss in der Akte begründet werden.
- Achtung ⚠ – **selbst ein anscheinend ernster Zustand ist möglicherweise nicht endgültig**: nicht-konvulsiver Status epilepticus, Hypoxämie, Hypoglykämie, Dysnatriämie, Intoxikation etc.

› Wie kann man den Patienten / die Angehörigen beruhigen?

- Das kann man nicht, und oft muss man die Angehörigen vorbereiten und darauf hinweisen, dass die Prognose nicht beurteilt werden kann, dass sowohl eine Verschlechterung als auch eine Verbesserung möglich und unvorhersehbar sind.
- Selbst wenn der Kranke aphasisch ist, sollte man mit ihm **sprechen** und ihn dabei ansehen, seine **Hand oder seinen Arm berühren** (die nicht gelähmte Seite), ihm sagen, dass man abwarten muss, bis sich die Dinge wieder normalisieren, dass er sich im Moment nicht bewegen oder nicht sprechen kann und dass man sich um ihn kümmert. Seine Situation ist bereits beängstigend, das nicht zu berücksichtigen wäre grausam.

› Literatur

1. American Heart Association/American Stroke Association Stroke Council. Definition and evaluation of transient ischemic attack. Stroke, 2009. https://tinyurl.com/2p9ymmdp
2. Edlow JA. Risk stratification in TIA patients, « It's the vascular lesion, stupid! ». Neurology, 2012. PMID 22700808.
3. ACCP Evidence-Based Clinical Practice Guidelines. Antithrombotic and thrombolytic therapy for ischemic stroke. Chest, 2012. https://tinyurl.com/5em6d5td
4. Makin SD, et al. Clinically confirmed stroke with negative DWI-MRI. Stroke, 2015. PMC4617292. https://pubmed.ncbi.nlm.nih.gov/26419965/
5. Ringleb PA, Bousser MG, Ford G. Ischaemic stroke and transient ischaemic attack, dans European Handbook of Neurological Management. Wiley-Blackwell, 2011, p. 101–158.
6. Nadarajan V, et al.Transient ischaemic attacks: mimics and chameleons. Pract Neurol, 2014, https://tinyurl.com/yvjypvav
7. Berechnung NIHSS, App smartphones MedCalx. Web: www.mdcalc.com
8. Société française neurovasculaire (SFNV). Place de la thrombectomie mécanique dans la prise en charge à la phase aiguë de l'infarctus cérébral par occlusion des artères de la circulation antérieure, juillet 2015. https://tinyurl.com/4tx2zad8
9. AHA/ASA. Guidelines for the early management of patients with acute ischemic stroke. Stroke, 2019. https://tinyurl.com/cet6x6d4
10. The NNT: www.thennt.com/thrombolytics-for-stroke/
11. Stroke Unit Trialists' Collaboration. Organised inpatient care for stroke. Cochrane Database Syst Rev, 2013. https://tinyurl.com/46m3d6a4

12. SFNV et GFHT. Thrombolyse intraveineuse d'un infarctus cérébral chez un patient sous anticoagulant oral direct, sept 2016. https://tinyurl.com/3bae9nm5
13. Ji R, Schwamm LH, Pervez MA, et al. Ischemic stroke and transient ischemic attack in young adults. JAMA Neurol, 2013, PMID: 23108720. https://tinyurl.com/mtxthevj
14. Saposnik G, Barinagarrementeria F, Brown RD, et al. Diagnosis and management of cerebral venous thrombosis: a statement for healthcare professionals from the American Stroke Association. Stroke, 2011, PMID: 21293023. https://tinyurl.com/c4dp6uuk
15. HAS. Accident vasculaire cérébral : prise en charge précoce (alerte, phase préhospitalière, phase hospitalière initiale, indications de la thrombolyse). Recommandation de bonne pratique, 2009. https://tinyurl.com/44p8b4te
16. Lancet Neurol 2007 Nov;6(11):953–60. doi: 10.1016/S1474-4422(07)70248-X. Lavallée PC et al. A transient ischaemic attack clinic with round-the-clock access (SOS-TIA): feasibility and effects 2007 Nov;6(11):953–60. doi: 10.1016/S1474-4422(07)70248-X. https://pubmed.ncbi.nlm.nih.gov/17928270/
17. Lavallée PC, Meseguer E, Abboud H, et al. A transient ischaemic attack clinic with round-the-clock access (SOS-TIA): feasibility and effects. Lancet Neurol, 2007. PMID: 17928270.
18. Furie K, Rost NS. Initial evaluation and management of transient ischemic attack and minor ischemic stroke. UpToDate, 2021 February.
19. Oliveira Filho J, Mullen MT. Antithrombotic treatment of acute ischemic stroke and transient ischemic attack. UpToDate, Feb 2021.
20. AHA/ASA. Guidelines for the prevention of stroke in patients with stroke or transient ischemic attack. Stroke, 2011, PMID: 20966421. https://tinyurl.com/9y5yrce2
21. AHA/ASA. Guidelines for the management of spontaneous intracerebral haemorrhage. Stroke, 2015. PMID: 26022637. https://tinyurl.com/48xx4kdz
22. Ropper AH. Hemicraniectomy: to halve or halve not. N Engl J Med, 2014. PMID: 24645949.
23. Adams HP, del Zoppo G, Alberts MJ. Guidelines for the early management of adults with ischemic stroke. Circulation, 2007. PMID: 17515473. https://tinyurl.com/4c9ax4uf
24. Bollaert P-E, Vinatier I, Orlikowski D, et al. Prise en charge de l'accident vasculaire cérébral chez l'adulte et l'enfant par le réanimateur, Recommandations formalisées d'experts sous l'égide de la Société de réanimation de langue française. Réanim, 2010. www.srlf.org oder https://tinyurl.com/3cdrhrwy
25. Amarenco P, Labreuche J, Lavallée PC. Patients with transient ischemic attack with ABCD2 <4 can have similar 90-day stroke risk as patients with transient ischemic attack with ABCD2 $\geq$ 4. Stroke, 2012. PMID: 22156685 https://tinyurl.com/5y8bjdea
26. National Institute for Health and Care Excellence (NICE). Stroke and transient ischaemic attack in over 16s : diagnosis and initial management. NICE Guidance, march 2019. https://tinyurl.com/4vj7jszm
27. DSG – Leitlinien: https://tinyurl.com/2p9h8mvn
28. Akuttherapie des ischämischen Schlaganfalls – Dt. Gesellschaft für Neurologie: https://dgn.org/leitlinie/178
29. Behandlung von spontanen intrazerebralen Blutungen – Dt. Gesellschaft für Neurologie: https://dgn.org/leitlinie/179
30. Christensen H, Cordonnier C, Korv J, Lal A, et al. European Stroke Organisation Guideline on reversal of oral anticoagulants in acute intracerebral haemorrhage. Eur Stroke J 2019;4:294–306.

4.5 Epilepsie

Epilepsie ist mehr als nur ein Krampfanfall (siehe Kap. Schlaganfall S. 153, Unwohlsein/Schwindel S. 266, Verwirrtheit S. 217, Koma und Bewusstseinsstörungen S. 227.

An dieser Stelle werden vor allem die Krampfanfälle besprochen.

Wichtige Punkte

- **Warten Sie beim einfachen Krampfanfall einfach das Ende ab**. Er dauert 1–3 Minuten. Bewahren Sie den Patienten vor aggressiven Therapien und Medikamenten. Ab Minute 5 muss behandelt werden.
- Suchen Sie nach Verletzungen: Schulterbeweglichkeit und alles andere. Bei alten Menschen sind Frakturen auch ohne Sturz möglich!
- Suchen Sie nach einer nicht-neurologischen Ursache: **Hypoglykämie, Perfusionsdefizite** auf Grund aller möglichen Ursachen, Intoxikationen.
- Bei chronischen Alkoholikern ist der Anfall eine Alltäglichkeit oder das Zeichen einer Gemeinheit (intrakranielle Hämatome, Delirium tremens, Meningoenzephalitis usw.), kontinuierliche partielle Epilepsie.
- **Der Status epilepticus führt** nach einer Dauer von 30 Minuten **zu bleibenden Schäden**. *Die Abwesenheit von Krampfanfällen ist keine Garantie für die Abwesenheit eines nicht-konvulsiven Status*, der ebenfalls zu Folgeschäden führt. Und die Empfindlichkeit gegenüber Benzodiazepinen nimmt mit der Zeit ab. Keine Verzögerung bei der **antiepileptischen Basistherapie!**
- Die Diagnose eines Anfalls wird nicht durch das EEG, sondern durch die klinische Präsentation gestellt. Man sollte nur dann ein EEG anfordern, wenn eine Epilepsie klinisch plausibel ist.
- **Lassen Sie Augenzeugen nicht gehen**, ohne sie befragt zu haben!

Zwingend

- **Untersuchung von Kopf bis Fuß, unbekleidet**. Andernfalls drohen rechtliche Probleme ...
- Temperatur.
- Anamnese (Beobachter), übliche Therapie.
- **Blutzuckerspiegel. Blutalkoholkonzentration** bei Verdacht auf oder sogar Gewissheit von Alkoholmissbrauch.
- **Spiegelbestimmung bei entsprechenden Antiepileptika**, wenn der Patient behandelt wird oder dies nicht bekannt ist; am Ende der postiktalen Phase können die Proben entweder eingeschickt oder vernichtet werden.
- **EKG** (unbekannte Epilepsie, alte Menschen).

Das EEG

- Ist nur bei generalisiertem tonisch-klonischem Status epilepticus (nach Behandlung) dringend, Diagnose eines nicht-konvulsiven Status epilepticus (komplexer partieller Status, oder frontotemporaler Status mit Bewusstseinsstörung oder psychiatrischen Symptomen).
- Innerhalb von 24–48 Stunden am sensibelsten, falls nicht möglich innerhalb von 4 Wochen empfohlen (12): von diagnostischem Wert bei plausiblen Anfällen und prädiktiv hinsichtlich Rezidiven (15).
- **Keine klinischen Anzeichen von Epilepsie in 50 % der Fälle von Epilepsie**. Es kann bei partiellen Anfällen normal oder ohne spikes sein! Es kann daher

die Diagnose nicht ausschließen. Sollte nicht durchgeführt werden, wenn eine Epilepsie klinisch unwahrscheinlich ist.
- Nützlich bei der Diagnose von Fieberkrämpfen (Herpes-Enzephalitis).

› Suche und Behandlung der Ursachen und Folgen des Anfalls/Status

... **Ursachen** ...

- **Infektiös**: Meningitis und Enzephalitis (*S. 822*), Abszesse, infektiöse Komplikationen bei AIDS (*S. 788*), von *Immunsuppressiva*. Parasitosen: zerebrale Malaria ⚠, Toxoplasmose, Zystizerkose in Lateinamerika und Malariagebieten, Neurotrichinose – seltene autochthone[4] Epidemien.
- **Metabolisch**. Vgl. Tabelle 4.8: zur Orientierung, über/unter den Schwellenwerten

Tabelle 4.8: **Metabolische Grenzwerte** (12)

	Grenzwerte		**Grenzwerte**		**Grenzwerte**
Glukose	< 2 mmol/L (< 36 mg/dL) oder > 25 mmol/L (> 450 mg/dL)	**Ca++**	< 1,2 mmol/L	**Harnstoff**	> 35,7 mmol/L (> 214 mg/dL)
Na+	< 115 mmol/L	**Mg++**	< 0,3 mmol/L	**Kreatinin**	> 884 μmol/L (= 10 mg/dL)

- **Traumatisch** ⚠ : Ziehen Sie die Patienten also aus, ziehen Sie Handschuhe an, untersuchen Sie die Kopfhaut, indem Sie die Haare hochheben und **abtasten** (Beule, lokalisierte Schmerzen, Schmerzen temporal, frühere Trepanationen/Kraniotomien, Impressionsfrakturen).
- **Vaskuläre Ursachen**.
- Blutungen (Antikoagulantien, Schädel-Hirn-Traumen, Bluthochdruck).
- Tumorbedingt.
- **Intoxikationen und Medikamente**: **CO-Intoxikationen**, NSAR, Alkohol (Trunkenheit und vor allem Entzug), Benzodiazepine (Entzug++) **Kokain**, Methadon, Crack, Amphetamine, Ecstasy, Kalziumkanalblocker, β -Blocker, Theophyllin, Anticholinergika, Insektizide, **Neuroleptika**, Aspirin, Isoniazid, Lithium, Carbamazepin, Hydantoin, Tramadol, **Trizyklika**, Bupropion, Antidiabetika mit Hypoglykämierisiko, Strychnin, Penicillin, Metronidazol.
- **Faktoren, die Krampfanfälle bei Epileptikern oder gelegentliche Krampfanfälle bei Nicht-Epileptikern begünstigen**: Änderung/Aussetzen einer bisherigen Therapie, Hinzufügen eines Enzyminduktors, Einnahme eines epileptogenen Medikaments, **Schlafmangel**, Alkohol, Alkohol- oder Benzodiazepin-Entzug.
- **bei Alkoholikern**: Intoxikation, Entzug und Allerweltskrankheiten.

... ***Häufige Folgen*** ...

- Traumatisch:
  - Schädel-Hirn-Trauma und zerebrale Verletzungen;
  - **hintere Schulterluxation**: Der unmittelbar postiktale Patient beschwert sich nicht darüber, keine leere Gelenkpfanne, Röntgenbild trügerisch normal: Aufgehobene aktive und passive Außenrotation;
  - verschiedene Frakturen sogar im Bett (alte Personen) und Kontusionen abdomineller Organe (Milz), Hämatome unter Antikoagulantientherapie.
- **Metabolisch**: Diabetische Dekompensation, vorübergehende metabolische Azidose.

[4] Infektionskrankheit, die in der bezeichneten Region üblicherweise nicht auftritt, aber dort erworben wurde.

- **Respiratorisch**: pulmonale Obstruktion, die manchmal ein Lungenödem nachahmt, Aspirationspneumonie (Thorax-Röntgen nicht unbedingt dringend oder obligatorisch). Unmittelbar postiktal zeigt die Blutgasanalyse eine metabolische Azidose (und/oder/dann) manchmal eine alveoläre Hypoventilation. Bei längeren oder wiederholten Anfällen kann es zu einer gemischten Azidose kommen.
- Hypoglykämie, Vergiftung durch CO ⚠.
- Subarachnoidalblutung, Meningitis, Enzephalitis, zerebrale Sinusthrombose.
- Der ungewaschene Alkoholiker sollte besser untersucht werden als andere.
- Verdacht auf HIV-Infektion (vergrößerte Lymphknoten, Soor, Drogenmissbrauch, Länder mit hoher Prävalenz usw.): Toxoplasmose, Pilzmeningitis (CT mit Kontrastmittel, dann LP wenn CT negativ).
- Untersuchen Sie die Kopfhaut, auch wenn sie verlaust ist: Schädeltrauma? (CT?).
- **Perfusionsstörungen ⚠ jeglicher Ursache** können zu **Synkopen** mit Myoklonien, Hypertonie und Urinverlust (kein seitlicher Zungenbiss) führen sowie **Bewusstseins-/Kognitionsstörungen** mit oder ohne Bewusstseinsverlust und Myoklonien insbesondere bei älteren Menschen hervorrufen. Vorsicht bei familiär gehäuften Synkopen, Überprüfung der **QTc-Zeit im EKG** (S. 353).
- Eine beidseitige Mydriasis während des Anfalls und einige Minuten danach ist häufig. Eine **einseitige Mydriasis** ist in Ausnahmefällen auf einen kontra- oder ipsilateralen Epilepsiefocus zurückzuführen und ist Anlass zur Suche nach einer akuten strukturellen Verletzung.
- Ein geringer vorübergehender Temperaturanstieg ist möglich: kontrollieren.

> **Wichtige Hinweise, die für einen epileptischen Anfall sprechen** (*siehe auch S. 456*)

- Kein klinisches Zeichen ist pathognomonisch. Die Diagnose beruht auf einer **Vielzahl von Befunden.**
- Offene Fragen, um eine spontane Beschreibung des beobachteten Anfalls zu erhalten (wertvoll ++), aber wenn nichts kommt, seien Sie direktiv.
- **Befragung von Beobachtern** +++: Ersthelfer, Rettungsdienst usw. befragen, Kontaktdaten von Beobachtern erfragen, **ggf. anrufen**, Angehörige herbeiholen. Die **Beschreibung** ist wesentlich für die Diagnose.
- Seitlicher Zungenbiss, Bewusstseinsverlust > 5 Minuten, **postiktale Verwirrtheit**, Schrei, dann Sturz (auch aus dem Bett).
- Kleine Petechien im Gebiet der V. cava superior, insbesondere: Augenlider (in geschlossenem Zustand betrachten), Haut am Hals.
- Zyanotische Gesichtszüge und langanhaltende Krämpfe (blass und kurz, bei Synkopen).
- **Postiktale Amnesie**: Nicht die Amnesie für die Zeit des Bewusstseinsverlusts, die ohne Aussagekraft ist, sondern die Amnesie für den Zeitraum nach dem Anfall, in dem die Person dennoch wach ist (Beobachter fragen); z. B. **sagt der Rettungsdienst, er habe den Patienten bei Bewusstsein vorgefunden, aber der Patient selbst sagt, er sei im Krankenhaus aufgewacht.**
- **Postiktale Phase** (Beobachter ++): Verwirrtheit oder Koma oder lokalisierte Defizite (sog. Todd'sche Lähmung), die Minuten (meist) oder Stunden andauern.
- Fortbestehen von lokalisierten Klonien (einige Minuten beobachten, mit einem Meter Distanz).

- Beschreibung (Patient/Beobachter ++) eines **anfänglich partiellen Anfalls**, darunter:
  - (Bravais-)Jackson-Anfall: Fokale unilaterale Klonien die sich auf den gesamten oder einen Teil einer Körperhälfte ausdehnen;
  - Adversivanfall: konjugierte Deviation der Augen und des Kopfes oder sogar Drehung;
  - Missempfindungen, manchmal aufsteigend mit epigastrischem Beginn, ggf. flaues Gefühl im Magen (sekundär generalisierte temporale Anfälle);
  - Aphasien, Wortwiederholungen;
  - sensible Anfälle in einer Körperhälfte;
  - **Komplex-partielle Anfälle**: Bewusstseinsstörungen oder kognitive Störungen, fluktuierendes „psychiatrisches" Verhalten. längeres Déjà-vu, Schwindel- oder visuelle Halluzinationen, olfaktorische Anfälle (undefinierbarer unangenehmer Geruch, den kein Anwesender bemerkt hat), gustatorische Anfälle, Schwindel- oder visuelle Halluzinationen; **Kaubewegungen**, automatisierte Bewegungen, Fummeln an der Kleidung usw.
- **Vorgeschichte** von auf Anfälle hinweisende Bewusstseinsverluste oder partiellen Anfällen (*S. 456*).
- **Vorhandensein einer Ursache für Epilepsie**: Tumor, Vorgeschichte eines Schlaganfalls oder Schädel-Hirntraumas, selbst wenn sie weit zurückliegen, und natürlich bekannte Epilepsie. Suchen Sie nach einem Toxidrom (*S. 59*).
- **Ein „Schlaganfallrezidiv"** ist häufig ein Anfall, partiell und/oder generalisiert.
- Rasch rückläufige **metabolische Azidose**. **Erniedrigtes Bikarbonat** spricht für die Diagnose eines Anfalls (sollte sich dann innerhalb von 1–2 Stunden normalisieren). Verzögerter Anstieg der **CK ohne Trauma** (Sensitivität 75 %, Spezifität nur 85 %) (8).

> **Wichtige Differentialdiagnosen** (siehe „Status epilepticus" *S. 196*)

- Hypoglykämie (keine Rückkehr zum Bewusstsein ohne Wiederherstellung einer Normoglykämie).
- Psychogene nicht-epileptische Anfälle, Simulation, Münchhausen-Syndrom.
- Vagale oder andere Synkopen mit kurzen Myoklonien und Hypertonie sowie möglichem Urinabgang, EKG, QTc-Zeit usw.
- tonische Jackson-Anfälle ⚠ (*S. 210*).

> **Während eines Krampfanfalls**

Man sollte:

- die Uhrzeit des Beginns notieren;
- Kapillarblutglukose bestimmen, nach 3–4 min wiederholen;
- mit Maske Sauerstoff zuführen, 8 L/min;
- Zahnspange entfernen, wenn und sobald ohne Risiko möglich (Vorsicht auf die Finger);
- die Gitter an der Trage hochziehen;
- den Patienten in Ruhe lassen, **nichts in den Mund stecken** „um einen Biss zu vermeiden";
- den Patienten so schnell wie möglich in eine stabile Seitenlage bringen;
- keine Dringlichkeit der antiepileptischen Therapie: Der Anfall klingt ohne Behandlung innerhalb weniger Minuten ab (1–2 Minuten für die gesamte klonische und tonische Phase);
- über **5 min Dauer hinaus**: wie einen Status epilepticus **behandeln**;

- keine i.m.-Injektionen von Diazepam (Valium®) oder Phenobarbital (Luminal)® geben, das ist nicht mehr zeitgemäß.

> **Ursache des Anfalls: Welche Untersuchungen sind notfallmäßig erforderlich (1–5)?**

- **Blutzuckerspiegel und Elektrolyte. CO bei möglicher Exposition** (fokale oder generalisierte Anfälle). Screening oder Bestimmung von **Toxinen** je nach Kontext: Trizyklika, Theophyllin, Kokain, Crack und Amphetamine im Urin.
- β **-HCG** bei allen Frauen/Mädchen im entsprechenden Alter.
- **Fallweise** – Hämostase, Ca++, Leberwerte, Blutspiegel Antiepileptika, etc.
- **EKG**: Rhythmus- und Leitungsstörungen, verlängerte QTc-Zeit, Brugada-Syndrom? Es ist nicht „allgemeiner Konsens“, aber Perfusionsstörungen können zu einer Synkope mit krampfartigen Bewegungen, Bewusstseins-/Kognitionsstörungen mit oder ohne Bewusstlosigkeit und Myoklonien insbesondere bei älteren Menschen führen.
- Bei **Fieber** > 38 °C besteht der Verdacht auf Meningoenzephalitis oder intrakranielle Hämatome. 4 Fläschchen Blutkulturen (= 2 sets) auf einmal, dringende Antibiotikatherapie in meningealer Dosis ± Aciclovir (*S. 821*), dann **CT**, dann **LP**: Risiko einer Pneumokokken-Meningitis (bei Lungenentzündungen handelt es sich häufig um eine Aspirationspneumonie).
- **LP** nach 4 Fläschchen Blutkulturen (= 2 sets) auf einmal und CT (mit Kontrastmittel) bei Immunsuppression (9) (*S. 788*).
- **EEG** (nicht-konvulsiver Status epilepticus?) und CT, wenn die **postiktale Bewusstseinsstörung länger als einige Stunden** (6 Std. nach Lit. 1 und 2) andauert oder sich nicht bessert.
- **Wiederholte Anfälle** (> 3): **CT** und EEG nach Kontrolle der Anfälle, Dringlichkeitsgrad je nach Kontext unterschiedlich. Ein Entzug (Alkohol oder Antiepileptika) ist eine gute Erklärung für einen generalisierten (aber nicht fokalen!) Status epilepticus.
- **MRT oder notfalls Notfall-CT ebenfalls angezeigt** (1–5,12 und persönliche Meinung) bei:
  - Schädel-Hirn-Trauma und anhaltende Verwirrtheit nach epileptischem Anfall (mit KM). Wenn das SHT möglicherweise dem Anfall vorausgeht, sofort CT (ohne KM);
  - Nicht fieberhafte meningeale Zeichen ohne Trauma (Subarachnoidalblutung) (ohne KM);
  - Behandlung mit Antikoagulantien (ohne KM), Tumor, HIV-Erkrankung, Immunsuppression (mit und ohne KM), evtl. gefolgt von einer LP;
  - wenn der **postiktale Zustand länger** (mehr als 6 Std.) **andauert** (mit und ohne KM), auch bei Intoxikation, und anschließende EEG-Untersuchung auf einen nicht-konvulsiven Status (1,2); der postiktale Zustand dauert jedoch normalerweise < 60 min und man sollte sich bereits beim Ausbleiben einer Verbesserung bereits vor Ablauf von 6 Std. Fragen stellen....
  - bei einem ersten Anfall: bei über 40 Jahren oder bei einem Anfall mit fokalem Beginn (ohne KM, aber MRT auf jeden Fall dann extern);
  - bei bekannter Epilepsie: wenn sich der Anfallstyp ändert, fokale Zeichen de novo, anhaltende Bewusstseinsstörungen oder Kopfschmerzen, kürzliches Trauma, ± Anfall eines anderen Typs (ohne KM, aber externe MRT);

  - bei einem ersten Anfall (ohne und mit KM), wenn die externe Durchführung einer MRT nicht sicher ist.
- **Die Epileptologen** halten es im Allgemeinen für unnötig, einen ersten spontanen (nicht toxischen oder traumatischen) Anfall ohne Defizite notfallmäßig zu untersuchen (6, 12). Wir sehen nicht die gleichen Patienten unter den gleichen Bedingungen.
- **Ein EEG und ein MRT werden extern verordnet. Wenn die medizinische Nachsorge unsicher ist**, wird vor einer eventuellen Entlassung ein CT mit Kontrastmittel oder ein MRT durchgeführt. Bei Normalbefund wird auf die Notwendigkeit einer späteren MRT wegen der geringeren Empfindlichkeit der CT bestanden.
- Keine Indikation für bildgebende Verfahren, wenn der Anfall identisch mit früheren Anfällen ist (2) und keine weiteren klinischen Zweifel bestehen.

❯ Entscheidung über stationäre Aufnahme oder Entlassung (1–5)

... ***Bekannter Epilepsiepatient*** ...

- Mindestens einige Stunden behalten (> 2), sicherstellen, dass kein Status vorliegt und ...
- Entlassung, wenn üblicher gelegentlicher Anfall, ohne Änderung der Häufigkeit oder Symptomatik bzw. Komplikation, und mit der üblichen Therapie, wenn und nur wenn:
  - kein klinischer Hinweis für eine akute tumoröse/infektiöse/vaskuläre/traumatische intrakranielle Erkrankung, unkorrigierte toxische oder metabolische Ursache **und keine Veränderung der Symptomatik oder der Anfallshäufigkeit;**
  - bei Bewusstsein und orientiert.
- Entlassung in **Begleitung** oder mit einem Taxi oder Krankenwagen mit den unten aufgeführten Anweisungen nach Hause, mit der Empfehlung, innerhalb von 7 Tagen den Hausarzt oder Neurologen zu konsultieren. **Fahrverbot. Alkoholabstinenz** wird empfohlen (aber dies ist nicht der Zeitpunkt, um einen chronischen Alkoholiker zu entwöhnen).
- Die Erkrankung erklären und erneute Vorstellung beim Hausarzt anraten.
- Kein Verbot der Krankenhausaufnahme, wenn Sie dies aufgrund von klinischen/psychosozialen Gründen für notwendig erachten.
- **Bei fehlender vorheriger Therapie oder bei Nichtbefolgung**: **Beginn einer vorläufigen Behandlung mit Benzodiazepinen** (BZD) für 7 Tage: Clobazam 5 mg dreimal täglich ± Wiederaufnahme oder Beginn einer antiepileptischen Therapie bis zur neurologischen Konsultation, wobei auf das hohe Risiko von **Schläfrigkeit** hingewiesen wird.
- **PS: Geriatrische Patienten = Aufnahme** bis zum Konsil eines Geriaters oder Neurologen. **Kein BZD**. Je nach Fall Entlassung und Weiterführen der bisherigen Therapie, falls diese abgesetzt wurde + nur 1 Anfall + zu Hause nicht alleine + keine Komplikationen + gesund. **Risiko einer kaskadenartigen Dekompensation.**

... ***Jeder „komplizierte" epileptische Anfall erfordert eine Krankenhausaufnahme (1)*** ...

- Wiederholter Anfall.
- Status.
- Anhaltende Verwirrtheit.
- Fieber (rektale Temperatur!) > 38 °C.
- Postiktales Defizit.
- Akute Alkoholintoxikation.
- Entzug von Alkohol, BZD.
- Chronischer Alkoholismus (Delirium tremens-Prävention *S. 223*).
- Intoxikation (CO, Medikamente ...).
- Stoffwechselstörungen.
- Schädel-Hirn-Trauma.
- Allgemeine Erkrankungen (Tumor, Lymphom, AIDS).
- **Schwangerschaft** (*siehe S. 381*).

... ***Erster Anfall*** ....

- In der Regel wird ein **Patient mit einem ersten Anfall in eine Überwachungsstation aufgenommen** und über die Entlassung nach einer neurologischen und allgemeinen Untersuchung sowie einem EEG am nächsten Tag entschieden (1)...
- **Aber Entlassung möglich** (siehe weiter unten „Empfehlung“), wenn:
  - < 60 Jahre, von erfahrenem Arzt gesehen, akute Anfallsursachen beseitigt (Intoxikation, Blutung, Trauma, Infekt, metabolische Störung, Tumor mit Erhöhung des Hirndrucks), mit Entlassungsbrief an den Hausarzt;
  - **und** Wiedererlangen des bisherigen Zustands ohne anhaltende neurologische Symptome, Anfertigung eines EEGs (in $\leq$ 4 Wochen) und Bildgebung + Vorstellung beim Neurologen innerhalb $\leq$ 15 Tage (12);
  - Wenn eine Krankenhausaufnahme abgelehnt wird: bestehen Sie trotzdem darauf, insbesondere wenn mehr als ein Anfall, ein partieller Anfall oder sekundär generalisierte Anfälle vorlagen. Bei Weigerung: Notfall-CT, als Mindestprogramm ohne Kontrastmittel; Entlassung gegen ärztlichen Rat und **vorübergehende Behandlung mit Clobazam** (*siehe S. 169*).

> **Entscheidung für eine antiepileptische Basistherapie: selten in der Notaufnahme**

Die **Behandlung muss nicht in der Notaufnahme verordnet werden** nach einem ersten unprovozierten Anfall mit normalen neurologischen Befunden, beim Fehlen von Begleiterkrankung und bekannter struktureller Erkrankung des Gehirns (5). Letzteres ist nach dem Besuch der Notaufnahme nicht immer sicher.

- Ein erster Anfall ... sollte behandelt werden und idealerweise nach **neurologischem Konsil** (17):
  - Vor allem, wenn die Person älter ist (7) und wenn eine chronische Ursache wahrscheinlich ist (Folgen eines Schlaganfalls oder Neurotraumas, Demenz). Vorsicht bei der Verschreibung: Benzodiazepine bei älteren Menschen vermeiden. Wenn die Entscheidung schwerfällt -> Konsil Geriater oder Neurologe, kardiovaskuläre Untersuchung vorsehen (17);
  - wenn es in der Anamnese eine neurologische Erkrankung oder ein Schädel-Hirn-Trauma gibt, neonatale Erkrankungen, Läsionen im CT, fokale Anomalien im EEG. Altersgerechte Dosis!
  - manchmal aufgrund eines besonderen Risikos (beruflich, in der Freizeit);
  - wenn er klinisch photosensitiv ist (Valproat);
  - und ... ein erster Anfall ist nur dann der erste, wenn man gründlich nach früheren, insbesondere partiellen Anfällen gesucht hat, insbesondere partiellen;
  - in der Notaufnahme können Sie **Clobazam (Frisium®) als vorläufige Behandlung** verschreiben (Dosis, *S. 172*) bis zum neurologischen Konsil.

- Wenn es sich mit Sicherheit um eine fokale oder sekundär generalisierte Epilepsie handelt, behandeln Sie: Levetiracetam (vorzugsweise Carbamazepin, Lamotrigin und Oxcarbazepin) (12).
- Wenn es $\geq$ 2 generalisierte Anfälle ohne partiellen Anfall gegeben hat:
  - Neurologisches Konsil (17) oder **vorübergehend Clobazam alleine (s. oben)**. Bei geriatrischen Patienten: neurologisches oder geriatrisches Konsil.
- Anfall im Zusammenhang mit Alkoholentzug: Benzodiazepine in ausreichender Dosierung 5–8 Tage mit schrittweiser Entwöhnung (*siehe S. 223*). Krankenhausaufnahme.
- Anfall im Zusammenhang mit einem Benzodiazepin-Entzug: Entwöhnung, die mit einem langsameren Schema wieder aufgenommen werden muss. Krankenhausaufnahme.

Ambulant: baldmöglichst MRT oder CT ansonsten (± Kontrastmittel), Vorstellung beim Neurologen.

❯ **Empfehlungen bis zur neurologischen Vorstellung innerhalb von 7 Tagen** (angepasst nach [1])

- Krankschreibung.
- Ruhe: Vermeiden Sie Überanstrengung.
- Vermeiden Sie epileptogene Medikamente (Tramadol, Theophyllin, Trizyklika usw.)
- Viel schlafen.
- Keine gefährlichen Aktivitäten: Autofahren, Schwimmen. Bahnsteigkanten, Bordsteinkanten usw. meiden.
- Kein Alkohol (der Entzug wird behandelt).

❯ **Wenn in den vorangegangenen Stunden mehrere Anfälle aufgetreten sind**

- Oder wenn ein zweiter Anfall nach der Aufnahme auftritt: „**Nie zwei ohne drei**":
  - es besteht die Gefahr eines Status epilepticus: Krankenhausaufnahme. Behandeln Sie mit: **Clonazepam** (Rivotril®) (Tbl. zu 2 mg) p.o.: ½ Tbl. alle 8 Std. und bei älteren Menschen: ½ Tbl. alle 12 Std. oder, wenn die Anfälle sehr eng beieinander liegen: **Clonazepam** 1 mg i.v. in 3 Min.;
  - wenn eine orale Aufnahme nicht möglich ist: Magensonde oder Clonazepam i.v. (3 mg pro 24 Std.);
  - bei ambulanter Verschreibung (Clonazepam nur durch Neurologen): Clobazam (*siehe Dosis oben S. 172*);
  - **keine i.m.-Gaben von Valium® oder Luminal®: veraltet und unsichere Wirkung**;
  - wenn es sich um Anfälle im Zusammenhang mit **Alkoholentzug** handelt, reicht Diazepam mit frühestmöglicher p.o.-Überbrückung (*siehe S. 223*). Bei Anfällen im Zusammenhang mit einer **Vergiftung**: **Verlegung auf die Intensivstation**;
  - Ansonsten: erneute Durchführung oder Einleitung der Basistherapie, unter Berücksichtigung der Tatsache, dass sie erst nach mehreren Tagen ihre Wirksamkeit erreicht,
- Wenn trotz dieser Behandlung und trotz Clonazepam IV ein neuer Anfall auftritt: Vorgehen wie bei Status epilepticus (siehe unten).

❯ **Status epilepticus: durchbrechen + Ursache ermitteln und behandeln (9,11)**
Definition: generalisierter tonisch-klonischer Anfall (GTKA) (lebensbedrohlicher Notfall) = $\geq$ 2 Anfälle ohne Rückkehr zu einem normalen Wachheitszustand

dazwischen oder Anfall ≥ 5 Min. Serielle Anfälle mit Wiedererlangung des früheren Bewusstseins zwischen den Anfällen können sich zu einem Status epilepticus entwickeln, sind kein Status epilepticus, aber die anfängliche Behandlung ist die gleiche (Benzodiazepine).

... ***Allgemeine Maßnahmen (Antiepileptika gleichzeitig, siehe unten)*......

- **Freie Atemwege** (± Wendeltubus o. ä., ohne Gewaltanwendung in einer interiktalen Phase), O_2 über Reservoirmaske (95 % SpO_2 anstreben), stabile Seitenlage.
- Vor Verletzungen schützen, ohne Zwangsfixierung. Ruhigstellung der Halswirbelsäule bei Halswirbelsäulentrauma.
- EKG-Monitor so bald wie möglich, insbesondere unter Behandlung.
- **Intubation und Beatmung** bei akuter Atemnot, tiefer und anhaltender Beeinträchtigung der Vigilanz trotz Beendigung der Krampfanfälle. Rapid-Sequenz-Induktion (Succinylcholin), keine Relaxanzien mit Langzeitwirkung. Normoxie und **Normokapnie** (35–40 mmHg) werden angestrebt.
- Venöser Zugang: Kochsalzlösung (außer bei kapillärer Hypoglykämie); Ziel MAP 70–90 mmHg.
- Blutzucker-Zielspiegel: 140–180 mg/dL.
- **Labor** (8): **BZ-Spiegel** kapillär und venös, Elektrolyte, Kalzium, Alkohol, CK, Blutbild, Gerinnung, Leberwerte, später auch arterielle Blutgase.
- **Behandlung von Fieber** (> 37,8 °C) **mit Paracetamol** ± aufdecken, ohne Schüttelfrost zu induzieren.
- **Vitamin B1 100 mg i.v.** bei Alkoholismus/Mangelernährung/fortgeschrittener Krebserkrankung.
- **Ausgeprägte akute Hyponatriämie**: 3 % NaCl (2–6 mL/kg pro Stunde) oder anfängliche Injektion von 1–2 Ampullen à 10 mL NaCl 20 % (entspricht 2 bis 4 g Natrium) LANGSAM intravenös (14).
- Ausgeprägte **Hypokalzämie**: 20 mL = 2 Ampullen Ca-Gluconat oder Ca-Chlorid 10 % i.v. (14).
- **In den meisten Fällen Verlegung auf die Intensivstation.**

... ***Wenn GTKA von 5–30 min Dauer*** ....

- **Benzodiazepine** (BZD), halbe Dosis, wenn über 80 Jahre alt (10): **Clonazepam (Rivotril®)**:
  0,015 mg/kg i.v., in 3 min (winziges Risiko einer Apnoe: Maske und O_2 bereithalten), ggf. 1-mal wiederholen. Clonazepam i.v. wird gegenüber Diazepam ((Valium®): 0,015 mg/kg i.v. (2 mg/min), nicht mehr als 20 mg) bevorzugt. Keine kontinuierliche Infusion von BZDs.
- **Bei Schwierigkeiten mit dem venösen Zugang**:
  - **Midazolam** (Dormicum®) 0,15 mg/kg **i.m.** oder 0,3 mg/kg **oral** (9);
  - oder **Midazolam** 10 mg **i.m. oder intranasal** bei ≥ 40 kg oder 5 mg zwischen 13–40 kg (9, 10, 11);
  - in der Wildnis: 0,2-0,5 mg/kg max = 20 mg Diazepam intrarektal mit einer Spritze. **Vorsicht bei Kindern.**
- **bei Persistenz der Krämpfe > 5 min: zum nächsten Schema übergehen** (GTKA ≥ 30 min mit neuer BZD-Dosis).

... ***Wenn GTKA ≥ 20 min (11) oder 30 min (9)*** ....

- **Benzodiazepine** (*siehe Dosis oben*) + **Levetiracetam (L) (1. Wahl) Fosphenytoin (F, in D nicht erhältlich) oder Valproat (V) oder Phenobarbital (PB) (siehe**

Schema nächste Seite). (Verminderte Empfindlichkeit der BZD-Rezeptoren + Risiko von Zellschädigungen).

... ***Wenn der GTKA 20 oder 30 min nach Beginn von L, F oder PB anhält...***

- Allgemeinanästhesie (Thiopental, Propofol oder Midazolam); mechanische Beatmung.
- Oder wenn sich der GTKA seit weniger als 1 Std. entwickelt **und** kein Verdacht auf eine akute Hirnschädigung besteht und kein anderer auslösender Faktor vorliegt: Behandlung mit einem anderen Antiepileptikum, das nicht initial gewählt wurde.

... ***Sobald der GTKA unter Kontrolle ist*** ....

- Jeder Patient, der länger als 5 Minuten gekrampft hat, sollte eine Basistherapie erhalten, ohne die Wirkung des Benzodiazepins abzuwarten.
- Auswahl gemäß Kontraindikationen/Wechselwirkungen oder früherer Behandlung, die unterbrochen wurde.
- **Erste Wahl: Levetiracetam**, am wenigsten toxisch mit den wenigsten Interaktionen ohne Kontraindikationen, einfache Handhabung. Zweite Wahl: Valproat.
- **Levetiracetam i.v.+++:** 60 mg/kg in 10 min, nicht mehr als 4,5 g. Erhaltungsdosis: 1–1,5g i.v./12 h (13,14,16).
- **Valproat (Orfiril®, Ergenyl®)** (13–14):
  - Als Erstlinientherapie (mit BZD), 40 mg/kg in 15 min 5–10 min (20, off-label), danach 1 mg/kg/h i.v., bis zu 4 mg/kg/h, Zielspiegel von 75 μg/mL;
  - Bei Entzug von Valproat oder Kontraindikation gegen Fosphenytoin und Phenobarbital;
  - kontraindiziert bei vorbestehender Hepatopathie, Schwangerschaft, Porphyrie ⚠. Siehe auch Leitlinie DGN: Status epilepticus im Erwachsenenalter (21)
- Fosphenytoin (Prodilantin®) (FPt) Ampullen mit 500 mg Phenytoinäquivalent (EP)/10 mL; i.v., 20 mg EP/kg in physiologischer Kochsalzlösung oder G5 %:
  - kontraindiziert ⚠ bei Überleitungsstörungen oder schwerer Herzerkrankung: sinusale Bradykardie, AVB $\geq$ II, dekompensierte Koronar- oder Herzinsuffizienz, Porphyrie. Vorsicht bei älteren/gebrechlichen Patienten: Hypotonie, Multiviszeralversagen;
  - Großkalibrige periphere KT, Geschwindigkeit: maximal 150 mg/min (weniger, wenn Pat. gebrechlich);
  - SpO_2, Blutdruck (Hypotension) und EKG-Monitor (Bradykardie, Asystolie, AV-Block, Verlängerung QTc-Zeit) bis 30 min nach Ende der Infusion **überwachen**;
  - Wirksamkeit 30 min nach Beginn der Infusion.
- **Phenobarbital (9) 15 mg/kg (maximale Flussrate 50–100 mg/min):**
  - neurologisch und respiratorisch depressive Wirkung verstärkt durch BZD, aber nur allmählich und nur bei hohen Dosen: keine zwingende Intubationsnotwendigkeit (aber bereit sein).
  - kontraindiziert bei schwerer respiratorischer Insuffizienz, Porphyrie ⚠.
  - Wirkungsdauer: volle Wirksamkeit 20 min nach Beginn der Infusion.
- **Propofol (9) nur bei Intubation/Beatmung**: Empfehlung Grad C. 1-2 mg/kg als Bolus i.v., dann 3-4 mg/kg/h iv.
- **Midazolam** (9) intubiert/beatmet: sicherer bei Verwendung hoher Dosen. Bolus iv 5 mg, dann 0,2-0,5 mg/kg/h.

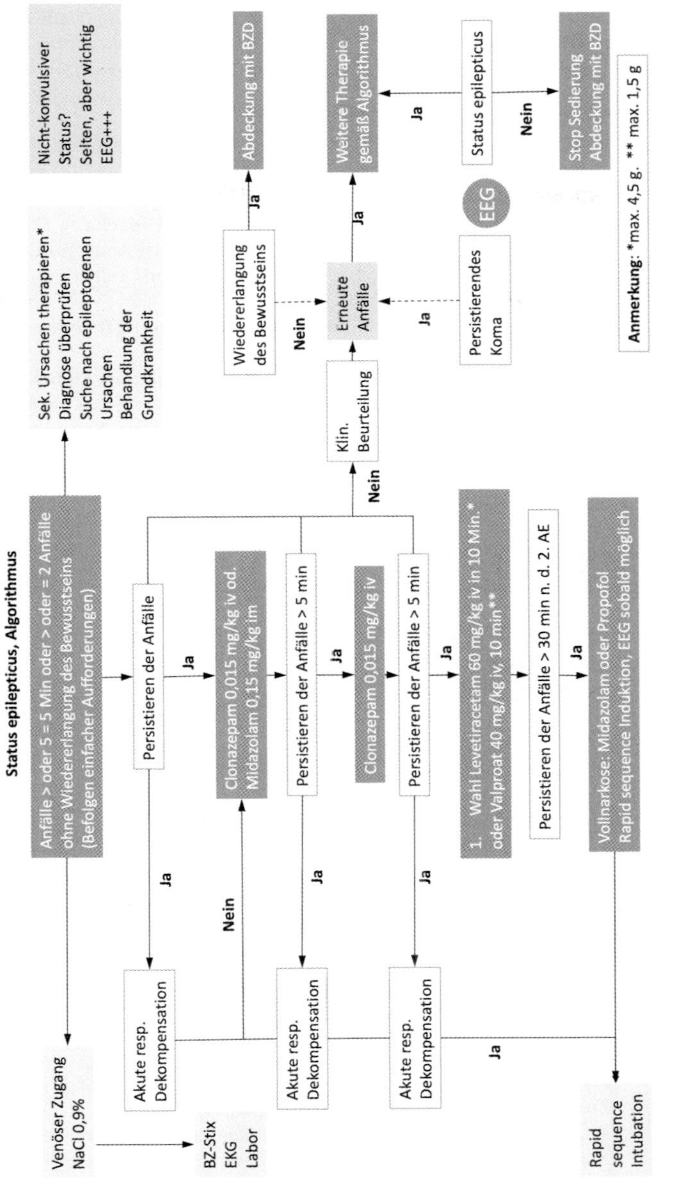

Abbildung 4.3: Status epilepticus, Algorithmus
* Sek. Ursachen: Hypoxämie, -kapnie, Hyperkapnie, -tension, -thermie, -glykämie. Anämie

... *Abklärung der Ursache: dringende ätiologische Therapie (siehe S. 171)*
- **Notfall-CT, wenn** (vorherigen neurologischen Status berücksichtigen) (9):
  - Lokalisationszeichen, Status mit partiellem Beginn oder wenn LP erforderlich;
  - Schädel-Hirn-Trauma, bekanntes Tumorleiden, Immunsuppression (HIV, Kortikosteroidtherapie usw.);
  - unklare Ursache.
- **Lumbalpunktion**: außer bei Kontraindikationen (*siehe S. 146 und 816*), wenn: infektiöse Erkrankung, Immunsuppression, keine sonstige Ursache ersichtlich.
- **Fieberhafter Status epilepticus ohne bekannte Ursache**: 4 Fläschchen Blutkulturen (= 2 sets) auf einmal (*siehe S. 745*), kalkulierte Antibiotikatherapie + Aciclovir (Zovirax®) 10 mg/kg/alle 8 Std. als Infusion über 1 Std. dringend vor CT ± Kontrastmittel und dann LP (9) und *S. 822*).

❯ Differentialdiagnose des generalisierten Krampfanfalls (BZD gelten nicht als diagnostischer Test)
- **Das Pseudo-Krampfanfall-Syndrom (Hysterie, Simulation, Münchhausen):**
  - mehrfache Krankenhausaufenthalte, spektakuläres Auftreten, vorzugsweise wenn andere Personen anwesend sind, sehr allmählicher Beginn und Ende, kein postiktaler Zustand (flache, schnelle Atmung), kein Wechsel zwischen klonischen und tonischen Phasen, Opistothonos, Kopf, der sich von rechts nach links dreht, Augen geschlossen oder klimpernd mit den Augenlidern, Widerstand beim Augenöffnen, Möglichkeit, einfache Aufforderungen ausführen zu lassen, Klonien aller vier Gliedmaßen ohne Bewusstseinsstörung, optokinetischer Nystagmus erhalten (Überprüfung mittels dieses Videos: https://tinyurl.com/44h2v95d), kein Bronchialsekret oder Entsättigung, Laktat normal;
  - EEG, wenn Zweifel bestehen. Mögliches gemeinsames Auftreten von Epilepsie und Hysterie.
- **Synkopen mit Myoklonien:**
  - $\leq$ 20 Sekunden mit axialer Tonuserhöhung, < 6 abnehmende Klonien: Karotispuls im Anfall vorhanden?
  - sofortige Rückkehr zu einem normalen Bewusstseinszustand ohne postiktale Verwirrtheit/Amnesie.
- **Zerebrale Einklemmung – zerebrale Beteiligung:**
  - einseitige areaktive **Mydriasis** (N. III) ± Ptosis (N. III). Bradykardie. Kopfschmerzen;
  - Druckerhöhung in der hinteren Schädelgrube: Hyperextension Hals + untere Gliedmaßen, Hyperflexion obere Gliedmaßen;
  - **Dezerebrationsstarre** (Hirnstamm): obere und untere Gliedmaßen in Streckstarre mit Einrollen in Pronation, manchmal trügerische Spasmen. **Dekortikationsstarrre** (Hemisphäre/Dienzephalon): untere Gliedmaßen in Extension, obere Gliedmaßen in Flexion, Ellenbogen am Körper.
- **Andere:**
  - **Hypoglykämie** ⚠, frühe postanoxische Myoklonien (axiale Myoklonien), Enzephalopathien (metabolisch, toxisch, septisch);
  - Tetanus, und Strychninvergiftung (Opisthotonus, Kontrakturen, siehe *S. 118*);
  - Kojewnikowsche kontinuierliche partielle Epilepsie (Epilepsia partialis continua, permanente oder nicht permanente lokalisierte Myoklonien).

❯ Partieller nicht-konvulsiver Status epilepticus

Siehe „Verwirrtheit“ auf *S. 225*.

> **Schwangere > 20 Wochen oder postpartal. Verdacht auf Eklampsie, aber alles ist möglich**
- **Linksseitenlage. O_2** über Maske.
- Dringend ++: „Durchbrechen" des Anfalls -> Clonazepam i.v.
- **bekannte Epilepsie**: Unterdosierung der Medikation? 4 Std. überwachen. KH-Aufnahme je nach Fall nach neurologischer und geburtshilflicher Beratung zu entscheiden.
- **Erstmaliger Anfall:**
  - **Eklampsie** (*S. 381*): ausgeprägte Ödeme (Gesicht), starke Proteinurie und schwere Hypertension. Therapie des Bluthochdrucks: **Urapidil** i.v. (off-label): Bolus 6,25 mg, dann 3 bis 24 mg/h. **Magnesium** i.v.: $MgSO_4$: 4 g (= 30 mL bei 15 %) in 20, dann 1 g/h (oder wenn > 70 kg: 6 g und 2 g/h); dringende **Geburtseinleitung** ++. Mit Notarzt in ein Krankenhaus mit Intensivstation und Entbindungsstation überweisen;
  - Subarachnoidalblutung (klinisch, CT, LP, wenn CT normal);
  - **Zerebrale Sinusthrombose** (Halbseitensymptome mit Wechsel R/L, häufig Fieber, Papillenödem, MRT oder CT und CT-Angiographie). Meningitis, Meningoenzephalitis. **Toxisch**: CO, Kokain etc.

> **Therapeutische Serumspiegel von Antiepileptika** s. Tab. 4.9

Tabelle 4.9: **Therapeutische Serumspiegel von Antiepileptika**

Wirkstoff	Serumspiegel	Wirkstoff	Serumspiegel
Phenobarbital	5–30 mg/L	Carbamazepin (Tegretal)	3–12 mg/L
Phenytoin	1–15 mg/L	Valproat (Ergenyl, Orfiril)	50–100 mg/L
Neue Antiepileptika	nach Rücksprache mit Neurologie		

Adaptiert nach: Choonara IA und Rane A, Clin Pharmacokinetics 1990; 18:318-328

> Literatur

1. Conférence de consensus, Les crises convulsives de l'adulte au service d'accueil et d'urgences. Réanimation Urgences 1992;1:321–27.
2. Trinh-Duc A, Fougeras O, Philippe JM. Les crises convulsives de l'adulte au service d'accueil et d'urgence, 2e actualisation. SFMU, 2006. www.sfmu.org
3. Le Gall C, Trinh-Duc A. Crises convulsives : diagnostic clinique, apport des examens. Conférence Urgences 2007. www.sfmu.org
4. Tardy B, Lafon P, Covers P, et al. Adult first generalized seizure: etiology, biological tests, EEG, CT scan, in an ED. Am J Emerg Med 1995;13:1–5. PMID: 7832926.
5. American College of Emergency Physicians (ACP), Huff JS, Melnick ER, Tomaszewski CA, et al. Clinical policy: critical issues in the evaluation and management of adult patients presenting to the emergency department with seizures. Ann Emerg Med 2014 Apr;63(4):437–47.e15. PMID: 24655445.
6. Bocquet S, Couffignal B, Crespel A, et al. Exploration d'une épilepsie : comment ? Pour qui ? Jusqu'où ?. Revue Prat 2005;55(3):259–64.
7. Greffard S, Barou Z, Godard M, et al. Épilepsie du sujet âgé [Epilepsie in the elderly]. Rev Prat, 2011 Dec;61(10):1343–8. PMID: 22288340
8. Neufeld MY, Treves TA, Chistik V, et al. Sequential serum creatine kinase determination differentiates vaso-vagal syncope from generalized tonic-clonic seizures. Acta Neurol Scand, 1997 mar;95(3):137–9. PMID: 9088380.
9. SFMU-SRLF, Prise en charge de l'état de mal épileptique. Recommandations d'experts 2018. http://www.sfmu.org
10. Prasad M, Kishnan PR, Sequeira R, et al. Ant convulsant therapy for status epilepticus. Cochrane Database Syst Rev, 2014. PMID: 25207925. https://tinyurl.com/3bcvrzf4
11. Glauser T, Shinnar S, Gloss D, et al. Evidence-Based Guideline: Treatment of Convulsive Status Epilepticus in Children and Adults. Epilepsy Curr, 2016 Jan-Feb; 16(1):48-61. PMID 26900382, https://tinyurl.com/5hy77eht

12. Société française de neurologie. Prise en charge d'une première crise d'épilepsie de l'adulte. Recommandation de bonne pratique 2014, https://www.sf-neuro.org/sfn/prise-en-charge-d-une-premi-re-crise-d-pilepsie-de-l-adulte
13. Farkas J. Generalised Status Epilepticus in The Internet Book of Critical Care. https://emcrit.org/ibcc/status-epilepticus/
14. Kapur J, Elm J, Chamberlain JM, et al. Randomized trial of three anticonvulsant medications for status epilepticus. N Engl J Med 2019; 381:2103–13. PMID 31774955.
15. Krumholz A, Wiebe S, Gronseth G. Practice Parameter : evaluating an apparent unprovoked first seizure in adults (an evidence-based review) : report of the Quality Standards Subcommittee of the American Academy of Neurology and the American Epilepsy Society. Neurology, 2007, nov 20;69(21):1996–2007. doi:10.1212/01.wnl.0000285084.93652.43.
16. Sathe AG, Elm J, Cloyd JC. The association of patient weight and dose of fosphenytoin, levetiracetam, and valproic acid with treatment success in status epilepticus. Epilepsia, 2020. PMID 32420641.
17. HAS. Épilepsies : Prise en charge des enfants et des adultes. Recommandation de bonne pratique 2020. https://tinyurl.com/hpama9ar
18. Erster epileptischer Anfall und Epilepsien im Erwachsenenalter. https://dgn.org/leitlinie/160
19. Krampfanfall und Status Epilepticus. nerdfallmedizin.blog. https://tinyurl.com/3hkjvyn9
20. Epileptische Anfälle und Epilepsien. Amboss. https://tinyurl.com/4e9sk7as
21. Rosenow F., Weber J. et al., Status epilepticus im Erwachsenenalter, S2k-Leitlinie, 2020, in: Deutsche Gesellschaft für Neurologie (Hrsg.), Leitlinien für Diagnostik und Therapie in der Neurologie. Online: https://www.dgn.org/leitlinien (abgerufen am 15.09.2023)

4.6 Kopf- und Gesichtsschmerzen

Wichtige Punkte

- Abkürzungen: **SAB** (Subarachnoidalblutung), **ICP↑** (intrakranielle Druckerhöhung), **CO** (Kohlenmonoxid), **SVT** (zerebrale Sinusthrombose).
- **Vergiftung durch CO** (*s. Seite 4828*) Reflexartig daran denken
- **Bluthochdruck ist keine befriedigende Erklärung für Kopfschmerzen (1,30)**, sondern eher deren Folge ⚠ (*S. 375*). Denken Sie stattdessen an Eklampsie, das seltene Phäochromozytom und Schlafapnoe ...
- **Anamneseerhebung und Untersuchungen sind einfacher und ergiebiger nach Analgetika ± Antiemetika**. Ein früherer Migräneanfall wird leichter gefunden.
- Was als „Migräne" bezeichnet wird, ist es nicht unbedingt.
- **Jeder plötzliche Kopfschmerz** („wie ein Bersten", „wie eine **Explosion**", ohne Suggestion durch den Untersucher, sind besonders anschauliche Begriffe), dessen Anfangszeit angegeben werden kann oder der sein Maximum innerhalb von ≤ 1 Std. erreicht, lässt **unter anderem nach einer SAB** suchen (**auch wenn der Schmerz zum Zeitpunkt der Befragung abgeschwächt oder verschwunden ist**).
- Das Fehlen von Nackensteifigkeit und anderen **meningitischen Zeichen schließt weder Meningitis noch SAB ⚠ aus**.
- **Wie wird nach einem Meningismus gesucht**? Nehmen Sie sich Zeit, um den Patienten vorsichtig zu untersuchen, indem Sie seinen Kopf zur Mobilisation zunächst sanft von links nach rechts drehen und ihn dann in die Flexion bringen, wobei der Patient nicht selbst die Bewegung ausführen soll.
- Was hat der Patient im Moment des Beginns gemacht: **Anstrengung? Koitus? Valsalva? Starkes Pressen beim Stuhlgang?** ⚠ Sind verdächtig auf SAB, reversible zerebrale Vasokonstriktion, ICP↑/Tumor. **Wechsel der Position?** ICP↑, Chiari-Malformation, SVT, Liquorunterdrucksyndrom (Orthostasesyndrom), Kolloidzyste des dritten Ventrikels.
- Ängstliches Aussehen, abwehrende Haltung oder hysterische Agitation sind kein Beweis für eine psychologische Ursache.
- Ein Kopfschmerz, der durch **ein Migränemittel oder Paracetamol gelindert wird, kann eine SAB** sein oder alles Mögliche ⚠. Es gibt keine Therapie, die als Test eindeutig wäre.
- Es ist nicht so schlimm, bei einem ersten, etwas untypischen Migräneanfall eine LP und einen CT-Scan zu machen. **NSAR einschließlich Aspirin dürfen zunächst nicht gegeben werden**, solange Blutungen oder Infektionen nicht ausgeschlossen sind.
- **Bringen Sie gleich nach der Untersuchung ein Pflaster mit Lidocain/Prilocain-Creme (EMLA®) auf**, um die mögliche LP, die auf die CT folgt, vorzubereiten.
- **Vorsicht bei „Sinusitis", die im CT diagnostiziert wird**, und vor allem, wenn es keine Anzeichen für eine assoziierte Rhinitis oder virale Erkrankung der Luftwege gibt. Eine Verdickung der Schleimhaut ist eine häufige, harmlose Entdeckung, ein Flüssigkeitsspiegel kann von einer bakteriellen Sinusitis zeugen, die die Ursache für die Kopfschmerzen sein kann oder auch nicht.

- **Migränepatienten sind vor nichts geschützt** (SAB, ICP↑/, CO usw.).
- **Untersuchen Sie die Pupillen bei schwacher Beleuchtung, um eine Anisokorie zu entlarven (Pupillenerweiterung auf der Seite ohne Miosis).**

> **Ihre Hauptanliegen**

- Das Leben des Patienten, die neurologischen Spätfolgen.
- Sein Sehvermögen (denken Sie an das Gesichtsfeld): erhöhter Hirndruck; akutes Glaukom; M. Horton; Retrobulbärneuritis; Hypophyse.
- Seine Schmerzen: frühzeitige und energische schmerzstillende Behandlung. **Bringen Sie den Patienten in eine ruhige Umgebung und ins Dunkle, wenn nötig +++.**

> **Ursachen für „sekundäre" Kopfschmerzen im Überblick**

- Trauma (Kopf oder Hals).
- Vaskuläre oder **entzündliche** Erkrankung des Schädels oder im Halsbereich.
- Nicht vaskuläre intrakranielle neurologische Erkrankung.
- Toxische Substanzen, Entzugserscheinungen.
- Infektionen.
- Störungen der Homöostase (Blutdruckregulationsstörungen, Eklampsie, intrakranielle Hypotension u.v.m.),(Umweltfaktoren (Hitze, Kälte, Reizgase…)
- Erkrankungen von: Schädel, Hals, Augen, Ohren, Nase, Nasennebenhöhlen, Zähnen, Mund, anderen Strukturen im Gesichts- oder Halsbereich.
- Psychiatrische Störung.

… ***Die „red flags" ⚠, die dringend abgeklärt werden müssen (einige sind augenfällig…)*** ……

- **Austritt von CO**; Kopfschmerzen bei einer ganzen Gruppe von Betroffenen, ortsspezifisch (abhängig vom Ort der CO-Quelle).
- Auslösende Umstände: **Körperposition** (ICP↑); **Anstrengung, Valsalva, Koitus, Husten**: SAB, reversible zerebrale Vasokonstriktion, ICP↑/Tumor; **Positionswechsel**: ICP↑, Chiari-Malformation, SVT, aber auch Sinusitis; Orthostase (Liquorunterdruck).
- **Neue Kopfschmerzen** im Alter von über 50 Jahren.
- **Plötzlicher** Beginn/mit maximaler Intensität innerhalb von Minuten (und < 1 Std.). „**Explosion**", „**Donnerschlag**".
- **Veränderung eines chronischen Kopfschmerzes**.
- **Zunehmende Verschlechterung**, morgendlicher Kopfschmerz (ICP↑, Tumor).
- Kopfschmerz im **Bereich des Hinterkopfs** mit **Nackenschmerzen oder -steifigkeit**.
- **Nackenschmerzen** (Meningitis, SAB, Dissektionen, Chiari, okkulte Fraktur -C2-).
- **Schwindel, Ataxie, Übelkeit, Erbrechen** (hintere Schädelgrube: Tumor, Schlaganfall, Meningoenzephalitis).
- **Fieber** (M. Horton, Grippe, grippaler Infekt, Malaria, Pyelonephritis ... Meningoenzephalitis, SVT).
- **Synkope**/Bewusstseinsverlust (SAB, fokale Läsion, Kolloidzyste III. Ventrikel, Chiari-Malformation).
- **Krampfanfälle** (alles einschließlich CO, Eklampsie, posteriores reversibles Enzephalopathiesyndrom (PRES), reversibles zerebrales Vasokonstriktionssyndrom (RCVS), Hirnvenenthrombose, Hypoglykämie usw.).

- **Fokale neurologische Zeichen, Krampfanfälle** (mehrere schwerwiegende Ursachen, darunter CO).
- **Diffuse neurologische Zeichen**: Verwirrtheit, Bewusstseinsstörungen (multiple schwerwiegende Ursachen, toxisch oder fokal, CO, maligne Hypertonie – siehe *S. 378*).
- **Gastrointestinale Symptome** (ICP↑, Intoxikationen, SAB und Meningitis, CO, und ... Migräne).
- **Gesichtsfeld** (zahlreiche schwerwiegende Ursachen).
- **Sehstörungen** (M. Horton, Glaukom, mehrere schwerwiegende Ursachen).
- **Hypotonie/Hypoglykämie** (Hypophysen-Apoplexie).
- **Antikoagulantien**, Störungen der Hämostase.
- Kürzlich oder vor Wochen erlittenes **Trauma** (Dissektionen, chronisches Subduralhämatom, Fraktur des Dens).
- **Alter ± hohe BSG/CRP** (M. Horton, Metastasen).
- Verdacht auf Krebs oder Immunsuppression (HIV).
- **Schwangerschaft/Postpartal** (Eklampsie, SVT, zerebrale Vasokonstriktion, posteriore Enzephalopathie).
- **Hyperkoagulabilität** (SVT, Schlaganfall).
- Z.n. neurochirurgischem Eingriff/Ventrikel-**Shunt** (ICP↑), siehe *S. 257*.
- Anmerkung: 77 % der „schlimmsten Kopfschmerzen meines Lebens“ sind keine SAB (4).

... ***Umgekehrt, „green flags“: geringes Risiko vorbehaltlich des Ergebnisses der Untersuchung*** ....

- Klinisch typisch für primären Kopfschmerz (Migräne ++).
- Vorgeschichte ähnlicher Kopfschmerzen.
- Keine Veränderung des üblichen Kopfschmerzmusters.
- Kein „red flag“-Symptom (s. oben).

> **Die verfügbaren Empfehlungen und Übersichtsarbeiten (15,19–21) stimmen nicht vollständig überein**

- Die **Wirkung einer Therapie lässt alleine keine Rückschlüsse** auf die Gutartigkeit der Ursache zu.
- Bei einem **ersten oder neuartigen Kopfschmerz** sollte eine Untersuchung des Augenhintergrunds und eine Blutdruckmessung durchgeführt werden; bei über 50-Jährigen sollte systematisch an einen M. Horton gedacht werden.
- Ein **eindeutig migräneartiger Kopfschmerz** ohne Warnzeichen (siehe weiter unten bzw. oben) und mit normaler neurologischer Untersuchung erfordert keine bildgebende Diagnostik.
- Ein **neuartiger Kopfschmerz nach dem 50. Lebensjahr erfordert eine Bildgebung** entweder als Notfalluntersuchung oder ambulant, wenn dies organisiert werden kann.
- Bei **Lokalisationszeichen** ist ein CT oder eine CT-A oder ein MRT indiziert.
- **Starke Kopfschmerzen mit plötzlichem Beginn** erfordern eine Notfall-Bildgebung ± LP zur Suche nach einer SAB.
- Eine **Computertomographie vor der LP bei nicht plötzlich auftretenden Kopfschmerzen ist nur bei Anzeichen einer möglichen intrakraniellen Druckerhöhung notwendig**, z. B.: Papillenödem oder Aufhebung der Venenpulsation bei der Spiegelung des Augenhintergrunds, Bewusstseinsstörung, Lokalisations- oder Meningitiszeichen (19) (*siehe S. 816*).

- Einige Neurologen empfehlen eine umfassende Untersuchung mittels CCT (5, 21). Im Gegensatz dazu Notfallmediziner aus Nordamerika (15), die unter Hinweis auf die Zeit bis zur Durchführung des CT-Scans und auf klinische Ursachenhinweise eine CT-A oder eine MR-Angiographie empfehlen.
- **Mediko-legal** sind die nationalen Empfehlungen (21, 31–33) sicherer.

> **Klinische Untersuchung**
- **Jede Anomalie impliziert eine Untersuchung; eine normale Untersuchung schließt nichts aus ⚠ und insbesondere nicht eine SAB.**
- Wichtigste Untersuchungsschritte, die abgearbeitet werden sollten, sind:
  - Temperatur, Blutdruck, Puls, Atemfrequenz.
  - Gehen und Stehen.
  - Bewusstsein und Orientierung.
  - Sprechen. Motorische und sensible Defizite. Reflexstatus.
  - Hirnnerven mit Okulomotorik, Pupillen (im Halbdunkel), Diplopie?
  - Zerebelläres Syndrom: obere und untere Gliedmaßen.
  - Sehvermögen: Gesichtsfeld, Sehschärfe durch Abdecken eines Auges und dann des anderen.
  - Meningeale Zeichen?
  - Rotes Auge? Schläfenpuls?
  - Augenhintergrund: Suche nach Papillenödem, Blutungen - wenn Sie es beherrschen (ist aber einfach).
  - Kaumuskeln angespannt und schmerzhaft?
  - schnelle allgemeine Untersuchung.

> **Initiale Analgesie**
- Wenn keine sehr wahrscheinliche Diagnose vorliegt: keine NSAR.
- **Nach Analgesie** erneut untersuchen +++ (bessere Ergebnisse).

> **Kürzlich aufgetretener Kopfschmerz mit plötzlichem Beginn**
- Dauert seit Minuten, Stunden, Tagen an; der Kranke kann die Uhrzeit nennen oder **seine Tätigkeit zu diesem Zeitpunkt angeben.**
- ⇒ **Notfalluntersuchung** bei Donnerschlag-/Vernichtungskopfschmerz.
- Wenn es sich um einen Migränepatienten handelt, kann es sich um einen Schmerz handeln, der sich von seinen Migräneanfällen unterscheidet (dem Patienten glauben!).
- **≈ 8 % der innerhalb von ≤ 1 Std. maximalen, isolierten Kopfschmerzen ohne neurologische Anzeichen** sind eine SAB (9).
- **Neuer Kopfschmerz mit präzisem Beginn und Vernichtungskopfschmerz ⚠⚠**, standardmäßig:
  - Fieber, infektiöses Geschehen: zuerst dringende LP (*siehe S. 813*)?
  - Notfall-CT des Gehirns ± LP oder CT-A zur Suche nach SAB/Aneurysma (*s. S. 203*);
  - CT + CT-A mit supraaortalen Ästen bei Hinweisen für zerebrale Venenthrombose, Dissektion oder Vasokonstriktion (oben); EMLA® -Pflaster für LP anbringen.
- **Kopfschmerzen wie ein Donnerschlag/Vernichtungskopfschmerz**. Die variable Definition umfasst einen plötzlichen Beginn und/oder einen Höhepunkt des Schmerzes innerhalb von 1–10 Minuten. **Mindestens CT und LP**, [**unter bestimmten Bedingungen kann auf die LP verzichtet werden (*S. 203*)**]. Experten empfehlen eine umfassende Bildgebung (5). Die wichtigste schwerwie-

gende Ursache ist die SAB: Die Ottawa-Regel und die Indikation für Bildgebung und LP werden auf *S. 203* behandelt.

- **Fieber mit isolierten Kopfschmerzen oder Meningitis-Syndrom** ⚠:
  - Notfall-**LP** (*S. 813*). **Bei neurologischen Lokalisationszeichen**: Antibiotikatherapie ± Aciclovir nach 4 Fläschchen Blutkulturen, dann CT, dann wenn möglich LP (*S. 822*)
  - nicht seltene Ursache für fieberhafte Kopfschmerzen bei jungen Frauen ohne echte Nackensteifigkeit: **Pyelonephritis: Flankenschmerzen (Perkussion)**, Leukozyturie;
  - Grippale Syndrome mit Rhinitis ± Pharyngitis, Husten ohne meningeale Zeichen: keine LP oder CT. **Malaria** ⚠;
  - Das Fehlen von Meningitiszeichen schließt eine Meningitis oder SAB nicht aus.
- **Neurologische Lokalisationszeichen ohne Fieber: CT-Scan, wenn normal durch CT-A mit supraaortalen Ästen oder MRT/MR-A ergänzen:**
  - Schlaganfall, SAB oder Einblutung eines Tumors, Tumor, Abszess, Enzephalitis, SVT, Dissektion mit ischämischem Schlaganfall, posteriore Enzephalopathie, maligne Hypertonie ... *Isolierter Befall N. XII (oder N. X bis N. XII) ± Nacken- oder Kopfschmerzen*: Karotisdissektion (Zungenabweichung in Richtung der Dissektion);
- **schmerzhafte Ophthalmoplegie**: lässt zunächst an ein kompliziertes homolaterales Aneurysma mit Ursprung in der Arteria communicans posterior oder im Truncus basilaris terminalis denken, CT und CT-A ± LP.
- **Kopfschmerzen im Augen- oder Orbitalbereich und Sehminderung**: deuten auf M. Horton oder Neuritis optica oder Retrobulbärneuritis hin. Der Augenhintergrund kann bei letzterer normal sein und die Pupille weitet sich paradoxerweise, wenn man das Licht vom gesunden zum betroffenen Auge bringt. **Einseitig rotes Auge**, das sich hart anfühlt und schmerzt, mit ziliarer Injektion und verminderter Sehschärfe (gering bis vollständig), areaktiver mittelweiter Mydriasis, trüber Hornhaut ⇒ akuter **Glaukomanfall** (*siehe S. 846*);
- **Lagerungskopfschmerz**, der **in bestimmten Positionen** elektiv ausgelöst oder gelindert wird: spricht für eine akute Hirndruckerhöhung durch Tumor, der einen Ventilmechanismus in den Liquorwegen auslöst, oder Chiari-Malformation, zerebrale Venenthrombose: CT oder besser MRT als Notfall mit venöser Phase;
- **Subarachnoidalblutung (SAB)** ⚠ (*siehe S. 202*) insbesondere Anwendung der Ottawa-Regel;
- **Dissektion einer Zervikalarterie**. Achtung, auch wenn nur banale Nackenschmerzen vorhanden sind, ein Trauma fehlt in 1 von 3 Fällen (*siehe „Klinik" S. 158, Kapitel Schlaganfall S. 153*);
- **zerebrale Venenthrombose** (*siehe „Klinik" S. 159* und Tabelle 4.10 *S. 188*);
- **Eklampsie** (*S. 381*) (möglich in der Postpartumphase);
- **Reversibler zerebraler Vasospasmus** ⚠:
  - tritt als Vernichtungskopfschmerz oder **in 94 % der Fälle als mehrere aufeinanderfolgende starke Schmerzereignisse** auf, tritt in ¾ der Fälle isoliert auf und macht 3 ‰ aller Kopfschmerzen aus (unterschätzt). Einnahme eines vasoaktiven Mittels (Vasokonstriktoren, Serotoninerga, Drogen) oder postpartal in 55 % der Fälle. Manchmal perikoital, nach Valsalva. Die Kopfschmerzen halten 5 min bis 36 h an und neigen zu **Rezidiven** während 1–3 Wochen. Endgültige Komplikationen sind selten (0–7 %) (14);

- CT: 25 % haben eine SAB, der Rest ist normal. LP in der Regel normal. Diagnose in der CT-A oder in der MR-A mit einem Bild von Stenosen und Dilatationen, die evtl. erst mit Verzögerung auftreten ⇒ **neurovaskuläres Konsil**;
- Analgetische Behandlung, Beratung und Verlegung auf eine neurovaskuläre Station.

– **Syndrom der „reversiblen" „posterioren" Enzephalopathie** (16,17) oder PRES-Syndrom (welches nicht immer „reversibel" ist, sondern oft mit Langzeitschäden einhergeht):
  - Ätiologie: Postpartal, Chemotherapie, nicht-kortikoide Immunsuppressiva, Cannabinoide, maligne Hypertension (Diagnose im Augenhintergrund) (*S. 378*), (Prä-) Eklampsie, Vaskulitiden, thrombotisch-thrombozytopene Purpura und hämolytisch-urämisches Syndrom (*S. 240*) Hyperkalzämie, Hypomagnesiämie, Porphyrie, Röntgenkontrastmittel, akute und chronische Nephropathien;
  - Starke akute Kopfschmerzen, Bewusstseinsstörungen, Sehstörungen (Halluzinationen/Gesichtsfeldausfälle, kortikale Blindheit) und Krampfanfälle. Verschiedene Defizite sind möglich. Phasen von arterieller Hypertension;
  - CT häufig normal. MRT erforderlich. Multifokales konfluierendes Ödem, posterior akzentuiert. Ischämischer Schlaganfall oder Hirnblutungen möglich. EEG zur Abklärung eines nicht-konvulsiven Status epilepticus;
  - Behandlung auf einer Intensivstation oder neurovaskulären Station (15 % Mortalität). Arteriell Hypertension: Ziel = Senkung des MAP um 20–25 % innerhalb von 2 Stunden und Erreichen von 160/100 mmHg innerhalb von 6 Stunden (β-Blocker, Ca-Antagonisten ± Urapidil *siehe S. 383*). Beseitigung/Behandlung der Ursache.

– **Kopfschmerzen bei Anstrengung, beim Husten, perikoital:**
  - ⚠ 22 % der Kopfschmerzen bei Anstrengung und beim Husten sind auf neurologische Läsionen zurückzuführen (11);
  - gutartige Kopfschmerzen treten beim Koitus allmählich auf, andere explosionsartig beim Orgasmus, pulsierend; Dauer in der Regel < 15 Minuten, evtl. für max. 48 Stunden leicht anhaltende Kopfschmerzen. Eine längere Dauer deutet auf ein Aneurysma hin, das mit einer CT ± LP gesucht werden muss, ggf. gefolgt von einem MRT oder CT-A;
  - Zu den besorgniserregenden Ursachen in der Notaufnahme gehören: SAB oder Hirnblutungen, verschiedene Ursachen für intrakranielle Hypertonie, Tumore und Missbildungen am kraniozervikalen Übergang, Phäochromozytom;
  - **ein erstmaliges Auftreten rechtfertigt eine Notfall-CT** (besonderes Augenmerk auf die hintere Schädelgrube und den kraniozervikalen Übergang) + eine LP oder eine CT-A (*siehe S. 205*). Wenn keine neurologischen Ausfälle vorhanden sind, kann die Person zur ambulanten neurologischen Vorstellung entlassen werden. Wenn sich die Episode von vorherigen unterscheidet, Untersuchung wie Vernichtungskopfschmerz (*S. 182*);
  - Rezidive eines nie abgeklärten Anstrengungs-, Husten- oder Sexualkopfschmerzes erfordern keine Notfalldiagnostik, jedoch eine baldige Abklärung mittels CT-A oder eine MRT/MR-A und einen neurologischen Beratungstermin. Wenn es sich um eine ungewöhnliche (Art, Schwere, Dauer) oder um eine erstmalige Episode handelt, Untersuchung wie bei Donnerschlagkopfschmerz (182).
  - Idiopathische Husten- und Sexualkopfschmerzen können mit Indometacin behandelt werden: Neurologisches Konsil.

- **Arterielle Hypertension, in Verbindung mit** Tachykardie, Palpitationen, starkem **Schwitzen**, Blässe, manchmal gefolgt von Flush, Angstzuständen, manchmal Bauch- oder Brustschmerzen, lassen an ein **Phäochromozytom** denken.
- **Hypophysenapoplexie**: Diagnose durch CT möglich, ohne endokrine oder ophthalmologische Anzeichen.
- **Migräne**, die sich durch diesen erstmaligen Kopfschmerz manifestiert. Es ist das (gerechtfertigte) Los dieser Patienten, dass LP und CTs im Notfall durchgeführt werden, es sei denn, die Klinik und das junge Alter sind typisch für Migräne. Die Anamneseerhebung in Ruhe oder nach Linderung der Beschwerden führt oft erst im Nachhinein zur Bestätigung früherer Migräneanfälle und der Aura. Die Diagnosestellung einer Migräne aufgrund eines einzigen Anfalls ist riskant ⚠.
- ⚠ Die **Nackenschmerzen** betreffen den **kraniozervikalen Übergang**. Sie werden durch Beuge-, Dreh- und vor allem Streckbewegungen verschlimmert, ebenso wie durch die Palpation der Dornfortsätze und der Halsmuskeln. Bei diesen Nackenschmerzen besteht der Verdacht auf **SAB**. Arterielle **Dissektionen** können ebenfalls lokale Muskelschmerzen hervorrufen, und **Affektionen der Meningen** und **Tumore in der hinteren Schädelgrube** können hochsitzende Nackenschmerzen verursachen. Denken Sie daran, überprüfen Sie die Begleiterscheinungen und die Symptomatik.

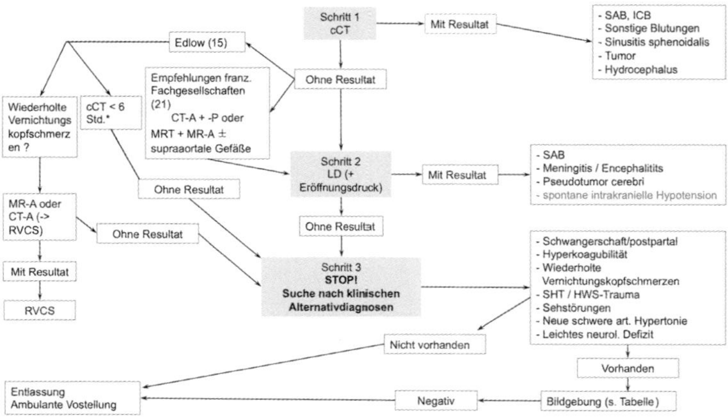

Abbildung 4.4: **Algorithmus – adaptiert von (15)**. Weitere Details:

* CT < 6 Std. nach Beginn der Kopfschmerzen, von einem erfahrenen Radiologen interpretiert und wenn Bedingungen der Ottawa-Regel erfüllt (*S. 204*).

Diagnostische Pfade:

- Schritt 1: CT.
- Schritt 2: Bei den meisten Patienten LP mit zwei Ausnahmen: Bei negativem CT innerhalb von 6 Std. ab Beginn ohne sonstige klinische Zeichen (*S. 204*) ist die Sensitivität für eine SAB nahezu perfekt (Diskussion mit dem Patienten dokumentieren) und bei Zustimmung

direkt zu Schritt 3 übergehen. Bei wiederholten Vernichtungskopfschmerzen Verdacht auf RCVS (die Angiografie kann in der ersten Woche falsch negativ sein).
- Schritt 3: Bei fehlender Diagnose „STOP“, Suche nach Hinweisen, um andere, weniger häufige Erkrankungen in Betracht zu ziehen.

Anmerkung: Die französischen Expertenempfehlungen (21) sind ehrgeizig und kaum auf die Ressourcen einer Notaufnahme anwendbar: CT + CT-A oder ohne Verzögerung MRT + MR-A, ± supraaortale Äste und dann LP, wenn negativ. Die routinemäßige CT-A ist fragwürdig, da sie eine im CT nicht sichtbare SAB nicht ausschließt und zur Überdiagnose und Überbehandlung innozenter Aneurysmen verleitet (15, 19).

Tabelle 4.10: **Klinische Befunde – adaptiert nach (15) zur Anpassung der Untersuchung (Bildgebung und LP).** Siehe auch Abb. 4.4.

Befund	Verdachtsdiagnose	Empfohlene Untersuchung
Zervikalgie, meningitische Zeichen bei der Untersuchung, kurze Bewusstlosigkeit, akuter Bluthochdruck	SAB	CT dann LP, je nach Zeitpunkt nach Blutung oder Protokoll (21), dann CT-A
Lähmung N. III, Mydriasis	Zerebrales, nicht rupturiertes Aneurysma	CT-A
Mehrere Anfälle von Vernichtungskopfschmerz über Tage verteilt oder Wochen. Vorhandensein von auslösenden Faktoren; akute art. Hypertonie Hypertension	RCVS	CT-A oder MR-A (möglicherweise normal innerhalb der ersten Woche)
Hervorgerufen durch Husten, Niesen, Valsava, Koitus, Anstrengung	SAB, Hustenkopfschmerz, RCVS	RCVS: s. oben SAB: s. oben 1. Episode Hustenkopfschmerz: CT, ± LP, dann CT-A mit supraaortalen Ästen
Fokale Neurologie oder Bewusstseinsminderung	Hämorrhagischer Insult	CT
Hyperkoagulabilität einschließlich Schwangerschaft, postpartal, Östrogen-Gestagene, Papillenödeme.	Zerebrale Sinusthrombose	CT mit venöser Phase oder venöse MR-A
Kopf- und/oder Nackenschmerzen, kürzliches Schädel- oder Zervikaltrauma, auch wenn es nur geringfügig ist, diskrete Zeichen einer posterioren Ischämie, Horner-Syndrom, pulsierender Tinnitus.	Dissektion Zervikalarterie	CT-A oder MR-A, jeweils inkl. supraaortale Äste
Akute Hypertension (verglichen mit den Basiswerten); Schwangerschaft oder postpartal, wobei hier der Blutdruckanstieg auch nur geringfügig sein kann. Krämpfe, Sehstörungen	PRES / hypertensive Enzephalopathie	MRT
Schwangerschaft oder postpartal, wobei der Blutdruckanstieg geringfügig sein kann. Krampfanfälle (*siehe S. 177*)	Eklampsie	

Tabelle 4.10: **Klinische Befunde – adaptiert nach (15) zur Anpassung der Untersuchung (Bildgebung und LP).** Siehe auch Abb. 4.4.

Befund	Verdachtsdiagnose	Empfohlene Untersuchung
Kopfschmerzen im Stehen aggraviert, im Liegen verschwunden; kürzlich durchgeführte Wirbelsäulenoperation oder Geburt/vaginale Entbindung, Tinnitus, Schallverzerrung, Schwindelgefühle.	Liquorunterdrucksyndrom	LP mit Messung Öffnungsdruck, MRT mit Gadolinium
Erbrechen, Schwindelgefühl, Sehstörungen, kurzzeitiger Bewusstseinsverlust. Kopfschmerzen, die oft lageabhängig und intermittierend sind.	Kolloidzyste III. Ventrikel	CT, MRT
Eindeutige opthalmologische Zeichen: Ptosis, Ophthalmoplegie, verminderte Sehschärfe oder Gesichtsfeldausfälle (Auge für Auge untersuchen).	Hypophysenapoplexie	CT inkl. Hypophysenloge
Fieber, im Anschluss an eine Infektion der oberen Atemwege.	Sinusitis sphenoidalis	CT
Fieber, Nackenschmerzen oder Meningismus, Bewusstseinsstörungen (Enzephalitis). Selten isolierter Kopfschmerz mit plötzlichem Beginn.	Meningitis/Enzephalitis	LP
Paroxysmaler okzipitaler Kopfschmerz oder nuchal. Kann durch Husten, Lachen, Niesen (Valsalva) ausgelöst werden.	Chiari-Malformation Typ 1	MRT, falls nicht vorhanden CT und sagittale Rekonstruktion
Allgemeines Krankheitsgefühl, Schmerzen im Schulter- und Beckengürtel, vorübergehende Sehstörungen, > 60 Jahre, Asymmetrie der Temporalpulse, Dysphonie	M. Horton = Riesenzellarteritis (im Ausnahmefall lediglich starke Kopfschmerzen)	CRP, Biopsie oder PET (Positronenemissions-Tomographie)
Mehrere Patienten, Rauchgasvergiftung bei Bränden, Bewusstlosigkeit, Verhaltensauffälligkeiten	CO-Vergiftung (im Ausnahmefall lediglich starke Kopfschmerzen)	Bestimmung des venösen CO-Hämoglobins

› Neuer Kopfschmerz mit allmählichem Beginn

Hält seit Tagen, selten Wochen oder Monaten **an**, der Beginn ist akut, aber unklar.

- *Alle Erkrankungen: Kopfschmerzen mit plötzlichem Beginn können einen allmählichen oder unbestimmten Beginn haben (beim Aufwachen).* Eine Untersuchung (Tabelle 4.10 *S. 188*) ist nur bei klinischem Verdacht erforderlich.
- *CO* ▲ *-Vergiftung* – leicht zu übersehen (8) (*siehe S. 48*).
- *Akute Sinusitiden*:
  - Computertomographie bei Verdacht auf komplizierte akute eitrige Sinusitis (Meningitis, Exophtalmus, Lidödem, Augenbewegungsstörungen, Schmerzen, die am Schlafen hindern), Sinusitis frontalis (Schmerzen frontal) und/oder Verdacht auf Sinusitis sphenoidalis (retroorbitaler oder Kalotten-Kopfschmerz, oft sehr stark) oder ethmoidalis (periorbitales Ödem) (10); Bakteriologische Untersuchung (HNO) bei komplizierter Sinusitis, bei Immunsupprimierten oder bei kürzlich erfolgter Antibiotikatherapie wünschenswert (10);

  - **Akzeptieren Sie nicht, wenn zufällig entdeckte Polypen oder Verdickungen der Nasennebenhöhlen** als „Sinusitis" und Ursache der Kopfschmerzen interpretiert werden;
  - Eine Sinusitis kann (äußerst selten) durch eine Meningitis kompliziert werden;
  - Plötzliche Sinusschmerzen mit oder ohne Blutung treten bei **Barotraumen** (Flugreisen, Tauchen) auf.
- **Intrazerebrale Raumforderung, chronische oder subakute Meningitis** (Tuberkulose, Karzinose usw.). Progressive Verschlechterung, morgendliches Erbrechen oder Übelkeit, Schädel-Hirn-Trauma oder einfacher Sturz (ältere Person) in den vorangegangenen Wochen, Antikoagulanzien, Alkoholismus: Notfall-CT. Halbsitzende Position. Suche nach einer Raumforderung oder einem Hydrocephalus mit obstruktiver Ursache. CT ohne und mit Kontrastmittel reicht im Notfall aus (oder MRT). PL bei Normalbefund mit Messung des Öffnungsdrucks.
- **Intrakranielle Druckerhöhung**: *S. 209.*
- Die seltene „gutartige" idiopathische intrakranielle Hypertension bedroht in Wirklichkeit das Sehvermögen. Verdacht bei einer übergewichtigen jungen Frau (90 % der Fälle), oder Einnahme von Tetracyclinen, Vitamin A; Kopfschmerzen manchmal sehr intensiv, ein- oder beidseitig mit variabler Ausprägung, manchmal durch Anstrengung hervorgerufen, Valsalva-Manöver. In 70 % der Fälle transiente Obskurationen (Verdunklungen), pulsierender Tinnitus (60 %), Lichtblitze oder Augenschmerzen (45–55 %), Diplopie oder verminderte Sehschärfe (25–40 % Papillenödem im Augenhintergrund). CT mit CT-A (oder MRT + MRA), um Tumor, Venenthrombose, arteriovenöse Durafistel auszuschließen. MRT kann nur auf die Diagnose hindeuten. Eine LP verbessert sofort den Kopfschmerz, Ein **Öffnungsdruck $\geq$ 20 cm H2O** bestätigt die Diagnose.
- **M. Horton (Riesenzellarteritis), an den man nach dem 60. Lebensjahr** (in Ausnahmefällen früher) denken sollte:
  - Einseitiger Schläfenschmerz (nicht immer), der durch Kämmen oder Berührung mit dem Bügel der Brille verschlimmert wird. Indiz: Claudicatio masseterica des Kiefers, Krämpfe der Kaumuskulatur oder der Schläfenmuskulatur beim Kauen, vorübergehende Amaurose ⚠ oder allmähliche oder sprunghafte Veränderung des Sehvermögens;
  - Häufig mäßiges Fieber sowie Asthenie, Anorexie, Gewichtsverlust;
  - Suche nach: *entzündlich-bedingten oder gemischten Schmerzen* im Becken- und Schultergürtel (M. Forestier = Diffuse idiopathische Skeletthyperostose (DISH)). Distales Rheuma ist möglich. Aufgehobener oder schwacher Schläfenpuls (inkonstant). Streicheln der Kopfhaut kann als unangenehm empfunden werden. Manchmal harte und entzündete Temporalarterien. Häufig anikterische Cholestase. Notfallmäßige BSG, ebenso CRP. Wenn die BSG $\geq$ 40 mm nach 1 Std. beträgt und die Klinik kompatibel ist, **geben Sie sofort 1 mg/kg, maximal 60 mg Prednison (Tagesdosis).** Dramatische Linderung innerhalb weniger Stunden, die eine innerhalb von 2 Tagen durchgeführte Biopsie nicht behindert. Fügen Sie Kalium und eine kochsalzarme Diät hinzu, achten Sie auf einen möglichen Diabetes. Krankenhausaufnahme (meistens). Bei starkem Verdacht auf M. Horton mit visuellen oder neurologischen Zeichen ⚠⚠, Bolus von 1000 mg Methylprednison in 3 Std. (nicht bewiesen), vorzugsweise mit internistischem Konsil, wenn Dosis sehr schnell erreicht wird (*siehe S. 849*). Entlassung mit Prednison, Facharzttermin innerhalb von 24 Stunden,

Anweisungen für notfallmäßige Wiederaufnahme bei ophthalmologischen Zeichen, oder stationäre Aufnahme.

- **HIV-seropositive Personen** (22): Risiko für Toxoplasmose, meningeale Kryptokokkose, Lymphome (CD4 < 100/mm³). Die intrakranielle Druckerhöhung kann isoliert auftreten. Häufige und manchmal chronische Sinusitis. Wenn das CT (ohne und mit Kontrastmittel) normal ist ⇒ Notfall-LP mit 6 Röhrchen mit 15–20 Tropfen:
  - 1 – Zytobakteriologie inkl. Tbc, mit Tuschefärbung;
  - 2 – Liquorchemie;
  - 3 – Kryptokokken-Antigen (+ 4 °C) am nächsten Tag einsenden;
  - 4 – Zytologie (+ 4 °C), einsenden bei > 10/mm³ Zellen;
  - 5 und 6 – Reserveröhrchen, davon eines von 5 mL für eine eventuelle PCR. Gesucht wird vor allem nach Kryptokokken- oder tuberkulöser Meningitis (*S. 788*).
- **Status migränosus**: Migräneanfall, der auf eine Migräneerkrankung hindeutet (*siehe S. 192*).
- **Spannungskopfschmerz**: kann in diesem Zusammenhang auftreten (*s. weiter hinten S. 192*).
- **Idiopathische intrakranielle Hypotonie** (Liquorverlustsyndrom), vergleichbar mit dem Post-LP-Syndrom ohne LP. Beginnt selten mit einem Donnerschlagkopfschmerz, Besserung innerhalb von Minuten nach dem Hinlegen (in Ausnahmefällen nicht, oder umgekehrt). Manchmal Erbrechen, Nackenschmerzen, Tinnitus, Hypakusis, horizontale Diplopie (VI). Bei Verdacht **keine primäre LP**: Subdurale Hämatome (SDH) (± Verlust des posturalen Charakters) und eine Einklemmung der Kleinhirntonsillen sind möglich. Ideal: **cMRT**: Pachymeningitis, ± Kleinhirnhernie, ± SDH, ± kollabierte Ventrikel. Wenn LP durchgeführt: Niedriger Öffnungsdruck (< 7 cmH_2O, Normaldruck 6–20), Lymphozytose < 50/mm³, Eiweiß < 1 g/L, Normalwert für Liquorglukose. Behandlung mit „blood-patch".
- **⚠ Wenn es keine Ursache für diese Art von neuen oder ungewöhnlichen Kopfschmerzen gibt: CT mit und ohne Kontrastmittel (Ausschluss Sinusthrombose) ± supraaortale Äste** zum Ausschluss Dissektion bei klinischem Verdacht) und **LP mit Druckmessung** (nichtbakterielle Meningitis, Sinusthrombose, „gutartige" intrakranielle Hypertension), bei auffälligen Befunden Krankenhausaufnahme, bei Normalbefund schnelle ambulante neurologische Beratung.

› Bereits von früher bekannte Kopf- oder Gesichtsschmerzen, anhaltend oder anfallsweise

Der Patient kommt wegen seines Kopfschmerzes, der in seiner Art üblich, in seiner Dauer, Intensität und Behandlungsresistenz aber ungewöhnlich ist.

- **Dauerkopfschmerz**: seltener Grund für einen Besuch in der Notaufnahme; denken Sie an eine CO-Intoxikation ⚠ (*S. 48*). Spannungskopfschmerzen sind nicht schwerwiegend, es gibt keine Veränderungen im Vergleich zu den üblichen Kopfschmerzen.
- **Stundenlange, pulsierende Kopfschmerzattacken** mit Photophobie und Lärmempfindlichkeit, Sehstörungen oder gastrointestinalen Beschwerden oder fokalen neurologischen Zeichen: Erwägen Sie eine Migräne.

- **Quälende einseitige Gesichtsschmerzen mit tränenden Augen**, die über viele Minuten andauern und in Perioden von 10–21 Tagen auftreten – denken Sie an Clusterkopfschmerzen (*S. 198*).
- **Blitzartige, quälende Gesichtsschmerzen von einigen (Bruchteilen von) Sekunden**: Gesichtsneuralgie (Trigeminus) (*S. 198*). „Short-lasting unilateral neuralgiform headache with conjunctival injection and tearing (SUNCT) (selten, Dutzende von Attacken: Neurologe).
- **Kopfschmerzen bei Anstrengung oder beim Koitus** oder mit Anstrengung vom Typ Valsalva: können ohne Ursache sein... Untersuchung mindestens einmal ohne besondere Dringlichkeit, wenn bekannt und nicht in der Frequenz verändert/modifiziert, ansonsten Dringlichkeit (*S. 186*).

› Andauernde Kopfschmerzen

- **Hochsitzende Nackenschmerzen**: banal, oder Pathologien des kraniozervikalen Übergangs, Läsionen der hinteren Schädelgrube, Rheuma (RA), okkulte Frakturen (Dens), Metastasen oder Abszesse, Meningitiden: *Anamnese und klinische Untersuchung* ± bildgebende Verfahren und Labor je nach Fall.
- **Kopfschmerzen, die den Patienten nachts aufwecken**: sind nicht psychogen.
- **CO-Intoxikation**: kann chronisch sein.
- **Lokalisierte Kopfschmerzen**, insbesondere im Scheitelbereich: in der Regel psychogen. Entlassung, wenn die klinische Untersuchung normal ist und es keine weiteren Anhaltspunkte gibt. CT mit Knochenfenster ambulant, wenn der Schmerzpunkt sehr genau definiert und chronisch ist oder sogar auf Druck reproduziert wird.
- **Episodische „Spannungskopfschmerzen“**: können seit Wochen, Monaten oder Jahren täglich auftreten. Typischerweise bilateral, nicht pulsierend, Quetsch- oder Druckgefühl und von mittlerer bis mäßiger Intensität, ± Geräuschempfindlichkeit oder Photophobie (aber nicht beides). Sehr häufig, oft wochenlang „jeden Tag“ vorhanden. Eine akute Exazerbation ist möglich, spontan oder durch Medikamentenmissbrauch; häufig verbunden mit Migräne. Der Schmerz wird durch festes Abtasten mit kleinen Drehbewegungen von zwei Fingern (Zeige- und Mittelfinger) der Stirn-, Schläfen-, Kau-, Sternocleidomastoideus- und Trapezmuskeln hervorgerufen. Unterscheidung gegenüber anderen Ursachen in Notfällen während der ersten Episoden meiner Meinung nach nur schlecht möglich. *Man kann sich nur dadurch helfen, dass man in der Notaufnahme nach einer schwerwiegenden Ursache sucht, wenn der Kopfschmerz anders als üblich ist. Diese Diagnose ist in der Notaufnahme* ⚠ *bei einem neu aufgetretenen akuten Kopfschmerz bei einem Patienten ohne Kopfschmerz-Vorgeschichte desselben Typs unmöglich.* Wird mit NSAR oder Aspirin oder Paracetamol behandelt.
- **Chronische Sinusitis** führt zu Beschwerden im HNO-Bereich und Gesichtsschmerzen. *Komplikationen*: Fieber, Sehstörungen, periorbitales Ödem, Exophthalmus, Diplopie, starke Kopfschmerzen: Computertomographie und dringendes HNO-Konsil.
- Ein **Tumor** ist nicht ausgeschlossen, aber es ist schwierig, eine „Notfall“-CT zu rechtfertigen, wenn es keine neurologischen Anzeichen gibt oder kein erhöhter Hirndruck vorliegt. CT durchführen, falls die Nachsorge schwierig erscheint.

› Migräne und Status migränosus

Den Kopfschmerzen geht eine Aura voraus – oder auch nicht. Die typische Aura spricht sehr für die Diagnose.

- **Die Aura dauert ≥ 5 min**, in der Regel 10 min: **neurologische Defizitzeichen** (motorisch, sensibel, sensorisch) oder **einfache visuelle Halluzinationen** (siehe unten), die einer **progressiven Ausbreitung** folgen. Die Entwicklung kann in aufeinanderfolgenden Wellen verlaufen: Ein betroffenes Areal wird beschwerdefrei, während ein anderes betroffen ist. Z. B.: peribukkale Parästhesien, die von Parästhesien der Hand abgelöst werden, unvollständige Aphasie, die von einem Defizit der rechten oberen Extremität abgelöst wird. **Freies Intervall oder eine Phase, in der die Aura abklingt, dann Kopfschmerzen** und Übelkeit oder Erbrechen. Der Kopfschmerz ist, wenn er einseitig ist, auf der Seite, die mit der Aura übereinstimmt. NB: *Die Aura kann isoliert sein*, ohne von Kopfschmerzen gefolgt zu sein.
- **Was einer Aura ähnelt ⚠:**
  - **TIA: Keine allmähliche Ausbreitung: Die Anzeichen sind plötzlich und von Anfang an maximal**. Vorhandensein oder Fehlen von Risikofaktoren erlaubt keine eindeutigen Rückschlüsse. Kopfschmerzen sehr selten bei TIA;
  - **partielle epileptische Anfälle**. Kommen häufig vor. Selten gefolgt von Kopfschmerzen wie bei Migräne. Der Kopfschmerz deutet dann auf eine Blutung, Ischämie, einen Tumor oder eine Infektion hin, die für die Epilepsie verantwortlich sind. Das Erscheinungsbild unterscheidet sich von dem der Migräne: Die neurologischen Zeichen folgen dort sehr schnell aufeinander (Sekunden oder weniger als 2 min), und sind fast immer einseitig (die migräneartigen Auren können bilateral oder alternierend sein). Schwieriger ist die Diagnose bei einem partiellen Status epilepticus mit länger anhaltenden neurologischen Symptomen oder nachfolgenden postiktalen Defiziten. In diesem Fall muss man flüchtige klonische oder myoklonische Phänomene der Extremitäten, der Wurzeln oder des Gesichts erfassen, indem man den entkleideten Patienten lange beobachtet, sich in 2 m Entfernung aufstellt, Automatismen bemerkt, ein Kauen. Ein aufmerksam interpretiertes Oberflächen-EEG, bei dem die Klinik während der Aufzeichnung berücksichtigt wird, ermöglicht die Diagnose, aber das offensichtliche Fehlen von „Anfallsaktivität" schließt die Diagnose nicht aus, wenn die Klinik dazu passt (23);
  - **Hypoglykämie**: kann zu allen möglichen neurologischen Defiziten führen, jedoch ohne die typischen Migränezeichen. Der *Kopfschmerz*, der durchaus möglich ist, steht aber im Hintergrund. Grundsätzlich zu erwägen bei einer Person, die blutzuckersenkende Mittel einnimmt;
  - **CO-Intoxikation**: Fokale und sich wiederholende neurologische Zeichen sind möglich, auch hier ohne den für Migräne typischen Verlauf. Denken Sie daran und messen Sie CO beim geringsten Zweifel;
  - **Alles, was nicht eindeutig mit einer Migräneaura vereinbar ist, wird in der Notaufnahme als nicht migränebedingt betrachtet.** CT-Scan, ± LP. Krankenhausaufnahme und/oder neurologisches Konsil.

... ***Visuelle Störungen bei Migräne*** ....

- **Sie halten über Minuten an**, in der Regel etwa zehn Minuten, und **breiten sich allmählich aus.** Gefolgt von Kopfschmerzen und Übelkeit oder Erbrechen. Sie unterscheiden sich von den visuellen Störungen der **TIA**, die **plötzlich und von Anfang an maximal** sind, und von denen der **partiellen Epilepsien**, die sich viel schneller ausbreiten: in Sekunden oder mehreren Sekunden.

- **Lichterscheinungen**: einfache visuelle Halluzinationen: Flecken, Blitze, Sterne, leuchtend, farbig, funkelnd; charakteristisch sind Zacken- oder Zickzackbilder.
- Achtung ⚠:
  - Einfache Lichterscheinungen (Punkte, leuchtende Flecken) sind auch bei einer **Hirndruckerhöhung** zu sehen.
  - Wenn es sich um sehr kurze Punkte oder Blitze handelt, die ohne Kopfschmerzen oder durch Drücken auf das Auge verursacht werden, deutet dies auf eine Netzhautablösung hin. Das plötzliche Auftreten von „mouches volantes", (wörtlich „fliegende Mücken"), oder schwimmenden Körpern, deutet auf eine Glaskörpertrübung hin. Möglicherweise verminderte Sehschärfe oder Einschränkung des Gesichtsfelds. Keine Kopfschmerzen. Ablösungen ⇒ dringende telefonische ophthalmologische Beratung (siehe *S. 849*).
- **Flimmerskotom**: Flimmernde Lichtpunkte, die sich zum Rand des Gesichtsfeldes hin ausdehnen und einem Skotom (schwarzes Loch) Platz machen.
- **Defizitphänomene**: Verschwommenes Sehen, Hemianopsien, monokulare Blindheit, Skotom.
- **⚠ Nicht zu verwechseln mit der Sehstörung bei intrakranieller Druckerhöhung: plötzlicher, vollständiger oder schwerer Sehverlust für mehrere Sekunden.**

... ***Der Kopfschmerz bei Migräne*** ....

- Unbeständiger einseitiger Charakter oder vorwiegend einseitiger Charakter. Eine Hemikranie (Halbseitenkopfschmerz), vor allem abwechselnd von einem Anfall zum nächsten, ist sehr pathognomonisch.
- Tritt häufig morgens nach dem Aufwachen auf. Sie kann sich durch dem Patienten bekannte Empfindungen ankündigen: Verdauungsstörungen oder Stimmungsschwankungen, Hunger, Müdigkeit.
- **Hält von zwei Stunden bis zu mehreren Tagen an**. Stark und begleitet von **Photophobie und Geräuschempfindlichkeit**, zwingt oft dazu, sich im Dunkeln in Ruhe hinzulegen. Anstrengungen verstärken ihn.
- Meist **pulsierender und starker** Schmerz.
- Übelkeit und Erbrechen, wie die Photophobie, ähnlich wie bei Meningitis-Syndrom. Es ist nicht ungewöhnlich, den Nacken etwas steif oder schmerzhaft zu finden, weil man ihn nicht richtig untersuchen kann (*S. 181*). Beim geringsten Zweifel an der übrigen Symptomatik ist eine meningeale Erkrankung auszuschließen.

... ***Fragen zur Suche nach Migräne bei häufigen Kopfschmerzen*** ....

Stellen Sie die Frage offen und schlagen Sie dann eventuell wie folgt vor.
- Wie oft haben Sie Kopfschmerzen? Mehrmals im Jahr? Pro Woche usw.?
- Haben Sie mehr Anfälle, wenn Sie sich über etwas ärgern? An den Wochenenden? Während der Menstruation?
- Wenn Sie Kopfschmerzen haben, dauert das lange? Den ganzen Tag? Kommen die Kopfschmerzen plötzlich oder allmählich innerhalb von 10–60 min?
- Sind Sie gezwungen, ins Bett zu gehen? In der Dunkelheit? Ist der Lärm unerträglich? Ist das Licht zu hell?
- Ist Ihnen danach übel?
- Haben Sie vorher Erscheinungen (mehrere Minuten) von leuchtenden Dingen? Fühlen Sie, dass die Migräne kommt? Was lässt Sie diese vorhersehen?

- Klopft (pocht) es im Kopf?
- Tut es auf beiden Seiten gleichzeitig weh? Nur auf einer Seite? Einmal auf der einen Seite, einmal auf der anderen Seite? Eher auf einer Seite?
- Haben Ihre Eltern, Brüder oder Schwestern oft Kopfschmerzen? Müssen sie ins Bett gehen, wenn ihnen das passiert? In der Dunkelheit? Müssen sie sich dann erbrechen? Dauert das stundenlang?

... ***Besondere Migräneformen, sogenannte komplizierte Migräne*** ....

- **In Ausnahmefällen: zerebraler Infarkt.**
- **Basiläre Migräne/Migräne mit Hirnstammaura**: Ausschlussdiagnose ⚠. Kopfschmerz mit vorangehenden neurologischen vertebrobasilären Symptomen: Schwindel/Schwindelgefühle, Dysarthrie, zerebelläres Syndrom, Hemianopsien oder kortikale Blindheit, gleichzeitige bilaterale Parästhesien, Benommenheit, Verwirrtheit. Synkope möglich (NB: Kopfschmerzen können fehlen und die Basilarismigräne kann sich als Schwindel oder als zerebelläres Syndrom mit Erbrechen präsentieren...). CT und CT-A inkl. supraaortale Ästen oder Doppler der Halsgefäße inkl. A. carotis interna, oder MRT/MR-A, ± LP als Notfall, sind zur Differentialdiagnose erforderlich: Schlaganfall, Dissektion der Halsgefäße, Venenthrombose, Tumore, basiläre Meningitis (*S. 822*)]. Krankenhausaufnahme + dringendes neurologisches Konsil. Behandeln Sie wie eine Migräne, aber ohne Triptan: aspirinfreie Schmerzmittel, Antiemetika, Flüssigkeitszufuhr, für Ruhe sorgen, Patienten beruhigen.
- **Migräne mit Epilepsie**: idem.
  - **Ophthalmoplegische Migräne** ⚠:
  - Diagnose in der Notaufnahme verboten. Meistens handelt es sich um eine Beeinträchtigung von N. III, IV oder VI, nach dem Kopfschmerz. Verwechslungsgefahr mit: *Subarachnoidalblutungen und verschiedenen Tumoren oder regionalen Entzündungen, Aneurysma*;
  - CT und CT-A oder MRT/MR-A als Notfall, einschließlich der Orbitae, und wenn diese normal ist: LP. Krankenhausaufnahme und neurologisches Konsil. M. Horton möglich.
- **Status migränosus** (Migräneanfall, der per Definition länger als 72 Stunden andauert):
  - Häufige Form von Migräne in der Notaufnahme (die gewöhnliche Migräne bleibt zu Hause). Unter- oder fehlbehandelte Personen, manchmal mit bis dahin nicht erkannter Migränegeschichte. Manchmal Überdosierung von Migränemitteln innerhalb von Stunden oder Tagen. Häufige Aura und nicht immer typische Reihenfolge der Symptome. Übliches Erbrechen, das für Dehydrierung, Hypokaliämie (EKG) und eine unwirksame Behandlung verantwortlich ist;
  - Wenn die typische Migränegeschichte nicht rekonstruiert werden kann, sind CT ± LP kaum vermeidbar. Behandlung, Krankenhauseinweisung und neurologische Beratung, wenn atypisch.

... ***Kriterien für die Diagnose einer Migräne*** ....

Nicht alle Migräneanfälle erfüllen diese Kriterien – leider. S. Tabelle 4.11

Tabelle 4.11: Kriterien für die Diagnose einer Migräne

	Migräne ohne Aura
A	Mindestens 5 Anfälle, die die Kriterien B–D erfüllen.
B	Kopfschmerzattacken, die 4–72 Stunden lang anhalten, ohne Behandlung.
C	Mindestens 2 der folgenden Kriterien: 1. einseitiger Kopfschmerz; 2. pulsierend; 3. mittelschwer oder schwer; 4. verschlimmert durch banale körperliche Aktivität (Treppensteigen).
D	Während des Kopfschmerzes mindestens eines der folgenden Kriterien: 1. Übelkeit oder Erbrechen; 2. Photophobie + Geräuschempfindlichkeit.
E	Nicht durch eine andere Erkrankung bedingt gemäß Anamnese, Untersuchung (und entsprechenden Abklärungen im Verdachtsfall).
	Migräne mit Aura
A	Wenigstens 2 Anfälle mit den Kriterien B bis D
B	Die Aura umfasst ≥ 1 der folgenden Symptome, aber kein motorisches Defizit: • Vollständig reversible visuelle Symptome, einschließlich positiver Phänomene (Flecken oder flackernde Lichter...) und/oder negative (Verlust des Sehvermögens); • Vollständig reversible sensorische Symptome, einschließlich positiver Phänomene (Kribbeln) und/oder negativer Art; • Vollständig reversible Sprachstörungen (Dysphasie).
C	Mindestens zwei der folgenden Merkmale: • homonyme visuelle Symptome (rechtes oder linkes Gesichtsfeld) und/oder einseitige sensible Symptome; • mindestens 1 Aurasymptom entwickelt sich allmählich innerhalb von ≥ 5 min und/oder die verschiedenen Symptome der Aura treten nacheinander innerhalb von ≥ 5 min auf; • jedes Symptom dauert ≥ 5 min und < 60 min.
D	Kopfschmerz, der die Kriterien B-D für Migräne ohne Aura erfüllt und während der Aura oder innerhalb von 60 min nach der Aura beginnt.
E	Nicht auf eine andere Erkrankung zurückzuführen.

... ***Bildgebung – außer bei den oben beschriebenen Fällen*** ....

- Migräneanfälle, die nach dem 50. Lebensjahr auftreten (je nach Klinik als Notfall oder ambulant).
- Atypische Aura: plötzlicher Beginn oder > 1 h = Notfall oder immer auf derselben Seite auftretend = ambulant.
- Anomalie bei der klinischen Untersuchung = Notfall.
- Bekannter Migränepatient mit ungewöhnlichen Kopfschmerzen: nicht unbedingt ein Notfall (2).

... ***Behandlung eines einfachen Migräneanfalls (24,25)*** ....

- Berücksichtigen Sie die bereits eingenommenen Medikamente. Die schneller wirksame intravenöse Verabreichung kann den Patienten beruhigen. Sie kann die Aufenthaltsdauer in der Notaufnahme verkürzen. Bei Erbrechen oder starker Übelkeit: nicht per os!
- Beruhigen Sie den Patienten. Ruhe und Abdunklung, nach dem Anfall **schlafen lassen**.
- **Vorzugsweise nicht-opioidhaltige Schmerzmittel verwenden (19–21).**
- **Bei Patienten, die noch nicht wegen ihres Anfalls und der Schmerzen behandelt wurden und ˜ < 6/10 angeben:** Aspirin 1 g oder NSAR per os. Ibuprofen 400 mg oder Naproxen 500 mg oder Ketoprofen 200 mg Zweischicht

(Gabrilen®) per os, oder Paracetamol-Brausetabletten 1 g ± Metoclopramid 1 Kp oder Zäpfchen.
- **Noch unbehandelter Patient und Schmerzen ≥ 6/10 oder oraler Zugang nicht möglich:** Ketoprofen 100 mg i.v. in 15 Minuten (nur in A verfügbar) und Metoclopramid 10 mg i.v. in 15 Minuten. NB: die deutsche Leitlinie beschreibt Sumatriptan subkutan als wirksamstes Mittel bei akuten Attacken.
- **Patient, bei dem ein NSAR versagt hat: Triptan** (kardiovaskuläre Kontraindikationen; nicht, wenn Migräne mit Hirnstammaura oder hemiplegischer Migräne!) *per os*, wenn möglich, sonst nasal (20 mg Sumatriptan) oder, schneller wirksam: Sumatriptan 6 mg sc. Warnen Sie vor unangenehmen Wirkungen („Schwindel", Brustschmerzen usw.). Keine Triptane während der Aura. Triptane scheinen nicht wirksam zu sein, wenn eine Hyperästhesie im Bereich des Kopfes vorhanden ist (26).
- **Versagen eines Triptans**: NSAR ± Metoclopramid. Oder anderes Triptan: kein Klasseneffekt.
- **Trotzdem Therapieversagen**? Wie einen Status migränosus behandeln, s. unten.
- **Vorsicht bei Dyskinesien und Dystonien und Akathisie (Antiemetika): unruhiger oder ängstlicher Patient, steht auf und läuft umher (*S. 503*).**
- **Entlassung mit Rezept** für die Behandlung des nächsten Anfalls. Wenn die Anfälle häufig auftreten oder resistent sind, Prophylaxetherapie einleiten.

⚠ *Die Wirksamkeit eines Triptans oder Ergotamins oder des einfachen Paracetamols schließt eine nicht migräneartige Ursache nicht aus.*

... *Behandlung des Status migränosus (oder eines Anfalls, der gegen die vorherige Behandlung resistent ist)*
- Beruhigen Sie hinsichtlich der Harmlosigkeit der Erkrankung, indem Sie deutlich machen, dass Sie wissen, dass sie sehr schmerzhaft ist.
- **Versuchen Sie eine der weiter oben genannten, noch nicht ausprobierten Optionen.** Ansonsten:
- Morphin i.v. als letzter Ausweg (S. 33).
- Bei einigen dieser Behandlungen muss die Differentialdiagnose ausreichend gesichert sein.
- In den meisten Fällen ist ein Krankenhausaufenthalt erforderlich.

... *Schwangere/Stillende*
- Vernünftige Kontraindikationen gemäß einem Referenzzentrum: http://www.lecrat.org/, https://www.embryotox.de/
- Schwangerschaft – Erlaubt sind: Paracetamol, Aspirin bis 24 SW, Sumatriptan, Morphin, Metoclopramid.
- Stillzeit: idem + NSAR.

... *Ergotismus bei Überdosierung von Mutterkornderivaten oder Wechselwirkungen*
- Parästhesien der Extremitäten, Extremitätenischämien, Raynaud-Syndrom, pectanginöse Beschwerden, Übelkeit und Erbrechen, neurologische Ausfallerscheinungen, Hypotonie, Koma, Krampfanfälle.
- Machen Sie ein EKG: Bei ischämischen Zeichen, die sich nicht sofort unter der Behandlung zurückbilden, Verlegung auf die Intensivstation.

- Symptomatische Maßnahmen bei Koma, Krämpfen. Volumenersatz (Kochsalzlösung) bei Hypotonie.
- Nicht evidenzbasiert: Rat des Giftnotrufs einholen. IV-Heparin (*siehe S. 463*), wenn es sich tatsächlich um eine Migräne handelt. Absetzen von Ergot-Derivaten und anderen Vasokonstriktoren. Diltiazem und TNT bei koronarer Ischämie.

> **Trigemino-autonome Kopfschmerzerkrankungen = TAK** (u. a. Cluster-Kopfschmerzen)

… ***Einfache Diagnose*** ………

- Innerhalb von 2 Minuten, was eine sofortige Behandlung des Patienten ermöglicht. Oft werden die Schmerzen fälschlicherweise mit Zahnproblemen, Sinusitiden oder temporomaxillaren Problemen in Verbindung gebracht.
- **Periorbitale** Schmerzen, stark, wie ein Mahlen, ein Brennen, oft **quälend**, zum Aus-dem-Fenster-springen. Läuft als Patient im Wartezimmer herum und drückt sich auf das Auge oder die Schläfe.
- Tritt **1–8 Mal am Tag** auf, oft nachts, entweder über Zeiträume von mehreren Wochen (Clusterkopfschmerz) oder das ganze Jahr über.
- Dauert **15 bis 180 Minuten**.
- Betrifft **einseitig** die Orbitalregion, strahlt in die Stirn, die Schläfe, die Wange, das Oberkiefer-Zahnfleisch aus. Manchmal strahlt er auf die gesamte Gesichtshälfte aus, sogar auf das Ohr, die Schädelhälfte, den Kopf und den Hals. Manchmal ist er an der Schläfe am stärksten ausgeprägt.
- Fast immer kommt es homolateral zu **tränenden Augen**, einer geröteten Bindehaut, einer verstopften Nase oder Rinorrhoe.
- Sonstiges: Lidödem, Stirn-/Gesichtsschweiß, Rötung der Gesichtshälfte, Hervorstehen oder Schmerz der Schläfenarterie, Hyperästhesie, Völlegefühl im Ohr.
- **Horner-Syndrom**, das in einem von drei Fällen auftritt und zwischen den Anfällen weiterbestehen kann. Keine weitere Beeinträchtigung der Okulomotorik, Cornealreflex vorhanden; die Sehschärfe bleibt im Gegensatz zum akuten Glaukom erhalten. Keine Hypästhesie des N. V. **Die neurologische Untersuchung muss ansonsten normal sein** ⚠ (ansonsten neurologisches Konsil und MRT oder CT).
- Eine Variante, die als paroxysmale Hemikranie bezeichnet wird, besteht aus 10 bis 20 täglichen Anfällen von 3–46 min (10) und ist häufig therapieresistent. Sie wird verhindert durch Indometacin 75 mg/d.
- Im Gegensatz zum erstarrten, in sich gekehrten Migräniker neigt der Patient dazu, hin und her zu gehen und ungeduldig zu werden.

… ***Behandlung der TAK (6)*** ………

- O_2 per Maske und Reservoir, 12–15 L/min für 15–20 min, sitzender Patient (25).
- Bei Unwirksamkeit, außer bei KI: Sumatriptan s.c. 6 mg (nasal weniger gut) wie *S. 197*. Bei Versagen letzter Ausweg = Morphin (titriert). Beginnen Sie sofort mit einer **Basistherapie**: Unterbrechen Sie die Schmerzperiode mit Prednison (außer KI) 60–100 mg/d, 5 Tage, dann ausschleichend um 10 mg/d, kombiniert mit Verapamil LP 240 x 2/d (nach Ausschluss Bradykardie/AV-Block im EKG). Auf Nebenwirkungen hinweisen.
- **Verschreibung von Sauerstoff organisieren.**
- **Sehr schnelle Nachsorge durch Neurologen vorsehen, MRT ambulant bei erstmaligem Anfall.**

› Trigeminusneuralgie

- Einseitiger Schmerz in einem oder mehreren Ästen des N. V.
- **Sehr kurzer Schmerz** von einem Sekundenbruchteil bis zu 2 min, aber **entsetzlich** („könnte mich umbringen“). Führt dazu, das Gesicht zu verziehen („schmerzhaftes Zucken“).
- **Wiederholt sich in Salven einige Stunden lang**. Zwischen den Anfällen ist der Patient schmerzfrei (wenn der Anfall länger dauert, ist auch ein Dauerschmerz möglich). Es ist schwierig, dies bei einer Befragung festzustellen, da der Kranke sagt, dass er stundenlang Schmerzen hat: Bestehen Sie geduldig und behutsam darauf. Der Patient wird nachts nicht durch die Schmerzen aufgeweckt.
- Wird manchmal durch die Stimulation eines „Trigger“-Bereichs oder durch Essen, Gähnen, Rasieren ausgelöst.
- Keine Hypästhesie des Gesichts, Kornealreflex vorhanden. Kein bläschenartiger Ausschlag im Gehörgang (Gürtelrose). Keine weiteren neurologischen Auffälligkeiten. Bei geringsten diagnostischen Zweifeln: neurologisches Konsil (symptomatische Neuralgien bei Tumoren oder vaskulären Anomalien).
- **Dringendes oder schnelles neurologisches Konsil und Bildgebung (MRT/ MR-A)** bei klinischer Atypie, insbesondere: < 40 Jahre, abnormale neurologische Untersuchung, Hypästhesie des N. V., beidseitige Schmerzen.
- **Behandlung der Trigeminus-Neuralgie (28):**
  - **Beruhigen**: kein Zusammenhang zwischen der Schmerzhaftigkeit und einem vitalen oder neurologischen Risiko; Erstbehandlung funktioniert in 75 % der Fälle;
  - erste Wahl: Carbamazepin. Eine Fülle von Nebenwirkungen und Wechselwirkungen ⚠. Wenn kontraindiziert: Lamotrigin oder allenfalls Baclofen;
  - bei Salven **Carbamazepin** retard 200 mg ½ Tbl. 1- bis 2-mal täglich, Steigerung um 100 mg/d alle 1 bis 2 Tage bis zu einem anfänglichen Maximum von 600 mg/d;
  - sehr seltene Fälle erfordern die Aufnahme, ± vorsichtiger Versuch mit titriertem Morphin. (*p. 33*);
  - sollten nach Entlassung schnell vom Hausarzt oder Neurologen gesehen werden.

› Sonstiges

- Post-Zoster-Neuralgie.
- Kopfschmerzen bei Husten, Anstrengung, Koitus (*S. 186*).
- Postpunktionelle Kopfschmerzen (*S. 151*).
- Seltene und diverse Ursachen (27):
  - Hyperviskosität des Blutes (S. 155) ⚠
  - Hyperkapnie ⚠;
  - Kaffeeentzug (am Wochenende);
  - iatrogen: NSAR, Nitrate, Kalziumkanalblocker, Missbrauch von Schmerzmitteln;
  - Hypoglykämie;
  - toxisch: „Poppers“;
  - **Eiscreme-Kopfschmerz**, der durch den Kontakt mit dem Gaumen ausgelöst wird;
  - **Eispickel-Kopfschmerz (sehr kurzer, spitzer Schmerz**, < 1 Sekunde, aber als dauerhaft beschrieben, weil er sich wiederholt: NSAR, keine bildgebenden Verfahren, ambulanter Besuch beim Neurologen);

  - Höhenkopfschmerz ⚠;
  - „China-Restaurant-Syndrom“, 20 Minuten nach dem Essen;
  - akuter Alkoholkonsum und ein um 5–10 Stunden verzögerter Kater.
- Haben Sie eine CO-Vergiftung ausgeschlossen? ⚠

› Literatur

1. Weiss NS., Relation of high blood pressure to headache, epistaxis, and selected other symptoms. The United States health examination survey of adults, N Engl J Med, 1972, 287 : 631–633.
2. Lanteri-Minet M. et al., Prise en charge diagnostique et thérapeutique de la migraine chez l'adulte et chez l'enfant, 2013, www.sf-neuro.org oder https://tinyurl.com/u2a9z672
3. Thomas LE., Edlow JA., Goldstein JN., Evidence-Based Approach To Diagnosis And Management Of Aneurysmal Subarachnoid Hemorrhage In The Emergency Department, Emergency medicine practice, 2009 ; 11 (7) : 1–28.
4. Perry JJ, Sivilotti MLA, Emond M, et al., Prospective Implementation of the Ottawa subarachnoid hemorrhage rule and 6-hour computed tomography rule, Stroke, 2020; PMID: 31805846
5. Ducros A., Bousser MG., Thunderclap headache, BMJ, 2013, PMID: 23303883.
6. Recommandations pour le diagnostic et le traitement de l'algie vasculaire de la face, 2014, http://www.sfetd-douleur.org https://tinyurl.com/4d5ms8rr
7. Edlow JA., Fisher J., Diagnosis of subarachnoid hemorrhage : time to change the guidelines? Stroke, 2012 aug, 43(8) :2031-2, https://goo.gl/Qg140m
8. Backes D., Rinkel GJ., Kemperman H., Linn FH., Vergouwen MD., Time-dependent test characteristics of head computed tomography in patients suspected of nontraumatic subarachnoid hemorrhage, Stroke, 2012 aug, 43(8) :2115–9.
9. Perry JJ., Stiell IG., Sivilotti ML. et al., Sensitivity of computed tomography performed within six hours of onset of headache for diagnosis of subarachnoid haemorrhage : prospective cohort study, BMJ, 2011, PMCID : PMC3138338, https://tinyurl.com/2aaejva2
10. Recommandations SPILF, Infections respiratoires hautes, 2011, www.infectiologie.com
11. Sands GH. et al., Cough, exertional and other miscellaneous headaches, Med Clin North Am, 1991, PMID: 2020226.
12. Raskin NH., Short-lived head pains, Neurologic Clinics, 1997, PMID: 9058402.
13. Edlow JA., What are the unintended consequences of changing the diagnostic paradigm for subarachnoid hemorrhage after brain computed tomography to computed tomographic angiography in place of lumbar puncture? Acad Emerg Med, 2010, PMID: 20836782, https://tinyurl.com/2a848wk6
14. Ducros A. et al., The clinical and radiological spectrum of reversible cerebral vasoconstriction syndrome. A prospective series of 67 patients, Brain, 2007, PMID: 18025032, https://tinyurl.com/2p97b8kr
15. Edlow JA, Managing Patients With nontraumatic, severe, rapid-onset Headache, Ann Emerg Med, 2018 PMId: 28601276
16. Seiffge D., Ahlhelm F., Peters N. et al., Qu'est-ce que le SEPR ? Forum Med Suisse, 2012 ;12(25):500–504, https://tinyurl.com/3t99k5dr
17. Legriel S. et al., Understanding Posterior Reversible Encephalopathy Syndrome. In "Annual Update, in Intensive Care and Emergency Medicine", Vincent JL, Springer, 2011, https://tinyurl.com/yz9hberw
18. Perry J. et al., High risk clinical characteristics for subarachnoid haemorrhage in patients with acute headache : prospective cohort study, BMJ, 2010, https://tinyurl.com/4fs7ebf6
19. AcEP, Clinical Policy : Critical Issues in the Evaluation and Management of Adult Patients Presenting to the Emergency Department With Acute Headache, 2011, 2019, https://tinyurl.com/39xj4ce8
20. Diagnosis and management of headache in adults, A national clinical guideline, BMJ, 2008, 337 : 1231–1236, https://tinyurl.com/2p93kehr
21. SFEMC. Recommandations céphalée en urgence, 2018, https://tinyurl.com/3us5a395
22. U.S. Department of Health and Human Services, Guide for HIV/AIDS Clinical Care, 2014, https://tinyurl.com/yck8xx9r
23. Morrell MJ., Differential diagnosis of seizures, Neurologic Clinics, 1993, 11 : 737–54.
24. Evers S. et al., EFNS guideline on the drug treatment of migraine-revised report, Eur J Neurol. 2009 sep, 16(9) : 968–81, https://tinyurl.com/3azywjyr
25. Singh A., Soares WE., Management strategies for acute headache in the emergency department, Emerg Med Pract, 2012 jun, 14(6) :1–23.

26. Kelley NE. et al., Rescue therapy for acute migraine, part 1 : triptans, dihydroergotamine, and magnesium, Headache, 2012, PMID: 22211870.
27. Bouget J., de Charry A., Principe A., Les céphalées que l'on n'apprend pas et que l'on rencontre aux urgences ! In « Céphalées en urgence. Monographie de la SFMU », Masson, Paris, 2001, 131-148. www.sfmu.org
28. EFNS guidelines on the pharmacological treatment of neuropathic pain, 2010, https://tinyurl.com/ydnchh6n
29. Attia J., Hatala R., Cook DJ., Wong JG., The rational clinical examination. Does this adult patient have acute meningitis? JAMA, 1999, PMID: 10411200.
30. Friedman D., Headache and hypertension : refuting the myth, 2002, https://tinyurl.com/m2njw2ny
31. Primäre Kopfschmerzerkrankungen. Leitlinie DGS. https://tinyurl.com/2p8vx5uv
32. Deximed: Kopfschmerzen. https://tinyurl.com/5fb7tpcw
33. Tipps und Tricks zur Diagnose und Therapie von Kopfschmerzen. Dtsch Arztebl Int 2018; 115: 299-308; DOI: 10.3238/arztebl.2018.0299
34. Therapie der Migräneattacke und Prophylaxe der Migräne. Vers 1.2. Gültig bis: 31. Dezember 2022. https://dgn.org/leitlinie/118 (Überarbeitung zum Zeitpunkt der Drucklegung angekündigt)

4.7 Subarachnoidalblutung (SAB)

› Wichtige Punkte

- Alle Altersgruppen sind betroffen, aber eher zwischen 40 und 60 Jahren.
- 40 % Mortalität. 30 % nennenswerte Folgeschäden.
- ⚠ **5–15 % Fehldiagnosen** mit folgenden Diagnosen: unbekannt, Migräne. Spannungsschmerz, trigemino-autonome Kopfschmerzerkrankungen (TAK), Viruserkrankungen, Meningitis oder Enzephalitis: Die Prognose leidet darunter (2,14). Was ist der Grund dafür? Man stellt sich vor, dass die klassischen Zeichen die Regel sind: Aber – nein! Man übersieht die Grenzen der Computertomographie. Man interpretiert die LP mit falschen „klassischen" Kriterien falsch.
- Lebenswichtig: Ein **schmerzfreier** Patient wird besser auf Ihre Fragen antworten, mehr Vertrauen haben und sich beim CT oder bei der LP weniger aufregen.
- 1 % der Kopfschmerzen in der Notaufnahme sind eine SAB, **und 4–12 % der innerhalb von $\leq$ 1 Std. maximalen, isolierten Kopfschmerzen** ohne neurologische Anzeichen sind eine SAB (7, 16). Man muss viel suchen, um wenig zu finden.
- Ein **Patient, der „gut aussieht" und eine weitestgehend unauffällige Klinik** hat ⚠ (und mit banalem Paracetamol schmerzfrei wird), kann sehr wohl eine SAB haben. Bei diesem Patienten ist die Wahrscheinlichkeit am größten, dass er eine falsch negative CT hat (2,14). Die Zurückhaltung gegenüber einer LP ist gefährlich ⚠.
- ⅓ der Patienten haben einen/mehrere assoziierte ± symptomatische Infarkte.

› Hinweise, die auf eine SAB hindeuten (siehe Kapitel *Kopfschmerzen S. 181*).

- Familiengeschichte von Hirnaneurysmen: absolutes Lebenszeitrisiko: 4,7 % (15). Sonstige Risikofaktoren: Marfansyndrom und fibromuskuläre Dysplasie.
- **Plötzlicher Beginn** „wie eine Explosion", quälende Kopfschmerzen, Patient hält sich den Kopf, liegt im Bett mit angewinkelten Beinen. Fragen Sie Angehörige, ob er über Kopfschmerzen geklagt hat. Man kann die genaue Uhrzeit und die Aktivität zu diesem Zeitpunkt angeben. Typischer **Donnerschlag-Kopfschmerz** (plötzlicher Beginn und/oder schwerste Intensität in weniger als 1 min). Der Höhepunkt des Kopfschmerzes kann aber auch erst nach 15 min und selten nach 1 Std. auftreten (3). **Nur ¾ der SAB haben einen plötzlichen Beginn (2). Die Schmerzen können zum Zeitpunkt Ihrer Untersuchung bereits gelindert sein.**
- **Synkope** zu Beginn, Bewusstseins- und Verhaltensstörungen, vor allem bei plötzlichem Beginn.
- **Nackenschmerzen** (andere Ursachen im Kapitel *Kopfschmerzen* auf *S. 187*).
- Anfängliches Fehlen von Fieber. Nach einigen Stunden ist leichtes Fieber möglich.
- In den Tagen oder Wochen zuvor plötzlicher akuter Kopfschmerz als Frühwarnzeichen.
- **Meningeale Zeichen in 60 % der Fälle** (2).
- Mögliche fokale Zeichen (Spasmen, Embolien).
- Kopfschmerzen, die sich innerhalb von **mehr als 1 Std. einstellen, sind ein starker Hinweis auf eine andere Diagnose** (Likelihood Ratio 0,06).

Hinterhältig irreführende Formen (2,14)

- Lokalisierte Kopfschmerzen (30 % lateralisiert), oder milde oder spontan abklingende Kopfschmerzen, ⚠ oft mit besonderem Charakter und plötzlichem Beginn.
- Es muss nicht unbedingt „der schlimmste Kopfschmerz seines Lebens" sein.
- Beginn ohne Anstrengung (30 %) während des Schlafs (12 %).
- Der Patient „sieht gut aus".
- **Keine meningitischen Beschwerden bei 40 %!** Und oft verzögert.
- Keine Kopfschmerzen (8 %?), aber generelles Unwohlsein oder plötzlich einsetzende Nacken- oder Rückenschmerzen.
- Isolierte Nackenschmerzen.
- Erbrechen, Übelkeit, manchmal im Vordergrund („es ist eine Magen-Darm-Grippe, er hat etwas Falsches gegessen – *siehe S. 502*").
- Schädel-Hirn-Trauma durch Synkope. Vorsicht: Die Blutung bei aneurysmatischen SABs befindet sich eher in den basalen Zisternen, bei traumatischen SABs in Richtung Konvexität (Coup – Contrecoup).
- **Irreführende kardiale Symptome** ⚠ (Katecholaminsturm) (2,14): Anomalien bei > 50 %: unspezifische Tachykardie, VES, supraventrikuläre Tachykardie, Rhythmusstörungen, Bradykardie, AV-Block, pseudoischämische ST-Ts, T-Wellen-Inversion in den präkordialen Ableitungen, QRS oder QT verbreitert, weite U-Wellen. Troponin-Erhöhung in 20–40 %. Fokale oder diffuse, takotsuboartige Kontraktilitätsstörungen im Echo.
- „Hypertensive Krise", der die Kopfschmerzen aus Unwissenheit zugeschrieben werden (*S. 375*).
- Rauschzustände, psychiatrische Erkrankungen, schmerzhafte Ophthalmoplegie.
- Verzögerte Vorstellung wegen verschleppter Kopfschmerzen: schlagartige Kopfschmerzen zu Beginn lassen aufhorchen.
- Virusähnliche Symptome mit Nackenschmerzen, Myalgie und mäßigen Kopfschmerzen: ein plötzlicher Beginn lässt die Alarmglocken schrillen.
- Pseudoischialgie durch blutbedingte Reizung der Meningen im Lumbalbereich.
- Koma von Anfang an, Synkope, Krampfanfälle; Verwirrtheit; Herzstillstand ⚠: **Fallstricke**: EKG-Anomalien bei Wiederkehr des Spontanrhythmus: **Befragung der Angehörigen** +++ über den Beginn der Beschwerden, die Art des Schmerzes, Hände am Kopf ... Blutverdünner wären ärgerlich ...
- **Symptome in Verbindung mit einem Aneurysma, auch wenn es nicht rupturiert ist**: Ischämie durch Emboli, Lähmung des N. III mit Mydriasis (im Gegensatz zu Ischämien), oder anderer Hirnnerven (14).
- Die **Wirksamkeit einer** einfachen schmerzstillenden oder migränehemmenden **Behandlung** ist möglich und kann eine SAB nicht ausschließen ⚠. Auch eine spontane Rückbildung kann das nicht.

Untersuchungen

- Bei **starkem** Verdacht aufgrund mehrerer der oben genannten klinischen Symptome ist eine CT erforderlich, die bei SAB durch eine CT-A ergänzt wird.
- Bei einem **isolierten Kopfschmerz hat man die Wahl zwischen den französischen Empfehlungen (23) und dem Algorithmus von Edlow (*S. 188*) (8).**

- **Zur Information** werden wir die Ottawa-Regeln und die CT innerhalb von 6 Std. sehen, die allerdings alle anderen Ursachen für plötzliche Kopfschmerzen außer Acht lassen.

❯ **Die französischen Expertenempfehlungen (21) für plötzlichen Kopfschmerz**
- Ambitioniert und kaum auf die Ressourcen einer Notaufnahme anwendbar.
- CT+CT-A oder ohne Verzögerung MRT+MR-A, ± supraaortale Äste und dann LP, wenn negativ. Die systematische CT-A ist fraglich, da der Patient trotzdem eine im CT nicht sichtbare perimesencephale SAB haben kann die Untersuchung und zur Überdiagnose innozenter Aneurysmen führt (15, 19).

❯ **Algorithmus zur Diagnose von plötzlichen Kopfschmerzen** ***s. S. 187*** **(8).**

❯ **Ottawa-Regel zum Ausschluss der Diagnose einer SAB** (siehe Smartphone-Apps) (3)
- **Sie ermöglicht den Ausschluss einer SAB – Empfehlung der Stufe B (13).**
- **Bedingungen: > 15 Jahre und maximaler Kopfschmerz in ≤ 1 Std.**, Vorstellung < 14 Tage nach Auftreten, ohne Trauma, weder Vorgeschichte eines Aneurysmas noch SAB, Hirntumor, Ventrikel-Shunt und ohne chronischen Kopfschmerz sowie eine **normale neurologische Untersuchung** inklusive Bewusstsein und das Fehlen eines **Papillenödems** (nicht so schwer: lernen Sie es, die Untersuchung des Augenhintergrunds wird auch in der Hämatologie benutzt).
- Sie gilt nur für Kopfschmerzen mit Verdacht auf SAB und **schließt andere, seltenere Ursachen für starke plötzliche Kopfschmerzen ⚠** (*ab S. 184*) **nicht aus** (für die es oft klinische Hinweise gibt (*S. 186*)).
- Sie ersetzt nicht das klinische Urteilsvermögen. *Sie kann nicht angewendet werden bei hohem Risiko* (familiäre Vorgeschichte) oder klinischem Verdacht ≥ 50 % (3).
- **Sensitivität 100 %** (KI 98,1–100 %), Spezifität 12,7 %.
- **Regel nicht anwendbar ⚠ , CT (± LP) machen, wenn ≥ eines dieser Kriterien**:
  - ≥ 40 Jahre;
  - Nackenschmerzen oder Nackensteifigkeit (Symptome);
  - Beobachteter Bewusstseinsverlust;
  - Beginn bei körperlicher Anstrengung;
  - Donnerschlagkopfschmerz (augenblicklicher Höhepunkt);
  - Nackensteifheit bei der Untersuchung.

❯ **CT ohne KM, LP oder nicht LP, CT-A?**
- Einige Zahlen sind notwendig, um einen vom Schmerz befreiten Patienten über die Vor- und Nachteile der invasiven Tests (CT-A, LP) aufzuklären und zu einer **gemeinsamen Entscheidung** zu gelangen, die in der Akte vermerkt wird.
- Wichtigste Untersuchung (ohne Fieber, infektiöse Erkrankung, Symptome für eine zerebrale Venenthrombose, Dissektion, reversiblen zerebralen Vasospasmus (*S. 185*)): Notfall-CT ohne Kontrastmittel; **EMLA-Pflaster für LP aufkleben.**
- Auf **der Anforderung muss „V. a. SAB" angegeben** werden (impliziert „dünne" Schnitte).
- **Die Sensitivität des CT nimmt mit der Zeit ab**, um 85 % ab 24 h, 50 % nach 7 Tagen, und mit der **Anämie ⚠⚠** : Blut ist isodens ≤ 30 % Hämatokrit oder ≤ **10 g/dL Hb** (2).
- **Normaler CT-Scan innerhalb von 6 Std. nach Beginn der Kopfschmerzen**: Eine SAB kann ohne LP ausgeschlossen werden (Sensitivität > 95,5 %), **vorausgesetzt** (6–8):

- es handelt sich um einen nicht rezidivierenden, nicht traumatischen, neu aufgetretenen Kopfschmerz, der seine höchste Intensität in weniger als 1 Std. erreicht, oder um eine Synkope (7) oder SAB-verdächtige Kopfschmerzen (6), die isoliert ohne Symptome noch neurologische Anzeichen auftreten;
- **und** um ein technisch hochwertiges CT, das von einem **erfahrenen Radiologen** interpretiert wurde (5–8,16).

- **Ein CT < 6 Std. schließt eine SAB praktisch aus** (13,16,20,22), aber nur unter bestimmten Bedingungen ⚠:
  - bei Donnerschlag-Kopfschmerzen (Höhepunkt in < 1 Std.) mit bekannter Anfangszeit ohne Synkope oder Nackenschmerzen oder Krämpfen oder neurologischen Anzeichen;
  - mit einem modernen CT-Scan und einem erfahrenen Radiologen und bei **Fehlen einer Anämie** (Hb > 10 g/dL, Hk > 30 %);
    Muss lauten: „Hb > 10 dL, Hk > 30
  - **die NNT für eine LP, die Anzahl der LPs, die für die Diagnose einer SAB gemacht werden müssen, liegt dann bei 500–1000.**
- **CT-A anstelle von LP** insbesondere bei starkem Verdacht auf SAB oder wenn LP abgelehnt wird, kontraindiziert oder nicht interpretierbar ist (17). Risiko = unnötige iatrogene Maßnahmen aufgrund des innozenten Aneurysmas: ≈ 2 % der Allgemeinbevölkerung, von denen die meisten nie Komplikationen verursachen (9, 22), aber nur 0,3 % in einer Population mit Verdacht auf SAB (19). Die LP kann Ursachen für Kopfschmerzen finden, die die CT-A nicht zeigt (*S. 188*).
- **Normaler CT-Scan ≥ 6 Std. nach Beginn**: Notfall-LP mit Druckmessung und schneller Suche nach Xanthochromie nach Zentrifugation. Oder CT-A unter bestimmten Bedingungen akzeptabel (*siehe oben*).
- **Anmerkung: Nach Ansicht französischer Experten** erfordern Donnerschlag-Kopfschmerzen eine vollständige systematische Untersuchung durch LP mit Druckmessung, neurologisches Konsil, vaskuläre und zerebrale Bildgebung einschließlich MRT/MR-A (10,23). Aber siehe ab *S. 184*.
- Wenn das CT eine SAB zeigt, wird es durch eine **CT-A** ergänzt, um nach einem Aneurysma und einem Vasospasmus zu suchen. Dies gilt auch für perimenzephalische MH (10 % der Fälle), die eine gute Prognose haben.

› Diagnostische Rolle des MRT als Notfalluntersuchung

- Ausgezeichnete Sensitivität für Blutungen (mit FLAIR und SWI), (13,22). Positiv, kann sie eine LP vermeiden und wird durch eine MR-A ergänzt.

› Diagnose einer SAB bei der LP

- Die LP ist kein Allheilmittel: z. B. 16 % erfolglos, 13 % nicht schlüssig (19).
- **Begrenzen Sie das Risiko einer traumatischen LP (*S. 146*). Ca. 16–30 % der Fälle (22).**
- **Erythrozytenzahlen < 2.000/mm³** (2.000 × 10^6 Zellen/L **oder 2.000.000/mL**) im letzten Röhrchen **mit fehlender Xanthochromie** (visuelle Analyse) schließt eine Subarachnoidalblutung aus, ohne Berücksichtigung der Verzögerung. (18).
- **Die Xanthochromie, die durch den Abbau der Erythrozyten entsteht, ist bis zum Tag 14 nachweisbar.**

- **Die Meinung des Durchführenden**, auch eines in der Punktion erfahrenen, ob die LP traumatisch ist oder nicht, **ist unzuverlässig, ebenso der 3 (4)-Röhrchen-Test** (2,14).
- **Falsche Xanthochromie**: Ikterus, Bilirubinämie > 10 mg/L, Eiweißerhöhung > 150 mg/dL, Rifampicin und carotinoidreiche Diät (2).
- Der **Öffnungsdruck** ist in 2 von 3 Fällen > 20 cm H_2O (3).

› Zur Info: Ursachen für die 15 % nicht-aneurysmatischen SABs (2)

- Perimensenzephale SAB, reversibler zerebraler Vasospasmus (*S. 172*), Tumoren, Gerinnungsstörungen, zerebrale Venenthrombosen und intrakranielle arterielle Dissektionen, Drepanozytose, mykotisches Aneurysma, vaskuläre zerebrale oder *medulläre* (!) Missbildungen, Hypophysenapoplex, entzündliche Angiopathien, Amyloid, Kokain, Amphetamine).

› Behandlung in der Notaufnahme

- Lagern Sie den Kopf in einem Winkel von 30° hoch (1).
- **Schmerzlinderung** durch Paracetamol 1 g i.v. ± titriertes Morphin bei Versagen. Pupillengröße vorher beachten.
- Venöser Zugang: **physiologische Kochsalzlösung**. *Bei Hypovolämie* Flüssigkeitsersatz (NaCl 9 ‰), ohne Hypervolämie zu erzeugen (1).
- Labor: Gerinnung und Blutgruppe, Elektrolyte, Kreatinin, Blutbild-Thrombozyten, Troponin.
- Bei **Unruhe**, die das CT (oder die LP) erschwert oder uninterpretierbar macht, kann eine leichte Sedierung erforderlich sein.
- **Antagonisierung einer eventuellen Antikoagulanzientherapie** als Notfallmaßnahme (S. 583).
- Bei **Koma** mit Aspirationsrisiko oder extremer Unruhe Intubation (RSI). (Agitation erhöht das Risiko von Nachblutungen).
- **Verbesserung der Prognose** mit Nimodipin (1) p.o. 60 mg/4 h oder Magensonde, sofern nicht hypotensiv. Intravenöse Formulierungen ebenfalls erhältlich.
- **Rezidivblutung** verhindern (3–4 % innerhalb von 24 Std.):
  - **Analgesie**, für Ruhe sorgen;
  - Systolischer Blutdruck < 160 mmHg, aber > 120 mmHg. Uradipil i.v., wenn Nimodipin nicht ausreicht (*S. 383*). Keine Blutdrucksenkung vor der Behandlung des Hydrocephalus, falls vorhanden. Überwachung des arteriellen Blutdrucks;
  - Bei absehbarer Verzögerung der endovaskulären oder chirurgischen Behandlung Diskussion über Tranexamsäure (12) 1g i.v. mit dem Neuro-Team besprechen.
- **Hydrocephalus**: Besprechen Sie mit dem Neuro-Team eine evtl. Verabreichung von Mannitol vor Anlage der Drainage.
- Kontrolle des Blutzuckers, aber piano! (strenge Kontrolle ist schädlich).
- Kontrolle der Temperatur!
- **Wenn verfügbar: transkranieller Doppler**, um Spasmus und intrakranielle Druckerhöhung zu beurteilen und die Behandlung anzupassen.
- Krampfanfall: Clonazepam i.v. 1 mg, dann als Infusion (1 mg/12 h). Ggf. **vorbeugend** auf Anraten des empfangenden Neuro-Teams: Clonazepam (1 mg) oder Levetiracetam (500 oder 1000 mg) p.o. oder i.v. Kein Phenytoin/Diphenylhydantoin.

› Weitere Therapie

- Verlegung des Patienten in eine neurochirurgische Abteilung zur ätiologischen Abklärung und Behandlung;

- Zusätzlich zu „Glasgow“ können die Hunt/Hess-Skala oder WFNS erhoben werden, obwohl sie in der Notaufnahme ohne großen Nutzen sind.

› Literatur

1. Canadian Stroke Best Practice Recommendations, Hyperacute Stroke Care Guidelines, UpToDate 2015, PMID: 26148019, https://tinyurl.com/4eufa33b
2. Thomas LE J. et al., Evidence-based approach to diagnosis and management of aneurysmal subarachnoid hemorrhage in the emergency department, Emergency medicine practice, 2009 ; 11 (7) : 1–28.
3. Perry JJ, Sivilotti MLA, Émond M, et al. Prospective Implementation of the Ottawa subarachnoid hemorrhage rule and 6-hour computed tomography rule, Stroke 2020, PMID: 31805846 (4).
4. Mark DG. et al., Sensitivity of a clinical decision rule and early computed tomography in aneurysmal subarachnoid hemorrhage, West J Emerg Med, 2015. PMCID : PMC4644033, https://tinyurl.com/4bfv2vwe
5. Long B., Koyfman A., Controversies in the Diagnosis of Subarachnoid Hemorrhage, J Emerg Med, 2016, PMID: 27216942.
6. Backes DJ. et al., Time-dependent test characteristics of head computed tomography in patients suspected of nontraumatic subarachnoid hemorrhage, Stroke, 2012 aug, 43(8): 2115–9.
7. Perry JJ., Stiell IG., Sivilotti ML. et al., Sensitivity of computed tomography performed within six hours of onset of headache for diagnosis of subarachnoid haemorrhage : prospective cohort study, BMJ, 2011, PMCID, PMC3138338, https://tinyurl.com/ybdzh72m
8. Edlow JA., Managing Patients With Nontraumatic, Severe, Rapid-Onset Headache, Ann Emerg Med, 2018, PMID: 28601276.
9. Edlow JA., What are the unintended consequences of changing the diagnostic paradigm for subarachnoid hemorrhage after brain computed tomography to computed tomographic angiography in place of lumbar puncture? Acad Emerg Med, 2010 sep,17(9) :991–5.
10. Ducros A., Bousser MG., Thunderclap headache, BMJ, 2013, PMID: 23303883.
11. American Heart Association Stroke Council, Guidelines for the management of aneurysmal subarachnoid hemorrhage, Stroke, 2012 jun ; 43(6):1711-37, http://stroke.ahajournals.org/content/40/3/994.full.pdf
12. Hillman J. et al., Immediate administration of tranexamic acid and reduced incidence of early rebleeding after aneurysmal subarachnoid hemorrhage : a prospective randomized study, J Neurosurg, 2002 oct, 97(4):771–8.
13. ACEP, Clinical policy : critical issues in the evaluation and management of adult patients presenting to the emergency department with acute headache, 2019, https://pubmed.ncbi.nlm.nih.gov/31543134/
14. Edlow JA., Caplan LR., Avoiding pitfalls in the diagnosis of subarachnoid hemorrhage, N Engl J Med, 2000 Jan 6, 342(1):29–36.
15. Teasdale GM. et al., The familial risk of subarachnoid haemorrhage, Brain, 2005, PMID, 15817512.
16. Dubosh NM. et al., Sensitivity of Early Brain Computed Tomography to Exclude Aneurysmal Subarachnoid Hemorrhage : A Systematic Review and Meta-Analysis, Stroke, 2016, PMID: 26797666, https://tinyurl.com/4ve9btjb
17. AAEM, Clinical guidelines for the emergency department evaluation of subarachnoid hemorrhage, J Emerg Med, 2016, PMID: 26823138, https://escholarship.org/uc/item/5df972fc
18. Perry JJ., Differentiation between traumatic tap and aneurysmal subarachnoid hemorrhage : prospective cohort study, BMJ, 2015, PMCID : PMC4353280, https://tinyurl.com/4yfadsx9
19. Sayer D. et al., An observational study of 2248 patients presenting with headache, suggestive of subarachnoid hemorrhage, who received lumbar punctures following normal computed tomography of the head, Acad Emerg Med, 2015, PMID: 26480290 https://tinyurl.com/3ftkfyfn
20. Carpenter CR. et al., Spontaneous subarachnoid hemorrhage : a systematic review and meta-analysis describing the diagnostic accuracy of history, physical examination, imaging, and lumbar puncture with an exploration of test thresholds, Acad Emerg Med, 2016, PMC5018921, https://tinyurl.com/mtyvn63p
21. Mark DG. et al., False-negative interpretations of cranial computed tomography in aneurysmal subarachnoid hemorrhage, Acad Emerg Med, 2016, PMID: 26918885.
22. Dubosh NM, Edlow J., Diagnosis and initial emergency department management of subarachnoid haemorrhage, Emerg Med Clin North Am, 2021, PMID : 33218664.

23. SFETD, Recommandations franc[327?]aises pour la prise en charge d'une céphalée en urgence, 2018, https://tinyurl.com/42n82cdj
24. Dakovic, I., Göttler, J. & Mpotsaris, A. Akutes zerebrovaskuläres Ereignis – das kleine Einmaleins. Radiologie (2022). https://doi.org/10.1007/s00117-022-01084-6
25. Uniklinikum Jena SOP SAB https://tinyurl.com/vyvpvb56
26. https://www.amboss.com/de/wissen/Subarachnoidalblutung

4.8 Intrakranielle Druckerhöhung

Wichtige Punkte

- Intrakranielle Druckerhöhung = vitale Bedrohung (Einklemmung, Tod).
- Zerebraler Perfusionsdruck = mittlerer arterieller Druck - intrakranieller Druck. (oder **CPP = MAP - ICP**).
- Leben und Sehvermögen ⚠ sind bedroht.
- Untere Einklemmungen (= Einklemmung der Kleinhirntonsillen) ⚠ können als einfache Krampfanfälle imponieren.
- Nicht zu vernachlässigende Sehstörungen ⚠ können als TIA erscheinen.
- **Spiegelung des Augenhintergrunds vor einer LP:**
  - normal, schließt eine ICP↑ nicht aus;
  - ist weniger aussagekräftig als die Gesamtschau aller neurologischen Befunde, wenn diese keine Hinweise auf eine ICP↑ geben und ohne Anzeichen für eine fokale Neurologie sind (was eine LP bei einer Meningitis erlaubt);
  - Die Untersuchung des Augenhintergrunds ist einfach, oft ohne Mydriaticum. Führen Sie Ihr Gerät mit sich (Otoskop + Ophthalmoskop) und schauen Sie sich die Untersuchungen Ihrer Kollegen und Patienten an - nach 2 Dutzend Versuchen haben Sie es raus. Ödeme und Blutungen sind leicht zu sehen, Bilder im Internet gibt es genug (2);
  - wirksame hyperosmolare Therapien (Mannitol oder hypertone Kochsalzlösung) werden bei Hirndruckerhöhungen aufgrund hartnäckiger Mythen (Rebound, Phlebitis, Hämolyse) zu wenig eingesetzt (1).
- Eine **einfache halbsitzende Lagerung** bei 30° verringert den ICP.
- Künstliche Beatmung und Osmotherapie: für Patienten, die auf die Intensivstation oder in die Neurochirurgie verlegt werden, nicht zu palliativen Zwecken.

Klinische Symptome, die auf ICP↑ hindeuten

Kopfschmerzen

- Neu, ohne Vorgeschichte von Kopfschmerzen, hartnäckig, nicht wandernd, zunehmende Intensität.
- Morgens am stärksten, gelindert durch Erbrechen „im Strahl".
- Inkonstant, aber informativ: **intellektuelle Verlangsamung** (Umfeld befragen) oder **fokale Zeichen** (nicht vergessen: Kleinhirn, Hirnnerven, darunter Okulomotorik ++).

Störungen des Verhaltens/Bewusstseins

- Akut oder fortschreitend.
- Verwirrtheit oder Demenz.
- Ohne metabolische (Blutzucker, Kalzium) oder toxische (Blutalkohol usw.) Ursache.
- Oder Benommenheit, Koma.

Andere Anzeichen

- Übelkeit oder Erbrechen stehen an erster Stelle.
- **Visuelle Störungen** ⚠: Plötzlicher Verlust des Sehvermögens, vollständig oder schwerwiegend, für **einige Sekunden bis 120 Sekunden**.
- **Diplopie** (uni- oder bilaterale Abducensparese, äußere Okulomotoriuslähmung): *Siehe S. 278.*
- Eine ein- oder beidseitige **Abducensparese**, die durch Einwärtsabweichung eines Auges auffällt, hat keinen lokalisatorischen Wert, sondern zeigt eine ICP↑ an. Der N. VI ist sehr empfindlich.

- Eine **Störung des N. III** (N. okulomotorius) mit einseitiger areaktiver Mydriasis ⚠ ist ein Zeichen extremer Schwere: Sofortige Verlegung in eine neurochirurgische Abteilung unter sofortiger Therapie des ICP↑.
- Augenhintergrund (Pupillenweite notieren, wenn Sie dilatieren; versuchen Sie es ohne Dilatation): kann normal sein; ansonsten: Exsudate, Netzhautblutungen, verschwommener und dann verblassender Rand der Papille, dann Stauungspapille usw. (siehe [2]).
- Der glückliche Arzt, der im Notfall-Ultraschall geschult ist, wird eine **transkranielle Doppleruntersuchung** durchführen, um nach einer Abnahme des zerebralen Perfusionsdrucks zu suchen. Ein Pulsatilitätsindex > 1,2 oder eine diastolische Geschwindigkeit < 20 cm/s stellen eine Indikation für eine Osmotherapie dar (8). Eine weitere empfindliche Methode ist die Ultraschallmessung des Durchmessers der Optikusnervenscheide.

Schwere Symptome der ICP-Erhöhung

- Bei Somnolenz, Koma, Krämpfen, **erhöhter Muskeltonus** mit Einwärtsdrehung der Extremitäten oder Beugereaktion auf Schmerzreiz.
- Untere Einklemmung ⚠ mit erhöhtem Muskeltonus/Opisthotonus, Extension an den unteren Gliedmaßen und Flexion an den oberen.
- **Arterielle Hypertension oder instabiler Blutdruck, Bradykardie, Bradypnoe,** Tachykardie, Atemstörungen, **einseitig areaktive Mydriasis**. Neurochirurgischer Notfall / Intensivstation, 20%iges Mannitol (ggf. aufwärmen) oder hypertones Kochsalz (siehe unten).

› Klinischer Verdacht auf ICP↑: Notfall-CT

- Es wird nach Symptomen gesucht, die für eine ICP↑ und für die Ätiologische sprechen: Hypo-/Hyperdensitäten mit Zeichen der Raumforderung, ± Aufhebung der Gyrierung, Kompression der basalen Zisternen, Veränderung der Ventrikelgröße, Verschiebung der Ventrikel, zu kleine Ventrikel mit aufgehobener Gyrierung, Einklemmungszeichen, Suche nach Tumoren, Abszessen, Hämatomen, Ödemen. ⚠ Vorsicht: **Ein normaler CT-Scan schließt eine ICP↑ nicht aus** (11).
- **Transport in halbsitzender Position und achsengerechter Lagerung, venöser Zugang**. Mit Notarzt bei klinisch schweren Symptomen oder Schädel-Hirn-Trauma oder schnell fortschreitendem Verlauf.
- **NB: Es gibt ICP↑ mit normalem CT.**

› Symptomatische Behandlung (man behandelt keine CT-Bilder)

- **Halbsitzende 30°-Position, ohne zervikale Rotation oder Flexion.**
- Der Rest wird in Absprache mit dem diensthabenden Neurochirurgen festgelegt.
- Zuvor den Nutzen der Behandlung im Hinblick auf die Prognose der zugrunde liegenden Erkrankung abwägen.
- *Hypotension und Hypoxie behandeln.*
- Mögliche Therapien:
  - **Kortikoide nur bei Tumoren** außer bei Gliomen Grad 2 (3,4):
    - **Dexamethason** i.v. 10 mg, dann 8 mg x 2/24 h (3) [4 bis 8 mg genügen bei Symptomen, aber ohne starke Erhöhung des Hirndrucks],
    - oder **Methylprednisolon** 1,5–15 mg/kg 1-mal/d (4). Weniger schwere Symptome: 0,5 mg/kg *per os* (Onkologie),
    - K+-Supplementierung *per os*, sofern keine Kontraindikation vorliegt;

- **bei schwerer Hypoventilation oder fehlendem Schutz der Atemwege (Klinik, BGA), Intubation (RSI) diskutieren** (10), Ziel-paCO_2 = 26-30 mmHg. **RSI** mit Etomidate (0,3 mg/kg) oder Ketamin (1-2 mg/kg) und Suxamethonium;
- Eine Hyperventilation ist bei schweren Traumata oder schweren Schlaganfällen zu vermeiden/einzuschränken (Vasokonstriktion);

Osmotherapie: Mannitol oder hypertone Kochsalzlösung sind wirksam und werden zu wenig eingesetzt ⚠, sind aber nur **vorübergehende** Lösungen, bis eine kausale Behandlung der ICP↑ erfolgt. Medikamente der Wahl: Mannitol dehydriert, hypertone Kochsalzlösung erhöht die Volämie. Was die Notfallbehandlung von Patienten mit schwerer ICP↑ betrifft, gehören die *Risiken eines Rebounds*, einer peripheren Phlebitis/Hautnekrose und einer Hämolyse ins Reich der Mythen (1):

- **20 % Mannitol**: 0,5–1,5 g/kg (5, 6), d. h. **bei 1 g/kg 5 mL pro kg Körpergewicht in 20–30 min** (Modalitäten https://tinyurl.com/3sx6kjhb) (7). Kontraindiziert bei Hypotonie (hypertone Kochsalzlösung bevorzugen). Wirkungseintritt in min, Dauer einige Stunden. Überwachen Sie Elektrolyte und Kreatinin, Urinelektrolyte, Diurese alle 6 Stunden. Substituieren Sie wegen der osmotischen Polyurie 2 mL Kochsalzlösung pro mL Mannitol 20 %.
- **Hypertone Kochsalzlösung (HKS)**: (Alternative zu Mannitol, oder wenn Mannitol versagt). **Bolus von 250 mL NaCl 7,5 %** (entspricht 641 mOsm) *in 30 min* (5). (HKS mit ≈ 7,5 % kann mit 250 mL NaCl 0,9 % + 16,5 g NaCl hergestellt werden),
- kein signifikanter Unterschied zwischen Mannitol und HKS,
- weder das eine noch das andere zur Hand? Verwenden Sie **Bikarbonat 8,4 %,** das ist das osmolare Äquivalent zu NaCl 6 %: 100 mL (9);

- **bei gutartiger idiopathischer intrakranieller Hypertension (*siehe S. 187*)** ist das Sehvermögen gefährdet. Eine LP lindert normalerweise die Beschwerden, aber bei schweren oder fulminanten Formen kann eine dringende (neurochirurgische) Behandlung erforderlich sein.

Im Notfall

- Bei einer Klinik, der auf eine ICP↑ hindeutet:
  - Klinik wie bei SAB, Schlaganfall;
  - Symptomen, die für eine ICP↑ sprechen: Einklemmung, Dezerebration, ein-/beidseitige Mydriasis, Bradykardie, Hypertonie (*siehe S. 210*);
  - Bewusstseinsstörungen (Glasgow < 8), nicht erklärbar durch: Hypoxie/Intoxikation/Hypotension < 60 mmHg / Hypoxie < 60 mmHg/Hypothermie < 36 °C.
- *Ohne auf Bestätigung zu warten* (wenn eine Behandlung ethisch vertretbar ist): halb-sitzende Position 30° bis 40°, Kopf achsengerecht, O_2 15 L/min, Mannitol oder HKS, Neurochirurg + Intensivstation rufen, Computertomographie (CT) organisieren.
- ± Intubation (RSI) und Beatmung (vorher neurologische Befunde notieren).

Literatur

1. Marko N.F., Hyperosmolar therapy for intracranial hypertension : time to dispel antiquated myths, Am J Respir Crit Care Med, 2012, PMID: 22383562. https://tinyurl.com/35c2e5fv
2. Augenhintergrundspiegelung: https://tinyurl.com/2f387zwc www.atlasophthalmology.net

3. Ryken T.C. et al., The role of steroids in the management of brain metastases : a systematic review and evidence-based clinical practice guideline, J Neurooncol, 2010, PMCID: PMC2808527. https://tinyurl.com/mwx2s3rh
4. Référentiels régionaux en soins oncologiques de support, Hypertension intracrânienne et déficit neurologique central, 2011. https://tinyurl.com/3e2sd784
5. Torre-Healy A. et al., Hyperosmolar therapy for intracranial hypertension, Neurocrit Care, 2012, PMID: 22090171.
6. Ropper A.H., Hyperosmolar therapy for raised intracranial pressure, N Engl J Med, 2012, PMID: 22913684.
7. Petrovic T., Lapostolle F., Échographie d'Urgence, Arnette, 2013, und http://winfocus-france.org/
8. Farkas J., Emergent treatment of hyponatremia or elevated ICP with bicarb ampules, September 7, 2015. https://tinyurl.com/mrwvzsfc
9. Stocchetti N., Maas A.I., Traumatic intracranial hypertension, N Engl J Med, 2014, PubMed, PMID: 24869722.
10. Fernando SM, Tran A., Diagnosis of elevated intracranial pressure in critically ill adults: systematic review and meta-analysis, https://tinyurl.com/9dffs72e

4.9 Plötzlicher einseitiger Hörverlust (Hörsturz)

Wichtige Punkte

- Idiopathischer plötzlicher Hörverlust (Hörsturz) = Schallwahrnehmungsstörung. Auftreten innerhalb < 24 oder 72 Std., gewöhnlich einseitig, isoliert, ohne erkennbare Ursache (und mit unbekannter Ursache, Pathophysiologie und Behandlung).
- **Spontane Erholung in bis zu 65 % der Fälle und innerhalb der ersten 15 Tage (1,2,6).**
- Man spricht hier von **sensorineuralem = Empfindungs-Hörverlust** (Cochlea, Nervus cochlearis). Schallleitungsschwerhörigkeit = Versagen der Übertragung mechanischer Energie vom Außenohr zur Cochlea.

Das Dogma, dass dringend behandelt und ins Krankenhaus eingewiesen werden muss, ist ungerechtfertigt (1, 2). Keine Behandlung ist nachweislich wirksam.

- **Bestehen Sie auf Nachsorge, auch wenn sich eine Besserung einstellt.** Einer von 20 Fällen ist auf ein Neurinom zurückzuführen (7).
- Besonderes Augenmerk bei **kardiovaskulären Risikofaktoren** ⚠ : Auf vestibuläre Begleiterscheinungen achten, in diesem Fall möglicher Schlaganfall oder Dissektion.
- Bei **Trauma** ⚠ oder **forciertem Valsalva**-Manöver **dringendes HNO-Konsil**: mögliche perilymphatische Fistel (Innenohr <=> Mittelohr) (*siehe S. 269*).
- **MRT** ⇒ ggfs. aggraviertes **Schalltrauma**.
- **Ein Hörsturz ist nicht mit einem zukünftigen Risiko für Schlaganfälle verbunden** (2).

Klinische Symptomatik

- Auftreten innerhalb weniger Minuten oder Bemerken am Morgen nach dem Aufwachen: einseitige Hypakusis oder Taubheit. Der Patient kann von einem **„verstopften" Ohr** sprechen. Oder anfängliche Klage über **Tinnitus**.
- **Achten Sie bei der Anamneseerhebung (der Patient berichtet nicht spontan über alle Symptome) auf:**
  - Schwindel, Gefühl der Instabilität;
  - Gangstörung ⚠ , abnormales Gefühl im Gesicht, Gesichtsschmerz (Läsion der hintere Schädelgrube);
  - Kopfschmerzen ⚠ , Nackenschmerzen ⚠ (Prozesse in der hinteren Schädelgrube, Schlaganfall, Dissektion), aber nicht isolierte Taubheit;
  - Trauma, Schalltrauma, Äquivalente eines Valsalva-Manövers in der Anamnese: Perilymphatische Fistel ⚠;
  - Einnahme von ototoxischen **Medikamenten**, lokal oder systemisch;
  - **Barotrauma** (Tauchen, Luftfahrt). Sensorische und/oder Schallleitungsschwerhörigkeit. Beratung. Telefonische HNO-ärztliche Beratung.

Diagnose

- **Bei Schwindel/Instabilität** siehe „Schwindel" auf *S. 266*. Hypakusis spricht entgegen der klassischen Vorstellung bei akutem Vestibularsyndrom für einen Schlaganfall. (HINTS+Test = Head Impulse-Nystagmus-Test of Skew. https://tinyurl.com/mpfejat8).
- **Überprüfen Sie die Hypakusis**: Reiben Sie mit den Fingern in der Nähe des Ohrs, ob das Geräusch unterschiedlich wahrgenommen wird. Flüsterstimme in 5 m Entfernung: nicht in der Notaufnahme ...

- **Otoskopie**: unbedingt erforderlich!
  - **Ohrenschmalzpfropf** +++: Wenn anamnestisch kein Verdacht auf Perforation des Trommelfells besteht: Spülung mit lauwarmem Wasser unter sanftem Druck mittels Spritze mit einem kleinen weichen Katheter. **Geduld**! Wenn es sich nicht leicht entfernen lässt: Der HNO-Kollege kann es leicht mit Instrumenten entfernen. **Hinter einem Zug kann sich noch ein anderer verbergen:** Testen Sie das Gehör nach der Entfernung!
  - **Otitis** externa oder media oder serosa.
  - **Bläschenförmiger Ausschlag in der Hunt'schen-Zone (Ohrmuschel, äußerer Gehörgang, Trommelfell) und damit verbundene periphere Facialisparese** (*siehe S. 263*). Plötzliche Taubheit, Facialisparese und Gürtelrose = Indikation für Aciclovir.

... ***Handelt es sich um eine Schallempfindungsschwerhörigkeit?*** ....

- **Ohne Stimmgabel, summen lassen** („Mmmmm", Mund geschlossen):
  - Schallempfindungsschwerhörigkeit = (neurosensorisch), Ton lateralisiert auf der gesunden Seite (ohne Hypakusis);
  - Schallleitungsschwerhörigkeit = (mechanisch), Ton lateralisiert auf der betroffenen Seite.
- **Weber- und Rinne-Versuch mit Stimmgabel wünschenswert. Und einfach (8):**
  - **Weber-Versuch**: Stimmgabel auf die Mitte der Stirn aufsetzen:
    - Schallleitungsstörung (Äußerer Gehörgang, Trommelfell, Gehörknöchelchen usw.), besser wahrgenommene Vibration auf der betroffenen Seite; **Schallempfindungsstörung (Cochlea, N. cochlearis), besser wahrgenommene Vibration auf der gesunden Seite,**
    - **aber normal (Seite unbestimmt oder auf beiden Seiten) in 15 %** und deutet in 1 % der plötzlichen Schwerhörigkeiten auf Schalleitungsschwerhörigkeit hin (14);
  - **Rinne-Versuch**: Stimmgabel auf das Mastoid auflegen (Knochenleitung):
    - die Person hört nichts: keine Notwendigkeit der weiteren Untersuchung: schwere Schallempfindungsstörung,
    - die Person hört, führen Sie die Stimmgabel vor das Ohr. Schallempfindungsstörung: wenn die Person besser hört, funktioniert die Übertragung über den Luftweg (äußerer Gehörgang, Trommelfell, Gehörknöchelchen). Schallleitungsstörung: hört die Stimmgabel besser auf dem Mastoid (Knochenleitung zur Cochlea).
- **Keine Übereinstimmung von Rinne- und Weber-Versuch**: der HNO-Arzt ist am Zug.
- **Zu beachten: Schallleitungsstörungen, die nicht im Rahmen eines Traumas entstanden sind, sind in der Regel nicht dringlich.**

... ***Neurologische Untersuchung, immer, und insbesondere*** ....

- Suche nach Anzeichen, die auf eine **zentrale neurologische Läsion oder einen Tumor im ponto-cerebellären Winkel** hindeuten: *Tabelle 4.28 S. 273*. Demaskierung eines peripheren Nystagmus durch den Penlight cover test (*S. 272*).
- **Bei Schlaganfall einschließlich Dissektionen** (*S. 158*) **oder M. Horton sind vestibuläre Zeichen assoziiert oder sogar mehr.**

... ***Rasche kardiovaskuläre und allgemeine Untersuchung.*** ....
- Auskultation + EKG (Schlaganfall/TIA mit anderen assoziierten vestibulären Zeichen). Schläfenpuls bei Personen > 60 Jahre.

› Zusätzliche Untersuchungen in der Notaufnahme und fachärztliche Beratung
- Klinische Entzündungszeichen = **keine Blutentnahme** gemäß den Empfehlungen (1,2). **Kapillarer Blutzucker**, im Hinblick auf eine Kortikosteroidtherapie.
- **MRT im Intervall, auch bei Besserung** (Neurinom, MS). Eines von 20 Neurinomen zeigt sich durch plötzliche Taubheit.
- **Dringende und rasche Untersuchung, wenn Zweifel an entzündlicher Erkrankung bestehen:**
  - Assoziierte **neurologische Zeichen**, die einen Verdacht auf vertebrobasilären Schlaganfall/Dissektion begründen: **MRT** (Hörschutz ++) (ansonsten CT und CT-A + supraaortale Äste), (3). Wenn keine MRT möglich ist: Aspirin 300 mg, dann 100 mg/d;
  - Klinischer Verdacht auf einen Tumor in der hinteren Schädelgrube oder Hirnstamm;
  - Kopfschmerzen, Fieber, neurologische Zeichen, die über den Nervus cochlearis und vestibularis hinausgehen ⇒ CRP + BSG, ± Notfallbildgebung, mindestens telefonisches Facharztkonsil, evtl. LP.
- **Dringendes Konsil durch HNO** ... Bei Trauma: Aufprall, Explosion, Valsalva-Manöver oder ähnliches (heftiges Niesen usw.), barotraumatische Otitis. Verdacht auf eine perilym-phatische Fistel (*siehe S. 269*), die schnell diagnostiziert und operiert werden muss.
- **In den anderen Fällen ist das HNO-Konsil nicht dringend... aber immer innerhalb von wenigen Tagen zu organisieren.**

› Ursachen
- **Idiopathischer sensorineuraler Hörverlust (Hörsturz,** Schallempfindungsstörung**) (85 % der Fälle) (9).**
- M. Menière: plötzliche isolierte Taubheit ± (niederfrequenter) Tinnitus, + Schwindel oder einfache Gleichgewichtsunsicherheiten.
- **Akustikusneurinom**, Fazialisneurinom, Mikroangiopathien/Vaskulitis, MS (4 ‰). Perilymphatische Fistel, Schalltrauma.
- Sehr seltene Ursachen: Gürtelrose, M. Horton, Autoimmunerkrankungen, **lokale Anwendung ototoxischer Medikamente.**

› Plötzliche beidseitige Taubheit
- Toxisch (Furosemid, Aminoglykoside, Cisplatin, Bleomycin, Kokain, Chinin, Chloroquin usw.).
- Kortikale Taubheit (temporale TIA), Hirnstamminsult (3).
- Nach Lumbalpunktion, neoplastische Infiltration, psychiatrisch.
- Infektiös: Lyme-Borreliose, Syphilis.

› Behandlung und Prognose
- Plötzlicher sensorineuraler Hörverlust = Schallwahrnehmungsstörung: Dies ist **kein therapeutischer Notfall** (1, 2).
- In den Empfehlungen, ohne Evidenz (1,2,4): **Prednison** 1 mg/kg/d max 60 mg, 7 Tage, schrittweise Reduktion innerhalb von 7 Tagen. Informieren Sie über die Nebenwirkungen von Kortikosteroiden.
- Informieren Sie über die **65 % Spontanerholungen**, das Fehlen eines erhöhten Risikos für das gesunde Ohr (wenn idiopathisch).

- Dem Ohr Ruhe gönnen.
- **Bei Diabetes** HNO-ärztliche Beratung zur transtympanalen Injektion von Kortikoiden in den nächsten Tagen. Abstinenz in der Zwischenzeit.
- Keine: Vasoaktiva, Vitamine, Salze, Valaciclovir, hyperbare O_2 (2).
- **Weisen Sie den Patienten darauf hin, dass es keinen Beweis für die Wirksamkeit von Kortikosteroidtherapie und anderen Behandlungen gibt**, berücksichtigen Sie Kontraindikationen, informieren Sie den Patienten darüber, dass die Protokolle von Zentrum zu Zentrum unterschiedlich sind, damit man Ihnen nicht vorwirft, eine dringende, angeblich wirksame Behandlung vernachlässigt zu haben.

Weitere Anweisungen

- **Neue klinische oder allgemeine Anzeichen ⇛ Notfallkonsultation**.
- **Vor den kurz- und langfristigen Folgen von Schalltraumata oder Tauchen warnen**, um das gute Ohr nicht zu riskieren.

Literatur

1. **Tran Ba Huy P., Sauvaget E., Idiopathic sudden sensorineural hearing loss is not an otologic emergency, Otology and Neurology, 2005.**
2. **American Academy of otolaryngology-Head and neck surgery, Clinical Practice Guideline : Sudden Hearing Loss (UpToDate summary 2019)**, https://tinyurl.com/wtfcuk33
3. Mom T., Avan P., Gilain L., Les surdités brusques idiopathiques, Rev Med Interne, 2002, 23 : 292–307.
4. Wei BP. et al., Steroids for idiopathic sudden sensorineural hearing loss, Cochrane Database Syst Rev, 2013. PMID: 23818120, https://tinyurl.com/42z47mxu
5. Mattox DE., Simmons FB., Natural history of sudden sensorineural hearing loss, Ann Otol Rhinol Laryngol, 1977 jul-aug, 86(4 Pt 1):463–80.
6. Shuman AG. et al., Tuning fork testing in sudden sensorineural hearing loss, JAMA Intern Med, 2013, PMID: 23529707, https://tinyurl.com/y95mv9j5
7. Shaia FT. et al., Sudden sensorineural hearing impairment : a report of 1,220 cases. Laryngoscope 1976, PMID, 1256213.
8. Rauch SD., Clinical practice, Idiopathic sudden sensorineural hearing loss, N. Eng. J. Med, 2008, PMID: 18716300.
9. Schreiber BE. et al., Sudden sensorineural hearing loss, The Lancet, 2010, PMID: 20362815.
10. Hörsturz. https://www.amboss.com/de/wissen/Hörsturz
11. Deutsche Tinnitus-Liga e.V. Kortisonbehandlung und Ruhe. Hörsturz-Behandlung. https://tinyurl.com/2fes3aks
12. Leitlinie der Dt. Ges. f. Hals-Nasen-Ohren-Heilkunde, Kopf- und Hals-Chirurgie. Hörsturz (Akuter idiopathischer sensorineuraler Hörverlust) https://tinyurl.com/2t8b4u8k

4.10 Verwirrtheit – Delir

Wichtige Punkte

- **Verboten: den Kranken gleich zu Beginn dem Psychiater vorzustellen.**
- Verwirrtheit ist ein Zeichen der Schwere ⚠ anlässlich mehrerer Erkrankungen.
- In der Notaufnahme und anderswo oft ignoriert. Suchen Sie danach.
- **Ein Anruf bei der Familie oder dem Hausarzt** kann Ihnen die Diagnose in 5 Min. liefern (Vorgeschichte von Epilepsie, Vorhofflimmern oder hochgradige Karotisstenose, Diabetes, Depression, kürzlich erlittenes Schädel-Hirn-Trauma, Fieber in den letzten Tagen).
- Verkannte Diagnosen, die tödlich sein können ⚠:
- **Zirkulationsstörung** aus beliebiger Ursache (Rhythmus, Dehydrierung, Sepsis);
- **Hypoxie**;
- **Hypoglykämie**;
- **Vergiftungen, insbesondere CO,** das bei Reexposition potenziell tödlich ist: **Großzügige Labordiagnostik!**;
- **Entzugserscheinungen** (Alkohol, Benzodiazepine, Morphine).
- Verkannte Diagnosen, die weh tun: **Akuter Harnverhalt, Fäkalom**.
- Eine verkannte, aber behandelbare Diagnose: **Epilepsie** ohne Krampfanfälle und **postiktaler Zustand** (Pat. oft unruhig). Das EEG „ohne Anzeichen von Anfallsäquivalenten“ ist angesichts kompatibler klinischer Anzeichen kein negatives Argument.
- Eine weitere verkannte, aber heilbare Diagnose: **Depression** = heilbare Demenz/Verwirrtheit.
- Noch eine verkannte heilbare Ursache = unangemessener oder abrupter **Medikamentenentzug**.
- Verwirrt oder sinnlose Worte oder das eine wegen des anderen? Was ist mit dem **Hören**? **Sehen**?
- **Prävention von Verwirrtheit bei alten Patienten**: sprechen, berühren, ggf. frühzeitig rehydrieren, Brillen, Hör- und Zahnprothesen besorgen, gute Beleuchtung, Ruhe, Sanftheit... – **immer die Vitalzeichen überprüfen, Herz- und Atemfrequenz, Blutdruck, SpO_2, kapillarer Blutzuckerspiegel ...**

Diagnostik (klinisch zu stellen)

1. Vigilanzstörung: Der Patient kann schlecht von einer Aktivität zur anderen übergehen, fokussiert schlecht und hält schlecht die Aufmerksamkeit aufrecht auf Umgebungsreize: Er ist seltsam.
2. Wahrnehmungsstörung oder verbale Störung (unzusammenhängende Sprache ohne Aphasie), Schlaf-Wach-Störung oder verlangsamtes oder übertriebenes Aktivitätsmuster.
3. Temporär-räumliche Desorientierung, Gedächtnisstörungen.
4. Beginn innerhalb von Minuten, Stunden oder Tagen.
5. Häufige Fluktuation (Zunahme am Abend bei älteren Patienten).
6. Mögliche begleitende Halluzinationen (visuell oder auditiv).

- Es gibt einen **einfachen Test**, um Verwirrtheit zu erkennen: den SIS, six item screener.

- Befragen Sie die Angehörigen des Patienten, ob die Störung **innerhalb von Stunden oder Tagen**, höchstens einer Woche auftritt (das demenzielle Syndrom dagegen in mehreren Monaten).
- Beginn sehr häufig **fluktuierend**, nächtliche Unruhe/Schläfrigkeit am Tag.
- Mortalität: 35 % nach einem Jahr!

Tabelle 4.12: **SIS-Test: Six item screener** (1) – erkennt eine leichte kognitive Störung, Verwirrtheit, Demenz

Testdurchführung: „Ich möchte Ihnen einige Fragen stellen, bei denen Sie Ihr Gedächtnis einsetzen müssen. Ich werde jetzt drei Gegenstände nennen. Bitte warten Sie, bis ich alle drei Wörter gesagt habe, und wiederholen Sie sie dann. Merken Sie sich, um welche Gegenstände es sich handelt, denn ich werde Sie in ein paar Minuten noch einmal bitten, sie zu nennen. Bitte wiederholen Sie diese Wörter für mich: APFEL – TISCH – MÜNZE." (Der Interviewer kann die Begriffe, wenn nötig, dreimal wiederholen, aber die Wiederholung wird nicht bewertet.)		
Ein Punkt für jede korrekte Antwort	**Falsch**	**Richtig**
In welchem Jahr befinden wir uns?	0	1
In welchem Monat?	0	1
Welcher Wochentag?	0	1
Welche 3 Dinge habe ich Ihnen vorhin genannt?	0	1
Apfel	0	1
Tisch	0	1
Münze	0	1

Tabelle 4.13: **Testgüte des SIS in Abhängigkeit von der erreichten Punktzahl** (17)

Punktzahl	**Kognitive Einschränkung**		**Demenz**	
	PPV	NPV	PPV	NPV
≥ 2	90,1	77,1	83,1	87,1
≥ 3	96,7	70,1	90,9	80,6
≥ 4	99,2	61,1	95,1	72,4
≥ 5	99,4	52,5	97,7	65,2
≥ 6	99,1	46,1	98,1	55,9

- Es gibt noch andere Tests (z. B. Ref 15, 18), verwenden Sie den Ihnen vertrauten.

› Differentialdiagnose

- **Aphasie ⚠** : Es muss unbedingt ein **Test zur Benennung von Objekten** durchgeführt werden.
- Korsakoff-Syndrom, **transiente globale Amnesie**. Der Einfachheit halber wird letztere hier behandelt (*S. 222*).
- Demenz: Demenzkranke sind anfällig für alle Arten von Verwirrtheit, insbesondere für Infektionen, und 50 % von ihnen haben **epileptische Anfälle** verschiedener Art (und damit postiktale Zustände). Nur solide Hinweise über die Art des Auftretens und die Dauer der Beschwerden ermöglichen eine Diagnose: Mit **den Angehörigen** muss die Krankheitsgeschichte rekonstruiert und der Hausarzt muss befragt werden, alte Akten müssen notfallmäßig durchgesehen werden.
- Psychiatrische Erkrankungen: Diagnosen, die erst nach Ausschluss organischer Ursachen gestellt werden können. Erkundigen Sie sich nach einem kürzlich aufgetretenen depressiven Syndrom.

- **Kann der Patient hören? Kann er sehen?** Wenn nein, seit wann? (Ohrenschmalzpfropfen, M. Horton usw.).
- Bei begleitender Unruhe nicht schreien oder schimpfen, sanft und friedlich bleiben.
- Sprechen Sie den Patienten mit seinem Namen an (Herr Müller, nicht Opi).

❯ Erste diagnostische Schritte

- Eine Ursache kann eine andere verbergen ⚠.
- **Iatrogen denken** (ältere Patienten ++): Art der Medikamente (*S. 221*), Höhe der Dosis, Selbstmedikation, Medikationsfehler, Selbstmord.
- Sie können den Entscheidungsbaum für Koma (*S. 229*) anwenden.
- **Vollständige klinische Untersuchung** (inkl. behaarter Kopf ⚠ ...), **am entkleideten Patienten**. „ABCs" (*siehe S. 15*): Vergessen Sie nicht den Puls, **die Atemfrequenz** und den Atemgeruch.
- Schließen Sie dringende Diagnosen schnell aus ⚠: **Hypoglykämie**, **Schock** (Marmorierung) und andere Syndrome mit **niedriger Perfusion** (Rhythmus- oder Leitungsstörungen), **Hypoxie, Herzinfarkt**, Harnverhalt, CO-Vergiftung, intrakranielle Blutungen im Gehirn oder SAB, Meningitis, Hypothermie. Beschränken Sie sich nicht auf eine neurologische Untersuchung. Dies ist die Indikation für eine wirklich detaillierte Untersuchung **vom Kopf bis zu den Zehen.**
- Schläfenarterien, Suche nach einem Harnverhalt ± tragbares Ultraschallgerät.
- **Befragung des Umfelds**: Eine langwierige, aber lohnende Investition. Art des Beginns, genauere Umstände, kürzliches Trauma: Rufen Sie Zeugen am Arbeitsplatz, in dem Café, in dem der Patient kollabiert ist, zu Hause usw. an. Der Einsatzort steht auf dem Bericht des Rettungsdienstes. Über die Gelben Seiten (Internet/Smartphone) gelangen Sie über die Adresse zu den Namen möglicher Zeugen oder Einrichtungen. Der Sozialdienst kann den Patienten kennen oder die Obdachlosenhilfe.

❯ Obligatorische Diagnostik

- Kapillarer Blutzucker, Elektrolyte, Leberwerte, CRP und BSG, Blutzucker, Kreatinin, Blutbild, SpO_2 und Atemfrequenz.
- Blutalkoholspiegel, CO-Konzentration, Digoxin: Beim geringsten Verdacht.
- **EKG**, Thoraxröntgen, Urinteststreifen.
- Manchmal, je nach klinischem Befund oder Alter: Troponin, BNP, CT, EEG, Opiate und psychotrope Substanzen im Urin, Blutgasanalyse, LP, Blutkulturen, PT, PTT, **TSH**, B12.

❯ Wenn das Delir ungeklärt bleibt

- **Schematisches Vorgehen: ziehen Sie zunächst in Betracht** (Koma-Entscheidungsbaum *Abb. 4.5 S. 229*):
- **nicht-konvulsiver epileptischer Status und postiktale Zustände** (*weiter unten S. 225*);
- **Fieber**: Urinteststreifen, Thoraxröntgen, LP (*S. 232* CT vor LP?), Blutkulturen;
- **Fokale Zeichen**: CT, EEG;
- **Fokale Zeichen und Fieber** ohne dokumentierte Pneumonie (häufige Aspirationen): entsprechende Antibiotika, CT, dann LP (*S. 232*);
- **Tachypnoe** (AF > 20): Schock, Azidose, Ketoazidose, Anoxie, Rhythmusstörungen, Lungenembolie, Herzinfarkt, CO-Intox, Anämie, zerebrale Pathologie. Überprüfen Sie: SaO_2, Anionenlücke, Bikarbonat, venöse oder arterielle Blutgase (*S. 288*), Urinteststreifen (septischer Schock mit Urosepsis als Ursache);

- **Hypoventilation**: Medikamente, Opiate, CO-Intox, Hypothermie, zerebrale Pathologie, zerebrale Perfusionsstörung, Hypoxie, Ateminsuffizienz;
- **Lungenfunktionsstörungen**: Pneumonie, Lungenödem, Aspiration, sedierende Medikamente, Organophosphate/Insektizide, Epilepsie (einschließlich der postiktalen Phase). EEG, Intoxikationen, CO-Bestimmung, Blutgase;
- **Unruhe**: Medikamente und Entzug, Epilepsie (postiktale Phase), CO-Intox, verschiedene Vergiftungen, Harnverhalt, Schock aller Ursachen, Herzinfarkt, Hypoxie, Anämie, Schilddrüse. Suche nach Toxinen, Blutgasanalyse, CO-Bestimmung, EKG ± Troponin wiederholen, nach einem Harnverhalt suchen, rektale Untersuchung (Fäkalom);
- **Immer noch keine Diagnose (CO-Bestimmung und Toxine gemacht)**: CT und LP, EEG.

❯ Ursachensuche nach klinischem Bild

Tabelle 4.14: **Verwirrtheit und fokale neurologische Zeichen. CT-Scan vor LP**

– Hypoglykämie – Schädel-Hirntrauma – CO-Intoxikation – Epilepsie (partieller Status epilepticus) – ICP↑ und fokale Läsion – Zerebrale Perfusionsstörung* und Karotis-/Vertebralisstenosen	– Schlaganfall, Snusthrombose – Wernicke-Enzephalopathie (Ophtamoplegie) – Meningoenzephalitis. – Seltene Migräneformen – Hyperviskositätssyndrom – Thrombotische thrombozytopenische Purpura (TMA)

* Auf Grund verschiedener Ursachen: Rhythmusstörung, Bradykardie, Schock aus allen Ursachen.

Tabelle 4.15: **Verwirrtheit aus neurologischen Gründen, möglicherweise ohne fokale Zeichen**

– SAB – Postiktaler Zustand – Komplexe partielle Epilepsie, Epilepsie temporal, fronto-temporal.	– Ischämie (temporal) – Transiente globale Amnesie – Wernicke-Enzephalopathie

Tabelle 4.16: **Verwirrtheit mit Fieber oder mit Entzündungssyndrom (erhöhtes CRP)**

– Myokardinfarkt bei älteren Menschen – Jegliches Fieber des alten Menschen – Auch bei häufig auftretenden Infektionen älterer Menschen: Lungenentzündung, Harnwegsinfektionen – Septischer Schock – Thyreotoxische Krise – Delirium tremens	– Kristallarthropathie bei älteren Menschen – SAB – Meningitis, Enzephalitis, zerebrale Malaria – Medikamente – M. Horton	– Schwere Infektionen bei Alkoholikern – Zerebrale Venenthrombose, intrakranielle Hämatome – Schwere Lungenembolie bei jungen Patienten oder sogar nicht schwere LE bei alten Menschen – Status epilepticus und postiktale Phase – Hitzschlag

Tabelle 4.17: **Verwirrtheit mit „toxisch-endokrin-metabolischen" Ursachen, die möglicherweise keine fokalen Anzeichen aufweisen**

– Hypoglykämie – Hyper- / Hypo-naträmie, -calcämie – Dehydrierung – Medikamente – Jegliche Hypoxie, CO-Intox – Akute Porphyrie – Illegale Drogen, verschiedene Chemikalien (Suizidversuch)	– Alkohol: Trunkenheit, Entzug. – Hepatische Enzephalopathie – Hypothermie (Unterkühlung) – Myxödematöses Koma – Thyreotoxische Krise

Tabelle 4.18: **Medikamente, die Verwirrtheit induzieren, ohne fokale Zeichen (⚠ Selbstmedikation)**

– Psychotrope Medikamente, Analgetika – Anticholinergika, mydriatische Augentropfen – (Entwöhnung von) Benzodiazepinen, – Neuroleptika: Antiemetika/ Antitussiva/ Antihistaminika – Digoxin, Amiodaron, β -Blocker	– Kortikoide – Fluorchinolone – NSAR – Inkontinenzmedikamente – Protonenpumpenhemmer – Strontium-Ranelat – Und tausend andere...

Tabelle 4.19: **Verwirrtheit verschiedener Ursachen, die möglicherweise keine fokalen Zeichen aufweisen**

– Jede Hypoxie (CO-Intox) – **Harnstau! Fäkalom!** – Hyperviskositätssyndrom – Intrakranielle Hämatome – **Sensorische Deprivation**: Brille, Hörgeräte – Perfusionsstörung*	– Anämie (alter Mensch) – Akute Pankreatitis – Jedes Trauma oder jede Fraktur – **Schmerzen!** – Veränderung der Umgebung (Abwesenheit der Familie, Umzug)

* Auf Grund verschiedener Ursachen: Rhythmusstörung, Bradykardie, Schock aus allen Ursachen, Herzinfarkt.

› Unspezifische Behandlung von Verwirrtheit/Delir

Vermeiden Sie Beruhigungsmittel, da sie noch mehr Verwirrtheit verursachen.

1. Absetzen von nicht unbedingt notwendigen Medikamenten. Wiederaufnahme von Benzodiazepinen im Falle eines Entzugs, vor allem bei älteren Menschen.
2. bedarfsgerechte Flüssigkeitszufuhr – anfangs immer Vitamin B1, 1.000 mg/24 h IV (2) (± Vit. B3 (Niacin) bei Unterernährten und Alkoholikern).
3. Sedierung bei **Unruhe**: menschliche Präsenz + Zuwendung, wenn möglich ohne körperliche Fixierung, und sanftes Licht (siehe „Unruhe" S. 134):
   - keine atypischen Neuroleptika bei alten Patienten (S. 134), Parkinson-Patienten, Lewy-Demenz (3);
   - Haloperidol 1–2 mg i.m. bei älteren, sehr unruhigen Personen als letztes Mittel, wenn kein Parkinson vorliegt und QTc-Zeit < 450 (3);

- trinkbare und orodispersible (Schmelztabletten) Formen bevorzugen;
- Haloperidol p.o. 0,25–0,5 mg titrieren/2–4 Std., max = 5 mg/d (3);
- kein Nachweis, dass Benzodiazepine paradoxe Verwirrtheit bei älteren Menschen verursachen: Lorazepam (Tavor®, Tesmesta®) ½–1 mg (3);
- bevorzugen Sie ein schnell wirkendes Benzodiazepin mit kurzer Wirkungsdauer (Alprazolam, Lorazepam, Oxazepam) in niedrigen Dosen (¼ oder ½ Dosis).

4. Wenn möglich **sitzen** statt liegen. **Brillen und Hörgeräte** tragen.
5. Mit Namen ansprechen; Anwesenheit einer nahestehenden Person. **Tageslicht**.
6. Infusionen so weit wie möglich vermeiden. Extensionsset statt „Infusion zum Offenhalten".

› Besondere Fälle

Klinischer Verdacht auf Wernicke-Enzephalopathie (2)

- **Der Verdacht führt immer zu einer Behandlung.**
- **Verwirrtheitssyndrom** im Vordergrund in 46 % der Fälle.
- **Gangstörungen**: zerebelläre und vestibuläre Ataxie; Anzeichen einer Polyneuropathie. In 80 % der Fälle vorhanden.
- **Störungen der Okulomotorik**:
  - Nystagmus: 85 %;
  - Lähmung des N. abducens: 54 %;
  - Augenmotilitätsstörungen (konjugierter vertikaler, horizontaler Blick): 44 %;
  - Pupillenanomalie: 19 %.
- Triade aus Verwirrtheit, Ataxie und Ophthalmoplegie: nur 10 %! Häufiger: **isolierte Verwirrtheit** (2). Exzessiv behandeln, da die Krankheit überwiegend unbekannt ist. *Keine diagnostischen Tests vorhanden* (MRT kann sie zeigen oder auch nicht, vergessen Sie die Laborwerte).
- **Vorkommen**: chronischer Alkoholismus, selbst wenn per os supplementiert wird (minimale Absorption), Unterernährung (bei alten Patienten häufig unerkannt), fortgeschrittenes Tumorleiden, Langzeitfasten, idiotische Diätformen, **Schwangerschaftserbrechen**, AIDS.
- **Behandlung schon bei Verdacht**: Thiamin als Infusion (30 min) oder IM: 500 mg * 3 bis 4/d, 2 Tage. Dann 500 mg IM/d, 2 Tage, falls klinisches Ansprechen; bei Glukoseinfusionen vorher B1 verabreichen (Glukose erschöpft die letzten Reserven).
- i.v.-„**Multivitamine**" haben zu wenig B1. Die anderen B-Vitamine haben keinen nachgewiesenen Nutzen in der Notaufnahme, aber das „Marketing" verlangt sie. **Thiamin (B1) per os ist gefährlich, weil es aufgrund seiner minimalen Absorption unwirksam ist.**
- Die Rückbildung der Okulomotorikstörungen oder der Verwirrtheit innerhalb von Stunden oder Tagen ermöglicht die Diagnose unter Ausschluss anderer Ursachen.
- **Prävention**: Risikopersonen (oben) sollten injizierbares Thiamin erhalten, 300 mg/Tag i.v. oder i.m. 3 Tage, vor allem bei Glukoseinfusionen. Dann 3 x 100 mg per os/d (2).

Transiente globale Amnesie (TGA)

- Unbekannte Ursache, keine außergewöhnlichen Umstände, sehr spektakulär. Sie kann Ihnen als akute Verwirrtheit oder Verhaltensstörung präsentiert werden. Es handelt sich um eine Person über 50, die plötzlich bei vollem Bewusstsein beginnt, **immer wieder dieselben Fragen zu stellen und zu wiederholen** (Wo sind wir? – Wie spät ist es? – Was mache ich hier?). Die akute Merkfähigkeit ist gestört. Die Folge ist eine große Angst beim Patienten wie auch bei dessen Angehörigen. Die Diagnose kann „am Telefon" gestellt werden. Diese Symptome treten komplett isoliert auf. Es handelt sich um eine anterograde Amnesie. Es gibt auch eine retrograde Amnesie für die jüngsten Ereignisse, selten bis zu mehreren Jahren. Keine Halluzinationen, kein Fabulieren, kein falsches Wiedererkennen. Keine Störungen des Denkvermögens, der Sprache oder der Wachheit. Das Kurzzeitgedächtnis (Zahlen sofort wiederholen) ist erhalten, aber wenn die Person später befragt wird, hat sie es vergessen. Zeitliche Desorientierung. Aber der Patient kann zählen, Auto fahren, Musik machen usw. Der Patient kann sagen, wer er ist (sonst ist es etwas anderes) (4). Kopfschmerzen in 10–40 % der Fälle.

- **Mögliche auslösende Faktoren**: starke Emotion, körperliche Anstrengung, Valsalva, Koitus, kaltes Wasser.
- **Allgemeine neurologische klinische Untersuchung, kapillarer und venöser Blutzucker, EKG sind unerlässlich und müssen normal sein**. Kurze Krankenhausaufnahme, um die Besserung innerhalb von 6–24 Stunden zu beurteilen. (Stück für Stück kehrt die Erinnerung an die Ereignisse vor der Störung zurück). Aber die Zeit innerhalb der Störung wird endgültig gelöscht: Sagen Sie dem Kranken, dass es nicht wichtig ist. Sagen Sie, dass es sich keinesfalls um „Alzheimer" handelt. Rückfälle sind die Ausnahme, und die TGA ist kein zerebrovaskulärer Risikofaktor (sagen Sie es).
- **Differentialdiagnose:**
  - Hypoglykämie ⚠;
  - **Temporallappenepilepsie**: kürzer (einige Minuten, außer Status epilepticus), Rezidive. Länger andauernde Formen mit Geruchshalluzinationen, motorischen Automatismen, Kauen. Das EEG kann normal sein. Bei 7 % der Patienten mit einer TGA wird später eine temporale Epilepsie diagnostiziert;
  - Amnestische TIA oder amnestischer Schlaganfall: außergewöhnlich. Achten Sie auf das **Gesichtsfeld**, das Gehen, die Okulomotorik (Kopfschmerzen, minimale fokale Zeichen);
  - Wernicke (500 mg Thiamin i.v. im Zweifelsfall), Herpes-Enzephalopathie (*S. 822*), Verwirrtheit jeglicher Ursache;
  - Vergiftung durch Hypnotika oder kurzwirksame Benzodiazepine oder GHB oder Ketamin oder Alkohol: retrograde Amnesie.
- Ein EEG, ein CT ohne und mit Kontrastmittel (mangels sofortiger MRT), ein neurologisches Konsil sind erforderlich, um die Diagnose *im Zweifelsfall* vollständig zu bestätigen. Nach anderer Meinung: MRT nach 48–72 h obligatorisch, um nach kleinen Läsionen zu suchen, die später nicht mehr nachweisbar wären. Neurologisches Konsil nach Vorliegen des MRTs.
- **Keine Behandlung** außer wiederholt beruhigende Worte, während der Patient noch Symptome zeigt.

... ***Delirium tremens (DT): ⚠ 5 % Sterblichkeit (50 % ohne Behandlung)*** ....

- Chronischer Alkoholiker, der verwirrt, zitternd, schweißüberströmt und von manchmal erschreckenden Halluzinationen geplagt ist.
- Die Diagnose DT setzt voraus, dass **alle klassischen und tatsächlichen Fallstricke** beseitigt wurden: DT kann sekundär auftreten oder verwechselt werden mit einem SDH, Sepsis, CO-Vergiftung usw. Suchen Sie nach auslösenden Faktoren oder Komplikationen, ohne beim einfachen Entzug stehen zu bleiben.

- DT tritt **1 bis 5 Tage** nach der Entwöhnung auf. Wenn er später auftritt, ist es kein DT!
- **Die Diagnose DT zu stellen ist gut**, man muss wissen, **warum** ⚠:
  - „Sie hat aus einer Not heraus aufgehört zu trinken; er hat gerade einen Job gefunden; es ist sein erster Tag ...;
  - er wollte von jetzt auf gleich ganz alleine aufhören;
  - sie hat kein Geld mehr, um ihren Wein zu kaufen;
  - Der Patient hat eine **akute, potenziell lebensbedrohliche Erkrankung**:
    - Lungenentzündung, Malaria, Meningitis, epileptische Anfälle etc.: er konnte nicht das Haus verlassen, um Alkohol zu kaufen.
    - Intestinale Blutungen, zerebrale Pathologie.
    - Er hat sich den Knöchel oder das Becken gebrochen und konnte nicht einkaufen gehen.
- Stadieneinteilung: *Cushman-Score* (5), um die Entwicklung zu verfolgen. Score > 14 = schwere Erkrankung (Behandlung auf der Intensivstation). Oder CIWA-Score (schwer > 20).
- Differentialdiagnose ⚠: Genaue klinische Untersuchung inkl. Kopf:
  - Meningitis, Trauma und intrakranielle Blutungen;
  - hepatische Enzephalopathie: Ikterus, Verwirrtheit usw.;
  - alle Ursachen von Verwirrtheit, Hypoglykämie usw.;
  - Vergiftungen (CO, Amphetamine, Kokain, Crack);
  - Thyreotoxische Krise, Hyperkalzämie, Vergiftungen durch Halluzinogene, Kokain und Ähnliches.
- **Behandlung: laufen Sie dem DT nicht hinterher, behandeln Sie entschlossen und schnell!**
  - Hydrierung per os oder i.v. oder subkutan, *da Dehydrierung bereits eingetreten ist oder bevorsteht* (6): Fieber, starke Schweißausbrüche, Durchfall, Erbrechen, Unmöglichkeit zu trinken;
  - **Vitamin B1**: i.m. oder langsam i.v.: 3 * 500 mg/24 h. Dies behandelt nicht das DT, sondern verhindert oder behandelt die (manchmal damit verbundene) Wernicke-Enzephalopathie (2);
  - **Benzodiazepine** (7): es ist wesentlich, die Agitation nicht zu verschlafen: der übliche Fehler ist eine übermäßige Scheu vor der Dosis und der Häufigkeit der Verabreichung. **Diazepam**: 20–30 mg p.o., dann 10–20 mg alle 1–2 Std. bis zur Sedierung (8), dann absetzen. **Nicht unterdosieren**: der Patient muss ruhig, aber erweckbar sein;
  - **Ausgeprägte Agitation: i.v.-Sedierung ist vorzuziehen**;
  - **Schwere Agitation und hohe Dosen Diazepam** oder Cushman-Score ≥ 14 (5): Aufnahme auf die Intensivstation;
  - **Im Schockraum bereit sein zur Intubation**; auch wenn Zwischenfälle bei der Injektion von Diazepam beim DT außergewöhnlich sind. Geringere Dosen bei älteren Menschen;
  - kurze physische Fixierung, wenn nötig, die so schnell wie möglich ersetzt werden sollte (Komplikationsrisiko ++) durch medikamentöse Sedierung;
  - **Diazepam**: 5 mg i.v. alle 5–15 min bis zum Erreichen der Sedierung. In refraktären Fällen kann es notwendig sein, 10–20 mg i.v. (nicht mehr als 5 mg pro Minute!) alle 5–15 min zu injizieren: erfahrenen Ärzten vorbehalten. In diesen Fällen auf die Intensivstation verlegen;

- in Erwartung eines Zugangs, wenn der Patient sehr unruhig ist, kann man nasales Midazolam 5 mg versuchen (MAD Nasenzerstäuber) (oder i.m.: Deltamuskel oder Quadrizeps);
- **Ziel ist, dass der Patient schläfrig und erweckbar ist.** Dann sollte er in der Notaufnahme oder der Intensivstation überwacht werden; verwenden Sie zusätzlich zur klinischen Überwachung ein Pulsoximeter. Wiederholen Sie die Behandlung je nach Verlauf.
- Vermeiden Sie Neuroleptika, die die Krampfschwelle senken, Dystonien und Hyperthermie induzieren und die Mortalität zu erhöhen scheinen. **Kein Diazepam i.m. (Resorption unsicher)!**
- Keine grelle Beleuchtung. Fesseln Sie den Patienten nicht, soweit möglich, oder lösen Sie die Fixierung, sobald eine medikamentöse Sedierung erreicht ist. **Sprechen Sie ruhig und freundlich, egal was passiert (der Patient weiß nicht, was er tut ...).**

... ***Alkoholentzugssyndrom ohne Delir („Prä-DT")***

- Zitternder, schwitzender Alkoholiker. Suchen Sie nach einer interkurrenten Erkrankung. Vergessen Sie nicht das EKG. Achten Sie auf CO.
- **Keine Flüssigkeitszufuhr, wenn keine nachgewiesene oder erwartete Dehydrierung vorliegt.**
- Verfolgen Sie die **Entwicklung mit dem Cushman-Score** (5) oder CIWA (https://www.mdcalc.com/calc/1736/ciwa-ar-alcohol-withdrawal).
- **Nach der Ursache des Entzugs suchen** ⚠ (siehe S. oben, DT).
- Beruhigen und verhindern Sie Krämpfe mit einem **Benzodiazepin** (6), z. B. Diazepam. 10–20 mg alle 1–4 Std. und absetzen, sobald der Patient ruhig ist (8). Zögern Sie nicht, die Diazepam-Dosis (10 oder 20 mg) bereits in der ersten Stunde zu wiederholen; man soll der Agitation nicht hinterherlaufen, sondern ihr zuvorkommen.
- **Diazepam mit langer Halbwertszeit bevorzugen**, außer bei Leberinsuffizienz: **Oxazepam** (Adumbran®, Seresta®): 30 mg ≈ 10 mg Diazepam.
- **Vitamin B1** i.m. oder langsam i.v. innerhalb von 30 min oder in der Infusion, wenn es einen guten Grund für die Infusion gibt: 300 mg/24 h (2).
- Beachten Sie die Laborwerte. Wenn die Anionenlücke $\geq$ 18 und das Gesamt-CO_2 < 23 ist, handelt es sich meist um eine alkoholische Ketoazidose, die mit dem Fasten und dem Entzug zusammenhängt (eine sehr hohe Laktatämie ist möglich, korrigiert sich aber mit der Behandlung, ⚠ was selbst einige Intensivmediziner nicht wissen (16)). Der Urinteststreifen weist wenig oder keine Ketonkörper nach (weist nur Acetoacetat nach). Überprüfen Sie den pH-Wert. Wenn der Patient jedoch einen epileptischen Anfall hatte, induziert dieser immer eine vorübergehende Laktatazidose. Die alkoholische Ketoazidose wird mit kohlenhydrathaltiger Nahrung oder einer Infusion mit salzhaltiger Glukoselösung (+ 300–500 mg Vitamin B1/24 Std.) behandelt. Vergessen Sie nicht die anderen Azidosen ...
- Nicht politisch korrekt: **Wein zu allen drei Mahlzeiten** zu servieren vermeidet den Einsatz gefährlicher Sedativa bei hospitalisierten **Patienten mit schwerer Ateminsuffizienz**...

... ***Nicht-konvulsiver epileptischer Status epilepticus***

- Häufig steht eine Verwirrtheit im Vordergrund, gerade bei älteren Menschen. Erklärt bis zu 6 % der Verwirrtheitssyndrome (7).

- **Häufig verkannt** (9–11): Erklärt bis zu 37 % der in Notaufnahmen gesehenen Bewusstseinsstörungen, von denen 78 % fehlende oder subtile motorische Aktivitäten aufweisen (7,8). Das EEG ist hier schwierig zu interpretieren und irreführend (9, 12).
- Häufig ist eine **akute Erkrankung** damit verbunden (Infektion, iatrogene Ursache usw.) (10).
- Verdacht ++ bei Kombination von Okulomotorikstörungen (Nystagmus, Blickrichtungsstörungen, Fluktuationen der Pupille, die man sich erweitern und zusammenziehen sieht – *Hippus*) und (weit zurückliegenden) Risikofaktoren für Epilepsie (Vorgeschichte zerebraler Läsionen) (13).
- Kann auftreten bei: Verwirrtheit bis Koma, ± fluktuierenden fokalen Zeichen, Myoklonien/fokalen Entladungen des Gesichts oder der Gliedmaßen (1–2 m entfernt am entkleideten Patienten beobachten), Lecken der Lippen, Kauen, Grimassieren, automatischen Bewegungen, Fummeln an der Kleidung, sensorischen oder komplexen Halluzinationen (14, 15).
- Indikation für ein dringendes EEG, da Langzeitschäden möglich sind (kontrovers).
- Behandlung gemäß neurologischem Konsil, häufig Benzodiazepine, Valproat oder Levetiracetam (*S. 176*), aber iatrogenes Risiko ++ (10).

> Literatur

1. Wilber ST. et al., An evaluation of two screening tools for cognitive impairment in older emergency department patients, Acad Emerg Med, 2005, PMID: 15995092 https://tinyurl.com/22np6xr8
2. Meier S., Daeppen JB., Prévalence, prophylaxie et traitement de l'encéphalopathie de Gayet-Wernicke. Quelle dose et quel mode d'administration de la thiamine ?, Rev Med Suisse, 2005, https://tinyurl.com/yc6zvtnj
3. HAS, Recommandations sur la confusion de la personne âgée, 2009, https://tinyurl.com/3d9efb9f
4. Mahler E., Transient global amnesia, UpToDate, Oktober 2021, www.uptodate.com
5. Cushman-Score, Kalkulationstool, https://tinyurl.com/53ybusuk
6. EFNS guideline on the diagnosis and management of alcohol-related seizures, 2005, https://tinyurl.com/4xp92694
7. Cheng S., Non-convulsive status epilepticus in the elderly, Epileptic Disord, 2014, PMID, 25497575, https://tinyurl.com/4stnhdzc
8. Sellers EM. et al., Diazepam loading : simplified treatment of alcohol withdrawal, Clin Pharmacol Ther, 1983, PMID: 6641099.
9. Jagoda A., Non convulsive seizures, Emerg Med Clin North Am, 1994, 12: 963–71.
10. Dupont S., États de mal non convulsifs du sujet âgé, Gériatrie et Psychologie Neuropsychiatrie du Vieillissement, 2019, PMID: 30916648, https://tinyurl.com/42rd4ef9
11. Luciano D., Partial seizures of frontal and temporal origin, Neurologic Clinics, 1993, 11 : 805–22.
12. Privitera MD. et al., EEG detection of non-tonic-clonic status epilepticus in patients with altered consciousness, Epilepsy Res, 1994, PMID: 7957038.
13. Husain AM. et al., Non-convulsive status epilepticus : usefulness of clinical features in selecting patients for urgent EEG, J Neurol Neurosurg Psychiatry, 2003, PMC1738268 https://tinyurl.com/9f4umkyj
14. Un exemple de crise non convulsive (video) : https://tinyurl.com/2sbyw34w
15. Han JH. et al., Diagnosing delirium in older emergency department patients : validity and reliability of the delirium triage screen and the brief confusion assessment method, Ann Emerg Med, 2013, PMCID : PMC3936572, https://tinyurl.com/rf52p9ud
16. Rusyniak D. Blog PulmCrit. Tox & Hound – aka AKA. 2018. https://toxandhound.com/toxhound/aka-aka/
17. Callahan CM et al.: Six-item screener to identify cognitive impairment among potential subjects for clinical research. Med Care. 2002 Sep;40(9):771-81. PMID: 12218768 DOI: 10.1097/00005650-200209000-00007
18. Leitlinie der Deutschen Gesellschaft für Geriatrie (DGG). S1-Leitlinie Geriatrisches Assessment der Stufe 2, Living Guideline. https://tinyurl.com/2vmcrwab

4.11 Koma und Bewusstseinsstörungen

> Wichtige Punkte

- **Definition**: „Zustand der Nichtreaktivität auf Reize". Andere Bewusstseinsstörungen haben in der Praxis die gleichen Ursachen und begründen die gleiche Behandlung. **Besser ist es, den Zustand des Patienten in wenigen Sätzen zu beschreiben:**
  - kognitive Verlangsamung (spontan wach, Augen offen) oder Somnolenz (Augen geschlossen, auf Zuruf leicht erweckbar);
  - keine Reaktion auf verbale Reize, auf Schmerzen;
  - Vorhandensein oder Fehlen von Spontanatmung;
  - Pupillenreflex vorhanden/nicht vorhanden, Anzeichen von Lokalisation;
  - verwenden Sie die **Glasgow-Skala** (*S. 235*) oder den FOUR-Score +++ (alle jetzt die App rausholen!) (8).
- Die Ursachen sind eine strukturelle Verletzung, eine diffuse neuronale Störung oder eine psychiatrische Erkrankung.
- **Die dringenden „Antidote" gegen das Koma sind**:
  - **Glukose**: Wenn der Patient nach Glukose nicht aufwacht (schwere neuronale Schädigung), muss sichergestellt werden, dass es sich um eine Hypoglykämie handelte. Vor der Therapie Labor entnehmen. Notbehelf: kapilläre-Glukose;
  - **Sauerstoff: Atemwegssicherung**. Erschwerte Atmung mit pharyngealer Obstruktion: **Subluxieren Sie den Unterkiefer nach vorne**. Die „stabile Seitenlage" ermöglicht eine spontane Subluxation, die in der Regel ausreicht. Bei Bedarf **mit Maske** (nach Intubation maschinell) **beatmen;**
  - **Durchblutungsstörungen**: Achten Sie auf eine gute Hämodynamik und legen Sie den Kopf flach hin, wenn ein Schlaganfall vermutet wird;
  - **Z.n. Trepanation**: Inspektion und Palpation; **die Ursache des Traumas kann die wahre Ursache des Komas sein** ⚠ (SAB, Schlaganfall, septischer Schock usw.);
  - **Naloxon: bei klinischem Verdacht. Flumazenil zweifelhaft**: Gefahr von Krampfanfällen bei Ko-Intoxikation mit epileptogenen Substanzen. Diese Vergiftungen werden zunächst durch **Beatmung und Sauerstoffzufuhr** behandelt.
- Beobachter zum Bleiben oder Kommen bewegen, die Krankheitsgeschichte rekonstruieren, den behandelnden Arzt erreichen, alte Akten heraushoIen, die Therapie des Patienten wiederaufnehmen (Anruf bei der Apotheke des Patienten). Telefonieren Sie mit Zeugen an dem Ort, an dem der Patient außerklinisch zuerst behandelt wurde. Adresse steht im Bericht des Rettungsdienstes.
- **Ein Koma, selbst mit Hemiplegie, bei einem älteren Menschen ist nicht gleichbedeutend mit einem unheilbaren „Schlaganfall"**: Es kann sich um eine Hypoglykämie, eine Durchblutungsstörung aufgrund einer Herzrhythmusstörung, eine CO-Vergiftung, einen Status epilepticus oder einen postiktalen Zustand handeln, und dies vor allem bei einem vorangegangenen Schlaganfall: Man spricht dann zu schnell von einem „Schlaganfallrezidiv". **Diese Zustände sind jedoch umkehrbar**!
- **Ein Koma bei einer jungen Frau** ist nicht gleichbedeutend mit einer Medikamentenintoxikation.

- **Der Geruch von Alkohol schließt eine andere Ursache nicht aus**! Alkohol = Risiko einer intrakraniellen Blutung, einer Infektion.
- Die **Halswirbelsäule** muss bei jedem Koma unbekannter Ursache mit oder ohne Alkohol geschützt werden. Wer stürzt häufiger als ein Alkoholiker?

> **Wie immer im Notfall**

- **Vitalzeichen** (Atemfrequenz usw.) ⚠ wenn keine Reaktion, keine Eigenatmung: **Koma oder Herzstillstand?** Kein Karotispuls: Herzmassage - EKG - Sauerstoffzufuhr und beurteilen.
- ABC: Airway Breathing Circulation (Atemwege freihalten, Beatmen, Kreislauf...).

> **Erste diagnostische und therapeutische Maßnahmen 5–15 min (6) s. Abb. 4.5 S. 229**

Einige Schritte werden durch die Einleitung von Wiederbelebungsmaßnahmen unterbrochen, z. B. einem schweren Schock, einer akuten Asphyxie oder dem Fehlen von Spontanatmung.

... ***Sicherung der Atemwege*** ...

- Atemfrequenz, Zyanose, Verschleimung, SpO_2.
- Falls erforderlich: Unterkiefersubluxation, orale Absaugung, **O_2 über Reservoirmaske** bei Spontanatmung oder manuelle Beatmung mit Maske + Beutel. **Absaugen** von Sekreten aus dem Mund- und Rachenraum.
- Bei Erbrechen: Patient sofort in stabile Seitenlage (Wirbelsäulenschutz bei Trauma).
- Erbrechen, oder Regurgitation, pharyngeale/orale Sekretansammlung, keine ausreichende Spontanatmung, Atemnot, Krampfanfälle oder Glasgow ≤ 8, und keine unmittelbar reversible Ursache = **Intubation (RSI** auch bei sehr niedrigem Glasgow-Score). Aspirationspneumonien werden auch bei einem Glasgow von 8 bis 12 beobachtet.
- **Bei dringender Intubation schnelle neurologische Untersuchung** (3 min) unmittelbar vor der Induktion:
- Hand über Gesicht heben – fallen lassen, L und R;
- Pupillengröße/-reflex: abnormale Augenbewegungen? Fingerfolgebewegungen?
- Reaktion auf den Marie-Foix Test? (siehe S. 230);
- Babinski?
- Tonus der Gliedmaßen.
- **SpO_2** (unzuverlässig bei Kollaps).
- Der nicht intubierte Patient ohne verbalen Kontakt wird sofort nach der klinischen Untersuchung in eine stabile Seitenlage gebracht.
- Lassen Sie die Absaugvorrichtung anschließen. Magensonde erst nach Intubation.

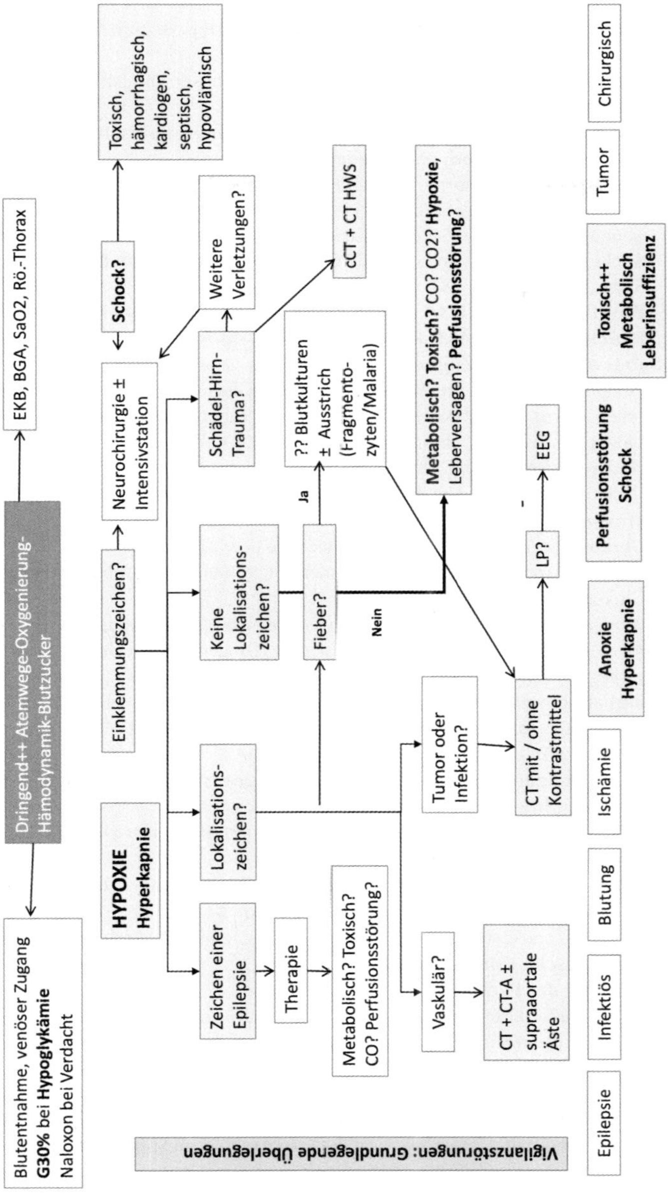

Abbildung 4.5: Entscheidungsbaum Koma

… ***Sauerstoffzufuhr*** …

- **$SpO_2 \geq 96$ % anstreben, außer bei chronischer Hyperkapnie**. Reservoirmaske 8–15 L/min.
- Beatmungsbeutel mit angeschlossenem Reservoir bis zur Intubation, wenn keine Spontanatmung möglich ist.
- Handelt es sich um ein **hypoxisches Koma? Hyperkapnisches Koma**?

… ***Stellen Sie die Hämodynamik wieder her*** …

- Synkope/Kollaps: Marmorierung, Hypotonie < 80 mmHg. Flüssigkeitsersatz (Ringerlaktat, oder NaCl 0,9 % bei Verdacht auf intrakranielle Druckerhöhung), wenn kein kardiogener Schock ± Vasopressoren vorliegt. **Rektale Untersuchung: Suche nach Meläna** und obere GI-Blutung (Magensonde, intubiert) bei Schock. *Siehe „Schock" auf S. 482.*
- **Blutdruckziel: MAD 65 mmHg** oder SBD > 90 mmHg. **Bei intrakranieller Druckerhöhung: MAD 80–90,** SBD 100–110 mmHg.

… ***Labor und venöser Zugang*** …

- **Peripherer Zugang**, großkalibrig, NaCl 0,9 % (Glukose schädlich für das ischämische Gehirn) oder Glukose 10 % langsam bei Hypoglykämie.
- **Labor**: Blutbild inkl. Thrombozyten, Gerinnung, Laktat, Blutzucker, Elektrolyte, Harnstoff, Kreatinin, CPK, Leberenzyme, +/- psychotrope Giftstoffe im Urin, β-hCG, Blutalkohol, CO, **BGA mit Laktat. Kapillarer Blutzuckerspiegel**.

… ***Intravenöse Gabe von*** …

- **Glukose** 30–50%: 50 mL **bei Hypoglykämie** oder Kapillarglukose (KG) < 0,7 g/L, aber nicht routinemäßig (1) und immer mit $\geq$ 100 mg Thiamin; außerklinisch Glukosegabe nach Messung (Stix).
- Wenn keine Wirkung eintritt und entweder eine beidseitige Miosis oder ein klinischer Verdacht für eine Opioidüberdosierung (Drogenmissbrauch, Schmerzmittel) vorliegt, **Naloxon**: 1–10 Ampullen (bis zu 2–4 mg), aber **nur ⅒ Ampulle (0,04 mg) auf einmal bei einem toximanen Patienten.** Der Patient sollte nicht zu sehr antagonisiert werden, während er über eine Maske mit reinem Sauerstoff beatmet wird.
- **Keine obligatorische Injektion von Antagonisten (nicht harmlos) oder Glukose ohne starke Vermutung.**

… ***EKG. Monitor. Später Harnkatheter zur Beurteilung der Diurese*** …

… ***Suche nach Verletzungen*** …

- Wenn Verletzungen vorhanden sind, keine **Mobilisierung** ohne Ruhigstellung der Halswirbelsäule oder In-Line-Stabilisierung von Kopf – Hals – Rumpf.
- Inspektion und Untersuchung von Schädel, Hals, Rumpf, Becken und Gliedmaßen.

… ***Neurologische Untersuchung*** …

- **Reagiert der Patient**:
  - Auf Aufforderungen (Augen öffnen! Hand drücken)?
  - Auf **schmerzhafte Stimulation**? NB: Unerfahrene stimulieren nicht stark genug oder nicht richtig. Führen Sie den Test nach Pierre Marie und Foix durch (die Finger drücken kräftig hinter die Oberseite der aufsteigenden Äste des Unterkiefers und komprimieren den N. facialis – Gesichtskontraktionen auf der gesunden Seite). Oder eventuell den Nagel mit einem Stift zusammendrücken. Das Zwirbeln der Brustwarze ist eine inadäquate Angewohnheit und hat zu unterbleiben.

- **Ist die Reaktion angemessen** (verbale Koherenz, Abwehrbewegungen, Ausweichbewegungen)?
- **Gibt es Dezerebrationszeichen** (Einrollen/Pronation des Handgelenks, Streckung im Ellbogen, Streckung an der unteren Extremität) = Hirnstammaffektion, **Dekortikationszeichen** (Supination und Flexion der oberen Extremität)? **Keine LP**.
- **Erhöhter Muskeltonus**, ein- oder beidseitig, **Kloni**, lokalisiert oder nicht?
- Sind die **Pupillen** in Miosis (< 2,5 mm), Mydriasis (> 5 mm), reaktiv oder nicht, asymmetrisch oder nicht?
- **Meningismus** (ohne Schädel-Hirn-Trauma)?
- **Lokalisationszeichen**?
  - Pupillen (Tabelle 4.33 auf *S. 279* und Tabelle 4.35 auf *S. 282*);
  - Abweichung (des Kopfes und) der Augen zu einer Seite? Augenmotilität? Fingerfolgebewegungen?
  - motorisches Defizit: Gliedmaßen schlaff oder bleibt ein Tonus erhalten? Heben Sie die unteren Gliedmaßen an und beobachten Sie, wie sie fallen: symmetrisch? Eventuell nur die Knie anheben, die Fersen bleiben in Kontakt mit der Trage: symmetrisches Absinken? Untersuchen Sie das Fallen der passiv angehobenen oberen Gliedmaßen. Untersuchen Sie die Muskeleigenreflexe auf Asymmetrie. Fazialisparese, die durch das Manöver von Pierre Marie und Foix nachgewiesen wurde?
  - Asymmetrie der Reflexe, Babinski-Zeichen?
  - Erhöhter Muskeltonus oder fokale Kloni?
- **Gähnen**: deutet auf eine intrakranielle Druckerhöhung hin.
- **Zeichen, die für eine Epilepsie sprechen**? **Seitlicher Zungenbiss, Petechien** im Abflussbereich der V. cava sup.? Vorhandensein von sichtbaren und tastbaren, diffusen oder fokalen Kloni (Gliedmaßen, Mund, Augenlider, Kinn usw.), Vorhandensein von Automatismen und stereotypen Bewegungen, Kauen bei scheinbar wacher, aber benommener Person ohne verbalen Kontakt. Vorhandensein abnormer spontaner Bewegungen bei einem tiefen Koma, das nicht auf Aufforderungen reagiert.
- **Spontanatmung**? Ausgeprägte Tachypnoe: Azidose, Hypoxie oder Cheyne-Stokes-Atmung (Crescendo-decrescendo und Apnoe, bevor es wieder losgeht)?
- **Asterixis** bei bewusstseinsgetrübten Personen: **hepatisches Koma, anoxische Enzephalopathie**.

... ***Rasche, aber gründliche allgemeine Untersuchung*** *+++* ....

- **Fieber? Hypothermie?**
- **Tachypnoe**: Hypoxie, Azidose, Schock, zentral?
- **Hypoventilation**: toxisch, tiefes Koma, Alkalose, Azidose, Myxödem.
- **Anzeichen einer schweren Hepatopathie? Splenomegalie**?
- **Purpura, Ausschlag, den Patienten aufdecken, von allen Seiten inspizieren**! Meningokokken, Pneumokokken, Staphylokokken, TTP (M. Moschcowitz)? **Herzgeräusch**?
- **Bradykardie**: Perfusionsdefizit, toxisches Koma, intrakranielle Druckerhöhung.
- **Hypertonie und Bradykardie** deuten auf eine intrakranielle Druckerhöhung hin (*S. 209*).

- **Hypertone RR-Werte** > 180 (syst.) oder > 100 (diast.) sind häufig mit einer intrakraniellen Läsion oder einer Intoxikation mit Anticholinergika oder Kokain verbunden.
- **Suche nach einem Hämatotympanon** (weist auf die Möglichkeit eines assoziierten extra-/intraduralen Hämatoms hin), **einem kranialen Bohrloch oder Zeichen einer früheren Schädel-OP** (zugrunde liegende epileptogene Hirnläsionen), einem ventrikuloperitonealen Shunt (Infektion, Obstruktion).
- **Narben einer suizidalen Pulsaderöffnung. Zerstörte Venen von Drogenabhängigen.**
- **„Toxischer" Atem** (Alkohol, Zyanid: Bittermandel, Arsen: Knoblauch) oder **„metabolischer"** Atem (Foetor hepaticus: Riecht nach Apfel (Reinette) oder verfaulten Früchten).
- **Haben Sie die Suche nach einem Trauma (s. oben) nicht vergessen?**
- **Informationen über den Patienten** +++. Beginn der Symptomatik plötzlich oder nicht, anormale Bewegungen, Vorgeschichte (Alkoholiker, Vorerkrankungen – psychiatrisch, kardial, neurologisch – Epilepsie, Diabetiker, kürzliche Infektion, Medikamente usw.)? **Untersuchen Sie den Kranken und durchsuchen Sie seine Sachen**: Rezepte, Medikamente, Abschiedsbrief etc. Nutzen Sie das Telefon (Arzt, Familie, Umstehende): Manchmal gewinnen Sie Zeit, manchmal die Diagnose.

... ***Verschaffen Sie sich einen Überblick: Mögliche Diagnose, erste Reaktion auf die Behandlung, Verlegung auf die Intensivstation oder nicht*** ....

- Tiefe des Komas: Art des Reizes, der notwendig ist, um eine Reaktion zu erzielen; Glasgow-Score (*S. 235*). Fassen Sie die verfügbaren klinischen und anamnestischen Befunde zusammen.
- Das Fehlen einer Spontanatmung, ein Kollaps, das Vorliegen einer schweren Erkrankung, die Möglichkeit einer Verschlimmerung, ein tiefes Koma (Glasgow E + V + M **< 10** oder **M < 4**) rechtfertigen die Diskussion über die Aufnahme auf Intensivstation.

› Indikationen für ergänzende Untersuchungen

- Elektrolytstörungen müssen schwer sein und rasch auftreten, um ein Koma zu verursachen: Natriumspiegel < 110 oder > 150 mmol/L.
- TSH je nach Klinik.
- Der Nachweis von psychotropen Toxinen ± Opiaten in Blut/Urin ist erforderlich bei Koma unbekannter Ursache ohne Lokalisationszeichen.
- **Lumbalpunktion** bei komatösem fieberhaften Meningitis-Syndrom oder fieberhaftem Koma ohne Lokalisationszeichen. **CT vor LP nur bei Lokalisationszeichen**, Krämpfen oder einem Glasgow $\leq$ 11. In diesem Fall: Antibiotika nach sofortiger Entnahme von 4 Fläschchen Blutkulturen (2 Paare) vor CT und vor LP (*S. 833*). In anderen Fällen: kein Meningitis-Syndrom oder kein Fieber oder Vorhandensein von Lokalisationszeichen; LP nach dem CT durchgeführt, wenn CT dies zulässt.
- **Kraniales und zervikales CT** sind bei Koma und Schädel-Hirn-Trauma dringend erforderlich. Der Hals wird mit einer steifen Halskrause ruhiggestellt.
- **CT des Schädels** als Notfall, **es sei denn**, es wird eine Ursache nachgewiesen, die es erlaubt, darauf zu verzichten. Immer in Begleitung eines Arztes mit verfügbarem Beatmungsgerät, wenn kein verbaler Kontakt möglich ist.

- **EEG als Notfall** (Patient ruhig und respiratorisch und hämodynamisch stabilisiert) bei:
  - Koma ohne neurologische Zeichen und ohne andere Erklärung (Suche nach einem nicht-konvulsiven Status epilepticus oder nach Hinweisen für eine Epilepsie, die die Diagnose eines postiktalen Komas plausibel machen);
  - Auftreten von Krampfanfällen (nicht-konvulsiver Status epilepticus oder postiktaler Zustand?);
  - Suche nach Hinweisen für eine hepatische Enzephalopathie bzw. Herpes-Enzephalitis, bei Vorliegen klinischer Hinweise.
- **EKG**: Suche nach QT-Zeit-Verlängerung (Medikamente), J-Wellen (=Osborn-Wellen, bei Hypothermie), negative T-Wellen (Subarachnoidalblutung).

> **Koma-Mimics**

- **Es gibt gute Gründe, vor Patienten keine besorgniserregenden oder unpassenden Dinge ⚠ zu sagen.**
- **Schockzustand oder Hypoxämie** ⚠ : eher eine Ursache als eine Differentialdiagnose. Bewusstseinsstörung = Zeichen der Schwere der Hypovolämie/Hypoxie.
- **Simulation**: keine Schmerzstimulation aus Rache, seien Sie subtil! Diese Patienten müssen stationär behandelt werden, wenn sie sich weiterhin in diesem Zustand befinden. Die Diagnostik kann sehr schwierig sein und erst bei einem Intubationsversuch erfolgen. Bei Defiziten lesen Sie hier (*S. 254*) nach:
  - Die Wimpern flattern und/oder die Augen widersetzen sich der passiven Öffnung;
  - Bestreichen Sie die Wimpern: Blinzelreflex vorhanden;
  - Die über dem Gesicht gehaltene Hand fallen lassen; sie muss auf das Gesicht fallen;
  - in Seitenlage; die offen gehaltenen Augen schauen nach unten, auch wenn man die Seite wechseln;
  - Einträufeln von Eiswasser ins Ohr (30 mL): Nicht komatöse Personen reagieren mit einem Nystagmus beider Augen oder mit Aufwachen. Andere Augenbewegungen oder das Fehlen von Augenbewegungen sprechen für eine organische Schädigung (siehe *Tabelle 4.21 auf S. 235*);
  - Bewusstseinsstörungen epileptischer Natur können eine dissoziative „Färbung" aufweisen. Die Suche nach Hinweisen auf eine Epilepsie bei der Befragung von Beobachtern und Angehörigen ist äußerst ergiebig. Das Notfall-EEG ist bei Dissoziation normal, sofern die klinischen Zeichen bei der Aufzeichnung vorhanden sind.
- „**Locked-in-Syndrom**": Der Patient spricht oder bewegt sich nicht, er ist bei vollem Bewusstsein. Ihm bleiben nur das Blinzeln und die vertikalen Bewegungen der Augen sowie die Spontanatmung. Er kann keine Emotionen ausdrücken. Man muss mit ihm sprechen, sagen, dass man weiß, was mit ihm los ist, dass er versteht, aber nicht sprechen kann, dass man sich um ihn kümmert. **Die Unmöglichkeit der seitlichen Augenbewegungen bei Vorhandensein der vertikalen Bewegungen liefert die Diagnose**, Aktivität des externen Anteils des N. okulomotorius erhalten. Denken Sie daran, nach diesen vertikalen Augenbewegungen zu fragen ⚠ . In den seltenen Fällen, in denen die Augenbewegungen aufgehoben sind, sind ein EEG und eine dringendes neurologisches Konsil erforderlich. CT mit Darstellung der supraaortalen Äste oder besser MRT/MR-A: In der Regel Verschluss der A. basilaris, Embolie.

- **Dissoziative Konversionsstörung**: Der Patient spricht nicht und führt keine Befehle aus, aber seine Augen sind offen und er kann sich bewegen oder zumindest eine Haltung beibehalten. Ohne Informationen über die Art und Weise und die Umstände des Beginns sowie eine mögliche psychiatrische Vorgeschichte muss eine dringende organische Erkrankung ausgeschlossen werden. Dasselbe gilt für die geringste Atypie in der klinischen Untersuchung, selbst wenn Hinweise auf eine Psychose vorliegen.
- **Malignes neuroleptisches Syndrom** (*S. 117*).
- **Akinetischer Mutismus**: Präfrontale Läsion (Bildgebung). Augenfolgebewegungen, Tonus und Reflexe normal.

❯ Unspezifische Behandlung des Komas

- Sauerstoffzufuhr, isotonische Kochsalzlösung 1 L über 12 Stunden, Vitamin B1 100 mg, je nach Ursache und Volumen- und Elektrolytstatus anzupassen. Bei ischämischem Schlaganfall *die Glukosezufuhr begrenzen* und Hypo- und Hyperglykämie detektieren.
- Stabile Seitenlage, wenn nicht intubiert, Vermeidung von Dekubitus.
- Kopfhochlagerung 30° bei intrakranieller Druckerhöhung.
- Entfernung von Zahnprothesen, Kontaktlinsen; Mundpflege, auf geschlossene Augen achten (Pflaster schräg, nicht senkrecht anbringen). Magensonde mit diskontinuierlicher oder, wenn intubiert, kontinuierlicher Aspiration.
- Paracetamol bei Fieber, aktive Kühlung bei > 40 °C (S. 119).
- Aufnahme auf einer Intensivstation oder anderswo, je nach Diagnose und Vorerkrankungen; mit dem Intensivmediziner besprechen.

❯ Erkennen und behandeln Sie die Komplikationen des Komas

- **Hypothermie, Aspiration, Rhabdomyolyse**, ⚠ Störungen des Wasser- und Elektrolythaushalts, Druckschäden von Nerven und Haut.

Tabelle 4.20: **Pupillen im Koma: in Miosis (< 2,5 mm), Mydriasis (> 5 mm) reaktiv oder nicht reaktiv, asymmetrisch?**

- **Einseitige areaktive Mydriasis**: homolaterale temporale Einklemmung; sehr selten homolaterale Hirnstammschädigung.
- **Bilaterale Mydriasis**: Schädigung des Hirnstamms oder Vergiftung durch anticholinerge Substanzen.
- **Mäßige Miosis** (1–2,5 mm), reaktiv: metabolische Enzephalopathie, tiefe bihemisphärische Läsionen, Barbituratvergiftung.
- **Beidseitige enge Myosis** ($\leq$ 1 mm), reaktiv: Opioidüberdosis, schwere Hirnstammschädigung.
- **Einseitige Miosis** bei Horner-Syndrom: Areaktiv, keine Mydriasis bei Dunkelheit; tritt bei Hirnblutungen, Läsionen zwischen Hypothalamus und homolateraler C1 (*siehe „Okulomotorik“, S. 278*) und Schlaganfällen bei Karotisdissektion auf.

Tabelle 4.21: **Augenbewegungen im Koma. Öffnen Sie die Augen des Patienten.**

- Horizontale Augendivergenz: bedeutungslos und häufig im Koma. Vertikal: Kleinhirn, Hirnstamm.
- Ein Auge in Adduktion (nach innen) in Ruhe: Lähmung des homolateralen N. abducens: kein lokalisatorischer Wert (Meningitis, intrakranielle Druckerhöhung).
- Adduktion beider Augen: Beidseitiger N. abducens: intrakranielle Druckerhöhung.
- Ein Auge in Abduktion (nach außen): N. okulomotorius homolateral, Einklemmung bei einseitiger areaktiver Mydriasis.
- Beide Augen sind nicht auf derselben horizontalen Achse („skew deviation“): zerebelläre oder pedunkuläre Läsion.
- Langsame, horizontale konjugierte Bewegungen: Hirnstamm intakt.
- Eine schnelle konjugierte Bewegung nach unten, gefolgt von einer langsamen Aufwärtsbewegung („Bobbing“), verbunden mit dem Fehlen von Seitwärtsbewegungen: Hirnstammläsion.
- Das Puppenkopfphänomen wird gesucht, wenn kein Trauma oder kein erhöhter Hirndruck vorliegt: Die Augen weichen in die der Rotation entgegengesetzten Richtung (Dreh-, Beuge- oder Streckbewegung) ab: Dies ist ein Zeichen für die Integrität des Hirnstamms. Dieses Zeichen kann bei Medikamentenvergiftungen maskiert sein (die Augen bewegen sich mit dem Kopf, als wären sie fixiert): Trizyklika, Phenytoin, Barbiturate.
- **Instillation von 10/30 mL Eiswasser ins Ohr** (keine Trommelfellperforation oder Ohrenschmalzpfropfen, Schräglage in Anti-Trendelenburg-Position (30°): Eine langsame Abweichung in Richtung des Kältereizes um 30°–120°, gefolgt von Nystagmus in die entgegengesetzte Richtung, signalisiert die Integrität des Hirnstamms.
- Opsoklonus (unregelmäßige, nystagmusartige Bewegungen in mehrere Richtungen): paraneoplastisch oder verschiedene Läsionen des Hirnstamms, Thalamus, Hyperosmolarität und bestimmte Medikamente.

› Glasgow-Score

- **Ursprünglich für Kopfverletzungen**, aber er ermöglicht es, den Zustand des Patienten zu einem bestimmten Zeitpunkt zu erfassen und die Entwicklung zu verfolgen, sofern man die einzelnen Kategorien aufschreibt. Es handelt sich nicht um eine Analogskala!
- Drei Parameter: **Augenöffnung – verbale Antwort – motorische Antwort**.
- Nur die beste Antwort wird berücksichtigt. Jede Antwort wird gemäß der Tabelle gewertet.

Tabelle 4.22: **Glasgow Coma Scale – Glasgow-Score**

– **Augenöffnen (E)**		– **Motorische Reaktion (M)** **	
– Spontan.	4	– Befolgt Aufforderungen	6
– Auf Aufforderung	3	– Gezielte Schmerzabwehr	5
– Auf Schmerzreiz	2	– Ungezielte Abwehr (Beugung des Ellbogens mit Vermeidung)	4
– Kein Augenöffnen	1	– Dekortikation (obere Gliedmaße: langsame Beugung, untere Gliedmaße: Streckung)	3
– **Verbale Reaktion (V)** *			
– Orientiert	5		
– Verwirrt (Patient kann einzelne Sätze sagen)	4	– Dezerebration (obere Gliedmaße: Rotation zur Innenseite + Hyperextension, untere Gliedmaße: Extension + Plantarflexion)	2
– Unpassende Wörter, ohne Bedeutung	3		
– Unverständliche Laute; Wimmern	2		
– Keine verbalen Antworten	1	– Keine	1

* zählt nicht bei Aphasie, der Score bewertet das Bewusstsein.
** Bei Hemidefiziten die Antwort der nicht-defizitären Seite nehmen.
Glasgow-Score: E + V + M = 3 bis 15. Unter 7: schwerer Komazustand (es zählt nicht nur der Glasgow Score).

› Hauptursachen für Komata (6)

... *Hypoglykämisches Koma* ...

- Kapillarglukose zwingend, retrospektiv durch Serum-Glukose bestätigt, vor der Glukosegabe entnommen. Ausnahmen von dieser Regel sind:
  - Koma bei einem bekannten und behandelten Diabetiker, wo die Dringlichkeit eine vorherige Glukosegabe gebieten kann;
  - schwierige Blutentnahme; die Dringlichkeit besteht darin, die Hypoglykämie zu beenden: Glukose enteral und/oder i.m. Glukagon (wenn insulinabhängiger Diabetes). Glukagon wirkt nur innerhalb von 10–20 min und ist bei Leberversagen unwirksam.
- **Behandlung des hypoglykämischen Komas**: anfängliche Injektion von 50 mL G30 % (nicht zu schnell injizieren! Gefahr von Krämpfen), gefolgt von 500 mL G10 % in 1 Std. und so bald wie möglich ein kohlenhydrathaltiger Snack: Brot mit Butter oder andere „langsame" Kohlenhydrate. Intravenös: G10 % oder 5 %, 2 bis 3 L/24 h. **Das Hauptrisiko ist ein Rezidiv**: Kapillarglukose nach 30 Minuten, 1 Std. und dann alle 1 bis 2 Std. überwachen. Halten Sie den Blutzucker unbedingt bei > 100 mg/dL. Alkoholiker: 100 mg Thiamin (Vitamin B1) i.v. zum frühestmöglichen Zeitpunkt, dann 100 mg/24 h. Die Wirkungsdauer von Sulfonylharnstoffen kann Dutzende von Stunden betragen. Bei schwierigem venösem Zugang bei Bewusstlosen 1 mg Glukagon (im Kühlschrank) i.m. (bei insulinpflichtigem Diabetes). Magensonde = Risiko der Aspiration im Koma; der rektale Zugang ist eine antike Möglichkeit der Notversorgung (Avicennas Einlauf mit Wunderhonig). Bei ausreichendem Bewusstsein, um gefahrlos schlucken zu können, eine Zuckerlösung trinken lassen: 10-%ige Glukoselösung; dann hat man Zeit, einen kohlenhydrat- und fetthaltigen Snack zu suchen.
- **Das sofortige Aufwachen bestätigt die Diagnose**. Spontan zurückgehende, vagale oder psychiatrische Symptome gelten jedoch als hypoglykämisch verursacht, weil das Aufwachen mit der Blutzuckergabe zusammenfällt, und die kapillare

Messung ist unsicher (weniger zuverlässige Teststreifen bei niedrigen Werten). Bestätigung durch venöse Blutzuckermessung vor der Glukosegabe erforderlich.

- Das **Ausbleiben des sofortigen Aufwachens kann folgende Ursachen haben**:
  - eine posthypoglykämische Enzephalopathie;
  - ein postiktaler Zustand, da die Hypoglykämie zu Krampfanfällen geführt hat;
  - eine nicht korrigierte Hyperglykämie;
  - eine Intoxikation (Alkohol, Aspirin, Lithium, Chinin, Disopyramid);
  - eine Assoziation (Schädel-Hirn-Trauma als Folge des Sturzes usw.);
  - nicht beseitigte Ursache der Hypoglykämie (z. B. schwere Sepsis bei Leberinsuffizienz).
- **Ursachen für schwere Hypoglykämien**: Antidiabetika (Medikationsfehler, Suizidversuch, Münchhausen-Syndrom, irrtümlich eingenommene Medikamente des Ehepartners), Sepsis bei Leberinsuffizienz, Salicylatvergiftung, akute Alkoholvergiftung, Hypothermie, schwere Leberinsuffizienz, akute Nebenniereninsuffizienz, äußerst seltene Insulinome (C-Peptid-Bestimmung, wenn es keine offensichtliche Ursache gibt) und myxödematöses Koma (siehe unten). Selten, aber bekannt sein sollten: Tramadol und Chinolone.

... ***Anoxische oder anämische Enzephalopathie oder Low-Flow-Enzephalopathie***

- Die Diagnose sollte in Erwägung gezogen werden nach einem Kreislaufstillstand, bei Zyanose, Bradypnoe, Dyspnoe, einer Raumforderung, Kollaps, Marmorierung, Bradykardie oder im Gegenteil schlecht tolerierter Tachykardie, Schleimhaut- und Hautblässe, Asterixis. Ältere oder gefäßkranke Personen sind sehr empfindlich.
- Schocks aller Ursachen (*S. 482*).

... ***Enzephalopathie durch respiratorische Störungen***

- Meist **hyperkapnisch** mit Schweißausbrüchen, Asterixis, Bluthochdruck, Anzeichen von Rechtsherzinsuffizienz und COPD im Schub. Auslöser: respiratorisch (Superinfektion, Pneumothorax, Lungenembolie, Lungenödem, Sauerstofftherapie mit zu hohem Fluss) oder medikamentös.
- Prodromi: Verwirrtheit und Reizbarkeit. Behandlung der Ursache und symptomatische Behandlung mit trachealer Intubation/mechanischer Beatmung bei Koma.

... ***Koma durch Vergiftungen (siehe S. 48 und 57)***

- Toxidrome (*siehe S. 59*). Leere Medikamentenpackungen oder alkoholischer Foertor sind kein Beweis für ein toxisches Koma ⚠. Lassen Sie sich nicht von der erstbesten Ursache verführen. Außerdem kann es Komplikationen geben (Inhalation, Schock, Trauma).

... ***Schädel-Hirn-Trauma***

- Koma nach Schädel-Hirn-Trauma, begleitet von einseitiger Mydriasis mit oder ohne kontralaterale Hemiplegie. **CT und sofortige Benachrichtigung des Neurochirurgen** + Intubation, Mannitol oder hypertone Kochsalzlösung erwägen (*S. 169*).
- Immobilisierung der Halswirbelsäule. Vorsicht bei Begleitverletzungen (Milz...) und vorherigem Nähen oder Klammern von Kopfhautwunden, da diese zu einem hämorrhagischen Schock führen können.
- **Notfall-CT des Schädels**: Der Patient wird in einen stabilen Zustand gebracht (Atmung, Hämodynamik) + Immobilisierung der HWS. Toxisches Koma (siehe S. 48 und 57)

... ***Koma bei ausgeprägten Elektrolytstörungen, Hyponatriämie (s. S. 652), Hyperkalzämie (s. S. 639)***

... ***Hepatische Enzephalopathie (siehe S. 509)***

... ***Sepsis (siehe S. 491)***

... ***Hämorrhagische und ischämische Schlaganfälle, Subduralhämatom, zerebrale Venenthrombose***

- Das Koma kann die Folge eines begleitenden, behandelbaren Status epilepticus sein. Eine aufmerksame, mehrminütige Beobachtung ist erforderlich (*siehe oben*).
- Das „**Schlaganfallrezidiv**". Patienten mit einem Schlaganfall in der Anamnese, der zu rezidivieren scheint, haben häufig als Folgeerkrankung eine Epilepsie. Entweder einen Anfall mit postiktalem Defizit, einen Anfall, der mit einem sofortigen Defizit einhergeht, oder ein Status epilepticus, der schwer zu diagnostizieren ist (*siehe oben*).
- Geben Sie also nicht zu schnell auf, wenn Sie einen älteren Menschen vor sich haben, dessen Schlaganfall durch Epilepsie erschwert oder vorgetäuscht werden kann.
- Und könnte es sich nicht um eine **Hypoglykämie** handeln? Eine seltene, aber behandelbare Herpes-**Enzephalitis**? Ein **niedriger zerebraler Blutfluss** aufgrund einer Herzrhythmusstörung? Eine CO-Vergiftung?
- Die **ideale Bildgebung** ist die MRT/MR-A, die jedoch Probleme bereitet (Überwachung, Beatmung), oder die CT ohne Kontrastmittel, ergänzt durch eine CT-A mit supraaortalen Ästen und der Suche nach zerebraler Venenthrombose.

... ***Enzephalitis, Meningitis, Abszesse***

- Wenn keine Lokalisationszeichen vorhanden sind, ist bei Koma mit Fieber eine LP erforderlich. Ansonsten ist vor dieser eine Computertomographie erforderlich. Bei Verdacht auf Meningitis kann vorher eine Antibiotikabehandlung durchgeführt werden. Die Herpesmeningoenzephalitis wird häufig verkannt (*S. 822*). Das **EEG** kann orientierend wirken. Abszesse sind oft fieberfrei.

... ***Subarachnoidalblutung***

- Befragung des Angehörigen: Plötzliche Kopfschmerzen? Wie ein Donnerschlag? Genau fragen: Hat er sich den Kopf mit der Hand gehalten? Sprechen Sie mit Beobachtern am Arbeitsplatz, im Café, in dem der Patient kollabierte, zu Hause usw.

... ***Nicht-konvulsiver Status epilepticus und postiktale Zustände***

- Eine Hypoglykämie kann zum gleichen Bild führen.
- „**Eher unbekannt als selten**" (2): Sie machen bis zu 37 % der Bewusstseinsstörungen aus, die in der Notaufnahme gesehen werden, von denen 78 % entweder keine oder nur subtile motorische Entladungen aufweisen (3). Deshalb bestehe ich darauf.
- **Beobachten Sie den entkleideten Patienten** lange aus 1,5 m Entfernung, um subtile Myoklonien der Extremitäten zu erfassen, des Gesichts, Kaubewegungen; auffällige spontane Bewegungen, wenn sie von einem Patienten im Koma ausgeführt werden, insbesondere Heben und Abduktion eines Arms, wobei der Kopf und die Augen abgewandt sind und der Patient den Arm anzusehen scheint. Ein Haltungstremor unterscheidet sich von Klonien; er kann bei einem lediglich benommenen Patienten auftreten, verschwindet aber bei der Unterdrückung der Haltung, die dadurch erreicht wird, dass die betroffene Extremität gegen das Bett gehalten wird. Im Gegenteil, unter diesen Bedingungen sind Myoklonien zu

sehen und zu tasten. Achten Sie auf Kontaktverlust, motorische oder verbale Automatismen (wiederholte Sätze, Kauen), Pseudo-(psychogene) Gesichts- oder periorale-Tics, klonisch oder tonisch, Halluzinationen. Fokale neurologische Zeichen epileptischen Ursprungs sind möglich, während des Anfalls oder postiktal. Schwankungen der Bewusstseinsstörungen oder der fokalen Zeichen sind starke Hinweise. **Ein seitlicher Zungenbiss** (Prellung bei zahnlosen Patienten), **Petechien** im Gebiet der V. cava sup. (vor allem am Hals und an den Augenlidern) deuten auf unerkannte Krampfanfälle hin, ebenso wie eine hintere Luxation der Schulter (von außen nicht zu erkennen, nur bei Mobilisation).

- **Befragung des Umfeldes: sehr ergiebig, wenn sie zielgerichtet ist** (rufen Sie Verwandte, das Pflegeheim an). Suche nach einer epileptogenen Läsion (anamnestisch Schlaganfall, Schädel-Hirn-Trauma, etc.), einer Vorgeschichte von episodischen neurologischen Störungen: Kontaktverlust, Abwesenheit, plötzliche Benommenheit, plötzliche Verwirrtheitsepisoden mit motorischen oder verbalen Automatismen (wiederholte Sätze, Kauen, Pseudo- (psychogene) Gesichts- oder periorale Tics, klonisch oder tonisch), Halluzinationen, fokale Störungen, Pseudo-TIA/Schlaganfall, vor allem wiederholt, längerer Bewusstseinsverlust oder mit postiktaler Verwirrtheit. Es kann sich auch um anfallsweise auftretende Verhaltensstörungen handeln, bei denen der Betroffene unter Amnesie leidet.
- **Das EEG** ist in Notfällen oft nicht möglich und zeigt häufig keine typischen Anfallszeichen; insbesondere bei frontalen oder temporalen (partiell komplexen) Status epilepticus kann es sogar normal sein; es kann sich um Spikes oder Entladungen von slow waves, sharp-slow-waves, rhythmischen, generalisierten oder fokalen slow-waves oder rhythmische Verlangsamung handeln. **Es ist daher notwendig, die Beschreibung des EEG sorgfältig zu lesen**, da die Schlussfolgerung nicht immer die Klinik berücksichtigt und bei gehäuftem Auftreten von slow-waves „keine epilepsietypischen Potenziale" erwähnt werden kann. Es ist besser, vor der Behandlung ein EEG zu machen, aber die Klinik kann ausreichen, um eine Behandlung einzuleiten. Ein „negatives" EEG ist keine Kontraindikation für die Einleitung der Behandlung, wenn die klinischen Befunde auf ein Anfallsleiden hindeuten.
- Häufige Komplikationen: Trauma, **Aspirationspneumonie**; metabolische oder gemischte Azidose, die sich spontan zurückbildet. Es ist logisch, diese Patienten je nach Art der Ursache und der Tiefe des Komas für eine Übernahme auf die **Intensivstation** vorzusehen
- **Suche und Behandlung der Ursache des epileptischen Komas sind dringend erforderlich** (siehe andere hier beschriebene Ursachen). Der Ascence-Status ist in der Regel primär oder metabolisch bedingt oder steht in Zusammenhang mit einem Medikamentenentzug (4,5). Der komplexe partielle oder frontotemporale Status epilepticus ist mit einer fokalen, häufig ischämischen, frischen oder älteren Ursache verbunden. Eine Perfusionsminderung, insbesondere ein AV-Block oder intermittierende Rhythmusstörung, ist eine mögliche Ursache ⚠ **EKG** +++, EKG-Überwachung.

... ***Hyperosmolares und ketoazidotisches diabetisches Koma*** ....

- Tiefe Bewusstseinsstörungen bei Hyperosmolarität oder Ketoazidose deuten auf eine assoziierte Komaursache hin ⚠ (Schlaganfall, Meningitis, Perfusionsstörung, z. B. bei Sepsis).

… ***Myxödematöses Koma***

- Patient über 50 Jahre, allmählicher Beginn mit Benommenheit, Verwirrtheit, oft bei einer **interkurrenten Erkrankung**. Eher **Verwirrtheit oder Lethargie** als Koma, ohne fokale Zeichen, Krämpfe möglich; selten Erregung. Reflexe sind manchmal nicht vorhanden. Symptome: **Hypothermie** ohne Schüttelfrost ist inkonstant (assoziierte Infektion), Bradykardie und Bradypnoe hinweisend; AV-Block und negative T-Wellen manchmal; Makroglossie, gelblich-wachsige Gesichtsinfiltration und Haarverlust; heisere Stimme; Hyponatriämie (50 %), Hypoglykämie; **Narbe im Bereich der Schilddrüse und entsprechende Vorerkrankungen**. CPK oft erhöht (nicht spezifisch...).
- Behandlung auf der **Intensivstation**, symptomatisch (unter Beachtung der Bradykardie) und mit Levothyroxin (200–400 μg i.v.) einmalig, frühestmöglich, kombiniert mit 100 mg Hydrocortisonhemisuccinat i.v./8 stdl.. Levothyroxin (T4) per os oder über die Magensonde, wenn die i.v.-Form nicht sofort verfügbar ist. Wenn möglich, T3 kombinieren: 5–20 Mikrogramm. Allmähliche passive Erwärmung. Blutzuckerspiegel, Herzfunktion und EKG überwachen.

… ***Wernicke-Enzephalopathie: sehr oft verkannt***

Siehe „Verwirrheit" auf S. 222.

… ***TMA: Thrombotische Mikroangiopathie oder thrombotische thrombozytopenische Purpura/HUS (hämolytisch-urämisches Syndrom) (7)***

- Junge Person < 40 Jahre, vor allem Frauen.
- Neurologische Zeichen bei ≈ 50 %, fluktuierend: Bewusstseinsstörungen, Kopfschmerzen, manchmal Lokalisationszeichen, Krampfanfälle.
- Niereninsuffizienz, ± schwere sekundäre Hypertonie, **hämolytische Anämie** mit Schizozyten (= Fragmentozyten) (im Ausstrich: $\geq$ 1 pro Feld oder 1 %) Retikulozytose > 120.000/mm^3, und **Thrombopenie**, Bilirubin ↑, Haptoglobin ↓, LDH ↑ (Hämolyse und Organaffektion), Coombs-Test negativ. Hämaturie. Möglicherweise koronare/kardiale Insuffizienz, Arhythmien. Selten Fieber; Schüttelfrost ⇒ Verdacht auf Sepsis.
- Begleitsymptome: infektiöse Erkrankung als Auslöser, blutige Diarrhoe (HUS), peripartale Periode, bestimmte onkologische Medikamente, Krebserkrankungen.
- Vorsicht bei Mimics: Malaria, Evans-Syndrom bei Lupus (Coombs +),
- Aufnahme auf die **Intensivstation** zur symptomatischen Behandlung und dringenden Plasmapherese.
- **Eine ähnliche Präsentation von neurologischen Störungen mit Thrombopenie und Fragmentozyten + Hämolyse und Nierenversagen sieht man** bei Vaskulitis, dem katastrophalen Antiphospholipid-Syndrom und maligner Hypertension.

… ***Hyperviskositätssyndrom (s. S. 155)***

- Kopfschmerzen, allgemeine und fokale neurologische Symptome, Schwindel, Nystagmus, Hör- und Sehstörungen, Krampfanfälle.
- Hypotonie, kardiorespiratorische Insuffizienz, distale Ischämie.
- Elektrolytstörungen und allgemeine Symptome im Zusammenhang mit der in der Regel neoplastischen Ursache. Erhöhte Plasmaproteine, Hämostasestörungen, manchmal Aggregation der Probe in den Laborapparaten, „Rollenbildung" im Blutbild.
- Ggfs. Verlegung auf eine Intensivstation, die mit Plasma-/Leukapherese ausgestattet ist.

Literatur

1. Doyon S., Roberts JR., Reappraisal of the "coma cocktail", Emerg Clin North Am, 1994, 12 : 301–16.
2. Jallon P., Menace d'état de mal et état de mal épileptique, Réanimation Urgence, 1992, 1 (2bis) : 348–51.
3. Privitera MD., Hoffman M., Moor JL. et al., EEG detection of non-tonic-clonic status epilepticus in patients with altered consciousness, Epilepsy res, 1994 ; 18 : 155–66
4. Luciano D., Partial seizures of frontal and temporal origin, Neurologic Clinics, 1993, 11 : 805–22.
5. Jagoda A., Non convulsive seizures, Emerg Med Clin North Am, 1994, 12 : 963–71.
6. Edlow JA. et al., Diagnosis of reversible causes of coma, The Lancet, 2014, PubMed PMID: 24767707.
7. Gardy O. et al., Les microangiopathies thrombotiques aux urgences, Congrès Urgences, 2014, www.sfmu.org (Mitglieder); freier Zugang unter www.srlf.org https://tinyurl.com/54z42vnh
8. European Academy of Neurology guideline on the diagnosis of coma and other disorders of consciousness, PMID : 32090418, https://tinyurl.com/sxsvyz28
9. Braun, M., Schmidt, W.U., Lutz, M. et al. Koma unklarer Genese – Versorgung in der Notaufnahme. DGNeurologie 3, 415–419 (2020). https://doi.org/10.1007/s42451-020-00206-5
10. https://www.amboss.com/de/wissen/Vigilanzminderung

4.12 Motorisches oder sensorisches Defizit, „Muskelschwäche"

Oft werden wesentliche Elemente der neurologischen Untersuchung vergessen: Kann der Kranke gehen? Wie geht er? Kann er sitzen? Kann er schlucken?

› Wichtige Punkte und Fallstricke

- Guillain-Barré-Syndrom und Myasthenia gravis werden bei den ersten Arztbesuchen verkannt.
- **Krankheiten mit schwieriger, aber entscheidender Diagnose** in der Notaufnahme: Myasthenia gravis, Guillain-Barré, Botulismus, bestimmte Rückenmarkskompressionen, akute transverse Myelitis, Hypokaliämie. Diese Patienten werden oft für **„psychisch krank"** gehalten. ⚠
- **Wirbelsäulenbeschwerden + neurologische Ausfälle** ⚠ ⇒ neurochirurgischer Notfall? vaskulär (**Aortendissektion**)? Guillain-Barré?
- **Kopfschmerzen**: dito + **CO**-Intoxikation und **Hypoglykämie**.
- **Antikoagulanzien** ⚠ Jeder **Wirbelsäulenschmerz, der mit einer neurologischen Auffälligkeit verbunden ist oder nicht**, lässt dringend nach einem **epiduralen Hämatom** suchen: Antagonisierung der Antikoagulation (*siehe S. 583*). **Chirurgische Dringlichkeit zur Dekompression**.
- Die Rückbildung einer unverstandenen neurologischen Störung ist nicht gleichbedeutend mit „geheilt". Die Störung kann schwerer rezidivieren (Myasthenia gravis, Schlaganfall).
- Eine Störung der Augenbewegung oder des Schluckens ist niemals unbedeutend.
- **Die langsame Entwicklung eines Defizits ist seine Vergangenheit**; die Zukunft kann akut und schnell sein: Guillain-Barré, Myasthenie, plötzliche und dauerhafte Para- oder Tetraplegie (Rückenmarkskompression).
- Einige „Defizite" sind **unerkannte Frakturen**:
  - der Kranke kann nicht kommunizieren: Demenz, Aphasie, Verwirrung, Unruhe;
  - der Patient spürt sie nicht: Alkohol, Opioide.
- **Systematisch nach Störungen der Schließmuskeln oder des Schluckens** suchen bei einem schlecht beschreibbaren Defizit. Wahrscheinliche Organerkrankung dahinter mit höherem Schweregrad.
- **Ausgedehnte Lähmungen**. **Beurteilen Sie die Atmung**: Bauchatmung, Atemfrequenz, Zyanose, Schluckstörungen, pharyngeale Reflexe.
- Achten Sie auf Muskelatrophien, die auf organische Ursachen hinweisen und manchmal schnell einsetzen.
- Die **Variabilität ist eine Falle** (trügerische Besserung) und ein **Hinweis**: Myasthenia gravis, Lähmungen, dyskaliämische Paralysen, TIAs, sich entwickelnde Schlaganfälle, nicht-konvulsiver Status epilepticus.
- **Konversionsneurose schützt nicht vor beängstigenden neurologischen Erkrankungen**, gemäß der chinesischen Weisheit: „Wenn der Weise auf den Mond zeigt, schaut der Dumme auf den Finger."
- **Es gibt CT und CT**: gut überlegen und die Anforderung mit dem Radiologen besprechen; CT ohne Kontrastmittel reicht für die Suche nach Blut aus, bei tumorösen oder infektiösen Läsionen muss Kontrastmil gegeben werden, bei arteriellen oder venösen Gefäßverletzungen ist eine CT-Angiographie erforderlich,

wobei je nachdem, was gesucht wird, die supraaortalen Äste auch angefordert werden müssen.

- **Suche nach Symptomen eines erhöhten Schweregrads**
  - A B C usw. (*siehe Kapitel „Dies und das“ S. 15*). Schwere respiratorische Symptome oder Kollaps: behandeln.
  - Nach weniger schweren respiratorischen Zeichen suchen: Bauchatmung (der Bauch sollte sich in der Einatmung vorwölben), Hustenstoß; testen Sie das Zwerchfell, indem Sie gegen ihre Hand auf dem Bauch einatmen lassen.
  - Testen der Rumpfmuskulatur: Sie lassen den Patienten sich hinlegen und wieder hinsetzen, üben Gegenkraft aus, indem Sie die Hüftbeuger gegen Widerstand beugen lassen, während der Patient die Position hält.
  - Sphinkter: Inkontinenz/Verhalt, anale Kontraktion auf den Finger bei der rektalen Untersuchung, perianale Sensibilität (Cauda equina).
  - Schlucken und Sprechen, Rachenreflexe (wenig empfindlich): Würgereflex und Gaumensegelreflex (der Würgereflex wird durch Berühren der Rachenhinterwand mit dem Zungenspatel ausgelöst, der Gaumensegelreflex ist die Kontraktion des weichen Gaumensegels mit Verlagerung des Zäpfchens bei Stimulation (mit einem längs gespaltenen Zungenspatel) desselben Segels.
  - Der Kornealreflex (N. V-VII) wird durch Berühren der Iris oder der Pupille, nicht aber des Augenweißes (Bindehaut) ermittelt.

Tabelle 4.23: **Einige Kriterien für die Aufnahme auf eine Intensivstation**

- Respiratorisch: Schädigung der Atemmuskulatur, Orthopnoe, Zyanose, Sauerstoffsättigung < 90 % (spät ++), Apnoe-Zähltest (siehe S. 250),
- Schluckstörungen (9-cL-Test siehe S. 250), Verschlucken, erhebliche Dysarthrie.
- Muskelschwäche, die sich schnell verschlimmert.
- Schwere Tetraparese.
- Myoglobinurie.
- Erschwerende oder sich verschlimmernde Begleiterkrankung oder Risikoerkrankung.

- **Was sollte durch Befragung und Untersuchung geklärt werden, wenn ein motorisches oder sensibles Defizit vorliegt?**

  Siehe Tabellen 1 und 2 auf den folgenden Seiten.
  - **Gehen** lassen: Ataxie? Steppen, Spastisch-paretischer Gang?, Abweichung zu einer Seite?
  - Die Entwicklung des Defizits: **abrupt, progressiv**.
  - Die Schnelligkeit der **Progression** ⚠.
  - Die Topographie: **Hemi**- und in diesem Fall: Ist das Gesicht betroffen? **Para-, tetra**-? Proximales Defizit (Muskelschädigung)? Distal? **Aufsteigend**? Absteigend?
  - **Topographische Symptome, nach denen man suchen sollte und die oft vergessen werden**:
  - Gesichtsfeldeinschränkung;
  - Störung bei der **Benennung** von Objekten;
  - Desorientiertheit;
  - **Vernachlässigung, Aufhebung** der Sinneswahrnehmung;
  - **Okulomotorik**;
  - Lageempfindungsstörung der **Zehen**;

- Suche nach einer Störung der Vibrations- oder Bewegungsempfindung (Stimmgabel, Zehenstellung) auf der Seite des motorischen Defizits und kontralaterale Thermhypästhesie + Hypalgesie: Halbseitige Rückenmarksschädigung (Brown-Sequard).
- Das Vorhandensein von **sensiblen Störungen** mit der Suche nach der Höhe eines radikulären oder querschnittsförmigen Verteilungsmusters. MER, Babinski-Zeichen.
- Das Auftreten einer Verschlimmerung, einer Fluktuation, einer progressiven Verschlechterung bei Anstrengung (Myasthenia gravis).
- Suche nach **Wirbelsäulenschmerzen** (Myelopathie, Guillain-Barré), Muskelschmerzen und
  Kopfschmerzen.
- Bei fehlenden Hinweisen muss man leider vollständig sein:
- Untersuchung der Kraft Segment für Segment;
- Muskulatur des Rumpfes;
- Atmung;
- Suche nach dem sensiblen Niveau eines querschnittsförmigen Verteilungsmusters;
- Hirnnerven (Pharynx, Okulomotorik, N. VII, Gesichtsfeld);
- Schmerzen;
- Vibrations- oder Bewegungsempfindungstörungen, Zehenstellung, Vibration mit einer tiefen Stimmgabel;
- Sphinkterzeichen;
- Fieber, Blutdruck, Puls;
- Anzeichen einer Metastasierung;
- Impfung gegen Poliomyelitis, Diphtherie.

Tabelle 4.24: **Hinweise der neurol. Störung auf betroffene Strukturen (+/- bedeutet möglich)**

Defizit / Lokalisation	Großhirn	Hirnstamm	Rückenmark	Wurzeln	Polyradikulär	Nerven	Polyneuritis	Myogen
Hemiplegie	+	+	+					
Paraplegie	+/-	+	+		+		+	+
Tetraplegie	+/-	+	+		+		+/-	+
Segmental	+/-			+		+		+
Diffus	+/-	+/-	+/-		+		+	+
Babinski	+							
Reflexsteigerung	+							
Reflexe ausgefallen	Wenn schlaff	Wenn schlaff	Wenn schlaff	+	+	+	+	+
Schluckstörungen	+/-	+		+	+	+		+
Augenmuskelstörungen		+			+	+		+
Sensible Störungen	+	+	+	+	+	+	+	Nie
Motorische Ausfälle	+	+	+	+	+	+	+	+
Kleinhirnsymptome	+	+						
Sphinkterstörungen	+	+	+	+	+			
Koma	+	+	Ventilations-störungen		Ventilations-störungen			Ventilations-störungen
Variierende Kraftgrade				+/- (lumbal)				+
Schmerzen im Bereich der Wirbelsäule			+	+				
Kopfschmerzen	+	+						
Fieber	+/-	+/-	+/-	+/-	+/-	+/-	+/-	+/-

Tabelle 4.25: **Hinweise der klin. Symptome auf mögliche Diagnosen (+/- bedeutet möglich)**

	Guillain-Barré	Myasthenie	Kompression Rückenmark	Hypoglykämie	Migräne	Epilepsie	Diphterie + Botulismus	Rhabdomyolyse	Myositis	Psychiatrisch	Hypokaliämie
Beginn: **S**chlagartig/ **R**asch/**L**angsam	L	S, R	S, R, L	S, R	R	R	L	R	R, L	R, L	R, L
Aufsteigende Symptomatik	+					+	+				
Fluktuation		+	+/-	+/-	+/-	+/-				+/-	
Augenmuskelstörungen	+/-	+					+			-	
Befundverschlechterung durch Medikamente		+									
MER Gesteigert/Normal/ Vermindert	V	N	G (spät) V (früh)	G	G, N	G, N, V	V	V, N	V, N	N	N, V
Sphinkterstörungen	+		+				+			-	
Schluckstörungen	+/-	+					+				
Sensible Störungen	+/-		+/-			+/-	+/-		-	+/-	-
WS-Schmerzen	50–90 %		+/-								
Muskelschmerzen	50–90 %							+		+/-	
Diffuse Schmerzen								+		+/-	
Hepatomegalie			+/-								
Tumor			+/-			+/-					+/- (Kortison)
Auffälliger Rö.-Thorax		+/- Thymom	+/- Metastase			+/- Aspiration	+/- Aspiration	+/- Aspiration			
Fieber			+/-					+/-			

Notfälle, die Sie erkennen sollten

- Hemiplegien (*siehe Abschnitt Schlaganfälle S. 153*): sehr häufig.
- Rückenmarkskompression: selten und Transversale Myelitis (sehr selten).
- Rhabdomyolyse: selten.
- Guillain-Barré-Syndrom (Polyradikuloneuritis): selten.
- Myasthenia gravis: selten.
- Botulismus und Diphtherie (*siehe S. 285*), Poliomyelitis: ein Ausnahmefall.

Rückenmarkskompression (selten): ein chirurgischer Notfall ⚠

Ein wochenlang komprimiertes Rückenmark kann durch Gefäßkompression plötzlich „durchtrennt“ werden. Auch wenn der Patient nicht operabel ist, kann eine Behandlung vorgeschlagen werden (Strahlentherapie, Chemotherapie). Diese Patienten sollten eine MRT-Untersuchung bekommen.

Klinische Symptome

- Der Beginn ist unterschiedlich. Die Umstände des Auftretens können hinweisend sein: Tumor, Infektion, Trauma, schwere zervikale Arthrose.
- Die Anfangszeichen können diskret sein: Parästhesien oder **verschiedene Missempfindungen der Gliedmaßen,** Sphinkterstörungen, radikuläre Schmerzen, die das Niveau anzeigen (*siehe S. 144*). Es müssen keine objektiven Beschwerden vorliegen.
- Die Wirbelsäulenschmerzen sind inkonstant, verdächtig, wenn sie nachts auftreten.
- Rückensteifigkeit bei der Untersuchung ist bei Spondylodiszitis konstant, weniger bei einer Krebserkrankung.
- Ein inkonstantes „Läsionssyndrom“ entspricht einer radikulären Kompression, die das Läsionsniveau anzeigt: radikuläre Schmerzen (impulsiv bei Husten usw.) manchmal eine Gallenkolik oder Nierensteine imitierend. Oder ein Defizit. Der entsprechende Reflex ist erloschen oder vermindert (*siehe S. 143*).
- Das Subläsionssyndrom: ± vollständige Lähmung mit Pyramidensyndrom und manchmal einer Hyp- oder Anästhesie, die das sensible Niveau anzeigt.
- Sphinkterstörungen: Hat der Patient Schwierigkeiten beim Wasserlassen, muss er pressen? Spürt er, dass er normal Urin lassen kann? Wie sieht es mit dem Stuhlgang aus? Suchen Sie nach einem Harnverhalt. Untersuchen Sie die perianale Sensibilität und die der äußeren Genitalien.
- Wenn möglich und vor allem, wenn die Klinik nicht eindeutig ist, lassen Sie den Befund von einem Neurologen, Rheumatologen Orthopäden oder Neurochirurgen überprüfen.
- **Antikoagulans**: sofortige Bildgebung (MRT, CT) und **Antagonisierung** + dringende Überweisung in die **Neurochirurgie** bei Bestätigung (epidurales oder intramedulläres Hämatom).

Untersuchungen

- Nach **Ruhigstellung des Halses**, wenn das Niveau zervikal ist.
- **LP verboten** (Risiko, dass sich eine Kompression verschlimmert).
- Labor mit Calcium, Kreatinin, Blutbild, Hämostase, CRP. Verbot, Tumormarker zu bestimmen.
- **MRT** (gesamte Wirbelsäule) oder notfalls CT, am besten jedoch MRT. Teilen Sie dem Radiologen das Niveau der Schädigung mit. Myelo-CT, wenn eine Kontraindikation für die MRT besteht. Idealerweise überweisen Sie den Patienten in dieser Phase an eine neurochirurgische Abteilung.

- Wenn Schnittbildgebung nicht möglich ist (sollte es allerdings nicht): **Röntgenaufnahmen der Wirbelsäule,** wobei je nach Niveau Aufnahmen des zervikothorakalen oder thorakolumbalen Übergangs angefordert werden + Röntgenaufnahme des Thorax (wenn Lungenmetastasen vorhanden sind, können sie auch anderswo vorhanden sein). Aber es geht viel Zeit verloren.
- Kontakt mit dem Onkologen des Patienten aufnehmen, wenn ein Tumor vorliegt.
- **Verlegung in die Neurochirurgie** unter Immobilisierung der Wirbelsäule.

Behandlung in der Notaufnahme (denken Sie daran, dass es sich um einen neurochirurgischen Notfall handelt)

- **Ruhigstellen oder Schonung der Wirbelsäule** bei schmerzhaftem Wirbelsäulensyndrom und obligatorisch bei zervikaler Affektion, unabhängig davon, ob die Wirbelsäule betroffen zu sein scheint oder nicht.
- **Analgetika**: CT- oder MRT-Scans sind von besserer Qualität, wenn der Patient schmerzfrei ist und sich nicht bewegt.
- Prophylaxe von **Thrombosen**, sofern keine Kontraindikation vorliegt.
- Blasenkatheterisierung im Fall eines Harnverhalts.
- Wenn keine Infektion vorliegt und das neurologische Defizit erheblich ist (Stärke < 3/5) oder rasch auftrat, wird oft ein **Kortikoidbolus zwischen 10 und 100 mg (!) Dexamethason** vorgeschlagen, ohne dass ein Wirksamkeitsnachweis vorliegt (8), und das Äquivalent von Methylprednisolon liegt bei 50–500 mg (Rücksprache mit Onkologen +++).
- Bei schweren Wirbelverletzungen: Ruhigstellung durch Hartschale/Gips.
- Man lässt einen Patienten nicht unnötig nachts oder am Wochenende leiden.
- Selbst wenn der Befund inoperabel ist, kann es – außer bei Endzuständen – bei Metastasen sinnvoll sein, eine Strahlentherapie (mit Kortisontherapie) und eine Ruhigstellung zu beginnen, um das Rückenmark zu schützen und um Schmerzen zu lindern. Dafür gibt es Strahlentherapeuten, die zur Verfügung stehen.

> **Akute transversale Myelitis (sehr selten)**

- Schmerzen „im Nacken oder im Rücken".
- Rasches Auftreten von motorischen (schlaffe, dann spastische Paraparese), sensiblen und/oder autonomen (einschließlich Sphinkter) Störungen.
- Meist mit einer sensiblen Ebene.
- MRT: keine Kompression des Rückenmarks und dringendes neurologisches Konsil.
- Kann ein Rückenmarkinfarkt oder Schlaganfall bei Entzündung sein (notfallmäßige Kortikosteroidtherapie).

> **Lachgasvergiftung: Defizite in allen vier Extremitäten, Ataxie, Sensibilitätsstörungen**

- Partydroge Lachgas: Komplikation des chronischen Gebrauchs **von Lachgaskapseln, die direkt oder in Beuteln** inhaliert werden oder als Quasi-Mund-zu-Mund-Beatmung von Person zu Person (erhöht die Hypoxämie).
- **Peripheres sensomotorisches Defizit**: Parästhesien, Areflexie, Polyneuritis, **propriozeptive** Störungen.
- Und/oder zentrale Affektion: **Ataxie**, Babinski, Sphinkterstörungen.
- Häufig psychiatrische Störungen, Abhängigkeit.
- **In der akuten Phase: Asphyxie mit Hypoxämie** ... vor allem, wenn aus Beuteln inhaliert wird oder in engen Räumen (Auto): symptomatische Behandlung.
- B12-Spiegel kann normal sein, Homocystein und Malonsäure erhöht.
- Konsil Giftnotrufzentrale und Neuro.

> **Myasthenia gravis (Schädigung der neuromuskulären Verbindung der quergestreiften Muskeln)**

- Beginnt manchmal abrupt, manchmal allmählich, kann sich plötzlich verschlechtern.
- Jeder instabile Myastheniker muss ins Krankenhaus eingeliefert und überwacht werden: insbesondere die **Atemfrequenz** (> 20/min beunruhigt, > 30/min veranlasst zur Intubation; sie sinkt ab vor der Apnoe).
- **An die Diagnose denken** bei (11):
  - **vorübergehenden und wechselnden Beschwerden bei körperlicher Anstrengung**: Ermüdbarkeit, **variabel je nach der betroffenen Muskelgruppe von Episode zu Episode**;
  - spontan **fluktuierend** oder **durch Medikamente beschleunigt** (12) (Benzodiazepine, Phenothiazine, Chinine, Phenytoin, Betablocker, Aminoglykoside, Fluorchinolone, jodhaltiges Kontrastmittel, Lithium, Opiate), ein **Trauma**, eine **akute interkurrente Erkrankung** und insbesondere eine respiratorische/infektiöse Erkrankung;
  - **verstärkt durch Anstrengung**: Erneute Untersuchung nach einer Reihe von Kniebeugen oder Abduktion der Arme: Eine Ptosis oder andere Defizite können auftreten;
  - bei **motorischen Störungen ohne jegliche Sensibilitätsstörungen**;
  - bei motorischen Störungen:
    - plötzliche Schluckstörung, auch mit **Reflux von Flüssigkeit durch die Nase, Näseln, Dysarthrie**,
    - **Kaumuskelschwäche am Ende einer Mahlzeit**, reduzierte Mimik,
    - **Diplopie**, asymmetrische **Ptosis** (Gebiet der Okulomotoriusnerven), unvollständiger Lidschlag (Gebiet des N. VII); Pupillen immer normal und reaktiv,
    - **Der Eiswürfeltest bei Ptosis** ist ein guter Test für oder gegen Myasthenie: ein Eiswürfel (kein Eis aus dem Gefrierschrank bei -20°!) in einem Handschuh: 2 min auf dem Oberlid gehalten: die Rückbildung der Ptosis um $\geq$ 3 mm spricht sehr zugunsten der Diagnose (6). Die Anwendung auf beiden Augenlidern für 5 min ist diagnostisch, wenn sie eine Diplopie rückgängig macht, aber Sensitivität 76 % (7). Kälte verbessert die Neurotransmission.
    - **Kopf fällt nach vorne** oder hinten (dies kann aber auch bei amyotropher Lateralsklerose beobachtet werden),
    - motorische radikuläre Defizite der Extremitäten sind möglich,
    - distale Affektionen selten;
  - und trotz:
    - möglichem Fehlen eines objektiven Zeichens bei der Untersuchung,
    - **„psychiatrischem" Erscheinungsbild**: unerklärliche und beunruhigende Symptome, die vom Arzt nicht verstanden werden.
- **Schwere Symptome ⚠ : Verlegung auf die Intensivstation:**
  - **Beeinträchtigung der Atmung**: Orthopnoe, Tachypnoe (oberflächlich), kann durch Müdigkeit verdeckt werden. Screening: nach tiefem Einatmen **in Apnoe zählen lassen**, Gefahr bei < 15. Schwacher, unwirksamer Husten, kurze Sätze/abgehackte Atemzüge. Stridor (Stimmbandlähmung);

- **Schluckstörungen**: 9 cL Wasser schlucken lassen, Husten signalisiert Aspiration. Achtung: Test wenig sensitiv (55 %). Gurgelnde Stimme, nasale Regurgitation, hängender Kopf;
- Interkurrente Erkrankung, insbesondere **Infektionen, Fieber**: Intensivtherapie;
- **Dyspnoe** oder eine schwere Infektion (Lungenentzündung) rechtfertigen allein schon die Verlegung in die Intensivstation, da die **Erschöpfung der Atemmuskulatur plötzlich** und tödlich sein kann;
- Weitere Indikationen für die Intensivstation = Guillain-Barré (siehe Kasten S. 252), Fallneigung des Kopfes nach vorne korreliert mit dem Risiko der Atmunginsuffizienz.

– Der **Neostigmin-Test** (Prostigmin®), in der Notaufnahme handlicher als Tensilon®. Falsch positive und falsch negative Ergebnisse. Kontraindikation: Asthma, Parkinson, Herzerkrankungen. **Risiko einer Bradykardie (EKG-Monitor)**. Notieren Sie das Defizit vor dem Test: Injizieren Sie 0,25 mg **Atropin** i.v., dann 1 Ampulle 0,5 mg Neostigmin i.v. langsam (4 min). Die Wirkung tritt nach 5–15 min ein und hält einige Dutzend Minuten an. Notieren Sie das Ergebnis und die Zeit (± Video-Smartphone). Zu den Geschäftszeiten sollte dies in der Neurologie erfolgen.
– **Behandlung in der Notaufnahme**: neurologisches Konsil oder Intensivstation. Wenn kein neurologisches Konsil möglich ist, wenn keine myasthenische Krise vorliegt, wenn therapienaiv oder eine unterbrochene Behandlung vorliegt: Neostigmin, 1 Ampulle s.c./6 Std. ± Atropin, um die Hypersekretion zu begrenzen (¼–½ mg IM/6 Std.). Oder Pyridostigmin 60 mg p.o./3–6 Std. (Hypersalivation, Diarrhöe, Bradykardie). Es ist ratsam, dass diese Patienten, die sich oft in einer instabilen Phase befinden, auf der Intensivstation überwacht werden.
– **Differentialdiagnose** (neurologisches Konsil ++) (siehe Tabellen S. 245 und S. 246) und sich erinnern: **rein motorisch**.

Tabelle 4.24

Polymyositis, Dermatomyositis	CK, Schmerzen
Dyskaliämische periodische Paralysen ⚠	Kalium im Serum
Erkrankungen der Motoneuronen	Faszikulationen, lebhafte MER
MS	(Okulomotorik) keine Variabilität, Eiswürfeltest, neurologisches Konsil.
Botulismus	Gastrointestinale Symptome (±), mehrere Fälle, absteigende Lähmung, Sehstörungen, areaktive Mydriasis (±)
Guillain-Barré	Sensible Symptome (*aber siehe S. 252*)
Hypothyreose	Klinik, CK erhöht

– **Der myasthene oder cholinerge Anfall des behandelten Patienten: Verschlimmerung des Defizits mit und/oder Atem-, Schluck- oder Sprechstörungen (*siehe S. 250 „Schwere Symptome“*).**

– Schwierig, zwischen cholinerger Überdosierung und Krise zu unterscheiden.
– **Cholinerge Überdosierung = sehr selten**, normalerweise bei Dosen von > 120 mg Pyridostigmin/3 Std.: Miosis, Blässe, Tränenfluss, warme und rote Haut, Schwitzen, Hypersalivation, Diarrhöe, Koliken, Atemnot, Bradykardie, Faszikulationen, Krämpfe, Tremor, Verwirrtheit, Koma, Atemlähmung sehr selten. Speichelfluss ist auch bei myasthenen Anfällen zu beobachten.

- **Auslöser für myasthene Anfälle: Infektion**, Operation, Schwangerschaft, **verbotene Substanzen**, Unterdosierung des Immunsuppressivums oder spontanes Auftreten.
- **Prodromina**: zunehmende Schwäche, bulbäre Zeichen. **Dann die oben beschriebenen Atem-/Schluck-/Phonationsstörungen.**
- **Plötzliche respiratorische Dekompensation ⚠.**
- **Absetzen der anticholinergen Therapie** und Verlegung auf die Intensivstation zur Überwachung oder Beatmung und Beginn von Plasmapherese oder Immunglobulin. Behandeln Sie das **Fieber** ++.
- **RSI**: Succinylcholin ist verwendbar, 1,5-2 mg/kg (5). Etomidat OK; kein Midazolam.
- **Nichtinvasive Ventilation** nicht empfohlen, es sei denn, es handelt sich um eine kurze Notfallsituation.

... ***Myastheniker, der aus anderen Gründen in die Notaufnahme gekommen ist***

- Jede interkurrente Erkrankung kann zu einer plötzlichen Verschlechterung führen, insbesondere Atemwegsinfektionen: Überwachung von SpO_2, AF, Schluckstörungen (*siehe S. 250*).
- Niedrige Schwelle zur Aufnahme in eine Intensivstation: **Risiko einer plötzlichen Muskelerschöpfung** und der Auslösung einer Krise.
- **Fieber verschlimmert das Defizit: Antipyretika** ± Kühlung.
- Hat der Patient die Kraft, Alarm zu schlagen (Türklingel, Stimme)?
- Die Behandlung darf nicht unterbrochen werden. Telefonische neurologische Beratung.
- **Medikamente und Myasthenie**: Durchsuchen Sie UpToDate oder einen anderen Interaktions-Checker wie z. B. https://www.webmd.com/interaction-checker/default.htm

› Guillain-Barré-Syndrom (GBS): Fehldiagnose in 3 von 4 Fällen! ⚠⚠

- Eine Atemwegs- oder Darminfektion geht dem Guillain-Barré-Syndrom in 70 % der Fälle 1 bis 4 Wochen voraus (Campylobacter jejuni 25 bis 50 % der Patienten) (14).
- Es wurden auch Fälle berichtet, die mit einer SARS-CoV-2-Infektion in Zusammenhang stehen (15).
- **Sensible Störungen**, die oft einer „Hyperventilation“, dem „Kreislauf“ oder der Psyche zugeschrieben werden:
  - **distale Parästhesien**: Füße und Hände, periorale Parästhesien, die nicht anfallsweise auftreten, sondern vor kurzem (Tage) begonnen haben, diffuse Schmerzen. Es gibt kein sensibles Niveau ++;
  - Hypästhesie mit unscharfer Grenze oder der Hände und Füße und man neigt dazu, sie für nicht organisch zu halten; der Patient kann den Boden schlecht spüren; suchen Sie nach einer Störung des Lagesinns (Zehen).
- **Schmerzen** (50–90 %) in der Lendenwirbelsäule, oder Muskelkater, oder radikuläre Schmerzen.
- **Motorische Störungen**, Stunden oder Tage später, **aufsteigend**, anfangs unauffällig, **symmetrisch, aber nicht streng**, vor allem in den unteren Gliedmaßen, an den Nervenwurzeln. Beobachten Sie die Bauchatmung und **testen Sie die Rumpfmuskulatur**, indem Sie den Patienten erst hinlegen und dann hinsetzen und Druck auf den Rumpf ausüben, während er die Position beibehalten soll. Eine Schädigung der **Hirnnerven** ist möglich und eine **beidseitige Facialisparese** (Diplegie) ist sehr auffällig. Seltene okulomotorische Beeinträchtigung, Pupillen in

der Regel reaktiv. Reine Schädigung der Hirnnerven, dann Ataxie und Areflexie und absteigende Paralysien (Miller-Fisher-Syndrom).

- **Symmetrisch aufgehobene Sehnenreflexe** sind charakteristisch, fehlen aber bei 10 %.
- **Dysautonomie**: ⚠ ca. 60 %, vor allem schwere Formen, nicht nur:
  - Sinustachykardie/**Bradykardie/AV-Block** und Pulsvariabilität. Risiko von Arrhythmien und Asystolie auch bei ambulanten Patienten;
  - Blutdrucklabilität: Hypertonie mit hypotensiven Episoden;
  - **Harnverhalt** selten, Obstipation und anormale Schweißsekretion sind häufig.
- Kürzlich aufgetretene Infektion der oberen Atemwege, oder gastrointestinaler Infekt in den letzten sechs Wochen in ⅔ der Fälle, aber welchen Wert hat das? Sehr viele Menschen erkälten sich....
- **Manchmal „psychiatrisches" Aussehen, besorgte Patienten** mit unerklärlichen Symptomen, die vom Arzt nicht verstanden werden.
- **Differentialdiagnose** (neurologisches Konsil wünschenswert) (siehe Tabellen S. 245 und S. 246):
  - **keine LP ⚠ bei Verdacht auf eine Rückenmarksverletzung**, die zu vermuten ist bei: sensiblem Niveau, frühen Sphinkterstörungen: dringendes MRT und/oder EMG. In der Anfangsphase können die MER bei Guillain-Barré lebhaft und bei der Rückenmarksläsion vermindert sein! Schwere akute Myelopathie: schlaffe Lähmung, areflexiv;
  - Schlaganfall und Polineuritiden, Myasthenia gravis, Botulismus, bei Ophthalmoplegie (MRT, neurologisches Konsil), Hirnstamm-Enzephalitis;
  - rein motorische Formen: Myasthenia gravis, Lambert-Eaton (siehe S. 249);
  - Polyradikulitis durch West-Nil-Virus (siehe S. 254);
  - verschiedene Polyneuropathien: entzündlich, toxisch, Porphyrie (abdominelle Schmerzattacken, die ohne Befund oder fast operiert wurden, Fälle in der Familie, auslösende Medikamente usw.).
- Bestätigen Sie die Diagnose. Neurologisches Konsil:
  - Klinische Zeichen vereinbar mit einer Rückenmarksverletzung oder einer Raumforderung in der hinteren Schädelgrube? Vorherige **MRT** (eine LP kann die Beschwerden verschlimmern). **Keine Schande, bei einem GBS eine MRT zu machen**: Sie kann den Diagnose bekräftigen und der Liquor ist zu Beginn oft normal;
  - **LP**: eine Woche nach Beginn, Eiweißerhöhung und weniger als 10 Zellen/mm^3 (80–90 % der Fälle). In 4 % geringe Pleozytose (häufig bei HIV-Infektion);
  - Rasche Anfertigung eines **EMG**;
  - kein Bluttest hat diagnostische Bedeutung.
- Krankenhausaufnahme. Klinische Untersuchung in allen Fällen mindestens dreimal täglich.
- **Aufnahme auf der Intensivstation** bei Schädigung der Atemmuskulatur oder Schluckstörungen (siehe S. 250), ineffizientem Husten, Dysautonomie, schwerer bulbärer Schädigung oder Facialis-Diplegie; erheblichen muskulären Defiziten (Unmöglichkeit, den Kopf zu heben, und im Bett, die Arme zu heben = schweres Defizit), schnell einsetzend ($\leq$ 7 Tage zwischen Beginn und Konsultation der Notaufnahme). Rasche Verschlechterung möglich und insbesondere nachts. **Blutgase = falsche Sicherheit**, aber bei Hypoventilation imminent drohender Atemstillstand. Apnoe-Zähltest < 15 (siehe S. 250) Konsil mit dem Intensivarzt oder

einer Neuro-Intensivstation. NIV nicht empfohlen, außer zur Präoxygenierung vor der Intubation.

- **Symptomatische Behandlung und entweder Immunglobulin i.v. oder Plasmapherese** nach Bestätigung der Diagnose, außer bei leichteren Formen und neurologischem Konsil. Bei Lähmungen/Paresen der unteren Extremitäten: **Heparin** in prophylaktischer oder therapeutischer Dosierung je nach Intensität, Dekubitusprophylaxe.
- Analgesie: kein Vorteil durch Gabapentin, auch nicht durch Carbamazepin (13).

› Hypokaliämische periodische Parese

Siehe „Hypokaliämie“ auf S. 642.

NB: Außerhalb der Episoden ist der Kaliumwert normal.

› Rhabdomyolyse

- Häufigster Fall in der Notaufnahme: Alter Patient, der nicht mehr aufstehen konnte. Andere häufige **Ursachen** sind Traumata, Krampfanfälle oder Status, Vergiftungen (CO ++, Kokain, Alkohol, Ethylenglykol in Frostschutzmitteln, Psychopharmaka, Aspirin, Statine, Colchicin). Seltene Ursachen sind schwerer und langanhaltender Tremor, Hypokaliämie, Hypothermie und Hyperthermie durch Anstrengung oder Neuroleptika, bakterielle Infektionen, Malaria, Extremitätenischämien. Virale Erkrankungen.
- **Statine allein oder in Kombination** (Makrolide, Fluorochinolone, Fusidinsäure).
- Auffällige und inkonstante Trias: Myalgie, Schwäche, rot-schwarzer Urin.
- **Globale Kraftminderung**/Parese/Plegie oder auf die komprimierten Gliedmaße beschränkt. **Myalgien** bei Druck auf die Muskulatur oder spontan, eher proximal. Später Muskelödem und Induration.
- Abortive Formen: Fieber, Tachykardie und Erbrechen etc.
- Roter oder schwärzlicher Urin in 50 % der Fälle.
- Selten: Kompressionssyndrom einer Muskelloge. Es gibt keine sensiblen Zeichen. Aber die Ursache für das **Liegetrauma** oder die **Sturzfolgen** kommen hinzu: Hemiplegie, Lungenödem, AV-Bock, Myokardinfarkt, Aspirationspneumonie, Koma usw.
- Labor: Blut- und Urinelektrolyte, Bikarbonat, Kalzium, Blutzucker, Blutbild, Thrombozyten, CK, INR, PTT, Fibrinogen (Risiko einer DIC). Urinteststreifen mit pH-Wert. **EKG (Hyperkaliämie?)**. Und je nach Begleiterkrankungen. Blutgase bei Tachypnoe oder Oligo-/Anurie.
- **Urinteststreifen**: Mitunter falscher Nachweis von Blut (Stix auch bei Myoglobinurie positiv!), da keine Hämaturie in der Urinzytologie; **pH-Wert des Urins** beachten: Unter 6,5 ist das Risiko eines akuten Nierenversagens höher.
- **CK-Erhöhung** in der Regel > 5 * N; (CK-MB auch, nach der man nicht fragen sollte, und manchmal ALAT (GPT)/ ASAT (GOT)); der Wert, proportional zur Muskellyse, ist ziemlich prädiktiv für Nierenversagen, wenn > 5.000–10.000 U/L (3). Andere Enzyme haben keine Spezifität oder Bedeutung.
- **Niereninsuffizienz** von Anfang an oder verzögert. Funktionell (Harnstoff erhöht) durch Muskelödem und organisch durch akute Tubulopathie. Achten Sie auf: **Hyperkaliämie** (EKG), **Hypokalzämie** (verzögert), **erhöhte Anionenlücke** und Laktatazidose.
- BGA (*siehe S. 297*) von Anfang an bei bräunlich-verfärbter Oligurie oder wenn $paCO_2$ niedrig oder die Anionenlücke erhöht ist.

- **Wenn CK > 5.000 U/L** oder Anstieg im Verlauf oder wenn Muskelschmerzen bei der Palpation oder beginnender Dekubitus oder klinische Dehydrierung vorhanden sind, **infundieren Sie zunächst NaCL 0,9 % 1–2 L/Std. in den ersten 2 Stunden**, um den Flüssigkeitshaushalt wiederherzustellen und die Diurese aufrechtzuerhalten. Dann etwa 500 mL/Std. oder weniger für eine minimale **Diurese** von 200–300 mL/Std. Aber ⚠ **Risiko einer Hypervolämie und Lungenödem**, daher Aufnahme auf Intensivstation erwägen. Überwachen Sie die Diurese und den pH-Wert des Urins alle 1 bis 3 Stunden: Blasenkatheter; ein pH-Wert des Urins von > 6,5 wird angestrebt. Reduzieren oder stoppen, wenn CK < 5000 U/L und keine Hämaturie.
- **Wenn CK stabil oder < 5000 U/L**: vorsichtige Infusion nach Beurteilung von Volumenstatus/Diurese und Möglichkeit der oralen Flüssigkeitsaufnahme. Fertige Lösungen mit K+ = ⚠
- **Keine Alkalisierung**, da kein Wirksamkeitsnachweis, aber Risiken (Hypervolämie und Risiko der Hypokaliämie/Hypocalcämie), außer eventuell auf Intensivstation unter Überwachung der Laborwerte.
- Überwachung des Kaliumwertes +++, Intensivstation bei K+ > 6 mmol/L, Herzrhythmusstörungen, schwerer Rhabdomyolyse.
- Akutes oligoanurisches Nierenversagen oder Kreatinin > 200 μmol/L (> 2,3 mg/dL), welches nicht durch Volumenmangel erklärt wird -> Verlegung auf die Intensivstation erwägen. **Keine Diuretika** oder Mannitol zur Ankurbelung der Diurese ohne vorheriges Konsil mit Nephrologie/Intensivmedizin.
- **Prophylaxe von Venenthrombosen** mit unfraktioniertem Heparin oder LMWH je nach Nierenfunktion.

❯ Myositis, Dermatomyositis. Endokrine Myopathie (selten)

- Proximales Defizit.
- Schwierigkeiten, von einem tiefen Hocker aufzustehen.
- Schmerzen bei Myositis, nicht bei dysthyreoter Myopathie (außer bei Muskelkrämpfen auf Grund einer Hypothyreose) oder kortisonbedingt.
- Fieber und Ausschlag, Beeinträchtigung des Allgemeinzustands sind bei Myositis möglich.
- Die Amyotrophie ist ein Zeichen für den Organbefall, die Intensität oder das Alter der Erkrankung. Die MER sind normal.
- Labor: CK erhöht, Suche nach einem Entzündungsherd.
- Krankenhausaufnahme + neurologisches oder internistisches oder rheumatologisches Konsil.

❯ Poliomyelitis (äußerst selten)

- Nicht geimpfte Personen. Daran denken bei **schlaffen, areaktiven peripheren Lähmungen, die wahllos und asymmetrisch verteilt** sind. MER aufgehoben. **Keine Sensibilitätsstörungen**, aber **Myalgien**; ein meningitisches Syndrom ist möglich. Einige Stunden oder Tage zuvor traten Fieber, diffuse Schmerzen und eine Angina auf. Eine Impfung kann nicht nachgewiesen werden. Schwere Symptome sind Atemwegserkrankungen und Schluckstörungen. LP (bei fehlenden Hinweisen auf Rückenmarkschädigung): Lymphopleiozytose zu Beginn. Verlegung auf die Intensivstation bei schwerwiegenden Anzeichen oder in die Innere, muss aber mehrmals täglich neu untersucht werden.
- Ähnliche Bilder im Zusammenhang mit Enteroviren und **Poliomyelitis durch das West-Nil-Virus** jetzt in Europa (Culex-Mücke, Sommer und Frühherbst).

Rein motorische, areflexive und asymmetrische Defizite mit Fieber und meningoenzephalitischem Syndrom. LP, bei fehlenden Hinweisen auf eine Rückenmarksverletzung: Pleozytose. Es kann ein grippeähnliches Syndrom ± Ausschlag vorausgehen. Mögliche Schädigung der Hirnnerven. Möglicherweise Guillain-Barré.

> **Hysterie**

- Gefährliche Diagnose. Theatralik, Patient tatsächlich merkwürdigerweise wenig ängstlich, eher demonstrativ. Praktisch immer vor Zeugen; misstrauisch, wenn dies nicht der Fall ist.
- Gangbild erschwert, das keiner anderen Erkrankung ähnelt; Gliedmaßen oft halb gebeugt (obwohl es so schwieriger ist).
- Wird mit einer leichten Hand gehalten, die aber bereit ist, einen echten Sturz abzufangen, fällt nicht oder wenn, dann nur langsam, oder hält sich an der Wand fest und rutscht, ohne sich zu verletzen.
- Bei der Untersuchung ist alles möglich, einschließlich Hemiplegie und Paraplegie. **Die folgenden Zeichen sind nicht validiert:**
  - Es gibt eine Vielzahl an Beschwerden, oft eine Hypo- oder Anästhesie des Hemikörpers bis zum Vertex, „wie ein Messer“, was nur äußerst selten organisch ist (thalamische Läsion);
  - Die gleichen Muskeln in verschiedenen Positionen testen und dabei schnell vorgehen: mögliche Diskrepanzen in der Intensität von einem Moment zum anderen, sogar ein grober Seitenfehler, wenn der Patient auf dem Bauch liegt;
  - die hochgelagerte Gliedmaße mit der Aufforderung, die Position zu halten, sinkt in unregelmäßigen Abständen wieder ab und nicht allmählich wie bei echten Defiziten;
  - Hysterische Hemiplegie rechts: Sagen Sie „Drehen Sie den Kopf vollständig nach rechts“: **Die gegenläufige Drehung des Kopfes ist schwach nach rechts, obwohl der linke Sternocleidomastoideus** dafür zuständig ist;
  - Variante des Armhalteversuchs: nach vorne gestreckte Arme, Handflächen nach **oben**: das echte Defizit ergibt nicht nur ein diskretes Absinken der Gliedmaße, sondern auch ein **Driften der Hand in die Pronation**;
  - Defizit an der oberen Extremität: **Arm in Abduktion, Gegendruck. Wenn die Person den Rumpf zur gleichen Seite neigt**, handelt es sich um ein nicht-neurologisches Defizit. Die Person sitzt oder steht mit den Armen entspannt neben dem Körper: Schütteln Sie den Brustkorb, indem Sie die Schultern abwechselnd vor und zurück bewegen; der wirklich defizitäre Arm und der andere Arm werden schlaff hin und her wackeln; wenn der „gelähmte“ Arm längs des Brustkorbs bleibt, ist es verdächtig;
  - Einseitiges Defizit in der unteren Extremität: **Hoover-Zeichen** – unwillkürliche Streckung des „normalen“ Beins, wenn das kontralaterale Bein gegen einen Widerstand gebeugt wird. Zur Durchführung des Tests sollte der Untersucher eine Hand unter die Ferse des „normalen“ Beins halten und den Patienten auffordern, die kontralaterale Hüfte gegen einen Widerstand zu beugen (während der Patient auf dem Rücken liegt), wobei er den Patienten bittet, das schwache Bein gerade zu halten, während er es anhebt.
    Und Abduktionszeichen (ebenfalls ein Test mit kontralateralen synergistischen Zeichen). Das erste kann täuschen, das zweite ist zu schwierig in der Notaufnahme (9);

- Die Befunde sind nicht anatomisch korrekt. Wir haben jedoch gesehen, dass einige Erkrankungen keine anatomisch korrekten Zeichen hervorrufen.
- Die Diagnose Hysterie zu stellen ist erfahrenen Ärzten vorbehalten. ⚠ Ich rate zur Einweisung in ein Krankenhaus und zur dringenden Eliminierung von kompatiblen akuten Erkrankungen. Der Psychiater wird Sie zu Recht bitten, eine organische Erkrankung auszuschließen. Auf jeden Fall werden Sie bei hysterischen Defiziten kaum um eine Krankenhauseinweisung herumkommen, es sei denn, Sie heilen sie durch Suggestion und Entzug der Beobachter, aber das ist riskant: Sie können sich irren. Und selbst wenn nicht: Wenn man den Betroffenen schnell wieder mit den Ursachen seines Zustands in Berührung bringt, setzt man sich der Gefahr eines frühen Rückfalls aus. Und dem Zorn eines besorgten, manipulierten Umfelds, das sich über Ihre offensichtliche Inkompetenz ärgert, während der Patient oft nicht protestiert, da er unbewusst damit beschäftigt ist, gelähmt zu sein.

› Literatur

1. Lyon-Caen O., Derouesné C., Manifestations neurologiques des troubles métaboliques et des affections endocriniennes, In « Pratique neurologique » ; Derouesné C, éditions Flammarion, Médecine-sciences, Paris, 1983, p. 625–36.
2. Cambier J., Masson M., Dehen H., Neurologie, 7e édition, Masson, Paris, 1993.
3. Veenstra J., Smit W.M., Krediet R.T., Arisz L., Relationship between elevated creatine phosphokinase and the clinical spectrum of rhabdomyolysis, Nephrol Dial Transplant, 1994, 9(6), p. 637–41.
4. Montassier E., Le Conte P., Myasthénie et syndrome de Guillain Barré aux urgences. Conférence, Urgence 2012, Paris, SFMU.org, kostenpflichtig
5. Levitan R., Safety of succinylcholine in myasthenia gravis, Ann Emerg Med, 2005, 45, p. 225.
6. Fonseca Jr N.L. et al., Teste do gelo no diagnóstico de miastenia gravis, Arq Bras Oftalmol, 2010 Mar-Apr, 73(2), p.161–4. https://tinyurl.com/2p92vd2a
7. Chatzistefanou K.I., Kouris T., Iliakis E., Piaditis G., Tagaris G., Katsikeris N., Kaltsas G., Apostolopoulos M., The ice pack test in the differential diagnosis of myasthenic diplopia, Ophthalmology, 2009 Nov, 116(11), p. 2236–43.
8. Réseau de cancérologie, Urgences en cancérologie, Rhône Alpes, 2010, http://espacecancer.sante-ra.fr/Ressources/referentiels/PRA-SOS-1012URG.pdf
9. Sonoo M., Abductor sign : a reliable new sign to detect unilateral non-organic paresis of the lower limb, J Neurol Neurosurg Psychiatry, 2004 Jan, 75(1), p. 121–5. https://jnnp.bmj.com/content/75/1/121
10. Consortium for Spinal Cord Medicine, Early acute management in adults with spinal cord injury : a clinical practice guideline for health-care professionals, J Spinal Cord Med, 2008, PMCID : PMC2582434. https://tinyurl.com/2j5wkm5w
11. Scherer K. et al., Does this patient have myasthenia gravis?, JAMA, 2005, PMID: 15840866
12. Orphanet, fiche SAMU /Urgences, https://tinyurl.com/yrpzpnxc
13. Liu J. et al., Pharmacological treatment for pain in Guillain-Barré syndrome, Cochrane Database Syst Rev, 2015, PMID: 25855461 https://tinyurl.com/mf3w488x
14. Willison HJ, Jacobs BC, van Doorn PA., Guillain-Barré syndrom,. The Lancet, 2016, PMID : 26948435.
15. Toscano G et al., Guillain-Barré Syndrome Associated with SARS-CoV-2, New England Journal of Medicine, 2020, PMID : 32302082.
16. Myositissyndrome – Leitlinie DGN. https://dgn.org/leitlinie/143
17. Deutsche Myasthenie Gesellschaft e.V. https://dmg-online.de/myasthenie/myasthenia-gravis
18. Neurologienetz. Myasthenie verstärkende Medikamente. https://tinyurl.com/yte9trzp

4.13 Ventrikulo-peritonealer oder ventrikulo-atrialer Shunt wegen Hydrocephalus

› Wichtige Punkte

- **Was man verstehen muss**: Der in den Hirnventrikeln produzierte Liquor wandert vom Ventrikelsystem zur Hirnbasis und dann zur Konvexität. Dort wird er von den Pacchioni-Granulationen resorbiert. Eine Unterbrechung dieses Kreislaufs ist die Ursache dafür, dass ein Ableitungsschlauch von den Ventrikeln nach intraperitoneal (oder zum rechten Vorhof) gelegt wird. Dieser Schlauch kann **sich infizieren, verstopfen oder zu viel ableiten**. Eine Obstruktion induziert ein Anstieg des ICP mit einer **ventrikulären Dilatation, die im CT nicht immer sichtbar ist** (1,2), manchmal intermittierend, manchmal sehr schnell.
- **Ein Patient mit einem Shunt kann alle anderen Krankheiten bekommen**: nicht am Shunt festkleben! (Malaria usw.).
- **Jedes neurologische oder abdominelle oder infektiöse Symptom ⚠ ⚠** beim Träger eines Shunts lenkt den Verdacht auf eine Fehlfunktion: Kontaktieren Sie sofort den **Neurochirurgen ⚠**, noch bevor die Untersuchung abgeschlossen ist. Der Patient kann **innerhalb weniger Stunden an der akuten ICP-Erhöhung sterben**.
- **Die Ventrikel erscheinen möglicherweise nicht dilatiert ⚠** einige Stunden vor dem Tod.
- **Meningeale Zeichen, die bei einer Infektion nicht üblich sind** (außer bei einem kommunizierenden Hydrocephalus).
- **Der Vergleich mit früheren CT-Scans** ist entscheidender als ein einzelner, isolierter CT-Scan. **Es kann schwere Hirndruckerhöhungen ohne Dilatation und Dilatation ohne Hirndruckerhöhung geben** (Die Ventrikel können nach Anlegen des Shunts weiterhin dilatiert bleiben).
- Wenn die Shuntfehlfunktion nicht offensichtlich ist, **schließen Sie andere Ursachen schnell aus,** die die verdächtigen Beschwerden erklären können, **um den Neurochirurgen schnell zu überzeugen.**
- Lassen Sie den Patienten in einer **halbsitzenden Position bei 30°** sitzen.
- Infektionen (2–10 % der Patienten bekommen eine!) sind vor allem in den ersten zwei Monaten nach dem Einsetzen zu beobachten, aber auch später (30 %), nach einem zahnärztlichen oder endoskopischen Eingriff, einer Hautverletzung am Skalp (2) usw.

› Wann besteht der Verdacht auf eine Shuntfehlfunktion? Eine Infektion?

- Anzeichen einer **ICP↑** (*siehe S. 209*), insbesondere **Schläfrigkeit und Erbrechen.**
- **Verhaltensstörungen, Reizbarkeit, ein von der Umgebung berichteter „abnormaler“ oder „bizarrer“ Zustand ⚠**. Ein suggestives und seltenes Zeichen: Blicklähmung nach oben mit abnormaler Sichtbarkeit der (weißen) Bindehaut zwischen Iris und Oberlid ⇒ **Sonnenuntergangsphänomen**.
- Sehstörungen.
- Störungen des Gleichgewichtssinns.
- Diese Störungen können **fluktuierend** sein.
- Fieber, Schüttelfrost ohne andere überzeugende Ursache.
- Anzeichen einer Peritonitis oder abdominelle Zeichen (dort liegt das distale Ende des Shunts) manchmal abortiv! Schmerzen, Anorexie usw.
- Die geduldige Befragung des Kranken und seiner Umgebung ist oft entscheidend.

- Beachten Sie das Vorhandensein oder Fehlen von Anzeichen für eine schwere Erkrankung: Bradykardie, Schläfrigkeit, Krampfanfälle, Anfälle mit Opistothonos-Haltung, instabile Hypertonie oder generell instabiler Blutdruck, Tachykardie, Atemstörungen, einseitige areaktive Mydriasis, Dezerebrations- oder Dekortikationszeichen (siehe S. 230).

> Wichtige Informationen

- Zeitpunkt der Anlage, der Revision, von wem und wo?
- Indikation? Kommunizierender oder nicht kommunizierender Hydrocephalus?
- Falls bereits früher eine Funktionsstörung aufgetreten ist, waren die Anzeichen dieselben?

> Initiale Untersuchungen

- **Rektaltemperatur**, neurologische Untersuchung, Suche nach ICP↑, Untersuchung des **Abdomens** (Schwellung? Peritonitis?) **und des gesamten Shuntverlaufs vom Kopf zum Bauch (visuell und palpatorisch)**: Anzeichen für Infektionen oder Austritt von Liquor, V.a. Shuntabriss. Achten Sie auf periaurikuläre und subcostale Narben.
- Allgemeine Untersuchung (einschließlich Trommelfell und Pharynx).
- Labor mit Elektrolyten, Blutbild, CRP, Blutzucker, INR, aPTT, Blutgruppe, **Blutkulturen (4 Fläschchen auf einmal)** (*siehe S. 745*).
- **cCT, Schädelröntgen ap und seitlich, Thorax und Abdomen ap** (2). Suchen Sie eine Knickstelle, eine Shuntruptur und lokalisieren Sie das Ventil. NB: Die Kombination dieser Untersuchungen soll einen negativen Vorhersagewert von 95 % haben, um eine Shuntdysfunktion auszuschließen (2): angesichts der schweren Erkrankung nicht ausreichend. **abdominaler Ultraschall** (oder CT) bei ventrikulo-peritonealen Shunts, auf der Suche nach einer **Pseudozyste** am distalen Ende.
- **Rasche Eliminierung anderer Ursachen** für Bewusstseinsstörungen (Epilepsie, Vergiftungen, Stoffwechselstörungen, Hirntumor, hypovolämischer Schock usw.).

> Was ist bei Anzeichen einer schweren ICP↑ in der Notaufnahme zu tun?

- Kontaktieren Sie den Intensivmediziner und den Neurochirurgen.
- Bringen Sie den Patienten in eine halbsitzende Position, Kopf in einem Winkel von 30°.
- CT-Scan des Schädels und des Abdomens (schneller als Ultraschall).
- Gabe von hypertonen Substanzen in Erwägung ziehen (*siehe S. 210*).
- Material zur Punktion des Reservoirs vorbereiten (*siehe S. 259*).
- Ggf. nach neurochirurgischem Konsil das Reservoir punktieren (*s. u.*) nach CT und Röntgen (*siehe oben*) zur Dekompression und Zeitersparnis im Falle einer distalen Obstruktion. Dies wird allerdings bei einer Shuntobstruktion im Ventrikel unwirksam sein.
- Ggf. Transport in ein neurochirurgisches Zentrum mit Notarzt nach Intubation (*siehe S. 210*).

> Was ist bei beginnender ICP↑ ohne Anzeichen für einen schweren Verlauf oder mit neuropsychologischen oder infektiösen Zeichen zu tun?

- Sehr schnelle Verschlechterung möglich: Notfallbehandlung.
- **Kontakt zum Neurochirurgen aufnehmen, CT-Scan durchführen** (Schädel + Abdomen, falls kein Echo vorliegt), Transport halbsitzend; Radiologe darauf hinweisen, dass der Patient so schnell wie möglich wieder in diese Position gebracht

werden muss. **Native Röntgenaufnahmen des gesamten Shuntverlaufs** auf der Suche nach einer Ruptur, eines Austritts aus dem Peritoneum und um das Reservoir und das Ventil zu lokalisieren.

- **Schauen Sie sich die letzten Scans an**: Veranlassen Sie motivierte Angehörige dazu, vorherige Bilder zu besorgen.
- Interpretation des CT-Scans:
  - Eine **isolierte Ventrikelerweiterung hat keinen formalen Wert**, es sei denn, sie nimmt im Vergleich zur vorherigen Untersuchung zu. Die mögliche Abnahme der Dilatation beginnt eine Woche nach der Einlage eines Shunts;
  - kleine Ventrikel schließen eine ICP↑nicht aus oder können Ausdruck einer übermäßigen Drainage sein;
  - das Vorhandensein von Einklemmungszeichen unter der Falx oder eine periventrikuläre Hypodensität, die eine transependymale Resorption von Liquor widerspiegeln, sind deutliche Anzeichen für eine Obstruktion. Ebenso eine Vergrößerung der Ventrikel im Vergleich zu einem früheren CT-Scan;
  - diskrete Zeichen einer ICP↑: **Verstreichen der Konvexitätsfurchen**, Verstreichen der basalen Zisternen;
  - möglich: **subdurales Hämatom**, manchmal isodens ⚠ in Verbindung mit exzessiver Drainage, mit Verschiebung der Mittellinie, oder auch **Schlitzventrikel, ebenfalls durch exzessive Drainage.**
- Bei Verdacht auf eine Obstruktion oder Infektion sollte eine Ultraschalluntersuchung des Abdomens durchgeführt werden, um nach einer peritonealen Pseudozyste um das distale Ende des Shunts zu suchen. Oder noch schneller: CT Schädel und Abdomen.
- **Bei Verdacht auf Meningitis oder Shuntinfektion: keine LP ohne CT und ohne Rücksprache mit dem Neurochirurgen**. Bei akuter febriler Meningitis antibiotische Behandlung nach zwei Blutkulturen (4 Flaschen auf einmal *siehe S. 745*) und Entnahme aus dem Reservoir (*siehe S. 814*). Leukozyten oft nur gering erhöht, manchmal < 12/mm^3.
- **Bei vermuteter oder sicherer Peritonitis** Behandlung in Verbindung mit dem Neurochirurgen und dem Viszeralchirurgen.
- **Wenn es keine offensichtliche Ursache außer einer Shuntfehlfunktion oder -infektion gibt,** müssen Sie den Neurochirurgen schnell davon überzeugen, den Patienten zu übernehmen, und sei es nur für eine kurze Zeit zur Überwachung in einer neurochirurgischen Abteilung. Wenn der Patient nicht in der Neurochirurgie behandelt werden kann und Bewusstseinsstörungen oder Anzeichen einer ICP↑ oder einer Shuntinfektion aufweist, Verlegung auf die Intensivstation.
- **Wenn eine andere Ursache als eine Fehlfunktion oder Infektion des Shunts vorliegt,** trotzdem einen Neurochirurgen hinzuziehen, um den Fall des Patienten zu besprechen, wenn neurologische/psychische Symptome vorliegen.
- **Welchen Neurochirurgen hinzuziehen**? Zunächst den, der den Shunt gelegt hat, dann eventuell den in Ihrem Krankenhaus oder Einzugsgebiet. Letzteren bei schwerwiegenden Symptomen.

› Punktion des Reservoirs/des Ventils (1,2)

- Die Punktion des Reservoirs ist umstritten: Infektionsrisiko (4).
- Die Lumbalpunktion ist beim Hydrocephalus communicans zu bevorzugen. Im Falle einer Verschlechterung des Patienten Osmotherapie, Hyperventilation zur

Behandlung von ICP↑. Die Punktion des Reservoirs sollte nur bei Unwirksamkeit in Betracht gezogen werden.

- **Punktion des Reservoirs am besten durch den Neurochirurgen** oder nach Absprache mit ihm durchführen. Kann in Notfällen sowohl zur bakteriologischen Untersuchung als auch zur Entlastung einer schweren akuten ICP↑ aufgrund einer distalen Shuntobstruktion unerlässlich sein. Punktion ohne Wirkung bei proximaler Obstruktion im Ventrikel. Lokalisieren Sie das Reservoir klinisch und durch Standardröntgenaufnahmen, es befindet sich über dem Ventil selbst, welches ein Metallelement enthält und nicht punktiert werden darf.
- Person sitzt ruhig oder liegt, Reservoir nach oben.
- Haare spreizen und clippen oder mit Gel fixieren, Rasur vermeiden.
- Sorgfältige Desinfektion, Polyvidon-Jod 5 min trocknen lassen.
- Lochtuch, sterile Handschuhe, Maske. Lokale Anästhesie ± hilfreich.
- Punktion mit „Butterfly"-Flügelkanüle, Kaliber 25–23 G, mit Schlauch von mind. 25 cm, 30° abgewinkelt.
- Dabei das Reservoir zwischen zwei Fingern festhalten.
- Wenn guter Rückfluss: Schlauch anheben, um **den Druck** in cm über dem Reservoir zu **messen**.
- Proben für Mikrobiologie und Labor, **3 Röhrchen** mit je 15 Tropfen. Notieren Sie die **Ablaufgeschwindigkeit** (normalerweise 3 Tropfen/min).
- **Nicht ohne vorherige Rücksprache mit dem Neurochirurgen aspirieren** (Risiko, den Choroidplexus zu aspirieren).
- Fehlender Rückfluss ist oft Ausdruck einer proximalen Obstruktion.
- Legen Sie einen sterilen Verband an.
- **Nach der Punktion** den **distalen Abfluss testen: Kompression des Drains** vor dem Ventil, sanfter Druck auf das Reservoir, loslassen. Bei Widerstand gegen den Druck: Verdacht auf distale Obstruktion.
- Die Tatsache, dass sich das Reservoir leicht drücken lässt und sich wieder füllt, ist kein sicherer Grund zur Annahme, dass der Shunt korrekt funktioniert (1).
- Die Lumbalpunktion kann bei einem Hydrocephalus communicans und auf Anweisung des Neurochirurgen eine vorübergehende Entlastung ermöglichen, wenn eine Punktion des Reservoirs nicht möglich ist.

› Antibiotische Therapie bei Verdacht auf eine Infektion

- Nach 4 Blutkulturen Entnahme von Liquor entweder aus dem Shunt oder selten durch LP, nach Bildgebung und neurochirurgischem Konsil.
- Beginn einer Kombination aus Vancomycin + [Ceftazidim oder Meropenem] (mit dem Intensivmediziner der aufnehmenden Abteilung besprechen).

› Symptomatische und neurochirurgische Behandlung

- Auf der neurochirurgischen Intensivstation.
- In der Zwischenzeit *siehe S. 210* (ICP↑).

› Literatur

1. Dauser R.C., Evaluation of hydrocephalus shunts in the emergency room. Neurologic emergencies, Emerg Clin North Am, 1987, PMID: 3665826.
2. Korley F., Increased intracranial pressure and intracranial shunts. In Roberts JR, Hedges JR, Clinical procedures in emergency medicine ». Saunders, Philadelphia, 2010, p. 1097–1106.
3. Anderson I.A., Chumas P.D., Management of the patient with a ventriculoperitoneal shunt presenting with headache, Br J Hosp Med (Lond), 2012, PMID: 23147258.
4. Ferras M. et al., Ventriculoperitoneal Shunts in the Emergency Department: a review, 2020, https://tinyurl.com/4b7u6mpp

4.14 Periphere Fazialisparese

› Wichtige Punkte

- In 50 % oder mehr der Fälle: idiopathische periphere Fazialisparese (IPF), (oder viral). **Keine Notfalluntersuchung**, **Augenpflege**, Kortikosteroide.
- Die Beteiligung anderer Hirnnerven ist möglich (≈ 8 %) bei IPF, 29 %, wenn die Beteiligung des homolateralen N. V hinzugezählt wird (1).
- Die periphere Fazialisparese ist eine klinische Diagnose (3).
- nicht zu übersehen: **periphere Fazialisparese anderer Ursache**, die eine Behandlung oder dringende Überwachung erfordert
  - **Guillain-Barré, Sarkoidose**;
  - Felsenbeintrauma;
  - infektiöse Mittelohrentzündung;
  - Ramsay-Hunt-Syndrom;
  - Lyme-Krankheit;
  - **Hirnstamminfarkte** (einschließlich derer bei Dissektionen der Halsgefäße).
- **Nicht zu verwechseln**: zentrale Facialisparese, hauptsächlich Schlaganfall, Tumore, Infektionen, Entzündungen.
- Wesentliche Untersuchung: **Hirnnerven, Kleinhirn, Extremitäten, Auge und Ohr**.
- **Bildgebung meist unnötig oder nicht dringend**.
- **Keine Laboruntersuchungen als Routine** (3).
- HIV- und Lyme-Serologie nicht routinemäßig.

› Klinik

- Manchmal 24 Stunden nach einem retroaurikulären Schmerz oder einer Otalgie.
- **Schneller Beginn innerhalb weniger Stunden**, Maximum innerhalb von 1–2 Tagen.
- Taubheitsgefühl in einer Gesichtshälfte.
- Lähmung oder Asymmetrie des Gesichts, Sprachstörung mit Dysarthrie.
- Gereiztes oder tränendes Auge.
- Der Patient zeigt Speichelfluss.
- Hyperakusis, Störung des Geschmackssinns.
- Der Patient ist oft verunsichert und vermutet einen Schlaganfall oder einen Tumor.

› Nachweis der Facialisparese und ihres peripheren Charakters (IPF)

- Diagnostische Schritte, um die Diagnose zu erleichtern (pantomimisch):
  - zeigen Sie die Zähne;
  - runzeln Sie die Stirn (ernstes Gesicht);
  - ziehen Sie die Augenbrauen hoch (erstaunter Blick);
  - strecken Sie die Zunge heraus;
  - blasen Sie mit aufgeblasenen Wangen; pfeifen Sie;
  - schließen Sie die Augen (sehr fest);
  - öffnen Sie den Mund (gegen Widerstand);
  - Kornealreflexe und -empfindlichkeit mit der Ecke einer sterilen Kompresse überprüfen.
- **Die IFP betrifft den oberen und unteren Teil des Gesichts gleichermaßen**, zentrale Facialisparese überwiegt sehr deutlich im unteren Teil des Gesichts:

- **Obere Facialisanteile** (Pars temporofacialis):
  - Verstreichen der Falten in der betroffenen Gesichtshälfte; Absinken der Augenbrauen,
  - unvollständiges Schließen des Auges,
  - Bell'sches Phänomen: Kippen des Bulbus nach oben bei Augenschließen, nur bei IFP,
  - bei milder Parese der superioren Anteil des N. facialis: **Wimpern- oder Zilienzeichen**. Bei maximalem Lidschluss, Wimpern auf der gelähmten Seite deutlicher sichtbar. Kann bei massiver zentraler FP auftreten, dann aber deutliches Überwiegen auf den inferioren Facialisanteilen,
  - **Erlöschen des Hornhautreflexes** (motorischer Bogen des N. VII), aber Hornhautsensibilität (N. V) erhalten außer bei Beteiligung des N. V.
- **Untere Facialisanteile** (Pars cervicofacialis):
  - Verstreichen der Nasolabialfalte; hängender Mundwinkel,
  - Unmöglichkeit, zu pfeifen oder die Wangen aufzublasen; Hochziehen des Mundes auf der gesunden Seite beim Lächeln/Zähne zeigen,
  - die Haut am Hals zieht sich bei gegensätzlicher Mundöffnung nicht zusammen.
- ***Zentrale* FP, weitere Anzeichen:**
  - Dissoziation bei willkürlicher und bei emotionaler unwillkürlicher Innervation: **Asymmetrie weniger ausgeprägt bei spontanen Bewegungen** (Mimik, Lachen, Sprechen),
  - vor allem ist die zentrale FP fast immer mit einem homolateralen **motorischen Defizit der oberen Extremität** verbunden: Absinktendenz im Arm-Halteversuch,
  - eine sehr diskrete Beeinträchtigung des oberen Gesichtsbereichs kann bei zentraler PF bestehen.
- **Andere Zeichen und Symptome von IPF:**
  - schmerzhafte Hyperakusis (Lähmung des Steigbügelmuskels),
  - Ageusie (Geschmacksverlust) der vorderen ⅔ der Zunge auf der betroffenen Seite,
  - Verringerung der Tränenproduktion.

– **Diplegie (beidseitige IPF),** atonisches, ausdrucksloses Gesicht , beidseitiges Bell'sche Phänomen, stärkere Sprech- und Kaustörungen (Guillain-Barré, Sarkoidose, Lyme).

– **Das ist noch nicht alles. vervollständigen Sie die Untersuchung:**
- das Ohr mit Otoskopie. Herpes-/Zosterbläschen der Concha? Otitis media? oder Cholesteatom? **Testen Sie grob das Gehör**;
- das Auge. Tränensekretion, **Fähigkeit, das Auge zu schließen** und die Hornhaut zu schützen. Bei einem gereizten Auge oder bei Fremdkörpergefühl, Untersuchung der Hornhaut unter der Spaltlampe mit eingeschwenktem Blaulicht nach Instillation von zwei Tropfen Fluorescein. Ein Geschwür oder eine Hornhauterosion sind sehr deutlich zu sehen, ohne Blaulicht sind nur große, symptomatische Läsionen zu erkennen;
- **detaillierte neurologische Untersuchung der Hirnnerven** und des Plexus zervikalis, der Muskelkraft der Extremitäten, des Gleichgewichts, der Reflexe;
- eine kurze allgemeine Untersuchung: Lymphknoten, Leber, Milz, Haut.

Tabelle 4.25: **Ursachen der peripheren Fazialisparese**

Ursache	Klinische Hinweise
Herpes (mögliche Ursache einer IFP)	Keine anderen Auffälligkeiten, schneller Beginn, anfängliche Schmerzen. **Hyperakusis.**
Andere Viren	Coxsackie, Masern, manchmal im Rahmen einer Meningitis.
H. zoster	**Ramsay-Hunt**-Syndrom, ± vollständig: IFP, blasenartiger **Ausschlag** Ohrmuschel oder Gehörgang, sehr starke Gesichts- oder retroaurikuläre Schmerzen oder Ohrenschmerzen, Hör-/Vestibulärstörung. Prognose schlechter als bei idiopathischer Lähmung; **keine Notfalluntersuchungen**, Serologie oder Virusuntersuchungen unnötig.
Lyme-Borreliose	**Serologie (nicht dringend) nur bei Aufenthalt in Waldgebieten mit hoher Prävalenz** (3) von April bis November (siehe Karte (4)), Zeckenbiss, kokardenförmiger erythematöser Plakatausschlag, Arthritis. Manchmal auch beidseitig. Fieber ist möglich. Schnelle spezialisierte Versorgung.
Basile Meningitis ⚠ (Rhombenzephalitis): Listeriose, Tuberkulose, Kryptokokkose, Syphilis, Karzinom.	Beeinträchtigung des Allgemeinzustands, unbeständiges **Fieber**, Immunsuppression, Kopfschmerzen, Schädigung mehrerer Hirnnerven usw. **Fieber und Facialisparese: CT mit Kontrastmittel oder MRT als Notfall, dann LP** (*siehe S. 822).*
HIV Erstinfektion	Geografisch und/oder sexuell exponierte Person. Sehr seltene Ursache. **Routinemäßige Serologie nicht gerechtfertigt** (3).
Sarkoidose	Häufig beidseitig, Befall der Uveoparotiden, Lymphadenopathie. Bestimmung des ACE-Hemmers. Rasche spezialisierte Nachsorge. Kortikosteroidtherapie.
Guillain-Barré Syndrom	(*siehe S. 252*) Achten Sie auf eine Schädigung der oro-pharyngealen Muskulatur (Schluckstörungen) ⚠. Häufig beidseitige FP.
Parotis-Affektionen	Schwellung der Ohrspeicheldrüse. abtasten!
Traumatisch	Felsenbeinfraktur (Otorrhagie, **Hörminderung**, CT der Schädelbasis). Kontusion, Verletzung des N. VII im Gesicht. Schlaganfall/TIA durch **Carotis- oder Vertebralisdissektion** IFP- oder zentrale FP (*siehe S. 158*).
Hirnstamminfarkt ⚠	Alternans-Syndrom: Kontralaterale Hemiplegie.
Multiple Sklerose	Hinweis auf fokale neurologische Vorschädigungen.
Tumore in der hinteren Schädelgrube oder Meningitis carcinomatosa	Schädigung **anderer homolateraler Hirnnerven** (u. a. **Hypästhesie der Hornhaut und Hypakusis**), zerebelläres Syndrom, **allmählicher** Beginn.
Myasthenie mit Pseudoperipherer FP	Beidseitige Beeinträchtigung, erfordert genaue Betrachtung, Beeinträchtigung des Schluckens, der Phonation oder der Okulomotorik (*siehe S. 249*).
Diabetische Neuropathie oder Vaskulitis	Polyneuropathie. Vorgeschichte. Kapillarer Blutzuckerspiegel, Nüchternblutzuckerspiegel bei Risikopersonen.
Mastoiditis, Otitis	Fieber, Untersuchung des Trommelfells und des äußeren Gehörgangs. Dringende HNO-Vorstellung.
Tumoren im HNO-Bereich	Ohrspeicheldrüsen, Cholesteatom, Hauttumor.

› Gründe für eine idiopathische FP

- Periphere FP.
- Plötzlicher Beginn, auch wenn die Parese manchmal über einige Tage zunimmt.
- Begleitet (60 % der Fälle), manchmal auch vorausgehend, von **retroaurikulären oder Gesichtsschmerzen.** Die Sensibilität des Gesichts ist **normalerweise** normal.
- In 30 % der Fälle mit **Hyperakusis**.

- Hypästhesie im Bereich der Hunt'schen-Zone (Ohrmuschel, äußerer Gehörgang, Trommelfell) in 15–25 % der Fälle.
- In diesen Fällen **keine Notfalluntersuchung, insbesondere keine Bildgebung** (3).
- Aber **Verlaufsuntersuchung** durch einen Neurologen oder HNO-Arzt und den behandelnden Arzt.
- **Im Zweifelsfall ⚠ wird eine MRT** (aufgeschobene Dringlichkeit) mit baldiger neurologischer Verlaufskontrolle veranlasst.

› Gründe für eine nicht idiopathische Ursache ⚠

- Andere **neurologische Symptome**: MRT und neurologisches Konsil. Aber 25 % einer Serie von 51 idiopathischen peripheren FP haben eine Schädigung des homolateralen N. V und 8 % haben eine Schädigung eines anderen Hirnnerven (1).
- **Trauma**: Notfallbildgebung, CT-A inkl. supraaortale Äste, wenn keine knöcherne Verletzung vorliegt (Dissektion A. vertebralis). Oder MRT/MRA, wenn möglich, etc.
- **Fieber** oder **Kopfschmerzen**: LP nach notfallmäßiger Bildgebung (*siehe S. 343*).
- Sich **allmählich** entwickelnd.
- **Bilateraler** Befall, auch asymmetrisch.
- Anomalie bei der Untersuchung des **Ohrs**: **Dringende HNO-Vorstellung**.
- Verdacht auf Schlaganfall oder Dissektion der Halsgefäße (*siehe S. 158*). CT und CT-A mit supraaortalen Ästen, Besprechung mit Stroke-Unit.

› Was soll man dem Patienten sagen? Und was man über die Prognose wissen sollte

- Rückkehr zur **normalen motorischen Funktion bei 70 %**; der Rest hat Folgeerscheinungen: Paresen, Spasmen oder Synkinesien.
- Bessere Prognose bei **partiellen Lähmungen**: **94 %** vollständige Erholung.
- Schlechtere Prognose bei Ramsay-Hunt-Syndrom (VZV).
- Besserung oft rasch innerhalb von 3 Wochen; wenn keine Besserung innerhalb dieser Zeit, kann die Prognose erst nach 6 Monaten beurteilt werden (Zeit für eine eventuelle Regeneration des Nervs).
- Verlaufsuntersuchungen unverzichtbar.

› Therapie

- Augenpflege: stündliche Methylcellulosetropfen oder -gel, Brille zum Augenschutz tragen. Salbe in der Nacht (Vitamin A).
- **Augenverband in der Nacht, wenn keine vollständige Okklusion vorliegt**: ein doppelt gefalteter Augenverband, der auf das geschlossen gehaltene Oberlid aufgebracht wird, dann ein zweiter, ungefalteter Verband und dann ein Klebestreifen, der schräg von der Mitte der Stirn bis zum Unterkieferbereich angebracht wird. Ein vertikaler Klebestreifen übt nicht genug Druck aus, um das Oberlid unten zu halten: Gefahr des Reibens auf der Hornhaut! Bei Augenreizung Untersuchung der Hornhaut (*siehe oben*). Eine Untersuchung durch den Augenarzt wird normalerweise empfohlen, ohne dass diese Praxis evaluiert wurde.
- **Kortikosteroidtherapie und Antiherpetika, basierend auf den zwei besten Studien** (2,3):
  - Eine Kortikosteroidtherapie innerhalb von 72 Stunden nach Beginn verbessert die Prognose bei guter Verträglichkeit signifikant. Protokoll der Kortikosteroidtherapie: Prednison entweder 60 mg/Tag, 5 Tage, danach um 10 mg/Tag reduzieren, Dauer 10 Tage, oder 25 mg morgens und mittags, 10 Tage (3);

- **keine qualitativ hochwertigen Daten zu Aciclovir** (3,5). Man kann es innerhalb von 72 Stunden nach Beginn diskutieren: 1000 mg * 3/Tag, 10 Tage; Möglichkeit geringer Nebenwirkungen, Nutzen sehr ungewiss (3);
- **Ramsay-Hunt**-Syndrom; ernste Prognose, Überlegung einer Kortison- und Aciclovirtherapie innerhalb von 72 Stunden gerechtfertigt, wenn auch ohne Evidenz.

› Literatur

1. Benatar M., Edlow J,. The spectrum of cranial neuropathy in patients with Bell's palsy, Arch Intern Med, 2004, PMID: 15557420.
2. La Revue Prescrire, 2010, 30 : 529.
3. Baugh R.F. et al., Clinical practice guideline : Bell's palsy, Otolaryngol Head Neck Surg, 2013, PMID: 24189771. https://tinyurl.com/3hntpwmz
4. Schwierig zu finden: https://interaktiv.abendblatt.de/zecken-atlas-deutschland/
5. Sullivan F. et al., Antiviral Agents Added to Corticosteroids for Early Treatment of Adults With Acute Idiopathic Facial Nerve Paralysis, JAMA, 2016, PMID: 2755262.
6. Deutsche Gesellschaft für Neurologie (Hrsg.), Leitlinien für Diagnostik und Therapie in der Neurologie. Online: www.dgn.org/leitlinien (abgerufen am 11.12.2022) Therapie der idiopathischen Fazialisparese. https://tinyurl.com/4me6b2cn

4.15 Akuter Schwindel

› Wichtige Punkte

- In der Notaufnahme kann und sollte man vorrangig aufspüren:
  1. häufige und harmlose Ursachen (keine weitere Exploration!): BPLS = Benigner paroxysmaler Lagerungsschwindel, Neuritis vestibularis;
  2. häufige und gravierende Ursachen: Schlaganfall und vertebrobasiläre TIA.
- Unterscheiden Sie zwischen **persistierenden vs. episodischen** vestibulären Syndromen, letztere zwischen **spontanen vs. provozierten**.
- **Es gibt eine einfache vestibuläre Symptomatik, die bei der Unterscheidung der Ursachen hilft** (1,3,13,14).
- Verwenden Sie, nur für anhaltenden Schwindel, den klinischen „**HINTS-plus**"-Test (*siehe Tabelle 4.31 auf S. 276*), der besser unterscheidet als ein frühes MRT (3,14). HINTS+ ermöglicht die Diagnose von Schlaganfällen mit Schwindel und Hörschäden (Arteria cerebellaris anterior inferior).
- Sie **müssen** die Tests nach Hallpike und Epley durchführen: ultra-einfach.
- Die **klassische Symptomatik wird in Frage gestellt**: Die Beschreibung der Qualität des „Schwindels" (oder „Pseudoschwindels") ist weniger nützlich für die Unterscheidung als die **Chronologie (Dauer, Häufigkeit) und die auslösenden Faktoren**, die von den Patienten besser berichtet werden (1, 3, 13, 14).
- Ein häufiger „falscher Schwindel" ist die Präsynkope (Kollaps) ⚠. Eine Präsynkope kann eine innere Blutung mit Hypovolämie offenlegen und als Schwindel beschrieben werden (3, 14).
- **„Schwindel" wird hier „vestibuläres Syndrom" genannt**, wenn ein typisches oder nicht typisches Schwindelgefühl vestibuläre Symptome umfasst (3).
- **Achten Sie** bei der Untersuchung auf das **Gangbild**. Wer nicht gehen kann, wird nicht aus dem Krankenhaus entlassen!
- **Das Fehlen von Risikofaktoren schließt einen späteren Schlaganfall nicht aus** (1–4, 12–14)! Wie bei Brustschmerzen ist der Charakter der Episode wichtiger als die Risikofaktoren.
- **Schwindel oder Benommenheit sind am häufigsten TIAs in der hinteren Zirkulation** (auch einzeln) und gehen dem Schlaganfall einige Tage voraus (3) ⚠: Sie ähneln einer Neuritis vestibularis und sogar einem benignen paroxysmalen Schwindel (BPV). Die klinische Untersuchung und die Beurteilung des Gefäßzustands ermöglichen eine Differentialdiagnose.
- **Das Fehlen von neurologischen Begleiterscheinungen** ist keine Garantie für das Fehlen einer zentralen Ursache; **die CT zeigt nicht viel**, und **das MRT verpasst in den ersten 24 Stunden bis zu 1 von 5 Schlaganfällen** in der Fossa posterior; **die CT allein ist trügerisch** (1–4,12–14).
- **Nackenschmerzen und Schwindel**: Jeder hat Arthrose! Denken Sie an Dissektionen, Tumor in der hinteren Schädelgrube usw.
- Gutartiger Schwindel, der lange anhält, wird bösartig: Dehydrierung, Hypokaliämie (Erbrechen).

› Begleitumstände des Schwindels in der Notaufnahme.

- **Schwindel**: „Mir ist schwindelig". **Unwohlsein**.
- **Übelkeit, scheinbar isoliertes Erbrechen. Noch dazu: Nystagmus**!
- Anschein einer **Panikattacke**: auch noch dazu! Das Vestibularsyndrom ist beängstigend.

- Sturz und Trauma.
- Zu suchende Begleitsymptome: Kopfschmerzen, Schädel-Hirn-Trauma, Diplopie, Dysarthrie, Fieber.

> **Das ABC!** (*siehe S. 15*)
- Schock/Hypoxie/Rhythmusstörungen/Hypoglykämie ausschließen.

> **Schwindel oder nicht Schwindel?** (1,3,8,14)
- Frage weder immer lösbar noch unterscheidbar +++.
- Ein **als Drehschwindel beschriebener Schwindel kann durch einen niedrigen Blutdruck verursacht werden (8), eher präsynkopale Symptomatik durch einen Schlaganfall in der hinteren Zirkulation.**
- **Denken Sie an: orthostatische Hypotonie** (Medikamente, Dehydrierung, Anämie oder Hämorrhagie, Dysautonomie), niedriges Herzzeitvolumen, **Intoxikationen** (CO, Medikamente), **vagale Synkopen, Panikattacken, Hypoglykämie**.
- Der „Kopf, der sich dreht" oder „im Kopf dreht es sich ", „der Kopf wird leer" lassen allein keine Rückschlüsse zu.
- Ein Gefühl der **geradlinigen** Bewegung, bei dem man das Gefühl hat, nach vorne oder hinten **geschleudert** zu werden, oder dass der Körper sich zur Seite **neigt**, ist eher HNO- oder neurologisch bedingt.
- Auslösen oder Verschlimmerung durch Kopfbewegungen, die auftreten, ohne dass in die **aufrechte Position** gewechselt wird, spricht für ein Vestibularsyndrom.
- **Akuter Tinnitus und Hypakusis** weisen auf eine intrakranielle Ursache hin.

> **Minimale klinische Untersuchung (3,4,13)**
- Genaue Befragung: **auslösende** Faktoren, **kontinuierlicher vs. episodischer** Charakter, **Dauer**.
- **Jeder Schwindel wird durch Bewegung/Positionswechsel verschlimmert**, peripher wie zentral! Was BPV definiert, ist die Auslösung durch Bewegung. Auslösung $\neq$ Verschlimmerung ⚠ (1,3,13,14)!
- Ausschluss einer **Dehydrierung**, ± RR im Stehen für 5 min, **Arrhythmie** bei der Auskultation bzw. Anzeichen einer Herzinsuffizienz (Embolie).
- ± EKG, kapillarer Blutzuckerspiegel.
- Veränderter Allgemeinzustand, Hepatomegalie, supraklavikuläre Lymphadenopathie (opportunistische Infektion, Metastase).
- **Gehörgänge und Trommelfell +++, Hörtest +++,** falls Sie keine Stimmgabel (512 Hz) haben, reiben Sie Ihre Finger in der Nähe der Ohren: Das ist das „Plus" von „HINTS-plus" (*siehe Tabelle 4.31 auf S. 276*).
- Untersuchung im Liegen + **stehend** + **gehend**. Hintere Schädelgrube: Hirnstamm, **Hirnnervenpaare, Kleinhirn** (+–), lange Bahnen (*siehe* Tabelle 4.28 S. 273).
- **Suche nach spontanem Nystagmus** im Blick geradeaus und zu den Seiten (20 %, nicht mehr [8]), dann durch Verfolgen mit dem Finger. Die sichtbare Richtung ist die der schnellen Bewegung, die langsame Abweichung erfolgt in die gleiche Richtung wie die Abweichung der Zeigefinger und des Gehens, zur kranken Seite hin beim peripheren Vestibularsyndrom. Interpretation: *Siehe Tabellen 4.27 und 4.30.*
- **Der Nystagmus kann** bei der Untersuchung in der Notaufnahme oder zwischen den Anfällen **fehlen**. Wenn Sie keine Frenzelbrille haben, entlarven Sie ihn mit dem „**penlight cover test**" (hebt die Fixation auf) (5). *Siehe Tabelle 4.27 S. 272.*

- „Wenn es keinen Nystagmus gibt, ist es nicht vestibulär/neurologisch", heißt es oft: Das stimmt, wenn man während des „Schwindels" gut danach gesucht hat (8).
- Der „**Head Impulse Test**" (*siehe Tabelle 4.31*) **kann einen Nystagmus aufdecken, dann aber meist zentral.**
- **HInts-plus-Test (siehe Tabellen 4.30 und 4.31)** bei **anhaltenden vestibulären Syndromen mit Nystagmus.**
- Hallpike-Manöver nur bei **intermittierenden** (*siehe Tabelle 4.29*).

❯ **1. Fall: Kurzer Schwindel, der durch eine Lageänderung ausgelöst wird (8)**
- **Kurz = $\leq$ Minuten.**
- Der häufigste Schwindel: benigner paroxysmaler Lagerungsschwindel (BPLS).
- BPLS kann spät auf eine Neuritis vestibularis oder M. Ménière oder ein Schädel-Hirn-Trauma folgen. Er kann auch durch ein Schleudertrauma verursacht werden, das eine bildgebende Diagnostik erforderlich macht.
- Typischerweise tritt der BPLS beim Hinlegen/Aufstehen, beim Drehen im Bett oder beim Blick nach oben auf.
- Er rezidiviert bei denselben Bewegungen oder **Veränderungen der Kopfposition.**
- **Ein BPLS dauert einige Sekunden**, < 1 min, aber 50 % der Patienten berichten von einem Gefühl der Instabilität oder Übelkeit zwischen den Anfällen, auch nach der Behandlung, und von Angst.
- Manche Patienten berichten, dass der Schwindel stunden- oder tagelang anhält! Tatsächlich haben sie mehrere Stunden lang wiederkehrende Schwindelepisoden, und es gibt jedes Mal eine Positionsänderung als deutlichen Auslöser.
- Der Drehschwindel ist entweder typisch rotierend oder unklar definiert (Benommenheit), insbesondere bei älteren Menschen (8).
- **Keine Nacken- oder Kopfschmerzen, keine anderen neurologischen Zeichen, kein Nystagmus zwischen den Anfällen.**
- Bestätigen Sie die Diagnose durch das **Hallpike**-Manöver (*siehe Tabelle 4.29*) und behandeln Sie sofort mit dem **Epley**-Manöver (*siehe Tabelle 4.29*). Sie müssen es tun! Erfolgsrate 50–80 % (7,9). Danach kann ein vages Gefühl der Instabilität bestehen bleiben. In leichten Fällen kann es ausreichen, wenn der Patient den Schwindel so lange provoziert, bis der Schwindel „erschöpft" ist.
- HNO- oder neurologisches Konsil zur Bestätigung/Ablehnung der Diagnose im Zweifelsfall.
- ⚠ **TIA oder ein Schlaganfall des Kleinhirns oder des Hirnstamms** (1,4) und selten ein Tumor der hinteren Schädelgrube (9) können ein ähnliches Bild ergeben: wenn Hallpike-Test negativ oder ⇒ Nystagmus nach unten oder horizontal: *zentraler* paroxysmaler Schwindel wahrscheinlich. CT-Scan sehr unzureichend.
- Schema:

Tabelle 4.26: Schema

- Hallpike +, atypischer Nystagmus ⚠	- MRT: V.a. Läsion der hint. Schädelgrube
- Hallpike +, typischer Nystagmus	**- BPLS, Epley-Manöver + HNO-Konsil**
- Hallpike -, keine orthostat. Hypotension	- HNO-Vorstellung
- Hallpike -, orthostat. Hypotension ⚠	- Abklärung Hypotension (Sepsis, akutes Koronarsyndrom, okkulte Blutung)

- Aber: Orthostatische Hypotension ist häufig (bei älteren, behandelten Personen) und kann **ablenkend** wirken. Schwindelsymptome beim Aufstehen ohne orthostatische Hypotension können auf ein Liquorverlustsyndrom oder eine Gefäßstenose mit TIA hinweisen: neurologische Vorstellung.
- **Im Zweifelsfall mit einer TIA** sollte Aspirin nach CT/CT-A + supraaortale Äste bis zur neurologischen Vorstellung in Betracht gezogen werden.

❯ 2. Fall: kurzer, nicht provozierter Schwindel (8)

- Score ABCD2 < 4, (siehe App MedCalx (iOS), MedCalc (Web) etc.) und Anamnese vereinbar mit vestibulärer Migräne oder Morbus Menière ⇒ neurologisches Konsil und symptomatische Behandlung (3).
- **ABCD2-Score ≥ 4, oder ≥ 3 Risikofaktoren, atypische Anamnese ⚠** : dringende Diagnostik und Therapie: Hypoglykämie? **Arrhythmie**? ACS? Lungenembolie? CO, Hypovolämie? **TIA**? (3). Eine Arrhythmie kann zu echtem Schwindel führen. **Selbst isolierter Schwindel bei TIA/Schlaganfall/Vertebralis- oder Basilarisdissektion** ist nicht selten (und wird in der MRT in den ersten 48 Stunden oft verkannt (1–4, 8, 12, 14)), (weniger mit dem „perfusion weighted imaging"-Protokoll oder PWI), ⇒ Aspirin außer bei Kontraindikation, und neurologisches Konsil. Schwindelgefühl/Schwindel ist das häufigste Anzeichen einer vertebrobasilären Dissektion (8).
- Typische Klinik für vagales Sykope, Panikattacken (*siehe S. 335*) ⇒ Hausarzt.

❯ 3. Fall: Lang anhaltender (Stunden) und „begleiteter" Schwindel

1. **Diabetiker**:
   - **Hypoglykämie**: isolierter Schwindel selten, aber möglich. Muss sich bei Ausgleich der Hypoglykämie zurückbilden;
   - maligne Otitis externa, die sich auf das Innenohr ausbreitet: sehr gut sichtbar.
2. **Ototoxische Medikamente**: Aminoglykoside, Schleifendiuretika, Minocyclin, Antiepileptika, beidseitige Schädigung (daher weniger Schwindel, manchmal Instabilität, im Wesentlichen Taubheit).
3. **Schädel-Hirn-Trauma** (aber BPLS sind oft posttraumatisch). Lymphfisteln, Verletzungen der Schädelbasis. Frakturen der Schädelbasis, hämorrhagische Komplikationen. Für eine **Labyrinthfistel** spricht: Schwindel und Nystagmus, die durch Druck auf den äußeren Gehörgang hervorgerufen werden (Druck auf den Tragus bei gleichzeitiger Okklusion des äußeren Gehörgangs). Gelegentlich **Hämotympanon oder Otorrhagie**, weisen auf eine Fraktur hin. **Vertebrobasiläre Dissektion** (30–50 Jahre) (*siehe S. 158*).
4. **Fieber ⚠** : **Otoskopie**, Otitis media, Mastoiditis, basiläre Meningoenzephalitis (Listeriose, Tuberkulose), zerebrale Venenthrombose (Sinus sigmoideus). Neurologisches Konsil als Notfall. Seltene Formen eines M. Horton.
5. **Akute Kopf- oder Nackenschmerzen ⚠** : Ischämischer oder hämorrhagischer Schlaganfall im Kleinhirn oder Hirnstamm, basiläre Meningoenzephalitis (Listeriose, Tuberkulose), zerebrale Venenthrombose (Sinus sigmoideus), **vertebrobasiläre Dissektion**. Vestibuläre oder basiläre **Migräne**: Ausschlussdiagnose bei der/den erste(n) Attacke(n). Chiari-Malformation. Bildgebung (*siehe weiter unten*). Neurologisches Konsil als Notfall.
6. **Neurologische Zeichen ⚠** : ischämischer oder hämorrhagischer **Schlaganfall/TIA** im Kleinhirn oder Hirnstamm, basiläre Meningoenzephalitis (Listeriose, Tuberkulose, Neoplasien). MS, seltene Tumore und Chiari-Malformation. Migräne im basilären Bereich. Konsil Neuro/Stroke-Unit. Bildgebung (*siehe weiter unten*).

- **Hirnstamminsult**: Alternans-Syndrom, Schluckstörungen, motorische oder sensible Störungen der Gliedmaßen und des Gesichts, zerebelläres Syndrom. **Wallenberg**-Syndrom ± als Vollbild: starker Schwindel, Erbrechen, Dysphagie/-phonie. Auf der Seite der Schädigung: Gesichtsanästhesie bei Schmerz, Horner-Syndrom (Umgebungslicht dämpfen), Gaumensegelparese, zerebelläres Hemisyndrom mit Fallneigung zur Seite der Schädigung, Ataxie. Gegenseite: dissoziierte Sensibilitätsstörung für Schmerz und Temperatur, gekreuzt mit der des Gesichts, Babinski;
- **Infarkte und Kleinhirnhämatome** können eine dringende chirurgische Dekompression erfordern. Denken Sie an eine mögliche Aspiration, OK-Hochlagerung;
- Stroke-Unit/Intensivmedizinisches Konsil.

7. **Plötzlich einsetzender Schwindel bei einer Person mit einer arteriellen Gefäßerkrankung** oder Vorhofflimmern, **einer dilatativen Kardiopathie, Hyperkoagulabilität oder Vaskulitis**, auch wenn keine extravestibulären neurologischen Zeichen vorliegen: a priori Schlaganfall.
8. **Multiple, vorübergehende Schwindelepisoden in den vorangegangenen Tagen oder Wochen**. Wenn sie nicht charakteristisch für einen BPLS sind, dann Verdacht auf vertebrobasiläre TIA/Schlaganfall.
9. **Schwindel mit Zoster-Ausschlag** in der Ramsay-Hunt-Zone (*siehe S. 263*).
10. **Schwindel mit Nystagmus mit nicht peripherem Charakter** (*siehe Tabellen 4.30 bis 4.32*).

11. **Notfalluntersuchungen bei diesen gravierenden vestibulären Syndromen**:
    - Ein neurologisches Konsil wird empfohlen;
    - Verdacht auf **Schlaganfall, TIA, vertebrobasiläre Dissektion, Venenthrombose** (Sinus sigmoideus):
        - EKG, MRT und MRA (falls nicht vorhanden: CT und CT-A ± supraaortale Äste). NB: Der Doppler erfasst nicht den gesamten Verlauf im Wirbelkanal,
        - mögliche vaskuläre Ursache nach negativer Bildgebung: neurologisches Konsil,
12. **Dringliche Therapie: Aspirin** (300 mg) kann begonnen werden, sobald die Bildgebung eine Blutung ausschließt und ein Schlaganfall, eine TIA oder eine Dissektion möglich sind.

- Etablierter Schlaganfall oder fluktuierende Symptomatik: Aufstehen vermeiden (hämodynamischer Schlaganfall/hämodynamische TIA).
- Verdacht auf **Tumor, Fraktur des Felsenbeins**: MRT, notfalls CT (unbefriedigend);
- Verdacht auf **Meningo-Enzephalitis** (*siehe S. 822*);
- **CT: falsche Sicherheit**, schließt nur Blutungen und bestimmte Frakturen und Tumore aus, Chiari-Malformation, wenn nach ihr gesucht wird. Es zeigt einige Schlaganfälle, niemals TIAs;
- **Das MRT verpasst auch kleine Schlaganfälle** in den ersten 24–48 Stunden: 80 % Sensitivität (1–4, 12,14), bis zu 50 % bei kleinen (12). Modernere Geräte und Protokolle schneiden wahrscheinlich besser ab;
- **bei Schlaganfall/TIA: Suche nach der Ursache** (siehe S. 158).

❯ 4. Fall: Schwerer, langanhaltender, akuter Schwindel mit oder ohne Hörstörungen, ohne andere neurologische oder allgemeine Anzeichen.

- Es muss wirklich eine qualitativ hochwertige neurologische Untersuchung durchgeführt worden sein (*siehe Tabelle 4.28*).
- **Red flags** ⚠ (1–4, 14): Mehrere vorübergehende Episoden in den vorangegangenen Tagen-Wochen-Monaten; Hörstörungen; Kopfschmerzen; Schädel-Hirn-Trauma in den letzten Wochen; Fieber.

1. **Schlaganfall und zerebelläre oder Hirnstamm-TIA**:
   - Mehr als **20 % der Schlaganfälle mit vestibulärem Syndrom haben keine neurologischen Zeichen** (1,3,4,12,14). Mehr bei Untersuchung durch Nicht-Neurologen (1);
   - Verdacht bei nicht gleichseitigen Begleitsymptomen: langsame Komponente des Nystagmus, Seite der Ataxie oder der Fallneigung, **tritt aber sehr inkonstant auf**;
   - Vor allem aufzudecken durch den **HINTS-plus-Test** (1–4,12,14), der besser abschneidet als die frühe Kernspintomographie (siehe Tabellen 4.30 und 4.31).
2. **Erste Episode, ohne auditive oder neurologische Begleiterscheinungen und HInts-plus-Test negativ:**
   - **Indikation für bildgebende Verfahren** und **Aspirin** wie in Punkt 11 auf S. 270 bei:
     - Symptome, die auf Grund ihrer Schwere eine zuverlässige neurologische Untersuchung unmöglich machen,
     - über 60 Jahre oder vaskuläre Risikofaktoren (arterielle Gefäßerkrankungen, emboligene Herzerkrankung, Rauchen, Kopf- oder Nackenschmerzen, zervikales Trauma), Score ABCD2 ≥ 4
   - Abgesehen von diesen Fällen ist die Ursache peripher: erster Menière-Anfall ohne klassische Trias (1 von 4 Fällen! [8]), häufiger **Neuritis vestibularis**. Die Symptome sind zur betroffenen Seite passend; vorhersehbare Dauer einige Tage bis Wochen. Deutliche Besserung innerhalb von zwei Tagen;
   - **Krankenhausaufnahme** bei schweren Symptomen und/oder fehlender Versorgung zu Hause oder bei diagnostischen Zweifeln ohne mögliches neurologisches Konsil und dann mit Aspirin 300 mg;
   - **Behandlung**. Kortikosteroidtherapie, ohne nachgewiesene Wirkung (6,15), wird von den „Experten" (6) verordnet: zehn Tage Prednison, wenn nicht kontraindiziert (60 mg/d Tag 1–5, dann 40/30/20/10/5 mg/d). Empirische Antivertiginosa für nicht mehr als 2–3 Tage, um die vestibuläre Rekompensation nicht zu stören: Acetyl-Leucin (Tanganil®, nur in F erhältlich) anfangs i.v., dann p.o. oder Betahistin (Aequamen®) 6–12 mg Tabletten $*$ 3. Metoclopramid i.v. oder Zäpfchen: 10–30 mg/24 h. Hartnäckiges Erbrechen: Chlorpromazin 25 mg i.m. oder als 30-minütige Infusion (sedierendes blutdrucksenkendes Neuroleptikum, in D nur als Generikum, ggf. anderes Neuroleptikum) ± Rehydrierung. Achten Sie auf das EKG (QT) und Akathisie (*siehe S. 503*). Oder Benzodiazepin als vestibuläres Sedativum. **Beruhigung** hinsichtlich der Prognose (keine Lähmung, keine Gefahr). Eine ambulante HNO-Konsultation wird empfohlen und der Patient sollte innerhalb von 24 Stunden erneut von seinem Hausarzt oder HNO-Arzt untersucht werden.
3. **Erste Episode, mit Hypakusis als einzigem anderen Zeichen: „HINT-plus" ist positiv** (Hypoakusis):
   - **Labyrinthitis**, die wie eine Neuritis vestibularis behandelt wird;

- **Infarkt der A. labyrinthi** (ein **Schlaganfall**);
- erste Episode eines M. **Menière**;
- **eine Bildgebung mittels MRT/MR-A** ist daher angezeigt. Wenn dies nicht möglich ist, **CT + CT-A mit supraaortalen Ästen**, neurologische Vorstellung, EKG, CT, Aspirin bis zum MRT/MR-A, ggf. MR wiederholen nach 48 Stunden, wenn negativ (1–4,14).

4. **X-te Episode (in mehreren Jahren) von anhaltendem Schwindel ± Hörstörungen**: Tinnitus, Taubheit, ohne andere neurologische Zeichen -> Verdacht auf M. **Menière**, typischerweise begleitet von einem Druck-/Völlegefühl des Ohrs, 20-minütige bis 24-stündige Attacken, oft in Salven. Behandlung wie Neuritis vestibularis, keine Evidenz für andere Therapien. Ambulante Nachsorge, um Akustikusneurinom, Tumore, MS (MRT) auszuschließen.

- **Alles in allem erübrigt sich eine Krankenhausaufnahme bei:**
  - ansonsten normaler neurologischer Untersuchung;
  - fehlenden Kopf-/ Nackenschmerzen oder andere „Begleiterscheinungen" (*siehe S. 269*);
  - Trommelfell, Ohrmuscheln normal, Mastoid schmerzfrei;
  - **HINTS-Test**, der zeigt:
    - keine „skew deviation",
    - der Nystagmus ist unidirektional: schlägt immer in die gleiche Richtung (schnelle Komponente) unabhängig von der Blickrichtung,
    - Vorhandensein einer korrigierenden Sakkade beim Kopfimpulstest,
    - keine Hypakusis;
  - Gehen möglich ohne Hilfe/Abstützen;
  - eine **Bildgebung des Gehirns wird weiterhin empfohlen** (*siehe S. 270*):
    - bei arterieller Erkrankung, emboligener Herzkrankheit, Trauma, da HINTS+ in der Notaufnahme nicht formell validiert ist,
    - Symptome zu stark ausgeprägt für eine korrekte Untersuchung,
    - und **Aspirin** bis zum Vorliegen eines neurologischen Konsils, sofern keine Kontraindikation vorliegt.

Tabelle 4.27: **Demaskierung eines peripheren Nystagmus ohne Frenzelbrille**

- Der **Penlight cover test** (Blend-/Okklusionstest) zeigt den Nystagmus auf, indem die Fixation aufgehoben wird.
- Der Patient blickt geradeaus nach vorne **in die Ferne** oder seitwärts, mit einer Hand oder einem Karton verdecken Sie ein Auge, mit der anderen richten Sie eine Lampe auf das andere Auge.
- Heben Sie alle 2–3 s entweder die Okklusion oder die Blendung auf. Beobachten Sie den evtl. auftretenden Nystagmus.

Es ist ganz einfach – Video (wmv-Format): https://tinyurl.com/ytuydrf2

Tabelle 4.28: **Wichtigste extravestibuläre neurologische Zeichen, auf die man achten sollte** ⚠

- **Beobachten Sie das Gangbild** +++, lassen Sie die Augen schließen (nur wenn die Person fit ist und genau beobachtet wird), dann Gehen mit einem Fuß vor dem anderen und geschlossenen Augen. Abweichung?
- Gehen nicht möglich? Achten Sie auf eine Rumpfataxie (Unfähigkeit, mit gekreuzten Armen zu sitzen).
- Sterngang (n. Babinski-Weil) (10 Schritte vorwärts, 10 Schritte rückwärts, Augen geschlossen) oder Gehen auf der Stelle (Unterberg oder Fukuda): Augen geschlossen halten, Treten auf der Stelle, wobei die Knie gut angehoben werden sollen.
- Abweichung der Zeigefinger, gestreckte Arme, geschlossene Augen, seitliche Abweichung des Körpers (lateralisierter Romberg).
- Zerebelläres Syndrom.
- Hemiparese (Absinken der oberen und unteren Gliedmaßen, Sensibilitätsstörungen (Halbseite, Gesicht).
- Sensibilität, Motorik des Gesichts.
- Ophthalmoplegie, Diplopie, Horner-Syndrom.
- **Schluckstörungen**, Dysphonie/**Dysarthrie**/Ausfall des Brech- und des Gaumensegelreflexes, Abweichung der Zunge?
- **Okulomotorik**, + Suche nach Diplopie und Horner-Syndrom.
- Kornealreflexe durch Berühren der Iris oder Pupille, nicht der Konjunktiva.
- Suche nach **Hemianopsie**.

Tabelle 4.29: **Hallpike- und Epley-Test: einfach, kostengünstig und nützlich.**

- **Nur bei Schwindel, der durch eine Kopfbewegung ausgelöst** (nicht nur verschlimmert) **wird und weniger als 1–2 min andauert** ⚠ (Fehlerquelle bei länger anhaltendem Schwindel).
- **Kontraindiziert bei Nackenschmerzen, Kopfschmerzen, Verdacht auf Dissektion.** ⚠ ⚠
- Demonstration der Manöver: https://tinyurl.com/3htyfx77 und https://tinyurl.com/3djhjunv
- Erst wird ein Ohr getestet, dann das andere. Genügend Platz am Kopfende der Liege lassen, Patient so positionieren, dass der Kopf herausragt. Man wechselt von der sitzenden zur liegenden Position mit dem Kopf nach hinten (20°) und in Drehung (45°), dabei ragt der Kopf über die Liege hinaus. 30 bis 60 Sekunden warten. Wenn positiv und typisch, kann man mit dem Repositionierungsmanöver nach Epley fortfahren. Wenn negativ, setzt man sich wieder hin, wartet 30–60 s und testet dann die andere Seite. Wenn das Manöver bei einem BPLS positiv ist, kann der Nystagmus bei erneutem Hinsetzen mit Drehung in die entgegengesetzte Richtung wiederkehren (Nystagmusumkehr).
- Das betroffene Ohr ist das untere, wenn der typische Nystagmus oder der Schwindel ausgelöst wird +++.
- Bei BPLS: **Latenz** von einigen Sekunden (2–20) vor Auftreten von Schwindel und Nystagmus.
- Die **Dauer** des Nystagmus beträgt **weniger als 30 s.**
- Der Nystagmus ist typischerweise ermüdbar: nimmt bei Wiederholung des Manövers an Dauer/Intensität ab.

- Der **Nystagmus des BPLS des hinteren Bogengangs** (85 % der BPLS) ist **vertikal nach oben (zur Stirn) und torsional (rotatorisch)**, wobei der obere Augenpol zum unteren Ohr schlägt (bzw. Richtung Boden = geotrop).
- Die typischen Merkmale des BPLS des hinteren Bogengangs müssen sowohl beim Manöver als auch in der Anamnese zusammenpassen.

- Wenn die Beschreibung sehr typisch für BPLS und der Hallpike-Test negativ oder atypisch ist, kann man den einfachen „Rolltest“ für BPLS des horizontalen Bogengangs versuchen (Pagnini-McClure Manöver): Patient liegt, Kopf nach rechts, dann nach links, betroffenes Ohr = das, wo der Nystagmus (Ns) am intensivsten ist: (Horizontaler Ns geotrop auf beiden Seiten, schneller Ruck nach unten (3)). Oder apogeotrop (nach oben) in einer Variante: Rolltest und Reposition (20)

Video-Anleitung: https://tinyurl.com/mryarj9x

- **Jedes andere Merkmal des Nystagmus ist verdächtig, zentral verursacht zu sein** ⚠ +++. **Zentraler paroxysmaler Schwindel.**
- Insbesondere (nicht ausschließlich) ein Nystagmus, der bei Beibehaltung der Provokationsposition nicht aufhört („statischer Nystagmus“), Nystagmus ohne Schwindel, reiner vertikaler Nystagmus nach unten oder mit wechselnder Richtung bei Wiederholung des Manövers.

Tabelle 4.30: **Persistierendes akutes vestibuläres Syndrom: gutartige periphere vs. gravierende zentrale Ursachen, klinische Indizien zur Unterscheidung.**

<table>
<tr><td colspan="2">HINTS plus*: die 4 Komponenten (ganz einfach, siehe Tabelle 4.31): ++++
1. Keine skew-deviation.
2. vorwiegend horizontaler, unidirektionaler Nystagmus.
3. korrigierende Sakkade beim Kopfimpulstest.
4. Keine Hypakusis (Reiben der Finger in Ohrnähe).</td></tr>
<tr><td>Peripher und benigne</td><td>Zentral, gefährlich ⚠</td></tr>
<tr><td>Alle 4 Komponenten vorhanden ++++</td><td>Eine der Komponenten fehlend +++</td></tr>
<tr><td colspan="2">Andere Hinweise auf eine zentrale Ursache</td></tr>
<tr><td colspan="2">Vorwiegend vertikaler und/oder rein rotierender Nystagmus (Schlaganfall ++).</td></tr>
<tr><td colspan="2">Unverhältnismäßigkeit zwischen geringer Intensität des empfundenen Schwindels und starken Schwierigkeiten beim Gehen.</td></tr>
<tr><td colspan="2">Kopf- und/oder Nackenschmerzen: Die Art des Kopfschmerzes dient nicht zur Unterscheidung.</td></tr>
<tr><td colspan="2">Plötzlicher Beginn (Schlaganfall/TIA, Blutung) +.</td></tr>
<tr><td colspan="2">Mehrere vorübergehende Episoden in den vorangegangenen Tagen / Wochen oder Monaten ++.</td></tr>
<tr><td colspan="2">Andere neurologische Anzeichen.</td></tr>
</table>

***Die Sensitivität für die Erkennung eines Schlaganfalls bei Vorliegen einer der Komponenten 1-4 des HINTS-plus liegt bei 99 %** und die Spezifität bei 85–96 % (besser als die frühe Diffusions-MRT) in einer Population eines otoneurologischen Referenzzentrums (1,3,4,8,13). Noch nicht für Notfälle validiert, aber der Test ist das Beste, was wir haben, er ist nicht kompliziert und neurologische Assistenzärzte kommen zu den gleichen Ergebnissen (16). Der Kopfimpulstest **wird bei den Patienten mit sehr ausgeprägten Symptomen nicht immer möglich sein**: Sie müssen dann als verdächtig eingestuft werden (KH-Aufnahme, Bildgebung).

Tabelle 4.31: **Der HINTS plus-Test**: **H**ead **I**mpulse, **N**ystagmus, **T**est of **S**kew, '**Plus**' hearing.
Gilt nur für anhaltenden Schwindel und Schwindel mit Nystagmus.
Es müssen alle Lampen auf Grün stehen (*siehe Tabelle 4.30*).

Unterscheidung des peripheren Vestibularsyndroms vs. Schlaganfall.

Video (ohne „+") https://tinyurl.com/5n9xmnjr

1. **Ändert sich die Richtung der schnellen Nystagmuskomponente je nach Blickrichtung**? Beobachten Sie den Nystagmus beim Blick nach rechts und dann nach links, ohne den Finger folgen zu lassen. Lassen Sie nur 20° zur Seite schauen, einige wenige, abnehmende horizontale Nystagmusbewegungen sind bei extremen Blicken zur Seite normal (8). Der Nystagmus ist vorwiegend **horizontal**.
   Es wird danach gesucht, ob der Nystagmus unidirektional ist oder nicht. Wenn der Nystagmus die Richtung ändert, ist er zentral. Der zentrale mimt jedoch oft den peripheren (8).
2. **Der „Skew-Test"**: Die Person blickt nach vorne. Abwechselnd (alle 2 bis 3 s) das rechte und dann das linke Auge abdecken. „Skew deviation": kleine Blickkorrektur vertikal Korrektur (1–2 mm) ⇒ zentrale Läsion, Spezifität 98 % (8).
3. **Der „head impulse test"** (Kopfimpulstest). Er wird **nicht bei Kopf- oder Nackenschmerzen** durchgeführt (*siehe „3. Fall" S. 269*) Warnen Sie vor, dass es unangenehm ist, lassen Sie Ihre Nase fixieren, nehmen Sie das Gesicht in beide Hände. Machen Sie sanfte Drehbewegungen und bestehen Sie darauf, dass der Patient Ihre Nase fixiert. Dann machen Sie überraschend eine Impulsdrehung **aus einem Winkel von etwa 20°** von rechts und dann von links mit einer schnellen Drehung, die den Kopf wieder zu Ihnen richtet. In dieser Richtung besteht keine Gefahr für die Wirbelsäulenarterie. Beobachten Sie die Augen. Normalerweise gibt es keine Korrektursakkade, die die Augen wieder auf das Ziel richtet. Beim **peripheren Vestibularsyndrom gibt es eine korrigierende Sakkade.** Beim zentralen Syndrom nicht. Wenn es eine **Sakkade in beiden Drehrichtungen** gibt: zentral. Man kann das filmen und in Zeitlupe auf einem Smartphone abspielen (App „slowmo" usw.).
4. „+" **Hypakusis** bei Reibung der Finger in Ohrnähe.

Tabelle 4.32

Gutartige periphere vs. zentrale Ursachen eines persistierenden vestibulären Syndroms. Befunde, **die wenig oder nichts zur Unterscheidung** beitragen.

- **Hörstörungen** sind in beiden Fällen möglich (Arteria inferior anterior cerebelli = AICA).
- Eine kürzlich aufgetretene **Viruserkrankung**: **völlig unspezifisch**, fehlt in 50 % der vestibulären Neuritis. Eine so häufige Erkrankung ist nicht hilfreich, wie z. B. auch bei Perikarditis.
- **Alter** < 50 Jahre schließt einen Schlaganfall nicht aus. Fehldiagnosen (und Dissektionen) werden eher bei < 50-Jährigen gesehen.
- Das **Hallpike**-Manöver wird bei diesen weder provozierten noch paroxysmalen Symptomen verbannt.
- Audiovestibuläre Tests haben sich nicht als nützlich erwiesen, um zwischen peripheren und peripheren Ursachen beim akuten Vestibularsyndrom zu unterscheiden (1).
- CT-Scans ⚠ zeigen nur <16% der Schlaganfälle innerhalb der ersten 24 Std. -> nicht ausreichend zum „rule-out" bei akuten zentralen vestibulären Syndromen (8). Eine T-A inkl supraaortale Äste sucht hauptsächlich nach Stenosen, Thrombosen und Dissektionen, nicht nach anderen Ursachen für einen Schlaganfall. Die Sensitivität der **Diffusions-MRT innerhalb der ersten 24-48 Stunden** soll 80 % betragen, bei kleinen Schlaganfällen 50 % (1,8,12,14).

Literatur

1. Tarnutzer A.A. et al., Does my dizzy patient have a stroke? A systematic review of bedside diagnosis in acute vestibular syndrome, CMAJ, 2011, PMI 21576300, https://tinyurl.com/bpae5dxc
2. Choi J.H. et al., Acute Transient Vestibular Syndrome : Prevalence of Stroke and Efficacy of Bedside Evaluation., Stroke, 2017, PMID: 28100765.
3. Newman-Toker D., Edlow J., TiTrATE, a novel evidence-based approach to diagnosing acute dizziness and vertigo, Neurol. clin 2015, https://tinyurl.com/794p4hy6 (lesen und wirken lassen +++)
4. Edlow J.A. et al., Diagnosis and initial management of cerebellar infarction, Lancet Neurol, 2008, 7, p.951–64.
5. Newman-Toker D.E. et al., Penlight-cover test : a new bedside method to unmask nystagmus, J Neurol Neurosurg Psychiatry, 2009 Aug, 80(8), p.900–3.
6. Furman J.M., Vestibular Neuritis, UpToDate, Okt 2021, www.uptodate.com (kostenpflichtig).
7. Barton J. Benign paroxysmal positional vertigo. UpToDate, Oct 2021. www.uptodate.com (kostenpflichtig).
8. Edlow J.A., A new approach to the diagnosis of acute dizziness in adult patients, Emerg Med Clin North Am, 2016, PMID: 27741985.
9. Furman J.M., Cass S.P., Benign paroxysmal positional vertigo, N Engl J Med, 1999, 341(21), p. 1590–6.
10. Clinical Practice Guideline: Benign Paroxysmal Positional Vertigo (UpToDate), 2017, https://tinyurl.com/3db9ress
11. Silva A.L. et al , Benign Paroxysmal Positional Vertigo : comparison of two recent international guidelines, Braz J Otorhinolaryngol, 2011 Mar–Apr, 77(2), p. 191–200. http://tinyurl.com/6ntynqo
12. Saber Tehrani A.S. et al., Small strokes causing severe vertigo : frequency of false-negative MRIs and nonlacunar mechanisms, Neurology, 2014, PMCID : PMC4117176. https://tinyurl.com/4t8cdv6y (Link zum Video +++ im dazugehörenden Artikel: https://tinyurl.com/2tf8bc85)
13. Edlow J.A., Newman-Toker D., Using the Physical Examination to Diagnose Patients with Acute Dizziness and Vertigo, J Emerg Med, 2016, PMID: 26896289.
14. Kerber K.A., Newman-Toker D.E., Misdiagnosing dizzy patients : common pitfalls in clinical practice, Neurol Clin, 2015, PMId: 26231272.
15. Revue Cochrane Corticostéroïdes pour le traitement du dysfonctionnement vestibulaire aigu idiopathique (névrite vestibulaire) 2011. https://tinyurl.com/2cd8mpkb
16. Chen L., Lee W., Chambers B.R., Dewey H.M., Diagnostic accuracy of acute vestibular syndrome at the bedside in a stroke unit, J Neurol, 2011 May, 258(5), p.855–61.
17. Kattah JC et al. HINTS to Diagnose Stroke in the Acute Vestibular Syndrome. Stroke, 2009. PMID: 19762709. https://tinyurl.com/jhxcnwbe
18. Neuro-Ophthalmology virtual education library – David Newman-Toker collection https://novel.utah.edu/Newman-Toker/ (Abgerufen 15.12.2022)
    3-component Hints battery:
19. Vertigo - the Big 3. LITFL.com (abgerufen am 12.12.2022) https://litfl.com/vertigo-the-big-3/
20. Neurologienetz. Das Informationsportal für Ärzte. Benigner paroxysmaler Lagerungsschwindel. Online: https://tinyurl.com/mr34sbrr (Abgerufen 15.12.2022)

4.16 Störungen der Okulomotorik, der Akkommodation, nicht traumatisch

Wichtige Punkte

- **Das Dringende ist ≈ immer neurologisch, infektiös oder toxisch.** Überweisen Sie nicht ohne hieb- und stichfeste Gründe an den Ophthalmologen.
- Häufig und heilbar: **Hypoglykämie.**
- **Diplopie, die bei Okklusion eines Auges anhält = nur ausnahmsweise neurologisch.** Quasi ausschließlich nicht-organisch. Selten: subakut-chronische Schädigung des vorderen Segments bzw. akut und traumatisch. Monokulare Diplopie okzipitalen Ursprungs = ausnahmsweise.
- **Myasthenia gravis = tückisch**, kann die Schädigung eines isolierten Hirnnervs mimen. Kann resistent gegen Neostigmin sein, manchmal keine wechselnden Symptome.
- **Die Diagnostik einer Okulomotoriusparese beruht weitgehend auf:**
  - Umstände des Auftretens (spontan, traumatisch, posttraumatisch mehr oder weniger zeitverzögert);
  - **Begleiterscheinungen** (Kopfschmerzen, Fieber = ⚠), neurologische oder allgemeine Symptome ⇒ diagnostische Hinweise;
  - **Verlaufsmuster**: einzelne Episoden, manchmal andere MS-Lokalisation, Myasthenien; Fluktuation und Ermüdbarkeit bei Myasthenien.
- Denken Sie immer an die Ursachen, die Sie nicht verpassen dürfen: Glukose, Myasthenia gravis, Diphtherie, Botulismus, CO und gefährliche intrakranielle Erkrankungen aller Art.
- Eine **Diplopie wird manchmal mit „Ich sehe trüb oder verschwommen" übersetzt**, und umgekehrt kann eine trübe Sicht fälschlicherweise als Doppelsehen bezeichnet werden: Lassen Sie den Patienten präzise Angaben machen, testen Sie.

Anlass der Diagnose

- Neurologische Untersuchung aus anderen Gründen.
- Konsultation wegen:
  - „Ich sehe nicht gut" (nicht ohne erste Befundung zum Ophthalmologen schicken!);
  - Diplopie, neu aufgetretenes Schielen;
  - neu auftretender Ptosis;
  - Mydriasis oder Miosis.

Wie immer im Notfall

- **Vitalzeichen.**
- „Subtile" Symptome einer **Hypovolämie**: Unwohlsein, „Schwindel", schlecht vertragene Lageänderung, Bewusstseinsstörungen.

Erste diagnostische Annäherung an die Ätiologie

- **Diplopie, plötzliche oder kürzlich aufgetretene Ophthalmoplegie:**
  - **Kapillar- und dann venöse Glukose.** Falls nicht möglich: man riskiert nichts, wenn man Glukose gibt;
  - Denken Sie an: Vergiftungen durch **Chloroquin** (EKG), **CO**, NSAR;
  - i.v.-Gabe von Vitamin **B1**, wirkungsvoll innerhalb weniger Stunden bei einer Wernicke Ophthalmoplegie, gleichgültig, ob es sich um einen Alkoholiker oder eine unterernährte Person handelt;

- Suche nach hinweisenden Erkrankungen und Symptomen:
  - SAB, Meningitis, Enzephalitis,
  - ICP↑ (*siehe S. 209*),
  - **Myasthenie** (*siehe S. 249*),
  - **Chloroquin-Vergiftung** (*s. S. 77*), NSAR (*s. S. 68*), **Kohlenmonoxid** (*s. S. 48*), Carbamazepin, Phenylhydantoin, Alkohol (assoziierte Traumata),
  - **Botulismus und Diphtherie**, insbesondere trockene Schleimhäute, Akomodationsstörungen, Schluckstörungen,
  - Okulomotorischer **Tetanus** nach Kopfwunden (± Gesichtslähmung),
  - Hirnstamminsult, Tumor in der hinteren Schädelgrube.
- **Wenn es keine schnell ersichtliche Ursache gibt**: Durch gezielte Befragung, allgemeine und neurologische Untersuchung wird versucht, die akute okulomotorische Störung in einen **diagnostischen Rahmen** einzuordnen (*siehe Tabelle 4.33*).

Tabelle 4.33: **Hauptursachen für akute okulomotorische Störungen**

Symptome	Ursachen (NB: Leider sind nicht alle angegebenen Anzeichen vorhanden)
Toxisch	- Chloroquin, NSAR, Carbamazepin, Diphenylhydantoin, Alkohol (Vorsicht, assoziierte Traumata = Gefahr) - **Kohlenmonoxid** - Lokale (Mydriasis und Miosis) oder systemische (Pupillen, Nystagmus) Medikamente - Iatrogenes **Botulinumtoxin**
Hypoxisch	- **Tauchunfall** (Gasblasenbildung) - Kohlenmonoxid
Infektiös	- **Botulismus, Diphtherie, lokalisierter Tetanus** - **Meningitis** (nicht immer lokalisierende Beteiligung des N. VI) - **Basale Meningitis**, Rhombenzephalitis (Listeriose, Tuberkulose, Parasitose, Tumor usw.) - Enzephalitis
Metabolisch	- **Hypoglykämie** - **M. Wernicke**
Hämorrhagisch	- **SAB** (N. VI ohne Wert für die Lokalisation) - **Komprimierende zerebrale Hämatome** (III homolateral)
Tumor	- Masseneffekt (assoziierte Zeichen, z. B. lange Bahnen) oder Infiltration (multiple Hirnnervenschädigungen sind hinweisend). Intraorbitale Verletzung - Masseneffekt mit **temporaler Einklemmung**: N. III innere +/- äußere Parese - **ICP↑** (*siehe S. 209*): N. VI ohne Lokalisationswert

Tabelle 4.33: **Hauptursachen für akute okulomotorische Störungen**

Symptome	Ursachen
Vaskulär: Ischämisch/ thrombotisch	- Ischämischer, seltener hämorrhagischer Schlaganfall, darunter die alternierenden Hirnstammsyndrome - **Dissektion der Halsarterien**: (*siehe S. 158*) - **Intrakranielle Aneurysmen**. Auch ohne areaktive Mydriasis kann die Lähmung - des N. III. auf eine Veränderung eines Aneurysmas hinweisen (A. communicans posterior) - **Thrombose des Sinus cavernosus** (Kopfschmerzen, Exophthalmus, N. V und VI usw.) - **Sinusthrombose** (allgemeine oder regionale Ursache, Stauungspapille, Kopfschmerzen, Fieber usw.) - Diabetische Mikroangiopathie: schmerzhafte okulomotorische Paresen - Ophthalmoplegische Migräne (Eliminationsdiagnose) - Tolosa-Hunt-Syndrom (schmerzhaft) (Eliminationsdiagnose) - Hypophysenapoplexie, intraadenomatöse Blutung der Hypophyse: bitemporale Hemianopsie, Bewusstseinsstörungen, Kopfschmerzen, Ophthalmoplegie, Störungen Elektrolyt- und Wasserhaushalt etc.
Immunologisch oder entzünd-lich	- **Myasthenia gravis** (*siehe S. 249*) - M. Horton (*siehe S. 192*) - **Polyradikuloneuritis**, insbesondere **Miller-Fisher**-Syndrom, mit **Ataxie, Ophthalmoplegie und Areflexie** (*siehe S. 252*) - Multiple Sklerose: wiederholte Schübe, möglicherweise rückläufig (Schwindel, Optikusneuritis, verschiedene Lähmungen oder neurologische Defizite)
Traumatisch (wird manchmal vergessen)	- Lähmung nach Heben einer **Orbitabodenfraktur** mit Einklemmung des M. rectus inferior - Intraorbitales oder intrakranielles **Hämatom** - Zerebrale Kontusion - Kompression durch Verletzung der Schädelbasis (Felsenbein, Orbita)
Psychiatrisch	- Hysterie, Simulation. Insbesondere monokulare Diplopien; binokulare Diplopie = organisch, bis zum Beweis des Gegenteils
Degenerativ	- Monokulare Diplopie durch Schädigung der Linse oder der Netzhaut (nicht akut, außer bei Trauma) - Syringomyelie (hohe Ausdehnung: Syringobulbie) - **Hydrocephalus mit akuter Dekompensation oder Ventilmalfunktion,** mit Parinaud-Syndrom: Blickhebungslähmung mit Augen, die nach unten gehen, im Sonnenuntergang, d. h. Bulbus taucht ins Meer ein (unteres Lid), während das obere Lid sich hebt (Bell-Phänomen)
Hormonal	- M. Basedow: Bilateraler Exophthalmus und Diplopie
Genetisch oder kongenital	Anmerkung: Wenn die Person nicht kommuniziert (besorgniserregend), ist das **Schielen in der Regel angeboren, wenn es in den verschiedenen Blickrichtungen mehr oder weniger gleich bleibt** (1)

– Zu den wichtigen Dingen, nach denen Sie suchen sollten, gehören daher:

Tabelle 4.34

- **Diabetes;** - **Immunsuppression**; - okkultes **Trauma**; - **Antikoagulantien**; - **Erkrankungen mit Fieber** (Venenthrombose, lokale Infektionen, Meningitis); - **Systemische Erkrankungen**: Tumor, Tuberkulose mit basaler Beteiligung usw.; - Risikofaktoren für **arterielle Erkrankungen** (Schlaganfall);	- Symptome eines M. **Horton**; - **Vorgeschichte** von neurologischen Defiziten, selbst wenn sie sich zurückbilden (vaskulär, MS, Myasthenia gravis); - **Medikamente**, auch lokale, Antikoagulantien, Botulinumtoxin usw.; - vernachlässigte, halbwegs rezente, minimale Wunde (**lokalisierter Tetanus**)

Diagnostischer Ansatz

Wenn die assoziierten Symptome die Diagnose nicht leicht machen und man vor einer isolierten Diplopie oder Okulomotoriusparese steht. Nach der Untersuchung Tabelle 4.34 zu Rate ziehen.

Anatomie (zur Erinnerung)

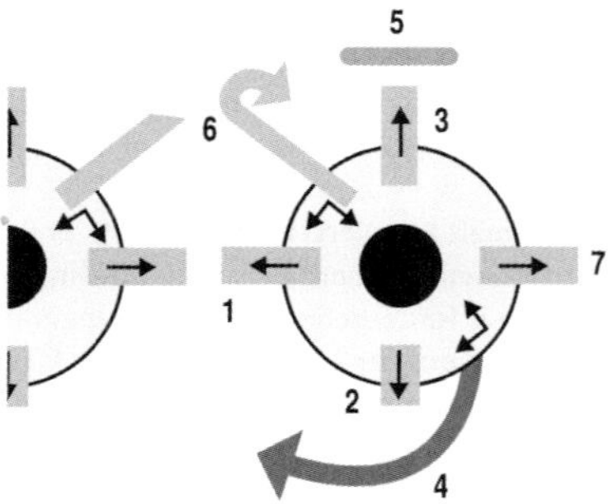

N. okulomotorius (III)
1. Musculus rectus medialis
2. Musculus rectus inferior
3. Musculus rectus superior
4. Musculus obliquus inferior
5. Musculus levator palpebrae superioris

N. trochlearis (IV)
6. Musculus obliquus superior

N. abducens
7. Musculus rectus lateralis

Prüfung der Augenmotorik durch das „Fähnlein Fieselschweif" (= eine unerfahrene Person) – adaptiert nach (1) Weniger als 3 min.

- **1. Schritt: Kurze Betrachtung.** Schielt das Auge? Ptosis? Anisokorie?
- **Schielen ist in der Regel angeboren, wenn es in den verschiedenen Blickrichtungen ≈ gleich bleibt.**
- 2. **Schritt: Untersuchung der willkürlichen „Sakkaden" (= „Blicksprünge").**
- Man schaut auf die Augen, indem man **sie geradeaus fixieren lässt und dann in jede der 4 Richtungen** (R, L, O, U). Diese willkürlichen Bewegungen (keine Fingerfolge-Test) werden als „Sakkaden" bezeichnet.
- Abnormal sind verlangsamte Bewegungen, die nicht in Sakkaden erfolgen oder nicht die volle Amplitude erreichen.
- In diesen Fällen handelt es sich um eine Parese.
- **3. Schritt A: Wenn die Untersuchung der Sakkaden normal ist, stopp! Das war's dann auch schon mit der okulomotorischen Fähigkeiten.**
- **3. Schritt B: Bei einer Sakkadenanomalie**:

- Die Sakkaden fehlen in einer oder mehreren Blickrichtungen (die Bewegung auf Kommando ist nicht „sakkadisch“) oder ihre Amplitude ist vermindert. Wir gehen zum vierten Schritt über.
- **4. Schritt: Untersuchung des okulozephalen Reflexes (OCR).**
- Außer bei Verdacht auf Dissektion, Hals- oder Schädeltrauma. Der Patient schaut geradeaus, ist entspannt und lässt sich führen: Drehen Sie schnell, ohne Gewalt, den Kopf in Rotation nach ganz rechts, ganz links, dann nach oben und dann in Flexion. **Normaler Reflex**: die Bulbi weichen konjugiert in die der Kopfbewegung entgegengesetzte Richtung ab, um den Fixationspunkt zu erhalten. Bei komatösen Patienten ist das Puppenaugenphänomen zu beobachten (*siehe S. 235*):
  - Normaler OCR: **supra-nukleäre** Schädigung;
  - Abnormaler OCR: **nukleäre oder infra-nukleäre** Beeinträchtigung.
- **5. Schritt: Bei Beeinträchtigung der Sakkaden in Adduktion (zur Nase): Testen Sie die Konvergenz** Führen Sie einen kleinen Gegenstand vorsichtig an die Nase heran:
  - Normale Konvergenz: **supra- oder internukleare Beeinträchtigung**;
  - abnormale Konvergenz: **nukleäre oder infra-nukleäre Beeinträchtigung** (und in diesem Fall ist der N. III betroffen).
- **6. Schritt: Untersuchung der Pupillen**. Im Hellen und im Dunkeln.
- **Bielschowsky-Test**: Lassen Sie den Kopf erst zur einen, dann zur anderen Schulter neigen. **Bei einer Schädigung des N. IV** tritt beim Neigen auf der betroffenen Augenseite eine Diplopie auf, bei der der Bulbus hochgezogen wird. Auf der anderen Seite ist sie nicht oder nur minimal vorhanden. **Bei einer Person mit N. IV-Lähmung kann der Hals zur gesunden Seite hin geneigt sein** (*Siehe [1]*).

› Die verschiedenen klinischen Bilder

- *NB*: **Assoziationen** sind möglich (z. B. mehrere Hirnnerven komprimiert), und die Beeinträchtigungen der einzelnen Komponenten können **unvollständig** sein.
- Die möglichen Ursachen bestimmen die erforderlichen Untersuchungen. **Je begrenzter die Symptome sind, desto weniger Läsionen sind im CT zu sehen und desto eher sollte eine MRT durchgeführt werden.**
- Daran sieht man, dass die rechte Spalte nur Ärger macht.
- **Was sehr, sehr dringend ist:** Infektiöses, Hämorrhagisches, die Dissektion einer Vertebralarterie, ICP↑ ⇒ dringende Therapienotwendigkeit. Myasthenia gravis, trügerisch und Guillain-Barré. Risiko der Ateminsuffzienz.

Tabelle 4.35

Symptom	Läsion des Hirnnerven	Häufige Ursachen
- **Horizontale Diplopie**/nimmt beim Blick auf das betroffene Auge zu. - **Einschränkung der Abduktion** oder **konvergentes Schielen** des betroffenen Auges.	**VI** (N. okulomotorius oder N. abducens) - M rectus lateralis	- **ICP↑**: Der sehr lange N. VI leidet bei ICP↑, kein lokalisierender Wert - Kopftrauma - Ischämie der Nerven (Diabetes, Vaskulitis) - Kompression durch Tumor - Pseudo-N. VI durch Myasthenia gravis (selten ohne begleitende Ptosis) - Zentraler Ursprung

Tabelle 4.35

Symptom	Läsion des Hirnnerven	Häufige Ursachen
- **vertikale Diplopie**/verstärkt beim Blick nach unten und nach innen (Lesen, Gehen) Bielschowsky-Manöver positiv	**IV** (N. trochlearis) - Musculus obliquus superior	- Trauma - Kongenital
- **Lähmung des Hebens + Senkens + Adduzierens** - **± Schielen nach außen (VI) ± nach unten (IV)** - **± Ptosis** - **± areaktive Mydriasis** ⚠ (parasympathische Fasern in der Peripherie des Nervs)	**III** (N. okulomotorius) - M. rectus medialis - M. rectus inferior - M. rectus superior - M. obliquus inferior - M. levator palpebrae superioris - Pupille	- **Mydriasis**: externe Kompression des Nervs (Ophthalmoplegia interna): ⚠ ⚠ **Karotis-aneurysma, Einklemmung** (bei intrakraniellem Hämatom, **ICP**↑ etc.), Tumor etc. - Keine Mydriasis: eher ischämische Neuropathie (Diabetes, Vaskulitis) - Schmerzhafte Raritäten: ophthalmoplegische Migräne, schmerzhafte Ophthalmoplegie (Tolosa-Hunt), ophthalmische Gürtelrose mit Befall des N. III - Zentraler Ursprung
Lähmung der Abduktion (Sakkaden und OCR) - +/- **Innenschielen** desselben Auges - +/- kontralaterales Pyramiden syndrom	**Hirnstamm** Kerngebiete des N. VI im intrapontinen Verlauf	- Ischämie (Schlaganfall*) - Blutung (Schlaganfall*) - Tumor (*) - Multiple Sklerose (MS)
- **Lähmung der Adduktion** (Sakkaden + OCR + Konvergenz) - +/- **Außenschielen** desselben Auges - +/- kontralaterales Pyramiden-syndrom - + **weitere Anzeichen für eine Beeinträchtigung des N. III** (unten).	**III**	- Siehe Schädigungsursachen (N. III) unten.
- **Lähmung der Adduktion** (Sakkaden + OCR + Konvergenz) - +/- Außenschielen **desselben** Auges	**M. rectus internus**	- Myasthenie, Tumor
- **Isolierte Adduktionslähmung** (Beibehaltung der Vertikal- und Abduktionsbewegungen, Konvergenz vorhanden - **Ein- oder beidseitig** - Häufiger Nystagmus des nicht betroffenen Auges (+/- betroffenes Auge), wenn es in Abduktion ist	**Hirnstamm** Fasciculus longitudinalis medialis (= mediales Längsbündel): **internukleäre Ophthalmoplegie**	- MS - Schlaganfall* - Tumor
- **Vertikale Paresen**	**Hirnstamm** Diverse Syndrome	- MS - Schlaganfall* - Tumor - Hydrocephalus oder Malfunktion eines Shunts - Steele-Richardson-Syndrom

Tabelle 4.35

Symptom	Läsion des Hirnnerven	Häufige Ursachen
- **Monokulare Paralyse der Vertikalbewegung** - Mit anhaltendem Anheben des Bulbus beim Schließen der Augen	**Hirnstamm** Supranukleär (Kerngebiet des N. III)	- MS - Schlaganfall* - Tumor
- **Lähmungen der Seitenbewegung** (Abduktion des einen Auges, Adduktion des anderen) - Oder ein Auge ohne Adduktion oder Abduktion und das andere ohne Adduktion - Aber Konvergenz und vertikale Bewegungen erhalten	**Hirnstamm**	- MS - Schlaganfall* - Tumor

* ⚠ Schlaganfall oder TIA können vorgetäuscht werden durch: **Hypoglykämie, CO-Intoxikation**

› Zusätzliche Untersuchungen

- **Im Notfall:**
  - Blutzuckerspiegel;
  - Bei geringstem Zweifel oder auffälligen Anzeichen: CO-Bestimmung (*siehe S. 48*);
  - **EKG**, und **CT ohne und mit Kontrastmittel (Gehirn und Orbita), falls keine MRT durchgeführt wird** (außer wenn die Klinik eindeutig für eine Myasthenie spricht);
  - Möglichkeit einer **Dissektion** der vertebralen Arterien: MRT/MRA + supraaortale Äste oder CT/CT-A mit supraaortalen Äste;
  - bei **Kopfschmerzen oder Koma**: (*siehe S. 181 und S. 227*). Blutungen aus einem Aneurysma, Meningitis, basiläre Meningitis;
  - **Fieber**, Hypothermie, Meningitis? (*siehe S. 814*);
  - Neurologisches Konsil, zumindest per Telefon (Stroke-unit?). Bei Kopfschmerzen oder Fieber müssen Sie sich selbst auf die Suche nach einer SAB oder Meningitis machen.
  - Test auf Myasthenia gravis (Eiswürfel etc.)? (*siehe S. 249*).
- **Ein Normalbefund bei den ersten Untersuchungen schließt nicht immer potenziell schwerwiegende Erkrankungen aus, die sich schnell verschlechtern können**:
  - Myasthenia gravis;
  - Aneurysma, das zu rupturieren droht;
  - fortschreitende vertebrobasiläre Dissektion oder Thrombose oder TIA;
  - Basiläre Meningitis (Tuberkulose, Listeriose, neoplastische Infiltration);
  - Botulismus und Diphtherie;
  - Vaskulitiden.

› Anisokorien

Das Problem stellt sich erst dann wirklich, wenn keine begleitenden Anzeichen vorhanden sind.

- **Problem: Welche Pupille ist abnormal?**
  - Anisokorie deutlicher im Dunkeln: eher die verengte Pupille; im Licht: eher die erweiterte Pupille.

- **Ursachen im Auge**: Schädigung des Musculus sphincter pupillae ⇒ Untersuchung mit der Spaltlampe.
- **Andere Ursachen:**
  - **deutlichere Anisokorie im Dunkeln**: Horner-Syndrom, gutartige Anisokorie;
  - **deutlichere Anisokorie im Licht**:
    - Schädigung des **N. III**. Praktisch immer andere Anzeichen für eine Schädigung des III,
    - Adie-Pupille: junge Frau (70 %), symmetrische Abnahme der MER. Pilocarpin-Test beim Augenarzt, ohne Dringlichkeit. **Bei Zweifeln – eher von Erkrankung des N. III ausgehen.**
    - pharmakologisch: Sympathomimetika/-lytika; Kokain, kontaminierte Finger durch Scopolaminpflaster, die zum Auge geführt werden. **Ein Tropfen Pilocarpin als Augentropfen (1 %) bei einer Mydriasis hat keine Wirkung bei einer Mydriasis nach einem Atropinikum. Pilocarpin führt aber zu einer schnellen Miosis, wenn die Mydriasis durch eine Schädigung des N. III hervorgerufen wird.**
- **Horner-Syndrom**. Nützlich zu wissen (und danach zu suchen):
  - Ptosis: herabhängendes Oberlid, das die Iris oder sogar die Pupille verdeckt;
  - Miosis: enge, areaktive Pupille;
  - Enophthalmus: unregelmäßig, das Auge liegt etwas tiefer als sein Kamerad;
  - Hemianhidrose im Gesicht.

Die Anisokorie ist nach 3–5 s Dunkelheit deutlicher als nach 15 s.

Tabelle 4.36: Horner-Syndrom

Ursache der Läsion	Gleiche Seite wie Horner-S.	Gegenüberliegende Seite zum H.-Syndrom
- **Karotisatherom** - **Karotisdissektion**	Karotis betroffen. Selten transiente Amaurose	Hemiplegie
- **Hemisphärenblutung (zerebral)**	Läsion	Hemiplegie
- **Hirnstammläsion**	Läsion, mögliches Kleinhirnsyndrom, Hemianästhesie des Gesichts bei Schmerz, Pharynxparese, Ataxie	Hemianästhesie, Babinski, motorisches Defizit
- **Schädigung des peripheren Sympathikus**	Läsion im Sinus cavernosus	
- **Rückenmarkläsion > T1**	Läsion	
- **Läsion des zervikalen Sympathikus**	Tumor oder Läsionen des Ganglion stellatum. Kompression durch Läsionen der Karotis, Parotis und Schilddrüse. Vaskuläre Gesichtsschmerzen.	

› Botulismus – Diphtherie

Botulismus

- Verwandte können betroffen sein.
- Inkubation 5 Stunden bis 8 Tage. Verzehr von handwerklich/selbst hergestelltem Schinken oder anderen Wurstwaren, handwerklich/selbst hergestellte Konserven mit Wurstwaren/Fischprodukten oder pflanzlichen Nahrungsmitteln. Auffällig:

Gewölbte Dosen, Gasaustritt beim Öffnen, Schinkenscheiben waren grau oder braun gefleckt, rochen nach ranziger Butter.

- Bauchschmerzen, Erbrechen, Durchfall, aber in 50 % der Fälle keine intestinalen Symptome nach dem Essen. Kein Fieber. Keine Zeichen von Meningismus.
- **Beginn möglicherweise durch neurologische Zeichen**: **Akkommodationsstörung** mit verschwommener Nahsicht (Lesen) und **beidseitig areaktiver Mydriasis**.
- **Symmetrische Beeinträchtigung der Okulomotorik**, **Strabismus, Ptosis**. Innerhalb weniger Stunden Mundtrockenheit. **Schluckstörungen**. Variiende Lähmungen der Nackenmuskulatur und der Gliedmaßen. **Keine sensiblen Zeichen**. Obstipation, Harnverhalt ± vollständig. Manchmal auch Durchfall.
- **Anzeichen einer schweren Erkrankung**: kurze Inkubationszeit, Schluckstörungen, Zwerchfelllähmung.
- Immer Krankenhausaufnahme, Intensivstation bei schnellem Verlauf oder schweren Symptomen. Weisen Sie nichtbetroffene Personen aus der Umgebung des Patienten darauf hin, nichts zu verzehren, und bewahren Sie Essensreste bei +4° auf. Bereits der klinische Verdacht ist meldepflichtig an das Gesundheitsamt, ggf. auch Veterinär- und Lebensmittelbehörden informieren sowie auch bereits noch nicht laborbestätigte Erkrankungs- oder Todesfälle an die Landesbehörde und dadurch an das RKI.
- Kontaktieren Sie die Giftnotrufzentrale.
- **Symptomatische Behandlung**; keine Antitoxingabe in der Notaufnahme.

... ***Diphtherie*** *(siehe S. 801)* ....

- Folgt (bei einem Nichtgeimpften) auf eine Angina mit gräulichen, nicht ablösbaren Pseudomembranen, manchmal nach 45 Tagen. Eine rein neurologische Präsentation in der Notaufnahme scheint unwahrscheinlich. Es gibt Berichte über Fälle in osteuropäischen Ländern.
- Die ersten Anzeichen sind ein Rückfluss von Flüssigkeiten durch die Nase und ein Näseln, dann Schluckstörungen, dann Akkommodationsstörungen, dann extensive Lähmungen der Gliedmaßen und des Rumpfes. Verlegung auf die Intensivstation.
- Schreiben Sie ein EKG.

› Literatur

1. https://tinyurl.com/z6dpavk6 und https://timroot.com
2. Pierrot-Deseilligny C., Sémiologie de la motricité oculaire, In Godeau P, Herson S, Piette J-C, Traité de médecine, 4e éd., Flammarion, Paris, 2004, p. 2413–17. Ophthalmologische Zeichen und ihre Bedeutung. Ein Juwel.

4.17 Leichtes Schädel-Hirn-Trauma (LSHT)

Wichtige Punkte

- Erkrankung, die aufgrund der häufigen Verflechtung mit medizinischen Erkrankungen behandelt wird.
- Leichtes Schädel-Hirn-Trauma (LSHT), oft definiert als nicht penetrierendes Trauma ± Bewusstseinsverlust oder Amnesie, mit einem **Glasgow-Score von 13 bis 15 und dem Fehlen von neurologischen Lokalisationszeichen**. 70 % der Fälle von SHT.
- In der Literatur finden sich folgende Aussagen zu einem LSHT (1):
  - 2–24 % zeigen Läsionen im CT, neurochirurgische Therapienotwendigkeit in 0–6 % der Fälle;
  - bei einem **Glasgow-Score von 15**: 9 bis 15 % zerebrale Läsionen;
  - **das Fehlen eines Bewusstseinsverlustes ist keine Garantie für das Fehlen einer chirurgischen Verletzung**;
  - SHT bedeutet Halswirbelsäulentrauma und mögliche andere oder erst später auftretende **Begleitverletzungen** oder **Spätschäden**: **Dissektion der Halsgefäße, Milzruptur;**
  - Weder die Krankenhausaufnahme noch die Entlassung nach Hause unter der Verantwortung eines Angehörigen gewährleisten eine ausreichende Überwachung;
  - Der **Glasgow-Score** (GCS) ist keine Analogskala; er wird aufgeschlüsselt (*siehe S. 235*): A = n/4; V = n/5; M = n/6.
- Die **Anfangsbewertung** bestimmt die Indikation für eine Notfall-CT. Der Patient wird **einige Stunden später erneut beurteilt.**
- Ein zu frühes CT (< 4 h) könnte eine Läsion verkennen oder unterschätzen (2).
- **Vergessen Sie nicht, nach der Ursache ⚠ des SHT zu suchen**: Epilepsie, Toxine, Synkope, Subarachnoidalblutung ...

Wie immer im Notfall

- Vitalzeichen.
- **Schutz der HWS**, sofern nicht eines der 5 Kriterien (*siehe S. 290*) vorliegt und eine beidseitige Bewegung der HWS um 45° schmerzfrei möglich ist.
- **Sofortige Behandlung von Ausfallerscheinungen und Schmerzen** nach der „**ABC**“-Regel (*siehe S. 15*).
- Notieren Sie: Umstände des Traumas, **Aufprallgeschwindigkeit/-stärke**, Art der stumpfen Gegenstände, Höhe des Sturzes, mutmaßlicher Muskeltonus während des Sturzes. In welchem Zustand sind die Fahrzeuge? Andere Passagiere oder Beteiligte?
- Palpation und Inspektion des Schädels: Wunden, Impressionsfrakturen.
- Palpation ± Schutz der Halswirbelsäule.
- Neurologischer Befund. Glasgow-Score.
- Suche nach **traumatischen Begleitverletzungen**, Intoxikationen.
- **Otoskopie**: Hämotympanon, Otorrhagie?
- **Hinweise auf eine Schädelbasisfraktur**: Brillenhämatom, Ekchymose an der Spitze des Mastoids direkt hinter dem Ohransatz (Battle-Zeichen), Otorrhagie oder Hämotympanon, Parese/Schädigung eines Hirnnervs.

- **Hinweise auf eine Orbitafraktur**: Asymmetrie der Wangenknochen, Stufe in der Orbita bei Palpation, Druckschmerz der Orbita außerhalb der gequetschten Bereiche.
- Störungen der **Okulomotorik** (insbesondere nach oben): Lassen Sie eine CT des Gesichts anfertigen (Einklemmung eines der Augenmuskeln).
- **Bestimmen Sie die Ursache des SHT** ⚠, ohne sich zu schnell mit einer „mechanischen" Sturzursache zufrieden zu geben, die nicht bewiesen ist. Unfallbedingte SHT bei älteren Menschen werden durch die häufige, insbesondere iatrogene Polypathologie erschwert. **Eine symptomarme medizinische Erkrankung bei einem alten Menschen kann sich in Müdigkeit oder Ungeschicklichkeit äußern, die zu einem Sturz führen.** Der Patient findet oft einen Vorwand (Ausrutschen), der nicht immer begründet ist! EKG und Labor (Standardprogramm).
- Blutstillung bei Wunden. Blutstillendes Nähen oder Klammern der Kopfhaut.
- Venöser Zugang ± Hb (kapillär), Blutgruppe, Blutbild, Gerinnung, wenn die Umstände eine hohe kinetische Energie vermuten lassen, oder je nach Symptomen.
- Tetanusprophylaxe, falls angemessen.

❯ Besondere Fälle

- **Patient mit evaluierbarem Antikoagulans** ⚠: INR oder geeigneter Hämostasetest.
- **Patient unter VKA** ⚠:
  - CT innerhalb einer Stunde oder sofort bei Symptomen: sofortige Antagonisierung bei Blutung (*siehe S. 583*);
  - Bei Überdosierung INR in den Zielbereich bringen (2);
  - Für 24 Std. aufnehmen, evtl. Kontroll-CT nach 12–24 Std. (2).
  - **Patient mit neuen oralen Antikoagulanzien** ⚠:
    - Idarucizumab (Praxbind®) für **Dabigatran** (2 ∗ 2,5 g = 5g als Einzeldosis, ggf. wiederholen).
    - Zu **Rivaroxaban** und **Apixaban** schreibt die dt. Schlaganfallgesellschaft 2022: „Andexanet kann auf neuromedizinischem Fachgebiet bei intrakraniellen Blutungen unter Rivaroxaban und Apixaban im ärztlichen Ermessen eingesetzt werden. Dazu bedarf es einer ausreichenden neurovaskulären Fachexpertise und einer kritischen Risiko-Nutzen-Abwägung im Einzelfall. Unter diesen Voraussetzungen empfiehlt die Europäischen Schlaganfallorganisationen (ESO) die Gabe von Andexanet bei Hirnblutungen unter Rivaroxaban und Apixaban." Weiter: „Es liegen zum neuen Antagonisten Andexanet alfa keine Vergleichsstudien vor, die eine abschließende Beurteilung erlauben. Als Alternative steht eine Behandlung mit Prothrombinkomplex-Präparaten (PPSB) zur Verfügung. Ob Andexanet der bisherigen Standardtherapie v. a. mit PPSB überlegen ist, ist derzeit nicht geklärt.".
    - Für **Edoxaban** gibt es keine Empfehlung.
    - (Anmerkung des Übersetzers: In der eigenen Abteilung wird zuerst ein Versuch mit PPSB 30–50 IE/kg unternommen. Falls nicht ausreichend, wird anschließend Andexanet alfa gegeben.)
  - **Patient unter Thrombozytenaggregationshemmer** ⚠: CT, 24 h zuwarten, Kontroll-CT. Fraglich nach 12–24 Std. (2). Nach neueren Empfehlungen Desmopressin (Minirin®) 0,4 mcg/kg i.v. bei Therapie mit Aspirin/COX-1-

Inhibitoren oder ADP-Rezeptorinhibitoren. Plättchentransfusion nur im Fall einer neurochirurgischen OP (7).

- **Schwangerschaft**: Keine Kontraindikation für Schädel-CT oder CT der HWS (Dosis für den Uterus vernachlässigbar), wenn sie indiziert sind (2). Bleischürze ist unnötig (2) und kann die Dosis für den Uterus erhöhen (**ja**). β -hCG vorher nicht erforderlich (2).
- **Schädel-Hirn-Trauma + epileptischer Anfall + akute Alkoholvergiftung**: CT. Blutzuckerspiegel. Wenn innerhalb von 30 min kein Aufwachen erfolgt: CO-Spiegelbestimmung, dann EEG auf der Suche nach einem nicht-konvulsiven Status epilepticus.
- **Schädel-Hirn-Trauma + epileptischer Anfall** (*siehe S. 171*).
- **Schädel-Hirn-Trauma bei hoher Geschwindigkeit oder mit hoher kinetischer Energie**: Krankenhausüberwachung mit häufiger Nachuntersuchung zur Früherkennung von intrakraniellen Komplikationen und Begleitverletzungen empfohlen.
- Verdacht auf eine **Dissektion** der Halsarterien bei Horner-Syndrom und Nacken- oder Kopfschmerzen mit Halbseitensyndrom oder Hirnnervenausfall, auch vorübergehend, auch verzögert (auch mehrere Wochen später).

> **Bildgebung des Gehirns: Schädel-CT (2,3)**

Behalten Sie das Risiko im Hinterkopf, dass die Überwachung im Röntgenraum unterbrochen wird.

- Das **Röntgenbild des Schädels** hat weder einen rechtlichen noch einen medizinischen Wert.
- **Indikation für eine CT** (mit Knochenfenster) **als Notfall** (1 Kriterium genügt, kein Kriterium: keine Indikation).
- **Zeitrahmen für die Durchführung**: **innerhalb von 8 Stunden, ansonsten rasch bei schweren Symptomen** (2) sowie $\geq$ 4 h nach dem Trauma (nur in den französischen Empfehlungen).
- Wenn zervikale Bildgebung ebenfalls indiziert ist, machen Sie ein CT des Schädels (Gesicht) und der Halswirbelsäule.

- fokales neurologisches **Defizit**.⚠
- **GCS < 15** 2 Stunden nach dem Trauma ⚠
- Verdacht auf eine offene **Schädelfraktur** oder eine Impressionsfraktur ⚠
- Anzeichen einer **Schädelbasisfraktur** (Hämotympanon, beidseitige periorbitale Ekchymose), **Otorrhöe oder Rhinorrhoe** von Liquor ⚠
- > 1 Episode von Erbrechen bei **Erwachsenen**. ⚠
- Posttraumatischer **Krampfanfall** ⚠
- Hämostasestörung: Behandlung mit **Antikoagulanzien** oder Antiaggreganzien ⚠
- Retrograde Amnesie > 30 Minuten vor dem Trauma.
- Bewusstseinsverlust oder Amnesie in Verbindung mit:
  - **schweren Verletzungsmechanismen**: von einem motorisierten Fahrzeug angefahrener Fußgänger, aus dem Fahrzeug geschleuderter Patient oder Sturz aus einer Höhe von mehr als 1 m [oder 5 Treppenstufen (3)];
  - oder Alter > 65 Jahre.

- CT nicht verfügbar: Die folgenden Patienten, bei denen innerhalb einer Stunde keine „⚠"-Indikation für eine CT vorliegt, können zur Überwachung und CT am nächsten Tag aufgenommen werden.
- LSHT, mit Bewusstseinsverlust und/oder Amnesieperiode und GCS bei 15 und einem der folgenden Kriterien:
  - Alter $\geq$ 65 Jahre;
  - retrograde Amnesie > 30 min;
  - wichtiger Verletzungsmechanismus (wie oben).
- **„Bewusstseinsstörungen können nur dann auf eine Vergiftung zurückgeführt werden, wenn eine Hirnschädigung ausgeschlossen wurde."** (2).

> Bildgebung der Halswirbelsäule: CT, Röntgen, MRT? (3)

Röntgenaufnahmen der Halswirbelsäule = Vorderseite, Profil und **offener Mund**.

Indikation für eine zervikale Computertomographie:

- Patienten mit einer **Indikation für eine zerebrale Computertomographie und zervikale Röntgenaufnahmen;**
- **Patient mit einer Indikation für eine zerebrale Computertomographie und GCS < 15 oder neurologische Defizite**;
- Interpretationsschwierigkeiten mit der Röntgenaufnahme oder Röntgenaufnahme, die C7–T1 nicht frei zeigt;
- in erster Linie bei einem schweren oder mittelschweren Halswirbelsäulentrauma (2).

Bildgebung der Wirbelsäule im Notfall (3,4)

- **CT oder Röntgen, je nachdem, ob ein Schädel-CT indiziert ist oder nicht, HWS-MRT bei Anzeichen einer Rückenmarksschädigung, wenn:**
  - GCS < 15 bei der Untersuchung;
  - fokales neurologisches Defizit;
  - Parästhesien der Extremitäten;
  - Alter $\geq$ 65 Jahre;
  - gefährlicher Unfallmechanismus: Sturz aus > 1 m Höhe oder > 5 Stufen, axiale Belastung des Halses (Tauchgang, Überschlag oder Schleudern eines Kraftfahrzeugs, Unfall mit motorisierten Freizeitfahrzeugen, angefahrener Radfahrer).
- **Unerlässliche Bildgebung auch bei folgenden Befunden:**
  - Erfüllt die Person eines der folgenden **5 Kriterien**, um die Beweglichkeit der Wirbelsäule zu untersuchen?
    - Einfache Kollision mit dem Heck des Fahrzeugs (ausgeschlossen: Aufprall auf das vordere Fahrzeug, Überschlag, Heckaufprall durch Bus oder LKW, Hochgeschwindigkeitsfahrzeug),
    - Sitzend in der Notaufnahme,
    - konnte sich zu irgendeinem Zeitpunkt nach dem Unfall bewegen,
    - Zervikalgie mit verzögertem Beginn,
    - kein Schmerz bei der Palpation der Dornfortsatzlinie;
  - wenn nein (keines der 5 Kriterien): Bildgebung;
  - wenn ja: Testen, ob der Patient den Kopf um 45 ° nach rechts und links drehen kann.
    Wenn er das nicht kann: Bildgebung.

- **Entscheidung über das weitere Vorgehen:**
  - **Krankenhausaufnahme bei Vorliegen eines dieser Kriterien (2):**
    - kürzlich aufgetretene signifikante Anomalien im CT;
    - GCS nicht wieder auf 15 nach der CT zurückgekehrt, auch wenn CT normal, neurologisches Defizit*, Krampfanfall*;
    - Unmöglichkeit der Durchführung des CT trotz Indikation;
    - Anhaltendes Erbrechen und / oder starke Kopfschmerzen;
    - Antikoagulantien oder Thrombozytenaggregationshemmer;
    - Intoxikation mit Ethylalkohol, Medikamenten, andere Toxine usw.;
    - Verdacht auf Misshandlung;
    - Verschiedenes: soziale Isolation, unzuverlässige Überwachung usw.

    *nicht in den Kriterien erwähnt (2)
  - **Die KH-Aufnahme dient der Überwachung (2):**
    - Überwachung = Vitalzeichen, darunter GCS + Pupillen (Größe, Symmetrie, Reaktionsfähigkeit) + Motorik Gliedmaßen/Gesicht;
    - **GCS < 15**: Diskussion über Verlegung in Neurochirurgie/Neuro-Intensivstation je nach klinischem Bild/CT;
    - Überwachung/30 min bis zu einem GCS = 15;
    - **GCS = 15;**
    - Überwachung/30 min: 2 Std.; /1 Std.: 4 Std.; dann /2 Std. Bei Verschlechterung an GCS anpassen;
    - **bei Verschlechterung**: Neubewertung. Bei weiteren Bewusstseinsstörungen oder fokalen Anzeichen eine erneute CT-Untersuchung durchführen oder mit NC besprechen. Suche nach Aspiration, Hinweise für Hypovolämie als Ursache oder Komplikation des Traumas (Blutung, Sepsis), Herzerkrankung, Intoxikation usw.;
    - **wenn GCS < 15 für länger als 24 Stunden**: systematisch erneut scannen, wurde etwas übersehen? Beratung mit Neurointensiv/Neurochirurgie.
- **Entlassung erlaubt (mit klaren Anweisungen)** (2)
  - Wenn GCS = 15.
  - Fehlen der oben genannten Kriterien für eine KH-Aufnahme.
  - Wenn CT normal außer „Sonderfälle“ oben S. 232.
  - Wenn CT nicht indiziert.
  - Wenn Überwachung durch eine Drittperson zu Hause möglich oder ohne Drittperson, wenn das Risiko einer Verschlechterung als vernachlässigbar eingeschätzt wird (2).
  - Nach mehrstündiger Überwachung in der Beobachtungseinheit.
  - Mit einfachen Anweisungen für den Patienten + Umfeld.
  - Arztbesuch innerhalb von 7 Tagen für Patienten, die eine CT-Untersuchung hatten oder zur Beobachtung aufgenommen wurden.
  - Unter VKA (*siehe oben S. 288*).
  - Aufklären über mögliches postkommotionelles Syndrom (innerhalb von 30 Tagen): Kopfschmerzen, Schwindel, Asthenie, Schlafstörungen, Gedächtnis- und Konzentrationsstörungen, Depressionen, Angstzustände, Reizbarkeit.

Literatur

1. ACEP, Clinical policy : neuroimaging and decisionmaking in adult mild traumatic brain injury in the acute setting, 2008, http://www.acep.org
2. SFMU, Traumatisme crânien léger (score de Glasgow de 13 à 15) : triage, évaluation, examens complémentaires et prise en charge précoce chez le nouveau-né, l'enfant et l'adulte. 2012. www.sfmu.org
3. Stiell I.G. et al., The Canadian C-Spine Rule for radiography in alert and stable trauma patients, JAMA 2001, 286, p.1841-8. https://tinyurl.com/3bxyhh49
4. NICE guidance, Head injury : assessment and early management, 2014, https://tinyurl.com/58r3wd37
5. Stiell I.G. et al., The Canadian CT Head Rule for patients with minor head injury, The Lancet, 2001, 357, p.1391–1396.
6. Stellungnahme der DSG zum Einsatz von Andexanet alpha. DSG-Info.de (abgerufen 18.12.2022) https://tinyurl.com/bu3p57ht
7. Frontera, J.A., Lewin III, J.J., Rabinstein, A.A. et al. Guideline for Reversal of Antithrombotics in Intracranial Hemorrhage. Neurocrit Care 24, 6–46 (2016). https://doi.org/10.1007/s12028-015-0222-x

Kapitel 5

Pneumologie

5.1 Pleurapunktion (PP), Pleuritis in Kürze

- **Indikationen für eine PP**
  - Wenn keine offensichtliche Ursache vorliegt (z. B. linksventrikuläre Insuffizienz, Lungenembolie, bekannte Metastasen), **muss jeder punktierbare Erguss zur Diagnose punktiert werden**. Bei Verdacht auf eine eitrige Pleuritis ist eine notfallmäßige Punktion zur Diagnose und Entlastung zwingend erforderlich.
  - Punktieren Sie einen großen Erguss bei Dyspnoe, aber aspirieren Sie nur das Minimum zur Linderung der Dyspnoe, wenn eine Pleurabiopsie angezeigt sein könnte. Heutzutage führen Sie dies unter Ultraschall durch.
- **Kontraindikationen (nichts Wissenschaftliches)**
  - Thrombozyten < 50 000/mm^3, INR > 1,5 (4). „Wirksame" Antikoagulation mit Heparinen oder direkten oralen Antikoagulanzien. Enge und längere Überwachung bei Hämostase-Problemen.
  - Infektiöse Hautverletzungen in der Nähe der Punktionsstelle.
  - Instabiler Zustand, sofern er nicht mit dem zu evakuierenden Erguss in Zusammenhang steht.
  - Beidseitiger Pleuraerguss, von dem bekannt ist, dass er transsudativ ist, wie bei Herzinsuffizienz (PP nicht indiziert).
- **Bildgebung von Ergüssen**
  - **Die Sonografie ist die leistungsfähigste Bildgebung** und identifiziert Septen und bestimmte Zeichen, die für ein Exsudat sprechen.
  - In der Radiologie: Sichtbar immer, wenn > 500 mL; in 75 % der < 250 mL; in der Sonographie 100 mL, empfindlicher als die CT. Röntgen in Seitenlage auf der verdächtigen Seite hilft ein wenig.
  - Verlassen Sie sich nicht auf das Röntgenbild: irreführende Darstellung im Röntgen: Position und Atmung.
  - Wenn in Rückenlage aufgenommen, diffuse grau-ähnliche Opazität, keine Damoiseau-Linie (bogige, nach kranial konvexe Begrenzung eines Pleuraergusses).

- Interlobärspalten-Erguss = halbmondartiges oder sogar rundes Bild. Die bloße Sichtbarkeit einer Fissur in Form einer Linie ist weder eine Pleuritis des Interlobärspalts noch ein Erguss.
- Kerley-B-Linien, Kardiomegalie und vaskuläre Umverteilung nach oben oder Stauungszeichen bei kardialem Lungenödem sprechen für eine kardiale Ursache (keine Punktion).

Technik

- Idealerweise unter Ultraschall (4).
- Behälter für gebrauchte Nadeln. Aseptische Durchführung. Maske. Material auf einem sterilen Feld auf einem Tisch.
- Lokalanästhesie Lidocain 1 %.
- **Minimum** (3): **4 Röhrchen à 5 mL**: 1) Zyto-Bakteriologie, 2) Biochemie = **Protein, LDH**; Röhrchen 3) und 4) = Reserve für ein verlegtes oder beschädigtes Röhrchen, Test auf Mykobakterien, wenn das Labor nicht daran denkt, oder ein Test, auf den man erst später kommt, und bei Krebsverdacht: Zytologie in der Pathologie (50–60 mL).
- **bei Infektionsverdacht**: 1 Probe mit einer BGA-Spritze für **pH** und Laktat (keine Luft oder Lidocainrückstände!) + die Flüssigkeit in 2 **Blutkulturflaschen** impfen.
- **Optional**: Laktat, Triglyceride, Hämatokrit, Adenosin-Desaminase.
- Schwarze (22G) oder grüne (21G) IM-Nadel und 20-mL-Spritze. Atropin zur Hand bei vagaler Synkope. Prämedikation mit Atropin ½ mg s.c. oder i.m. bei Personen mit Neigung zu ausgeprägter Vagusaktivität, sehr empfindsame Personen.
- Sehr dicke Thoraxwand: LP-Nadel.
- Für eine Punktion unter LA benutzt man üblicherweise eine Venenverweilkanüle der Größe 16–18 G, oder einen „Pigtail"-Katheter, ein Dreiwegehahn und eine 50-mL-Spritze, (2). Vorgefertigte Sets zur Punktion von vielen Anbietern. Je dicker die Nadel, desto größer ist jedoch das Risiko eines Pneumothorax. Bei großen Ergüssen ist das Risiko eines Pneumothorax geringer, sobald die Nadel aus dem Katheter entfernt wurde.
- Wenn Sie die Spritze wechseln oder den Guide aus dem Katheter entfernen, **verschließen Sie die Öffnung mit einem sterilen behandschuhten Finger** oder verwenden Sie einen 3-Wege-Hahn.
- **Überprüfen Sie das Röntgenbild, den Patientennamen und die Seite ⚠** und perkutieren Sie vor der Punktion, damit Sie nicht die falsche Seite wählen. Am besten live per Ultraschall orientieren.
- **Großzügige Desinfektion in Zentrifugalspiralen mit alkoholischem Polyvidon-Jod (1 Minute einwirken lassen).**
- **Sitzende Position nicht möglich**? Seitenlage, Erguss nach unten, Rücken dicht an der Bettkante, Punktion der hinteren Axillarlinie. Oder Rückenlage, Bett maximal aufgerichtet, Punktion der mittleren Axillarlinie. In beiden Fällen ist die Perkussion zu beachten, und die Punktion darf nicht tiefer als die 8. Rippe erfolgen (2).
- **Idealerweise sitzt der Patient, nicht nach vorne gebeugt, sondern mit den Armen und Schultern nach vorne auf dem Tisch, um die Schulterblätter freizulegen**.
- **Punktieren Sie im gedämpft-klingenden Bereich**, vorzugsweise 1–2 ICRs unterhalb der Oberkante der Dämpfung, niemals unterhalb der 8. Rippe (außer bei

ultraschallgesteuerter Punktion). Verlassen Sie sich nicht auf das Röntgenbild: irreführendes Niveau: Position und Atmung.
- Örtliche Betäubung Lidocain 1 % während Vorschub der Kanüle, regelmäßig aspirieren, bis Pleuraflüssigkeit aspiriert wird.
- Punktieren Sie am **oberen Rand der unteren Rippe** (das interkostale Gefäß-Nerven Bündel verläuft unter der Rippe).
- Punktieren Sie unter **stetiger Aspiration** (= Aufrechterhaltung eines mäßigen Unterdrucks in der Spritze).
- Beim Rückfluss von Pleuraflüssigkeit fassen Sie die Nadel zwischen zwei Fingern, um die Tiefe zu notieren, bevor Sie eine andere Spritze verwenden, oder Sie aspirieren und verwerfen die Mischung mit dem verbleibenden Lidocain. Dann aspirieren Sie die benötigte Probe. Beim Wechsel der Spritze verschließen Sie die Nadel mit dem Finger oder schließen Sie den 3-Wege-Hahn.
- Füllen Sie die Röhrchen ± drainieren Sie soweit notwendig, und entfernen Sie dann die Nadel, die immer noch auf der Spritze montiert ist. Massieren Sie die Punktionsstelle.
- **Stoppen Sie die Punktion**:
  - wenn nichts mehr kommt,
  - 40–100 mL bei diagnostischer Punktion,
  - Linderung der Dyspnoe oder **maximal 1–1,5 L** (seltenes Risiko eines Reexpansionsödems) (2,4);
  - Aspiration von Luft, es sei denn, die Nadel ist dünn ($\leq$ 20 G), in diesem Fall ist ein schwerer Pneumothorax unwahrscheinlich (1);
  - Husten, Brustbeschwerden (2,4).
- **Es gibt keine Indikation für eine Thoraxdrainage einer nicht eitrigen Pleuritis, außer bei Dyspnoe und fehlgeschlagener Einmalpunktion**.
- **Kontrollröntgenaufnahme nicht erforderlich außer** (1,4): Auftreten von Symptomen während/nach der Punktion (außer Schmerzen an der Punktionsstelle), mehrere Versuche, Aspiration von Luft, Gefahr von Adhäsionen, grenzwertige Atemfunktion, die durch einen kleinen Pneumothorax, NIV oder mechanische Beatmung dekompensiert werden könnte.
- Tipps: Nehmen Sie die Spritze zwischen Daumen, Handfläche und den letzten drei Fingern, **stützen Sie sich mit dem ausgestreckten Zeigefinger an der Thoraxwand ab**, um ungewollte Bewegungen der Nadel zu vermeiden.
- Die Fotografie eines Röhrchens wird zweifelnde Kollegen vom Aussehen der Flüssigkeit überzeugen...

… ***Ursachen von Ergüssen, Überblick*** ………………………………

- **Bilaterale Pleuritis: in der Regel keine Punktion: oft Pleuritis**: transsudativ: vor allem kardial/zirrhotisch/bei Niereninsuffizienz/hypoalbuminäm.
- **Einseitige Pleuritis: Punktion, wenn Diagnose nicht eindeutig, oder Entlastung erforderlich**. Vor allem, wenn nicht zirrhotisch/Niereninsuffizienz/Hypoalbuminämie.
- **Transsudat**, wenn keines der Kriterien von Light (4) zutrifft:
  - LDH > 200 IU/L;
  - LDH Punktat/LDH Serum > 0,6;
  - Protein Punktat/Protein Serum > 0,5.
- **Exsudat**, wenn $\geq$ 1 der Light-Kriterien (4): Aber bei Herzinsuffizienz wirken Diuretika konzentrierend und die Light-Kriterien können auf ein Exsudat hinweisen.

- **Nicht eitrige, infektiöse Pleuritis**: Ein pH-Wert < 7,2 deutet auf eine Drainage hin (3) (aus einer BGA-Spritze ohne Luft und restliches Lidocain entnehmen, rasch analysieren).

Mehr in (5).

Literatur

1. Pellaton C., Monti M., Fitting J.-W., Ponction pleurale, Revue Med Suisse, 29 octobre 2008, 4 (177) : 2319–23. www.reumed.ch und https://tinyurl.com/4suys6y4
2. Block B.K., Thoracocentesis. In Roberts JR, Hedges JR, Clinical procedures in Emergency medicine 5th edition. eds. Saunders Philadelphia, 2010. Pp.160–74.
3. Investigation of a unilateral pleural effusion in adults. British Thoracic Society pleural disease guideline, 2010. https://tinyurl.com/3tpsuxs5
4. Pleural procedures and thoracic ultrasound. British Thoracic Society pleural disease guideline, 2010, https://tinyurl.com/485usc54
5. Collège des enseignants de Pneumologie – 2020 Épanchement pleural. https://tinyurl.com/3u6h5z8j
6. Thys F., Desmettre T., Les enjeux de la plèvre, Partie 2. Épanchements pleuraux liquidiens, Journées thématiques de la SFMU, SFMU.org und : https://tinyurl.com/5n6ysujy
7. Re-Live: Punktion in der Pneumologie: Wie geht das? - Dr. Andrei Darie (abgerufen 19.12.2022) https://tinyurl.com/4n6taf9r
8. Pleuraerguss des Erwachsenen – Ursachen, Diagnostik und Therapie. Dtsch Arztebl Int 2019; 116: 377-86; DOI: 10.3238/arztebl.2019.0377 (abgerufen 19.12.2022) https://tinyurl.com/yc8zuppc

5.2 Arterielle und venöse Blutgase (BGA), SpO_2

- Eine arterielle Blutentnahme ist schmerzhaft und sollte auf Patienten mit **echter** Atemnot beschränkt werden. Die arterielle BGA ist für die diagnostische Strategie bei Dyspnoe in der Notaufnahme und insbesondere bei Verdacht auf Lungenembolie von sehr geringer Bedeutung (1). Der *Shunt-Effekt* ist absolut unspezifisch für eine Lungenembolie. Die Kombination Atemfrequenz + SpO_2 ist fast genauso nützlich wie eine BGA.
- Die BGA dient zur Beurteilung:
  - der **Ventilation**: vor allem: arterieller $PaCO_2$;
  - der Oxygenierung: SpO_2 und PaO_2 meist leicht zugänglich durch die Messung der SpO_2;
  - des Säure-Basen-Status: Bikarbonat, pH und Hämodynamik: pH, Laktat, die man durch eine venöse BGA-Messung ermitteln kann;
  - die Konzentration von HbCO oder MetHb: Co-Oxymetrie im Labor (manchmal in der Notaufnahme).

› Arterielle BGA

- Punktion der A. radialis: Ein **Fehler besteht darin, die Nadel langsam** wie bei einer Vene einzuführen. Stattdessen: die Nadel mit Hautkontakt über der Arterie ansetzen (man ertastet den Verlauf zwischen den beiden Fingern), 45° geneigt, Spitze nach proximal (oben). **Ruckartig einstechen** (damit die Arterie nicht wegrollt), und je nach erreichter Tiefe zurückziehen oder langsam tiefer einstechen. Das arterielle Blut kommt leicht zurück.
- Modifizierter Allen-Test: Einige empfehlen, vor der Punktion zu prüfen, ob die A. cubitalis Ersatz bietet: die Hand des Patienten bei geschlossener Faust anheben und dabei A. radialis und A. ulnaris zusammendrücken; die Hand des Patienten senken; die Faust öffnen lassen und die A. ulnaris loslassen: Wenn innerhalb von 10 Sekunden keine Neufärbung erfolgt, versuchen Sie es auf der anderen Seite.
- **Bei Schwierigkeiten mit der radialen Entnahme** kann der geschulte Arzt die Entnahme im Ultraschallmodus durchführen (5) oder man kann die Femoralarterie versuchen: desinfizieren, die Femoralarterie zwischen Zeige- und Mittelfinger in der Leistenfalte lokalisieren; ruckartig punktieren, bei schlanken Personen nicht zu tief, senkrecht zwischen den beiden Fingern, die den Puls ertasten. Drücken Sie 5 min fest mit der Faust (15 min bei gerinnungshemmender Therapie und lassen Sie aus äußerster Vorsicht einen 1-L-Infusionsbeutel 30 min lang die Punktionsstelle komprimieren).

- **Messung der Blutgase: Gründlichkeit**! Wenn die Probe nicht sofort analysiert wird, muss sie auf Eis aufbewahrt und innerhalb von 2 Stunden analysiert werden.

- **Notieren Sie die Beatmungsparameter**: Umgebungsluft oder mit n L/min Sauerstoff.
- **Normale Werte für einen Erwachsenen**:
  - **pH-Wert** 7,35–7,45
  - **PaO_2** $\geq$ 90 mmHg
  - **$PaCO_2$** 35–45 mmHg
  - **HCO3** 23–27 mmol/L
  - Arterielle O_2-Sättigung des Hb: 93–98%;

  - $PaO_2 + PaCO_2 \geq 125$ bis 130, wenn der Gasaustausch nicht gestört ist.
  - NB: Umrechnung: 1 KPa = 7,5 mmHg und 10 mmHg = 1,33 KPa.
- **Eine fälschlicherweise beruhigende normale PaO_2 kann man sehen**:
  - bei Lungenembolie bei schwerem akutem Asthma;
  - in Verbindung mit einer erniedrigten $paCO_2$ mit erhöhtem oder normalem pH-Wert, was auf eine kompensierte Hypoxämie hinweist.
- **Venöses Blut**: Vorsicht, ein BGA-Befund, der eine erhebliche Hypoxämie zeigt, wird zu oft als venös bezeichnet. Es kommt selten vor, dass man aus einer Vene entnimmt, ohne sich dessen bewusst zu sein.

- PvO_2 = 40 mmHg $PvCO_2$ = 45 bis 48 mmHg;
- SvO_2-Sättigung = 75 %;
- Venöses Bicarbonat= 26 bis 27 mmol/L;
- **Venöser pH-Wert = 7,35 ± 0,02.**

- **Andere Möglichkeit: Vergleichen Sie SaO_2-Werte des Pulsoximeters und der zeitgleichen arteriellen Blutentnahme.**

❯ Venöse BGA
- Ein **$PvCO_2$ < 45 mmHg schließt eine Hyperkapnie ($PaCO_2$ > 45 mmHg) aus:** 100 % Sensitivität.
- Der **Bikarbonatwert ist austauschbar**.
- Der **Verlauf von PCO_2, pH-Wert, Laktat unter Therapie** ist ein guter Hinweis, wobei die
Veränderung das ist, was man beurteilen möchte, mehr als der absolute Wert.
- Bei Atemnot oder hämodynamischer Instabilität ist die arterielle Gasanalyse vorzuziehen.

❯ Gesamt-CO_2 und venöses Laktat, die in der Laborroutine bestimmt werden
- Wenn es < 12 oder > 45 mmol/L ist: eine venöse oder arterielle BGA durchführen (austauschbar), um den gemessenen pH-Wert und das berechnete HCO3 zu haben und die Diagnose einer metabolischen Azidose oder Alkalose zu stellen.
- Obwohl das **venöse Laktat** dem arteriellen Laktat nicht strikt zu entsprechen scheint (Abweichung +/- 0,3 % mmol/L), ist seine Entnahme viel weniger schmerzhaft. Sein Nutzen ist derselbe (Diagnose + Beurteilung des Schweregrads).

❯ Pulsoximetrie
- Die SpO_2 gibt nur Auskunft über die Sauerstoffversorgung, **nicht über die Ventilation**. Die **Beatmung** zu beurteilen erfordert die **Messung der Atemfrequenz und des $PaCO_2$ ⚠**.
- Eine Entsättigung tritt erst bei recht niedrigen PaO_2-Werten um 60–70 % auf.
- Die SpO_2-Werte sind mit ±2 % zwischen 70 % und 100 % und ±3 % von 50–70 % ⚠ genau richtig.
- Normal: $\geq$ 96 % und weniger als 5 % Entsättigung bei Belastung. Außer bei Person mit einem bekannten höheren Wert zu einem früheren Zeitpunkt.
- **Fehler und Probleme:**
  - Überprüfen Sie die Qualität des Plethysmographiesignals, um eine zuverlässige Messung sicherzustellen.
  - **Falsch normale oder erhöhte Werte:**
    - CO-Vergiftung,
    - falsche Lagerung, die Licht eindringen lässt.

- **Falsch niedrige Werte:**
  - schlechte distale Vaskularisation (RRsyst < 80 mmHg, Hypothermie) manchmal auf Grund von Vorhofflimmern,
  - Anämie < 5 g/dl bei SaO_2-Werten < 80 %,
  - Sensor zu eng angelegt,
  - schwarzer, blauer, grüner Nagellack. In diesem Fall den Sensor um 90° drehen. Oder an den Zehen messen;
- **sehr schwarze Haut** kann in beide Richtungen störend sein;
- es ist außergewöhnlich, dass ein Wert falsch hoch ist.

› Literatur

1. Burri E. et al., Value of arterial blood gas analysis in patients with acute dyspnea: an observational study, Crit Care, 2011, https://tinyurl.com/pucpdkku
2. Radermecker D. et al., Faut-il encore réaliser des gazométries artérielles au service des urgences ? Ann. Fr. Med. Urgence 2011 ; 1 : 103–111 unter www.sfmu.org (zugangsbechränkt).
3. Hennesey I., Japp A., Gaz du sang facile, Elsevier, 2016.
4. Recommandations Formalisées d'Expert SRLF/SFMU, Diagnostic et prise en charge de l'acidose métabolique, 2018, https://tinyurl.com/272fdbzx
5. Genre Grandpierre R et al., Ultrasound guidance in difficult radial artery puncture for blood gas analysis: A prospective, randomized controlled trial, PLoS One, 2019, https://tinyurl.com/cnjj2vm8
6. Pulsoxymetrie und Blutgasanalyse. Amboss.com/de. (abgerufen am 19.12.2022) https://tinyurl.com/3swhcx3w
7. Die Blutgasanalyse. (abgerufen 19.12.2022) http://intensivbert.de/9.html
8. https://www.mdcalc.com/arterial-blood-gas-abg-analyzer (abgerufen 19.12.2022) https://tinyurl.com/yc48p5x2

5.3 Akute ambulant erworbene Pneumonie – (Community aquired pneumopathy, CAP)

Wichtige Punkte

- Achten Sie auf die Knie: **Marmorierung** bedeutet Schock.
- Scores (CRRB-65, PSI), aber mit klinischem Urteil für die Einschätzung des Schweregrads.
- **Es gibt keinen klinischen oder radiologischen Aspekt**, der die Pneumonie in typisch und atypisch unterscheidet (1). Den Begriff „atypische Pneumonie" kann man vergessen (9).
- Eine deutliche **Makrozytose** (> 150 fl) deutet auf Mycoplasmen hin (Kälteagglutinine und Geldrollenbildung), extrem selten, aber hübsch.
- Vorsicht bei verlängerter **QT**-Zeit und Kombinationen mit Makroliden, Chinolonen.
- Ist gerade Saison für **SARS, MERS, Grippe**? => http://www.infectiologie.com oder RKI-Infektionskrankheiten https://tinyurl.com/h623knux oder https://www.idsociety.org/
- Die **Verwechslung von Lungenembolie** und Lungenentzündung ist eine häufige Todesursache. Und Tuberkulose ist allgegenwärtig.
- **Behandlung 5 Tage, wenn Besserung an Tag 3, sonst 7 Tage (CAP)** (3).
- **Schützen Sie sich während einer viralen Epidemie** bei Atemwegssymptomen (Räume belüften, mindestens *gutsitzende* chirurgische Maske (Patienten), FFP2/KN95-Maske, die einzige wirklich wirksame Maske für das Personal + Schutzbrille.

Einige klinische Details

- **Hustet der Kranke, produziert er Sputum, mit welcher Farbe?** Hatte er Kontakt mit einem **Tuberkulosekranken**? Das **Fehlen von Fieber**, eitrigem Auswurf und Husten ist bei **älteren Menschen häufig, aber Tachypnoe ist oft vorhanden.**
- Diejenigen, die schlecht atmen, haben manchmal harmlose grob- oder feinblasige basale Rasselgeräusche: alte Menschen, Bettlägerige, Übergewichtige, somnolente Patienten, Schmerzen beim Einatmen. Echte Rasselgeräusche: am Ende der Einatmung, sehr trocken (wie ein Klettverschluss). Eine Dämpfung oder besser ein **Bronchialatmen** bestätigen die Diagnose.
- **Ist das nicht ein Lungenödem**? Das kardiale Lungenödem kann fieberhaft, asymmetrisch und selten einseitig sein. Dann wird nach anderen Zeichen gesucht: „rechte" Zeichen, Galopp, Herzinfarkt, Kardiomegalie, hypertensive oder ischämische Herzkrankheit. Manchmal kann die Diagnose nicht eindeutig gestellt werden und man sieht sich veranlasst, „breit" zu behandeln. Eine Lungenentzündung kann ein kardiales Lungenödem auslösen.
- **Achten Sie während einer Virusepidemie** (s. o.) auf andere Anzeichen (Anosmie...).

Untersuchungen

- **In Zeiten von viralen Epidemien (s. o.): entsprechender diagnostischer Test.**
- In der Praxis: bei jungen Patienten mit milder Symptomatik ohne Komorbidität, ohne diagnostischen Verdacht noch Krebsrisiko (Klasse 1 und 2 des PSI-scores n.

Fine, s. [5]). Die Klinik bestimmt allein die Behandlung. Eine SpO_2-Messung wird empfohlen (1).

- **In der Notaufnahme: Thoraxröntgenbild ap idealerweise stehend. eine Laboruntersuchung ist nicht bei allen Patienten erforderlich**: Blutbild-Thrombozyten, INR, aPTT, Kreatinin, Harnstoff, Elektrolyte, Transaminasen, Blutzucker.
- Je nach Komorbiditäten (**angepasst nach [1]**):
  - Influenza/RSV/SARS-CoV-2-Schnelltest, vor allem in epidemischen Zeiten, einige falsch negative Ergebnisse, aber gute Spezifität;
  - + PCR Sars-CoV-2;
  - eine Leukozytose > 15 000/mm^3 spricht für eine bakterielle Ursache (1);
  - Die PCT wird bei der Diagnose einer bakteriellen Pneumonie immer wieder diskutiert, die Empfehlungen raten davon ab (1): nach lokalem Protokoll verfahren;
  - Eine Thorax-CT oder ein Ultraschall des Thorax sind viel empfindlicher als das Röntgenbild.
- **Bei klinisch schwerer Erkrankung oder Komorbiditäten: 4 gut gefüllte Blutkulturflaschen** in einer einzigen Entnahme (4), unabhängig von der Temperatur. Die Antibiotikatherapie nicht verzögern. Pleurapunktion, wenn ein Erguss vorliegt. **Pneumokokken-Antigene im Urin nur bei schweren Symptomen** und **Legionella-Ag** nur bei Risikofaktoren (Immunsuppression, Epidemien) und schweren Symptomen (oder PSI/Fine-Klasse 5, ± 4). Geschützte Bronchialbürste bei schweren Symptomen; **Gewinnung von Sputum** mit Hilfe des Physiotherapeuten, wenn möglich gemäß dem Protokoll der Einrichtung. Ggf. Multiplex-PCR.
- **Thoraxultraschall durch den geschulten Arzt**: erkennt Atelektase, Erguss und ermöglicht eine frühzeitige Behandlung vor Röntgen; hilft bei Verdacht auf Lungenembolie (Venenthrombose, großer rechter Ventrikel) (6).
- **Verdacht auf Covid**: *siehe S. 826* Diagnose aufgrund von klinischen Zeichen (assoziierte Anosmie, Ansteckungsherde/Epidemie, Schnelltests, wenn positiv, oder Thorax-CT, die Bilder einer viralen Pneumonie zeigen, die für sich genommen unspezifisch sind).

› Diagnostische Pfade: klinisches Urteil, PSI-Score, CURB-65 (einfacher) oder sogar qSOFA oder NEWS-2

- Vgl. Smartphone-Apps oder Internetrechner: MedCalcX usw. (5).
- **Grundlagen der klinischen Beurteilung** (2).
- **Anzeichen für höheren Schweregrad** (KH-Aufnahme ± **Intensivstation**): **Bewusstseinsstörung; RRsys < 90 mmHg; HF > 120/min; AF > 30/min**; T° ≥ 40/ < 35 °C; aktive Tumorerkrankung; Aspiration oder erschwerte Atmung (auch nur vermutet); Erguss; psychologisches/sozioökonomisches Problem.
- **Mortalitätsrisikofaktoren**: Alter > 65, TIA/Schlaganfall in der Anamnese, Nieren-/Herz-/Ateminsuffizienz, Immunsuppression (Immunsuppressiva innerhalb von 6 Monaten), Splenektomie, AIDS, Kachexie, Sichelzellenanämie, Anamnese einer bakteriellen Pneumonie, Krankenhausaufenthalt innerhalb eines Jahres, Leben in einer Institution (z. B. Pflegeheim).
- **In der Praxis**: Klinische Beurteilung und CURB-65-Score (ohne Harnstoff) anstelle von CURB-65 verwenden.

- Die **Scores dienen nicht als Entschuldigung**, dass ein Patient nicht aus sozialen, komorbiditätsbezogenen (Alkoholismus, Zirrhose, Splenektomie, kardiorespiratorische/hepatische Insuffizienzen, Immunsuppression usw.) oder psychologischen Gründen behalten werden kann. **Berücksichtigen Sie das physiologische Alter**. *Der PSI erfordert eine arterielle BGA.*
- **Mortalität** nach PSI (Fine, N. Engl. J. Med. 1997 https://tinyurl.com/287hsut4 und CURB-65 [1]):

Tabelle 5.1: **Mortalität** nach PSI

PSI Grad	1	2	3	4	5
Punkte	0	1–70	71–90	91–130	> 130
Mortalität	0,1 %	0,6 %	3 %	8 %	29 %

CURB-65 Punkte	0–1	2	3–5
Mortalität	<3 %	9 %	15–40 %

Tabelle 5.2: **Diagnose und empirische Antibiotikatherapie*. Klinische Beurteilung + CURB-65** oder CURB-65**

Schweregrad	Ort	1. Wahl	2. Wahl
Gering: CRB-65 = 0; CURB-65 = 0–1 od. PSI-Grad 1–2	Zu Hause	Amoxicillin 1 g × 3/d (2 g × 3/d bei > 80 kg)	Allergie: Azithromycin 1 × 0,5g/d*
		Ältere Pat. oder Komorbidität: Amoxicillin/ Clavulansäure 1 g × 3/d (2 g × 3/d bei > 80 kg)	Allergie: Levofloxacin 0,5 g × 2/d d1, dann 1 × /d. Therapieversagen: stat. Aufnahme
Gering: CRB-65 = 0; CURB-65 = 0–1 **Aber KH-Aufnahme** wg. Instabiler Komorbidität, psychosoziale Probleme etc.	Krankenhaus	Amoxicillin 1 g × 3/d (2 g × 3/d bei > 80 kg)	Allergie: Azithromycin 1 × 0,5g/d***
		Ältere Pat. oder Komorbidität: Amoxicillin/ Clavulansäure 1 g × 3/d (2 g × 3/d bei > 80 kg)	Allergie od. Versagen: Cefotaxim 1 g × 3/d (2 g × 3/d bei > 80kg) od. Levofloxacin 0,5 g × 2/d d1, dann × 1/d
Mittel: CURB-65 = 2 od. O_2 < 4L/min od. qSOFA < 2 od. NEWS-2 <5	Krankenhaus	Amoxicillin/Clavulansäure 1 g × 3/d (2 g × 3/d bei > 80 kg) plus Roxithromycin 150 mg × 2	Allergie: Cefotaxim 3g/d (2g × 3/d bei > 80kg) plus Roxithromycin 150 mg × 2 od. Levofloxacin 0,5 g × 2/d d1, dann × 1/d
Schwer: CURB-65 = 3–5 ⚠ od. O_2 > 4L/min od. qSOFA ≥ 2 od. schwere Sepsis od. NEWS-2 ≥ 5	Krankenhaus: **Intensivstation**?	Cefotaxim 100 mg/kg/d iv + [Spiramycin 3 MIU/8 Std i.v. od. Levofloxacin 500 mg/12 Std d 1, dann 1 × /d] + Rifampicin bei Legionellen-Verdacht (Ag, Epidemie). **Bei Bronchiektasien od. V.a. Pseudomonas**: mit der Intensivstation absprechen: [Cefepim 60 mg/kg **od.** Piperacillin/Tazobactam 200 mg/kg/d] **und** Spiramycin 3 MIU/3 Std. oder Levofloxacin	

*Nach Lit (1,7,9) ** Ambulant ohne Labor

Dauer (3) auch bei para-pneumonischer Pleuritis: Bei klinischer Besserung an Tag 3: 5T. Wenn keine klinische

Besserung an Tag 3: 7T.

Bei Legionellose: 14T (außer Azithromycin: 5T). **Orale Verabreichung** bei weniger schweren Symptomen, sofern nicht unmöglich (1).

** **Unnötig, die Clavulansäure-Dosis zu verdoppeln: mangels Zubereitung mit 2 g**, geben Sie 1 g × 3 Amoxicillin + 1 g × 3 Amoxicillin/Clavulansäure.

Anmerkung: Verdacht auf Aspirationspneumonie: Es wird **nicht empfohlen, ein gegen Anaerobier gerichtetes Antibiotikum hinzuzufügen**, außer bei einem Lungenabszess oder Empyem (1).

***Änderung des Übersetzers, da im Original empfohlenes Präparat in D nicht erhältlich

Tabelle 5.3: **Spezielle Fälle**

Post-Grippal	Pneumokokken, **Staphylokokken**, Haemophilus influenza und Streptokokken A	Amoxicillin durch Amoxicillin/Clavulansäure (Allergie: Azithromycin*) oder durch Levofloxacin oder Cefotaxim ersetzen, wenn schwere Komorbiditäten vorliegen
Nekrotisierende Pneumonie mit Kavernenbildung + schweren Allgemeinsymptomen	V.a. Staphylokokken mit PVL-Gen	Fachkundige Beratung, um eventuell Linezolid + Clindamycin + Rifampicin hinzuzufügen (1,2)
Abzess, Pleuritis: mikrobiologische Proben + Tbc	Staphylokokken, Anaerobier, gram-negative Bakterien	Amoxicillin/Clavulansäure 1 g × 3/jd(2 g × 3/d bei > 80 kg**) ± Gentamicin 5 mg/kg/d
Therapieversagen (ambulant) trotz ausreichender Dosis. Vgl. vorherige Tabelle zur AB-Therapie	Denken Sie an **Pleuritis, Abszesse, Tuberkulose, Lungenembolie, Lungenödem, Pneumocystis, Tumor**. Häufig Notwendigkeit zur KH-Aufnahme.	
HIV Infektion (*S. 784*)	Als HIV behandeln - wenn das Immundefizit nicht schwer ist.	
Radiologischer V.a. Tuberkulose	**Isolieren, Schutzausrüstung**, TB-Testung. Unspezifische Antibiotika in der Zwischenzeit. Tuberkulosemittel bei Hypoxämie/schwerem Krankheitsbild.	
Durch Ag-Test bestätigte Legionellose	**wenn klinisch kompatibel sowie Ausbruchssituation, immunsupprimierter Patient**: Azithromycin 500 mg/d (5 Tage, wenn immunokompetent, sonst 10 Tage. Bei schwerer Erkrankung: Levofloxacin 500 mg/24 h i.v. Meldepflicht nach § 7 Abs. 1 IfSG	

* Änderung des Übersetzers, da im Original empfohlenes Präparat in D nicht erhältlich

› Ätiologie

- Mehr als 50 % der Infektionen der unteren Atemwege sind viralen Ursprungs und erfordern daher keine Antibiotikatherapie. Da es keinen zuverlässigen Test gibt (Multiplex-PCR noch nicht flächendeckend verfügbar) und eine bakterielle Superinfektion möglich ist, muss bei Erwachsenen mit Antibiotika behandelt werden.

› Antibiotikatherapie: Früher Behandlungsbeginn (idealerweise < 4 h) ist verbunden mit einer geringeren Mortalität.

- **Bei schweren Formen so früh wie möglich beginnen, sobald die Diagnose einer wahrscheinlichen Lungenentzündung gestellt wurde und die Blutkulturen entnommen wurden (in einer Punktion).**
- **bei nicht schweren Formen**: **Beginn**, sobald die Diagnose bestätigt ist (Ultraschall, Röntgen).
- 25 % der Pneumokokken sind Makrolid-resistent (2016). Der Keim kann nicht mit Sicherheit vorhergesagt werden.
- Kalkulierte Therapieprotokolle: siehe Tabelle oben.
- **Bei bestätigter Influenza**: Oseltamivir 75 mg × 2/Tag × 5 Tage, wenn die Kriterien erfüllt sind (*S. 763*) und Isolation zu Hause oder im Krankenhaus.

› Andere Therapien

- **Thromboseprophylaxe** bei allen nicht-mobilen Patienten (Enoxaparin 4 000 U/24 h oder gleichwertig).
- Atemphysiotherapie bei Schwierigkeiten beim Abhusten und Verschleimung.
- Flüssigkeitstherapie, Prävention von **Alkoholentzug, Thiamin** bei Bedarf.

Entlassung

- **Mündliche und schriftliche Unterrichtung an den Patienten: an Tag 2 erneut einen Arzt aufsuchen.** Wiederkommen bei: zunehmender Dyspnoe, Unwohlsein, persistierendes Fieber an Tag 3 oder fehlender Temperaturrückgang in den ersten 48 Stunden. Erklären Sie, dass der Husten über die Heilung hinaus anhalten kann. Erklären Sie, dass es 4–6 Wochen dauert, bis sich das Röntgenbild normalisiert hat. Klinisch-radiologische Nachsorge ± Computertomographie, insbesondere bei **Rauchern**.

Literatur

1. ATS & IDSA, Diagnosis and Treatment of Adults with Community-acquired Pneumonia, Clinical Practice Guideline, 2019, https://tinyurl.com/328vu8xj
2. SPLF, SPILF, Antibiothérapie par voie générale dans les infections respiratoires basses de l'adulte, 2010, http://splf.fr/ oder https://goo.gl/N7aV1U
3. SPILF Recommendation Group, Proposal for shorter antibiotic therapies, Med Mal Infect, 2017, PMID:28279491.
4. Dargère S., Modalités de prélévement des hémocultures : hémoculture unique ?, GERRICO, 2015, https://tinyurl.com/y373pepv
5. PSI-score Berechnung: mdcalc.com (abgerufen 20.12.2022) https://tinyurl.com/mu5ucshn CURB-35 score mdcalc.com (abgerufen 30.12.2022) https://tinyurl.com/s7d33wa5
6. Petrovic T., Lapostolle F., Échographie d'Urgence, éd. Arnette, 2013, http://winfocus-france.org/
7. Claessens YE., Pneumonies communautaires de l'adulte aux urgences, EMC, 2019.
8. BTS Guidelines for the Management of Community Acquired Pneumonia in Adults: UpToDate 2009, https://tinyurl.com/2p8ux57x
9. Recommandations d'antibiothérapie et PEC COVID du CH Tourcoing, 2021, https://www.gilar.org/ Kostenloser download der App Antibiogilar – AB-Empfehlungen des KH Tourcoing
10. AWMF online. S3-Leitlinie Behandlung von erwachsenen Patienten mit ambulant erworbener Pneumonie Update 2021 (abgerufen 19.12.2022) https://tinyurl.com/55zh68h2
11. Swiss Medical Forum: Ambulant erworbene und nosokomiale Pneumonie. (abgerufen 30.12.2022) https://tinyurl.com/4avu8s4b

5.4 Exazerbationen einer COPD

Wichtige Punkte

- Die angestrebte SpO_2 liegt bei 90 % (88–92 %) (1).
- Zu viel O_2 => Risiko (unsicher und in Wirklichkeit selten) einer hyperkapnischen Azidose (multiple Faktoren).
- Überprüfen Sie die BGA (arteriell oder venös) 20' bis 30' nach Beginn der Sauerstofftherapie oder nach der NIV. Der **$paCO_2$** muss gemessen werden. Der SpO_2-Wert ist unzureichend.
- **Suche und Behandlung der** meist infektiösen **Ursache** der Dekompensation, ohne linksventrikuläre Insuffizienz, Lungenembolie zu vergessen usw.
- **Ein Lungenkranker, dem es schlecht geht, kann auch etwas anderes als eine Exazerbation haben. Vergessen Sie das Etikett „COPD"** und suchen Sie nach versteckten abdominellen, metabolischen, kardialen Erkrankungen, Infektionen usw.
- Suchen Sie nach der Ausgangs-BGA und den initialen Röntgenaufnahmen des Patienten und vergleichen Sie diese mit den jetzigen.
- Pfeifende, giemende oder brummende Rasselgeräusche sind ebenfalls ein gutes Zeichen für ein kardiales akutes Lungenödem.

- **In der Covid-19-Pandemie bleibt die Art der Grundbehandlung und der Behandlung von Exazerbationen gleich**, einschließlich Kortikosteroide:
  - Die Vernebelung sollte durch Dosieraerosole mit persönlicher oder dekontaminierter Inhalationskammer ersetzt werden. Nicht der Vernebler ist die Gefahr, sondern die Atmung des Patienten ohne Maske
  - Die Messung des Peak expiratory flow (PEF) ist riskant (Pflegepersonal in FFP2, Ausatmung des Patienten verstärkt).

Klinische Anzeichen einer COPD-Exazerbation

- Der Patient kann als COPD-Patient bekannt sein. Nicht alle diese Patienten sind über die Diagnose „chronische Bronchitis" oder „Emphysem" informiert worden. Sie sprechen häufig von Asthma und werden auch so behandelt (β-Mimetika, inhalative Kortikosteroide).
- **Definition** bei einer Person, die die klinischen Kriterien für COPD erfüllt, über eine **kürzliche Verschlechterung der Dyspnoe oder des Hustens** oder eine **Zunahme oder Veränderung des Auswurfs** oder eine Abnahme der **Belastungstoleranz** (3).
- **Tachypnoe** (Atemfrequenz notieren), Tachykardie, oftmals arterielle Hypertonie. Patient mit Fassthorax, atmet oft mit gespitzten Lippen, verlängerte Ausatmung, verringerter Abstand (< 5 cm) zwischen dem oberen Rand des Schildknorpels und dem Manubrium sternum. Einziehen, Orthopnoe, Schweißausbrüche in schweren Fällen. Aktive Kontraktion der Bauchmuskeln bei der Ausatmung. Wheezing oder feuchte Rasselgeräusche. Manchmal Trommelschlegelfinger (im Zusammenhang mit Bronchiektasien oder einem assoziierten Tumor). Rechtsherzzeichen: Schmerzen im rechten Rippenbogen, gestaute Halsvenen, hepato-jugulärer Reflux, Ödeme der unteren Extremitäten.
- Das **Hoover-Zeichen** (Einziehen der unteren, lateralen Anteile des Brustkorbes bei Inspiration = inverse Atmung) ist ein Zeichen für eine fortgeschrittene COPD.

- **Suchen Sie nach einem auslösenden Faktor**:

- Aussehen des Auswurfs normalerweise/aktuell?
- Fieber? Rippenfraktur?
- Thromboseverdacht?
- Abdominelle Beschwerden?
- EKG

> **Schwere Exazerbation**

- Respiratorisch: Ruhedyspnoe, **AF $\geq$ 30/min**, ineffektiver Husten, Zyanose, **SpO_2 < 85 % (Raumluft)**, Gebrauch der **akzessorischen Atemmuskulatur**, **paradoxe Atmung**.
- Kardiovaskulär: **Tachykardie > 110/min**, Rhythmusstörungen, Hypotonie, Marmorierung, Ödeme der unteren Extremitäten.
- **Neurologisch**: Agitiertheit, Verwirrtheit, Benommenheit, Vigilanzstörungen, Asterixis.
- Labor: Hypoxämie (PaO_2 < 55 mmHg bei Raumluft), Hyperkapnie ($PaCO_2$ > 45 mmHg). mit respiratorischer Azidose pH < 7,35.

> **Aufnahme auf die Intensivstation erwägen**

Abhängig von Klinik und BGA.

- Neurologische Zeichen (*siehe oben*); Schwierigkeiten beim Sprechen, Husten.
- Erschöpfung; paradoxe Atmung, assoziierter Pneumothorax.
- AF > 30. Bradypnoe. SpO_2 < 90 % bei niedrigem O_2-Fluss oder PaO_2 < 50 mmHg, $PaCO_2$ > 60 mmHg, pH arteriell < 7,30;
- Möglicherweise müssen Sie einige Minuten lang mit reinem O_2 maskenbeatmen, während Sie die Intubation vorbereiten.

- Schockzeichen (Marmorierung der Knie, kühle Extremitäten) deuten in erster Linie auf einen septischen Schock oder eine Lungenembolie hin.

> **Thorax-Ultraschall**

- Vorhandensein zahlreicher bilateraler „A"-Linien, die das Emphysem widerspiegeln.
- Sehr leistungsstark für die schnelle Diagnose einer akuten Herzinsuffizienz (zahlreiche Kometenschweife beidseitig und symmetrisch), Pneumothorax, Pleuritis, Verdichtungen, Perikarderguss (fortgeschrittener Bronchialtumor), proximale Venenthrombose (DVT).

> **Röntgenbild: stehend, ap + seitlich, oder im Bett, wenn instabil**

- Emphysem: abgeflachte Zwerchfellkuppeln, vergrößerte Interkostalräume, horizontale Rippen. Große Lungenarterien, sonstige radiologische Zeichen einer Lungenerkrankung.
- Herz in der Regel klein.

– **Auf assoziierte Befunde achten**:

- Herdpneumonie;
- diskretes interstitielles/alveoläres Ödem;
- **Pneumothorax**;
- Pleuritis;
- kompressive Emphysemblase;
- peripherer Lungeninfarkt;
- Plattenatelektase; Zwerchfellhochstand.

Routinemäßiges EKG

- Rhythmusstörungen.
- Rechtsatriale Hypertrophie (spitzes P > 2,5 mm in Ableitung II), Rechtstyp, Rechtsschenkelblock (inkomplett oder komplett).
- Suche nach akuter Koronarinsuffizienz.

Typische BGA

- Schwere Hypoxie < 60 mmHg.
- Hyperkapnie.
- pH-Wert < 7,40.
- Erhöhtes Bikarbonat.
- Auch eine Rippenfraktur, eine Ateminsuffizienz, eine Pleuritis können dieses Profil verursachen.
- Furosemid erhöht die Bikarbonatkonzentration und kann die respiratorische Azidose maskieren.
- Deutlich erhöhtes Bikarbonat bei normalem oder nur leicht erniedrigtem pH-Wert deutet auf eine chronische Hyperkapnie im Zusammenhang mit einer chronischen respiratorischen Insuffizienz hin.

Differentialdiagnose/auslösende Ursachen

- **Fieber > 38,5 °C**: **Embolie, Lungenentzündung**, Infektion außerhalb der Lunge.
- **Schock**: septischer Schock, Lungenembolie, **Lungenödem, Myokardinfarkt** + kardiogener Schock.
- **Mäßige Hyperkapnie ($PaCO_2$ < 50 mmHg) in Verbindung mit schwerer Hypoxämie** (PaO_2
< 45 mmHg): COPD + **Lungenembolie**?
- **Rezidivierende Exazerbation in kurzer Zeit:** Sinusitis? Tumor? Lungenembolie? Schlafapnoe? Linksherzinsuffizienz?
- **Lungenödem**, das bei COPD oft radiologisch unauffällig ist.
- **Viruserkrankungen (RSV/Influenza/Rhinoviren**) sind die häufigsten Auslöser (2).

Problematik der Lungenembolie (3)

- Prävalenz variiert je nach Studie 3–25 %! 25 % bei atypischen Exazerbationen. Zu suchen bei isolierter Dyspnoe ohne Fieber oder Veränderungen im Sputum, Tachykardie, Brustschmerzen, Anzeichen einer Phlebitis, erniedrigtem $PaCO_2$, ausgeprägter Hypoxie und niedrigem $PaCO_2$. Anamnese einer Thrombose oder Lungenembolie, Tumor, Immobilisierung.
- D-Dimere sind normal verwendbar (*S. 320*).
- Wenden Sie die üblichen Regeln an: klinische Wahrscheinlichkeit ± DD ± CT-A (*S. 319*).

- Die Entdeckung einer tiefen Beinvenenthrombose im Ultraschall stellt die Indikation für Antikoagulanzien.

Behandlung zu Hause

- Man kann einen gut betreuten Patienten ohne Komorbidität, der einen identifizierten und kontrollierten auslösenden Faktor (in der Regel eine Infektion) und einen leichten Zugang zum Krankenhaus hat, **zu Hause behandeln**.
- **Wenn die oben genannten Anzeichen einer schweren Exazerbation nicht vorliegen und die folgenden Punkte nicht erfüllt sind:**
  - Langzeit-Sauerstofftherapie, Linksherzerkrankung, Alkoholismus, neurologische Beeinträchtigung, Fieber > 38,5 °C, Ödeme der unteren Extremitäten, AF > 25/min, HF > 110/min, sich verschlechternde Zyanose, BGA unter Raumluft: PaO_2 < 60 mmHg, SpO_2 < 90 %, $PaCO_2$ > Ausgangswert oder > 50–60 mmHg (2).
  - In diesem Fall **Beta-2-Mimetika** (1 Dosis/Std. 3–4 Mal, dann alle 2–4 Stunden) ± inhalatives **Ipratropium**/Tiopropium, wobei die richtige Inhalationstechnik zu überprüfen und bequem handzuhabende Geräte zu verordnen sind (*S. 310*), Fortsetzung oder Beginn einer Kombination aus langwirksamem β2-Mimetikum + inhalativem Kortikoid (2), **Antibiotika**, falls indiziert (siehe unten), keine Antitussiva, Begrenzung von Sedativa;
  - Physiotherapie der Atemwege;
  - **Kortikosteroidtherapie** sehr umstritten, gemäß dem lokalen Protokoll und Rücksprache mit Pneumologen (2).
- Der Patient wird mit schriftlichen **Anweisungen** zur Rückkehr im Falle einer Verschlimmerung oder neuer Symptome entlassen. Der Patient **sollte innerhalb von 24–48 Stunden erneut** von seinem Arzt untersucht werden.

Krankenhausbehandlung in anderen Fällen

- **Nasales O_2** 0,5 bis 2 L pro min. Den O_2-Fluss so einstellen, dass ein SpO_2 von 88–92 % erreicht wird (2). Dann BGA-Kontrolle, insbesondere $PaCO_2$ arteriell oder venös je nach Fall (*S. 297*) und Anpassung des Flows nach 20 oder 30 min. Wenn dies nicht möglich ist, ohne dass der $PaCO_2$-Wert 60 mmHg übersteigt, sollte eine Atemunterstützung diskutiert werden; der pH-Wert und die klinische Toleranz sind jedoch entscheidender.
- Bei einer respiratorischen Azidose wird entweder eine NIV mit PEEP über die Maske durchgeführt – niedrige Triggerschwelle einstellen, Druckunterstützung auf 12 oder höher, Patientenkomfort beachten, und PEEP je nach Hypoxämie mit mindestens 4 (aber oft 6–8, um dem größeren Auto-PEEP bei COPD entgegenzuwirken) und FiO_2 auf 40–60 % (je nach Hypoxämiegrad). Dann allmähliche Senkung der Druckunterstützung, sobald die Atemarbeit nachlässt: zwingt dazu, mindestens die erste ¼-Std. beim Patienten zu bleiben. Man verlässt den Patienten erst, wenn eine Stabilisierung erreicht ist: Maschine und Patient angepasst und Vitalzeichen, die sich deutlich verbessern. Seltener: **RSI** und künstliche Beatmung bei akuter Ateminsuffizienz oder Versagen der NIV. Bis zur Unterstützung der Atmung muss bei Asphyxie ausreichend O_2 verabreicht werden, um eine SpO_2 von 90 % zu erreichen. Risiko = hyperkapnische Azidose, die aber nicht innerhalb weniger Minuten auftritt, und bei Asphyxikern ist dies besser als ein Herzstillstand aufgrund von Hypoxie.
- **Eine Kortikosteroidtherapie** wird immer diskutiert, insbesondere bei hospitalisierten oder schwer erkrankten Patienten: 40 mg Prednison/d über 5 Tage (2). Die Gabe ist nicht dringend und kann warten, bis zum Konsil mit dem Pneumologen.

- **Bronchodilatatoren** (β + und Ipratropium) als Vernebelung **mit Luft**, 8 L/min, mit niedrigem O_2-Fluss. Dosis: ß2 +: 5 mg ± Ipratropium 0,5 mg 2 bis 3 in einer Stunde, dann alle 3–4 Stunden. Wenn keine Vernebelung möglich ist, Sprays mit Inhalationskammer oder Pulversysteme.
- **In Zeiten von Covid oder ähnlichen Virusepidemien sind Dosieraerosole mit individueller Inhalationskammer zu bevorzugen: Jedes Krankenhaus sollte sein eigenes Protokoll und eine Äquivalenztabelle haben (7). Beispiel hier**: https://tinyurl.com/ykxf46yh.
- Wie sieht es mit **Antibiotika** aus? Die Bestimmung der PCT in dieser Indikation wird noch diskutiert (2–4). Die PCT könnte bei der Entscheidung für oder gegen eine Antibiotikatherapie helfen (4), ebenso wie das CRP (6). **Bei einer Pneumonie wird behandelt. SPLF-Empfehlungen** (1) oder Leitlinie AWMF (8): Ausgangsbefund und kürzlich eingenommene Antibiotika berücksichtigen:
  - Ausgangsbefund: keine Dyspnoe oder bekannte FEV1 > 50 %: keine Antibiotika;
  - Ausgangsbefund: Belastungsdyspnoe oder bekannte FEV1 < 50 %: Antibiotikum nur bei deutlich eitrigem, grünlichem Auswurf: Amoxicillin oder Cefuroxim-Axetil oder Makrolid oder Pristinamycin (nicht erhältlich in D) oder Cefpodoxim-proxétil oder Cefotiam-hexétil;
  - Ausgangsbefund: Dyspnoe bei geringster Ruheanstrengung oder bekanntes FEV1 < 30 %: Immer Antibiotikatherapie: Coamoxyclav, oder Cefotaxim, Levofloxacin (EKG: QT?).
- Dauer der Antibiotikatherapie: 5 Tage (5).
- Bronchialdrainage durch **krankengymnastische Atemtherapie** so bald wie möglich. In der Zwischenzeit sollte jeder den Patienten zum Abhusten bringen.
- **LMWH** in prophylaktischer Dosis (z. B. Enoxaparin 40 mg/d).
- **Analgetika** der Stufe I bei Schmerzen.
- Verhindern Sie ggf. ein **Delirium tremens**: schwierig, da die üblichen Beruhigungsmittel (Benzodiazepine mit kurzer HWZ) eine Atemdepression hervorrufen. Wein (¼-L 2–3 mal/24 h) kann im Krankenhaus das kleinere Übel sein. Persönliche Meinung ...
- **Keine Mukolytika.**

› Literatur

1. SPLF, SPILF, Antibiothérapie par voie générale dans les infections respiratoires basses de l'adulte, 2010, http://splf.fr
2. Global strategy for the diagnosis, management and prevention of COPD, 2017. https://tinyurl.com/56fxuayr, http://goldcopd.org/ – Seite 100
3. Dres M., Templier F., Insuffisance respiratoire aiguë du patient obstructif, In « Journées scientifiques de la SFMU », Besançon, 2015.
4. Prise en charge des exacerbations de la BPCO, Rev « Mal Respir », 2017, 34 : 282–322.
5. SPILF, Recommendation Group, Proposal for shorter antibiotic therapies, Med Mal Infect, 2017, PMID: 28279491.
6. Butler C. et al., CRP testing to guide antibiotic prescribing for COPD exacerbations., N. Engl. J. Med, 2019.
7. The Malaysian Thoracic Society Recommendations on Inhalational Therapy During the COVID-19 Pandemic, April 2020, https://tinyurl.com/2hw4brp9und pdf: https://tinyurl.com/hz5v83c
8. AWMF online. S2k-Leitlinie Kalkulierte parenterale Initialtherapie bakterieller Erkrankungen bei Erwachsenen. (Abgerufen 1.1.2023) https://tinyurl.com/752w6auz

5.5 Exazerbation einer Asthmaerkrankung

› Wichtige Punkte

- Die orale Kortikosteroidtherapie wird nach wie vor zu wenig eingesetzt (1–4).
- Asthma tötet ≈ 1 500 Patienten/Jahr in Frankreich: Grund unzureichende Behandlung.
- Nur ein **einziges** Anzeichen eines schweren Verlaufs? Es ist trotzdem ernst! Auch wenn der Kranke „nicht schlecht" aussieht (4).
- Bewerten Sie den Schweregrad und die objektive Reaktion anhand des peak expiratory flow (PEF). Die SpO_2 kann lange Zeit normal bleiben und fälschlicherweise beruhigend wirken.
- Normalwerte für PEF: auf Ihren Smartphones (z. B. MedCalcX (nur iOS) oder online: https://tinyurl.com/5n7dj6f5 [13,14]).
- PEF: Überprüfen Sie jeden niedrigen Wert selbst unter Beachtung einer genauen Technik. Es ist ein wenig einfach zu sagen: „Der Patient kann es nicht... weiß nicht, wie es geht...". Der Verzicht auf den **PEF** ist wie der Verzicht auf die Blutzuckermessung bei Diabetes. Die Korrelation mit anderen Symptomen einer schweren Erkrankung ist erwiesen, sein Vorteil ist sein quantitativer Charakter und seine Bequemlichkeit. Kontraindikation: zyanotische Person mit Asphyxie oder Verwirrtheit oder Unruhe und plötzliche Brustschmerzen, die auf einen **Pneumothorax hindeuten. PEF-Messtechnik**. Verwenden Sie die bessere von zwei Messungen. Sitzen mit hängenden Beinen oder Stehen. Erklären Sie, dass der Patient so stark wie möglich in einem Zug blasen soll, ohne zu versuchen, lange durchzuhalten. Achten Sie darauf, dass keine Luft entweicht. Ermutigen Sie ihn durch Gesten oder verbal oder zeigen Sie es ihm, indem Sie es selbst tun.
- **Asthma bei einer Person > 70 Jahre in der Notaufnahme = häufig akutes kardiales Lungenödem,** bis das Gegenteil bewiesen ist, auch wenn $\beta 2$-Agonisten wirksam sind (Vasodilatation, inotrope Wirkung, bronchiale Hyperreaktivität).
- **Manche sprechen von „asthmatischer Bronchitis".** Dies ist in der Regel ein Fehler – („bronchitiformes Asthma " wäre richtiger). Behandeln Sie wie Asthma und führen Sie in einigem zeitlichen Abstand Entfernung eine Spirometrie durch.
- Salbutamolvernebelung: wirksamer und besser verträglich als intravenöse Gabe, die fast völlig aufgegeben wurde (2–6)!
- O_2 zwingend bei schwerem Asthma. Wenn man kein $\beta 2$-Mimetikum zur Hand hat, wird Sauerstoff verwendet! **Ziel: SpO_2 93–95 %.**
- **Die meisten Patienten können ihre Sprays mit $\beta 2$-Mimetika oder Kortikosteroiden nicht richtig verwenden**. Achten Sie darauf und ersetzen Sie ggf. das Spray durch ein bequemeres Gerät (Turbuhaler®, Inhalationskammern usw.).
- Die neuesten Empfehlungen der GINA sagen: „Die kosteneffektivste und effizienteste Verabreichung ist die pMDI mit einem Spacer (Evidence A). Bei schwerem und nahezu tödlichem Asthma ist die Evidenz weniger solide (15)."

- **In Zeiten von Covid-19 bleibt die Art der Grundbehandlung und der Behandlung von Exazerbationen gleich, insbesondere die Kortikosteroide.**
  - Jede Einrichtung sollte ihr eigenes Protokoll haben.
  - Die **Vernebelung sollte durch Dosieraerosole mit einer persönlichen oder sterilisierten Inhalierhilfe (=Spacern) ersetzt werden.** Nicht der Vernebler ist die Gefahr, sondern die Atmung ohne Maske des Patienten.

Vier bis sechs Züge Salbutamol aus einem Dosieraerosol, die richtig verabreicht werden, haben die Wirkung einer Vernebelung (10).
- **Die Messung des PEF stellt ein erhöhtes Risiko dar** (Atemminutenvolumen erhöht -> kein anderer Patient im Zimmer, Personal mit FFP2-Maske).
- Die **Messung des PEF** ist hinsichtlich des Nutzens für den Patienten oder der Vorhersage der Notwendigkeit einer Krankenhaus-Aufnahme fraglich (10).
- Ein Vorteil der Messung besteht darin, dass bei Patienten ohne Atemnot oder intensive Rasselgeräusche, die sich eigentlich in einem ernsten Zustand befinden, **eine schwere Obstruktion festgestellt werden** kann (10).

- **Erkennen von lebensbedrohlichem Asthma** (4): niedrigschwellige Krankenhauseinweisung ⚠ : > 70 Jahre:
  - Vorgeschichte von schwerem akutem Asthma, das auf der Intensivstation behandelt wurde;
  - Kürzlicher Krankenhausaufenthalt wegen Asthma;
  - wiederholte Vorstellung in der Notaufnahme innerhalb eines Jahres;
  - Zunahme der Häufigkeit der Anfälle, mehrmals täglich; nächtliches Aufwachen mit Atemnot;
  - Atembeschwerden, die sich auf die täglichen Aktivitäten auswirken;
  - nachlassende Wirksamkeit von β-Agonisten; Verbrauch von mehr als einem Gerät/Monat;
  - erhöhter Verbrauch von β2-Agonisten, kürzliche Einnahme von oralen Kortikoiden;
  - keine Einnahme von inhalativen Kortikoiden;
  - progressive Verschlechterung der bronchialen Obstruktion, beurteilt anhand des PEF;
  - große Tagesschwankungen des PEF > 20 %;
  - Asthma aufgrund von Allergien gegen Nahrungsmittel, Haustiere, Aspirin/NSAR;
  - erschwerende psychiatrische/psychosoziale Probleme;
  - geringe Compliance.

› **Sehr schwerer Asthmaanfall (life threatening = potenziell tödlich)**
- Sind eines oder mehrere dieser Kriterien erfüllt, dann => Verständigung Intensivstation /MET-Team, β2-Mimetikum als Dauervernebler/O_2, Schockraum, venöser Zugang, physiologische Kochsalzlösung oder Ringerlösung ± Intubation vorbereiten (s. Tabelle 5.4 S. 313). Ist allerdings lediglich das Kriterium „PEF < 30 % des theoretischen Wertes" erfüllt, tritt oft eine rasche Verbesserung durch die Therapie ein, sodass in diesem Fall abgewartet werden kann.

Tabelle 5.4: Kriterien für einen sehr schweren Astmaanfall

Alarmzeichen ⚠⚠⚠	Symptome einer schweren Erkrankung ⚠
- Erschöpfung, Verwirrtheit, Koma - Nur geringe Anstrengung bei der Atmung - Bradykardie, Rhythmusstörungen, Hypotonie - Atempausen - Auskultatorische Stille - Zyanose (sehr schwerwiegend, da sehr spät)	- Sprechen unmöglich; Orthopnoe - Schwitzen; Unruhe - Kontraktion des M. sternocleido-mastoideus - AF > 30 - PEF < 30 % des theoretischen Wertes. - SpO_2 < 92 % - PaO_2 < 60 mmHg (8 kPa) - Normaler $PaCO_2$: 35–45 mmHg (4,6–6,0 kPa)

- **Behandlung von Anfang an wie unten für weniger schwere Anfälle angegeben:**
  - venöser Zugang und Routinelabor, arterielle Blutgasanalyse;
  - der Arzt, der angesichts eines schweren Anfalls keine ß2-Agonisten zur Verneblung zur Verfügung hat, kann β-Agonisten SC + O_2 verabreichen, falls verfügbar, oder notfalls 0,5 mg Adrenalin i.m. oder 0,3 mg mit Autoinjektor, bis der Rettungsdienst eintrifft;
  - der apnoisch oder bewusstlos gewordene Patient muss schnell intubiert werden, mit gleichzeitigem **Volumenersatz**. Ideal = **orotracheale Intubation mit RSI** (zunächst im Sitzen) unter Verwendung von **Ketamin-Succinylcholin** durch einen in der Intubation Erfahrenen;
  - NIV kann von einem Team in Betracht gezogen werden, das in dieser Form der Beatmung von Asthmatikern geschult und erfahren ist; sie muss unbedingt unter Fortsetzung der Aerosoltherapie erfolgen.

› Schwerer Asthmaanfall (5,6)

- Ein Kriterium reicht aus, um den schweren Anfall zu definieren.

Tabelle 5.5: Kriterien für schwere/mittelschwere Astmaanfälle

Schwerer Anfall		Moderate Schwere
PEF 33–50 %	SpO_2 < 92 %	Sich verschlimmernde Symptome
AF $\geq$ 25/min	Einziehen	PEF 50–75 %
HF $\geq$ 110/min	Unruhe	HF < 110/min $SpO_2 \geq$ 92 %
Spricht einzelne Worte, keine ganzen Sätze		Keine Kriterien für einen schweren Anfall.

- **Vernebelung eines β -Mimetikums alle 20 min kontinuierlich (4), anschließend Neubewertung mit** nach 1 Std. **gemessenem PEF (5,6): entweder 5 mg Salbutamol oder Terbutalin:** „zur Inhalation"
- Vernebelung über die Maske mit 6 bis 8 L/min O_2 unabhängig vom $PaCO_2$;
- Dauer 15 bis 20 Minuten. Achten Sie darauf, dass das Nebulisat sichtbar ist (sonst gibt es ein technisches Problem), Vorsicht vor Lecks.

NB: Verabreichung über Dosieraerosol und Inhalationshilfe (= Spacer). Die Verabreichung von insgesamt **4–10 aufeinanderfolgenden**, jeweils doppelten Salbutamol-Sprühstößen (10 Züge à 100 mcg = 1 mg) über einen großen Spacer, indem man **innerhalb von 15 Sekunden nach jedem doppelten Stoß** inhalieren lässt) hat eine vergleichbare Wirksamkeit wie eine Vernebelung von 2,5 (4–5 Züge)/5 mg (6–10 Züge) Salbutamol (8–10).

- **Ipratropium nur bei PEF < 30–50 %:** eine 0,5-mg-Dosis gemischt mit β2-Mimeitka alle 8 Stunden.
- **Immer Kortikosteroidtherapie von Anfang an *per os***: Prednison 40–50 mg (5,7) oder bei schwersten Formen 1 mg/kg ***per os*** (ohne 80 mg zu überschreiten) (4–10). Methylprednisolon 60–80 mg i.v. nur, wenn per os nicht möglich oder sehr schweres akutes Asthma.
- **Sauerstoff außerhalb der Vernebelung?** Ja, sodass ein SpO_2 **zwischen 94–98 % und nicht höher** erreicht wird!
- **Magnesiumsulfat** empfohlen (4) bei schlechtem Ansprechen oder schwerem Anfall bei Kindern, bei Erwachsenen jedoch umstritten: 2 g als 20-minütige Infusion (in diesem Fall hat der Patient wahrscheinlich eine Indikation für die Aufnahme auf die Intensivstation, da die Wirkung von Mg schwach ist).
- **Kein Helium als Trägergas.**
- **Antibiotikum** bei Fieber und eitrigem Auswurf oder Verdacht auf bakterielle Sinusitis. Amoxicillin (außer bei Allergien) oder Pristinamycin (nicht erhältlich in D) oder Makrolid oder nach PCT (nicht regelhaft anfordern).
- Flüssigkeitszufuhr **per os. K**+-Supplementation je nach Fall, Begleittherapien, aufgrund von β-Mimetika und Kortikosteroidtherapie.
- **Überwachung über mindestens 1–2 Std. in der Notaufnahme oder einer Wachstation** (adaptiert nach 5–7).

- Frühzeitige **Übernahme auf die Intensivstation bei Verschlechterung und Auftreten der oben angegebenen Schwerekriterien (Tabelle 5.4):**

- **PEF > 60 % der Norm nach 2 Std.: Rückkehr nach Hause möglich; mit anschließender Beratung durch einen Allgemeinmediziner oder Pneumologen und günstigen sozioökonomischen Bedingungen.**
- **PEF < 60 % der Norm nach 2 Std.**: Intensivierung der Aerosoltherapie mit Ipratropiumbromid und erneute Beurteilung nach 4 Std. oder Kurzzeitaufnahme (Wachstation).
- Neubeurteilung nach 4 Std.:
  - PEF > 60 %, stabil: Entlassung nach Hause unter den oben genannten Bedingungen;
  - PEF < 60 %: Aufnahme in die Wachstation, Intensivstation oder auf Normalstation.

- Dies ist **schematisch** und kann je nachdem, ob es sich um **lebensbedrohliches Asthma (siehe oben Tabelle 5.4)** handelt oder nicht, je nach Vorbehandlung, Komorbiditäten, Isolationspflichtig und Verlauf früherer Anfälle angepasst werden.

- In Fällen, in denen eine **stationäre Behandlung in einer Wach- oder Normalstation** erfolgt:

- Prednison 40–50 mg (5,7) oder bei schwereren Formen 1 mg/kg ***per os*** (80 mg nicht überschreiten) (4–10). Keine salzfreie Diät;
- Vernebelung eines β-Mimetikums alle 4–6 Stunden;
- schwere oder sich nicht bessernde Fälle: + Ipratropium 1 Dosis 0,5 mg/8 h;
- **nasales O_2, wenn SpO_2 < 92 %; streben Sie 94–98% an (4), mehr ist schädlich.** BGA, wenn SpO_2 < 92 %;
- Überwachung:
  - PEF vor und nach jeder Vernebelung (schriftlich vorschreiben, dass im Sitzen oder Stehen gemessen werden soll),
  - AF, Puls, Blutdruck.

› Zusätzliche Untersuchungen

… ***Röntgenaufnahme des Thorax?*** ………………………………………

- Fragl. Linksherzinsuffizienz mit Bronchospasmus, Anzeichen einer pulmonalen Infektion, Pneumothorax oder Pneumomediastinum oder ausbleibende Besserung unter Behandlung, anamnestisch Herzerkrankung, Drogenmissbrauch, Immunschwäche, andere Lungenerkrankungen.
- Zu tiefe Hypoxämie im Vergleich zum übrigen Krankheitsbild. **Bei sehr schwerem akutem Asthma.**
- Eitriges Sputum allein ist keine Indikation.
- Achten Sie darauf, Patienten im nicht gebesserten Zustand nicht ohne Überwachung zur Radiologie zu schicken.
- Der Nutzen eines Thoraxultraschalls wurde in dieser Indikation bisher nicht evaluiert.

… ***Wann sollte man eine Blutgasanalyse durchführen?*** ……………………

- Führen Sie bei Nichtansprechen auf die Behandlung eine arterielle oder venöse BGA durch, wenn der SpO_2 < 92 % ist.

› Krankenhausaufnahme

- **Wer soll ins Krankenhaus eingewiesen werden?**
- Diejenigen, deren PEF nicht über 60 % steigt;
- Jeder Anfall mit Infektion, Pneumothorax, signifikanter kardiorespiratorischer Begleiterkrankung;
- Der Patient, der nur schlecht für sich sorgt oder alleine ist, oder generell der Asthmatiker, der Ihnen Sorgen macht. Erhöhte Aufmerksamkeit bei Patienten, die bereits mit oralen Kortikosteroiden behandelt werden und denen es schlecht geht.

› Nachsorge

- **Bei der Entlassung:**
- Schriftliche Ratschläge und Rezept. Anruf des behandelnden Arztes zu angemessenen Zeiten ...
- Vermerken Sie den/die vermuteten und zu **vermeidenden Auslöser** auf dem Bericht;
- Sicherstellen, dass der Patient mit einer Vorrichtung zur Verabreichung von ß2-Mimetika ausgestattet und dass seine Technik angemessen ist;
- erklären Sie, dass inhalative Kortikosteroide (braune oder rote Geräte) keine Behandlung für den Notfall sind: diese sind blau oder grün.
- Idealerweise vereinbaren Sie einen Termin für eine pneumologische Sprechstunde nach der Notaufnahme, nach einer kurzen Therapieschulung in der Notaufnahme.

Entlassungsverordnung

Eine Mehrheit der Patienten nimmt die „Sprays“ ineffizient ein ⚠.
Spülen Sie Mund und Rachen nach der Einnahme.

- **Prednison 40–50 mg** oder Äquivalent als einmalige morgendliche Einnahme, 5 bis 7 Tage (5,7) ab dem Morgen nach dem Besuch der Notaufnahme.
- Hochdosiertes **inhalatives Kortikoid**, zweimalige Einnahme über einen Monat. **Zum Beispiel: Pulmicort** Turbuhaler® 400 × 2/d (8).
- **Schnell oder kurz wirkendes β2-Mimetikum: einfach zu verwendendes Pulvergerät**:
  1 Inhalation/6–8 h und 1 bei Atembeschwerden, Beispiel Bricanyl Turbuhaler® (8) bzw. Spray (eher zweifelhaft): 2 Sprühstöße/6–8 Std. und 2 Stöße bei Atembeschwerden.
- **Einige empfehlen eine Kombination aus lang wirkendem β2-Mimetikum und hoch dosiertem inhalativem Kortikoid**, das zweimal über einen Monat eingenommen wird. **Zum Beispiel:** Symbicort Turbuhaler® 400 × 2/d oder stattdessen Seretide®.
- Kaliumersatz je nach Fall (Kortikoid und β2-Mimetika, andere Medikamente mit hypokaliämischer Wirkung?). Salzfreie Diät nur bei art. Hypertonie.
- **Arztbesuch an Tag 2–7 (Hausarzt) und Lungenfacharzt innerhalb von 4 Wochen** (5,7).

Weitere schriftliche Ratschläge

- „Bei einem erneuten Anfall oder einer Verschlimmerung der Atemnot trotz Behandlung: Notarzt rufen (19222). Nicht versuchen, aus eigener Kraft zu kommen“.
- „Wenn 6 Stöße von (**Name des β2-Mimetikums**) innerhalb von 15 Minuten nicht wirken, rufen Sie den Notarzt: Telefon **19222**“.
- Gehen Sie auch bei Fieber, Brustschmerzen und blutigem Auswurf als Notfall zum Arzt.
- Suchen Sie innerhalb von 2 bis 7 Tagen einen Arzt auf, auch wenn es Ihnen gut geht.

Literatur

1. Dres M., Templier F., Insuffisance respiratoire aiguë du patient obstructif, In « Les journées scientifiques de la SFMU », Besançon, 2015, https://tinyurl.com/b2uapuzd
2. Fergeson JE et al., Acute asthma, prognosis, and treatment, J Allergy Clin Immunol, 2017, https://tinyurl.com/527hsxm2
3. Madison J.-M., Irwin RS Identifying patients at risk for fatal asthma, Uptodate.com, Juni 2021 (Abonnement).
4. RFE communes SFMU – SRLF, Prise en charge de l'exacerbation sévère d'asthme, 2018, https: //tinyurl.com/32upst45
5. BTS-SIGN, guidelines, 2019, https://tinyurl.com/562zuj24
6. Fanta CH., Treatment of acute exacerbations of asthma in adults, Juni 2021, Uptodate.com (Abonnement).
7. Global Strategy for Asthma Management and Prevention, 2021, https://ginasthma.org/reports/
8. The Malaysian Thoracic Society Recommendations on Inhalational Therapy During the COVID-19 Pandemic, April 2020, https://tinyurl.com/bdhtw97a
9. Position du groupe de travail Asthme et Allergies de la SPLF sur la prise en charge des asthmatiques pendant l'épidémie de COVID-19, https://tinyurl.com/ycy9es3p
10. Fanta CH., Acute exacerbations of asthma in adults: Emergency department and inpatient management, UpToDate, Juni 2021 (Abonnement), https://tinyurl.com/2275628d
11. lungenfunktion.eu. Grundlagen und Interpretation in sieben Schritten (abgerufen 2.1.2023) http://lungenfunktion.eu/index.htm
12. Lungenfunktionsuntersuchung (abgerufen 2.1.2023) https://www.amboss.com/de/wissen/Lungenfunktionsuntersuchung
13. MDapp. Pulmonary Function Tests (PFTs) (abgerufen 2.1.2023). https://tinyurl.com/9uuzf6ab
14. https://www.mdcalc.com/calc/790/estimated-expected-peak-expiratory-flow-peak-flow Abgerufen 16.9.23
15. 2023 GINA main report. https://ginasthma.org/2023-gina-main-report/ (Abgerufen 16.9.2023)

5.6 Lungenembolie (in der Notaufnahme)

Wichtige Punkte

- **Keine D-Dimer-Bestimmung bei jedem Symptom einer LE.** Nur bei einem begründeten klinischen Verdacht. Sonst machen Sie zu viele CT-Scans: Kosten, Verzögerung, Strahlung (weibliche Brust ++), Inzidentalome.
- Eine **schwere PE muss auf den ersten Blick nicht unbedingt ein beunruhigendes Bild ergeben.** Wenn dieses vorhanden ist, ist es sehr ernst.
- **Das Fehlen von Tachykardie, Tachypnoe und sinkendem SpO_2 ist möglich.** EKG oft normal oder nichts Spezifisches. Thoraxröntgenbild oft normal oder unspezifisch, selten ein kleiner Erguss, eine streifenförmige Atelektase (noch weniger das Westermarck-Zeichen). Diese Daten tragen zum klinischen Eindruck bei und insbesondere dazu, dass keine anderen Ursachen gefunden werden.
- Die Diagnose einer **Pneumonie** wird oft fälschlicherweise gestellt, wenn eine LE verpasst wird. Das CRP kann bei der LE recht hoch sein.
- Der **reproduzierbare Druckschmerz, eine Falle**: Wenn Druck an anderer Stelle auch schmerzt, ignorieren Sie ihn. Druckschmerz wird bei LE beschrieben (aber nicht die genaue Ursache). Die Mobilisierung der Pleura durch Druck tut weh. Für eine extrapleurale Ursache kann nur ein sehr lokalisierter und elektiv reproduzierbarer Schmerz berücksichtigt werden, der durch mäßigen Fingerdruck auf die Wand in einer Weise reproduziert wird, die die Pleura nicht mobilisiert, wenn keine anderen Symptome oder Risiken vorliegen, die auf LE, akutes Koronarsyndrom oder andere Ursachen hindeuten.
- Smartphone-Apps berechnen nützliche Scores (**modifizierter Geneva und Wells-Score, PESI**). Der PERC-Score ist nicht an die mentale Funktionsweise des europäischen Arztes angepasst. Geneva und Wells sind so gut wie ein guter Arzt, sie sind nützlich, um zu schematisieren und zu dokumentieren.
- **Keine dringende Thoraxbildgebung erforderlich** bei einem klinischen Verdacht auf LE mit einer tiefen proximalen Thrombose im Ultraschall: Antikoagulation einleiten.
- **Den Radiologen nach der Größe des rechten Ventrikels fragen** (RV $\geq$ LV = dilatierter RV = schwerer Befund).
- Nach Beginn der Antikoagulation gibt es keinen Grund für erzwungene Bettruhe (Mythos) (5).
- Die Menstruation, eine Epistaxis, ein kleiner Hämoptysenanfall sind keine Kontraindikationen für Antikoagulanzien bei LE.

Diagnostik

- **Wesentliches Verdachtsmoment**: Das Fehlen einer alternativen Diagnose bei einem auffälligen Symptom. Insbesondere bei Vorliegen von Risikofaktoren.

Prävalenz von Anzeichen und Symptomen einer Lungenembolie (3)			
Symptome			
Pleuraschmerz*	52 %	Hämoptoe	11 %
Retrosternaler Schmerz	12%	Synkope	19 %
Dyspnoe	73–85 %	Husten	20%
Anzeichen			
Tachypnoe (>20)	70 %	**Zyanose**	**11 %**
Tachykardie (>100)	26 %	**Paroxysmale ventrikuläre Tachykardie**	**15 %**
Fieber (>38,5 °C)	**7 %**		
Unspezifische **EKG**-Veränderungen	40–49 %		

* Pleuraschmerz: gesteigert oder ausgelöst durch Atembewegungen

- Ein Ultraschall kann die Diagnose unterstützen: positiver 4-Punkt-Ultraschall (Kompression), RV > LV, paradoxes Septum und andere spezifischere Zeichen, je nachdem, wie gut Sie sich auskennen.
- **Die folgenden unspezifischen Symptome sind bei einem Verdacht auf LE nicht zur Unterscheidung zwischen bestätigter und ausgeschlossener LE geeignet.**

Andere Symptome			
- Schock - Agitiertheit - Pleuraerguss - Vorhofflimmern 4–14 %	- Verwirrtheit - Abdominelle Schmerzen - Zwerchfellhochstand	- Zyanose - Pleurareiben - Atelektase oder Infiltrat - S1Q3T3-Muster* oder Rechtsschenkelblock 6–30 %	- Fieber - Pulmonale RGs

*S1Q3T3-Muster beschreibt das Vorhandensein einer S-Welle in Abl. I, einer Q-Welle in Abl. III und einer invertierten T-Welle in Abl. III

- **Risikofaktoren (RF) für venöse thromboembolische Erkrankungen (VTE) (2).**

Starke RF (odds ratio > 10)	**Moderate RF (OR 2–9)**
- Fraktur der unteren Extremität > 3 Monate - Einsetzen einer Knie-/Hüftprothese - Herzinfarkt < 3 Monate - VTE in der Anamnese - Traumatische Paraplegie	- Arthroskopische Kniechirurgie - Autoimmunerkrankung - Bluttransfusion - Zentraler Katheter - Chemotherapie
Schwache RF (OR < 2)	- Herz-/Ateminsuffizienz
- Bettruhe > 3 Tage. - Diabetes - Art. Hypertonie - Längeres Reisen im Sitzen - Zunehmendes Alter - Laparoskopische Chirurgie - Adipositas - Schwangerschaft - Krampfadern der Extremitäten	- Erythropoetintherapie - Östrogene - Stimulation der Eierstöcke - Krebs (Metastasen ++) - Orale Empfängnisverhütung - Hemiplegie - Post-partum - „Thrombophilie"

› Algorithmen für die Behandlung

Siehe S. 322 und 324.

Schwerer Verlauf: Behandlung auf der Intensivstation

Zeichen eines extrem schweren Verlaufs = unmittelbare Lebensgefahr: Schockraum mit Kristalloidinfusion (Kochsalzlösung oder Ringer-Laktat weniger als 500 ml, dann Noradrenalin) und O_2 über Reservoir-Maske (10 L/min) ± Intubation. Ggf. sofortige **Echokardiographie** vor einer möglichen **Thrombolyse**.	
– Synkope, Kollaps, Agitiertheit, Apathie – Kollaps mit RRsyst. < 90 mmHg	– AF > 30/min – Kardiogener Schock – Zeichen der Rechtsherzinsuffizienz
Zeichen des erhöhten Schweregrads: RV > LV + Troponin/BNP erhöht: Aufnahme auf Intensivstation	
– RSB + S1Q3T3-Muster (neu) – Neue anteroseptale Ischämie – PaO_2 < 60 mmHg, SpO_2 < 90% bei Raumluft	– HF > 110 – Angst – Retrosternale Schmerzen

- **Bestätigung durch Echokardiographie im Notfall** oder CT unter Überwachung und **Aufnahme auf der Intensivstation**. Eine proximale Venenthrombose (DVT) (Doppler-Echo durch den darin Ausgebildeten) oder eine RV-Dilatation bei hoher klinischer Wahrscheinlichkeit dient der Bestätigung der Diagnose und der Entscheidung für eine Thrombolyse. Die Echokardiographie kann auch eine alternative Diagnose finden.

Verdacht auf eine wenig schwere LE

- Labor: PTT, INR, Thrombozyten ± D-Dimere, wenn die Wahrscheinlichkeit nicht hoch ist.
- Die modifizierten Scores von Wells und Geneva und die empirische Wahrscheinlichkeit sind gleichwertig, um die prä-Test Wahrscheinlichkeit zu beurteilen.
- **Strategie bei hoher klinischer Wahrscheinlichkeit:**
  - **von Anfang an Antikoagulation**, wenn keine Kontraindikationen vorliegen;
  - keine Bestimmung der D-Dimere. **CT-A der Lunge** (oder Szintigraphie), oder **venöser Echodoppler**. Die CT-A ist gut für die Differentialdiagnose geeignet. Eine **normale, gut injizierte CT-A**, mit guter Apnoe, schließt die Diagnose aus. **Szintigraphie**: weniger invasiv, aber 50–66 % nicht auswertbare Ergebnisse. Ihr Ergebnis sollte wie folgt wiedergegeben werden: „Szintigraphie normal" oder „hohe Wahrscheinlichkeit einer LE" oder „nicht diagnostisch". **Der falsche Gebrauch von Worten kann tödlich sein.** Nur ein normales Ergebnis (strikt normales Perfusionsresultat) schließt die Diagnose LE aus. Ein Szintigramm mit hoher Wahrscheinlichkeit gilt als diagnostisch für LE, es bleibt aber eine nicht zu vernachlässigende Anzahl falsch-positiver Ergebnisse (Spezifität 90 %);
  - **wenn eine Lungenembolie ausgeschlossen wird, wird die Untersuchung der Ursache der Symptome fortgesetzt.**
- **Strategie bei geringer bis mittlerer klinischer Wahrscheinlichkeit:**
- **D-Dimer-Bestimmung mit einer Methode mit hoher Empfindlichkeit** (schneller ELISA, Vidas®, Liatest®): kennen Sie den Test, den Ihr Labor verwendet. **D-Dimer < 500 ng/ml:** Diagnose ausgeschlossen. DD > 500 ng/mL: Bildgebung wie oben. **Passen Sie den D-Dimer-Grenzwert an das Alter des Patienten an** (> 50 Jahre): Der D-Dimer-Grenzwert wird berechnet: Alter des Patienten × 10 (für 70 Jahre: 700 ng/mL oder 0,7 mg/mL), was mit den schnellen delokalisierten D-Dimeren nicht möglich ist;

- **Kürzlich validierter YEARS-Score** (> 18 Jahre, gute Hämodynamik) www.mdcalc.com oder https://tinyurl.com/4kr6xtb7: Er differenziert den Schwellenwert nach den 3 prädiktivsten Kriterien des Wells-Scores, mit einem Schwellenwert bei 500 ng/mL bei Vorliegen von $\geq$ 1 Kriterium und bei 1 000 mit 0 Kriterien, er ermöglicht unter diesen Schwellenwerten den Ausschluss einer LE ohne bildgebende Untersuchungen;
- **Die D-Dimere können erhöht sein bei**: Hämatomen, Entzündungen, Schwangerschaft, hohem Alter, Herz- oder Niereninsuffizienz, Krebs ... NB: Troponin, CRP und BNP können bei einer LE erhöht sein.
- **Strategie auf der Grundlage des proximalen Venendopplers (2,3)**: interessant bei Niereninsuffizienz (GFR < 30-45 mL/min), anaphylaktoiden Ereignissen durch iodierte Kontrastmittel und Schwangerschaft. **Bei klinischem Verdacht auf eine Lungenembolie reicht ein proximaler Thrombus aus, um die Indikation für eine Antikoagulationstherapie zu stellen. Er wird jedoch nur in 30–50 % der Fälle von LE gefunden.** Doppler-Flussanomalien haben keinen diagnostischen Wert. Häufig (30–50 % der Fälle) wird das Problem dadurch nicht gelöst.
- **Gleiche Strategie bei Schwangerschaft** (1,2): **Mortalität bei unbehandelter LE in der Schwangerschaft: 20–30 %.** 50 % der Frauen < 20. SSW und 25 % zwischen 20–42. SSW haben D-Dimere < 500 ng/mL. Daher D-Dimer-Bestimmung bei nicht hoher Wahrscheinlichkeit. **Venenultraschall** bei positivem Ergebnis. Keine TVT: Thoraxröntgen bei Verdacht auf eine andere Diagnose. Wenn normal oder nicht erforderlich: **Perfusionsszintigraphie** statt CT-A, um die Bestrahlung der Brust zu begrenzen. Das Risiko einer fetalen Bestrahlung und von Jod wird als gering eingestuft. Gadolinium in hohen Dosen ist bei Tieren teratogen.

> **Schweregrad der LE und weiterer Therapieverlauf.**

- Basierend auf: Klinik, PESI- oder sPESI-Scores, Größe des RV, die im CT (ein RV mit der gleichen Größe wie der LV ist dilatiert) oder im Ultraschall zu präzisieren ist, Troponin, BNP. Dies ist an die Komplexität des Patienten anzupassen: Komorbiditäten und ihre Prognose, Blutungsrisiko, psychosozialer Hintergrund.
- Schweregrad-Scores: PESI: https://tinyurl.com/wktb72nx und sPESI: https://tinyurl.com/874wc7pv
- **Schwere Formen siehe oben: Intensivstation.**
- **sPESI** = 0: Alter < 80, Puls < 110, Blutdruck > 100 mmHg, SpO_2 > 90 %, keine chronische pulmonale oder kardiale Insuffizienz, kein Tumor => **eine „frühe" Entlassung ist möglich**, wenn eine Aufklärung über die Krankheit und die Antikoagulanzientherapie durchgeführt und verstanden wurde. Äquivalent: PESI-Score für niedriges Risiko (I-II).
- Algorithmus in Anlehnung an ESC 2019 und französische Empfehlungen (1,2) (*siehe Abbildung 5.1 auf Seite 322*).

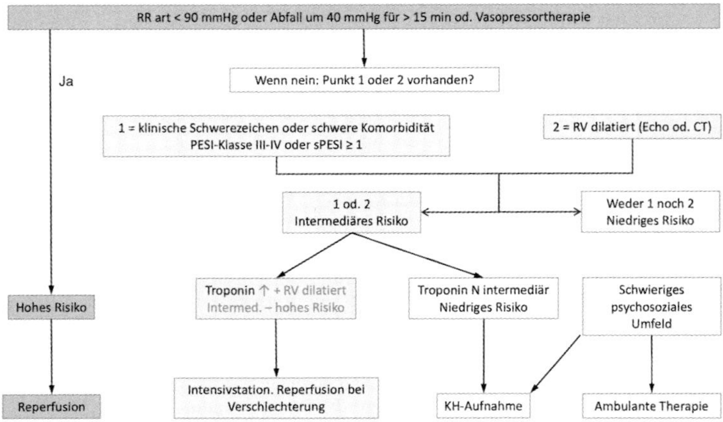

Abbildung 5.1: **Algorithmus der LE-Therapie**

- **Behandlung der LE**
  - Analgesie, O_2 mit Ziel SpO_2 93–98 % (88–92 % bei COPD), begrenzte Flüssigkeitsgabe ± Noradrenalin, Intubation und künstliche Beatmung, je nach Fall.
  - Thrombolyse: Bei massiver LE mit Schock (RR < 90 mmHg ohne andere Ursache): rtPA = Alteplase = Actilyse®: 100 mg in 2 Stunden:
    - Bei schweren Formen sind Kontraindikationen eng zu stellen: aktive Blutungen, schwere Hämostasestörungen, intrakranielle Spontanblutungen in der Anamnese, kürzlicher Schlaganfall (4);
    - Chirurgische oder endovaskuläre Alternativen, die bei Kontraindikationen mit der Intensivstation zu besprechen sind.
  - **Unfraktioniertes Heparin IV** Bolus 80 U/kg, dann kontinuierlich i.v. 18 U/kg/h: bei massiver LE oder bei Bedarf nach schneller Reversibilität oder Niereninsuffizienz (Clearance < 30 mL/min/m^2).
  - **Niedermolekulare Heparine s.c.** (LMWH) z. B.: Enoxaparin 100 U/kg/12 h oder 150 U/kg/24 h, Tinzaparin 175 U/kg/24 h, Dalteparin 100 U/kg/12 h oder 200 U/kg/24 h, Nadroparin 86 U/kg/12 h oder 171 U/kg/24 h oder **Fondaparinux** (2).
  - **Direkte orale Antikoagulanzien** +++: Rivaroxaban Xarelto® 15 mg × 2/d für 21 Tage, danach 20 mg × 1/d, Apixaban Eliquis® 10 mg × 2/d für 7 Tage, dann 5 mg × 2/d bei nicht schwerem Verlauf und Nierenfunktion > 30 mL/min/m^2.
  - **Aktives Tumorleiden: LMWH oder Rivaroxaban: fachärztliche Beratung**.
  - **Schwangerschaft**: LMWH je nach Gewicht (evtl. an Anti-Xa-Aktivität anpassen) oder Calciparin s.c.
  - **Thrombosestrümpfe** bei Bedarf für den Komfort (kein nachgewiesener Nutzen).
  - **Frühzeitiges Aufstehen und Gehen**, sobald dies körperlich möglich ist (je nach klin. Symptomatik).
- **Subsegmentale LE** (2,6)
  - Oft falsch positiv, es gibt radiologische Kriterien, um die Diagnose zu verfeinern/abzugrenzen (6). Die Bedeutung von echten Positiven ist unbekannt.

- Führen Sie einen venösen **Doppler-Ultraschall** der unteren Extremitäten durch (+ obere Extremitäten, wenn Katheter vorhanden sind). Wenn keine proximale Thrombose vorliegt, ist es legitim, nicht zu antikoagulieren, wenn keine hohe klinische Wahrscheinlichkeit, keine sehr hohen D-Dimere, kein Thromboserisiko (Bettlägerigkeit, Tumor usw.) vorliegen und eine Überwachung mittels Echodoppler erfolgt (6). Entscheidung im Kollegium ohne Eile.

> **Bei der Entlassung**

- Stellen Sie sicher, dass das Verständnis des Patienten für die Behandlung (Risiko/Nutzen) angemessen ist. Im besten Fall kontaktieren Sie den Hausarzt. Erklären Sie, dass die Antikoagulanzien lange (mehrere Monate) eingenommen werden müssen.
- **Wiedervorstellung am 7. bis 10. Tag: In der Ambulanz** in Ihrer Einrichtung und am 2. bis 3. Tag beim Hausarzt.
- Rat: Im Falle einer spontanen Blutung (außer kleineren Hämatomen oder Zahnfleischbluten) oder einer Verschlimmerung der Atembeschwerden, eines Krankheitsgefühls, neuer Schmerzen: Rufen Sie den Notarzt = 19222.
- Diagnosealgorithmus der ESC und DKG, s. Seite 324. https://leitlinien.dgk.org/files/06_2019_pocket_leitlinien_lungenembolie.pdf

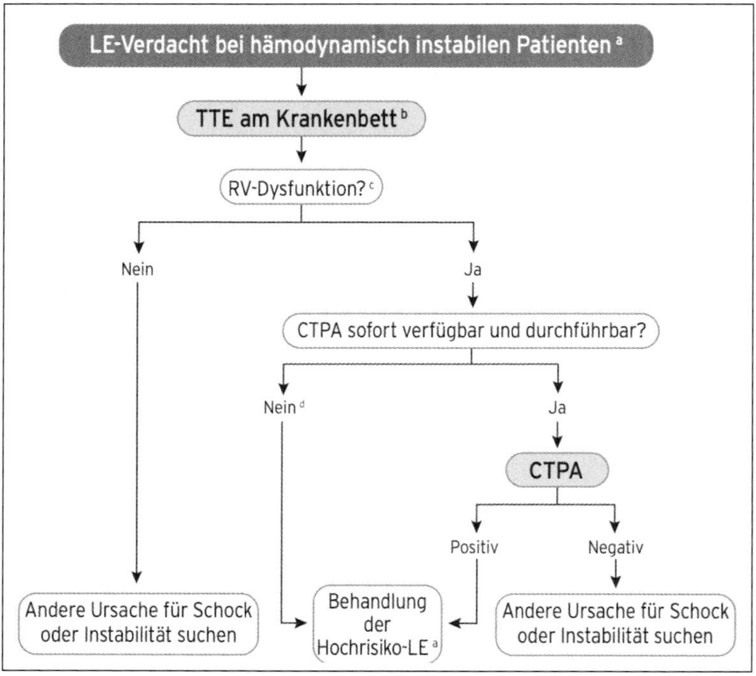

Abbildung 5.2: **Diagnose-Algorithmus für Patienten mit Verdacht auf Hochrisiko-LE – ©Pocket-Leitlinie Lungenembolie 2019 der ESC und DGK [4]**

[a] Siehe Tabelle 4 (S.12) der Leitlinie zur Definition von hämodynamischer Instabilität und Hochrisiko-LE.
[b] Ergänzende bildgebende Untersuchungen am Krankenbett sind die transösophageale Echokardiographie, die Emboli in der Pulmonalarterie und ihren Hauptästen darstellen kann, und beidseitiger venöser KUS zum Nachweis einer TVT und somit einer VTE
[c] In der Notfallsituation bei Verdacht auf Hochrisiko-LE bezieht sich das hauptsächlich auf ein RV/LV-Durchmesser-Verhältnis > 1,0. Die echokardiographischen Befunde der RV-Dysfunktion sind in Abbildung 2 (S. 19) dargestellt.
[d] Einschließlich der Fälle, in denen der kritische Zustand des Patienten nur Untersuchungen am Krankenbett zulässt. In solchen Fällen bestätigen die echokardiographischen Befunde der RV-Dysfunktion eine Hochrisiko-LE, und eine notfallmäßige Reperfusionstherapie wird empfohlen.

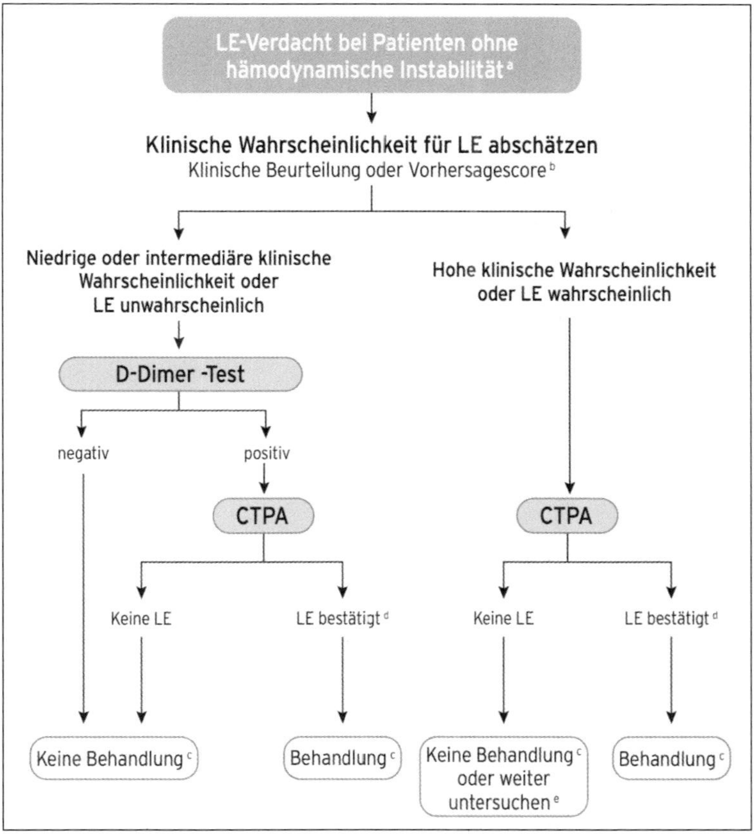

Abbildung 5.3: **Diagnose-Algorithmus für Patienten mit Verdacht auf LE ohne hämodynamische Instabilität – ©Pocket-Leitlinie Lungenembolie 2019 der ESC und DGK [4]**

[a] Die vorgeschlagene Diagnosestrategie für Schwangere mit Verdacht auf akute LE wird in Abschnitt 11 erörtert.
[b] Zur Abschätzung der klinischen Wahrscheinlichkeit können zwei alternative Klassifikationsschemata benutzt werden, ein 3-stufiges Schema (klinische Wahrscheinlichkeit niedrig, intermediär oder hoch) oder ein 2-stufiges Schema (LE unwahrscheinlich oder LE wahrscheinlich).
[c] Behandlung bezieht sich auf eine Antikoagulationstherapie bei LE.
[d] Die CTPA gilt als positiv für LE, wenn sie eine LE auf segmentaler oder mehr proximaler Ebene nachweist.
[e] Im Fall einer negativen CTPA bei Patienten mit hoher klinischer Wahrscheinlichkeit können weitere bildgebende Untersuchungen erwogen werden, bevor gegen eine LE-spezifische Therapie entschieden wird.

Literatur

1. ESC guidelines on the diagnosis and management of acute pulmonary embolism, 2019, https://www.escardio.org oder direkt: https://tinyurl.com/4snjk7w2 (Englisch)
2. Sanchez O., Recommandations de bonne pratique pour la prise en charge de la maladie veineuse thromboembolique chez l'adulte, RevMal Respir, 2019, doi: 10.1016/j.rmr.2019.01.003; https://tinyurl.com/3weus3ud
3. CHEST Guideline and Expert Panel Report, Antithrombotic Therapy for VTE Disease, Chest, 2016, PMID: 26867832, https://tinyurl.com/5yk2su6n
4. ESC Pocket Guidelines: Management der akuten Lungenembolie Version 2019 (abgerufen 3.1.23). https://tinyurl.com/eth43r9a (Deutsch)

5.7 Vorgehen bei Dyspnoe oder Tachypnoe

Vorbemerkungen

- **Die Klinik ist Ihr bester Freund**. Die Unkenntnis der Grundbegriffe führt dazu, dass eine Linksherzinsuffizienz mit Lungenödem als Pneumonie oder „COPD" behandelt wird. **Die Diagnose einer akuten Dyspnoe, insbesondere bei einem älteren Menschen, bleibt** selbst bei einer beherrschten Symptomatologie **eine der schwierigsten klinischen Übungen in der Notaufnahme**.
- **3 Leitsymptome der Linksherzinsuffizienz**:
  - Dyspnoe in Flachlagerung, die sehr selten fehlt;
  - **Diastolisches Herzgeräusch über der Herzspitze/Erb'schem Punkt**, inkonstant; die Wahrnehmung eines 3. Herztons (3. systolisches Geräusch) ist sehr spezifisch;
  - **hepatojugulärer Reflux**, zwar auch ein Zeichen für Rechtsherzinsuffizienz, aber hinweisend auf Herzinsuffizienz und korrelierend mit dem pulmonalen Wedgedruck (2,4,5).
- Die Befragung ist oft schwierig => Geduld, ohne suggestiv zu sein. Fragen Sie den Patienten, warum er mit mehreren Kissen schläft, weichen Sie unpräzisen Antworten aus („weil es mir dann besser geht"). Bestehen Sie auf „was ist besser? usw.", bis Sie ggf. eine interpretierbare, nicht suggerierte Antwort erhalten: „Ich atme besser".
- **Der hepatojuguläre Reflux** (besser und korrekter: abdomino-jugulärer Reflux) wird bei einem zu einem Drittel oder zur Hälfte sitzenden oder sogar flach liegenden Patienten (5) getestet, indem der linke Rippenbogen und das Epigastrium 5 bis 15 Sekunden lang zusammengedrückt werden, nachdem der Patient gewarnt wurde, dass dies schmerzhaft sein könnte und er weiteratmen soll. Die Stauung der Halsvenen, die sich beim Einatmen nicht entleeren, hat denselben Wert. Häufig sind die Jugularvenen spontan gestaut, wenn Sie den Patienten ⅓–½ sitzend beobachten. Das **diastolische Geräusch** ist am besten mit dem Trichter des Stethoskops zu hören, ohne zu stark zu drücken, in linker Seitenlage am Apex. Er wird entweder von einem 3. HT im Beginn der Diastole kurz nach dem 2. HT oder (außer bei Vorhofflimmern) von einem 4. HT am Ende der Diastole kurz vor dem 1. HT verursacht.
- **Messen und notieren Sie immer die Atemfrequenz (AF)**, ein Schweregradindex, der es ermöglicht, den Verlauf zu verfolgen. Ein vernünftiger therapeutischer Test: Wenn es dem Patienten schlecht geht und ein akutes Lungenödem möglich erscheint (Indikation für eine Röntgenaufnahme), wenn der syst. RR $\geq$ 110 mmHg, verabreichen Sie: **1 Hub Glyceroltrinitrat 0,3 mg**: Nur eine Dyspnoe, die mit einer Herzinsuffizienz verbunden ist, wird durch Nitrat verbessert. Wenn nach 5 Minuten keine Wirkung eintritt, beginnen Sie mit einer Sauerstofftherapie 6–8 L/min. Die weitere Therapie kann durch Glyceroltrinitrat 0,5 bis 1 mg/h erfolgen, eine Therapie, die nach Absetzen der Infusion innerhalb weniger Minuten reversibel ist, wenn das Lungenödem nicht bestätigt wird (T1/2 = 4 min). Ein Misserfolg schließt eine Linksherzinsuffizienz nicht aus.
- Der Erfolg dieser Maßnahme ermöglicht es, entspannter auf die Bestätigung durch eine Röntgenaufnahme im Stehen oder Sitzen (nicht im Liegen) zu warten.

- **Vertrauen Sie nicht auf:**
  - **Rasselgeräusche**. Allzu oft werden Patienten angebliche Rasselgeräusche zugeschrieben, die gar keine haben. Dies gilt insbesondere für ältere, lange Zeit bettlägerige oder adipöse Personen, die eine flache Atmung haben und deren Rasseln daher auf die basalen Lungenanteile beschränkt ist. Lassen Sie den Patienten tief atmen und husten, wenn er dazu in der Lage ist, und auskultieren Sie erneut -> die Geräusche verschwinden oder gehen deutlich zurück;
  - **auf die Wirksamkeit von β-2-Mimetika**. Sie lindern sowohl Asthma bronchiale als auch die grobblasigen RGs bei Lungenödem (vasodilatatorische Wirkung).
- **Die Bestimmung von BNP** (6) (oder NT-proBNP mit den dazugehörigen Schwellenwerten): **Ein BNP < 100 pg/L schließt** eine akute Herzinsuffizienz praktisch aus. Zwischen 100 pg/L und 400 pg/L ist das BNP schwer zu interpretieren. Ein BNP > 400 pg/L spricht sehr für eine Herzinsuffizienz als Ursache einer akuten Dyspnoe, **schließt aber weder LE, Sepsis,** Niereninsuffizienz noch eine assoziierte Pneumonie aus!
- **Die Echokardiographie**. Die Tatsache, dass die „systolische“ Funktion erhalten oder nur geringfügig beeinträchtigt ist („nicht dilatierter linker Ventrikel, gute kontraktile Funktion“), schließt eine Herzinsuffizienz nicht aus. Es ist jedoch selten, dass bei einem kardialen Lungenödem eine systolische Funktionsstörung nicht mit einer diastolischen Dysfunktion einhergeht.
- **Thorax- und perikardialer Ultraschall, ihr neuer bester Freund** (7): sehr leistungsfähig bei Lungenödem, Pneumothorax, Lungenentzündung, Pleuritis, großem Perikarderguss.
- Das **EKG** ist häufig abnormal, wenig sensitiv und wenig spezifisch und lässt keine Rückschlüsse zu. Kann einen dekompensierenden Faktor aufdecken: Vorhofflimmern, Infarktnarbe.
- **Hyperkapnie** = Schub einer chronischen Bronchitis? Nicht unbedingt. Bei einem akuten Lungenödem signalisiert Hyperkapnie die Schwere der Erkrankung und ist oft eine Indikation für NIV/CPAP. Sie ist auch bei anderen Ventilationsstörungen zu beobachten: bei Pleuraschmerzen, Rippenfrakturen und massiver Adipositas.
- **D-Dimer-Bestimmung: wird nur durchgeführt, wenn man bereit ist, eine CT-A zu machen**. DD sind bei Entzündungen, Schwangerschaft, hohem Alter, Hämatomen und Traumata erhöht. Der einzige interpretierbare Wert ist < 500 μg/L oder altersgerecht adaptiert (*S. 320*): Er schließt eine LE nur bei geringer oder mittlerer klinischer Wahrscheinlichkeit aus. Es sollte ein validierter Test verwendet werden, z. B. ELISA-Schnelltest, Vidas, Liatest (Sie sollten wissen, was Ihr Labor verwendet) (8).

Vorgehen bei Dyspnoe oder Tachypnoe

- Dyspnoe = bewusste Wahrnehmung von Atembeschwerden. Tachypnoe ist nicht immer damit verbunden. **Eine Tachypnoe weist nicht unbedingt auf eine Atemwegserkrankung hin. Behalten Sie im Hinterkopf Azidose und Schock jeglicher Art.**

- Wenn Sie mit einer nicht sofort erklärbaren Dyspnoe oder Tachypnoe konfrontiert werden, gehen Sie systematisch vor.

... ***Sammeln Sie klinische Zeichen und Symptome***........................

- **Umstände des Auftretens.**
- **Art:**
  - **Atemfrequenz**: Tachypnoe oder Bradypnoe;
  - **Inspiratorisch, exspiratorisch** oder in beiden Fällen;
  - Amplitude der Atembewegungen: Wechsel von Hyper- und Apnoe, periodische Atmung (Cheyne-Stokes) oder tiefe Atemzüge/Hyperpnoe (Kussmaul);
  - Verlaufsmuster: akute oder chronische paroxysmale Dyspnoe.
- **Assoziierte klinische Zeichen:**
  - Vorhandensein von Atemgeräuschen, die aus der Ferne oder bei der Auskultation wahrgenommen werden;
  - Auffälligkeiten bei der körperlichen Untersuchung des Thorax;
  - Schmerzen, nicht-pulmonale Zeichen;
  - Farbe der Haut und Schleimhäute, Zyanose, **Blässe; Schweißausbrüche** (Adrenergika, Hyperkapnie);
  - Herz-Kreislauf-Zeichen, neuropsychische Zeichen usw.
- **Notfall-Ultraschall**: pleuropulmonal und perikardial (kardial schwieriger).

... ***Zusätzliche Untersuchungen in der Notaufnahme***......................

- Blutgase (pH) **immer seltener**, SpO_2 (*siehe S. 297*).
- EKG. Manchmal Urinteststreifen und kapillarer Blutzucker.
- Thoraxröntgenbild; Blutbild, Elektrolyte (Anionenlücke), Blutzucker, ± Biomarker, je nach Verdacht (Troponin, BNP, D-Dimere, PCT).

... ***Beurteilen Sie die klinische Ausprägung: Akute Ateminsuffizienz?***......

- **Respiratorische Zeichen:**
  - Zyanose, Schwitzen, Orthopnoe, Tachypnoe (AF) oder, im Gegenteil, extreme Bradypnoe;
  - Einziehen der akzessorischen Atemmuskeln (Sternocleidomastoideus, Intercostalmuskulatur);
  - aktive Kontraktion der Bauchmuskeln;
  - paradoxe Bauchatmung, die eine Erschöpfung der Atmung anzeigt.
- **Hämodynamische Auswirkungen**:
  - **Tachykardie** über 110 pro Minute;
  - Zeichen eines Schocks (Marmorierung, Oligurie, kühle Extremitäten, Angstzustände usw.);
  - Kollaps mit Abfall des Blutdrucks $\leq$ 90 mmHg.
- **Neuropsychische Auswirkungen:**
  - **Unruhe**, Aggressivität (Gefahr durch Sedierung) oder im Gegenteil Apathie;
  - Asterixis;
  - Koma.
- **Anzeichen einer schlechten Toleranz erfordern Notfallmaßnahmen (Sauerstoff über Maske, Flüssigkeitsersatz oder sogar Maskenbeatmung vor der Intubation ...) und die sofortige Verlegung auf die Intensivstation.**

... ***Schließen Sie eine extrathorakale Ursache aus!*** ....

- Akute und/oder schwere Anämie (Blutungen, Hämolyse usw.), alle Schocks.
- Metabolische **Azidose** (Ketoazidose, Niereninsuffizienz usw.).
- Schwere neurologische Erkrankung, zentral (Cheyne-Stokes) oder peripher.
- Panikattacken (PaO_2 >> 105 mmHg, Alkalose, Hypokapnie).

❯ Die Ursachen von Dyspnoe und Tachypnoe

... ***Inspiratorische Dyspnoe (Stridor): laryngeale Dyspnoe*** ....

- Allerdings kann der Stridor (weithin hörbares laryngo-tracheales Geräusch) fehlen: dann muss man sich verlassen auf Einziehungen, die Dominanz in der Inspiration oder die Atembehinderung in In- und Exspiration (Trachea), ein Geräusch ohne größere auskultatorische pulmonale Auffälligkeiten, die „belegte" (Oropharynx), heisere oder erloschene **Stimme**. Für einen laryngealen Ursprung sprechen: unerklärliche einseitige Ohrenschmerzen (Tumore), kürzliche **Dysphonie**, **Dysphagie**.
- Je nach Fall können Sie Folgendes beachten:
  - Zervikale Narbe, Schwellung oder Lymphadenopathie;
  - Prellung, zervikales Hämatom, subkutanes Emphysem;
  - Plötzlicher Beginn mit Husten und Dyspnoe ± in Verbindung zu bringen mit der Inhalation eines Fremdkörpers.

- **Kriterien einer schweren Erkrankung:**
  - Patient in sitzender Position (Pat. sitzen lassen);
  - Erschöpfung;
  - Zyanose (extremer Schweregrad);
  - Dauer.
- Wird häufig unterschätzt.
- **Maximale therapeutische Dringlichkeit: bei Verdacht auf einen Fremdkörper: siehe unten.**
- **Ansonsten**: Sitzende Position, O_2 8–10 L/min über Maske mit Reservoir. Venöser Zugang, 80 mg Methylprednisolon i.v. Dann SaO_2, BGA. Verlauf beobachten anhand von Klinik und Pulsoximeter.
- Keine gründliche oropharyngeale Untersuchung bei einem asphyxtischen Patienten!
- Auch bei Besserung nach i.v. Kortikosteroiden meist Verlegung auf Intensivstation.

- **Hauptursachen**:
  - Angioödem der Glottis: Adrenalin 0,50 mg IM (wiederholbar *s. S. 701*) und danach Methylprednisolon: 80–160 mg i.v.; Bradykinin-vermitteltes Angioödem (*siehe S. 701*);
  - Aspiration von Ätzmitteln (Verschlucken oder Erbrechen): Kortikoid ± Intubation;
  - Infektiöse Epiglottitis (*Haemophilus*): kommt auch bei Erwachsenen vor (Fieber, Hypersalivation, Dysphagie); Diagnose bei Untersuchung durch HNO-Arzt ± Röntgen des Kehlkopfs (ap + seitlich) in Anwesenheit eines Arztes; Verlegung auf Intensivstation nach Kortikoid i.v., Blutkulturen und Cefotaxim 1 g i.v.;

- Kehlkopfkrebs, Tumor oder Kompression oder eine Trachealstenose (kürzliche Intubation). NB. **Bei Dyspnoe ist die Stenose immer extrem**. 160 mg Methylprednisolon i.v.; Beratung durch HNO und Intensivstation. Immer ins Krankenhaus einweisen. Chirurgische Intensivstation, falls angezeigt;
- **Lähmung der Glottismuskulatur**: Laryngeale Dyspnoe bei Anstrengung, dann permanent bei normaler Phonation. Konsil durch Intensivarzt und/oder HNO (Intubation oder Tracheotomie);
- **Fremdkörper** (vor allem bei Kindern), notfallmäßige Bronchoskopie:
  - beim Essen aufgetreten. Fragen Sie: „Sind Sie am Ersticken?“ Wenn eine Antwort kommt: mäßige Obstruktion. Wenn keine Antwort kommt, schwächer werdender Husten, Atemnot: schwer,
  - Intensivmediziner/Anästhesist benachrichtigen. **Mäßige Obstruktion, Patient atmet spontan -> ihn in seinen Hustenbemühungen bestärken. Ein Eingreifen ist nur bei Schwächung oder Atemstillstand erforderlich.** Wenn die Person „durchhalten“ kann, nur hochkonzentrierten Sauerstoff über Maske in sitzender Position verabreichen, bis die Bronchoskopie sicher im OP durchgeführt werden kann. **Ansonsten bei Erwachsenen (9) 5 Schläge auf den Rücken kombinieren (nach vorne beugen, mit dem Handballen zwischen die Schulterblätter schlagen), Heimlich-Manöver**, wenn nicht erfolgreich: **5 abdominelle Kompressionen, dann Thoraxkompressionen (Typ Herzdruckmassage).** Abwechselnd 5 Schläge auf den Rücken – 5-mal Heimlich-Manöver bis zur Mobilisation des Fremdkörpers oder Bewusstlosigkeit, in diesem Fall mit Herzdruckmassage beginnen. Wenn nicht erfolgreich, **ernster Zustand und kein Spezialist verfügbar:**

Pat. bewusstlos	Bei Bewusstsein	
	Schwere Dyspnoe	**Gute SpO_2**
Erste Maßnahme: Laryngoskopie (s. unten)	RSI, dann: Laryngoskopie als erste Maßnahme; subglottischer Zugang, wenn nicht erfolgreich: Koniotomie.	Transfer in den Operationssaal unter Beachtung der Lagerung
Subglottischer Zugang bei Misserfolg = Koniotomie		

Direkte Laryngoskopie mit dem Laryngoskop als erste Maßnahme:

- Wenn ein Fremdkörper sichtbar ist, glottisch oder supraglottisch: Entfernung mit der Magill-Zange;
- wenn er nicht entfernt werden kann oder bei schlechter Sicht (Blut, Sekrete) trotz Absaugen:
  - Fremdkörper weder glottisch noch supraglottisch sichtbar = subglottisch: intubieren und Fremdkörper in einen Hauptbronchus zurückschieben,
  - Fremdkörper glottisch oder supraglottisch, kann nicht entfernt/durchstoßen werden: Krikotomie;
- **Verwendung von Medikation zur RSI**: Wird für die Krikotomie oder Intubation verwendet, wenn der Patient noch vital ist, sich aber auf dem Weg zur schnellen Dekompensation befindet (graue oder zyanotische Hautfarbe, Schweißausbrüche, zunehmend bradypnoeisch). Diese Patienten können nicht in den Operationssaal transportiert, sondern müssen vor Ort behandelt

werden. Die Situation ist kritisch, wenn kein Sauerstoff vorhanden und eine angemessene Präoxygenierung nicht möglich ist, bei von vornherein schwierigen Intubationsbedingungen.

- Kehlkopftrauma: Kortikosteroid und häufig Tracheotomie (schwierige Intubation).

… ***Exspiratorische Dyspnoe mit trockenen Rasselgeräuschen oder Giemen/ Brummen*** ……………………………………………………

Dekompensation einer COPD

- Vorgeschichte.
- Hoover-Zeichen (Einziehen der unteren, lateralen Anteile des Brustkorbes bei Inspiration = inverse Atmung).
- Verminderter Abstand < 5 cm zwischen dem oberen Rand des Schildknorpels und des Manubrium sternum.
- Atmung mit exspiratorischer Stenose durch Lippenbremse („pursed lips“).
- Röntgen: flache Zwerchfellkuppeln, Emphysem, keine Kardiomegalie.
- Hyperkapnie: unspezifisch: Eine Rippenfraktur oder ein großer Erguss können ebenfalls dafür verantwortlich sein, aber deutlich erhöhtes Bikarbonat bei normalem oder nur leicht erniedrigtem pH-Wert weist auf eine chronische Hyperkapnie im Zusammenhang mit chronischer Ateminsuffizienz hin.

Paroxysmales Asthma (*S. 311*)

- Junge Person, Anfälle in der Vorgeschichte, Allergien usw.
- Neu aufgetretenes Asthma: auslösende Faktoren, manchmal steht Husten im Vordergrund.
- Ein niedriger PEF und seine Verbesserung nach ß2-Mimetikum sind starke Hinweise, unspezifisch, *wenn keine andere Ursache*, wie Asthma behandeln und eine Lungenfunktion-/pneumologisches Konsil vorsehen.

Lungenödem

- Pfeifende Rasselgeräusche sind häufig (1/3) im Stadium des akuten Lungenödems, das für ein peribronchiales Ödem verantwortlich ist.

Bei akuter Atemnot mit pfeifenden Rasselgeräuschen bei einer **älteren Person** ohne lange Asthmaanamnese muss immer an ein Lungenödem gedacht werden, auch wenn es Asthma mit sehr spätem Beginn gibt.

- **Bekannte Herzerkrankung** (ischämisch, art. Hypertonie, Herzklappenfehler).
- Orthopnoe, nach der man hinter einem im Vordergrund stehenden Husten suchen sollte (auch schweres Asthma).
- Sauberes, oft schaumiges Sputum.
- Anamnese von nächtlicher Dyspnoe mit Orthopnoe, Knistern. „Warum zwei Kissen? – Um besser atmen zu können“. Aber man muss darauf bestehen, diese Antwort zu bekommen, ohne sie zu suggerieren.
- **3. HT**, Herzgeräusche, während des Anfalls schwer zu hören.
- Rasseln nicht konstant, aber **Pfeifen/Giemen** in bis zu ⅓ der Fälle vorhanden!
- Schmerzen in der Leberregion, **hepatojugulärer Reflux, juguläre Stauung** sind Anzeichen für eine **linksventrikuläre Insuffizienz** (2,4,5).
- EKG: Bedeutung = Anzeichen einer Kardiopathie, mit einem Lungenödem verbundene Erkrankungen, insbesondere Ischämie und Rhythmusstörungen. Aber

ischämische Zeichen können bei schwerer Hypoxie funktionell sein oder bei einer Rhythmusstörung auftreten.
- **Pleurapulmonaler Ultraschall**: zahlreiche B-Linien in Form eines Kometenschweifs. Außerdem manchmal mäßiger bilateraler Pleuraerguss.
- **Röntgenaufnahme im Stehen: großes Herz und diffuse alveoläre Trübungen, manchmal diskretere Anzeichen**: Kerley-B-Linien; Pleuraerguss, eventuell auf die Fissura horizontalis beschränkt; einseitige Verschattungen sind möglich; vermehrte Gefäßzeichnung in den Lungenspitzen.
- **Deutliche Wirksamkeit innerhalb von 5' von Glycerolnitrat** auf das Gefühl der Dyspnoe und die AF (Gefährlich, wenn RRs $\leq$ 100 mmHg). Die Wirksamkeit ist inkonstant.
- **Die Diagnose bleibt manchmal schwierig** (vor allem bei älteren Menschen): Ein Herzultraschall ist erforderlich und Sie müssen sich möglicherweise bis zur Bestätigung einer Behandlung unterziehen (Glyceroltrinitrat i.v. sehr gut handhabbar, β-Mimetika, Furosemid). Übertreiben Sie es nicht: Die Spuren werden verwischt und Furosemid außerhalb seiner Indikationen ist bei alten Menschen oder bei LE schädlich.
- **BNP**: *siehe oben S. 328.*

... *Dyspnoe mit knisternden Rasselgeräuschen (Krepitationen)* ....

Bevor Sie von Knisterrasseln sprechen, schließen Sie falsch positive Befunde aus: Basales Entfaltungsknistern bei Bettlägerigen, Adipösen, älteren Personen: Lassen Sie die Betroffenen ausgiebig atmen und husten. Verwechseln Sie es nicht mit dem feuchteren Knistern, das in beiden Atemzyklen vorhanden ist.

Akutes Lungenödem (*S. 366* und weiter oben Giemen/Brummen)
Infektiöse Lungenerkrankungen (häufig) (*siehe S. 297*).
- Echter Schüttelfrost (sichtbar und unkontrollierbar, Zähneklappern).
- Fieber; fehlt in $\geq$ 30 % der Fälle ... bei älteren Menschen.
- **Eitriges Sputum**: Ein entscheidendes Detail, das bei den Beobachtungen vergessen wird. Bei alten Menschen nicht immer vorhanden.
- Herdförmige Rasselgeräusche, dumpf; Bronchialatmung.
- **Thorakale Ultraschalluntersuchung**: Konsolidierungen etc.: Sensitivität und Spezifität: 90/98 % (7).
- Infiltrat in der Rö.-Thoraxuntersuchung: kann der Klinik hinterherhinken. Thorax-CT ist viel besser sensitiv, aber Logistik, erhöhte Strahlendosis und kein Nachweis einer Verbesserung der Prognose => nicht generalisiert.
- Häufig liegt ein erhöhtes CRP > 50 mg/L (inkonstant) oder ein erhöhtes PCT vor. Leukopenie ist möglich. Leukozytose oft nicht vorhanden.

Interstitielle Fibrose
- Anstrengungsbedingte Dyspnoe mit progressiver Verschlechterung. Sehr trockenes, diffuses Rasseln.
- Häufig Trommelschlegelfinger. Röntgenbild: diffuses retikuläres interstitielles Syndrom.

... *Dyspnoe mit Asymmetrie oder sogar auskultatorischer Stille* ....

Spontaner Pneumothorax (*S. 341*).
- In der Regel damit verbunden plötzliche Schmerzen. Gewöhnlich bei einem jungen, langgliedrigen Menschen.

- Klinik: hypersonorer Klopfschall, kein Stimmfremitus oder vesikuläres Atemgeräusch.
- **Thorakaler Ultraschall**: Verschwinden des Pleuragleitens der B-Linien, Darstellung des Lungenpunkts („lung point“).
- Das Thoraxröntgen stellt die Diagnose weniger empfindlich dar als Ultraschall und CT: Röntgenbild in der ersten Phase nur bei Einatmung. Keine Aufnahmen bei der Ausatmung (Gefahr!). Ziehen Sie im Zweifelsfall eine thorakale CT vor.

Pleuritis

- Klinisch: gedämpftes Atemgeräusch, Abnahme des Vesikuläratmens, des Stimmfremitus.
- **Thorakaler Ultraschall** (hilft, die ideale Punktionsstelle zu finden), empfindlicher als das Röntgenbild.
- Analyse des Punktats (*S. 295*).
- **Jeder akute Erguss oder mit Dyspnoe oder Fieber sollte in der Notaufnahme oder sehr schnell auf der Station punktiert** und ggf. evakuiert werden.

Vollständige Atelektase

- Lobäre Atelektase oder Atelektase eines ganzen Lungenflügels.
- Dämpfung bei der Perkussion und auskultatorische Stille.
- **Thorakaler Ultraschall**, der bei Konsolidierungen manchmal zwischen Atelektase und Pneumonie unterscheiden kann.
- Röntgenbild: dichte, homogene, generelle Aufhellung ohne Pneumobronchogramm. Eine Bronchoskopie muss innerhalb von 24 Stunden organisiert werden. Physiotherapie.

... ***Dyspnoe oder Tachypnoe mit pulmonaler Verschleimung*** ....

- Feuchte Rasselgeräusche können trockene RGs maskieren.
- Giemen/Brummen kann assoziiert sein.

Koma

- Bei Hypoventilation, Fehlen von Husten. Behandlung des Komas und seiner Ursache, pharyngeale Absaugung, stabile Seitenlage außer bei intrakranieller Hypertension (halbsitzend ± Intubation und Hyperventilation).

Akute Bronchitis bei älteren Menschen

- Eitriges Sputum, nicht immer Fieber. Ein schöner Fallstrick.

Akutes Lungenödem

Siehe S. 366.

Ein nicht seltener Fallstrick: der epileptische Anfall.

- Dessen neurologische Phase übersehen wurde. Achten Sie auf Bissverletzungen und Urinabgang, inkonstant, Verwirrtheit (kann aber auch durch Hypoxie verursacht sein).
- Dafür spricht auch eine rasche Erholung, oft innerhalb von einer Stunde, außer bei Status epilepticus, Aspiration oder einer schwerwiegenden Ursache für den Anfall (Schlaganfall).
- Eine CK-Erhöhung ohne Muskeltrauma, eine vorübergehende metabolische Laktazidose (Anionenlücke > 17) lassen ebenfalls auf einen Krampfanfall schließen. Ein Blick auf das Rezept kann Sie auf die Spur bringen.

... ***Dyspnoe oder häufiger Polypnoe ohne pathologische Geräusche*** ....

Lungenembolie (*S. 318*).

- Röntgenbild oft normal. Oder kleiner Erguss. Oder klassische Anzeichen.
- Fieber spricht nicht dagegen (bis zu 40 °C!).

- **Pleuraschmerzen. Tachykardie. Risikofaktoren.**
- Dyspnoe oder Brustschmerzen mit wenig oder keinen Rasselgeräuschen, keine Orthopnoe.
- Nichts ist spezifisch, nichts schließt die LE formal aus.
- Klinische Zeichen einer Thrombose nur sehr unregelmäßig vorhanden. Dasselbe gilt für begünstigende Begleitumstände.
- Das Fehlen einer alternativen Diagnose macht es erforderlich, die Diagnose zu bestätigen.
- Die Strategie besteht darin, die **klinische Wahrscheinlichkeit zu bewerten und dann die D-Dimer-Werte zu bestimmen**, wenn die Wahrscheinlichkeit nicht hoch ist, dann bildgebende Verfahren bei D-Dimeren > 500 ng/mL (oder Alter × 10) (*S. 320*) und CT-A des Thorax.
- Thorakale Ultraschalluntersuchung: kann folgen. Die bettseitige Echokardiographie hat einen negativen Vorhersagewert von 50 %, sodass eine normale Untersuchung eine PE nicht ausschließen kann. Bei instabilen oder akut kranken Patienten, bei denen die klinische Wahrscheinlichkeit einer PE hoch ist und Behandlungsentscheidungen erforderlich sind, kann die bettseitige Echokardiographie eingesetzt werden, bevor eine Thoraxaufnahme sicher durchgeführt werden kann (10).

Perikard-Tamponade (*S. 416*).
- Klinische Anzeichen für linksventrikuläre Insuffizienz. Ödem und/oder Zyanose mit oberer Einflussstauung.
- Ein paradoxer Puls ist Anzeichen einer Kompression.
- **Ultraschalluntersuchung**, auch wenn Sie wenig Erfahrung haben (unübersehbare Diagnose in der klinischen Ultraschalldiagnostik: „swinging heart").
- Konsil mit Intensivarzt.

Wichtige seltene, aber tödliche Fallstricke

Anomalien der Brustwand oder neuromuskuläre Erkrankungen.
- Dyspnoe kann ein Erstsymptom sein.
- Die klinische Untersuchung führt in den meisten Fällen zur Diagnose.
- **Guillain-Barré, Myasthenia gravis und zervikale Rückenmarkskompression** haben neurologische Zeichen.

Akute Anämie
- Normale Herz-Kreislauf- und Lungenbefunde, Blässe oder Ikterus.
- Inspektion auf abdominothorakale Prellungen (Antikoagulantien?)
- Oder nach Hämatomen an den Gliedmaßen (Oberschenkel), Psoas-Zeichen.
- Rektale Untersuchung und Magensonde, Palpation des Abdomens.
- Ultraschall (Pleuraerguss, Aszites, schwierigerer zu erkennen: retroperinealer Erguss).
- Die Diagnose wird bestätigt durch den niedrigen Hämoglobinwert oder, schneller, den Mikrohämatokrit, der in der Notaufnahme gemacht wird (Spätes Zeichen).

Zentral bedingte Dyspnoe
- **Der tödliche Fallstrick besteht darin**, diese Diagnose vor allem bei Bewusstseinsstörungen zu missbrauchen: Suche nach respiratorischen Erkrankungen, LE, Schock, Azidose.

Septischer Schock

- Die respiratorischen Symptome (und die neurologischen Symptome), die in den qSOFA-Score (*S. 604*) einfließen, sind oft die ersten oder sogar lange Zeit isoliert, insbesondere bei älteren Menschen, ohne oder vor der Hypotonie.
- **Schauen Sie auf die Knie**, um nach Marmorierungen oder kalten Extremitäten (trotz Bettdecke) zu suchen, und werfen Sie einen Blick auf das Genital [2642?] (Zyanose).

… ***Metabolische Azidose*** ……………………………………………

- Der Urinteststreifen kann eine verpasste Diagnose einer diabetischen Ketoazidose nachholen, ebenso wie den Hinweis auf eine Anionenlücke geben.
- Diagnose: Analyse der arteriellen oder venösen Blutgase (*S. 297 und 671*).

- **Eine Angstneurose ist immer eine Ausschlussdiagnose!**
  Die Alkalose ist zwar Ausdruck einer Hyperventilation, aber nicht unbedingt psychisch bedingt! Aspirin (Irrtum oder Selbstmord) führt zu einer respiratorischen Alkalose vor der metabolischen Azidose. Die Angst vor Brustschmerzen oder einer Lungenembolie führt gerne zu einer darüber gelagerten Hyperventilation.
  Ein anämischer Patient mit gerissener Milz „hyperventiliert" ebenfalls.
  Der **sogenannte normale PaO_2 ist nicht mehr normal, wenn der $PaCO_2$ niedrig ist**, was von den lobenswerten Bemühungen des Patienten zeugt, die PaO_2 auf dem von der Fakultät gewünschten Niveau zu halten.
  Hüten Sie sich vor einer **Ruhetachykardie** $\geq$ 100, auch wenn die Ursache nicht auf Anhieb offensichtlich erscheint.

Literatur

1. Delerme S., Ray P., Acute respiratory failure in the elderly : diagnostic and prognostic, Age Ageing, 2008, PMID: 18388161, https://tinyurl.com/5dd289yu
2. Rosset S., Ramlawi M., Dyspnée aiguë aux urgences : de la physiopathologie à l'échographie, Revue Med Suisse, 2015, https://tinyurl.com/a5rpe4bd
3. Grossman W., Diastolic dysfunction in congestive heart failure, N Eng J Med, 1991, 325 : 1557–1564.
4. Ewy GA., The abdominojugular test : technique and hemodynamic correlates, Ann Intern Med, 1988 ; 312 : 1548–51.
5. Montalescot G., Blétry O., Le cœur et les vaisseaux — réévaluation de quelques données sémiologiques, In Blétry O. « Redécouvrir l'examen clinique », Douin, Paris, 1995 : 204–12.
6. Claessens Y.-E. et Ray P., Les biomarqueurs en médecine d'urgence, Springer, 2012.
7. Petrovic T., Lapostolle F., Échographie d'Urgence, éd. Arnette, 2013 und http://winfocus-france.org/ und www.echorea.org/
8. Penaloza, A.P., Roy P-M., Faut-il traiter un biomarqueur ? D-dimères ? Congrès Urgences, 2012, www.sfmu.org (Mitglieder) oder direkt: https://tinyurl.com/jw9e7m5f
9. ERC, Guidelines for Resuscitation, 21, Basic life support. (abgerufen 5.1.2023) https://cprguidelines.eu/
10. Freund Y, Cohen-Aubart F, Bloom B. Acute Pulmonary Embolism: A Review. JAMA. 2022 Oct 4;328(13):1336-1345. doi: 10.1001/jama.2022.16815. PMID: 36194215.

5.8 Hämoptyse – Hämoptoe

Wichtige Punkte

- Beurteilung des Schweregrads = Menge der Blutung, **respiratorische Beeinträchtigung, Komorbiditäten.** Selten hämodynamisch wirksam.
- **Seitenlage auf der blutenden Seite** (schützt die andere Seite).
- Hämoptyse und gleichzeitig Klinik wie bei Pneumonie: Achten Sie auf die radiologisch-klinischen Kriterien: LE? Tumor? Tuberkulose?
- **Terli-/Vasopressin nicht ohne Grund überstürzt einsetzen**: stört oder verzögert um 6 Std. die Embolisation.
- **Früher CT-Scan, Bronchoskopie kann warten. Schwierig zu bestimmen, wer mit geringer Hämoptyse entlassen werden kann**. Hämoptyse ist kein banales Symptom.

Diagnose

- **Ausstoß von rotem, schaumigem Blut** während einer **Hustenanstrengung**. Kein Husten = kein Hämoptysen. Der Husten geht dem Blutausstoß voraus oder geschieht gleichzeitig mit ihm, im Gegensatz zu den Ursachen in den oberen Luftwegen (HNO). Bei HNO-Ursachen ist das Blut nicht schaumig. Blut, das an der Rachenhinterwand herunterläuft, kommt von oben, es sei denn, es handelt sich um eine massive Hämoptyse, die den Nasen-Rachen-Raum überflutet hat. Inspizieren Sie Mund (Zahnfleisch) und Rachen.
- Hämatemesis: schwärzliches oder rotes Blut, Erbrechen, aber schwierige Diagnose bei reichlich roter Hämatemesis ± Husten. **Wer hat angefangen**? Der Husten, das Erbrechen (epigastrischer Schmerz)?
- Anzeichen für diffuse Blutungen?
- **Lokalisierte Rasselgeräusche**: können, mit Kenntnis der Vorgeschichte, vor der Bildgebung die Seite angeben, die blutet: **in Seitenlage auf dieser Seite positionieren**.

Auf Anzeichen von Atemnot achten

- AF $\geq$ 30, Dyspnoe, Zyanose, Einziehungen.
- Die Schwere der Erkrankung liegt nicht in der Anämie oder dem hämorrhagischen Schock (Ausnahme!), sondern in der alveolären Überflutung und der akuten Atemnot: Atemfrequenz und SpO_2!
- Anruf auf der Intensivstation, symptomatische Notfallbehandlung.

Beurteilen Sie die kumulative Stärke der Blutung

- Geringe Blutung: Blutstreifen, weniger als ein Teelöffel oder leicht blutiges Sputum. Teelöffel = 5 mL.
- Mittlere Blutung: in der Größenordnung eines halben oder kleinen Glases: 120 mL.
- Starke Blutung: mehr als 200 mL oder mehr als 100 mL pro Stunde lebensbedrohlich (10–50 % Sterblichkeit). Eine Nierenschale = 300 mL. Eine mittelstarke Hämoptyse kann lebensgefährlich sein, wenn das Herz oder die Lunge vorgeschädigt sind.

Zusätzliche Untersuchungen

- Blutbild, Thrombozyten, INR, PTT, Blutgruppe, wenn starke Blutung; irreguläre Antikörper, D-Dimere bei Verdacht auf LE (*S. 320*).
- SpO_2 oder sogar arterielle BGA bei $\geq$ mittlerer Blutung.

- **Frühzeitiges CT des Thorax. Eine Bronchoskopie ist selten dringend erforderlich.** Schwierig zu schematisieren, wer mit geringen Hämoptysen **entlassen werden kann**: Kontext berücksichtigen: Bronchitis im Rahmen einer viralen Erkrankung mit starkem Husten, Bild einer Pneumonie ohne aggravierende Faktoren, keine Risikofaktoren für Tumoren, keine Beeinträchtigung des Allgemeinzustands.

- **Thorax-CT als erste Wahl bei fast jeder Hämoptyse: kontrastmittelunterstützte Mehrschicht-Computertomographie mit CT-Angiographie**: prognostisch (Menge, Lokalisation) und ätiologisch (Raumforderung, Bronchiektasen usw.) und oft vor einer Embolisation.
- **Thoraxröntgenaufnahme als Notlösung oder bei** einem klaren Bronchitisbild während einer Viruserkrankung, einer Lungenentzündung, ohne Verdacht auf LE und nur seltenem Auftreten von Hämoptysen von geringem Ausmaß. Ergebnis: Miliartuberkulose oder posthämoptoische Granularität, die die Diagnose untermauert; Tumorverschattung, Atelektase, Exkavation? Oftmals normal.
- **Bronchoskopie** (außer Verdacht auf Lungenembolie) **oft anschließend an die CT-A und je nach Meinung des Pneumologen/Intensivmediziners**. Bei aktiver Blutung vor allem, wenn keine radiologischen Zeichen vorhanden sind. Kann die Blutung lokalisieren oder nicht, grundlegender Schritt im Falle einer sehr starken Hämoptyse, bei der man möglicherweise zu einer selektiven Intubation des Hauptbronchus auf der gesunden Seite gezwungen ist.
- **CT und Bronchoskopie (in dieser Reihenfolge)**: immer bei Rauchern mit Bluthusten, unabhängig von der Häufigkeit. Können bei „geringer Häufigkeit" unter bestimmten Bedingungen (s. weiter unten) extern durchgeführt werden.

› Behandlung

- Jede Hämoptyse mit **frischem Blut** (deutlich roter Auswurf), die mehr als gering ist oder rezidivierend auftritt => **peripherer Zugang und engmaschige Überwachung** bis zum CT.
- **Symptomatische Behandlung von Hämoptysen mittlerer oder großer Stärke. Verständigen Sie sich mit dem Intensivarzt.**

- Nasaler O_2 oder mit Reservoirmaske und hohem Fluss bei Hypoxie. SpO_2 90 % anstreben, wenn COPD.
- Großlumiger venöser Zugang (keine Gefahr bei Paravasat).
- **Vasokonstriktorische** Behandlung bei **bedrohlicher Hämoptyse**: Terlipressin (**Glyclpressin®, Haemopressin®**), außerhalb der Zulassung: 2 mg i.v., dann 1–2 mg/4 h i.v. mit dem Intensivarzt absprechen, da es die **Embolisation um 6 Std. verzögert** (1). Bei Koronarpatienten riskant. Muss genau überlegt werden.
- Einige schlagen Tranexamsäure (Cyclokapron®) i.v. vor (2).
- Überwachung:
  - Klinisch: Sputum (sammeln, messen), HF, AF, SpO_2, RR, Diurese;
  - radiologisch, BGA (pCO_2), **Wiederholtes EKG, wenn kardiale Vorgeschichte.**

Eine Blutstillung, manchmal nur vorübergehend, wird in den meisten Fällen erreicht.

- **Embolisation nach CT bei starker oder rezidivierender Hämoptyse.**
- **Bei Versagen der medikamentösen Behandlung:**
- **Bronchoskopie** (schwierig ++);
- selten chirurgische Therapie.
- **Bei katastrophaler Hämoptyse**: selektive Intubation (um die blutende Lunge abzudichten und die gesunde Lunge zu erhalten), bis eine bessere Lösung gefunden wird.
- **Behandlung der vermuteten Ursache: Lungenentzündung, LE, Superinfektion von Bronchiektasen usw.**
- **Antagonisierung von Antikoagulantien** (*S. 582*).

› Wen stationär aufnehmen?

- Keine einfache Regel bei **geringgradigen Hämoptysen**. *Unauffälliges Röntgenbild und/oder sichere Diagnose einer viralen Erkrankung und Bronchitis mit starkem Husten oder Lungenentzündung):* ambulante Nachsorge. Organisieren Sie eine Konsultation des Hausarztes innerhalb von 48 Stunden ± Pneumologie und die zusätzlichen Untersuchungen extern (**CT, Bronchoskopie**). LE mit Hämoptysen s. *S. 318*.
- Faktoren, die mit dem Risiko eines Rezidivs verbunden sein sollen: Menge > mäßig, bekannte Raumforderung/Tumor und Milchglasinfiltrate im CT.
- **Wenn die Menge > Teelöffel:** Entlassung scheint **in der Regel nur nach CT ± pneumologischem Konsil** in Betracht zu kommen.
- Krankenhausaufnahme bei jeder **Hämoptyse ≥ mittlerer Stärke**, oder Anzeichen einer schweren Blutung oder respiratorischer oder kardialer Dekompensation, oder bei Vorliegen einer Ursache (Tumor, erwiesenermaßen oder bei Verdacht), die eine dringende Behandlung rechtfertigt.

› Ursachen

- Offensichtlich: Trauma. Aspiration eines Fremdkörpers. Komplikation einer medizinischen Maßnahme.
- 5 häufige Ursachen:
  - **Lungenembolie** (Lungeninfarkt): geringer, schwärzlicher oder roter Auswurf. Leicht zu verwechseln mit **Bronchitis** oder **Lungenentzündung** ⚠ ;
  - **Lungentumor**: Röntgenaufnahmen können normal sein;
  - **Tuberkulose**: Hämoptysen als Anzeichen oder, bei einem *ehemaligen Tuberkulosepatienten:* Reaktivierung; Bronchialemphysem oder Bronchiektasien nach der Narbenbildung: Hämoptyse kann schwer sein; Aspergillom; Narbenkarzinom;
  - **Bronchialemphysem**: oft ein Superinfektionsschub; Hämoptysen können stark sein;
  - kardiovaskuläre Ursachen: Linksherzinsuffizienz, vor allem Mitralstenose.
- Andere Ursachen:
  - **akute Bronchitis** ⚠ (Achtung auf **Lungenembolie, Tumor**): bei Rauchern, immer Bronchoskopie;
  - **akute infektiöse Lungenerkrankungen** ⚠ (Diagnostische Fallstricke; LE, Tumor, Tuberkulose);
  - **gutartige Tumoren der Bronchien**;
  - **Aspergillom**;
  - **alveoläre Blutungen** (Mortalität 20 %): Goodpasture, Wegener, Vaskulitis/Bindegewebserkankungen: Nierenwerte, Urinzytologie + -kultur, Proteinurie, Hämostasestörung, verschiedene Herzerkrankungen, Toxine, Medikamente;

- **vaskulär: Angiome, M. Osler; Lungensequester; aortobronchiale Fistel bei Aortenaneurysma.**

Literatur

1. Fartoukh M., Hémoptysie grave. Indications d'admission et orientation à l'hôpital ou en soins intensifs, Revue Mal. Respir., 2010. https://tinyurl.com/bfh83swz
2. Theone S. et al., Prise en charge de l'hémoptysie massive, Revue Med Suisse, 2015.
3. Diagnostik und Therapie der Hämoptysen. Dtsch Arztebl Int 2017; 114: 371-81. https://tinyurl.com/8efyahhz
4. www.emdocs.net: EM@3AM: Hemoptysis. (abgerufen 6.1.2023) https://tinyurl.com/5n7zjsnh
5. Internet Book of Critical Care (IBCC): Severe hemoptysis. (abgerufen 6.1.2023). https://tinyurl.com/nhzez4xx

5.9 Spontaner Pneumothorax

Wichtige Punkte

- Die Größe des Pneumothorax ist weniger wichtig als die klinische Toleranz.
- Der **sekundäre Pneumothorax** bei einer zugrunde liegenden Atemwegserkrankung führt zu stärkerer Dyspnoe und hat eine schlechtere Prognose als der **primäre Pneumothorax**.
- Die **Thorax-Sonographie** ist die empfindlichste Untersuchung für die Diagnose (auch eine alte Sonde aus der Kardiologie tut es). Bilden Sie sich weiter!

- **Exspiration = Verschlimmerung. Thoraxröntgenbild nur in Inspiration. Es muss so angefordert werden, da es sonst aus Gewohnheit so gemacht werden könnte.**

- **Die fünf radiologischen Zeichen einer schweren Erkrankung** müssen bekannt sein und systematisch gesucht werden. Nadelaspiration: Wird beim ersten idiopathischen spontanen Pneumothorax bei Personen < 50 Jahren wann immer möglich vorgeschlagen (1–3). Aggressives Management (große Drainage, Dauerabsaugung) ist nicht mehr angebracht und wird tendenziell durch weniger invasive Alternativen ersetzt (Absaugung, tragbare Minidrainagen mit Rückschlagventilen/Heimlich oder sogar einfach nur Überwachung).
- Spontane Resorptionsgeschwindigkeit: Schätzungsweise 2,2 % des Volumens pro 24 Stunden.
- Eine abwartende Haltung ist im Allgemeinen primären spontanen Pneumothoraces bei jungen Personen von < 2–3 cm vorbehalten.

- Die **zugrunde liegende Lungenerkrankung** und die Symptomatik, insbesondere die **Atemnot**, sind für die Therapiewahl ausschlaggebend.

Hauptsymptome, bei einer jungen Person.

- Plötzlicher, reißender oder dolchartiger Brustschmerz, verstärkt durch Husten, Bewegungen, tiefes Einatmen oder liegende Position. **Kein Fieber**. Tritt gewöhnlich **nicht** bei körperlicher Anstrengung auf;
- Dyspnoe sehr variabel, manchmal trockener Reizhusten;
- Inkonstante Symptome der thorakalen Luftansammlung (volumenabhängig):
  - relative Unbeweglichkeit des betroffenen Hemithorax,
  - tympanitisches Perkussionsgeräusch,
  - Verlust des Stimmfremitus und des Vesikuläratmens.
- Man muss lange auskultieren, ohne die Spitzen an der Vorderseite des Thorax zu vergessen.
- Und bei sanfter Palpation der Apex und im Halsbereich nach einem (manchmal diskreten) subkutanen Emphysem suchen.

Bei einer Person mit einer Lungenerkrankung.

- Der Schmerz kann fehlen oder durch eine plötzliche und oft hochgradige Verschlechterung der zugrunde liegenden Erkrankung verdeckt werden.

Beurteilung der Toleranz

- Puls, AF, RR, klinische Untersuchung.

- Akute Ateminsuffizienz: starke Dyspnoe, Tachypnoe, Zyanose, Entsättigung.
- Spannungspneumothorax: Tachypnoe, schwache Inspiration, Hypoxie, Hypotension, gestaute Halsvenen und Herzstillstand! Selten zu sehen: Aufgehobene Beweglichkeit des Hemithorax, paradoxer Puls, aufgeblähter Thorax, Verlagerung der Trachea zur Gegenseite => Dringliche Dekompression.
- Großes subkutanes Emphysem.
- Abfall des Hämatokrits: Blässe, Durst, Tachykardie, niedriger Blutdruck, fadenförmiger Puls, lässt die Differentialdiagnose eines Hämato-Pneumothorax befürchten.

Das Vorhandensein dieser Symptome erfordert sofortige Maßnahmen (*S. 343*) und die Verlegung auf eine Intensivstation nach einer Röntgenaufnahme in Anwesenheit eines Arztes und unter Bereithaltung aller Notfallgeräte.

> **Paradoxer Puls: signifikant $\geq$ 10 mmHg, Anzeichen eines erhöhten Schweregrads => dringend dekomprimieren**

- Kann „viel bringen“: Blutdruckmessung nach alter Art ... während des sehr langsamen Druckabfalls in der Manschette hören Sie die ersten arteriellen Geräusche, dann verschwinden sie beim Einatmen und tauchen beim Ausatmen wieder auf. Die Differenz (in mmHg) zwischen dem Hören der ersten Geräusche nur bei der Exspiration und dem Hören bei beiden Atemzügen gibt den Druckunterschied beim paradoxen Puls wieder.
- Ein paradoxer Puls kann auch bei Herzbeuteltamponade, schwerem Asthma, Lungenembolie, linksventrikulärem Herzinfarkt, kardiogenem Schock und restriktiven Kardiomyopathien gefunden werden.

> **Pleuro-pulmonaler ± kardialer Ultraschall (3)**

- Sensitiver und schneller als Röntgen; bilden Sie sich weiter, die Befunde sind vielfältig und es macht Spaß!
- Abwesenheit von Pleuragleiten. Fehlen der normalen „Kometenschweife“ und/oder der Reflektionsartefakte. Stratosphären- oder Barcode-Zeichen im M-Modus anstelle des „Seashore“-Bildes. Vorhandensein eines „Lungenpunkts“ oder „Übergangspunkts“ an der Grenze des Pneumothorax, der jedoch bei einem Pneumothorax mit vollständig kollabierter Lunge ohne visualisierbare Grenzen fehlt.
- **Suche nach anderen Ursachen für akute Ateminsuffizienz** (Akutes Lungenödem, Pneumonie, Pleuritis) und **Tamponade**.

> **Röntgenaufnahme des Thorax**

- **Nur bei Einatmung ⚠**! Geben Sie dies auf der Anforderung an.
- Transparenzerhöhung zwischen Thoraxwand und Lungenparenchym, das durch eine **Pleuralinie** begrenzt wird. Vorherrschend an der Spitze; die Ablösung kann an der Basis vollständiger sein und sich bis dorthin fortsetzen. Variieren Sie den Kontrast und die Helligkeit auf ihrem Viewer.
- Suche nach anderen Ursachen für akute respiratorische Insuffizienz.

Röntgenaufnahme bei forcierter Ausatmung => reales Risiko einer Verschlimmerung: Vergrößerung eines bisher noch unvollständigen Pneumothorax, der nach Hause hätte gehen können, oder Zerreißen einer Bulla bei einem Emphysematiker. Weniger gefährlich: **Ap-Bild in Seitenlage, verdächtige Seite nach oben** und/oder seitliche Aufnahme. Im Zweifelsfall: zum Thorax-CT! Oder natürlich der Ultraschall.

- „**Größe**" **eines Pneumothorax** auf einem Röntgenbild bei Aufnahme im Stehen: Messung mit dem Viewer oder auf einer 100 %-Größenaufnahme.
- Der Pneumothorax ist groß oder klein, wenn man mehr oder weniger als **2 cm von der Lunge bis zur Thoraxwand auf Höhe des Hilus misst** (1).
- In den USA sind es 3 cm vom Apex senkrecht zur Wand, und die beiden Kriterien stimmen nicht überein (6).
- **Fünf radiologische Zeichen einer schweren Erkrankung, nach denen systematisch gesucht werden muss:**
  - **Zeichen der Druckerhöhung**: Ventil- (Spannungs-)pneumothorax (mediastinale Abweichung zur Gegenseite, Abflachung der homolateralen Kuppel);
  - **Bilateraler Pneumothorax: Suchen Sie systematisch danach**; ein leicht erkennbarer Pneumothorax sollte Sie nicht von einem minimalen kontralateralen Pneumothorax ablenken;
  - **Pleuraschwiele**: punktuelle Anheftung des Brustfells an die Wand (Gefahr des Einreißens und damit der Blutung);
  - **Vorhandensein eines Flüssigkeitsniveaus**: Hämatopneumothorax;
  - **Anomalie des darunter liegenden Parenchyms** (schlechte Toleranz): insbesondere bei Emphysematikern (*Riesenbulla nicht mit Pneumothorax verwechseln!*).

› Vorgehensweise

... ***Bei schlechter Toleranz: dringende Maßnahmen*** ....

- O_2: 10–15 L/min über Reservoirmaske.
- Venöser Zugang, Volumenersatz (Ringer oder NaCl 0,9 %).
- Anschließend Drainage.
- Bei Anzeichen einer Blutung bei einem Hämatopneumothorax muss die Volumentherapie massiv sein und die Transfusion unverzüglich beginnen.

Bei Spannungspneumothorax mit akuter Lebensgefahr:
- Dekompression mit IV-Katheter 16–18 G (mangels besserer Möglichkeiten evtl. zunächst lange Nadel für IM-Injektionen);
- bevorzugt über den mittleren axillären Zugang (5. Interkostalraum) statt über den 2. Interkostalraum und die mittlere Klavikularlinie (riskanter bzw. Distanz zu groß);
- Nadel oder Katheter, die die Verbindung zwischen Pleurahöhle und Umgebungsluft herstellen, werden belassen, wodurch die Kompression aufgehoben wird, indem sich der Pleuradruck dem atmosphärischen Druck angleicht.

... ***Bei besserer klinischer Verträglichkeit*** ....

- Elemente für die Entscheidungsfindung.
- Gesunde oder pathologische Lunge? Wie stark ist die Dyspnoe?

- Größe des Pneumothorax (*siehe oben*).
- **Modifizierter Algorithmus nach dem des North York General Hospital (Toronto)**, zitiert in: https://tinyurl.com/46p49ehr (*siehe Abb. 5.4 S. 345*).

High-Flow-O_2, sofern keine Kontraindikationen, soll die Resorption beschleunigen, indem die N2-Extraktion gesteigert wird (jedoch ohne Evidenz, es kann darauf verzichtet werden).

In jüngster Zeit schlagen einige (7) **eine konservative Behandlung** bei großen, unkomplizierten Pneumothoraces und Alter < 50 Jahre nach einer Periode der Überwachung und radiologischen Kontrolle nach 4 Stunden in der Notaufnahme vor (*siehe Algorithmus weiter unten*). Der Verlauf ist sehr oft günstig, wenn man zu Hause bleibt und sich ausruht.

- **Zusätzliche Anmerkungen zum Algorithmus:**
  - Die **Entlastung braucht Zeit und Ruhe**: im Schockraum oder auf der Intensivstation unter kontinuierlichem Monitoring; nicht in der Box der Notaufnahme. Ein gut tolerierter Pneumothorax (mit SpO_2 > 94 % mit oder ohne O_2 < 8 L/min) kann oft einige Stunden warten (< 8 h).
  - Kurzen IV-Katheter 16–18G (1) nehmen (außer bei Adipositas), Zugang wie unten beschrieben, wobei auf das Verschwinden des Blubberns zu achten und das Verschwinden oder die deutliche Reexpansion (< 2 cm) durch eine Röntgenaufnahme zu überprüfen sind.
  - Oder mit einer 50–60-mL-Spritze (manchmal >10–20 Aspirationen mit einem Dreiwegehahn...),
  - oder Anlegen eines Mini-Drains in Verbindung mit einem Einwegventil und Reevaluierung nach 4 Std.
- **Bei Misserfolg oder sekundärem Pneumothorax oder radiologischen Anzeichen eines schweren Befunds: kleinkalibrige Drainage** 8–14 French (1), vorzugsweise über einen mittleren axillären Zugang (5. Interkostalraum) oder einen risikoreicheren oder schwierigeren vorderen Zugang (Thoraxwand dort dicker) im zweiten Interkostalraum, Medioklavikularlinie, nach Lokalanästhesie. Der Nutzen einer vorherigen Bestimmung der Hämostase ist nicht nachgewiesen ist (PTT, Quick und Thrombozyten). Diese Maßnahme sollte nur von einem ausgebildeten und erfahrenen Praktiker durchgeführt werden (Risiko von Lungen-/Gefäß-/Herz-/Leber-/Milzverletzungen).

Technik der Nadelaspiration

- Örtliche Betäubung unter ständiger Aspiration beim Vorschieben der Nadel (warten Sie mindestens 5 Minuten auf die Wirkung); eine großkalibrige Venenverweilkanüle 16–18 G wird unter ständiger Aspiration eingeführt, vorzugsweise über die **mittlere Axillalinie, 5. Interkostalraum** oder den risikoreicheren 2. Interkostalraum in der Medioklavikularlinie. Wenn der Katheter abknickt, kann der Eindruck entstehen, dass der PT vollständig aspiriert ist; wenn er abknickt, darf er nicht wieder eingeführt werden. Nach dem Entfernen der Nadel wird ein Drei-Wege-Hahn an den Katheter angeschlossen und die Absaugung erfolgt mit einer 60-mL-Spritze oder durch Anschluss an ein Wassermanometer oder mit einem sanften Absaugsystem bei -10 bis -20 cm Wassertiefe. Die Vorrichtung wird nach dem

Ablassen der Luft entfernt, wenn ein Widerstand bei der Aspiration auftritt oder keine Blasen mehr erkennbar sind. Kontrolle durch eine Röntgen-Thoraxaufnahme.
- Einfache Technik, die bei ≈ 50–70 % der idiopathischen Spontanpneumothoraxfälle wirksam ist und häufig einen Krankenhausaufenthalt vermeidet. In den meisten Fällen als erste Wahl vorzuschlagen.

Modifizierter Algorithmus nach dem des North York General Hospital (Toronto) (PT = Pneumothorax)

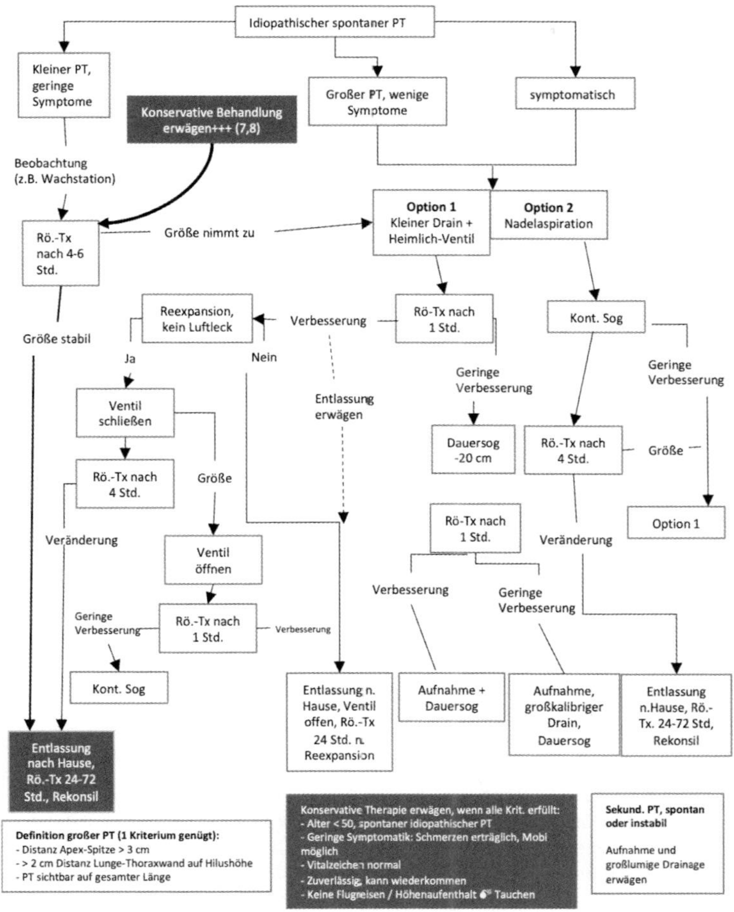

Abbildung 5.4: Modifizierter Algorithmus nach dem des North York General Hospital (Toronto), zitiert in: https://tinyurl.com/46p49ehr

- **Bei nicht hospitalisierten Patienten ist eine Überwachung von 4–6 Stunden** nach der Punktion sinnvoll. Engmaschige Nachsorge durch den Hausarzt und **Vorstellung beim Pneumologen am Tag 14** mit Röntgenaufnahme (nur bei Inspiration; aufschreiben, da sonst die Gefahr besteht, dass sie aus Gewohnheit gemacht wird).
- **Patient, der nicht aufgenommen werden muss**: Patient < 50 Jahre mit bis dahin gesunder Lunge, informiert und vernünftig, ohne wesentliche Komorbidität, mit Telefon, der darüber informiert ist, dass er bei einer Verschlechterung den Notarzt = 19222 anrufen muss. Ein möglicher Husten sollte maximal mäßig sein.
- **Analgetika**: kein Aspirin; Paracetamol, Paracetamol + Codein.
- **Wiederaufnahme der normalen Aktivitäten** nach Abklingen der Symptome (1). **Keine Flugreisen bis zur vollständigen Resorption**. Vermeiden Sie Anstrengungen, die einen intrathorakalen Überdruck verursachen (Anstrengungen bei geschlossener Glottis, Heben großer Lasten, Blasinstrumente usw.), intensive Sportarten oder Kontaktsportarten.

› Kurzfristiger Verlauf bei Aufnahme

Überwachung der Drainage

- Klinisch:
  - Temperatur, Schmerzen;
  - Atmung (AF), Hämodynamik (HF, RR, Diurese);
  - lokaler Befund.
  - Blasenbildung im Wasserschloss, Unterdruck -10 bis -20 cm H_2O oder Heimlich-Ventil.
  - Radiologisch: Täglich Röntgenaufnahmen.

Komplikationen

- Dekompensation einer **Komorbidität**: Alkoholismus, Herz- oder Ateminsuffizienz usw.
- Reexpansions-Lungenödem: Zu befürchten bei einem vollständigen, mehrere Tage vorliegenden Pneumothorax. Zu verhindern durch **langsame Wiederentfaltung bei geringem Unterdruck**, mit zunächst einfachem Wasserschloss ohne Sog,
- Atelektase, die eine bronchoskopische Wiedereröffnung erfordern kann.
- Infektion: lokal, Lungenentzündung, eitrige Pleuritis mit dem Risiko eines Pyopneumothorax.(immer schwerwiegend).
- **Vorgehen im Falle eines rezidivierenden Pneumothorax.**
- Bei einem kontralateralen Rezidiv: Chirurgische Therapie ab dem ersten Rezidiv obligatorisch wegen der Gefahr des Auftretens eines bilateralen Pneumothorax.
- Bei homolateralem Rezidiv: Die chirurgische Therapie wird nach dem zweiten oder dritten Pneumothorax indiziert (lokal unterschiedlich).

› Information des Patienten

Der Patient muss informiert werden:
- über das Risiko eines homolateralen Rezidivs von 30 %;
- über die Notwendigkeit, bei einer neuen Schmerzepisode oder Atemnot dringend einen Arzt aufzusuchen (Anruf 19222);
- über die Bedingungen, die das Auftreten eines Pneumothorax begünstigen (Rauchen, starke Anstrengung bei geschlossener Glottis, Blasinstrumente…);

- gefährliche Situationen, die vermieden werden sollten, da sie das Risiko eines dramatischen Pneumothorax bergen (Hochgebirgsalpinismus, Fallschirmspringen, Tauchen);
- der Möglichkeit einer chirurgischen Therapie oder eine Video-Thorakoskopie im Falle eines Rezidivs. Aber er soll nicht zögern, im Falle eines Rezidivs wiederzukommen, er wird nicht gegen seinen Willen operiert, und es wäre gefährlich, nicht zum Arzt zu gehen (sagen Sie es ihm);
- ein Notfallausweis, auf dem die Vorgeschichte des PT und die betroffene Seite vermerkt sind, der in die Brieftasche gesteckt werden kann;
- Raucherentwöhnung – Tabak, auch Cannabis und Shisha – senkt das Risiko eines Rückfalls (5);
- Ruhe wird empfohlen (*keine Evidenz*) → Krankschreibung.

Sonderfälle

… *Hämatopneumothorax* …

- Sofortmaßnahmen (hochkonzentrierter O_2 über Maske, Volumenersatz).
- Verlegung auf eine medizinische oder chirurgische Intensivstation, vorzugsweise in Ihrer Einrichtung.
- Einlegen einer kleinen oder großen Drainage, je nach Ausmaß, und Absaugen mit einer Spritze, nach Wiederherstellung guter hämodynamischer Bedingungen.
- Je nach Entwicklung ist eine Video-Thorakoskopie mehr oder weniger dringend erforderlich.

… *Pyopneumothorax* …

- Verlegung auf die Intensivstation.

… *Pneumothorax bei Berufen mit erhöhtem Risiko* …

- Spezialisierte Behandlung unabhängig von der Art des Pneumothorax bei Piloten, Flugpersonal, Tauchern, Bergführern usw.

Literatur

1. Mssongo M., Marquette CH., La pneumologie fondée sur des preuves, chapitre PNO offert: https://splf.fr/la-pneumologie-fondee-sur-les-preuves/
2. Thys F. Desmettre T., Les enjeux de la plèvre, Partie 1. Pneumothorax, Urgences Respiratoires, Journées thématiques de la SFMU, 2015, Lavoisier, Paris, pp.85–100, https://tinyurl.com/yc546c28
3. T. Marx, Kepka S., Desmettre T., Techniques d'exsufflation d'un pneumothorax, Ann. Fr. Med. Urgence, 2019, https://tinyurl.com/2w5ac7u9
4. **Lichtenstein DA., Lung ultrasound in the critically ill.** Ann Intensive Care, january 2014, 4(1):1. https://tinyurl.com/37229ee2 (und Youtube + pneumothorax + ultrasound: macht Lust auf mehr).
5. Bintcliffe OJ et al., Spontaneous pneumothorax: time to rethink management? Lancet Respir Med., 2015, PMID: 26170077.
6. Tschopp JM et al., ERS task force statement: diagnosis and treatment of primary spontaneous pneumothorax, Eur Respir J, 2015 https://tinyurl.com/2p8p5c98
7. **Brown s. et al., Conservative versus interventional treatment for spontaneous Pneumothorax. New Engl J Med, 2020**, https://tinyurl.com/52abx28h
8. **Broaddus VC. Clearing the air – A conservative option for spontaneous pneumothorax, N Engl J Med. 2020. doi: 10.1056/nEJMoa1910775.** https://tinyurl.com/bddzapz8
9. Swiss Medical Forum: „Der Spontanpneumothorax." (abgerufen 6.1.2023) https://tinyurl.com/4ann7j82
10. Deutsche Gesellschaft für Thoraxchirurgie (DGT): S3-Leitlinie: Diagnostik und Therapie von Spontanpneumothorax und postinterventionellem Pneumothorax (abgerufen 7.1.2023) https://tinyurl.com/528arxyw

Kapitel 6

Kardiologie

6.1 EKG: Zur Erinnerung – für die Interpretation in der Notaufnahme

- **Üben Sie mit Pierre Taboulet (dem ich für seinen Beitrag danke:** http://www.e-cardiogram.com (Anmerkung des Übersetzers: Viele ähnliche deutsch- oder englischsprachige Webseiten verfügbar, für eine Auswahl s. Literatur S. 360)
- **Ein schlecht aufgezeichnetes EKG ist nur in Ausnahmefällen auf das Gerät zurückzuführen.**
- Ein schlecht lesbares EKG muss unbedingt neu geschrieben werden. Das ist zeitaufwendig, aber notwendig. Eine Diagnose kann durch ein schlecht erstelltes EKG verzögert werden.

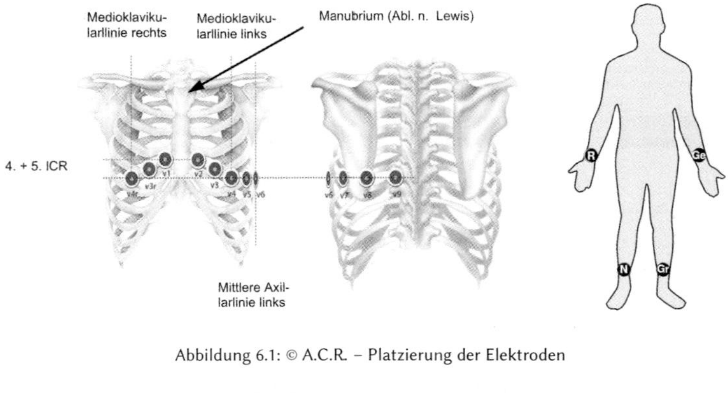

Abbildung 6.1: © A.C.R. – Platzierung der Elektroden

- **Die Elektroden werden oft fantasievoll angebracht!** Zu hoch/zu niedrig, das kann die Interpretation verfälschen. Bestimmen Sie den 2. Interkostalraum (ICR) im Lewis-Winkel (Übergang zwischen Manubrium und Corpus sterni, dort, wo die zweite Rippe ansetzt). Platzieren Sie V1 und V2 über dem 4. ICR, beidseits des

Brustbeins. V4 auf der medioklavikulären Linie am 5. ICR und V3 liegt auf halbem Weg zwischen V2 und V4. V3 liegt auf halber Strecke zwischen V2 und V4. V4–V9 liegen auf derselben horizontalen Ebene und nicht auf einer Kurve, wobei V5 auf der vorderen Axillarlinie, V6 auf der mittleren Axillarlinie, V7 auf der hinteren Axillarlinie, V8 lotrecht zur Schulterblattspitze und V9 zwischen V8 und den Dornfortsätzen liegt.

- Artefakte bei 50 Hertz (Wechselstrom), regelmäßig: beschädigte Kabel, gekreuzte Kabel (Kabel entwirren, begradigen, keine „Spulenbildung").
- Unregelmäßige Artefakte = EMG: Der Patient ist angespannt, friert oder zittert, liegt schlecht im Bett und kann sich nicht entspannen; die Elektroden sind schlecht befestigt oder der Hautkontakt ist trocken (vermeiden Sie Alkohol, Wasser reicht). Korrigieren Sie geduldig, was korrigiert werden kann.
- Lesen Sie das **EKG live** ab: Es muss oft ergänzt werden: V3R und V4R, V7–9, korrigieren Sie schlechte Kontakte, korrigieren Sie einen falschen Anschluss (P-QRS-T < 0 in Abl. I, Nulllinie in Abl. II oder III = Vertauschung der peripheren Elektroden), Apnoe kann die Atemoszillationen unterdrücken. Überprüfen Sie immer die Schreibgeschwindigkeit und die Kalibrierung der Amplitude.
- Schreibgeschwindigkeit (auf dem Ausdruck der Kurve angegeben): 25 mm/s = 1 mm = 4/100 Sekunden. Eine falsche Schreibgeschwindigkeit kann zur Fehlbestimmung der QRS-Breite oder der Dauer des PR-Intervalls führen.
- Amplitudenkalibrierung (Quadrat oder Rechteck auf einer Seite der Kurve): 10 mm/mV. Eine Kalibrierung auf 5 mm/mV kann eine ST-Hebung/-Senkung verringern oder eine ventrikuläre Hypertrophie verschwinden lassen.
- Einige „Killer-EKGs". *Danksagungen an Mike Cadogan, Ed Burns, Robert Buttner, Chris Nickson und Life In The Fast Lane:* https://litfl.com/killer-ecg-patterns-part-1/

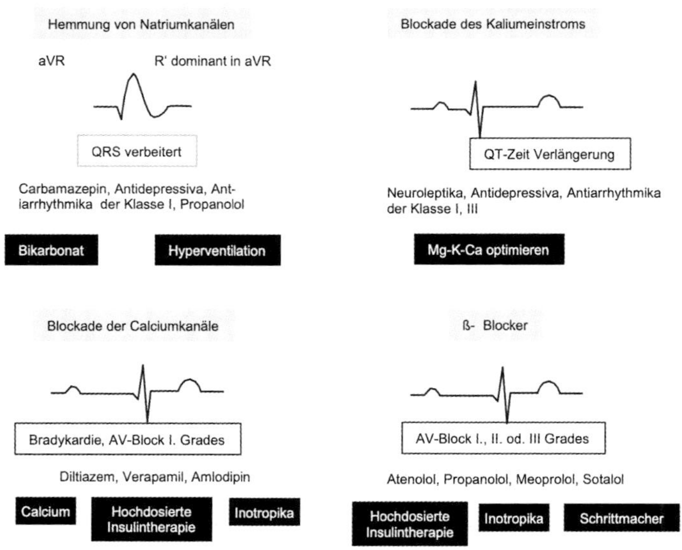

Abbildung 6.2: Hochdosiertes Insulin: https://tinyurl.com/42z83zyd

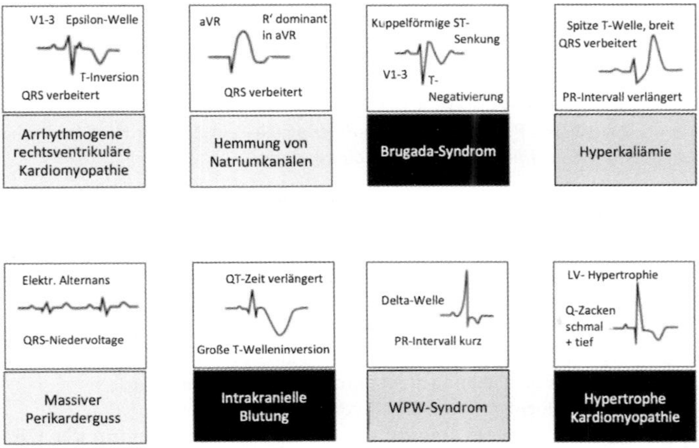

Abbildung 6.3: Weitere Beispiele – und vergessen Sie nicht, sich auf https://www.e-cardiogram.com/ von Pierre Taboulet umzusehen!

› Interpretation des EKGs

Befolgen Sie die folgenden 13 Punkte genau. Die Interpretation „auf einen kurzen, ersten Blick“ hin ist riskant.

1. Name, Datum, Uhrzeit, Symptome, gegebene Medikamente (Nitropräparate, Adenosin).
2. Überprüfung der Kalibrierung auf 10 mm/mV, der Geschwindigkeit, der Abwesenheit von Artefakten und Fehlern. Vertauschen der Ableitungen (z. B. P-Welle (oder QRS) < 0 in Abl. I).
3. Herzfrequenz. Ohne Lineal werden die cm zwischen dem ersten und letzten QRS-Komplex in einer 3-QRS-Sequenz gezählt; die Frequenz nimmt von cm zu cm entsprechend dieser Sequenz ab: 300–150–100–75–60–50–43–37.
4. Rhythmus: Sinus- oder anderer Rhythmus (in peripheren Ableitungen nach P-Wellen suchen).
5. PR(/PQ) messen.
6. Breite und Form der QRS-Komplexe.
7. QRS-Achse.
8. QT-Zeit (in V5 oder V2).
9. Amplitude und Zeitdauer der P-Wellen.
10. Präkordiale Progression der R-Wellen.
11. Abnormale Q-Wellen?
12. Repolarisationsanalyse: J-Punkt[5], ST-Segment und T-Welle.
13. Abnormale U-Wellen (> T).

... ***P-Welle*** ....

- Dauer: 8 bis 9/100 Sekunden. Amplitude: < 2 mm.
- Dauer > 0,12 s = linksatriale Hypertrophie. Amplitude > 2,5 mm = rechtsatriale Hypertrophie.

[5] zwischen dem Ende des QRS-Komplexes und dem Beginn der ST-Strecke. Die J-Welle wird anhand der TP-Strecke = isoelektrische Grundlinie beurteilt.

Negative P-Welle in Abl. I = Fehler in der Elektrodenposition der Arme, meistens. Man ist jedoch überzeugt, dass man sich nicht geirrt hat: EKG ohne zu zögern wiederholen. Diese negative P-Welle in Abl. I ist selten normal, wenn ein *Koronarsinusrhythmus* (Supraventrikulärer Rhythmus aus dem rechten inferioren Vorhof mit negativen P-Wellen) oder ein tiefer atrialer ektopischer Herd im Vorhof oder sogar ein *Situs inversus* (Dextrokardie) vorliegt.

- Suchen Sie sie in Abl. II und/oder V1- da, wo sie am besten sichtbar ist.
- **P schlecht sichtbar**: manchmal besser sichtbar mit der roten Elektrode im 3. Interkostalraum rechts und die grüne am Xiphoid (Lian-Ableitungen). Oder die ungewöhnlichen, aber nützlichen Lewis-Ableitungen: Rote Elektrode im 2. rechten ICR auf Höhe des Brustbeins, die gelbe im 4. rechten ICR.
- **Negative P-Wellen in Abl. II, III, aVF**: Supraventrikulärer Rhythmus (Koronarsinusrhythmus), eine harmlose Variante, die bei jungen Menschen häufig vorkommt. Bei solchen P-Wellen aber auch an retrograde P-Wellen denken, insbesondere bei einem Junktionalrhythmus.

... ***PR- oder PQ-Strecke (vom Beginn der P-Welle bis zum Beginn des QRS-Komplexes)*** ....

- Dauer: zwischen 120 und 200 ms. Die TP-Strecke definiert die isoelektrische Linie, zur Beurteilung des ST-Segments.
- Eine PR-Zeit < 0,12 s deutet auf ein akzessorisches Bündel wie das Wolff-Parkinson-White-Syndrom (definiert durch die Kombination eines akzessorischen Bündels und paroxysmale supraventrikuläre Tachykardien, die bei gesundem Herzen auftreten) oder ein anderes Syndrom mit kurzer PR-Dauer hin.
- PR-Zeit > 120 ms = Definition des AV-Blocks I°.

... ***QRS-Komplex*** ....

- Dauer: < 80 ms. Achse: - 30° bis + 110°.
- Morphologie: weder Einkerbungen („Crochetage“, Fragmentierung), noch Plateau, noch pathologische Q-Welle:
  - Indizes: SV1 + (RV5 oder RV6) $\geq$ 35 mm nach dem 40. Lebensjahr = Möglichkeit einer LVH;
  - **Cornell-Kriterium**: RaVL + SV3 > 20 mm bei Frauen und 24 oder sogar 28 mm bei Männern, empfindlicher und ebenso spezifisch wie der Sokolov (LVH).
- NB: Eine LVH bleibt unsicher, wenn keine Repolarisationsstörungen vorliegen. Es besteht allerdings eine „angemessene“ Diskordanz zwischen QRS-Komplex und Repolarisation bei LVH (z. B. R-Vergrößerung und ST-Strecke negativ in V5V6 und Abl. I/aVL).
- **QRS-Verbreiterung**: Links- oder Rechtsschenkelblock, Hyperkaliämie, Antiarrhythmika Klasse I, Phenothiazine und Trizyklika, ventrikuläre Extrasystolen, ventrikuläre Tachykardie, Kammerflimmern, WPW.
- **Achten Sie auf die R-Wellen in den Brustwandableitungen: Sie nehmen von V1 bis V4** stetig an Größe zu, gemäß einer aufsteigenden Geraden. Wenn Sie zu kleine R-Wellen beobachten, liegt entweder ein (frischer/früherer) Infarkt oder eine schlechte Elektrodenpositionierung vor. **R > S in V2**: Leiten Sie **V7–9** ab, um bei Brustschmerzen einen möglichen **Hinterwandinfarkt** nicht zu verkennen.
- **Intraventrikuläre Leitungsverzögerung**: Abl. I = Zeit zwischen dem Beginn des QRS-Komplexes und der Spitze der R-Welle (oder R' bei RR'). Da die Zeitdauer des oberen Umschlagpunkts von der **intrakardialen Leitungsgeschwindigkeit**

beeinflusst wird, weist eine Verlängerung auf einen **Schenkelblock** oder eine ventrikuläre **Hypertrophie** hin.

- Intraventrikuläre Leitungsverzögerung – Verzögerung des oberen Umschlagpunktes (OUP) rechts/links:
  - OUP $\geq$ 40 ms in V1 = Rechtsschenkelblock oder rechtsventrikuläre Hypertrophie;
  - OUP $\geq$ 55 ms in V5-V6 = LSB oder LVH.
- **Niedervoltage: Ist nicht nur ein Gefühl!** Keine Welle erreicht 5 mm in den Standardableitungen.
- **q, Q, QS physiologisch**: q-Zacken (V4,V5–V6 und Abl. I-aVL) werden als „septale Q-Zacken„ (physiologisch) bezeichnet und verschwinden bei Linksschenkelblock. QS ist häufig in aVR (ansonsten rS). Q kann normal sein, wenn die Zacke < 25 % der Höhe des nachfolgenden R beträgt und schmal ist (< 0,04 s). Ein isoliertes Q in Abl. III kann durch einen Linkstyp verursacht sein (QRS-Achse von 0 ° bis 30 °). Q in aVL ist bei Steiltyp zu sehen (QRS-Achse = 60 °–90 °). Isolierte Q-Zacken in V1 bei Rechtstyp > 90 °.
- **Q sicherlich pathologisch**: Dauer > 0,04 s und Tiefe > 25 % R in V5–V6. In Abl. III oder aVF kann sie atemabhängig sein. In anterioren Ableitungen ist sie interpretierbar, wenn inkompletter oder kompletter LSB vorliegt. Sie kann ohne diese Kriterien trotzdem pathologisch sein. Pathologische Q: wird in der Regel in $\geq$ 2 übereinstimmenden Ableitungen beobachtet.

› T-Welle

- **Achse: zwischen -10 ° und +70 °:** Die Differenz zwischen QRS-Achse und T-Winkel muss immer kleiner als +90 ° sein. Andernfalls LVH oder Ischämie.
- Morphologie: **asymmetrisch** (am besten zu beurteilen, wenn man die Kurve rückwärts, von oben nach unten liest), nicht spitz zulaufend.
- **Ischämische T-Welle („hyper-acute T-wave"):** in der Regel in $\geq$ **2 übereinstimmenden Ableitungen** ++. Eine ischämische T-Welle ist **zu breit (> 75 % des QRS**), zu **breitbasig**, zu **symmetrisch**, zu **spitz**:
  - Wenn die pathologischen T-Wellen positiv sind, spricht man von einer subendokardialen Ischämie (Frühzeichen);
  - wenn sie umgekehrt sind, spricht man von subepikardialer Ischämie (späteres Zeichen).
- T-Welle ist normalerweise positiv, außer bei AVR. Eine negative T-Welle ist in D3 (isoliert) möglich und recht häufig in V1, V2 (bis zur Adoleszenz sogar in V3).

… ***QT-Zeit***

- Sie wird zwischen dem Beginn des QRS und dem Schnittpunkt der absteigenden T-Welle mit der isoelektrischen Linie gemessen. Vergessen Sie die U-Welle nicht, falls sie vorhanden ist (die Algorithmen der EKG-Geräte ignorieren sie).
- Verwenden Sie eine Smartphone-App oder die Bazett-Formel, um die korrigierte QT-Zeit zu ermitteln:

$$QTc = \frac{QT\text{-Zeit}}{\sqrt{\frac{60}{Herzfrequenz}}}$$

- Ein **QTc $\geq$ 500 ms ist immer pathologisch**, sowohl bei Männern als auch bei Frauen. Eine dringende Behandlung ist erforderlich (Kaliumsubstitution, Magnesiumsulfat oder sogar Isoprenalin (in D nur Orciprenalin verfügbar, auch Adrenalin möglich), um eine Bradykardie zu beseitigen).

- Ein weiterer „Trick“: Man kann eine lange QT-Zeit sehen! **QT darf nicht mehr als ein halber RR-Abstand** sein: Markieren Sie RR auf einem Zettel, falten Sie ihn, sodass die beiden Hälften gleich lang sind und vergleichen Sie diese Zeit mit der QT-Zeit. Wenn der halbe RR größer als die QT-Zeit ist, ist es nicht signifikant. (gilt für regelmäßige Rhythmen < 120/min).
- Kammerflimmern oder -tachykardie in Verbindung mit Bradykardie steht in Verbindung mit einer langen QT-Zeit, bis das Gegenteil bewiesen ist. Beschleunigen Sie die HF und Mg++ (*siehe S. 438*).
- **Lange QT-Zeit = Risiko einer Torsade de pointes, erhöht bei Bradykardie**. Manchmal konstitutionell bedingt (Achtung bei Antimalariamitteln und Antiarrhythmika). Häufig medikamentös bedingt (alle Antiemetika, Neuroleptika, Quetiapin, Olanzapin, **Fluochinolone, Makrolide, Propofol**, Antiarrhythmika, Chloroquin, Sotalol) oder Hypokalzämie (langes QT mit langer ST-Strecke und normalem T), Alkalose, myokardiale **Ischämie**, Mitralprolaps, nach Herzstillstand, **Hypothermie**, Schlaganfall, Bluthochdruck, Subarachnoidalblutungen, Tako-tsubo-Kardiomyopathie, Phäochromozytom.
- Weitere Medikamente: https://crediblemeds.org (kostenlose Registrierung).
- **Kurze QT-Zeit** = Hyperkalzämie, Hyperkaliämie, Hypermagnesiämie, Azidose, Digitalis.

> **Linksanteriorer Faszikelblock, eine Diagnose auf den ersten Blick**
   - **QRS ist** „negativ“ **in Abl. 2 und Abl. 3** ohne kompletten Linksschenkelblock (QRS<0,08 und OUP<0,05 in V5–V6, mit persistierendem septalem Q in V5–V6). Es besteht eine **linksaxiale Abweichung $\leq$ -30°.**
   - Isoliert tritt er häufig auf und ist kein Grund zur Besorgnis (fragiler anteriorer Faszikel).
   - In Verbindung mit anderen Leitungsstörungen kann er Teil eines **bi- oder trifaszikulären Blocks sein, der alarmieren muss, insbesondere bei einer Synkope.**

> **Rechtsschenkelblock und inkompletter RSB**
   - Asymmetrisches rSR’- und negative T-Welle in den rechts präkordialen Ableitungen (V1, V2) mit S-Zacken > 40 ms (1 mm) in V6 und/oder Abl. I (obligatorisch); normale Repolarisation in den links präkordialen Ableitungen.

	RSB	Inkompl. RSB
QRS-Dauer	$\geq$ 0,12 s	0,08 bis 0,12 s
OUP	$\geq$ 0,08 s	0,04 bis 0,08 s

> **Dies ist *kein* RSB: BRUGADA-Syndrom**

https://tinyurl.com/52stx78f auf www.orpha.net und (1,2).

- Asymptomatisch, oder **Synkope** in Ruhe (einziger schwerer Bewusstseinsverlust bei jungen Menschen, der in Ruhe auftritt:
  Schwere Ohnmacht und unerklärter plötzlicher Tod in der Familie, danach suchen), Synkope unter trizyklischen Antidepressiva, Kokain, bei Fieber, schwere ventrikuläre Herzrhythmusstörungen: polymorphe ventrikuläre Tachykardie, Kammerflimmern, **plötzlicher Herztod**.
- **Transport mit Notarzt** für jeden Patienten mit Brugada-Syndrom, bei dem eine Synkope aufgetreten ist.
- Kontraindikation für Nitrate und Antiarrhythmika.

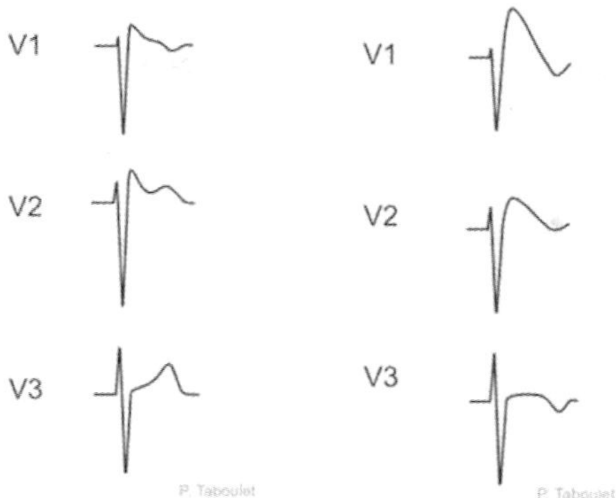

(a) Typ 1 (b) Typ 2

Abbildung 6.4: © P. Taboulet – Brugada Typen

- **Typ 1** kuppelförmig (gewölbt), für sich allein pathognomonisch. **Erhöhter J-Punkt ≥ 2 mm** mit ST-Hebung, allmählich abfallend über > 1 der Ableitungen V1–3, mit kuppelförmigem Aussehen und T-Welle negativ. Ein Aussehen wie bei RSB (rechts verzögert) ergibt sich daraus. Keine Veränderungen jenseits von V3, keine Spiegelung.
- **Typ 2** sattelförmig, **J erhöht ≥ 2 mm**. ST-Strecke weniger gehoben, aber terminale ST-Hebung ≥ 1 mm, V1–3 positiv oder biphasisch.
- Der EKG-Befund kann vorübergehend sein oder je nach Dyskaliämie, Fieber, Medikamente **variieren**.
- Man kann das Brugada-EKG „sensibilisieren“, indem man die Elektroden V1 und V2 in Höhe des 2. ICR anlegt.

> **Inkompletter RSB oder RSB mit LAHB (häufigste Form des bifaszikulären Blocks)**
- RSB/inkompl. RSB mit negativem QRS in Abl. II-III mit einem überdrehten QRS-Linkstyp über -30 °. Gefahr, wenn mit einem AV-Block verbunden, sogar wenn ein AV-Block I° oder AV-Block II° Mobitz Typ 1 vorliegt: wahrscheinlicher trifaszikulärer Block, kardiologisches Konsil.

> **LSB und inkompletter LSB**
- Ausschließliches R oder Plateau-R mit invertierter, negativer T-Welle in V6.
- Verschwinden der septalen Q in V5–6. In V1 QS- oder rS-Aspekt. Wenn LSB und QRS-Achse > -30 °: Linksventrikuläre Hypertrophie oder Ischämie möglich.

	LSB	**Inkompl. LSB**
QRS-Dauer	≥ 0,12 s	0,08 bis 0,12 s
OUP	≥ 0,08 s	0,05 bis 0,08 s

- **Kriterien für einen Myokardinfarkt, bei LSB** (2): Verlust der „angemessenen Diskordanz“.

- Normalerweise ist bei LSB eine angemessene Diskordanz zu beobachten:
  - Bei negativem QRS (z. B. V1–V2 oder Abl. 1-aVL) ist die ST-Strecke gehoben (oder zumindest isoelektrisch);
  - bei positivem QRS (z. B. V5–V6) besteht eine ST-Strecken Senkung (oder zumindest isoelektrisch).
- Es besteht ein „Verlust der angemessenen Diskordanz" und Verdacht auf Herzinfarkt bei:
  - **Fehlender Diskordanz**: QRS negativ und ST-Streckensenkung oder QRS positiv und ST-Streckenhebung -> QRS und ST-Strecke sind übereinstimmend;
  - **Extremer Diskordanz**: QRS positiv und **ST-Strecke zu sehr eleviert** (> 5 mm nach Sgarbossa). Idem bei negativem QRS mit zu negativer ST-Streckensenkung. Diese 5 mm sind willkürlich, der modifizierte Sgarbossa ist besser (unten)...
- **Modifizierte Sgarbossa-Kriterien** (3): Bei ST-Hebung mit einem ST/S-Verhältnis (gemessen in mm) $\geq$ 0,25 Herzinfarkt erwägen; sensitiver (91 % vs. 20 %) etwas weniger spezifisch (90 vs. 98 %). Wenn die ST-Strecke negativ ist, das ST/R-Verhältnis berechnen. Weist auf Herzinfarkt hin, wenn das Verhältnis $\geq$ 0,30 ist (Se 100 %, Sp 88 %).

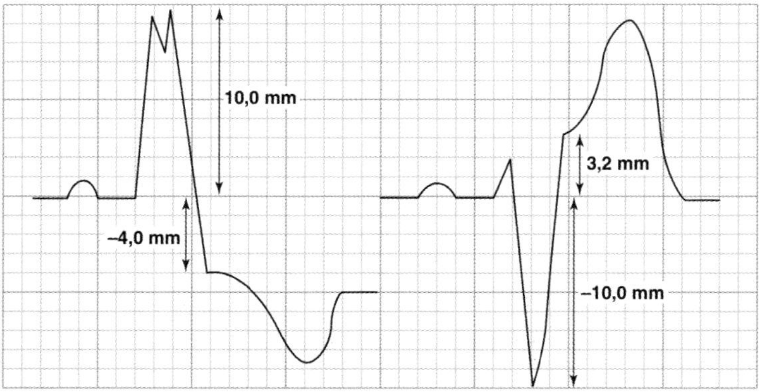

Abbildung 6.5: Verhältnis = -4/-10 = -0,4 Verhältnis = 3,2/-10 = -0,32

› Lungenembolie und EKG

Meist zeigt das EKG nichts oder eine diskrete Tachykardie, außer bei hämodynamisch schwerer bis sehr schwerer Lungenembolie (= EKG-Befund des akuten Cor pulmonale) mit, in der Reihenfolge ihrer Häufigkeit: Tachykardie (außer bei frequenzblockierender Medikation), diffuse Repolarisationsstörungen rechts präkordial, T-Negativierung von V1 bis V4, neu aufgetretener RSB oder inkompletter RSB, neu aufgetretenes S1–Q3 (± negatives T in Abl. III), sogar ST-Streckenhebung über dem rechten Ventrikel, die einen Infarkt vortäuschen kann (V1–V3R–V4R).

› ST- und T-Anomalien, Q-Wellen: Ischämie?

- ⚠⚠ 20 % der myokardialen Infarkte haben anfangs ein normales EKG (und 45 % kein diagnostisches EKG) (5).
- Entspricht das betroffene Areal einem koronaren **Versorgungsgebiet** (S. 401)? Achten Sie immer auf spiegelbildliche Zeichen (*S. 401*).

Tabelle 6.3

Pardee-Welle (ST-Streckenhebung mit T-Hebung > 0) +++	**Myokardinfarkt in Entstehung.** *Spiegelbildliche Darstellung in den gegenüberliegenden Ableitungen (häufig nicht vorhanden bei nicht ausgedehntem anterioren Infarkt).*
ST-Streckenhebung ++. Manchmal minimal. **Wird am J-Punkt** am Ende des QRS-Komplex **gemessen,** indem mit dem PQ-Segment verglichen wird! *Spiegelbildliche Darstellung?*	**Prinzmetal, Infarkt:** konvex nach oben. **Perikarditis:** Konkav nach oben, aber die klassische Ausbreitung ist inkonstant (sukzessiver Befall der Gefäßterritorien). Keine spiegelbildlichen Zeichen. Spodick-Zeichen (abfallende TP-Strecke in allen Ableitungen). **LVH:** J-Hebung (und breite, symmetrische T-Wellen > 0) in den links-präkordialen Ableitungen. **LSB:** aszendierende ST-Strecke mit Hebung J-Punkt in V1–3, QS oder rS und T-Welle weit und asymmetrisch in **V1–2** ± 3. **Sonstiges:** ICB. Akutes Cor pulmonale. Hyperkaliämie, vagale Aktivierung bei jungen Personen: ST-Streckenhebung, aszendierend, nicht steil, diffus, manchmal mit T < 0. **Brugada** (*S. 282*). Pankreatitis, intestinale Obstruktionen (manchmal „Pickelhauben"-Zeichen).
Q-Zacken> 0,04 s, **> 25 % QRS** (siehe oben: **Q**)	**Älterer Myokardinfarkt (> mehrere Stunden).** **QS oder R-Verlust V1-4:** alter **oder neuer** Infarkt, wenn kein LSB vorliegt. Bei LSB oder inkompl. LSB. Das Fehlen von Nekrosezacken kann jedoch nicht bestätigt werden (außer bei Cabrera- und Chapman-Zeichen, die die Darstellung der Nekrose-Q-Zacke beim LSB darstellen).
Riesige T-Wellen ++ spitz, symmetrisch	**Frühe Anzeichen eines Herzinfarkts.**
Normalisierung der T-Wellen...	**... zuvor invertiert.** Vergleich mit einem früheren EKG.
T-Wellen spitz, symmetrisch	Frische oder stabile Ischämie Hyperkaliämie (diffus, mit verkürztem J-T-Zeit). **LVH:** J-Hebung und breite T-Wellen > 0 in links-präkordialen Ableitungen.
Negative T-Wellen	**Angina** (mit ST-Senkung), stabile oder frische Ischämie (alter Befund oder schnelle Entwicklung). **LVH:** J-Hebung und breite T-Welle < 0 lateral (V5, V6, Abl. I, aVL) **Andere:** **Chatterjee-Effekt:** Memory-Phänomen nach ventrikulären Überleitungsstörungen, die den linken Ast des His-Bündels betreffen (Linksschenkelblock, zahlreiche VES, Post-Tachykardie-Syndrom, Herzschrittmacher usw.); Pankreatitis.
ST-Senkung ***Könnte es sich nicht um ein Spiegelzeichen handeln?*** *Versuchen Sie, die entsprechende, manchmal sehr unauffällige, aber sehr spezifische ST-Veränderung in den gegenüberliegenden Ableitungen zu finden. Erinnerung: Die reziproke Ableitung von II, III, aVF ist nicht V1, V2, V3, sondern I-aVL! Ebenso V1, V2, V3 reziprok zu V7–V9!*	Ziehen Sie zuerst **Angina** in Betracht, insbesondere bei steiler oder deszendierender ST -Streckenveränderung. Einfache Angina pectoris oder akute Koronarinsuffizienz: hängt von der Klinik ab. **Sekundäre Repolarisationsstörung nach einem Block:** ST-Strecke deszendierend, T invertiert und asymmetrisch, und es gibt in der Regel eine diskrete Senkung des J-Punkts; das Ganze in den Ableitungen V1–2 (RSB) und V_{5-6} (LSB). **LVH: J** Hebung und breite T-Welle < 0 in links präkordialen Ableitungen. Asynchroner Übergang in V4. **Hypokaliämie** mit weichem, diskret nach oben konkavem Aussehen, abgeflachte U- und T-Welle: diffus. Nicht zu verwechseln mit **Digitalis- und Chinidin-Effekt (muldenförmige ST-Senkung),** bei denen die ST-Strecke verlängert ist (auch diffus).
RV2 > SV2	**Herzinfarkt** in V7–V8–V9?

Häufige Variante der normalen ST-Strecke und T-Welle (nach 1, 2)
http://tinyurl.com/zetfgeh

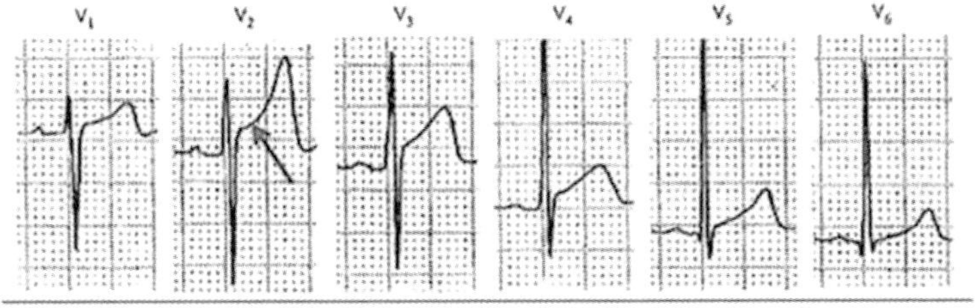

(a) Young male pattern (90 %)

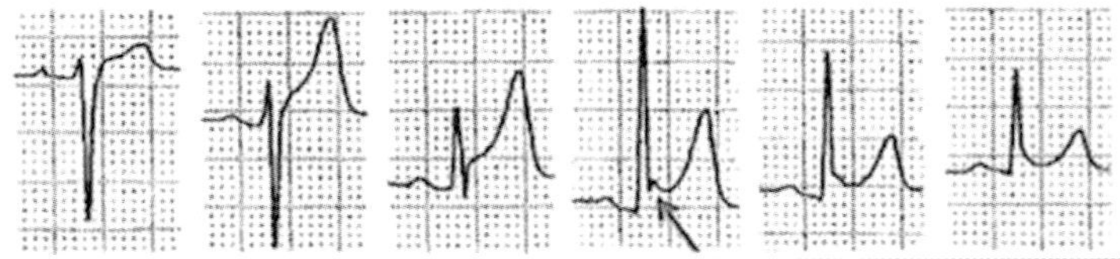

(b) Syndrom der frühen Repolarisation

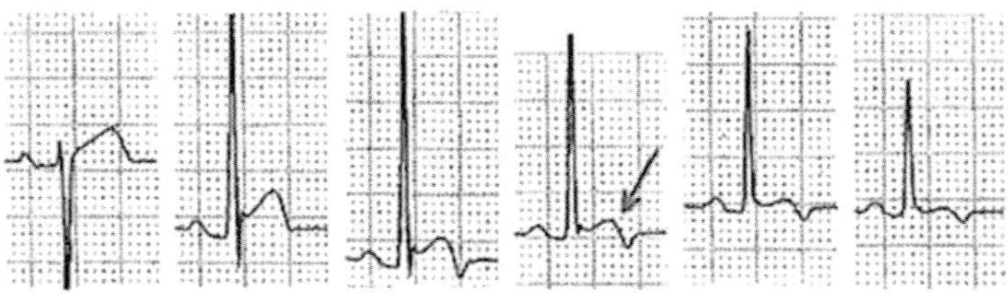

(c) Benigne T-Wellen-Inversion

Abbildung 6.6

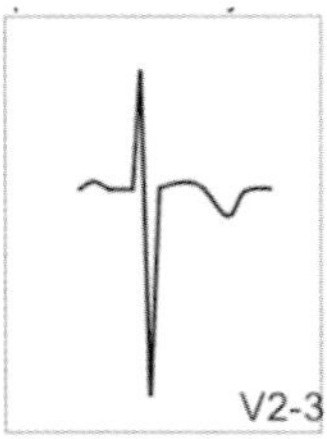

Juvenile Repolarisation

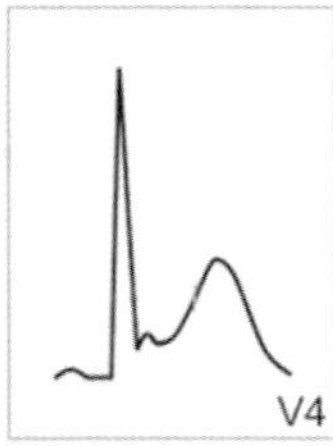

Frühe Repolarisation

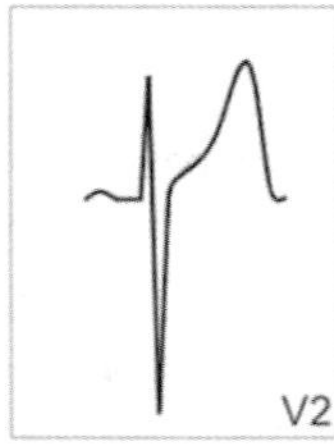

Young male pattern Repolarisation

Abbildung 6.7

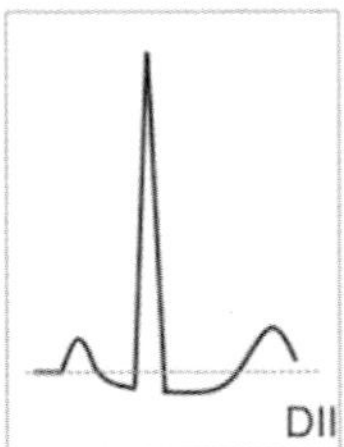

Atriale Repolarisation (Sinusknoten)

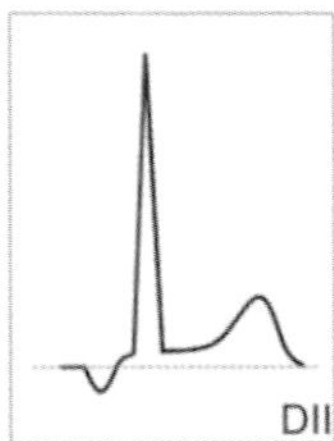

Atriale Repolarisation (Sinus coronarius)

Abbildung 6.8

- Bei **ST-Hebungen** handelt es sich überwiegend um Varianten des Normalwerts, insbesondere bei jungen, athletischen Menschen und/oder Menschen afrikanischer Herkunft:
  - **Repolarisation vom männlichen Typ** (Young male pattern, 90 % der jungen Männer): **aszendierende, konkave ST-Hebung** um 1–3 mm, **in V2 stärker ausgeprägt** als in den anderen präkordialen Ableitungen. *Bei Frauen*, unabhängig vom Alter, erreicht die in diesen Ableitungen manchmal sichtbare ST-Hebung maximal 1 mm. Die Übergangszone ist in der Regel nach rechts (oder früh in V2–V3) verschoben. Die T-Wellen sind positiv und breit vor allem in V2–V3, bleiben aber in V1 invertiert oder flach;
  - **Frühe Repolarisation**: **aszendierende, konkave ST-Hebung, am ausgeprägtesten in V3–V4**. In V4 wird der J-Punkt durch eine J-Welle ersetzt. Übergangszone häufig nach rechts verschoben;
  - **benigne T-Inversion** (echte Variante) hauptsächlich bei jungen schwarzen Männern und Sportlern: **ST-Hebung mit Maximum in V3–V5 mit hohen R-Zacken, terminale T-Wellen-Inversion**, die mit einer J-Welle verbunden sein kann, normalem oder breitem QRS-Komplex und normalem bis kurzem Q-T-Intervall. Nicht zu verwechseln mit dem gefürchteten **Wellens-Syndrom**

⚠ *(S. 404)* terminale T-Wellen-Inversion in V2–V3 ohne ST-Hebung: http://www.e-cardiogram.com/syndrome-de-wellens und https://tinyurl.com/2uxpatfm

- Ein EKG kann in vielen ernsten Situationen normal sein, u. a. beim akuten Koronarsyndrom.
- Das EKG wird zusammen mit der Klinik interpretiert. Verwenden Sie einen sogenannten Bayes'schen Ansatz *(S. 392)*.
- Ziehen Sie bei Anomalien oder Zweifeln die schwerwiegendste Option in Betracht. **Das Smartphone sendet Ihr EKG überallhin zum Konsil, aber anonymisieren Sie es vorher.**
- **Das EKG muss wiederholt werden**; insbesondere bei anhaltenden Brustschmerzen (alle 10–15 min) mit einem unauffälligen 1. EKG, bei Medikamentenvergiftungen und bei jeder Änderung der Symptomatik.
- Lassen Sie sich frühere EKGs schicken – Smartphone (Messenger), E-Mail, Fax, MMS – wir leben im 21. Jahrhundert...
- Grundregeln für das EKG bei Brustschmerzen: *S. 389.*

› Literatur

1. Taboulet P. www.e-cardiogram.com
2. Taboulet P., L'ECG de A à Z, Maloine, 2010.
3. Meyers H.P. et al., Validation of the modified Sgarbossa criteria for acute coronary occlusion in the setting of left bundle branch block: A retrospective case-control study, Am Heart J., 2015, PMID: 26678648. Auch: https://tinyurl.com/3j2hdh9t und https://tinyurl.com/4am7y6nt
4. Wang K. et al., ST-segment elevation in conditions other than acute myocardial infarction, N. Engl J Med, 2003, PMID: 14645641.
5. Pope et al., Clinical features of emergency department patients presenting with symptoms suggestive of acute cardiac ischemia: a multicenter study, J Thromb Thrombolysis 1998, PMID: 10751787.

EKG-Trainer (deutsch):

6. Einfach gemachte EKG-Auswertung mit QTc-Rechner: https://befundomat.de/ekg-auswertung.html
7. SmartEKG: EKG für Laien und für NotfallmedizinerInnen. https://www.smartekg.de/
8. EKG-Training.at. Medizinisches Trainingsblog. http://ekg-training.at/
9. EKG- + Echotraining. https://ekgecho.de/
10. ekg.training. (kostenpflichtig) https://ekg.training/
11. Notfall-EKG-Checkliste von dasFOAM https://dasfoam.org/2019/03/02/notfall-ekg-checkliste/amp/
12. Fokus EKG https://www.fokus-ekg.de/

Weitere Quellen:

13. „EKG from Beginner to Boss" von Djawid Hashemi auf YouTube https://youtube.com/@DjawidHashemi
14. Smith ECG Blog http://hqmeded-ecg.blogspot.com
15. EKG Press http://ekgpress.blogspot.com/?m=1
16. ECG Weekly, kostenpflichtig https://ecgweekly.com/
17. Life in the fast lane https://litfl.com/ecg-library/

6.2 Herzschrittmacher

Der sorgfältige und verantwortliche Patient trägt einen Ausweis, in dem vermerkt ist: Referenznummer des Herzschrittmachers, Datum der Implantation und Revision, Code, Stimulationsfrequenz, Frequenz und Verhalten unter dem Magneten.

❯ Was macht der Schrittmacher gemäß seinem Code?

- 1. Buchstabe = Stimulationsort (A oder V oder D = beides).
- 2. Buchstabe = Wahrnehmungsort (A oder V oder D = beide).
- 3. Buchstabe = Betriebsart (SM-Antwort): I = inhibiert oder „Wächter“, D = dual (T + I), Stimulation beider Kammern in Folge, T = Getriggert (QRS, Störsignal), O = asynchron: keine Erkennung.
- 4. und 5. Buchstabe: programmierbare Geräte. R als 4. Buchstabe = an die Belastung angepasste Frequenz.

Tabelle 6.4: Herzschrittmacher – Codetabelle

Code	Vorhof (A)	Ventrikel (V)	Schrittmacherantwort
AOO	S		0
VOO		S	0
AAI	S, D		Durch Vorhof inhibiert
AAT	S, D		Durch Vorhof stimuliert
VVI		S, D	Inhibiert durch Ventrikel
VVT		S, D	Stimuliert durch Ventrikel
VAT	D	S	Stimuliert durch Vorhof
VDD	D	S, D	Durch Ventrikel inhibiert, durch Vorhof stimuliert
DVI	S	S, D	Inhibiert durch Ventrikel
DDI	S, D	S, D	Inhibiert durch Vorhof, inhibiert durch Ventrikel
DDD	S, D	S, D	Durch Vorhof inhibiert, durch Ventrikel inhibiert, durch Vorhof stimuliert
R			Stimuliert durch Vibration, Atmung, sonstiges

S: Stimulationsort, D: Detektionsort

❯ Wie kann man feststellen, ob der Kranke einen Herzschrittmacher trägt?

- 80 000 Schrittmacher werden in Frankreich jedes Jahr eingesetzt (in D ca. 75 000 in 2021): die häufigsten (noch einige Jahre lang) = VVI, die jetzt am häufigsten eingesetzten = DDD.
- Inspektion und Palpation: In der Regel liegt das Gehäuse subkutan in der rechten, manchmal auch linken Subklavikulärregion. Es ist auf den Thoraxaufnahmen zu sehen: Gehäuse und Elektrode(n).
- **Achtung: Neuere Schrittmacher** haben epikardiale Sonden, **die Spikes auslösen, die im EKG manchmal schwer zu erkennen sind.** Die **Untersuchung des Brustkorbs** ist zwingend erforderlich, um nach einem implantierten Gerät zu suchen.
- **Im EKG**: Einen langen Streifen (Abl. II) erstellen. Wenn die Spontanfrequenz über dem Schwellenwert des Geräts liegt, wird der Herzschrittmacher gehemmt. Wenn die Spontanfrequenz unter dem Schwellenwert liegt oder das Gerät alt ist (AOO, VOO), macht sich der Herzschrittmacher durch hohe (unipolares Gerät) oder niedrige Spikes bemerkbar, die nicht als Störsignal missverstanden werden dürfen

(bipolares Gerät). Auf den Spike folgt ein breiter QRS-Komplex vom Typ LSB, wenn sich die Elektrode im rechten Ventrikel befindet (am häufigsten, > 80 % der Fälle).

- **Verdacht auf Fehlfunktion des Herzschrittmachers**
  - **Tachykardie oder Bradykardie, Hypotonie, kardiale Dekompensation, Synkope.**
  - Brustschmerzen, Kurzatmigkeit, Asthenie, Gefühl von Leere im Kopf, Angst, Schwäche, Schwindelgefühle. Nachdem andere dringende Ursachen klinisch und durch EKG ± Thoraxröntgen (Sondenfraktur) und Labor (**Dyskaliämie** +++) ausgeschlossen wurden, stellen Sie den Patient seinem Kardiologen vor.
  - **Kein Spike bedeutet nicht gleich Fehlfunktion**: Wenn die Spontanfrequenz des Betroffenen über der für das Gerät festgelegten Schwellenfrequenz liegt, stimuliert er nicht. Das ist auch bei bipolaren Schrittmachern möglich.
- **Vorgehen: Dringendes kardiologisches Konsil**
  - Überwachung des EKGs. Venöser Zugang, Labor: mindestens Elektrolyte.
  - **Bei Herz- oder Kreislaufstillstand:** Übliche Therapie.
  - **Bei einer eventuellen Defibrillation** die Paddles mindestens 10 cm vom SM-Gehäuse entfernt halten.
  - Der Magnettest sollte in bestimmten Situationen in Betracht gezogen werden, ohne die Meinung des Kardiologen abzuwarten. Es ist nicht undenkbar, dass der Notarzt ihn anwendet, wenn kein Kardiologe zur Verfügung steht.

    Magnettest: immer mit Papieraufzeichnung vorher, während und nachher.
  - Anlegen des Magneten an den Schrittmacher => Der Schrittmacher beginnt mit einer mehr oder weniger hohen Frequenz zu stimulieren, je nach Zustand der Batterie. Wenn Sie unter Magnetauflage keine Spikes oder Spikes mit einer niedrigen Frequenz (gerätespezifische Werte) beobachten, ist die Batterie verbraucht.
  - **Indikationen für den Test in Notfällen:**
  - Bradykardie ohne Spikes: Funktioniert der Schrittmacher noch?
  - zur Beschleunigung des Schrittmachers auf seinen voreingestellten Schwellenwert bei schlecht tolerierter Bradykardie, unabhängig davon, ob Spikes vorhanden sind oder nicht: akute Herzinsuffizienz, Bewusstseinsstörungen, Anzeichen für niedrigen Output etc.
  - Breitkomplextachykardie ± Spikes: Der Test kann Diagnose und Behandlung zugleich sein, insbesondere bei Tachykardie durch Reentry.
  - **Wenn Ihre Abteilung nicht über einen Magneten verfügt**, kann ein Magnet für eine Magnettafel (oder den Kühlschrank) manchmal den Zweck erfüllen. Bei übergewichtigen Menschen werden manchmal zwei benötigt.
  - Überprüfen Sie, ob der Defibrillator funktioniert, und machen Sie den Test im Schockraum.
  - **Positionieren Sie den Magneten** auf der Haut über dem Gehäuse. Wenn keine Wirkung eintritt, variieren Sie die Position und Ausrichtung des Magneten oder fügen Sie einen zweiten Magneten hinzu, insbesondere bei übergewichtigen Personen. Es ist möglich, **eine regelmäßige Tachykardie mit breitem QRS** durch Reentry zu induzieren. **In diesem Fall entfernen Sie den Magneten, legen ihn wieder auf** und wiederholen das Manöver bei Bedarf. Wenn die Tachykardie nicht verschwindet: externe Defibrillation bei schlechter Toleranz. Bei

Elektrotherapie und Schrittmacher erfolgt der Schock mit anterior-posterior platzierten Paddles ⚠.

- **Bei der Defibrillation**: Mindestens 10 cm Abstand der Paddles vom Aggregat, wobei die beste Position **ein Paddle im Rücken und ein weiteres im Bereich der Herzspitze** ist.
- **Bei implantiertem Kardioverter-Defibrillator (ICD, möglicherweise in Verbindung mit einem Herzschrittmacher):** Der Magnet hemmt den Defibrillator. Nützlich, wenn der Patient unangemessene und schmerzhafte Elektroschocks erhält. Wenn die Schocks angemessen sind (achten Sie auf das EKG-Monitoring), lassen Sie den Magneten weg! Wenn die SM-Funktion des ICDs für die schlechte klinische Verträglichkeit der Rhythmusstörung verantwortlich ist, verwenden Sie den Magneten, nachdem Sie zuvor die Elektroden eines externen Defibrillators angebracht haben.

... ***Bradykardie*** ...

- **Wenn eine Synkope vorliegt, sollte eine Einweisung auf die Intensivstation erfolgen**, wenn es keine offensichtliche extrakardiale Ursache gibt.
- **Eine Bradykardie, die nicht zum Auslösen des Schrittmachers führt**, deutet auf eine leere Batterie, **eine gebrochene Sonde oder ein rotiertes Aggregat**, das zu Sondenverdrehung und -dislokation führt („Twiddler-Syndrom") (Thoraxröntgen ++) oder einen schlecht eingestellten Schrittmacher (z. B. Sensingfehler) hin. **Wenn die Bradykardie symptomatisch ist**: **Magnettest**, damit dieser (normal) zu stimulieren beginnt:
  - **schlecht vertragene Fehlstimulation**: externe elektrische Stimulation, falls verfügbar, und bei Bradykardie den Intensivarzt rufen. **Bei AV-Block: Isoprenalin bzw. Orciprenalin** (Isoprenalin 5 Ampullen à 0,2 mg, die in einer 50-mL-Spritze mit 45 mL G5 % unter **Lichtschutz** infundiert werden: mit 2 mL/h beginnen und alle 5 min um 2 mL/h bis auf maximal 10 mL/h steigern, um eine HF nahe 50/min zu erreichen. **Orciprenalin**: 0,5 mg auf 10 ml verdünnt sehr langsam i.v. (nach Wirkung) Perfusor: 5 mg auf 50 ml verdünnt. 6–17 ml/h bei 70 kg KG (0,15–0,4 µg/kg KG /min) oder **Adrenalin** 1:100, 0,5–1 ml i.v. **Altes Protokoll ohne Perfusor:** 5 Ampullen Isoprenalin in 100 mL G5 % lichtgeschützt, 5–25 Tropfen/min an den Puls anpassen und überwachen;
  - **gut vertragene Fehlstimulation**: Nehmen Sie Kontakt mit einem spezialisierten Zentrum auf, um das weitere Vorgehen festzulegen, lassen Sie aber die Isoprenalin-Spritze (lichtgeschützt, in D Orciprenalin oder Adrenalin) vorbereiten. Wenden Sie sich in jedem Fall an das behandelnde Zentrum des Patienten.

... ***Durch den Schrittmacher induzierte Tachykardie*** ...

- Seltene, aber schwerwiegende Komplikation von Schrittmachern mit ventrikulären und atrialen Elektroden (Doppelkammer). Es handelt sich um eine **Tachykardie mit breitem QRS.**
- In diesem Fall machen Sie einen Magnettest unter EKG-Aufzeichnung: Der Test ist diagnostisch, wenn er die Tachykardie stoppt. Bei Misserfolg: Externe elektrische Stimulation 10–20 mA und Anruf beim Intensivarzt oder einem spezialisierten Zentrum. Wenden Sie sich in jedem Fall an das behandelnde Zentrum des Patienten.

... ***Überprüfen Sie die Stimulation (Stimulation = der Spike löst ein QRS oder P' aus).*** ....

- Ein Spike, der innerhalb von 300 ms nach einem spontanen QRS kommt, stimuliert nicht, das ist normal (Refraktärperiode). **Wenn ein Spike, der mehr als 300 ms nach einem spontanen QRS kommt**, nicht stimuliert, kann dies die Folge sein von:
  - Antiarrhythmika, Hypo-/Hyperkaliämie, andere schwere Stoffwechselstörungen – Dislokation (früh nach der Implantation). Kann in linker Seitenlage korrigiert werden;
  - Elektrodenbruch (AP + seitlich Thoraxröntgen + zentriert auf den Schrittmacher). Man kann übrigens normal aussehende Minispikes und Spikes bemerken bei;
  - Ischämie, Fibrose oder Veränderung der Reizschwelle des Myokards;
  - (Seltene) Myokardperforation (Singultus, rhythmische abdominelle Kontraktionen) oder Septumperforation, die zu einem nicht erwarteten RSB-Bild im EKG führen kann.
- Korrigieren Sie mögliche Elektrolytstörungen, machen Sie eine Röntgenaufnahme des Thorax.
- Kontaktieren Sie das behandelnde Zentrum des Patienten. Magnettest nur bei symptomatischer Bradykardie.

... ***Überprüfen Sie das Sensing (Signalwahrnehmung der spontanen elektrischen Aktivität)*** ....

- **Wenn der Spike zu früh** (siehe auf dem Ausweis angegebene Stimulationsfrequenz in ms) **nach einem spontanen QRS-Signal kommt**, liegt ein Sensingfehler vor. Dieser Spike stimuliert in der Regel nicht (kein induzierter QRS-Komplex). Der **in** den QRS-Komplex fallende Spike stellt keinen Sensingfehler dar. Dieser Sensingfehler deutet auf ein defektes oder falsch eingestelltes Aggregat hin. Wenden Sie sich an das behandelnde Zentrum des Patienten.

... ***Unerwünschte Muskelstimulation*** ....

- Kontraktion der Brustwand, der Brustmuskeln oder des Zwerchfells, der Bauchdecke.
- Prüfen Sie auf Anzeichen einer Tamponade (eine Myokardperforation kann die beiden letztgenannten Anzeichen hervorrufen).

› Infektiöse Komplikationen

- Nach einem medianen Zeitraum von 33 Wochen nach dem Einsetzen. Erythem, Schmerzen, lokale Entzündung, Fistelbildung, Fieber. Oder Anzeichen einer Endokarditis. **Lokale Abstriche** an der Gehäusetasche, wenn infiziert, und dringend ein direktes Grampräparat verlangen, Blutkulturen auch bei Afebrilität (2 Fläschchen × 3 im Abstand von 6 Stunden oder 4 gut gefüllte Fläschchen sofort bei schwerer Symptomatik) mit Suche nach Mykose.
- Kalkulierte Antibiotikatherapie von Fall zu Fall (MRSA und Gram-neg. möglich). Wenn möglich, vorherige Beratung durch ein spezialisiertes Zentrum und einen **Infektiologen**, ohne die Behandlung zu verzögern (4). **Staphylokokken** immer in das Spektrum einbeziehen (4). Wenn keine Beratung möglich: Cloxacillin (Flucloxacillin in D, CH + A) + Gentamicin 5–8 mg/kg, wenn keine kürzliche Antibiotikatherapie, sonst Vancomycin + Gentamicin. Wenn möglich, Linezolid (Anti-MRSA) für Fälle mit resistenten Bakterien reservieren. **Überweisung in ein spezialisiertes kardiochirurgisches Zentrum** zur Entfernung des Materials (am häufigsten).

Vaskuläre Komplikationen

- Venenthrombosen: Ödeme, Parästhesien oder Schmerzen in einer oberen Extremität. Krankenhausaufnahme. LMWH und Beratung durch ein spezialisiertes Zentrum.
- Cava-Superior-Syndrom (selten): Venöse Distension des oberen Cava-Territoriums. Unfraktioniertes Heparin (SM-Entfernung planen). Konsil Intensivarzt und/oder Kardiologen.
- Postkardiotomie-Syndrom: innerhalb von 4 Wochen nach der Anlage. Fieber, Pleuroperikarditis. Zunächst Behandlung mit NSAR.

Literatur

1. Peschanski N., Dysfonction d'un stimulateur cardiaque, SFMU BIALEC, Congrès Urgences, 2014, https://tinyurl.com/rkca6u2w Viele Literaturverweise.
2. Barold S.-S., Falcoff M.-D., Ong L.-S. et al., Pacemaker endless loop tachycardia: termination by simple techniques other than magnet application, Am J Med, 1988, 85: 817–22.
3. Hayes D.-L., Vlietstra R.-E., Pacemaker malfunction, Ann Intern Med, 1993, 119: 828–35.
4. Guidelines for the diagnosis, prevention and management of implantable cardiac electronic device infection, J Antimicrob Chemother, 2015, PMID: 25355810 https://tinyurl.com/t7ua2yjx
5. EKG&Echo Training. Herzschrittmacher und Herzgeräte (abgerufen 16.1.2023) https://tinyurl.com/37x5te73

6.3 Kardiales Lungenödem, akute Herzinsuffizienz

› Wichtige Punkte

- **Ein „Asthmaanfall" im Alter von über 65 Jahren ist fast immer ein kardiales Lungenödem.** Das kardiale Lungenödem hat oft pfeifende Atemnebengeräusche. Der Bronchospasmus bei kardialem Lungenödem („Herzasthma") kann unter β-Mimetika verbessert sein, ist aber trotzdem ein kardiales Lungenödem.
- Fehlende Orthopnoe beim kardialen Lungenödem: extrem schwere Erkrankung, genau wie bei auskultatorischer Stille.
- **Viele angebliche Bronchitiden oder Lungenentzündungen sind dekompensierende,** verschleppte **Linksherzinsuffizienzen**. Diese Art von Bronchitis geht mit oder ohne Auswurf einher, wird von Orthopnoe, Hustenreiz und hepatojugulärem Reflux begleitet. Und das kardiale Lungenödem kann allein schon fieberhaft sein... Oder sogar ausgelöst werden durch eine Bronchitis, Lungenentzündung oder Vorhofflimmern, ausgelöst durch dieselben Infektionen.
- **Die Rasselgeräusche. Allzu oft wird älteren, bettlägerigen oder übergewichtigen Menschen der Befund „Rasselgeräusche" verpasst,** da sie eine flache Atmung haben und sich die Rasselgeräusche daher auf die Lungenbasen beschränken. Lassen Sie den Patienten tief durchatmen, husten, wenn er dazu in der Lage ist, und auskultieren Sie erneut, dann verschwinden sie oder werden deutlich weniger.
- **Ultraschall durch den Notarzt (4–6)!** Je nachdem, wie gut Sie sich auskennen, kombinieren Sie den Herzultraschall mit dem Lungenultraschall.
- **Bilden Sie sich im Ultraschall weiter**, dem neuen Stethoskop!
- **Das Fehlen einer Kardiomegalie schließt ein kardiales Lungenödem nicht aus** (insbesondere bei einem Herzinfarkt).
- **Häufigste Auslöser für schwere akute Herzinsuffizienz**: Infektion: 25 %, Dysrhythmie: 15 %, hypertone Krise: 11 %, unbekannt 43 % (10)? Eine andere Serie gibt 15 % für das akute Koronarsyndrom an.
- O_2 (aber nicht zu viel) und wiederholt hoch dosierte Nitrate sind die grundlegenden Medikamente.
- Diuretika werden in reduzierter Dosis verabreicht.
- Niedriger Blutdruck, eine obstruktive Kardiomyopathie (sehr hochgradige Aortenstenose, z. B.) und die kürzliche ($\leq$ 48 h) Einnahme eines Medikaments gegen **Erektionsstörungen ⚠ kontraindizieren Nitrate**.
- **Vorsicht mit Antiarrhythmika in der Notaufnahme** ... Vorhofflimmern ist für 8,5 % der kardialen Lungenödeme ursächlich. Diurese, Vasodilatation und O_2 reichen in den meisten Fällen zur Frequenzverlangsamung aus. Warten Sie das Ansprechen auf die Behandlung ab, bevor Sie Antiarrhythmika in Betracht ziehen, insbesondere ohne Laborbefunde der Elektrolyte.
- Ziehen Sie bei Anzeichen einer pulmonalen Dekompensation eine nichtinvasive Beatmung in Betracht und achten Sie darauf, dass sich der Patient nicht erschöpft.

› Diagnose (*siehe auch „Dyspnoe" auf S. 328*)

- Plötzlicher oder allmählicher Beginn, oft **ähnlich einer Bronchitis**: nächtlicher Husten, anfänglich klares Sputum, Schlafprobleme, ausgeprägte Asthenie und Orthopnoe, die durch eine nicht suggestive Befragung zu erheben sind.

- Polypnoe (**AF notieren**), mit Dyspnoe, oft mit Einziehungen. Quasi konstante Orthopnoe. „*Bendopnoe* (Kurzatmigkeit beim Vorbeugen, als ob man sich die Schuhe bindet).
- Zyanose, Marmorierung, Schweißausbrüche und ängstliche Unruhe sind Anzeichen für eine schwere Erkrankung.
- Klares, manchmal schaumiges Sputum: sehr schwere Erkrankung, präfinal, wenn das Sputum rosa ist (Tarama-ähnliches Aussehen).
- Beidseitige **Rasselgeräusche**, oft zischend, manchmal röchelnd (als „Lungenstauung" bezeichnet)...
- Zeichen der linksventrikulären Insuffizienz: **Galopprhythmus** (3. Herzton), unbeständig und in den Rasselgeräuschen untergehend, aber fast pathognomonisch für dekompensierte Herzinsuffizienz.
- Andere Zeichen einer **linksventrikulären Insuffizienz** (rechtsseitiges Herzminutenvolumen = linksseitiges Herzminutenvolumen): **Stauung der Jugularvenen oder Reflux** (5), Druck- oder spontane Leberschmerzen: Diese *klassischerweise* rechtsseitigen Zeichen sind in Wirklichkeit auch und vor allem Zeichen der linksseitigen Insuffizienz, und der hepatojuguläre Reflux korreliert mit dem pulmonalen Kapillardruck, also mit der Linksfunktion (2,3). Ödeme sind ebenfalls Zeichen einer linksseitigen Insuffizienz: Die renale Hypoperfusion führt zu einer Natrium- und Wasserretention (3).
- Häufig tritt Fieber auf.
- Anzeichen für die auslösende Ursache: Brustschmerzen, Lungenentzündung, Bluthochdruck (Stress, Absetzen eines Antihypertensivum, zu viel Salz), schnelle Arrhythmien, Herzgeräusche und Geräuschanomalien.
- Eine **kardiale Erkrankung** spricht für die Diagnose (Ischämie, arterielle Hypertonie, Herzklappenfehler usw.).
- **Symptome eines erhöhten Schweregrads: Schockraum, Intensivarzt verständigen, Intubationsset**:
  - Unmöglichkeit zu sprechen;
  - Tachypnoe > 30/min;
  - **Bradypnoe**;
  - Marmorierung, systolischer BD < 100;
  - ausgeprägte oder O_2-resistente Zyanose;
  - Apathie;
  - schaumiges Sputum;
  - SaO_2 < 90 % trotz O_2 über Maske;
  - $PaCO_2$ > 45 mmHg, PaO_2 < 60, pH < 7,35.
- **Schließen Sie zunächst klinisch (*siehe „Dyspnoe" auf S. 328*) eine dekompensierte chronische respiratorische Insuffizienz aus** (Diagnose oft schwierig, aber zu viel Sauerstoff kann schaden: O_2-Titration für eine SpO_2 90–92 %):
- Einnahme von Bronchodilatatoren ist kein Kriterium für eine COPD-Dekompensation! Thoraxemphysem, **Ausatmen mit Lippenbremse**, keine Rasselgeräusche deuten auf eine COPD hin;
- eine Hyperkapnie, die nur durch ein akutes Lungenödem verursacht wird, sieht man bei Patienten in ernstem Zustand. Das Vorhandensein einer Hyperkapnie schließt ein akutes kardiales Lungenödem nicht aus, und bei einem lungenkranken Patienten sind die radiologischen Zeichen eines akuten Lungenödems diskret, aber die klinischen Auswirkungen sind ausgeprägt; suchen Sie nach Zeichen vaskulärer

Umverteilung zu den Lungenspitzen, diskreten Kerley-B-Linien. Umgekehrt geht nicht jede chronische respiratorische Insuffizienz mit einer Hyperkapnie einher.

- **Auch die akute Herzinsuffizienz (5) kann im Hinblick auf die Behandlung klassifiziert werden:**
- „Wet vs. dry“ = **kongestiv** (Lungenstauung, Orthopnoe, Halsvenenstauung/jugulärer Reflux, Hepatomegalie, Ödeme der unteren Extremitäten, Aszites). **„Trocken“** bei Fehlen dieser Anzeichen;
- „Warm vs cold“ = mit oder ohne **Hypoperfusion** (kalte Extremitäten, Marmorierung, Schwächeanfälle, Benommenheit, kleine Blutdruckamplitude, Oligurie);
- **mit 4 Formen**, wobei die ersten beiden Formen **akute Lungenödeme** sind: **warm and wet, die häufigste**, typischerweise mit hohem Blutdruck, cold and wet, cold and dry (Hypoperfusion ohne Lungenödem), warm and dry: kompensierter Zustand.

› Bedeutung der Klinik und der Bildgebung

Tabelle 6.5: Lungenödem – Bildgebung und Klinik

Vorhandensein spricht stark für ein akutes kardiales Lungenödem	LR+*	Abwesenheit spricht stark gegen ein akutes kardiales Lungenödem	LR-*
Galopprhythmus (3. HT) +++	**11**	Anfänglicher klinischer Eindruck eines akuten Lungenödems	0,45
Jugularer Reflux/Halsvenenstauung ++.	**6,6/5,1**	Linksventrikuläre Insuffizienz in der Vorgeschichte	0,45
Linksventrikuläre Insuffizienz+	**5,8**	Dyspnoe bei Anstrengung	0,48
Anfänglicher klinischer Eindruck eines akuten Lungenödems	4,4	Rasselgeräusche (nicht pfeifend)	0,51
Myokardinfarkt in der Vorgeschichte	3,1	Ödeme der unteren Extremitäten	0,64
Rasselgeräusche (nicht pfeifend)	2,8	Orthopnoe	0,65
Paroxysmale nächtliche Dyspnoe	2,6		
Ödeme der unteren Extremitäten	2,3		
Orthopnoe	2,2		
Vorhofflimmern im EKG	3,8	Normales EKG	0,64
Kürzliche Veränderung der T-Wellen	3		
Rö.-Thorax: venöse Stauung +++	**12**	Kardiomegalie	0,3
Interstitielles Ödem +++	**12**	Rö.-Thorax: venöse Stauung	0,48
Alveolarödem ++	**6**		
Kardiomegalie	3,3		
Pleuraerguss	3,2		
Ultraschalluntersuchung der Lunge +++++	**17-49**	Ultraschalluntersuchung der Lunge +++++	< 0.14

*LR: Likelihood-ratio, positiv > 1, negativ < 1. Eine LR von > 10 zeigt quasi gesichert an, dass die Erkrankung vorliegt, eine LR von < 0,1 schließt die Erkrankung mit größer Sicherheit aus.

› Akutes Lungenödem und Brustschmerzen: Henne oder Ei?

- Die meisten Thoraxschmerzen bei einem akuten Lungenödem sind funktionell und verschwinden mit der Behandlung des Lungenödems. Ein Herzinfarkt kann jedoch ein Lungenödem auslösen und eine dringende Reperfusionsmaßnahme erforderlich machen.
- Hinweise für einen Myokardinfarkt als Ursache des Lungenödems:
  - Brustschmerz tritt vor der Dyspnoe auf;

- EKG: ST-Streckenhebung oder dynamische Veränderungen von ST-Strecke/T-Welle in EKGs an aufeinanderfolgenden Zeitpunkten. Andere EKG-Anomalien sind nicht beweisend;
- Störung der Wandbewegung (nicht vorbekannt) im UKG, im gleichen Gebiet wie die EKG-Anomalien;
- Fortbestehen der Thoraxschmerzen trotz medikamentöser Behandlung.

– Wenn Sie sich nicht sicher sind, ob es sich um einen Herzinfarkt Typ 1 (akuter Koronarverschluss) oder Typ 2 (funktionelles Leiden) handelt, verlassen Sie sich nicht auf das Troponin, das in beiden Fällen erhöht ist. Lassen Sie sich in komplexen Fällen frühzeitig kardiologisch beraten: Im Zweifelsfall muss der Patient profitieren.

> **Bildgebung: Klinische Diagnose oft schwierig**

– **Ultraschalluntersuchung in der Notaufnahme (4–6)!** Je nachdem, wie gut Sie sich auskennen, kombinieren Sie den Herzultraschall mit dem Lungenultraschall.
– Für die Lunge (einfach): Algorithmus „**blue protocol**" (6). Ziemlich einfach: viele B-Linien (stroboskopisches Aussehen – mindestens 2 zwischen 2 Rippen für die sichere Diagnose) und mögliche Pleuraergüsse. Ermöglicht die Unterscheidung von Embolie, Pneumonie und Pneumothorax. Erkennt eine Tamponade.
– Herz: Beurteilen Sie die linksventrikuläre Funktion in 3 Stufen: normal, mittel, schlecht. Ist die Vena cava inferior (VCI) erweitert (kongestives Lungenödem) oder – im Gegenteil – komprimiert und/oder kollabiert um mehr als 50 % bei der Inspiration (Hypovolämie). Der gepulste Doppler über der Mitralklappe ist leicht zugänglich, wenn keine große Valvulopathie und Sinusrhythmus vorliegen. Eine E-Welle, die deutlich größer als die A-Welle ist, spricht für ein akutes Lungenödem, eine E-Welle < A für das Gegenteil. Viele andere, noch komplexere Parameter können verwendet werden. **Bilden Sie sich weiter**, Echo ist das neue Stethoskop!
– Echokardiographie durch einen Spezialisten bei Zweifeln und ernstem Zustand (5). Idem.
– Röntgenaufnahme des Thorax in der Notaufnahme. Wenn der Patient durch die Behandlung gebessert ist oder eine milde Form eines Lungenödems hat und keine akutes Koronarsyndrom vorliegt: Röntgenaufnahme in der Radiologie, sitzend, unter O_2 für den Transport:
  - Kardiomegalie. Fehlen möglich, spricht für Herzinfarkt oder Lungenödem anderer Ursache;
  - Bilaterale, manchmal asymmetrische alveoläre Verschattungen;
  - vaskuläre Umverteilung zu den Lungenspitzen, periphere Kerley-B-Linien, manchmal bilateraler Pleuraerguss;
  - manchmal Erguss in den Fissuren. Wenn die Fissura horizontalis als dichte Linie sichtbar ist, wenn die Röntgenstrahlen parallel zu ihr verlaufen, ist dies normal, es handelt sich nicht um eine „Fissuritis". Ein Erguss in einer Fissur ergibt ein Bild eines trüben ± eiförmigen oder abgerundeten Bereichs;
  - keine Anzeichen einer Stauung in 20 % der akuten Herzinsuffizienz (7);
  - wenig radiologische Zeichen bei assoziierter COPD.

> **Laborbestimmungen gemäß den Empfehlungen von 2016 (5)**

– Elektrolyte, Kreatinin, Blutbild, Glukose, Troponin (Kinetik), (NTpro-) BNP, Transaminasen, INR, PTT, TSH (5). D-Dimere und Procalcitonin mit Vorsicht nur bei klinischem Verdacht auf Lungenembolie oder Pneumonie.

- Ein Troponinanstieg ist bei einer kardiogenen Lungenödem üblich (5). Er ist im Kontext zu interpretieren und hängt vom Verlauf und dem Grad der Erhöhung ab. Ein BNP < 100 pg/mL oder NT-proBNP < 300 pg/mL machen eine akute Herzinsuffizienz sehr unwahrscheinlich, es sei denn, es handelt sich um ein „Flash-Lungenödem", insbesondere nach einem Herzinfarkt oder einem hypertensiven Schub. BNP steht in den Empfehlungen (5), ist aber von sehr fragwürdigem Nutzen, es kann um einige Stunden zu spät kommen. BNP steigt mit zunehmendem Alter, Niereninsuffizienz, Lungenembolie, Sepsis, Lungenentzündung; BNP sinkt bei Adipösen und ist unter ARNI (Angiotensin-Rezeptor und Neprilysin-Inhibitoren: https://tinyurl.com/yntt82e2 und https://tinyurl.com/3f9t4ywe) nicht aussagekräftig – in diesen Fällen muss NT-proBNP bestimmt werden.
- **BGA-Bestimmung nicht regelhaft**, wenn SpO_2 nicht verfügbar. Ein **venöses Gas** kann für pH und pCO_2 weitgehend ausreichen (5).
- Venöser Zugang (G5 %, sehr langsam oder Extensionsset).

› Therapie (5,7)

Lungenödem „Warm and wet" (S. 368) ohne Hypotonie oder Marmorierung: Nitrate/Isosorbid + Furosemid (5)

- Sitzende Position, Beine nach unten hängen lassen, wenn möglich.
- O_2 bei SpO_2 < 90 %: **3–10 L/min** je nach Schweregrad (nicht weich werden!). **Bei hochgradiger Dyspnoe: O_2 über Reservoirmaske: 15 L/min, angestrebt werden > 90 % SpO_2** und AF < 25. Wenn die SaO_2 korrekt ist, der Patient aber immer noch tachypnoeisch ist, braucht er mehr Sauerstoff!
- **Nitrospray** (0,4 mg/Hub): 1–2 Hübe sublingual, wenn RRsyst. > 100 mmHg, erneute Gabe/5 min je nach RR bis zum Beginn einer Nitrat-Dauerinfusion Info: 0,4 mg Nitrat sublingual alle 5–10 min, entspricht 2,7 bis 3,6 mg/h.
- Venöser Zugang mit Extensionesset oder G5 % sehr langsam. Die weitere Zufuhr wird an die Klinik angepasst.
- Isosorbiddinitrat (Isoket®): Wenn RRsyst $\geq$ 110 mmHg (7) und keine enge Aortenverengung, Bolus von 1 bis 2 mg, alle 5 min erneuerbar, wenn der Blutdruck weiterhin sehr hoch bleibt, dann 1 bis 2 mg/h i.v. Oder beginnen Sie ohne Bolus gemäß Referenz 5. Steigern Sie bei Bedarf von 0,5 zu 0,5 mg/h bis zu einer Maximaldosis von 10 mg/h. Wenn RRsyst. $\leq$ 90 mmHg, reduzieren oder beenden Sie die Medikation. Überwachen Sie den Blutdruck engmaschig. **Wenn Nitrat statt Isosorbid**: Beginnen Sie mit 10–20 μg/min und steigern Sie bei Bedarf schrittweise bis auf 200 μg/min.
- **Furosemid**: 20–40 mg i.v. oder das Äquivalent der Tagesdosis des Patienten (5). Bei chronischer Niereninsuffizienz oder bei Patienten, die unter der üblichen hohen Dosis stehen, können 125, 250 oder sogar 500 mg Furosemid erforderlich sein. Ototoxizität => Die Anfangsdosis sollte 100 mg nicht überschreiten und langsam i.v. verabreicht werden (125 mg in 1 h, 250 mg in 2 h, 500 mg in 4 h). **Bei anurischer Niereninsuffizienz** wenden Sie sich an den **Intensivarzt**, um eine Notfalldialyse durchzuführen. Wenn die Erstbehandlung des kardialen Lungenödems versagt, kann die Verabreichung von Furosemid in doppelter Dosis frühzeitig wiederholt werden.
- **Bei Anzeichen von schwerer Atemnot sollte eine nicht-invasive Beatmung (NIV) in Betracht gezogen werden. Hämodynamischer und pulmonaler Nutzen**. CPAP-Modus oder ASB/CPAP-Modus. **Auch bei Versagen der Erstbehandlung indiziert.** Rufen Sie den Intensivarzt oder den Kardiologen an.

- Bei Versagen oder Kontraindikation für NIV (z. B. Vigilanzstörungen) **tracheale Intubation zur invasiven Beatmung**. Insbesondere bei $PaO_2 < 60$ mmHg, $PaCO_2 > 50$ mmHg, pH < 7,35.
- **Überwachung: Hautkolorit, AF, SaO_2, Diurese, Puls und RR.**

... ***Akutes Lungenödem mit Schockzeichen: „cold and wet" (S. 368)*** ....

- Ein kardiogenes Lungenödem mit Schockzeichen sollte zur Beurteilung und initialen Behandlung mit Noradrenalin auf eine medizinische Intensivstation verlegt werden (9): Beginnen Sie mit 0,2 μg/kg/min $\approx$ 1 mg/h, über einen eigenen zentralen oder peripheren Venenzugang) ± künstliche Beatmung. Behandeln Sie die **auslösende Ursache**, z. B. einen Infarkt, der durch Angioplastie revaskularisiert werden kann.

... ***Akute Herzinsuffizienz ohne Lungenödem und mit Schockzeichen: „cold and dry" (S. 368)*** ....

- **Intensivmedizinisches Konsil** bzgl. Flüssigkeits- und inotrope Teststrategien.

> **Finden und behandeln Sie die auslösende Ursache: „CAHAMLI": Coro, art. Hypertonie, Arrhythmie, Mechanik, Lungenembolie, Infektionen**

- Der Fallstrick besteht darin, sich mit der ersten gefundenen, potenziellen Ursache zufrieden zu geben und stehen zu bleiben:
- **Bronchitis** oder „bronchiale Superinfektion": Klarer Auswurf und Husten – kann sich über Tage oder Wochen hinziehen; die Nebengeräusche sind in Wirklichkeit Manifestationen eines Lungenödems: Der Irrtum ist häufig und liegt daran, dass man vergisst, sich die Art des Auswurfs, die Orthopnoe, genau erklären zu lassen. Aber eine virale Erkrankung der oberen Luftwege mit Bronchitis kann eine linksventrikuläre Insuffizienz dekompensieren lassen;
- **Lungenentzündung**. Achtung: **Das kardiale Lungenödem kann asymmetrisch sein** (z. B. Mitralinsuffizienz? => Ödem des rechten Oberlappens). Bei älteren Menschen treten Lungenentzündungen oft ohne Fieber oder eitriges Sputum auf. **Hinweise** für eine Lungenentzündung oder Grippe: Schüttelfrost, eitriges Sputum, das seltene Bronchialatmen, lokalisierte Klopfschalldämpfung ohne Aufhebung des Stimmfremitus, deutlich Befunde auf dem Röntgenbild, Entzündungssyndrom, erhöhtes PCT (und ausbleibende radiologische Besserung innerhalb von 1–2 Tagen). Eine Lungenultraschalluntersuchung durch einen geschulten Notfallmediziner kann helfen – eine Computertomographie im Zweifelsfall auch.
- **Akutes Koronarsyndrom (ACS): 4–15 %** der Fälle, => Überweisung in die Kardiologie (Reperfusion). **Wiederholung des EKGs 4 und 8 Stunden später**, auch wenn keine Schmerzen vorhanden sind, früher, wenn keine andere Ursache für die Dekompensation vorliegt. **Troponin**: Sehr häufig bei kardialem Lungenödem erhöht (immer bei Bestimmung von hs-TnT). Gibt keinen Aufschluss darüber, ob es sich um eine sonstige Myokardschädigung oder um einen Herzinfarkt handelt. Klinik und EKG ± Echokardiographie (segmentale Hypokinesie) sind für die Entscheidung entscheidend.
- Kardiotoxische **Medikamente** (*siehe weiter unten*).
- **Jede Infektion** kann eine linksventrikuläre Insuffizienz dekompensieren lassen, auch eine **Harnwegsinfektion**; jedoch ist eine sogenannte asymptomatische Bakteriurie bei älteren Menschen nicht selten (*S. 807*). Machen Sie eine Harnwegsinfektion nur zurückhaltend und in Ermangelung eines anderen Schuldigen verantwortlich.

- **Anämie** ist ebenfalls eine auslösende Ursache, manchmal schon ab 10 g/dl. Eine Transfusion wird erst nach der Stabilisierung erfolgen.
- **Bluthochdruck** (Ursache? Folge?): kontinuierlich intravenöse Nitrate und Furosemid. Bei Misserfolg (selten): Nicardipin i.v., handlich mit der elektrischen Spritze und schneller Wechsel auf po-Gabe. Urapidil ist ebenfalls einsetzbar. Anwendungshinweise: S. 383.
- **Bekannte Herzinsuffizienz mit progressivem Verlauf (25 % der Fälle),** Abweichung von der Diät, Auslassen der Therapie (6 %), massive Infusionstherapie.
- **Rhythmusstörungen** (15 % der Fälle). Häufig ist **chronisches Vorhofflimmern** nur ein Begleitphänomen, das durch das kardiale Lungenödem beschleunigt und sich unter Nitrat- und Furosemidtherapie verlangsamt. Antikoagulieren (*S. 574*). **Schnelles Vorhofflimmern (S. 425)**: Volumenentzug, Vasodilatation und O_2 reichen aus, um die meisten Fälle zu verlangsamen; **Digitalis ist gefährlich**: akzessorisches Bündel, Dyskaliämie. Bei Misserfolg kardiologisches Konsil (Digoxin? Amiodaron?). **Sehr schlecht vertragenes, sehr schnelles Vorhofflimmern** > 130/min (hämodynamische Instabilität, Vigilanzstörungen, anhaltende starke Brustschmerzen): **Kardioversion**, eher nach Intubation (rapid sequence) anstatt Analgo-Sedierung mit Ketamin 0,3 mg/kg durch einen erfahrenen Notfallmediziner, Intensivarzt.
- **Lungenembolie**. Daran denken, insbesondere wenn die Therapie den Zustand des Patienten nicht bessert!

› Überwachung

- **Diurese**, Gewicht, RR, Puls, SpO_2, kontinuierliches EKG, wenn schwere Symptomatik und mögliches ACS oder Rhythmusstörung.

› Weiteres Vorgehen

- In der Regel Aufnahme, zumindest auf die Wachstation. Entlassung bei leichtgradigem, gut kontrolliertem kardialen Lungenödem, das nur durch eine gesicherte Diätabweichung oder ein Abweichen von der üblichen Behandlung verursacht wurde.
- Wachstation, wenn NIV (oder ein anderes lokales Protokoll) oder Inotropika erforderlich sind, bei instabilem Blutdruck, Ausbleiben eines schnellen Ansprechen auf die Behandlung.
- Intensivstation (5): Intubiert, **Hypoperfusion** (kalte Extremitäten, Marmorierung, Bewusstseinsminderung, geringe RR-Amplitude, Oligurie), SpO_2 < 90 % trotz O_2, ziehende Atmung, AF > 25, Puls < 40 oder > 130, RR < 90 mmHg.
- Kardiologische Intensivmedizin, wenn ACS, zur Reperfusion (sofort ++ bei kardiogenem Schock).

› Erhaltungstherapie während der ersten 24 Stunden

- Anzupassen je nach der vorherigen Therapie des Patienten zuvor und der auslösenden Ursache.
- O_2, angestrebte SpO_2 > 90 %
- Salzarme Diät. Flüssigkeitsrestriktion 500 bis 750 ml/Tag bei Hyponatriämie.
- Nitrat als 10-mg-Pflaster (oder erhöhte übliche Dosis) 12 h/24 oder bei schweren Formen: Isosorbid-Dauerinfusion 1–2 mg/h oder Nitrat Dauerinfusion 0,5–1 mg/h. Wenn RRsyst. < 110 mmHg, Absetzen des Nitrats, nach 10–30 min mit halber Dosis wieder aufnehmen (Nitrat Halbwertszeit = 4 min, Isosorbid: 30–90 min).

- Furosemid mit höherer als üblicher Dosis. Mehrmals täglich anpassen, um die Patienten nicht zu sehr zu entwässern: AF, Puls, RR, Diurese, Harnstoff und Kreatinin, Wiegen.
- **Kaliumchlorid**, um den Kaliumwert zwischen 3 und 4 mmol/L zu halten. Per os: 600 mg × 1 bis 3/d. mindestens! (Rechnen Sie mit ca. 2 g KCl (=26 mmol, Kalinor ret. 600 mg = 8 mmol, Anm. d. Übers.) pro 40 mg Furosemid).
- **LMWH in prophylaktischer Dosierung** von Anfang an (z. B. Enoxaparin 4 000 IE/24 h). Therapeutische Antikoagulation bei Vorhofflimmern oder akuter Koronarinsuffizienz. Unfraktioniertes Heparin bei schwerer Niereninsuffizienz (Kontraindikation für LMWH).
- NB: Frühere Therapien (1):
  - β-Blocker nur bei Schock absetzen; Möglichkeit, sie in „mittelschweren" Fällen auf die Hälfte zu reduzieren;
  - Absetzen: NSAR (außer Aspirin), Glitazone, Kalziumkanalblocker, ACE-Hemmer-AT2-Antagonisten-Spironolacton-Kombinationen.
- **Bei komplettem LSB** kardiologisches Konsil wg. Herzschrittmacher zur Resynchronisation (1), wenn der Patient kardial trotz optimaler konservativer Therapie dekompensiert.

› Nicht-kardiogenes Lungenödem, eine schwierige Diagnose

- Ähnliche klinische Zeichen.
- Begleitumstände: septischer Schock, Polytrauma, Aspiration.
- Denken Sie an neurogenes Lungenödem: Neurotrauma.
- Kardiogenes Lungenödem: typischerweise bei einer Person, die eine Ursache für Herzinsuffizienz hat: Bluthochdruck, koronare Herzerkrankung, Klappenvitium.
- Aber es gibt auch komplexere Situationen: Eine Person mit einer Herzerkrankung kann eine Aspiration und ein nicht kardiogenes Lungenödem auf Grund einer Synkope haben; ein übermäßiger Volumenersatz bei Sepsis oder einem hämorrhagischen Schock kann zu einem kardiogenen Lungenödem führen, obwohl die Vorgeschichte auf ein nicht kardiogenes Lungenödem hindeutet.
- Die Diagnose stützt sich auf das Vorhandensein eines Galopprhythmus, Herzklappengeräusche, hepato-jugulären Reflux, Jugularvenenstauung oder eine schmerzhafte Hepatomegalie. Ödeme sind weniger bezeichnend. Extremitäten häufiger kalt bei kardiogenem Lungenödem (niedriger Fluss) und warm bei nicht kardiogenem Lungenödem.

› Äquivalenzen von Bumetanid (Burinex®) und Furosemid

Einige Patienten werden in der Praxis mit Bumetanid behandelt, einem Schleifendiuretikum, das dem Furosemid gleichwertig ist:

- 1 mg Bumetanid ≈ 45 mg Furosemid;
- Bumetanid Ampullen zu 0,5–2–5 mg und Tabl. zu 1 und 5 mg;
- Furosemid Ampullen zu 20 und 250 mg.

› Literatur

1. Meyer TE., Approach to acute decompensated heart failure in adults, UpToDate, 2021.
2. Ewy G.A., The abdominojugular test: technique and hemodynamic correlates, Ann Intern Med, 1988, 312 : 1548–51.
3. Montalescot G., Blétry O., Le cœur et les Vaisseaux – réévaluation de quelques données sémiologiques, In Blétry O. Redécouvrir l'examen clinique, Paris, 1995 : 204–12.
4. Petrovic T., Lapostolle F., Échographie d'Urgence, Arnette, 2013 und http://winfocus-france.org/
5. ESC, Guidelines for the diagnosis and treatment of acute and chronic heart failure, 2021, www.escardio.org/Guidelines, http://tinyurl.com/jftkref
6. Blue Protocol: http://www.ceurf.net/blueprotocol.htm und https://tinyurl.com/2s4h6teh

7. Early management of patients with acute heart failure: state of the art and future directions – a consensus document from the SAEM/HFSA, Acad Emerg Med, 2015, www.ncbi.nlm.nih.gov/pmc/articles/PMC4319710/
8. Wang C.S. et al., Does this dyspneic patient in the emergency department have congestive heart failure? JAMA, 2005, https://tinyurl.com/45uk3wj2
9. SRLF, Prise en charge du choc cardiogénique chez l'adulte, Recommandations formalisées d'experts, 2014, https://tinyurl.com/mvaw2fa5
10. Chouihed T. et al., Management of suspected acute heart failure dyspnea in the emergency department: results from the French prospective multicenter, DeFSSICA survey, Scand J Trauma Resusc Emerg Med, 2016, http://tinyurl.com/j7b9kg9
11. Rettungsdienst Factsheets. https://rd-factsheets.de/fs/lungenoedem/
12. Herzinsuffizienz-Leitlinie 2021 – das ist neu, das hat sich geändert (abgerufen 18.1.23): https://tinyurl.com/3az9nwu3
13. DasFOAM: Furosemid im akuten Lungenödem – wirklich? (abgerufen 18.1.2023): https://tinyurl.com/yhhsv5xn

6.4 Dringend behandlungsbedürftiger Bluthochdruck in der Notaufnahme

> **Wichtige Punkte**

- **Stecken Sie Ihren Blutdrucksenker wieder ein und atmen Sie durch** ... in den meisten Fällen ist es **dringend, nicht dringend zu behandeln**. Punkt und Ende (oder fast) (20).
- **Ein hypertensiver Schub ohne betroffenes Zielorgan ist in der Regel KEIN therapeutischer NOTFALL.**
- **Wir haben die Skala geändert!** Bis vor kurzem war art. Hypertonie > 160 oder > 90 mmHg syst/diast. Patienten, die nahe an diesen Werten lagen, explodierten nicht kurzfristig. Das langfristige RR-Ziel liegt bei 140/90 mmHg und 160/90 mmHg, wenn der Patient > 80 Jahre alt ist (19). Dies gilt nicht für Patienten, die in der Notaufnahme gesehen werden!
- Die „**kosmetische“ Behandlung von Bluthochdruck** mit einer sublingualen Kapsel oder einer beliebigen Tablette zeigt die **magische Kraft des Arztes (der Blutdruck sinkt), gefährlich und dabei gleichzeitig nutzlos zu sein** (14). *Primum non nocere.* Beachten Sie, dass ein Placebo fast genauso gut wirkt (4).
- **Schmerzen und Angst** sind ein häufiger Grund für die Entdeckung hoher Blutdruckwerte.
- Angesichts eines hohen Blutdruckwerts (RR) stellen sich drei Fragen:
  - **ist dieser Wert wirklich hoch**? 190/100 mmHg ist nicht hoch. Definitionen weiter unten;
  - **war die Messung korrekt und wurde sie nach einer Ruhephase** (mindestens 5 min) **wiederholt?** Man beginnt nicht eine gefährliche Therapie, die auf einer übereilten Diagnose beruht;
  - **Besteht eine Auswirkung auf die Zielorgane?** Mit der Konsequenz: Betrachten Sie den Bluthochdruck nicht als Ursache allen Übels. Wird er im Verlauf eines akuten Lungenödems festgestellt, ist er nicht unbedingt die Ursache, suchen Sie nach etwas anderem; er ist häufig bei Schlaganfällen, deren unschuldige (heilsame?) Folge er in der Regel ist.
- Epistaxis, Tinnitus und Kopfschmerzen sind bei Hypertonikern nicht häufiger als bei Normotonikern (15), entgegen dem Gerücht (außer vielleicht bei Kopfschmerzen und einem diastolischen Blutdruck > 130 mmHg (3)). Mouches volantes und Tinnitus-Geräusche können Sie vergessen. Epistaxis oder Kopfschmerzen sind oft die Ursache für einen erhöhten Blutdruck, der durch Emotionen, Stress oder Schmerzen verursacht wird!
- **Epistaxis, Tinnitus, Pseudoschwindel und Kopfschmerzen allein sind keine Indikation für eine blutdrucksenkende Notfallbehandlung (4)!**
- **Einen hohen RR zu senken kann zu Hemiparese**, Nierenarterienthrombose und Herzinfarkt führen (2, 4–5).
- **Behandeln Sie keine Blutdruckwerte**, sondern kranke Menschen. Entscheidend ist, **wie sich akuter Bluthochdruck** auf die Aorta, die Niere, das Herz, das Gehirn (und sein Fenster, die Netzhaut) und den Fötus **auswirkt** (1, 2, 4, 5).
- **Suchen Sie aktiv Schlafapnoe-Syndrome**: „Schnarchen Sie? Sind Sie den ganzen Tag schläfrig? Berichtet Ihr Ehepartner über Atemstillstände?“

› Die Messtechnik ist genau. Man sieht allerdings allen möglichen Unsinn...

- Die Person sitzt oder liegt, ist im Ruhezustand. Krempeln Sie den Ärmel nicht hoch, lassen Sie die Kleidung ablegen. Die Person wird schließlich untersucht werden müssen, also...
- **Manschette zu klein** = deckt nicht 80 % des Umfangs ab => **am Unterarm** anlegen. Auskultation der Arteria radialis. **Eine zu kleine Manschette führt zu falsch hohen Werten.**
- Entlüften Sie die Manschette vor dem Anlegen. Ziehen Sie die Manschette fest genug an; wenn sie locker bleibt, sind die Zahlen falsch.
- **Arm auf Herzhöhe.**
- Das Bruststück des **Stethoskops** vorsichtig auf die Arterie legen, **ohne sie unter die Manschette zu schieben.**
- Ein sich lösender Klettverschluss macht die Messung ungültig.
- **Wiederholen Sie die Messung, wenn sie anormale Werte anzeigt** – sofort, wobei Sie die Technik überprüfen und nach mindestens 10 Minuten Ruhezeit.
- **Achten Sie auf Ihre Mimik.** Keine hochgezogene Augenbraue, kein „Oha!" etc.

Dennoch: Viele Patienten mit hohen RR-Werten in der Notaufnahme (> 160/100) stellen sich im Verlauf als echte Hypertoniker heraus: Therapie organisieren (13).

› Ursachen von hypertensiven Krisen und hypertensiven Notfällen

- Häufige Ursachen:
  - **Hypertensive Episode ohne besondere Ursache** bei einem Hypertoniker;
  - **Entwöhnung von Antihypertensiva** (zentral, β-Blocker);
  - **Harnverhalt** (bei älteren Menschen mit Bluthochdruck immer daran denken);
  - Angstzustände;
  - **Schmerzen** (Kopfschmerzen) und Angst (Selbstmessung).
- Seltene Ursachen:
  - Einnahme von Sympathomimetika (Amphetamine, LSD, Kokain), trizyklische Antidepressiva;
  - Nieren- oder renovaskuläre Erkrankungen, einschließlich akuter **Glomerulonephritis**;
  - Schädel-Hirn-Trauma;
  - (Prä-) Eklampsie, Phäochromozytom, Renin-produzierenderTumor und andere Raritäten;
  - **NSAR**;
  - Hyperkapnie.

› Vorgehen nach Diagnose eines hohen RR in der Notaufnahme

- **Behandeln Sie aggravierende Faktoren**: Schmerzen, Angst (beruhigen, erklären ± Benzodiazepin ± Analgetika, vorzugsweise ohne NSAR).
- **Überprüfen Sie den Blutdruck an beiden Armen unter guten technischen und psychologischen Bedingungen.**
- Wenn der **RRdiast. > 110 mmHg oder der RRsyst. $\geq$ 180 mmHg** beträgt, handelt es sich entweder um einen vorübergehenden Blutdruckanstieg ohne unmittelbare Organschäden (meistens), oder um einen hypertensiven Notfall.
- **Erste klinische Untersuchung**:
  - Seit wann besteht die art. Hypertonie, bisherige Behandlung, Compliance;

- lumbales/abdominales Auskultationsgeräusch? Pulsasymmetrie? (Nierenarterienstenose, Dissektion)
- Besteht eine **Auswirkung auf die Zielorgane** (Herz, Gehirn, Netzhaut, Niere)?
  - nein, es handelt sich um eine ... **schwere Hypertonie** (*siehe S. 359*),
  - ja, es handelt sich um einen ... dringend zu behandelnden **hypertensiven Notfall** (*siehe S. 359*);
- Klinische Untersuchung (Lunge, Herz, Aorta und Puls, Neurologie, Urin);
- **Urinteststreifen**: Hämaturie, Proteinurie im Rahmen einer akuten Glomerulonephritis. (NB: ein pH-Wert ≥ 7 ergibt falsch-positive Proteinurien und 8–13 % von uns haben eine falsch-positive Hämaturie auf dem Teststreifen);
- Sonstiges: EKG ist obligatorisch. Elektrolyte, Kreatinin, Harnstoff, Blutbild + Thrombozyten + Retikulozyten und Ausstrich (Fragmentozyten?), INR bei VKA. Dies sind die Empfehlungen in Frankreich (2). Andere raten, bei asymptomatischen Patienten nichts zu untersuchen (6);
- Bei anhaltenden Werten > 180 (RRsyst.) und/oder > 110 (RRdiast.) ist eine **dringende Augenhintergrunduntersuchung** angezeigt, die eine Entscheidung über die Einweisung des Patienten in ein Krankenhaus oder die Entlassung nach Hause ermöglicht (1, 2). *Es genügt, wenn Sie ein Dutzend dieser Untersuchungen selbst durchführen (einfach nach Mydriasis) und einen Atlas dazu konsultiert haben. (z. B. https://tinyurl.com/4muz46b2), um Blutungen, Ödeme und Exsudat leicht zu erkennen. Einfacher als ein Ultraschall!*

– **Suchen Sie nach Medikamenten und Toxinen, die für eine art. Hypertonie verantwortlich sind oder diese verschlimmern können** [Tabelle modifiziert nach (1)].

Alkohole	Äthylalkohol bei akuter Vergiftung, Ethylenglykol
Anorektika	Amphetamine, „homöopathische“ Mittel...
Trizyklika, MAO-Hemmer	
NSAR	
Kokain, Amphetamine, LSD, Phencyclidin, Ecstasy	Systematisch bei Drogenmissbrauch untersuchen.
Orale Antikonzeptiva	
Kortikoide	Darunter Infiltrationen mit retardierten Kortikoiden.
Ciclosporin	
Nasale Abschwellungsmittel	Adrenerge Komponente.
Erythropoietin	
Glycyrrhizin	Lakritz, alkoholfreier Pastis...

... ***Schwere Hypertonie, der häufigste Fall (ohne Organschädigung)***........

– **Messen** Sie den Blutdruck nach einer 30-minütigen Ruhepause **persönlich erneut**.
– Am besten verwenden Sie ein Gerät zur kontinuierlichen Messung, sodass kein weißer Kittel sichtbar ist, für 1 Std, Bildschirm für den Patienten nicht sichtbar. Erklären Sie, dass es notwendig ist, sich Zeit zu nehmen, bevor Sie eine Entscheidung treffen.

- **Krankenhausaufnahme oder fachärztliches Konsil bei Verdacht auf**:
  - Einnahme von Sympathomimetika (Amphetamine, LSD, Kokain), trizyklischen Antidepressiva;
  - Nieren- oder renovaskuläre Erkrankungen, einschließlich akuter Glomerulonephritis (U-Streifen);
  - Schädel-Hirntrauma;
  - (Prä-) Eklampsie M, Phäochromozytom und andere Raritäten.

Wenn RRsyst. < 180 und RRdiast. < 110 mmHg.

- Konsultation des Hausarztes ohne Dringlichkeit; diese Patienten sind in der Notaufnahme nicht risikobehaftet.
- Geben Sie dem Patienten in der Notaufnahme seine übliche blutdrucksenkende Medikation, falls er selbst keine mehr besitzt.

Wenn RRsyst. weiterhin ≥ 200 mmHg oder RRdiast. ≥ 120 mmHg , auch nach Ruhe. Immer noch asymptomatisch.

- Untersuchungen wie S. 390. Führen Sie **notfallmäßig eine Fundoskopie** durch (1,2,5,6,10) oder weisen Sie den Patienten andernfalls ins Krankenhaus ein (nicht schlau!). Bei Retinopathie mit Cotton-wool Herden oder Blutungen: Aufnahme des Patienten auf der Wachstation/Intensivstation. Intensivstation bei Papillenödem, behandeln wie bei hypertensiver Enzephalopathie (S. 378) und Nicardipin IV beginnen (*siehe S. 378 hypertensive Enzephalopathie*). Behandeln Sie wie maligne Hypertension (*S. 383*).
- Die Empfehlungen schweigen sich über die Therapie bei sehr hohen Werten ohne Schädigung der Endorgane aus und betrachten diese implizit allein als ungefährlich. Bei **Werten in der Größenordnung von > 220–230 mmHg RRsyst. oder > 130 RRdiast.** scheint es mir nicht schädlich zu sein, die Patienten in der Wachstation zu beobachten, nach einer toxischen Ursache, einer Hypovolämie zu suchen, ± nach einer Nierenarterienstenose im (unvollkommenen) Doppler-Echo zu suchen und eine IV-Therapie (Nicardipin oder Urapidil) zu beginnen, Ziel: Reduktion um 10–20 % innerhalb von 1 Std., 25 % innerhalb von 24 Std., danach per os (Amlodipin, Nicardipin).
- **Unterhalb von Werten von 220/120 kann man behandeln und entlassen** mit Nachsorgetermin innerhalb einer Woche (13). Welche antihypertensive Medikation? Wiederaufnahme der Therapie, wenn eine wirksame Therapie abgesetzt wurde, ansonsten Änderung der Behandlung. Ich vermeide ACE-Hemmer/Sartane wegen des Risikos von Hypotonie und akutem Nierenversagen bei Nierenarterienstenose (vor allem ältere Menschen und vaskulär vorgeschädigt). Vermeiden Sie Diuretika, wenn der Patient dehydriert ist. Beachten Sie die Wechselwirkungen. Ein Dihydropyridin wie **Amlodipin oder Urapidil** mit progressivem Wirkungseintritt scheinen wenig gefährlich zu sein. Berücksichtigen Sie Komorbiditäten.

Wenn RRsyst. > 180 Hg oder RRdiast. > 110 (Hypertonie Stadium 3), nach Ruhe, aber < 200/120.

- Abklärung:
  - Labor (*siehe S. 377*);
  - **Fundoskopie zwingend** erforderlich (1, 2, 5, 6, 10). Bei **Blutungen und cotton-wool-spots:** fachärztliches Konsil oder Krankenhausaufnahme wie bei maligner Hypertonie auf einer Intensivstation. Bei Fundoskopie ohne Blutungszeichen, Exsudat oder Papillenödem: Entlassung nach Hause und

Konsultation des Hausarztes innerhalb einer Woche. Die Behandlung ist im Notfall nicht zwingend erforderlich.

- Es ist nicht verboten, eine Behandlung wie oben beschrieben zu beginnen (13), aber es ist angemessen, die Wahl dem Hausarzt zu überlassen,.

... ***Die sehr seltenen hypertensiven Notfälle*** ....

- Krankenhausaufnahme.
- **Konsil mit Intensivmediziner**, da Aufnahme in die Intensivstation.
- Behandlung entsprechend der Art des Notfalls.

Hypertensive Enzephalopathie, schwere Retinopathie: sehr selten (maligner Hypertonus).

- **RR > 180/120 mmHg** (oft viel höher) und in der **Fundoskopie Blutung und Exsudat ± Papillenödem**.
- **Hypertensive Enzephalopathie**: starke Kopfschmerzen, Übelkeit, Erbrechen; Bewusstseinsstörungen von Verwirrtheit bis Koma, symptomatische Anfälle.
- **Sehstörungen: Skotome verschiedener Ausprägung, verminderte Sehschärfe**.
- **Häufig damit verbundene Niereninsuffizienz** (*s. u.*). Starkes Schwächegefühl, kürzlich aufgetretener Gewichtsverlust. Dehydrierung häufig.
- **Ausschlussdiagnose (s. u.) und Besserung (oft spektakulär) mit einer Senkung des RR um 10–15 %.**
- Differentialdiagnose:
  - Schlaganfall mit sekundärer Hypertonie, Status epilepticus, Schädel-Hirn-Trauma ausschließen (Skalp untersuchen), SAB mit sekundärem Hypertonus, Enzephalitis, Hirntumore, Vaskulitis im Schub;
  - daher: CT ohne Kontrastmittel oder MRT (parieto-okzipitales Ödem bei hypertensiver Enzephalopathie möglich).
- **Ziel der Behandlung? Nicardipin oder Urapidil starten.**
- Es berücksichtigt die Schwierigkeit der Differentialdiagnose (die Senkung des RR verbessert die hypertensive Enzephalopathie, kann aber eine Erkrankung verschlimmern, mit der sie verwechselt wird);
- in der 1. Std.: den MAP um 10–15 % senken [MAP = RRdiast. + ⅓ (RRsyst – RRdiast.)];
- wenn sich die neurologischen Symptome verschlechtern: Absetzen der blutdrucksenkenden Behandlung. Lassen Sie den Blutdruck wieder ansteigen. Später langsamere Senkung.

Der Patient sollte in eine Spezialabteilung oder eine Intensivstation verlegt werden.

Hirninfarkt (14). Wenig gute Daten vorhanden.

- Es ist **gefährlich, den Blutdruck ⚠ zu senken** (zu möglichen Indikationen siehe S. 163).

Parenchymatöse Hirnblutung (15). Wenig gute Daten vorhanden.

- Es ist **verlockend**, aber **gefährlich**, den RR und damit den intrakraniellen Druck (ICP) zu senken. Dies **erfordert eine Umgebung, in der eine lückenlose Überwachung** möglich ist (*siehe wann und wie auf S. 163*).
- **Bei Subarachnoidalblutung**: *siehe S. 206.*

Akute Koronarinsuffizienz (mit RR > 180/120 mmHg).

- Konsil durch Intensivarzt oder Kardiologen.

- Erzielen Sie eine **schrittweise** Senkung bis zum Verschwinden der Symptome oder Erreichen eines RRdiast. ≤ 100 mmHg.
- Analgesie (Nitrate, Morphin).
- Durch intravenöse Verabreichung. Nitrate, Betablocker oder in zweiter Linie Nicardipin (13).

Linksventrikuläre Dekompensation

- Konsil durch Intensivarzt oder Kardiologen.
- Ziel: Verschwinden der Symptome, Senkung des RRdiast. auf 100 mmHg.
- Sublinguale oder i.v. Nitrogabe und Furosemid 20–60 mg i.v. (**siehe S. 370**).

Aortendissektion: Ausnahmsweise muss der RR sehr schnell gesenkt werden (*siehe S. 393*).

- Die **Schmerzbehandlung** mit Morphin trägt zur Senkung des RR bei. Sofort in der Notaufnahme, ohne Bestätigung der Diagnose abwarten: Ziel: RRsyst. ≤ 100–120 mmHg.
- Betablocker (Labetalol, Esmolol) bevorzugt. Zur Not auch Nicardipin.

Niereninsuffizienz.

- Konsil durch Intensivarzt.
- Ursache oder Folge eines rasch progredienten Hypertonus.
- Ziel: Senkung des peripheren Widerstands ohne Verringerung der glomerulären Filtration.
- In der Notaufnahme wird Nicardipin i.v. verabreicht, bis die Behandlung auf der Intensivstation beginnt.

Reboundsyndrom nach Absetzen von zentralen Antihypertensiva (vor allem Clonidin) und Betablockern.

- Bluthochdruck, Schweißausbrüche, Übelkeit, Angstzustände, Bauchschmerzen und (nach Absetzen von β-Blockern) ACS, Herzinfarkt oder plötzlicher Herztod.
- Vorgehen: Rasche Senkung des Bluthochdrucks mit Labetalol iv (nur A + CH, in D nicht erhältlich) und Wiederaufnahme der unterbrochenen Behandlung. Die Wirkung von Clonidin setzt innerhalb einer Stunde ein.
- Mit Intensivarzt besprechen, wo der Pat. versorgt werden muss.

Illegale sympathomimetische Substanzen.

- Konsil durch Intensivarzt.
- Kokain, LSD, Amphetamine.
- Nicardipin i.v., als Perfusor (nur A + CH, nicht in D), Benzodiazepine in ausreichender Dosierung.
- Labetalol, Esmolol, außer bei Kokain = kein β-Blocker (*siehe S. 78*).

Phäochromozytom

- Konsil durch Intensivarzt.
- Senken Sie den MAP um 25 % oder den RRdiast. schrittweise auf 100–110 mmHg [MAP = RRdiast. + ⅓ (RRsyst. – RRdiast.)].
- Nicardipin.

Bluthochdruck bei Rückenmarksaffektion/Guillain Barré

- Konsil durch Intensivarzt.
- Patienten aufsetzen, um das Erreichen einer Hypotonie zu erleichtern.
- MAP um 25 % oder RRdiast. auf 100–110 schrittweise senken [MAP = RRdiast. + ⅓ (RRsyst. – Rrdiast.)].
- Mittel der Wahl: Labetalol, Nitrate, Nicardipin.

– Denken Sie daran, die Stimulation der subläsionalen Dermatome zu minimieren. Extraktion eines Kotsteins nach dem Anfall, bei Harnverhalt Blasenkatheter oder Blasenkatheter auf Durchgängigkeit prüfen.

Mikroangiopathische hämolytische Anämie

– Konsil durch Intensivarzt.
– MAP um 25 % oder RRdiast. auf 100–110 schrittweise senken [MAP = RRdiast. + ⅓ (RRsyst. – Rrdiast.)].
– Nicardipin. Kein β-Blocker.

Präeklampsie (PE), Eklampsie. Schwangerschaft und Wochenbett (16–18)

– **20 % der Eklampsien treten postpartal auf** und 90 % innerhalb von 7 Tagen. Symptome: Kopfschmerzen (70 %), verschwommenes Sehen, Übelkeit, Erbrechen, Dyspnoe, epigastrische Schmerzen, mit oder ohne Krampfanfälle. *Fallstrick*: Bei vielen Patientinnen Fehlen einer schwangerschaftsbedingten arteriellen Hypertonie. Behandlung einleiten, Intensivarzt kontaktieren und **Notfall-Bildgebung**, um Schlaganfall oder Hirnvenenthrombose zu diagnostizieren/auszuschließen. Das MRT zeigt eine posteriore Leukoenzephalopathie.

– **Labor**: Blutbild - Thrombozyten, Retikulozyten, Blutausstrich (Fragmentozyten), Elektrolyte, Proteine, Blutzucker, Kreatinin, Haptoglobin, LDH, Harnsäure, Transaminasen, INR, PTT, Fibrinogen, Blutgruppe, irreguläre Antikörper.
– **Definitionen**:
  - **Blutdruck >140/90 nach der 20. Schwangerschaftswoche**; messen Sie den RR am rechten Arm im Sitzen oder in Linksseitenlage. Überprüfen Sie den Wert wobei Sie die Patientin beruhigen, aber ohne zu lange zu warten (10–20');
  - wenn art. Hypertonie vor der Schwangerschaft: berücksichtigen Sie einen Anstieg > 30 mmHg oder 15 mmHg von RRsyst. oder RRdiast;
  - **und Proteinurie $\geq$ 2** + im Urinteststreifen (bei Urin-pH $\geq$ 7 ergibt der Teststreifen falsch-positive Ergebnisse: nach Ansäuerung rasche Laboranalyse veranlassen: erklären Sie dem Laborarzt die Dringlichkeit am Telefon);
  - **Warnzeichen** (inkonstant): Ödeme (Gewicht), Harnsäure $\geq$ 350 μmol/L (ca. 6 mg/dL), Zytolyse. ASAT>ALAT und Thrombozytopenie.

– **Schwere Formen ⚠ : RR > 160/110 mmHg** (eines von beiden) und/**oder** (unabhängig vom RR): Kopfschmerzen, Schmerzen im Epigastrium oder im rechten Rippenbogen, diffuse Hyperreflexibilität, Sehstörungen, Übelkeit, Erbrechen, **Kreatinin** > 100 μmol/L (ca. 1,1 mg/dL), Hämolyse (**LDH, Haptoglobin**), Zytolyse, **ASAT > ALAT** und **Thrombozytopenie** < 100 000 mm^3:
  - **Krampfanfälle** = Eklampsie;
  - notieren Sie Herzgeräusche und **fetale Bewegungen**.

– **Äquivalente einer Präeklampsie**, die ohne bekannte Hypertonie oder Proteinurie inaugural sein können: **HELLP-Syndrom, retroplazentares Hämatom, akute Steatosis gravidarum** (Schwangerschaftsfettleber, *siehe S. 527*).
– Variante: **Syndrom der reversiblen posterioren Leukoenzephalopathie**: Kopfschmerzen, Verwirrtheit, Sehstörungen, Krämpfe, mit Hypertonie. Die MRT kann dies bestätigen, aber **dringend ist die Behandlung der Präeklampsie** (*siehe S. 186*).
– **Weitere Ursachen für Krampfanfälle** in der späten Schwangerschaft/nach der Geburt: thrombotisch-thrombozytopenische Purpura, hämolytisch-urämisches

Syndrom und zerebrale Venenthrombose (*siehe S. 240, 159*). Und die sonst üblichen Ursachen.

- **Beginnen Sie mit der Organisation der Verlegung** in den gynäkologischen OP oder auf die Intensivstation, mit oder ohne Kinder-Notarzt.
- **Behandlung in der Notaufnahme** – Grundsätze:
  - Zunächst **Seitenlage, eher links,** um die Plazentaperfusion zu verbessern;
  - **RR > 160/110 mmHg oder Krampfanfälle**: dringende Therapie vor Ort. Blutdruck senken (s. u.), dann durch den Rettungsdienst in die Geburtshilfe **verlegen**;
  - **Blutdruck zwischen 150/100 und 160/110 mmHg**: Ruheperiode in der Notaufnahme, dringendes geburtshilfliches Konsil;
  - **Blutdruck zwischen 140/90 und 150/100 mmHg**, asymptomatisch ohne Proteinurie oder Ödeme, fetale Bewegungen vorhanden: telefonische geburtshilfliche Beratung und Organisation der Therapie.
- **Medikamente**: **Hypertonie therapieren, ohne die Plazentaperfusion zu vermindern**. Vorbeugung/Behandlung von **Krampfanfällen**:
  - Ziel: **RRsyst. 140 mmHg, MAP 100 mmHg**, postpartal oft: MAP 80 mmHg;
  - **wenn RRsyst. zwischen 160 und 180 und MAP < 140 mmHg**: ***Nicardipin*** iv als Dauerinfusion: 1 bis 6 mg/h oder Labetalol iv: 5 bis 20 mg/h; (in D Urapidil (off-label), Metoprolol oder Nifedipin)
  - **wenn RRsyst. > 180 oder MAP > 140 mmHg**: Nicardipin Bolus von 0,5–1 mg und Infusion von 4–7 mg in 20 min; (in D Urapidil (off-label), Metoprolol oder Nifedipin)
  - in beiden Fällen: Beurteilung nach 30 Minuten. Wenn RRsyst < 140 und MAP < 100 mmHg: Dosis vermindern oder absetzen und Neubewertung nach 30 und 60 min. Wenn RRsyst. zwischen 140 und 160 mmHg und MAP zwischen 100 und 120 mmHg: Nicardipin i.v. titriert IV Perfusor 1–6 mg/h. Wenn RRsyst. > 160 oder MAP > 120 mmHg: Nicardipin 1–6 mg/h IV Perfusor und Labetalol IV als Perfusor: 5–20 mg/h. Bei Kontraindikation gegen Betablocker: Clonidin: 15 bis 40 μg/h. Bei Unverträglichkeit von Nicardipin (Kopfschmerzen, Palpitationen): reduzieren, Labetalol oder Clonidin wie oben hinzufügen; in D Urapidil (off-label) oder Metoprolol
  - **Krämpfe: Magnesium i.v.** (außer bei Myasthenia gravis) **bei Krämpfen oder neurologischen Warnzeichen** (Kopfschmerzen, Sehstörungen, Hyperreflexie, Übelkeit/Erbrechen): **$MgSO_4$: 4 g** (= 27 mL bei 15 %) in 20 min, dann 1–2 g/h. Wenn Sie nur MgCl haben, sind es 3,5 g in 20 min (35 mL der 10 %igen Ampulle). Überprüfen Sie die Nierenfunktion (Oligurie, Kreatinin) und überwachen Sie die Muskeleigenreflexe, denn dann besteht die Gefahr einer Überdosierung: Bradypnoe, Areflexie... Antidot (selten in den ersten Stunden erforderlich): 1 Ampulle Ca-Gluconat;
  - kombinieren Sie mit: **Clonazepam** 1 mg i.v. oder Diazepam 5–10 mg in (1–2 min, Risiko Apnoe) wegen ihrer schnellen Wirkung.

Die Entbindung des Fötus ist ein vital dringlicher feto-materneller Notfall bei Eklampsie. Mit dem Geburtshelfer und dem Notarzt besprechen: entweder Notarzt-Verlegung in ein Zentrum mit Intensiv- und Entbindungsstation und neonataler Pädiatrie oder Entbindung vor Ort (Kaiserschnitt in der Entbindungsstation oder Chirurgie ...) mit Kinderarzt oder Kindernotarzt vor Ort.

Antihypertensiva im Notfall

- Sie können die überwiegende Mehrheit der Hypertonien mit guten Worten, Geduld, **wohlwollender Enthaltsamkeit** und selten Nicardipin IV, Urapidil, manchmal Clonidin behandeln und vor allem nachdem Sie sich **vergewissert haben, dass es sich um einen (seltenen) hypertensiven Notfall handelt** (*s. o.*).
- **Schmerzmittel** reichen manchmal aus oder werden kombiniert, erinnern wir uns: Herzinfarkt, Dissektion, Subarachnoidalblutung... und „falsche" Hypertonie bei Schmerzen und Stresszuständen, die in Notaufnahmen häufig vorkommen.
- **Nicardipin** (in A + CH, nicht in D): Kalziumkanalblocker (bei Präeklampsie spezielle Dosierung *S. 363*): 1 mg IV pro min, wiederholbar bis 10 mg, dann Infusion von 0,5 bis 5 mg/h, Verdünnung in G5 %, eventuell bis 15 mg/h in 15-minütigen Schritten und 0,5 mg/h. Wirkungseintritt nach 5–10'' und Peak nach 15–30 min, Dauer 1–2 h. *Keine Bolusgabe bei Schlaganfall oder Subarachnoidalblutung. Nachteile:* Tachykardie, Kopfschmerzen, Hypotension, Übelkeit, Erbrechen. Kein Diazepam oder Furosemid in derselben Infusion oder Schlauchleitung. Kann per os verschrieben werden: Nicardipin 20 mg 1–3 Tbl/Tag.
- **Urapidil** (in D off-label): i.v.: 25 mg als Bolus, dann 10–30 mg /h. Wirkungsverzögerung: 5 bis 15 min. Peak bei 200 min, Dauer: 4–6 h. Keine Bolusgabe bei Schlaganfall oder meningealer Blutung.
- **Labetalol** (in A + CH, nicht in D) α **und** β**-Blocker**. Kontraindikationen für β-Blocker (Asthma, EKG). IV-Bolus in 1 min: 20 mg, dann 40, dann 80 mg, wenn nötig (Intensivarzt benachrichtigen), im Abstand von 10 min, dann 40–80 mg alle 10 min bis zur Kontrolle oder bis zu 300 mg kumulativ. Dann Infusion von 30–120 mg/h. Wirkungseintritt nach 5–10 min Peak nach 5–10 min, Wirkungsdauer 8-12 h. Andere Möglichkeit = **per os**: 200–400 mg = 1–2 Tbl. Wirkungseintritt nach 30 min, Dauer 3–4 h. Nachteile: AV-Block, Hypotonie, linksventrikuläre Insuffizienz, Bronchospasmus, Erbrechen, Kribbeln der Kopfhaut, paradoxe Hypertonie, Unwirksamkeit bei Patienten, die mit α- oder β-Blockern behandelt werden.
- **Esmolol** (Brevibloc®): kardioselektiver 1-Blocker, schnell wirkend (2 min) und mit kurzer T1/2 (9 min). Kontraindikationen für β-Blocker. Bolusdosis = 500 μg/kg in 1 min, dann Aufrechterhaltung mit 50 μg/kg/min. Wenn nach 4 min Erhaltungsdosis das Ergebnis zufriedenstellend ist: so fortfahren. Andernfalls Erhöhung der Erhaltungsdosis in Schritten von 50 μg/kg/min, ohne 300 μg/kg/min zu überschreiten. Wenn Esmolol als Antiarrhythmikum verwendet wird (zur Info, obwohl hier off-topic), muss die Ladedosis bei jedem Schritt nach oben (z. B. zur Kontrolle einer Tachykardie vom Typ Vorhofflimmern oder -flattern) erneuert werden, wobei 200 μg/kg/min als Erhaltungsdosis nicht überschritten werden dürfen.
- **Clonidin** (Catapresan®): Zentral wirkender a2-Agonist. Außerhalb der Intensivstation nur per os anwenden: bei Tbl. mit 0,15 mg: ½ bis 2 Tbl., dann ½ Tbl. pro Stunde bis zu maximal 4 Tbl. In der Notaufnahme nicht mehr als 2 Tbl. Wirkungseintritt nach 30–60 min. Dauer = 8 bis 12 h. Nachteile: Mundtrockenheit, Schläfrigkeit, niedriger Blutdruck, Bradykardie. Zu vermeiden bei Sick-Sinus-Syndrom, AV-Block II° oder III°, Bradykardie. Nützlich bei Kontraindikationen oder Nichtverfügbarkeit anderer Medikamente.

- **Nitrate IV kontinuierlich**: Bei akuter Koronarinsuffizienz oder akutem Lungenödem mit art. Hypertonie: 0,3 bis 6 mg/h. Wirkungseintritt nach 2–5 min, Peak nach 5–10 min, Dauer: 10–15 min.
- **Furosemid und andere Schleifendiuretika**: verboten, außer bei akutem Lungenödem.
- **ACE-Hemmer: Captopril**. Überlassen Sie die Indikation dem Spezialisten. Eine ½ oder 1 Kapsel Captopril 25 mg p.o. ist wirksam, aber gefährlich, weil diese Patienten häufig hypovolämisch sind. Nicht zu vergessen die Hypotonie bei der ersten Dosis und die Nierenarterienstenose. Es ist der einzige schnell wirkende ACE-Hemmer, der per os verabreicht wird und daher vor allem bei der Wiederaufnahme einer Langzeitbehandlung, die der Patient abgesetzt hatte, eingesetzt werden kann. Geben Sie 12,5–25 mg, der Wirkungseintritt erfolgt nach 15–30 min, der Höhepunkt liegt bei 60–90 min, die Dauer beträgt 4–6 h.
- **Clevidipin:** Als Anfangsdosis 4 ml/h (entspricht 2 mg Wirkstoff/h). Kann alle 90 Sekunden verdoppelt werden. Auftitrieren bis zum Ziel-RR. Meist in einer Dosis von 8 bis 12 ml/h ausreichend (4 bis 6 mg/h). Maximal empfohlen 64 ml/h.
- Neuheit ohne Zulassung oder nicht verfügbar: Fenoldopam

› Literatur

1. Hypertension artérielle au service d'accueil et d'urgence, femmes enceintes et enfants de moins de 15 ans exclus, 4e Conférence de consensus en médecine d'urgence, Réanimation Urgence, 1994. www.sfmu.org
2. Actualisation de la Conférence de consensus SFMU sur l'HTA au SAU, 2006, www.sfmu.org
3. Weiss N.S., Relation of high blood pressure to headache, epistaxis, and selected other symptoms, The United States health examination survey of adults, N Engl J Med, 1972, PMID 5076458.
4. Poussées hypertensives de l'adulte, recommandations AFSSAPS, 2002, https://tinyurl.com/3axub2je
5. Varon J., Management of severe asymptomatic hypertension (hypertensive urgencies) in adults, UpToDate, Oktober 2021.
6. ACEP clinical policy, Clinical policy: critical issues in the evaluation and management of adult patients in the emergency department with asymptomatic elevated blood pressure, 2013, https://tinyurl.com/48apssnb
7. AHA/ASA, Guidelines for the Management of Spontaneous Intracerebral Hemorrhage, https://tinyurl.com/9ny5e77h
8. European Stroke Organisation (ESO) guidelines on blood pressure management in acute ischaemic stroke and intracerebral haemorrhage, 2021, https://tinyurl.com/4rkk5r6a
9. Filho J.A. et al., Initial assessment and management of acute stroke, UpToDate, Mai 2021.
10. Elliott W.J. et al., Evaluation and treatment of hypertensive emergencies in adults, UpToDate, Mai 2021.
11. Patel K.K., Characteristics and outcomes of patients presenting with hypertensive urgency in the office setting, JAMA Intern Med, 2016, PMID: 27294333.
12. McKinnon M., Hypertension In The Emergency Department: Treat Now, Later, Or Not At All. Emergency Medicine Practice. 2010;12(6):24.
13. The EMCREG-International Hypertension Consensus Panel: Management of Hypertensive Emergencies, 2008, https://tinyurl.com/zhrew7em
14. Grossman E. et al., Should a moratorium be placed on sublingual nifedipine capsules given for hypertensive emergencies and pseudo-emergencies? JAMA, 1996, PMID: 8861992.
15. Rordorf G., McDonald C., Spontaneous intracerebral hemorrhage: Treatment and prognosis, UpToDate, Mai 2021.
16. Norwitz E.R., Preeclampsia: Management and prognosis, UpToDate, Mai 2021.
17. Norwitz E.R., Eclampsia: Management and prognosis, UpToDate, Mai 2021.
18. Girardie P., Prééclampsie, Congrès Urgences, 2012, https://tinyurl.com/hw9ha5d6
19. ESC/ESH Clinical Practice Guidelines for the Management of Arterial Hypertension 2018, https://tinyurl.com/97bk7vmd

20. Yang JY et al., Overtreatment of Asymptomatic Hypertension-Urgency Is Not an Emergency: A Teachable Moment, JAMA Intern Med, 2018 PMID: 29482197
21. Access medicine: Chapter 3: Fundoscopic findings (abgerufen 19.1.23). https://tinyurl.com/y47464tu

6.5 Thoraxschmerzen

Wichtige Punkte

- **Die meisten Patienten, die wegen des Verdachts auf ein akutes Koronarsyndrom (ACS) oder eine Lungenembolie (LE) untersucht werden, haben keine. Das macht unsere Bemühungen nicht überflüssig, aber es ist einfach so.**
- Ein normales EKG bei Schmerzen schließt ein ACS nicht aus (16).
- Bei Aortendissektionen ist das EKG häufig „ischämisch".
- **Koronare Risikofaktoren tragen nichts zur Diagnosesicherung bei** (2–5), sowenig wie die klassische ischämische Klinik (positive und negative LR unzureichend). Sie sind jedoch medizinisch-rechtlich und für die Kommunikation wichtig.
- Die Suche nach **Risikofaktoren für thromboembolische Erkrankungen** ist von entscheidender Bedeutung.
- Möglichen Drogenkonsum nicht vergessen (Kokain, THC-Großkonsumenten, Methamphetamin etc.).
- Familiäre kardiovaskuläre Risikofaktoren: Herzinfarkt, Schlaganfall, plötzlicher Herztod, bei Verwandten ersten Grades, in jungen Lebensjahren (< 55/65 Jahre bei Vater/Mutter).
- Off Topic: **Schmerzfreiheit schließt ein ACS nicht aus**, insbesondere bei Frauen, Diabetikern, älteren Menschen, Diabetikern, das kommt in ⅓ der Fälle vor!
- **Quälende Schmerzen deuten** zunächst auf eine Aortendissektion und dann auf einen Myokardinfarkt hin, evtl. auch auf ein sehr seltenes Boerhaave-Syndrom.
- Ein normales Troponin (auch hochsensitiv/ultrasensitiv) und ein normales EKG schließen die Diagnose eines ACS in der Notaufnahme nicht aus. Die Bestimmung von hypersensitivem Troponin bei der Ankunft und 3 Stunden später (bzw. 1 Stunde später beim H0H1-Algorithmus) ermöglicht die Klassifizierung von Koronarsyndromen.
- Ein **Test durch Gabe von Nitraten** ist nicht besser als das **Werfen einer Münze** (6,7), außer beim EKG und bei bekannten Koronarpatienten (S. 389).
- Keine intramuskuläre, keine **arterielle Punktion**, bis Anamnese und EKG nicht auf einen Infarkt hindeuten.
- Tasten Sie **die Pulse** und achten Sie auf das diastolische Herzgeräusch einer evtl. Aorteninsuffizienz. Die Aortendissektion ist manchmal mit einem Myokardinfarkt verbunden und kann diesen nachahmen (dramatischer Fall von ST-Hebung im EKG aufgrund der Ausdehnung der Dissektion auf die Koronararterien!) Ein Bluthochdruck wird nur in 70 % der Fälle festgestellt. **Das Fehlen einer Pulsanomalie (oder einer Blutdruckasymmetrie) schließt eine Dissektion nicht aus**, dies sind späte Zeichen und sie hängen von der Lokalisation des falschen Lumens im Verhältnis zu den Ostien der Arterien ab.
- Eine suffiziente Schmerztherapie ist dringend: titriertes Morphin bis zur niedrigsten wirksamen Dosis, wenn nötig. Morphin kann die Wirksamkeit von peroral verabreichten Thrombozytenaggregationshemmern verzögern, da es eine Gastroparese induziert und zu Erbrechen führen kann, aber Schmerzen verschlimmern die Ischämie. *Verabreichen Sie Thrombozytenaggregationshemmer (Prasugrel, Ticagrelor oder Clopidogrel) nach Möglichkeit vor dem Morphin.*

- Lassen Sie sich nicht vom ersten (ärgerlichen) Eindruck leiten, dass **der Patient „es übertreibt“.** Viele geraten in Panik, weil es sehr schmerzhaft, beängstigend und ungewohnt ist.

> **Thorakale Schmerzen, Hauptursachen**

Tabelle 6.7: Thorakale Schmerzen, Hauptursachen

5 absolute Notfälle	**Häufigkeit**
– Koronarsyndrom (ACS)	+++
– Lungenembolie (LE)	++
– Aortendissektion (AD)	+
– Perikarditis mit Tamponade	-
– Ruptur der Speiseröhre (Boerhaave-Syndrom)	--
7 Notfälle mittlerer Dringlichkeit	
– Pleuritis, Lungenentzündungen	+++
– Pneumothorax	+
– Perikarditis	+
– Akute Pankreatitis	-
– Kompliziertes atypisches Magengeschwür	-
– Cholezystitis	-
– Radikuläre Schmerzen	-
Kein lebensbedrohlicher Notfall, aber dringender Bedarf an Beruhigung und Linderung	
– Somatische Schmerzen, einschließlich Wirbelsäule	+++
– Sogenannte psychosomatische Schmerzen	+
– Ösophagusspasmus	-
– Leberkolik	-
– Darmerkrankungen	--
– Münchhausensyndrom	--
– Zoster ohne Ausschlag	--

> **Grundlegende Befunde, die erhoben werden müssen (Checkliste).**

- **Anamnese, detektivisch** (erfordert Zeit) – am wichtigsten. Ausführliche Beschreibung des Schmerzes. Um den Schmerz genauer beschreiben zu lassen, versuchen Sie, **spontane Beschreibungen** zu erhalten. Wenn nicht möglich oder Abschweifungen: geschlossene Multiple-Choice-Fragen (um die Antwort nicht zu induzieren). Beginnen Sie systematisch mit den gleichen 3 Fragen: Ähnliche Schmerzen in der Vergangenheit? Zeitpunkt des Schmerzbeginns? Immer noch schmerzhaft? Dann lassen Sie sich den Schmerz beschreiben:
  - Erste Episode dieser Art? Wie lautete die Diagnose des Arztes? Schmerzen wie bei einem früheren Infarkt?
  - **Uhrzeit** des Beginns, Dauer? Anhaltend oder intermittierend? Dauert der Schmerz jetzt an?
  - Dauer von einigen Sekunden bis zu mehreren Stunden, oder dauerhaft seit Tagen (in letzterem Fall bei normalem EKG fast nie ischämisch);
  - Schmerzort: links, rechts, in der Mitte? In der Magengrube? Sehr bestimmter Punkt oder **diffuser** Bereich? **Horizontaler** oder vertikaler Schmerz?
  - Ausstrahlungen: Hals? Kiefer? Schultern? Arme? Rücken?
  - **Wanderung** der Ausstrahlung im Rücken (AD)?
  - Art des Schmerzes: **Erdrückender** Schmerz? Brennender Schmerz? Wie ein Stich? Wie Entladungen? Wie ein elektrischer Schlag? Wenn der Patient die Schmerzen mit der flachen Hand auf dem Brustbein oder besser mit

den Fingern als Krallen oder als Balken, der das Brustbein kreuzt, zeigt, ist das sehr anschaulich. Ebenso: **die geballte Faust auf dem Brustbein** (Levine-Zeichen).

- Erlauben Sie dem Patienten, seinen Schmerz **spontan zu beschreiben**. Bestehen Sie darauf, wenn nichts kommt, indem Sie geschlossene Multiple-Choice-Fragen verwenden (siehe oben).
- Wörter wie „im Schraubstock", „zerquetschen", „komprimieren", „zusammendrücken", „stangenförmig" sind sehr stark hinweisend, wenn sie spontan ausgesprochen werden, ohne dass sie suggeriert wurden. „Wie Verbrennungen" ist weniger hinweisend. Manche Patienten drücken sich nur schlecht aus, schlagen Sie daher vor: „Es sticht, es klemmt, es verkrümmt sich, es brennt, es drückt, es klopft, es hämmert?
- Verschlimmerung im Liegen (Perikarditis, tiefe Dissektion).
- Bei Koronarpatienten: Schmerzen = idem bekannte Angina? Kontraintuitiv: Das spricht eher gegen ein ACS.
- Variiert mit Atmung, Palpation, Position?
- Palpitation (Herzklopfen)? Regelmäßige oder unregelmäßige Tachykardie?
- Begleitende Zeichen: **Schweißausbrüche** ++ ⚠ und Übelkeit. Nicht spezifisch, aber oft mit einem ACS assoziiert. **Starke Schweißausbrüche** signalisieren etwas Ernstes.
- Atemnot, Husten, Auswurf?
- Fieber, Schüttelfrost?
- **Erbrechen** ? Heftig ? Nach dem Schmerz (an Boerhaave denken)?
- Risikofaktoren für arterielle oder venöse thromboembolische Erkrankungen, persönlich und familiär?
- Vorgeschichte.
- **Temperatur, Atemfrequenz**: oft vernachlässigt.
- Blutdruck, **Marmorierung**.
- Untersuchung der Waden, des Abdomens.
- Radialer und femoraler Puls, distale **Pulse**.
- Verlängerte Auskultation: Suche nach einem **diastolischen Geräusch am linken Sternumrand** (Aorteninsuffizienz: Verdacht auf Aortendissektion); Galopprhythmus, Reibegeräusch (Perikarditis, Aortendissektion, Herzinfarkt), Aortenstenose, Mitralinsuffizienz, Arrhythmie.
- Zeichen einer **Rechtsherzbelastung** (Embolie, Perikarditis, linksventrikuläre Insuffizienz).
- **Palpation und Kompression des Brustkorbs**. Palpation und Perkussion der Wirbel. Mobilisierung des Rumpfes in Rotation. NB: Wenn es beim Drücken weh tut, **die andere Seite testen!** Wenn es überall weh tut, bedeutet es allerdings nichts mehr.
- Perkussion-Auskultation und Palpation (Stimmfremitus): Intrathorakale Luft? Pleuraerguss?
- Suche nach einem **neurologischen Defizit** (vor allem Assoziation Schlaganfall – **Aortendissektion**), nach einem Zeichen, das einer Durchblutungsstörung entspricht (Brustschmerz + 1 assoziiertes Zeichen = Verdacht auf Aortendissektion).
- Nach der Befragung und der klinischen Untersuchung sollte man:

  - informiert sein über die **Uhrzeit des Schmerzbeginns**, den kontinuierlichen/intermittierenden Charakter, ob der Schmerz weiterhin vorhanden ist, ob er beim Schreiben des EKGs in der Praxis/im Krankenhaus vorhanden war;
  - eine klinische Wahrscheinlichkeit (gering, mittel, stark bis sehr stark) oder einen „Gesamteindruck" („Gestalt") der diagnostischen Hypothesen auf der Grundlage der Befragung, der klinischen Untersuchung und des Terrains erstellt haben. Vgl. Tabelle auf *S. 390* ff, „Klinische Ursachenforschung ".

> **Wie schreibt man das EKG?** *(S. 349)*

- **Ein schlecht lesbares EKG muss unbedingt neu geschrieben werden. Die gesetzlich und gerichtlich vorgeschriebene Sorgfaltspflicht verlangt**, dass das EKG von guter Qualität ist. Eine Diagnose kann durch ein schlecht angefertigtes EKG verzögert werden.
- Das EKG muss innerhalb von 10 Minuten nach dem ersten Arztkontakt oder der Einlieferung in die Notaufnahme durchgeführt werden (11). Der Brustschmerz hat Priorität, **time is myocardium**!
- Idealerweise: Klinische Beurteilung (während des Anlegens der Elektroden) – EKG – Nitro-Gabe – EKG nach Nitro-Gabe.
- Versuchen Sie, ein **früheres EKG** zu erhalten: Ein EKG geht auf Reisen – Smartphone Foto →Messenger, E-Mail, Fax, MMS...!
- In der Notaufnahme bei jedem Brustschmerz, auch wenn er nicht auf ein ACS hindeutet, ein EKG anfertigen (falls nicht, dokumentieren, warum, aber ein EKG ist schneller!)
- **Regelhaft die posterioren Ableitungen V7–9 und die rechtsseitigen Ableitungen V3R–V4R:** Eine ST-Hebung im rechten Ventrikel (V1–V3R–V4R) ist eine Kontraindikation für einen Nitrate-Test. Daraus folgt: EKG vor + nach Nitrate-Test!
- **Wenn R > S in V2** oder ST-Streckensenkung in den anterioren Ableitungen (V1 bis V4), dann sehr wahrscheinlich ST-Hebung im posterioren Territorium (V7–9)!
  - **wenn ST-Hebung zweifelhaft in den anterioren Ableitungen und keine Spiegelung in den inferioren Ableitungen, dann nach einer Spiegelung im posterioren Territorium V7–9 suchen;**
  - **negative T-Welle in aVL: nach Spiegelung im inferioren Territorium suchen.**
- **Schreiben Sie „Schmerzen" oder „keine Schmerzen", „vor Nitro", „nach Nitro" auf die Kurve** (denken Sie an diejenigen, die zur Ablösung nach Ihnen kommen).
- **Wiederholen Sie das EKG immer wieder 3 min nach Nitratgabe**, es sei denn, es besteht eine Kontraindikation für Nitrate: ST-Hebung im Bereich des rechten Ventrikels, Hypotonie (RRsyst. < 110 mmHg), lautes Herzgeräusch bei Aortenstenose, erektionsfördernde Medikamente. Das Verschwinden der Schmerzen unter Nitraten hingegen sagt ohne EKG nichts aus.
- **EKG und ACS**: *Siehe S. 401* und unten.
- Koronare Versorgungsgebiete und EKG: S. 401.

> **Nitrate bei Schmerzen in der Brust**

- **Bei ACS und ST-Streckenhebung** = keine Indikation für einen standardmäßigen Test, da fragwürdig und manchmal kontraindiziert (Senkung der Vorlast – da aber die Koronarien in der Diastole perfundiert werden…):
  - ST-Hebung über dem rechten Ventrikel (EKG vorher schreiben +++);

  - 40 % der **ST-Hebungen der inferioren Ableitungen** haben eine assoziierte Schädigung des rechten Ventrikels. NB: Trotz Blutdrucksenkung gibt es keine Hinweise auf eine erhöhte Mortalität (19);
  - Niedriger Blutdruck (RRsyst. < 110 mmHg);
  - Lautes Herzgeräusch wie bei Aortenstenose (auskultieren Sie den Patienten zuerst!) oder bekannte obstruktive Kardiomyopathie;
  - Einnahme von Medikamenten gegen **erektile** Dysfunktion in den letzten 48 Stunden (Risiko einer schweren Hypotonie);
  - **kein ausreichender diagnostischer Wert** der schmerzlindernden Wirkung (LR+ =1,1): unspezifische Verbesserung (Ösophagusspasmus...), und auch keine Verbesserung möglich (vollständiger Verschluss einer Koronararterie) (17,18). Ein positives Ansprechen *in Verbindung mit einer EKG-Veränderung* wie z. B. einer Rückbildung der Hebung ist ein wichtiges Argument. Bei einem Koronarspasmus oder einem unvollständigen Verschluss können Nitrate die ST-Hebung zum Verschwinden bringen.
- **Bei schmerzhaftem Nicht-ST-Hebungsinfarkt (NSTEMI): Die Gelegenheit zur schnellen Linderung sollte nicht verpasst werden:** Nitrat 0,4 mg alle 5 min., insgesamt 3 Dosen können verabreicht werden, die Fortführung mittels Nitraten i.v. sollte dann unter Berücksichtigung des Blutdrucks und der Schmerzlinderung erfolgen(17). Refraktäre Angina pectoris ist eine Indikation für eine Notfallrevaskularisation. Sie werden in diesem Fall fast immer EKG-Veränderungen, manchmal subtil, in den Folge-EKGs beobachten. Lassen Sie den Patienten nicht an seinem Infarkt leiden, indem Sie auf den Troponinwert warten.

› Klinische Ursachensuche

Koronare Ischämien (siehe auch S. 401)

Einschätzung der klinischen Wahrscheinlichkeit eines ACS

- Klassisch:

Geringe Wahrscheinlichkeit	Mittlere Wahrscheinlichkeit	Hohe Wahrscheinlichkeit
- Präziser, gut lokalisierter Schmerzpunkt. - Messerstichartiger Schmerz - Deutliche Veränderung bei Atmung/während der Untersuchung/bei Positionsänderung. - Wird durch Palpation reproduziert (NB: Anderswo palpieren, wenn der Schmerz überall ist, zählt er nicht).	- Schmerz iwo dazwischen - Schmerz mit Ausstrahlung auf eine einzelne Region (Epigastrium, Rücken, Schulter(n), Arm, Unterkiefer. - Schmerz mit geringer Wahrscheinlichkeit, aber Risikogebiet (mindestens 3 arterielle Risikofaktoren, bek. KHK). - ⚠ Pat. mit untypischer Symptomatik: Ältere Patienten, Diabetiker, Herzinsuffizienz, Frauen (Schmerzen oft atypisch oder nicht vorhanden).	- Typischer einengender retrosternaler Schmerz (wie ein Balken), der 20 min–48 h anhält. - Schmerz mit Ausstrahlung in den linken oder rechten Arm oder in beide Arme oder in den Hals/Kiefer. - Wird durch Anstrengung ausgelöst oder verstärkt. Ähnlich wie vorbestehende Angina pectoris.

- **Alles ändert sich**, ist aber wenig bekannt (1–5). Typische Formen sind bei Patienten mit ACS häufiger (daher werden sie bemerkt und beschrieben), aber was nicht koronar ist, sieht oft typisch koronar aus.
- Die **zur Unterscheidung geeigneten Befunde** mit Likelihood Ratios (LR+) > 2 oder (LR-) < 0,5 und manchmal in Diskrepanz zu den Scores sind:

- Zentraler thorakaler Schmerz;
- Ausstrahlung in beide Arme oder den rechten Arm; Ausstrahlung in beide Schultern = Wahrscheinlichkeit für ACS 7!);
- Erbrechen;
- **Schweißausbrüche**/nur wenn vom Arzt gesehen (LR = 6,5);
- es ist nicht bekannt, wie der diagnostische Wert einer Ähnlichkeit mit vorherigen Angina-Schmerzen ist (1,2).
- Hypotension < 100 mmHg;
- **Pleuraschmerz** (variabel bei Atmung) spricht gegen ACS (und für ... LE);
- **Palpationsschmerz** (LR- = 0,3) (aber achten Sie darauf, dass es nicht überall weh tut, sonst ist das Zeichen nichts wert).

- **Das Vorhandensein/Fehlen von arteriellen Risikofaktoren ändert nichts an der Wahrscheinlichkeit, dass ein Brustschmerz koronarer Ursache ist** (2–5), **mit Ausnahme** der peripheren arteriellen Verschlusskrankheit (LR+ = 2,7)! (also Palpation der peripheren Pulse obligatorisch und in der Akte vermerken);
- **aber das Vorhandensein multipler kardiovask. Risikofaktoren wird Ihnen vorgehalten werden**, falls der Pat. doch ein ACS hat;
- bleiben Sie misstrauisch, auch wenn keine oder nur wenige Risikofaktoren vorliegen;
- die klinische Reaktion auf Nitrate hat keinen Wert (2,6,7,17); die EKG-Reaktion schon;
- die Intensität des Schmerzes liefert keinen Hinweis auf eine koronare Ursache.

– **Sie können einen validierten Score (2) verwenden, um die klinische Wahrscheinlichkeit zu beurteilen**, auch wenn er zweifelhafte Elemente enthält (*siehe oben*): Smartphone-Apps und www.mdcalc.com, das ist besser als der klinische Eindruck (LR+ = 4 für sicheres ACS und LR- = 0,36 für ausgeschlossenes ACS) (2):
  - HEART (beinhaltet 1 bis 2 klassische Troponin-I-Bestimmungen innerhalb von 2 Stunden und wird durch HS/US-Troponin weiter verbessert);
  - HEART schneidet besser ab als jedes Element einzeln und als der klinische Gesamteindruck;
  - es ist ein Leitfaden ⚠, kein Gesetz, und wenn Sie etwas beunruhigt, wenn die Symptomatik noch nahe (< 2h) am Schmerzbeginn liegt, führen Sie alle Untersuchungen nach, wiederholen Sie das EKG und holen Sie kardiologischen Rat ein. Die Untersuchungen dienen nicht nur dazu, ein ACS auszuschließen oder zu diagnostizieren – andere schwerwiegende Ursachen für Brustschmerzen sollten in Betracht gezogen werden.

– ⚠⚠: **Atypische Formen des ACS**, die bei sehr alten Menschen, Diabetikern und Frauen häufig vorkommen und sich durch folgende Symptome bemerkbar machen: Dyspnoe, Schweißausbrüche, Synkope, Schwächegefühl, „Schwindel", Übelkeit, „Verdauungsstörungen", Schwäche-/Müdigkeitsgefühl, Verwirrtheit, Schmerzen zwischen den Schultern... Bei diesen Patientengruppen heißt es: **„Das Atypische ist typisch"**.

Was Ihnen das EKG bei ACS bringt – in Kurzfassung (*mehr siehe S. 401*)
- Und üben Sie mit Pierre auf http://www.e-cardiogram.com (oder auf den anderen empfohlen Seiten, s. S. 360)

– ⚠⚠ **20 % der Pat. mit Herzinfarkt haben anfangs ein normales** (und 45 % kein diagnostisches) **EKG** (15)! Vor allem in den ersten Stunden (auch kein Troponin). Dies muss zur Suche nach Perikarditis, Aortendissektion, Embolie etc. veranlassen.

- Ist das EKG normal auch während eines typischen Schmerzes, lässt es keine Rückschlüsse zu.
- Identifizieren Sie **Normvarianten** wie die **frühe Repolarisation** (*S. 359*), Vorsicht. je nach Kontext. Spiegelbildliche Veränderungen = ⚠.
- Das EKG kann die koronare Ursache bestätigen. Hebung in übereinstimmenden Ableitungen (*S. 401*) bei klinischem Verdacht auf ACS = dringende Indikation zur Revaskularisation. **Warten auf Troponin wäre unverantwortlich.**
- **Jede schnelle Veränderung** (Minuten, Stunden, Zehntelstunden) der **ST-Strecke oder der T-Welle** lässt den Verdacht auf ein ACS aufkommen. Wiederholen Sie das EKG, ohne auf Troponin zu warten! Die EKG-Kinetik ist viel schneller als die Troponin-Kinetik!
- **Anomalien mit spiegelbildlichen Befunden (*S. 401*)** sind **fast immer koronaren Ursprungs.**
- Spricht für ACS: Entsprechende Befunde in $\geq$ **2 nebeneinanderliegenden Ableitungen** eines Koronargebiets (*S. 401*), Vorhandensein von spiegelbildlichen Veränderungen, Veränderungen im Vergleich zu den aufeinanderfolgenden EKGs innerhalb von Minuten/Stunden/Tagen.
- Wenn kein früheres EKG vorliegt und kein Schenkelblock mit konkordanten atypischen ST-T-Veränderungen vorhanden ist, **ist jede ST-T-Anomalie als koronare Herzkrankheit anzusehen.**
- **Bei LSB** (2): Die Sgarbossa-Kriterien können hilfreich sein (*S. 356*).
- Bei atypischem RSB oder in Verbindung mit einem Faszikelblock (linksposteriorer Hemiblock +++ = überdrehter Rechtstyp): denken Sie an ACS!
- Denken Sie an Störungen des **Kaliumhaushalts** und Hypokalzämien (*S. 642, 647, 639*).

Ein bayesianischer Ansatz für die Diagnose von ACS (10)

- Pretest-Wahrscheinlichkeit × LR = Posttest-Wahrscheinlichkeit.
- **Schätzen Sie die klinische Wahrscheinlichkeit** durch eine Synthese klassischer und neuerer Daten (*p. 390*).
- EKG mit 17 Ableitungen (*S. 349*), **dann klassifizieren Sie das EKG: normal/unklar/diagnostisch.** Keine Scham, unentschlossen ist häufig.

EKG normal	EKG unklar	EKG diagnostisch
- Normal oder Normvariante. - Identisch mit vorherigem EKG. - Geringfügige ST-T-Anomalien in einer einzelnen Ableitung.	- Eher nicht ischämische Anomalien, die mit einer anderen Diagnose vereinbar sind. - Eher ischämische Anomalien, geringfügig, 1 einzelne Ableitung. - Eher ischämische Anomalien, geringfügig, $\geq$ 2 nicht nebeneinanderliegende Ableitungen.	- Eher ischämische, geringfügige Anomalien, $\geq$ 2 Ableitungen, mit Spiegelung und/oder abnormalem QRS oder EKG-Veränderungen in Folgeuntersuchungen. - Typische Anomalien einer akuten Ischämie in $\geq$ 2 Ableitungen.

- Ziehen Sie gedanklich die Gerade von Ihrer **klinischen Wahrscheinlichkeit** zu Ihrer EKG-Interpretation: Sie erhalten Ihre **Post-EKG-Wahrscheinlichkeit** (nächste Seite). Es ist ganz einfach: Ein unentschlossenes EKG ändert die Wahrscheinlichkeit nicht: Wenn die klinische Wahrscheinlichkeit mittelmäßig ist, bleibt auch die Posttest-Wahrscheinlichkeit mittelmäßig; ein normales EKG senkt die Wahrscheinlichkeit: Aus einer mittelmäßigen klinischen Wahrscheinlichkeit wird eine niedrige Posttest-Wahrscheinlichkeit; ein als diagnostisch eingestuftes EKG erhöht die Wahrscheinlichkeit: Aus einer mittelmäßigen klinischen Wahrscheinlichkeit wird eine starke Posttest-Wahrscheinlichkeit!

- Wenn das EKG verdächtige, aber nicht diagnostische Anomalien zeigt (Beispiel: grenzwertige ST-Amplitudenveränderungen), stellen Sie den „Cursor" zwischen „unentschieden" und „positiv" ein.

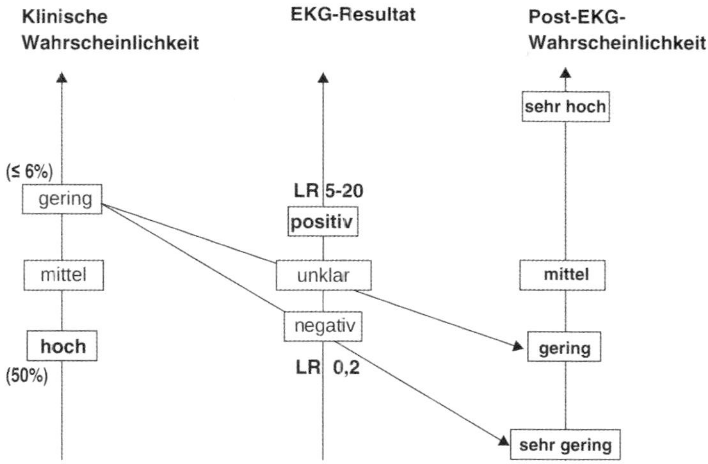

Abbildung 6.9: Nach Pierre Taboulet (https://tinyurl.com/3w5ympcn (in franz. Sprache). Ein Blog in engl. Sprache: Life In The Fast Lane – Myocardial Ischaemia https://tinyurl.com/ynbd4d2k

- Die Post-Test-Wahrscheinlichkeit bestimmt, was Sie tun sollen:
  - Null: keine Notwendigkeit, Troponin zu bestimmen. Nach einer nicht koronaren Ursache suchen;
  - Gering bis mittel: Abklärung, einschließlich Troponinbestimmung(en);
  - Mittel bis stark (oder sehr stark): Den Patienten sofort dem Kardiologen als Notfall vorstellen.

Andere Möglichkeit: validierte „Scores", insbesondere HEART (siehe Smartphone-App).

- Dieser Score **gilt jedoch nur für Patienten mit geringem Risiko** und beinhaltet eine Troponin-Bestimmung (klassisch oder HS/US) und nicht jeder Throraxschmerz benötigt eine Troponinbestimmung.

... ***Perikarditis*** ....

- Schmerz beim Einatmen, lageabhängig oder mit Perikardreiben, selten Zeichen einer Rechtsherzbelastung. Das EKG ist möglicherweise nicht diagnostisch (*S. 331*).

... ***Aortendissektion (AD) (13, 14)*** ....

- Immer zumindest daran denken bei Brust- oder Rückenschmerzen, „Schlaganfall/TIA", Zeichen einer Rückenmarksschädigung ⚠.

- Nicht ohne das Symptom im Hintergrund zu vergessen (Neuro/Abdomen/Extremitäten), das den Verdacht verstärkt (s. unten).
- Dissektionen: nicht unbedingt Raucher (≠ Aneurysma). Auch junge Menschen. Schwangerschaft im 3. Trimester zum Beispiel. Manchmal Vorgeschichte von arteriellen Aneurysmen.
- Das seltene Marfan-Syndrom ausgenommen, findet sich **ein Fall in der Familie in 20 %** der Fälle: fragen Sie danach.
- D-Dimere oft erhöht, nicht zuverlässig zum Ausschluss einer AD. EKG: oft unspezifische Repolarisationsstörungen, Veränderungen mit ST-Hebung wie bei Herzinfarkt glücklicherweise selten (Dissektion der Koronararterien: Thrombolyse).
- Die spezifischsten Zeichen sind: ein **neurologisches Defizit** (LR+ = 33!), der **reißende Charakter** des Schmerzes, (LR+ = 11!), eine Puls- oder RR-**Asymmetrie**: (LR+ = 6), eine ganze Anzahl von Zeichen.
- Beachten Sie die Wahrscheinlichkeiten: **Das Fehlen klassischer Zeichen (60 % der Fälle)** ist üblich und sollte die CT nicht verzögern oder den Radiologen zum Zweifeln bringen.
- **Brustschmerzen** (80 %) mit **plötzlichem Beginn** (++) und sehr schnell maximaler Intensität wie ein Riss. **Das ist die „Subarachnoidalblutung" des Brustkorbs! Fallstrick: Beginn manchmal mehrere Tage oder Wochen vorher ⚠.** Weitere Fallstricke: seltene schmerzfreie Formen (bis zu 38 % bei Typ B! Diagnose anhand neurologischer Zeichen). Noch ein Fallstrick: Denken Sie daran, wenn thorakale Schmerzen + ein anderes weiteres Zeichen vorhanden sind (Pseudo-„Nierenkolik bei älteren Menschen" oder ein anderes Zeichen + Auftreten eines plötzlichen Brustschmerzes als erstes Symptom):
  - Schmerz medial retrosternal und/oder medial dorsal (40 %), zwischen den Schultern. **Wandernd (< 15 % der Fälle!)** je nach Ausdehnung der Dissektion, denken Sie daran, wenn der Schmerz verschwunden oder abgeschwächt ist: Fragen Sie den Patienten erneut, um den anfänglich brutalen Charakter zu klären!
  - hält **Stunden** an und erfordert starke Schmerzmittel zur Linderung;
  - nicht durch Lagerungswechsel veränderlich.
- **Schweißausbrüche** sind ein starker Hinweis darauf. Manchmal vorübergehende Zyanose im Gesicht oder einer Extremität.
- Dyspnoe, **Synkope** (15 % der Fälle) sind möglich.
- **Bekannte art. Hypertonie** nur bei 70 % der Patienten.
- RR in der Notaufnahme: Alles ist möglich, aber **normaler RR in 20 % der Fälle** (diastolische Hypotonie, die auf Aorteninsuffizienz hindeutet).
- Verschwinden/Asymmetrie der radialen oder femoralen **Pulse (sehr spätes Zeichen 50–60 %** der Fälle, aber spezifisch),
- Diastolisches Geräusch der **Aorteninsuffizienz** am linken Rand des Sternums (20–30 % der Fälle).
- Tamponade oder perikardiales Reiben sind möglich.
- Dysphonie (Nervus recurrens).
- Suggestiv: **Zeichen einer zerebralen Ischämie** ++ (16 % der Fälle), manchmal auch Horner Syndrom. Bewusstseinsstörungen in 20 % der Fälle.
- Ischämie der Gliedmaßen/des Mesenteriums.
- Pleuraerguss in 15 %.
- Blutungen im Verdauungstrakt in 3 % der Fälle.

- Assoziierter Myokardinfarkt oder Ischämie: 15 %.
- 90 % haben bei genauer Betrachtung ein auffälliges Thorax-Röntgenbild. In der Realität verpasst das Röntgen jedoch die Diagnose in 20–40 % der Fälle, daher: von vornherein CT.
- Diagnose durch **Thorax-CT-A** (oder transösophageale Echokardiographie). Wenn eine der beiden Untersuchungen normal ist, muss bei starkem klinischen Verdacht die andere Untersuchung durchgeführt werden. Die Diagnose **kann durch die Echokardiographie am Krankenbett gestellt werden**, aber das Fehlen einer sichtbaren Dissektion schließt die Diagnose nicht aus. Keine vaskuläre Diagnose im CT-Scan => ein Auge auf die Wirbelsäule: Wirbelsäulenverletzung, epiduraler Abszess/Hämatom usw.
- Die ESC (13) stützt sich auf die **klinische Wahrscheinlichkeit** (P). Notieren Sie in jeder Spalte von A bis C 1 Punkt, wenn $\geq$ 1 der Elemente vorhanden ist. Summe von 0 bis 3, die Wahrscheinlichkeit ist hoch ab 2. Der vorgeschlagene Algorithmus ist mit den Mitteln der Notaufnahmen nicht anwendbar. Halten wir fest, dass eine AD mit einem P < 2 ausgeschlossen werden kann, wenn D-Dimere + tansthorakale Echokardiographie durch Kardiologen + Thoraxröntgen = alle normal.

A - Hochrisikopatient	B - Schmerzen, die auf ein hohes Risiko hinweisen	C - Untersuchungsbefunde, die ein hohes Risiko anzeigen
Marfansyndrom, Familiäre Vorbelastung mit Aortenklappenerkrankungen od. Aortenaneurysmen, Vorgeschichte von Eingriffen an der Aorta	Schmerzen thorakal, dorsal oder abdominell, verbunden mit einem dieser Symptome: Plötzlicher Beginn - starker Schmerz – reißender Schmerz	Pulsabschwächung, Blutdruckasymmetrie, fokales neurologisches Defizit (mit Schmerzen), neu auftretendes diastolisches Aortengeräusch mit Schmerzen, Hypotonie oder Schock.

- Therapie: **Analgesie ++ (Morphin) und blutdrucksenkende Mittel,** vorzugsweise Labetalol oder andernfalls Nicardipin (*S. 381 und 383*). Ziel: **syst. RR 100–120 mmHg.**
- Verlegung auf Intensivstation oder Thoraxchirurgie. Typ A (Aorta ascendens/Aortabogen): Chirurgisch. Typ B: konservative ± endovaskuläre Therapie/Chirurgie.

... ***Lungenembolie (S. 318)*** ...

- Sehr schwierige Diagnose: Alles kann normal sein. Entscheidend für weitere Untersuchungen ist, dass es keine alternative Diagnose bei einem auch nur einzelnen Symptom gibt, das auf LE hindeutet, insbesondere wenn Risikofaktoren vorliegen (S. 319).

... ***Pleuritis*** ...

- Schmerz, insbesondere bei der Einatmung – und behindert diese.
- Klassische diskrete klinische Zeichen bei kleinen Ergüssen (die schmerzhaft sind, die größeren führen zur Dyspnoe).
- Fieber je nach Ursache.
- Jede Pleuritis, die fiebrig ist oder mit Atemnot einhergeht, muss notfallmäßig punktiert werden (wenn sie groß genug ist), bei Dyspnoe muss der gesamte Erguss abgelassen werden.
- *Ultraschalluntersuchung*!

... ***Lungenentzündung*** ...

- Fieber (fehlt in 30 % der Fälle bei alten Menschen), Husten und eitriger oder rostfarbener Auswurf. Sichtbarer Schüttelfrost. Herdbefund mit Rasselgeräuschen

und Dämpfung in der Perkussion. Selten hörbares, aber pathognomonisches Bronchialatmen ± Herpes labialis-Zeichen.
- *Ultraschalluntersuchung ++, S. 300.*

... ***Pneumothorax*** ...
- *Siehe S. 341.* Keine regelhafte Röntgen-Thoraxaufnahme bei forcierter Exspiration! Bevorzugen Sie eine seitliche Aufnahme und im Zweifelsfall bei komplexen Patienten (Emphysem, Bronchialerweiterung, Bronchialkarzinom) sogar eine Computertomografie.
- *Ultraschalluntersuchung.*

... ***Somatische Schmerzen*** ...
- Der verursachte Schmerz sollte mit dem spontanen Schmerz identisch sein und nur an derselben Stelle auftreten. Palpieren Sie mit der Hand und dann mit den Fingern. Insbesondere an den chondrokostalen und chondrosternalen Übergängen. Eine tastbare und schmerzhafte Schwellung des Rippenknorpels ist ein Tietze-Syndrom (NSAR). Komprimieren Sie den Brustkorb, indem Sie auf das Brustbein und dann auf die beiden Rippenbögen drücken. Ein an anderer Stelle verspürter Schmerz deutet auf eine parietale Ursache hin. Aber Vorsicht: Manche Menschen, vor allem ältere, haben viszerale Schmerzen **und** einen oder mehrere somatische Schmerzen, die spontan oder bei Druck auftreten. Sie können die beiden Dinge nicht unbedingt gut voneinander trennen. **Bei starkem Druck werden auch das Brustfell und das Perikard mobilisiert. Eine Röntgenaufnahme des knöchernen Thorax** ist nicht nützlich, außer eventuell zur Diagnose einer pathologischen Fraktur oder einer Knochenschädigung (Myelom...). Die Diagnose einer traumatischen Fraktur geschieht klinisch. Das Thoraxröntgenbild dient vor allem der Diagnose einer pulmonalen Komplikation der Rippenfraktur. Der Notfallmediziner stellt die Diagnose einer Fraktur, ob pathologisch oder nicht, mithilfe von Ultraschall (den Patienten bitten, die Sonde an die schmerzende Stelle zu halten).

... ***Ruptur der Speiseröhre (Boerhaave-Syndrom)*** ...
- Kommt nur in Ausnahmefällen vor, aber der Patient hat eine Überlebenschance, wenn sehr früh operiert wird.
- Die Diagnose muss bei heftigem Erbrechen (bei geschlossener Stimmritze) vor dem Schmerz erwogen werden, der sehr quälend ist.
- Dyspnoe, Pleuraerguss/Pneumothorax, mediastinal und pleural. Diagnose durch Computertomographie.

... ***Ursachen im Verdauungstrakt*** ...
- Die Speiseröhre wird bei Reflux, Regurgitation von sauren oder bitteren Flüssigkeiten in Betracht gezogen, aber 20 % der Bevölkerung berichten über Reflux, sodass dies nicht irreführend sein sollte.
- Die häufigste Alternativdiagnose ist die **Leberkolik** mit Ausstrahlungen in den rechten hinteren Brustkorb, aber auch in den mittleren oder linken; die Palpation des Abdomens ist aussagekräftig.
- Bei einer Pankreatitis kann es zu ischämischen EKG-Zeichen kommen.

... ***Gürtelrose*** ...
- Vor dem Erscheinen der Bläschen wird die Diagnose durch eine Hyper-/Hypoästhesie in einem Dermatom möglich.
- Raten Sie, bei einem „Pickel (wie bei Windpocken)“ sehr schnell einen Arzt aufzusuchen.

... ***Welche anderen Untersuchungen in der Notaufnahme?*** ....

Ultraschalluntersuchung +++ **Instrument zur Beschleunigung der Diagnose**

– Ermöglicht dem **geschulten** Arzt die Diagnose von:
  - Perikarderguss, Pneumothorax/Pleuraerguss, besser als Röntgen;
  - Größere Dilatation der rechten Herzkammern mit paradoxer Septumbewegung (massive LE);
  - offensichtliche segmentale Hypokinese;
  - Verdichtung in der Lunge, besser als Röntgen, schlechter als CT;
  - Aneurysma der Bauchaorta;
  - Aszites oder Steinblase;
  - Rippenfraktur;
  - je nach Grad der Fachkenntnis **bescheiden bleiben.**

Thoraxröntgenbild im Stehen, wenn eine pleuroparenchymale Schädigung vermutet wird.

– Nicht, wenn bereits die Diagnose ACS gestellt wurde (und niemals in der Exspiration, bevor die Aufnahme in der Inspiration gesehen wurde). **Systematisch vorgehen:**
  - schauen Sie auch auf die Dinge, für die das Bild nicht angefordert wurde: Knochenaufnahme thorako-skapulär: Fraktur, Metastasen; subkutanes Emphysem. Cave: Zöpfe/Dreadlocks können Verschattungen vortäuschen;
  - die Pleura: Randwinkelverschattung, Pleuritis, Pneumothorax;
  - Mediastinum: vergrößert (der Eindruck des Klinikers ist das beste Kriterium);
  - Doppelkontur des Aortenknopfs, in Verbindung mit einem Erguss links, was auf AD hindeutet, Pneumomediastinum; Kardiomegalie bei Perikarditis oder andere;
  - Zwerchfellkuppeln: Hochstand bei Embolie, basaler Erguss, einigen Lungenerkrankungen, Phrenikusparese; Pneumoperitoneum;
  - das Parenchym als letztes: normal, schließt eine Lungenerkrankung nicht zu 100 % aus (sehr früh gesehene Lungenentzündung, LE, kleine Ergüsse).

– Ein akutes Koronarsyndrom wird klinisch vermutet:
  - Labor: Bestimmung des hoch- oder ultrasensitiven Troponins bei der Ankunft und, je nach lokalem Protokoll oder dem der ESC, nach 1 oder 2 Std., aber bevorzugen Sie mindestens 2 Std. (11) (*S. 405*)
  - **Die Definitionen**: Studien zur Thrombolyse haben zu einer Trennung zwischen einem ST-Hebungsinfarkt (STEMI, Thrombolyse möglich) und einem Nicht-ST-Hebungsinfarkt (keine Thrombolyse) geführt. **Ein NSTEMI bleibt ein Notfall**, da es sich um einen Infarkt durch vollständigen (≈ ⅓ der Fälle!) oder unvollständigen Koronarverschluss oder eine instabile Angina pectoris (keine Nekrose, Troponin negativ per Definition), aber trotzdem besorgniserregend;
  - bei Verdacht auf einen **NSTEMI muss der Risikograd bewertet werden** (*S. 406*);
  - **Troponin, selbst us/hs (oder ein anderer moderner Marker) schließt einen Infarkt im Entstehen nicht aus** oder eine Angina, die instabil sein kann. Troponin ist nicht immer spezifisch (Troponinämie: *S. 405*).
  - **Je nach Fall: Leberwerte mit Lipase, Ultraschalluntersuchung des Abdomens, Suche nach einer Lungenembolie, CT-A des Thorax.**

Den Patienten „wegschicken“? Ja, aber mit Vorsichtsmaßnahmen!

- Nachdem zum Zeitpunkt der Entlassung Folgendes überprüft und notiert wurde:
- Schmerz, der nicht auf einen Notfall hindeutet (*s. Tabelle 6.7 S. 387*); oder es handelt sich eindeutig um einen lokalisierten somatischen Schmerz, der bei leichtem Druck reproduzierbar ist;
- und normales 17-Kanal-EKG (während und vor dem Ereignis, nach Nitro);
- normale Vitalzeichen (AF < 20 oft vergessen);
- kein Hinweis für eine der dringlichen Diagnosen (s. Tabelle *6.7 S. 387*);
- Informieren Sie den Patienten über die zu beachtenden Symptome (und vermerken Sie diese in der Akte oder sogar auf dem Entlassungsbericht).

- Es handelt sich um empirische, nicht validierte Sicherheitskriterien, deren Vorhandensein allein nicht ausreicht, um eine risikofreie Entlassung zu gewährleisten; es kommt auf den Kontext an. Das Fehlen eines dieser Kriterien, das nicht durch eine identifizierte und gutartige Ursache erklärt werden kann, scheint mir eine Kontraindikation für die Entlassung nach Hause zu sein.
- Denken Sie auch an das Undenkbare, wenn **Risikofaktoren für thromboembolische Erkrankungen** vorliegen, aber auch bei multiplen arteriellen Risikofaktoren – dieses Vorgehen ist nicht durch die Literatur belegt, im Gegenteil, es kommt forensisch schlecht an, ist jedoch in den Empfehlungen unterschwellig enthalten.
- **Vorsicht ist geboten** bei bekannten Koronarpatienten, Herzinsuffizienz, Diabetes, Frauen und sehr alten Menschen, die kein typisches ACS haben, sowie bei Brustschmerzen mit vorgeblich „vagaler Synkope“.

- **Niemals entlassen, nur weil der Patient Angst hat** (eine Embolie, ein Herzinfarkt sind natürlich beängstigend!) oder Hysterie (nicht kardioprotektiv).
- **Niemals entlassen, nur weil ein normales EKG und normaler Labormarker vorliegen.**
- Niemals Entlassung, nur weil ein Schmerz somatisch provoziert werden kann (haben Sie kontralateral gedrückt?). Manche Patienten haben Schmerzen, wo immer man drückt, was nichts mehr bedeutet), obwohl die Beschreibung des Schmerzes auf ein viszerales Geschehen hindeutet.
- **Niemals Entlassung ohne schriftliche Anweisung** (Kopie aufbewahren oder in der Akte vermerken): „bei Problemen dringend einen Arzt aufzusuchen (Telefon 19222)“. Verordnen Sie schriftlich eine Wiedervorstellung beim Hausarzt, wenn dies erforderlich ist.
- **Geben Sie dem Patienten eine Kopie der EKGs** während/nach Schmerzen, vor/nach Nitratgabe, zum späteren Vergleich im Falle eines Rezidivs. Daher die Bedeutung gut geschriebener und gut interpretierter EKGs... Behalten Sie das Original. Machen Sie ein Foto davon, das Sie auf dem Handy und in einer Mailbox aufbewahren können.
- **Die wiederholte Befragung und das EKG** der Patienten sind manchmal überraschend variabel. **Zögern Sie nicht, die Meinung eines erfahreneren Klinikers oder eines Kardiologen einzuholen.**
- **Unauffällige Befunde von Klinik + EKG + Troponin hs/us schließen eine KHK nicht formell aus,** sondern definieren einen Zustand mit einem **sehr geringen Risiko** eines kardiovaskulären Ereignisses innerhalb von 30 Tagen. Im Zweifelsfall ist eine kurzfristige kardiologische Nachuntersuchung erforderlich.

Wen man ins Krankenhaus einweisen und überwachen sollte (nicht „evidenzbasiert", keine vollständige Liste – „orange flags")

- Wenn Sie Zweifel haben **und keine Beratung durch einen Spezialisten möglich ist: Behalten Sie den Patienten auf der Wachstation,** führen Sie erneut EKGs durch und messen Sie Troponin.
- **Schmerzen, die den Patienten aufwecken**: keine psychische Ursache, nur in Ausnahmefällen somatisch.
- **Tachypnoe, auch wenn SpO_2 normal ist.**
- **Anders nicht erklärbares Fieber oder subfebriler Zustand.**
- **Syst. RR < 100 mmHg oder 20 mmHg niedriger als üblich. RR diast. $\geq$ 110 mmHg oder RR syst. $\geq$ 180, nicht fallend bei Ruhe und guten Worten.**
- **HF > 90**, es sei denn, er wird durch eine eindeutig identifizierte Ursache erklärt.
- Eine Vorgeschichte, die auf koronarbedingte Schmerzen hindeutet, unabhängig vom EKG.
- Anzeichen für eine links- oder rechtsventrikuläre Insuffizienz
- Anämie < 10 g/dL (passen Sie dieses Kriterium der manchmal komplexen klinischen Situation an).
- Rhythmusstörungen mit funktioneller Angina pectoris.
- Manchmal bestimmte ängstliche und alleinstehende Personen.
- Starke, nicht gelinderte Schmerzen.

Literatur

1. Body R. et al., The value of symptoms and signs in the emergent diagnosis of acute coronary syndromes. Resuscitation, 2010, PMID: 20036454.
2. Fanaroff A.C. et al., Does This Patient With Chest Pain Have Acute Coronary Syndrome? JAMA, 2015, PMID: 26547467.
3. Patel H., Herbert M.-E., Myth: identifying classic coronary risk factors helps to predict the likelihood of acute ischemia, West J Med, 2000 ; 173:423–4.
4. Body R. et al., Do risk factors for chronic coronary heart disease help diagnose acute myocardial infarction in the Emergency Department? Resuscitation, 2008, PMID: 18691797.
5. Han J.-H. et al., The role of cardiac risk factor burden in diagnosing acute coronary syndromes in the emergency department setting, Ann Emerg Med, 2007, PMID: 17145112.
6. Henrikson C.A. et al., Chest Pain Relief by Nitroglycerin Does Not Predict Active Coronary Artery Disease, Ann Intern Med, 2003, PMID: 14678917.
7. Shry E.A. et al., Usefulness of the response to sublingual nitroglycerin as a predictor of ischemic chest pain in the emergency department, Am J Cardiol, 2002, PMID: 12450614.
8. Fisch C., Electrocardiography and vectorcardiography, In "A textbook of cardiovascular disease", Braunwald E., ed. 4th, WB Saunders Company, Philadelphia, 1992, 116–159.
9. Taboulet P., Site https://www.e-cardiogram.com/
10. Taboulet P., ECG du SCA. Raisonnement médical combinant clinique et ECG, 2013, https://tinyurl.com/3w5ympcn
11. 2020 ESC Guidelines for the management of acute coronary syndromes in patients presenting withoutpersistent ST-segment elevation: www.escardio.org/Guidelines
12. https://litfl.com/the-art-of-infarct-localisation
13. Aortic Diseases, ESC Clinical Practice Guidelines, 2014, www.escardio.org
14. Klompas M., Does this patient have an acute thoracic aortic dissection?, JAMA, 2002, PMID: 11980527 15. Pope et al., Clinical Features of Emergency Department Patients Presenting with Symptoms Suggestive of Acute Cardiac Ischemia: A Multicenter Study, J Thromb Thrombolysis, 1998, PMID: 10751787.
15. Turnipseed S.D. et al., Frequency of acute coronary syndrome in patients with normal electrocardiogram performed during presence or absence of chest pain, Acad Emerg Med, 2009, PMID: 19426294. https://tinyurl.com/jhm425m
16. Reeder GS, Mahler SA., Initial evaluation and management of suspected acute coronary syndrome in the emergency department, UpToDate Mai 2021.

17. Steele R., Chest pain in emergency department patients: if the pain is relieved by nitroglycerin, is it more likely to be cardiac chest pain? CJEM 2006 PMID – 17320010, https://tinyurl.com/2h7ner3p
18. Robichaud L. et al., Prehospital Nitroglycerin Safety in Inferior ST Elevation Myocardial Infarction. Prehosp Emerg, Care 2016. PMID: 26024432

6.6 Akutes Koronarsyndrom (ACS): instabile Angina pectoris oder Infarkt (MI)

› Fallstricke

- ⚠⚠ 20 % der MI haben anfangs ein normales EKG (und 45 % ein nicht sicher diagnostisches EKG) (8).
- Abdominelle Präsentationsformen: epigastrische Schmerzen, Übelkeit, Erbrechen.
- Indolente Formen unabhängig von Vorerkrankungen, ob Diabetiker oder nicht.
- Scheinbar isolierte vagale Synkope.
- In der Notaufnahme **ist das Fehlen von Risikofaktoren angesichts der Symptome einer Koronarinsuffizienz und des EKGs nicht viel wert** (1).
- Häufige maskierte Formen bei älteren Menschen (Verwirrtheit, Schlaganfall, Sturz, Unruhe, linksventrikuläre Insuffizienz im Vordergrund), Diabetikern („Dekompensation").
- Der Patient mit einem MI gerät häufig in Panik, er „übertreibt" es nicht.
- Achten Sie auf **klinische Hinweise auf eine Aortendissektion** ⚠ ! Eine AD kann als Komplikation zu einem MI führen und ischämische Zeichen im EKG hervorrufen.
- Sie müssen:
  - den Troponin-Test Ihres Labors kennen, um die Ergebnisse interpretieren zu können;
  - das lokale Protokoll der Notaufnahme/Kardiologie für die Behandlung eines nachgewiesenen oder vermuteten ACS kennen. Die Protokolle ändern sich, **Aspirin** bleibt! Und zwar so schnell wie möglich!

› Manche Fehler sind vermeidbar!

- Vergessen Sie nicht die posterioren und rechten Ableitungen (standardmäßig 17-Ableitungen-EKG), **wiederholen Sie das EKG (vor allem, wenn die Schmerzen anhalten!).**
- Vergessen Sie nicht das **EKG nach einer Nitrogabe**, auch und gerade wenn es spontan normal ist. Lassen Sie sich alte EKGs zuschicken (Fax, E-Mail, Smartphone).
- **Warten auf Troponin** = Zeitverlust **falls hohe Wahrscheinlichkeit oder STEMI**
- Übermäßiger Gebrauch von **Nitro und Nichteinhaltung der Kontraindikationen** können die Ischämie verschlimmern.
- **Aspirin sollte frühestens nach dem EKG gegeben werden, wenn die Posttest-Wahrscheinlichkeit eines ACS $\geq$ mittel ist** und keine Hinweise für eine Dissektion, ein gastrointestinales Problem oder eine Infektion vorliegen.
- Keine β-Blocker in der Notaufnahme ohne kardiologisches Konsil.
- **Es ist unbedingt notwendig, dass die Schmerzen fast oder vollständig verschwinden.** Bei Verdacht auf einen NSTEMI verwenden Sie Nitro oder Isorbiddinitrat i.v. (wenn keine KI vorliegen) und Morphin. Bei Nitro-refraktären Koronarschmerzen handelt es sich um einen koronaren Notfall, der eine dringende Koronarangiographie erfordert.

- **Definitionen** (1, 2)
  - **Belastungsangina**: Angina-pectoris-Schmerzen in der Brust, die bei körperlicher Anstrengung auftreten und in Ruhe verschwinden. Es handelt sich nur dann um einen koronaren Notfall, wenn der Schmerz erstmals bei minimalen Anstrengungen oder zunehmend häufiger (*de novo/crescendo*) auftritt.
  - **STEMI**: Angina pectoris-Schmerz in Ruhe mit anhaltender ST-Hebung (zeitlich und nach Nitro). Die ST-Hebung ist ein Zeichen für einen Infarkt mit vollständigem Koronarverschluss. Nicht alle MI mit vollständigem Verschluss zeigen eine ST-Hebung, sie bleiben trotzdem dringlich.
  - **NSTEMI: Klinisches ACS ohne ST-Hebung**: instabile Angina pectoris/Infarkt (Troponin jeweils negativ/positiv). Unsere Aufgabe besteht darin, das ischämische Risiko und das Blutungsrisiko (unter Thrombozytenaggregationshemmern und Antikoagulanzien) zu stratifizieren und dann die Behandlung einzuleiten.
- **Klinische Diagnose bei pektanginösen Schmerzen (*Seite 393*)**
- **EKG: 17 Ableitungen** (*siehe auch S. 392*)!
  - EKG **systematisch** analysieren, wie auf *S. 351* beschrieben.
  - Warum 17? Weil man dort nützliche spiegelbildliche Veränderungen und manchmal Veränderungen sieht, die in 12 Ableitungen nicht zu sehen sind. Und es steht in den Empfehlungen.
  - Ein schlecht lesbares EKG muss unbedingt neu erstellt werden. Das ist so.
  - **Jede schnelle (Minuten, Stunden) ST- oder T-Veränderung** lässt den Verdacht auf eine Koronarinsuffizienz aufkommen. Metabolische Ursachen können später ausgeschlossen werden.
  - ST-Strecken-Veränderungen sind sehr ischämieverdächtig, wenn die ST-Strecke steil oder absteigend oder konvex nach oben verläuft.
  - **Anomalien mit spiegelbildlichen Zeichen** sind fast immer koronar bedingt.
  - **Frühere EKGs** sind wertvoll!
  - Ein EKG kann per Fax, E-Mail, Smartphone (Messenger) oder MMS verschickt werden. Oder anonymisiert in dafür vorgesehenen „sozialen" Netzwerken zu professionellen Zwecken.
  - Wenn kein früheres EKG vorliegt und kein Rechtsschenkelblock vorhanden ist, **ist jede ST-T-Streckenveränderung als erste Hypothese koronar bedingt.**
  - **Ein Linksschenkelblock** verhindert nicht immer die Diagnose: wenn er nachweislich erst kürzlich in Verbindung mit neu aufgetretenen Schmerz aufgetreten ist, wird in den Leitlinien (1–3) eine Reperfusionstherapie nur dann empfohlen, wenn die Sgarbossa-Kriterien vorliegen (S. 356). Die **Echokardiographie** kann helfen (fokale Wandbewegungsstörung).
  - Verwechseln Sie nicht die Kriterien für eine Thrombolyse (ST-Hebung $\geq$ 1-2 mm), und eine ST-Hebung < 1 mm, die möglicherweise das erste Anzeichen für einen MI ist, wenn sie in benachbarten Ableitungen vorhanden ist.
  - **Erscheint Ihnen das 17-Kanal-EKG normal? 2 Schlüsselpunkte, die Sie im Hinterkopf behalten sollten:**
    - Normales EKG, **aber mittlere bis hohe klinische Wahrscheinlichkeit** => Abklärung (Troponin, wiederholte EKGs ± Kontakt mit Kardiologen);
    - **hat der Patient noch Schmerzen? Typische Schmerzen bei Angina pectoris?** Ein normales EKG schließt nichts aus. Der Schmerz kann sich von einer Minute auf die andere ändern. Wiederholen Sie das EKG (alle 10–15 min),

lassen Sie den Schmerz verschwinden (Nitrate und Schmerzmittel) und wenden Sie sich dringend an den Kardiologen.

Versorgungsgebiet (Rechtsversorgungstyp)	**Inkonstante indirekte (reziproke) Zeichen**	**Arterie**
– V1 bis V4: anterior	II–III–aVF oder V9	RIVA
– V1–V2: septal	keine	RIVA
– V5–V6: apikal	keine, V3R, V1–V2	Rcx
– I–aVL: lateral	keine oder III–aVF	Rcx
– II, III, aVF: inferior	I–aVL	A. cor. dextra/R. marg. Dextra/Rcx
– V3R–V4R: rechter Ventrikel ± V1	I–aVL	A. cor. dextra
– V7 bis V9: posterolateral	keine, V1–V3	Rcx od. R. marg. dextra
– aVR: basaler Teil des interventrikulären Septums	keine	A. cor. dextra

Abl. I Vorderwand	**aVR** Septum basal	**V1** anterior/septal	**V4** anterior
D2 inferior	**aVL** lateral superior	**V2** anterior/septal	**V5** lateral inferior
D3 inferior	**aVF** inferior	**V3** anterior	**V6** lateral inferior

- Die **ST-Hebung wird am J-Punkt** am Ende des QRS durch Vergleich mit dem PQ-Segment **gemessen**.
- **Eine ST-Hebung in benachbarten Ableitungen** bei einer Symptomatik, die mit einem ACS vereinbar ist, ist eine dringende Indikation für eine Reperfusion. **Das Abwarten auf das Troponin ist in diesem Fall verantwortungslos.** Erforderlicher Wert für die Hebung > 40 Jahre: 2 mm V2–V3 bei Männern, 1,5 mm bei Frauen und 1 mm in den anderen Ableitungen.
- **ST-Hebung in den inferioren Ableitungen**? Gut, aber suchen Sie nach einem Rechtsherz-Infarkt in V3R–V4R (kein Nitro!).
- Das initiale EKG ermöglicht die Diagnose von weniger als 50 % der MI ⚠ ! Es kann lange Zeit normal bleiben trotz eines Koronarverschlusses.
- Ob während des EKGs **Schmerzen vorhanden oder nicht**, spielt keine Rolle. Es wird aber trotzdem auf der Kurve vermerkt.
- **Wiederholen Sie das EKG** unabhängig vom Ergebnis 4–5 min **nach Nitro** 0,3–0,4 mg, außer bei Kontraindikationen (*siehe S. 356*).
- Hüten Sie sich vor einem nach Ischämie oder nach Nitro **„normalisierten" EKG**, bei dem initial vorhandene Repolarisationsstörungen wieder auftreten.
- Ein EKG, das sich in den Folge-EKGs oder nach Nitro **verändert**, ist hochgradig verdächtig.

- Eine steile (nicht konkave) ST-Hebung, selbst wenn sie nur geringfügig ist, ist verdächtig.
- Zweifel an einer ST-Hebung?
- **fehlende klinische Symptomatik**? (Brustschmerzen, Unwohlsein, Dyspnoe usw.): Dann hat eine zweifelhafte ST-Hebung kaum eine Chance, pathologisch zu sein;
- nicht nur auf ST fokussieren: auf T-Wellen und QRS achten. Wie sieht es mit reziproken Veränderungen aus?
- T-Wellen zu spitz, Basis zu breit oder zu groß im Verhältnis zu den QRS;
- T-Hebung und > ⅔ von R oder -Senkung und > ⅔ von S;
- T > 75 % des QRS.
- **QRS-Anomalien**: terminale Verzerrung des QRS (Anstieg oder Verschwinden der S-Welle), R-Verlust oder Reduktion, Auftreten von Q-Wellen, Fragmentierung des QRS (Häkchen innerhalb des QRS). www.e-cardiogram.com
- **Beachten Sie die reziproken Veränderungen**, was ist mit V4R? **Abl. III und aVL funktionieren zusammen**, da sie sich bei ≈180° gegenüberstehen:
  - bei ST-Hebung in aVL, dann spiegelbildlicher Befund in III, und umgekehrt (klinisch wertvoll ++);
  - bei ST-Hebung in anterioren Ableitungen kann man manchmal einen spiegelbildlichen Befund in inferioren Ableitungen beobachten;
  - ansonsten in posterioren Ableitungen suchen, siehe auch *S. 401*.
- **Eine isolierte ST-Hebung in V1** oder eine größere Hebung als in V2 deutet auf einen MI des rechten Herzens hin: siehe V3R–V4R.
- Abgesehen von ST-Hebungen sind diagnostische Anomalien (2):
  - jede ischämische Veränderung (T-Inversionen, ST-Senkungen, Q-Wellen) (Likelihood Ratio/LR+ = 3,6);
  - ST-Senkung (LR+ = 5,3).
- Acht ST-Hebungsäquivalente mit identisch ungünstiger Prognose (4–7):
  1. **Isolierte ST-Senkung V1-V3(V4):** basaler (= posteriorer) Infarkt;
  2. diffuse ST-Senkung in ≥ 6 Ableitungen (maximal in V4–V6 mit ST-Hebung begrenzt auf aVR ± V1), (spricht für eine Läsion des Hauptstamms oder 3-G-KHK, oder proximaler RIVA, oder sehr häufig myokardiale Anoxie: funktionelle Beschwerden aufgrund von Dyspnoe, septischem Schock, oder ROSC nach kardiopulmonaler Reanimation usw.);
  3. Linksschenkelblock mit Verlust der entsprechenden Diskordanz (S. 283);
  4. de Winter ST-T-Wellen: von V1 bis V6, ST aufsteigend von einem 1 bis 3 mm gesenkten J-Punkt aus, in einer eher breiten, positiven und symmetrischen T-Welle endend;
  5. ST-Hebung atypisch (< 1 mm oder ≤ 1 Ableitung), aber stark verdächtig, da QRS durch die Ischämie modifiziert, breite T-Welle, reziproke Veränderungen, dynamische Veränderungen);
  6. riesige T-Welle, oft erstes Stadium eines STEMI – für einige das 6. ST-Hebungsäquivalent;
  7. Wellens-Syndrom ⚠⚠: Angina-pectoris-Schmerz + diphasische T-Wellen mit terminaler Inversion in V2 und V3 oder tief invertierte T-Wellen in V2 und V3, die eher fein und symmetrisch sind. Diese abnormalen T-Wellen können V1 und V4 und in Ausnahmefällen auch V5 und V6 betreffen. Keine reduzierte

R-Zacke, kein Nekrose-Q oder signifikante ST-Anomalien (hauptsächlich im anterioren Versorgungsgebiet). Das Troponin ist manchmal trotz der kritischen RIVA-Läsion negativ. Der Patient hat ein sehr hohes Risiko (x8) für einen STEMI innerhalb einer Woche.

8. **Aslanger-Syndrom** (7): Erscheinungsbild, das auf einen inferioren Infarkt durch Verschluss der A. cor. dextra hindeutet und meist mit einer gleichzeitigen unvollständigen Ischämie iim Beeich des RIVA und/oder des Rcx verbunden ist – ST-Hebungen in III isoliert im inferioren Bereich, ST-Streckensenkung mit einer positiven T-Welle in V4–V6 oder lediglich am Ende der Repolarisation (aber nicht in V2) und ST-Hebung in V1 > V2.

> **Echokardiographie durch den Arzt der Notaufnahme (erst recht durch den Kardiologen)**

- kann eine Wandbewegungsstörung durch Ischämie zeigen.
- Außerdem kann sie die Diagnose bei einem großen Perikarderguss korrigieren.

> **Erhöhtes Troponin ohne koronare Ischämie: „Troponinämie".**

- Mit der Einführung von us/hs-Troponin hat der **Test an Spezifität verloren**.
- Er bleibt ein Zeichen des Schweregrads und weist auf ein hohes Risiko einer kurz-/mittelfristigen Morbidität hin (unabhängig von der Ätiologie des Anstiegs).
- Bei akuter Ursache => Anstieg innerhalb von 2–3 Stunden.
- **Tachyarrhythmien** – Myokarditis (± Perikarditis *siehe S. 416*) – schwere hypertensive Krise – **akute Herzinsuffizienz** – Schock jeglicher Ursache – strukturelle (Aortenstenose) oder infiltrative (Amyloidose etc.) Herzerkrankungen – Tako-Tsubo-Syndrom – Koronare Spasmen – **Lungenembolie** – **Aortendissektion** – Schilddrüsenerkrankungen – **Nierenversagen** mit Herzerkrankung – ICB/SAB – Myokardkontusion, Defibrillation/Kardioversion, extreme Belastungen – kardiotoxische Chemotherapien, Kokain. Und alles dies steigt mit **zunehmendem Alter** und Multimorbidität.

> **Troponin-Bestimmung in der Notaufnahme**

- Bei **STEMI: Zum Teufel mit dem Troponin**: die dringende Reperfusion muss organisiert werden!
- Verdacht auf einen NSTEMI: Troponin unerlässlich, um zwischen MI und instabiler Angina zu unterscheiden. HS- oder US-Troponin (hyper/ultrasensitiv) bevorzugt (geringere Spezifität).
- Die Interpretation hängt vom Troponin-Test Ihres Labors ab (sollte Ihnen bekannt sein).
- Kontaktieren Sie unverzüglich die Intensivstation (Kardiologie), zumindest bei Patienten mit hohem Risiko, wie oben definiert, und bei hoher klinischer + EKG-Wahrscheinlichkeit (*S. 392*)? Troponin „US/HS" – schließt einen MI erst nach mehreren Stunden seit dem Anfangssymptom aus (6?), unabhängig vom „Ausschluss"-Protokoll.
- Anhaltende (und mit Angina vergleichbare) Schmerzen = Troponin + EKG wiederholen und Kardiologe konsultieren.
- **Point-of-Care-Troponine** (nicht US/HS) = auf einem Automaten in der Abteilung/im NAW sind derzeit (2021) **(noch) nicht glaubwürdig**, wenn sie negativ sind. NB: Um Troponinämien (Kinetik) zu vergleichen, müssen sie mit denselben Methoden und Reagenzien bestimmt werden.

- Verwenden Sie das Protokoll „Troponin" oder „Infarkt" Ihrer Einrichtung, dessen Schwellenwerte und Signifikanzen Sie kennen sollten. ESC guideline 2020 hier, Folien 24–25: https://tinyurl.com/45rjndrw
  NB: Ein negativer Troponin-Zyklus schließt einen MI nur unter Berücksichtigung der klinischen Wahrscheinlichkeit und dem EKG aus!
  Die Protokolle H0 + H2 oder H3 werden weiterhin am häufigsten verwendet. Ein einzelner Troponinwert reicht nicht aus, um bei anhaltenden Schmerzen eine finale Diagnose zu erstellen oder wenn der Beginn weniger als 6 Stunden zurückliegt. Wir interessieren uns für die relativen Veränderungen des Troponinwerts zwischen H0 und H3. In manchen Fällen (starke klinische Wahrscheinlichkeit, Fortbestehen unerklärlicher Beschwerden) ist es erforderlich, bis zum Troponinwert H6 + kardiologischem Konsil zu gehen.

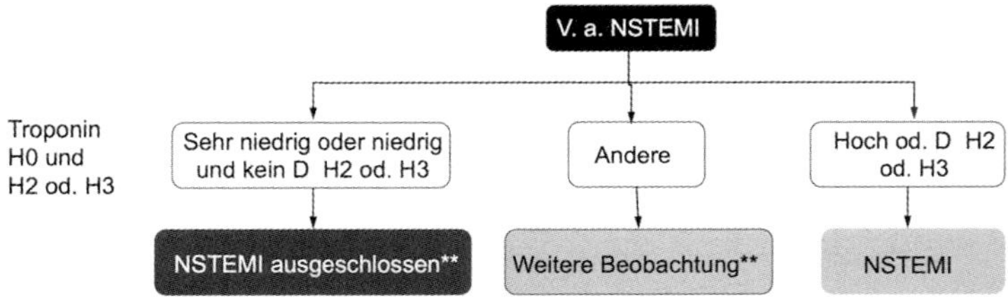

Abbildung 6.10: Interpretation eines HS-Troponinspiegels. Angepasst von (1), Abb. 3
Nur bei Beginn der pektanginösen Beschwerden > 3 h.
* **Unter Vorbehalt von/nach klinischer Wahrscheinlichkeit.**
Δ = Delta zwischen H0 und H2 oder H3 je nach gewähltem Protokoll.
Die Werte werden je nach Kit Ihrer Einrichtung als sehr niedrig/niedrig/hoch eingestuft und in (1) Tabelle 5, S.1303 https://tinyurl.com/njrrds8w (ESC guidelines 2020) angegeben.

- **Entlassung mit geringem Risiko** (z. B. Heart-Score < 3 und Troponin unter dem Schwellenwert bei H0–H3): Kontrolle beim Hausarzt innerhalb von 10 Tagen erneut.
- **Entlassung mit negativen US/HS-Troponinwerten H0–H3 und mittlerem bis hohem Risiko** (HEART $\geq$ 3 z. B.): Es stellt sich die Frage nach einem Ischämietest (welcher? wann?). Dieser muss schnell erfolgen, noch während des Krankenhausaufenthalts, wenn ein hohes Risiko besteht. In anderen Fällen kann er ambulant, im Rahmen eines MVZ (falls Sie eines haben) oder nach einer kardiologischen Konsultation innerhalb von 7 Tagen (die die Indikation dafür bestätigt oder nicht) durchgeführt werden. In Verdachtsfällen verschreiben Sie Aspirin 100 mg/d als Tablette – ggf. Nitrate. Anweisung, bei einem schmerzhaften Rezidiv den Notruf 19222 zu wählen.
- **Folgen Sie Ihrem klinischen Eindruck**, wenn Sie das Risiko höher einschätzen als das HEART-Risiko: kardiologisches Konsil.

❯ Erschwerende Faktoren

- Anämie, Rhythmusstörungen, RRsyst. > 180 mmHg, RRdiast. > 120 mmHg.
- Hochgradige Aortenstenose.

Was ist zu tun?

*... **Risikostratifizierung bei NSTEMI, notfallmäßiges kardiologisches Konsil?***

- Der validierte Score für Notaufnahmen ist **HEART** (10): **HEART > 3 oder Troponin positiv** => kardiologisches Notfallkonsil. Der von der ESC (1) empfohlene GRACE-Score (9) ist für Notfälle nicht validiert und wird von französischen Kardiologen in der Praxis kaum verwendet.
- Kardiologisches Notfallkonsil auch bei den **8 EKG-Äquivalenten des STEMI** (*S. 404*).
- Verlegung von Hoch- und Höchstrisikopatienten zur Koronarangiographie in die Intensivstation so schnell wie möglich:
  - Signifikante Troponinveränderungen (die einen Infarkt belegen);
  - wiederkehrende Veränderungen des ST-Segments/der T-Welle, insbesondere bei nicht persistierender, sondern intermittierender ST-Hebung;
  - refraktäre oder rezidivierende Angina (also unter Nitraten);
  - kardiale Dekompensation (als Folge des ACS), kardiogener Schock;
  - Episoden von ventrikulärer Tachykardie, Kammerflimmern.
- Abgesehen von Patienten mit „sehr hohem Risiko" und „hohem Risiko": Je nach Fall kann es Indikationen für eine Koronarangiographie (in der Praxis innerhalb von 72 Stunden) geben:
  - Diabetes;
  - Angina pectoris nach MI;
  - Niereninsuffizienz;
  - EF linker Ventrikel < 40 %;
  - Angioplastie < 6 Monate oder Vorgeschichte einer koronaren Bypass-Operation;
  - Grace-Score $\geq$ 109 (9).
- **Was man über Risikostratifizierung und Definitionen wissen sollte:** s. Tabelle 6.12 S. 408

*... **Angina aufgrund geringer Anstrengung** ....*

- Wenn eine Angina wegen **minimaler Anstrengung auftritt oder als crescendo**: Aspirin und Krankenhausaufnahme gemäß kardiologischem Konsil. **De novo Angina**: kardiologisches Konsil. Wenn US/HS-Troponin erhöht: kardiologische Wachstation.
- Andere Formen: Anpassung/Verordnung der antianginösen Therapie, einschließlich **Aspirin und sublinguale Nitrogabe**. Wiedervorstellung beim Hausarzt/Kardiologen innerhalb einer Woche.
- **Überprüfen Sie, ob es keine auslösenden Faktoren gibt oder eine enge, kalzifizierte Aortenstenose (KH-Aufnahme).**
- **Beratung des Patienten!** Bei einem schmerzhaften Rezidiv 2 Hübe Nitro einnehmen (mindestens im Sitzen, idealerweise im Liegen) und dann unabhängig vom Ergebnis den Notruf 19222 anrufen.
- **Kopie des EKGs an den Patienten** + in sein **Smartphone** hochladen.

Tabelle 6.12: **Was man über Risikostratifizierung und Definitionen wissen sollte:**

<table>
<tr><th rowspan="2">STEMI</th><th colspan="3">NSTEMI</th></tr>
<tr><th>Sehr hohes Risiko = Äquivalent NSTEMI</th><th>Hohes Risiko</th><th>Instabile A.p. mit intermediärem bis geringem Risiko</th></tr>
<tr><td colspan="2">Vollständiger oder fast vollständiger Verschluss einer Koronararterie</td><td>Unvollständiger Verschluss einer Koronararterie</td><td>Koronarstenose ± ausgeprägt</td></tr>
<tr><td>EKG-Diagnose: Persistierende ST-Hebung (zeitlich und nach Nitro, wenn keine KI)</td><td>Klinische Diagnose:
- Refraktärer oder rezidivierender Schmerz unter antianginöser Therapie (Nitrate +++).
- Hämodynamische Instabilität, kardiogener Schock oder akutes Lungenödem (ausgelöst durch MI).
EKG-Diagnose:
– Wiederkehrende ST/T-Veränderungen (z. B. intermittierende ST-Hebungen).
- Schwere ventrikuläre Arrhythmien (VT–VHF).
Ultraschalldiagnostik:
- Mechanische Komplikationen nach MI (z. B. Ruptur Papillarmuskel)</td><td>Labor oder EKG:
- Anstieg oder signifikante Veränderung des Troponins
und/oder
- dynamische ST/T-Veränderungen (auch bei negativem Troponin)</td><td>Mehrere Kriterien:
- typische Schmerzen
- keine EKG-Veränderungen
- normales Troponin
- Vorgeschichte</td></tr>
<tr><td>Dringende Reperfusion durch Angioplastie oder Fibrinolyse (wenn ST-Hebung < 12 h oder bei anhaltenden Ischämiezeichen). Anschließend kardiol. Intensivstation</td><td>Dringende Reperfusion: Angioplastie (Thrombolyse nicht untersucht). Anschließend kardiologische Intensiv-/Wachstation</td><td>Koronarangiographie innerhalb von 24 Stunden.
Muss auf die kardiol. Intensivstation.</td><td>Koronarangiographie innerhalb von 72 Stunden möglich (bei mittlerem Risiko), ansonsten Ischämietest (kardiologische Beratung). Aufnahme Normalstation Kardiologie oder ambulant, je nach Fall.</td></tr>
<tr><td colspan="2">Absolute koronare Notfälle: Diagnose, medizinische Behandlung und Reperfusion müssen so schnell wie möglich erfolgen; kein Troponin erforderlich!</td><td colspan="2">Der Patient hat keine Schmerzen mehr (eventuell nach Nitraten): Man hat Zeit, auf den Troponinwert zu warten, die richtige Diagnose zu stellen und die Risiken richtig zu stratifizieren. Stürzen Sie sich nicht auf Antiaggregantien oder Antikoagulantien!</td></tr>
<tr><td colspan="4">STEMI und NSTEMI sind zwei Formen desselben Notfalls. Ein absoluter koronarer Notfall ist ein Patient, der immer noch Schmerzen hat (trotz Nitraten, wenn keine KI vorliegen), typischerweise mit einem veränderten EKG, ohne Hinweise für eine andere dringende Erkrankung (wie z. B. eine Dissektion). Oder auch ein MI mit Komplikationen</td></tr>
</table>

... ***Instabile Angina pectoris*** ....

- Es handelt sich um eine Ruheangina **ohne Troponinanstieg** H0–3 und mit Schmerzen, die verschwunden sind.

- **Überwachung von EKG, SpO_2 und Blutdruck**. Klinische Untersuchung (Galopprhythmus, Auftreten eines neuen Herzgeräuschs, basale RGs), EKG muss wiederholt werden.
- Laboruntersuchung mit us-**Troponin** H0–H3 (siehe „Algorithmus", *S. 405*).
- Suche nach Anzeichen für ein sehr hohes Risiko (siehe STEMI-Äquivalente *S. 404).*
- **Behandlung: Aspirin (Bolus 150 mg i.v., 150 bis 300 mg p.o. in der Notaufnahme, dann Aspirin 75 mg/Tag p.o.) und** sublinguales Nitro „auf Abruf".
- Suchen und korrigieren Sie **komplizierende Faktoren** (*S. 406*), eine Komplikation (linksventrikuläre Insuffizienz, kürzlich aufgetretene Rhythmusstörung).
- Idealerweise Ischämietest vor Entlassung, ansonsten gemäß lokalem Kardiologie-/Notfallprotokoll. Stress-Ultraschall oder myokardiale Belastungsszintigraphie innerhalb von 7 Tagen. Ein kürzlich geschriebenes, nicht-pathologisches Belastungs-EKG ist keine Garantie.
- Herz-CT? Wenige spezialisierte Radiologen, Kontroversen: keine Sache für den Notarzt/die Notaufnahme.
- **Entlassungshinweise: „Rezidivierende Schmerzen, Unwohlsein: Notarzt Tel. 19222".**

... ***Infarkt*** ....

- STEMI:
  - Thrombozytenaggregationshemmer in Verbindung mit Antikoagulation (*S. 412*);
  - unspezifische Maßnahmen: **Analgesie, O_2 nur, wenn** $SpO_2 < 90\,\%$ (1,8);
  - Reperfusionsstrategie: Thrombolyse + Angioplastie oder primäre Angioplastie;
  - NSTEMI:
    - einfache Thrombozytenaggregation (Aspirin) UND Antikoagulation (*S. 326),*
    - unspezifische Maßnahmen: **Analgesie (Nitrate ++), O_2 nur**, wenn $SpO_2 < 90\,\%$ (1,8).

Reperfusionsstrategie: Protokoll Ihrer Einrichtung!

- Im Zweifelsfall oder in der Praxis, ohne Kardiologen oder vor Ort erstelltes Protokoll, Anruf beim Rettungsdienst:
  - **bei NSTEMI**, Angioplastie oder Bypass:
    - NSTEMI mit sehr hohem Risiko („STEMI-Äquivalent" *S. 404*), Koronarangiographie so früh wie möglich und < 2 h. Dito bei anhaltenden Schmerzen oder bei Rhythmusstörungen, akuter therapieresistenter Herzinsuffizienz, hämodynamischer Instabilität (4),
    - NSTEMI mit hohem Risiko (Troponin positiv und/oder ST/T-Veränderung im EKG), Koronarangiographie innerhalb von 24 h,
    - NSTEMI mit mittlerem Risiko: Indikation für eine Koronarangiographie innerhalb von 72 Std., insbesondere bei den oben genannten Risikopatienten (Diabetiker, kürzlich durchgeführte Angioplastie oder Bypass-Operation, LV-EF < 40 %, Niereninsuffizienz usw.);
  - **STEMI: Angioplastie oder Thrombolyse**. Bypass-Operation bei nicht durchführbarer Angioplastie möglich. Bedenken Sie, dass > 3 Stunden nach Beginn der Schmerzen Fibrinolytika keinen Vorteil mehr bringen. Die Wahl der Reperfusionsmethode hängt ab von:
    - dem Zeitpunkt des ersten qualifizierenden EKGs, das die Diagnose STEMI ermöglicht,
    - dem Ort, an dem der Patient versorgt wird,

- der geschätzten Zeit **T** oder **T'** zwischen diesem ersten qualifizierenden EKG und der Platzierung des Patienten auf dem Kathetertisch sowie Einsetzen des Führungsdrahtes in der verschlossenen Arterie.

– Pat. zuerst im RD gesehen oder Krankenhaus ohne Koronarangiographie, wenn T < 120 min => Koronarangiographie und so schnell wie möglich (time is muscle).
– Krankenhaus mit Möglichkeit zur Koronarangiographie, wenn T' < 60 min => Koronarangiographie.
– Wenn **T/T' nicht erreichbar => Thrombolytikum** (bleibt aktuell!) (Metalyse® in der Regel) innerhalb von 30 min nach dem ersten qualifizierenden EKG (s. o.), wenn keine der folgenden Kontraindikationen vorliegen:
  - **Absolute KI** zur Thrombolyse:
    - ischämischer Schlaganfall < 6 Monate, jede Vorgeschichte eines hämorrhagischen Schlaganfalls,
    - jede Läsion des ZNS: Tumor, Aneurysma, Gefäßmissbildung etc.,
    - jeder signifikante hämorrhagische Schlaganfall aktuell oder in den letzten 6 Monaten,
    - schweres Trauma, große Operation oder Biopsie eines parenchymatösen Organs < 1 Monat,
    - Schädel-Hirn-Trauma < 1 Monat, intrakranielle oder Wirbelsäulen-Operation < 1 Monat,
    - Zirrhose mit Ösophagusvarizen,
    - Gastrointestinale Ulcera im Schub < 4 Wochen,
    - Angeborene oder erworbene Gerinnungsstörung, Behandlung mit VKA (INR > 1,3) oder NOAK (Dabigatran und die Xabane Rivaroxaban, Apixaban, Edoxaban),
    - nicht komprimierbare Gefäßpunktionen < 24 h, Myokardinfarkt < 48 h,
    - Aortendissektion, Perikarditis, akute Pankreatitis, unkontrollierte Hypertonie > 200/100 mmHg,
    - schwerer Diabetes mit retinalen Mikroaneurysmen;
  - **Relative KI:**
    - TIA in den vorangegangenen sechs Monaten, Antikoagulanzien/Antiaggreganzien (Plavix®/Clopidogrel, Prasugrel, Ticagrelor, LMWH),
    - Schwangerschaft, Postpartum < 7 Tage,
    - verlängerte kardiopulmonale Reanimation (> 2 min).

› Thrombolyse eines STEMI mit Tenecteplase (Metalyse©)

– Die Thrombolysebehandlung muss innerhalb von 10 Minuten nach der Diagnose des Infarkts durchgeführt werden, auch außerhalb eines Krankenhauses. Nach erfolgreicher Thrombolyse kann ab der zweiten Stunde und bis zu 24 Stunden danach eine Koronarangiographie durchgeführt werden. Bei einem Misserfolg muss die Koronarangiographie sofort erfolgen. Nach 12 Stunden ist die Thrombolyse nicht mehr angebracht.

Tabelle 6.13: ***Dosierung bei Erwachsenen***

Gewicht	Dosierung	Gewicht	Dosierung
< 60 kg	6 000 U (30 mg) = 6 mL	>= 80 < 90 kg	9 000 U (45 mg) = 9 mL
>= 60 < 70 kg	7 000 U (35 mg) = 7 mL	>= 90 kg	10 000 U (50 mg) = 10 mL
>= 70 < 80 kg	8 000 U (40 mg) = 8 mL		

Die Thrombolysebehandlung sollte bei Patienten > 75 Jahren mit der halben Dosis durchgeführt werden.

... ***Vorsichtsmaßnahmen für die Anwendung*** ....

- Bei einer Temperatur unter 30 °C aufbewahren.
- Kontinuierliche Überwachung des EKGs, des Blutdrucks und der Herzfrequenz.
- Nicht mit anderen Arzneimitteln mischen.
- Keine glukosehaltigen Lösungen verwenden.

... ***Begleitherapie*** ....

- **Clopidogrel:**
  - < 75 Jahre: 2 Tbl. 300 mg po;
  - > 75 Jahre: 1 Tbl. 75 mg po.
- **Enoxaparin:**
  - < 75 Jahre: 3000 IE i.v. gefolgt von 100 IE/kg sc/12 h;
  - > 75 Jahre: 75 IE/kg sc ohne Bolus.

... ***Kriterien für die Reperfusion*** ....

- Schmerz: Vollständiges Verschwinden ist wahrscheinlich einer der spezifischsten Reperfusionsmarker (mit einer Sensitivität von 96 %).
- EKG:
  - ST-Segment: ST-Segment-Regression $\geq$ 50 %: Sensitivität 70 %; Regressionskriterium für die Summe aller erhöhten ST-Strecken $\geq$ 70 %: Spezifität 79 %;
  - Vorliegen eines beschleunigten idioventrikulären Rhythmus (RIVA): Sensitivität 75 %.

Achtung:

- Angesichts des Nutzens der Thrombolyse, der nach der 3. Stunde des Schmerzbeginns geringer wird, nehmen Sie eine Nutzen-Risiko-Abwägung zwischen den Reperfusionsstrategien vor, insbesondere, wenn der Patient älter/gebrechlich ist. Die Frage stellt sich nicht, wenn der Schmerz < 3 Stunden ist;
- Halbe Dosis Thrombolytikum, wenn Alter > 75 Jahre.

Nicht spezifische Maßnahmen

- **Strenge Ruhe**; behandeln Sie die Angst.
- **O_2 nur** bei Atemnot/akutem Lungenödem/Zyanose, $SpO_2 \leq 90$ % (unnötiger Sauerstoff ist toxisch).
- **Nitrate**:
  - Kontraindikation: RRsyst. < 110 mmHg, EKG-Zeichen einer rechtsventrikulären Schädigung, hochgradige Aortenstenose;
  - Nitrat-Versuch bei NSTEMI (Kontraindikationen *S. 356*): 1–2 Hübe, dann Neubewertung von Schmerz und EKG. Vorsichtsmaßnahmen bei älteren Menschen, wenn RRsyst. < 130–140 mmHg oder < 40 mmHg im Vergleich zu den üblichen Werten:
    - **bei STEMI** keine Nitrate: Risiko einer Verschlechterung der Ischämie (außer bei Hypertension oder hypertensivem Lungenödem)!
    - Nitrolingual oder Isosorbiddinitrat (Isoket®), wenn STEMI mit hypertensivem Werten und/oder akutem Lungenödem (Dosen *S. 370 und 384*),
    - **bei NSTEMI mit anhaltenden Schmerzen** sind Nitrate indiziert. Wiederholen Sie Nitro als Hub oder besser Nitro oder Isosorbid (Isoket®) als Dauerinfusion, wenn keine Kontraindikationen vorliegen. Der Schmerz soll aufhören! **Dosisreduktion/Absetzen des Medikaments bei einem RRsyst. $\leq$ 110 mmHg**. Beginnen Sie mit 0,5 mg/h (HWZ Nitro i.v. nur 4 Minuten). Steigern Sie bis zur Linderung um 0,5 mg/h alle 5 min, wenn

gut vertragen. Nicht mehr als 3 mg/h üblicherweise in der Notaufnahme; Kriterium für die Steigerung: Fortbestehen der Schmerzen. Absetzen bei vagaler Symptomatik, Hypotonie < 110 mmHg oder Abfall des MAP > 25 % bei anfänglicher Hypertension. NB: **Wenn der Schmerz unter Nitraten anhält**, dann wiederholen Sie die EKGs und stellen Sie sich folgende Frage: Handelt es sich um ein STEMI-Äquivalent (nitratrefraktärer Angina-pectoris-Schmerz) oder um eine **andere Diagnose (AD)? Um diese Frage zu beantworten, sind wiederholte EKGs und eine Echokardiographie der Schlüssel!**

- Analgetika: Paracetamol, Morphin: **titriertes Morphin**, als Bolus von 1–2 mg i.v./5–10 min, wenn Nitro in der niedrigsten wirksamen Dosis unwirksam ist. Es hat Nachteile, aber der Schmerz auch (adrenerges Gewitter).

Thrombozytenaggregation und Antikoagulation

- **Aspirin sofort** 150 mg i.v. oder 150–300 mg p.o.
- Andere Medikamente sind vor der Koronarangiographie nicht unbedingt erforderlich und es hängt vom Blutungsrisikoscore wie CRUSADE (9) und von den Protokollen ab, die sich je nach Zeit und Zentrum ändern (unterschiedliche Interpretation der Literatur und Validität der Studien).
- Sie sollten also nach dem **lokalen Protokoll** oder dem Rat der empfangenden kardiologischen Intensivstation oder des Notarztes vorgehen.

Substanz	Kontraindikationen	Initialdosis	Tagesdosis
Prasugrel - 10 mg	- Schlaganfall/TIA i.d. Anamnese - Alter > 75 Jahre - Gewicht < 60 kg	- 60 mg	- 10 mg/d - 5 mg/d bei Alter > 75 Jahre od. Gewicht < 60 kg
Ticagrelor - 90 mg	- Intrakranielle Blutungen i.d.Anamnese - Mäßige bis schwere Leberinsuffizienz	- 180 mg	- 90 mg × 2/d
Clopidogrel - 75 mg	- Schwere Leberinsuffizienz	- 600 mg wenn STEMI mit Angioplastie - 300 mg bei lysiertem STEMI und Alter < 75 Jahre - 75 mg bei lysiertem STEMI und Alter > 75 Jahre. - 300 mg bei NSTEMI	- 75 mg/d

- Um ihre Wirksamkeit zu verbessern, verabreichen Sie den TAH vor dem Morphin.
- **Antikoagulation** (Blutverdünnung). Auch hier gilt: lokales Protokoll.
  a) **STEMI: Unfraktioniertes Heparin** hat die höchste Empfehlungsstufe. **Bolus von 70–100 IE/kg**, jedoch nicht mehr als 5.000 IE, dann Fortführung mittels Perfusor (kann in der Intensivstation erfolgen: Ziel: Anti-Xa-Aktivität zwischen 0,2 und 0,3).
    - **Bei Thrombolyse nicht mehr als** 4.000 IE als Bolus und 1.000 IE/h als Erhaltungstherapie.
    - Alternative zu UFH bei STEMI und Koronarangiographie: Enoxaparin (Clexane®). 0,5 mg/kg (50 IE/kg) i.v. und Bivalirudin (Angiox®).

  - **Bei Thrombolyse: Außer bei sehr hohem Blutungsrisiko: Enoxaparin.** Bolus von 30 mg iv, wenn Alter < 75 Jahre (kein Bolus, wenn Alter > 75 Jahre), gefolgt 15 min später von einer Dosis von 1 mg/kg (100 IE/kg) sc/12 h.

b) **Bei NSTEMI** (4): Antikoagulation, wenn Koronarangiographie geplant ist. Fondaparinux (Arixtra®) 2,5 mg s.c./24 h oder Enoxaparin. Bei Niereninsuffizienz mit einer Clearance < 30 mL/min: UFH: Bolus 60 IE/kg max. 4.000 IE, dann 12 IE/kg/h i.v. max. 1.000 IE/h. Keine Vermischung von gerinnungshemmenden Substanzen, es wird fortgesetzt, was der Notdienst begonnen hat, und bei einer vorherigen Behandlung mit VKA oder direkten oralen Antikoagulanzien (Xabane, Dabigatran) wird die Behandlung unverändert fortgesetzt, es sei denn, es besteht ein hohes Blutungsrisiko (4).

β-Blocker und bradykardisierende Kalziumantagonisten

- Nie regelhaft und selten in extremen Notfällen erforderlich. Diese Medikamente werden in einem kardiologischen Umfeld oder auf kardiologischen Rat hin eingeführt.

... ***Besondere Situationen*** ...

- STEMI mit Beginn der Schmerzen > 12 h und Verschwinden der Schmerzen. Koronarangiographie innerhalb von 24 Stunden: Verlegung in eine kardiol. Intensivstation.
- **Sehr gebrechliche oder bettlägerige Patienten**: Es kann entschieden werden, keine Reperfusion durchzuführen (Blutungsrisiko von Antiaggregantien bei Stent, Anästhesierisiko bei Bypass-Operation). Rein medizinische Behandlung von Fall zu Fall nach kardiologischem Konsil. Weder TAH noch Antikoagulation sind obligatorisch.

... ***Prinzmetal-Angina*** ...

- Angina in Ruhe, in der Regel nachts, in Verbindung mit einem Koronarspasmus.
- EKG zum Zeitpunkt der Angina: ST-Hebung, die unter Nitraten verschwinden sollte.
- Nitro als Spray: 0,3 mg. Auf Verschwinden der klinischen Zeichen und Normalisierung des EKGs achten.
- **Akuten MI ausschließen**: Troponin (sehr oft negativ, ohne die Diagnose auszuschließen) und wenn möglich Echokardiographie.
- **Nitro** als Dauerinfusion (*S. 370*): 0,5, dann bei guter Verträglichkeit 1–3 mg/h.
- **Überwachung von EKG, SpO_2 und RR.**
- Auf Einnahme von toxischen Substanzen achten, insbesondere Kokain.
- **Aufnahme auf der kardiologischen Intensivstation.** Es ist klinisch nicht möglich, einen Koronarspasmus von einer kritischen Koronarokklusion zu unterscheiden, die für eine nicht persistierende ST-Hebung verantwortlich ist. Die Koronarangiographie wird in den meisten Fällen unumgänglich sein.
- **Diltiazem 60 mg** 1–3 × /d, wenn MI ausgeschlossen ist, in Kombination mit einem zweiten Kalziumkanalblocker. Keine Betablocker!

... ***Infarkt vom Typ 1 oder Typ 2*** ...

Der Typ 1 ist ein MI durch Verschluss einer Koronararterie. **Typ 2 ist funktionell bedingt, die Ursache muss behandelt werden, während gleichzeitig ein kardiologisches Konsil eingeholt wird:** Hypoxie, Rhythmusstörung, Hypovolämie, schwere Anämie, Schock, medikamentöse/toxische Ursachen.

… ***Tako-Tsubo-Kardiomyopathie*** ……………………………………

- Schwere Form des Infarkts bei angiografisch gesunden Koronarien, trifft vor allem postmenopausale Frauen nach intensivem emotionalem Stress (Broken-Heart-Syndrom) durch kateocholaminerges Gewitter.
- EKG: subepikardiale Ischämie (umgekehrte, symmetrische und tiefe T-Wellen) ± PR- und QT-Verlängerung. Manchmal ST-Streckenhebung. Q-Zacken in V1-V3 oder aVL sind möglich. Der EKG-Befund ist durch eine konstante QT-Verlängerung (langes QT) und umgekehrte, symmetrische und tiefe T-Wellen in allen Ableitungen gekennzeichnet.
- Troponin nur wenig erhöht (im Verhältnis zum Ausmaß der EKG-Anomalien). Hochgradige, an der Basis mäßig ausgeprägte LV-Dysfunktion mit apikaler Akinese (japanisches Krakenfallen- oder Tako-Tsubo-Erscheinungsbild). Es gibt auch „umgekehrte" und mediale Formen. Eine rechtsventrikuläre Schädigung ist hinsichtlich der Prognose am schlechtesten.

> **Die Behandlung von Komplikationen kann außerhalb der kardiologischen Intensivstation erforderlich sein.**

- **Ventrikuläre Extrasystolen**: keine Behandlung.
- Schlecht tolerierte **ventrikuläre Tachykardie**: Elektrotherapie 200 J (Kardioversion, wenn VT). Gut tolerierte VT (keine Angina, keine Hypotonie < 90 mmHg, kein akutes Lungenödem); Amiodaron: 300 mg oder 5 mg/kg in 30 min i.v., Magnesium i.v. 2 g in 5 min bei bekanntem Mangel ($MgSO_4$, MgCl *S. 431*).
- **Vorhofflimmern**. Schlecht toleriert: Kardioversion 200 J. Sonst: schnelles Vorhofflimmern (> 110/min): Frequenzverlangsamung durch Betablocker mit kurzer Halbwertszeit oder bradykardisierender Kalziumkanalblocker (Diltiazem), wenn keine Herzinsuffizienz vorliegt, sonst Digoxin oder Amiodaron bei akutem Lungenödem (*siehe Dosierungen in „Rhythmusstörungen" auf S. 422*).
- **Dekompensierte Linksherzinsuffizienz** (basale pulmonale Auskultation): Nitro i.v. in den oben angegebenen Dosen, Diuretika (*S. 370*), O_2: 15 L/min über Reservoirmaske oder sogar NIV.
- **Schwerer kardiogener Schock** bis zum Eintreffen des Intensivarztes: Noradrenalin (*S. 490*), O_2: 15 L/min. über Reservoirmaske zur Überbrückung bis zur Intubation.
- **Vagale Synkope**: Absetzen des Nitrats, **Atropin bei Bradykardie < 50/min**: 0,5 mg i.v. und Hochlagerung der unteren Extremitäten.
- **AV-Block II° Mobitz I** oder **symptomatische Sinusbradykardie** und < 50/min oder mit Ersatzrhythmen, oder AV-Block III° mit schmalen QRS-Komplexen als Ersatzrhythmus (*S. 445*): Atropin 0,5 bis 1 mg i.v., Wiederholung alle 3–5 min bis maximal 2,5 mg. Bei Misserfolg: externe Schrittmacher, dann über internen passageren SM. **Bei Nichtverfügbarkeit eines SM und Bradykardie: Isoprenalin** (Orciprenalin in D) (*S. 363*).
- **AV-Block III° und Bradykardie** < 50 unter Atropin, oder Herzinsuffizienz, oder AV-Block II° Mobitz II: Transkutaner SM.
- **Bifaszikulärer Block** (RSB-LAHB, RSB-LPHB) oder trifaszikulärer Block (z. B. abwechselnd RSB/LSB): Bereiten Sie einen transkutanen SM vor, der jede Minute notwendig werden könnte (Klebeelektroden aufbringen).
- **Kammerflimmern (VF)**: Defibrillation 200 Joule (3 aufeinanderfolgende Schocks möglich, wenn anhaltendes VF im Monitor). Da VF zu einem Herzstillstand führt, muss bei fehlender Wiederaufnahme der Herzaktivität eine Herzdruckmassage bei

100–120/min, eine Maskenbeatmung mit reinem Sauerstoff und abwechselnd 30 Kompressionen/2 Beatmungen sowie die Anwendung der Richtlinien für die kardiopulmonale Reanimation mit schockbarem Rhythmus erfolgen (Intubation, Amiodaron 300 mg als Bolus nach dem 3. Schock und 150 mg nach dem 5. Schock, Adrenalin 1 mg alle 3 min ab dem 3. Schock usw.). Fortsetzung siehe *„Herzstillstand“, S. 473.*

- **Offensichtliche Asystolie**: Herzdruckmassage, Beatmung, Adrenalin 1 mg alle 3 min.

Literatur (*siehe auch Lit. im Kapitel „Thoraxschmerzen“* S. 399)

1. ESC Guidelines for the management of acute coronary syndromes in patients presenting without persistent ST-segment elevation, 2020, https://tinyurl.com/njrrds8w
2. ESC Guidelines for the management of acute myocardial infarction in patients presenting with ST-segment elevation, 2017, www.escardio.org/Guidelines/
3. ESC/EACTS Guidelines on myocardial revascularization, 2018, www.escardio.org/Guidelines/
4. Peschanski N. et al., Prise en charge en urgence des syndromes coronariens aigus non-ST+, Ann Fr Med Urgence, 2015;6: 320–8 unter https://tinyurl.com/ndhrefdn
5. Taboulet P., Syndrome coronaire aigu et ECG : les équivalents ST+, Ann Fr Med Urgence, 2011, 6: 408-14 unter: www.sfmu.org (kostenpflichtig). Auch: www.e-cardiogram.com/sca-st-academiques/
6. Taboulet P., SCA non ST+ aspects ECG, www.e-cardiogram.com
7. Aslanger E., A new electrocardiographic pattern indicating inferior myocardial infarction. J Electrocardiol, Jul-Aug 2020; 61:41–46, PMID: 32526537
8. AVOID Investigators, Air Versus Oxygen in “ST-Segment-Elevation Myocardial Infarction. Circulation 2015, PMID: 26002889, http://tinyurl.com/j2odbbb
9. Pope et al., Clinical features of rmergency department patients presenting with symptoms suggestive of acute cardiac ischemia: a multicenter study, J Thromb Thrombolysis, 1998, PMID: 10751787.
10. Scores, Apps : MedcCalX, www.sfmu.org/fr/vie-professionnelle/outils-professionnels/calculateurs, http://www.mdcalc.com
11. DGK Pocket-Leitlinie: Akutes Koronarsyndrom ohne ST-Strecken-Hebung (NSTE-ACS) (Version 2020), abgerufen 30.1.23. https://tinyurl.com/46azw72x

6.7 Perikarditis

› **Wichtige Punkte und Fallstricke**

- Achten Sie klinisch und im EKG auf Zeichen eines **schweren Verlaufs**, insbesondere auf Zeichen einer **Tamponade**.
- NSAR behandeln Schmerzen, nicht die Perikarditis. Colchicin ist Standardtherapie (außerhalb der Reichweite von Kindern ⚠ aufbewahren).
- Denken Sie an Tuberkulose bei den entsprechenden Personen und Perikarderguss bei krebskranken Patienten.
- Eine PR- oder PQ-Streckensenkung ist häufig: Achten Sie darauf! Auch das Spodick-Zeichen (deszendierende TP-Strecke) (3,4).
- Herzinfarkt, Aortendissektion ⚠, selten Lungenembolie, können einhergehen mit einer perikardialen Schädigung und entsprechenden Symptomen...
- Schmerzen entlang der Ränder der M. trapezius sind fast pathognomonisch.

› **Diagnose**

- Daran denken bei einem oder mehreren der folgenden Symptome:

- Thoraxschmerzen	- V.cava superior-Syndrom
- Dyspnoe	- Zeichen der Rechtsherzbelastung
- Schockzustand	- Spezifische EKG-Zeichen
- Herz-Kreislauf-Stillstand	- Kardiomegalie

... ***Der Schmerz*** ...

- Brustschmerz, oft atypisch, manchmal epigastrisch.
- Hinweisend auf Grund seine Dauer (Stunden, Tage).
- Sitz: retrosternal und/oder links präkordial. Die Ausstrahlung: an den Rändern der **Trapezmuskeln**, sehr deutlicher Hinweis, am Hals, an den Schultern (selten am linken Arm oder an beiden Armen).
- Art: variabel, oft eine Enge, manchmal anginös.
- Intensität: oft schwer. **Variabilität**: nimmt zu beim tiefen Einatmen, beim Husten, bei Positionswechseln, Linderung durch Beugen des Rumpfs nach vorne. Kann plötzlich beginnen, nicht belastungsabhängig.

... ***Andere klinische Anzeichen, die nicht immer vorhanden sind*** ...

- Fieber. Virusinfektion in den letzten 15 Tagen: Schnupfen, Angina, Fieber, Myalgie. Schwacher Hinweis angesichts der Häufigkeit von Erkältungen!
- Schluckauf, Erbrechen, trockener Husten, Schluckbeschwerden/Dysphagie.
- Auskultation: Nur mit Geduld und Ruhe in der Umgebung! Das **Perikardreiben** (30 %) ist flüchtig. Es ist am besten zu hören, wenn der Patient sitzt, sich nach vorne beugt und ausatmet und man das Stethoskop fest auf das untere Ende des Sternums aufsetzt. Ein trockenes, knirschendes oder raspelndes Geräusch, das als oberflächlich wahrgenommen wird, mit 1 oder 2 Geräuschen (Systole-Diastole), manchmal mit einem dritten, telediastolischen Geräusch (Vorhofkontraktion). **Es kann bei der Aortendissektion und bei einem MI vorhanden sein!** Bleibt auch bei Apnoe bestehen. Man sollte sich bemühen, es durch langes Auskultieren im Sitzen oder in Seitenlage nachzuweisen.
- Infektiöse Erkrankung, Schüttelfrost, schnelle Verschlechterung des Allgemeinzustands: Vorsicht vor einer eitrigen Perikarditis.

› **Klinische Zeichen eines erhöhten Schweregrads: Puls, Blutdruck, Atemfrequenz, Rechtsherzversagen**

- Tachypnoe > 20, Puls > 100, RR < 100 mmHg. **Rechtsherzzeichen (Tamponade) oder sogar Kollaps mit wenigen Zeichen einer Rechtsherzinsuffizienz.** O_2 mit Reservoirmaske, Flüssigkeitsersatz, ± punktieren und auf Intensivstation verlegen.
- **Ultraschalluntersuchung**: Die **Tamponade** ist leicht zu erkennen. Warum sollte man darauf verzichten?
- Bekannte pathologische Herz-/Lungenfunktion.
- Fieber > 39 °C, Beeinträchtigung des Allgemeinzustands, zugrunde liegende systemische Erkrankung (verursachen eine eitrige Perikarditis).
- Paradoxer Puls (Tamponade): signifikant ab 10 mmHg.

Suchen Sie nach dem **paradoxen Puls**: durch Messen des Blutdrucks, während der Druck im Cuff sehr langsam sinkt. Man hört die ersten arteriellen Geräusche, die beim Einatmen verschwinden und beim Ausatmen wieder auftauchen. Die Differenz (in mmHg) zwischen dem Hören der ersten Geräusche nur bei der Ausatmung und dem Hören der Geräusche zu beiden Zeiten misst den paradoxen Puls. NB: Der paradoxe Puls findet sich auch bei schweren Formen von: Asthma, Lungenembolie, Linksherzinsuffizienz-MI, kardiogenem Schock, restriktiven Kardiomyopathien, Blutungen.

- EKG-Zeichen eines schweren Befundes: Elektrische Alternanz: In derselben Ableitung haben QRS, P, T von einer Herzaktion zur anderen eine unterschiedliche Höhe (das Herz, das im Erguss liegt, schwingt): großer Erguss, Tamponade. Erregungsleitungsstörungen, Rhythmusstörungen (entweder assoziierte Myokarditis oder Herzerkrankung). **Bei einer banalen Perikarditis bei gesundem Herzen gibt es keine ventrikulären Überleitungs-/Rhythmusstörungen.**

› **EKG: Typische Anomalien in $\leq$ 60 % der Fälle** (1).

- NB: **ST-Hebung und T-Inversion selten gleichzeitig** bei Perikarditis: deutet auf MI hin. PR-Hebung in aVR und PR/PQ-Senkung in den anderen Ableitungen deuten auf Perikarditis hin. Es gibt **nie eine ST-Senkung in aVL** bei Perikarditis (2).
- EKG-**Zeichen fehlen in 4 % bis 30 % der Fälle** von klinisch evidenter Perikarditis. ⅓ **der akuten Perikarditiden haben ein EKG, das auf eine myokardiale Ischämie hindeutet.** In > 80 % der Fälle zu Beginn: PR/PQ-Senkung, in der Regel diffus, oft absteigend. Das **Spodick-Zeichen** soll in > 80 % der Fälle vorhanden sein (insbesondere Abl. II und lateral) und umfasst die PQ-Senkung und eine von links nach rechts **absteigende Grundlinie** zwischen T und P (3,4). Diffuse **ST-Senkung**, in der Regel in 2–3 Standard- und Präkordialableitungen, außer aVR und V1, nach oben **konkav** (konvex bei Ischämie und Myokarditis). Sie unterscheidet sich von der physiologischen ST-Hebung, die mit breiten T-Wellen proportional zur Hebung einhergeht. Ein Verhältnis von ST-Hebung zu T-Amplitude (ST/T) in V6 von mehr als 0,25 spricht für eine Perikarditis. Im Zweifelsfall sollte das **EKG wiederholt** werden. Die Anomalien verteilen sich nicht entlang eines koronaren Versorgungsgebiets, haben kein Spiegelbild (außer oft einer ST-Senkung in aVR und manchmal V1–V2). Eine Mikrovoltage (QRS < 5 mm in allen Standards) ist selten (großer Erguss, chronische Perikarditis). EKG-Anomalien sind manchmal nicht vorhanden (4 bis 33 %) oder nicht diffus, wobei nur bestimmte Bereiche des Perikards betroffen sind; einige Ableitungen können eine weiter fortgeschrittene Perikarditis nachweisen: isoelektrische ST und T-Negativierung. Im Weiteren

normalisiert sich die ST-Strecke innerhalb mehrerer Tage, mit flachen T-Wellen und dann Senkungen. Zeichen eines erhöhten Schweregrads: *siehe oben.*

- **Laboruntersuchungen**
  - In der Notaufnahme: keine Untersuchung mit ätiologischer Zielsetzung.
  - Troponin: Kriterium für Myoperikarditis und für die Aufnahme, wenn > Schwellenwert: oft sehr hoher Wert
  - insbesondere bei Bestimmung von us/hs-Troponin – nicht passend zur (vergleichsweise geringen) klinischen Auswirkung (außer fulminante Myokarditis).
  - Blutbild, CRP, Kreatinin. Unspezifisches Entzündungssyndrom, aber eine Leukozytose lässt eine eitrige Perikarditis befürchten. Elektrolyte: um eine **Hyperkaliämie** auszuschließen.
- **Röntgenaufnahme des Thorax**
  - Bocksbeutelform des Herzens bei großen Ergüssen mit mehr als 300 mL.
  - Das Röntgenbild ist daher in der Regel normal oder zeigt Begleitläsionen. Wenn es dem Patienten schlecht geht: Röntgenaufnahme in der Notaufnahme.
- **Echokardiographie: Erguss in $\leq$ 60 % der Fälle**
  - In jedem Fall notfallmäßig, sagen die Empfehlungen (1). Vor allem bei schweren Symptomen.
  - Notwendig innerhalb von 24 Stunden, **als Notfall**, wenn eine eitrige Perikarditis vermutet wird oder **wenn klinisch schlecht toleriert**, bei diagnostischen Zweifeln, Fieber $\geq$ 39 °C. Die Untersuchung bestätigt die Diagnose und sucht nach Zeichen einer assoziierten Myokarditis. Sie kann auch **normal sein („trockene" Perikarditis**). Sie ermöglicht es auch, durch die Bestätigung einer unsicheren Diagnose Krankenhausaufenthalte zu vermeiden.
- **Virale Perikarditis: Differentialdiagnose**
  - In den meisten Fällen viral. Dafür spricht:
    - Grippeähnliches Syndrom in den 10–15 Tagen zuvor, guter Allgemeinzustand;
    - keine anderen Ursachen und keine schweren Symptome.
  - Andere Ursachen:
    - eitrige Perikarditis: bei Lungenentzündung, Thoraxeingriffen, Sepsis in Betracht ziehen, intraperitonealem Abszess, Ösophagus-Ca, Endokarditis, schwerer Immunsuppression, Leukozytose $\geq$ 20.000/mm^3;
    - schleichende Tamponade bei **neoplastischer** oder **urämischer** Perikarditis.

    Autoimmunerkrankungen. **Nach Strahlentherapie**: akute Perikarditis nach Monaten oder Jahren: Tätowierung, Anamnese;
  - ein Gedanke an die Tuberkulose: Immunsupprimierte im weitesten Sinne, Unterernährte, Alkoholiker, Immigranten, die in „Heimen" untergebracht sind.

Die **assoziierte Myokarditis**. Die EKG-Zeichen einer Perikarditis sind in Wirklichkeit Zeichen einer Myokarditis … Die Perikarditis geht also mit einer Myokarditis einher. **Wichtig ist, eine Myokarditis mit Komplikationsrisiko aufzuspüren**: QRS-Anomalien, ventrikuläre Rhythmusstörung, konvexe ST-Hebung, echokardiografische Anomalien, **Sinustachykardie, die in keinem Verhältnis** zu Fieber oder Schmerzen steht, diffuse Myalgien, **retrosternaler Dauerschmerz**. Die vermutete myokardiale Beteiligung ist eine Indikation für eine Notfallechokardiographie und eine Überwachung auf der Intensivstation.

- **Differentialdiagnose der Perikarditis**

- Erfolgt durch Ausschluss schwerwiegenderer Ursachen oder solcher mit einer radikal anderen Behandlung (Gefahr von Antikoagulantien oder Thrombolytika bei Dissektion oder Perikarditis usw.).
- Das EKG gibt nicht immer Gewissheit, und die Troponine unterscheiden nicht zwischen Myoperikarditis und **ACS**. Eine **PR-Senkung kann auch bei einem MI auftreten.** Dressler-Syndrom: in der dritten Woche nach MI.
- Die **transthorakale Echokardiographie** ermöglicht die Diagnose einer Perikarditis, aber es gibt „trockene" Perikarditiden ohne Erguss. Sie ermöglicht die Suche nach **Hinweisen für eine Ischämie, schließt aber eine Lungenembolie oder eine Aortendissektion nicht aus** (im Ultraschall ist die Dissektion manchmal sichtbar, und eine Dissektion kann => ein Hämoperikard sein).
- Bei Verdacht auf ein akutes Koronarsyndrom (insbesondere bei Risikofaktoren) wird daher ein Ultraschall durchgeführt und/oder eine Einweisung in die kardiologische Intensivstation vorgenommen; -> das ist keine Schande.
- Bei Verdacht auf **Lungenembolie oder Aortendissektion** aufgrund eines passenden Symptoms (Rückenschmerzen, wandernd, dauerhafte oder vorübergehende neurologische Zeichen, diastolisches Aortengeräusch, arterielle Vorerkrankungen, inkonstante unspezifische arterielle Hypertonie, Pulsasymmetrien/Druckdifferenzen rechts vs. links) ist die CT-A das Bildgebungsverfahren der Wahl.

› Weitere Versorgung, Behandlung, Überwachung

- Bei schlechter Symptomtoleranz, Verdacht auf eitrige Perikarditis, Antikoagulation: Einweisung auf die (kardiologische) Intensivstation.
- Bei Tamponade: Verlegung auf die Intensivstation, eventuell nach Punktion (Spinalkanüle). Die Punktion durch einen auf sich selbst gestellten, unerfahrenen Arzt ist nur bei einer dramatischen Tamponade, einer rasch fortschreitenden Perikarditis oder bei Schockzeichen sinnvoll. Punktion zwischen 10. Rippe links und Xiphoid, wobei die Nadel in einem Winkel von 30° zur Rückenebene des Patienten nach oben und zur linken Schulter gerichtet und mit der Spritze aspiriert wird, ohne dass der Erguss vollständig entleert werden soll, sondern nur eine klinische Besserung angestrebt wird. Idealerweise unter Ultraschallkontrolle.
- **Krankenhausaufnahme bei (1, 7):**
  - Zweifel an der Diagnose;
  - Komplikationen einschließlich Myokarditis (erhöhtes Troponin);
  - Zweifel an bakterieller Ursache;
  - $\geq$ 1 der folgenden Risikofaktoren:
    - V.a. nicht-virale/idiopathische Ursache,
    - Fieber > 38 °C,
    - subakuter Verlauf, nicht akuter Beginn,
    - Symptome oder Anzeichen einer Tamponade,
    - Antikoagulanzien,
    - Erguss > 2 cm (praktisch gesprochen: auf einer einfachen Thoraxaufnahme sichtbar),
    - Immundefekt,
    - Trauma, erhöhtes Troponin (Myoperikarditis), Immunsuppression,
    - Versagen einer siebentägigen NSAR-Therapie.
- **Behandlung** (1):
  - **Ruhe**: Körperliche Schonung (kein Sport 3 Monate);

  - **Ibuprofen** 600 mg × 3, 7–14 Tage, dann Reduktion um 200 oder 400 mg/d, alle 1–2 Wochen;
  - oder Aspirin 750 mg–1 g/d, 7–14 Tage, dann Reduktion um 250–500 mg/Einnahme alle 1–2 Wochen;
  - + **Colchicin** 0,5 mg /Tag (< 70 kg) oder 0,5 mg /12 Std. (≥ 70 kg), 3 Monate, (**Wechselwirkungen** ++. u. a. Diclofenac, Makrolide, Nicardipin, Ciprofloxacin ... vgl. Fachinfo);
  - **PPI** (Omeprazol 20 mg/d).
- Nachsorge: Kardiologische WV am Tag 7 (1).

› Literatur

1. European guidelines: management of pericardial diseases, 2015, www.escardio.org https://tinyurl.com/47jev3rk
,% http://goo.gl/d53Cwb
2. Bischof J.E et al., ST Depression in Lead aVL Differentiates Inferior ST-Elevation Myocardial Infarction from Pericarditis, AJEM, 2015, PMID: 26542793.
3. Makaryus J.N. et al., Spodick's Sign, American Journal of Medicine, 2008.
4. Spodick-Zeichen (Beispiele): https://goo.gl/9gh4dZ https://goo.gl/nBZ3qM https://tinyurl.com/2tbaw2tz https://tinyurl.com/25b9cr6s
5. Vakamudi S. et al., Pericardial Effusions : Causes, Diagnosis, and Management, Prog Cardiovasc Dis, 2017, PMID: 28062268.
6. Imazio M. Acute pericarditis: Treatment and prognosis, UpToDate, Mai 2021 (kostenpflichtig).

6.8 Rhythmus- und Leitungsstörungen

> **Wichtige Punkte**

- **Schlecht tolerierte Tachykardie/Tachyarrhythmie** => biphasische (200 J) externe **Defibrillation**, außer bei VF und pulslosem Rhythmus (4).
- **Schlecht toleriert = Hypotonie, Marmorierung, Vigilanzstörungen, starke Angina-pectoris-Schmerzen.**

- Dinge, die Sie können sollten: Elektrotherapie, modifiziertes Valsalva-Manöver (à l'anglaise, s. S. 422“ (Video: https://tinyurl.com/mrx25dc3), umgekehrtes Valsalva-Manöver (à la marseillaise s. S. 421, Karotismassage, Verwendung von Adenosintriphosphat, Diltiazem.
- **Detektieren und behandeln Sie Ursachen oder aggravierende Faktoren**: Hypoxie, Elektrolytstörungen (K+, Ca++), Azidose, Schock, Sepsis, Toxine und Medikamente. Die **5H (Hypoxie, Hypovolämie, Hypo-/ Hyperkaliämie, Hypoglykämie, Hypothermie)** und die **5T (Koronarthrombose, Lungenthrombose, Tamponade, Toxische Substanzen, Spannungspneumothorax).**

... *Externe Elektrotherapie Elektroschock* ....

- **Machen Sie sich mit Ihrem Defibrillator vertraut**, finden Sie die Knöpfe: Einstellen, Laden, Entladen. Paddles (in jede Hand nehmen), oder besser selbstklebende Elektroden (Platzierungsschema auf der Verpackung).
- Intensität bei **200 Joule** für den ersten Schock. **Synchroner Modus außer VF und pulslosem Rhythmus** (4).
- Laden Sie das Gerät: Mit dem Daumen erreichbare **Taste** am Ende des Griffs eines Paddles oder Taste an der Vorderseite des Geräts. Ein Ton begleitet das Aufladen des Geräts: die Herzdruckmassage während dieser Phase fortsetzen +++.
- Keine selbstklebenden Elektroden: Legen Sie die mit **Gel** (kein Alkohol!) **bestrichenen Paddles** an: eine über der Aortenklappe (2. ICR re. Parasternal), die andere über der Mitralklappe (5. ICR li., medioklavikulär), und drücken Sie fest. Achtung: Keine Verbindung zwischen den beiden Elektroden durch das Gel.
- Sind Sie bereit, den Schock auszulösen? Rufen Sie laut **„Zurücktreten“**.
- **Lösen Sie den Schock aus**: Leuchtender Knopf an der Vorderseite des Geräts oder am Ende des Griffs eine Paddels. Wenn es zwei Knöpfe gibt, einen auf jedem Paddel, drücken Sie beide, den roten zuletzt.
- Setzen Sie die Herzmassage und die Beatmung fort, sobald der Schock verabreicht wurde.
- **Überprüfen Sie den Rhythmus am Monitor und dann den Puls nach einem weiteren 2-Minuten-Massagezyklus (ACLS/ILCOR 2021**: https://cprguidelines.eu/)
- **Kontraindikation bei Vorhofflimmern**: Wenn sekundär zu einer Digitalisvergiftung oder Hypokaliämie ⚠ (3).

... *Therapie von supraventrikulären Tachykardien* ....

- Halten Sie ausreichend Papier bereit und lassen Sie das EKG während des Manövers laufen. Wenn nicht möglich, Videoaufnahme des Bildschirms auf dem Smartphone. EKG-Monitor zusätzlich.

> **Valsalva-Manöver: Unter Monitor-EKG oder kontinuierlicher EKG-Aufzeichnung.**

... ***À la marseillaise +++ (7) nicht validiert, aber sehr einfach:*** ....

- Vollständig und ohne Kraft ausatmen. Die Nase zusammendrücken und den Mund schließen.
- Versuchen, bei geschlossener Nase und geschlossenem Mund 10 Sekunden lang einzuatmen, ohne zu schlucken.
- Normal weiteratmen.

... ***À l'anglaise +++ (1)***

- Siehe Video: https://tinyurl.com/mrx25dc3
- Die Erfolgsquote beträgt 43 % vs. 17 % mit dem Standardvorgehen.
- Patient halb-sitzend mit einem Oberkörperwinkel von 45°. Die Person wird gebeten, 15 s lang in eine 10-mL-Spritze auszuatmen, um den Kolben zurückzudrücken. Nach 15 s hebt eine Person die Beine der Person für 15 s in einem Winkel von 45° an, gleichzeitig wird das Kopfteil auf 0° gestellt. Dann Positionierung für 45 s in die Ausgangsposition, dann den Rhythmus überprüfen. Falls nicht erfolgreich, einmal wiederholen.

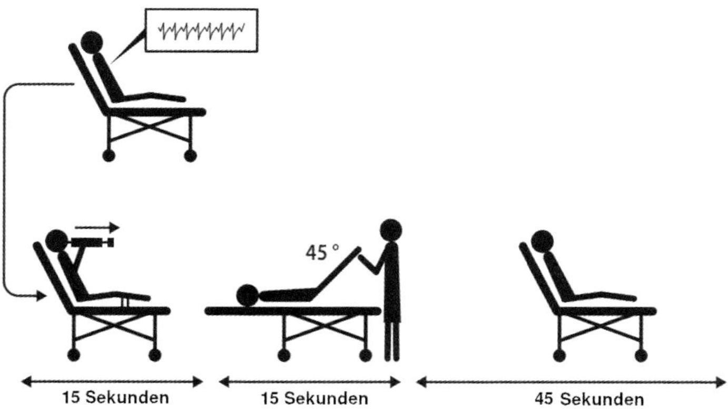

Abbildung 6.11: Valsalva-Manöver à l'anglaise, nach (1)

Karotissinus-Massage: unter Monitorkontrolle oder kontinuierlicher EKG-Registrierung

- Wird zunehmend weniger benutzt (Valsalva bevorzugen). Ein Auskultationsgeräusch über der Karotis ist eine Kontraindikation.
- Rückenlage, Kopf zur Seite gedreht. Bei einem Rechtshänder rechts beginnen. Die Karotis wird unter dem Kieferwinkel auf Höhe des oberen Randes des Schildknorpels massiert.
- Massieren Sie langsam, aber fest mit Druck und rotierend.
- Bei Misserfolg wechseln Sie die Seite. Bei Misserfolg wechseln Sie zu Adenosintriphosphat.

Injektion von Adenosintriphosphat (nur in F erhältlich, in D: Adenosin): unter Monitor- oder kontinuierlicher EKG-überwachung.

- Bei Versagen oder Kontraindikation von vagalen Manövern (Karotissinus-Massage, Valsalva).

- Warnen Sie den Patienten vor: „Es wird warm" (Flush), starkes Unwohlsein.
- Atropin 1 mg zur Injektion bereithalten. Zuverlässiger venöser Zugang. Notfallwagen mit Defibrillator.
- Kontraindikation: COPD, Asthma, schwere Hypertension, **unregelmäßige Tachykardie mit breitem QRS mit „Akkordeon"-Effekt**: Risiko für Kammerflimmern, wenn Vorhofflimmern + akzessorisches Bündel mit kurzer Refraktärzeit (2).
- Schnelle („flash") i.v.-Injektion so nah wie möglich am proximalen Port (nicht in einen langen Schlauch): 10 mg , dann bei Misserfolg 20 mg. Die Wirkung setzt 20 s nach der Injektion ein und hält ebenso lange an.
- *NB: Wenn Sie nur Adenosin (Adrekar®) haben: 3 mg, dann 6, dann 12 mg und dann noch einmal 12.*
- Bei einem längeren Herzstillstand: Lassen Sie den Patienten husten.
- Bei **anhaltender Pause (extrem selten**, wenn es so etwas überhaupt gibt): Atropin i.v.: 1 mg, 5-mal erneuerbar, präkordialer Faustschlag.

Injektion von Diltiazem Dilzem®): unter Monitor oder kontinuierlicher EKG-Ableitung (nur in F als intravenöse Zubereitung erhältlich).

- Bei Versagen oder Kontraindikation von vagalen Manövern (Karotissinus-Massage, Valsalva).
- Lyophilisat zu 25 mg oder 100 mg; Verdünnung in Glukose 5 % oder NaCl 0,9 %. Langsame i.v. Verabreichung innerhalb von 2 min. Beginnen Sie mit 0,15 bis 0,25 mg/kg in 2 min. Bei unzureichender Wirksamkeit kann eine Dosis von 0,35 mg/kg 2 bis 15 min später verabreicht werden. Kontinuierliche Infusion möglich: 0,1 bis 0,3 mg/kg/h, 5 bis 15 mg/h. Bei älteren Menschen die Dosis reduzieren.
- Zuverlässiger venöser Zugang. Notfallwagen mit Defibrillator.
- Kontraindikation: atriale Rhythmuserkrankung, Bradykardie, AV-Block 2. und 3. Grades (wenn ohne Schrittmacher), Sinusdysfunktion; linksventrikuläre Insuffizienz mit pulmonaler Stauung; Vorhofflimmern oder -flattern mit ventrikulärem **Präexzitationssyndrom**; kardiogener Schock; Kombination mit Dantrolen, Cisaprid, Pimozid, Ergotamin. *Kinder*: Nicht empfohlen (Verträglichkeit und Wirksamkeit nicht erwiesen). Relative Kontraindikationen: Schwangerschaft, Stillzeit. Hypotension.

Bei Überdosierung: **Bradykardie, niedriger Blutdruck** => Atropin, Glukagon, Adrenalin oder sogar Schrittmachertherapie.

› Diagnose und Beurteilung einer Rhythmus- oder Leitungsstörung, erste Maßnahmen

*... **Denken Sie daran bei** ...*

- Herzklopfen, Dyspnoe, periphere Embolien (zerebral, mesenterial, Extremitäten usw.).
- Kollaps („Schwindel"), unbestimmtes Unwohlsein, Sturz (älterer Mensch) mit Synkope oder Kollaps, welcher von der Person und der Umgebung nicht unbedingt bemerkt wird.
- **Synkope** (aus dem Nichts heraus = plötzlicher Beginn und plötzliches Ende), die besonders auf eine paroxysmale Störung der Reizleitung hindeutet. Viele Rhythmus-/Reizleitungsstörungen zeigen eine **Präsentation** ähnlich einer **vasovagalen Synkope** ⚠
- Selten mimt eine supraventrikuläre Tachykardie eine **Panikattacke**.
- **Angina pectoris**, manchmal länger anhaltend, kardiale Dekompensation.

- **Neurologische Symptome**, die auf eine **Minderperfusion oder eine Embolie** hindeuten. Benommenheit, vorübergehende oder länger anhaltende Verwirrtheit (ältere Menschen), Phasen der Amnesie, Verhaltensstörungen. **Krampfanfälle** oder **partielle Anfälle**, mit oder ohne motorische Entäußerungen, partieller oder generalisierter Status epilepticus.

... ***Diagnose: Auskultation, dann EKG*** ....

- Häufigkeit, Regelmäßigkeit? Der Augenschein reicht nicht immer aus! Legen Sie ein Blatt Papier über die Spitzen des QRS, markieren Sie sie mit einem Strich, und ziehen Sie das Blatt dann entlang des Verlaufs. Die Tachykardie ist regelmäßig, wenn die Striche mit den benachbarten QRS übereinstimmen. Beachten Sie, ob die **QRS-Komplexe breit (> 0,12 s) oder schmal (< 0,10 s)** sind.
- Wenn die QRS-Komplexe breit sind: Sehen Sie **P-Wellen**?
- Gleich viele, mehr oder weniger P-Wellen als QRS-Komplexe?

- **Überwachung von EKG, SpO_2, wiederholte RR-Messungen, venöser Zugang, O_2** über Reservoirmaske oder Nasensonde, je nach Fall (unnötig, wenn SpO_2 > 91 %).
- **Wie ist die Verträglichkeit**? Vgl. dazu weiter unten.
- **Elektrolyte** (± Mg, wenn unterernährt oder Diuretika), **Kreatinin**, Harnstoff, Blutbild ± Gerinnung, wenn Antikoagulantien, kardiale Marker, **TSH bei erneuter Tachykardie**, venöser Zugang.

... ***Auslösende/ätiologische Faktoren*** ....

- Elektrolyte: Dyskaliämien, Azidose, Hypokalzämie/-magnesiämie.
- Schilddrüsenerkrankungen, Toxine (Alkohol, harte Drogen, Medikamente, CO).
- Myokardiale Ischämie, Lungenembolie, Myokarditis.
- Hypoxie, Hypovolämie, Sepsis, Hypothermie, Fieber.

> Tachykardien

Symptomatische Maßnahmen (s. oben), EKG-Überwachung, 12-Kanal-Kurve und langer Streifen in den am besten lesbaren Ableitungen.

... ***Auf klinische Symptome achten: Elektrotherapie?*** ....

- Herz-Kreislauf-Stillstand.
- AF > 24/min, Hypotonie, starke pektanginöse Schmerzen, Blässe, Schwitzen, Vigilanzstörungen, Unruhe, Verwirrtheit, neurologisches Defizit (Minderperfusion/Embolien), kalte Extremitäten, Marmorierung (**entkleideten Patienten betrachten**).
- **Externer Elektroschock (200 J) als Notfall indiziert, ohne auf Kardiologen oder Intensivarzt zu warten:**
  - bei sehr schneller Tachykardie oder Tachyarrhythmie mit **Bewusstlosigkeit, Kollaps oder Kreislaufstillstand** (also auch bei Kammerflimmern);
  - unter **Herzdruckmassage** und Beatmung mit Beutel, bis der Defibrillator geladen ist.
- Bei Patienten, die bei Bewusstsein sind, die oben genannten Kriterien nicht erfüllen, im Falle einer schlecht tolerierten Tachykardie oder Tachyarrhythmie: **Notfallmäßiger externer Elektroschock (200 J), unter Kurznarkose – durch einen Anästhesisten**, einen notfalls gerufenen Intensivmediziner oder einen ausgebildeten Notfallmediziner.
- **Wenn der Spezialist nicht verfügbar und der Patient bei Bewusstsein ist, aber aufgrund eines akuten Lungenödems kollabiert oder hypoxämisch,**

wird der Elektroschock in der Notaufnahme durchgeführt: unter Propofol 0,5–0,8 mg/kg (titrieren), empfohlen als Erstmaßnahme (3), durch einen geschulten Arzt oder alternativ dissoziative Sedierung mit Ketamin 0,5 mg/kg i.v. (trotz seiner potenziellen adrenergen Wirkung; kontraindiziert, wenn die Rhythmusstörung durch einen Herzinfarkt verursacht wurde). Beutel-Maskenbeatmung, Guedel-Tubus, O_2. Oder bei akuter Linksinsuffizienz oder Aspirationsrisiko (Adipositas, Schwangerschaft, Diabetes, Hiatushernie, kürzliche Einnahme fester Nahrung) unter Vollnarkose nach RSI-Einleitung und orotrachealer Intubation: Etomidat/Succinylcholin.

... ***Schmalkomplex-Tachykardien mit QRS $\leq$ 0,10 s*** ....

Bei diagnostischen Schwierigkeiten: Ösophagus-, Lewis- oder Lian-Ableitungen (*S. 351*), Valsalva-Manöver, Karotissinusmassage oder Adenosin i.v. können P-Wellen (oder Flatter-Wellen) entlarven oder eine junktionale Tachykardie stoppen.

Vorhofflimmern, sichtbar arrhythmische Tachykardie, am häufigsten (3).

- Vorkommen: alle Herzerkrankungen, Thyreotoxikose, Intoxikation (Alkohol, Kokain, Amphetamine, Aminophyllin, CO), Perikarditis, chronische respiratorische Insuffizienz, bronchopulmonale Infektion, Lungenembolie, vagale oder adrenerge Aktivierung (Fieber, Anstrengung), Hypovolämie, Hypokaliämie, Azidose, Sepsis usw.
- **EKG**: Fehlen von P-Wellen, unregelmäßige QRS-Komplexe mit schmalen Komplexen, wenn keine Leitungsstörung vorliegt. Manchmal schnelles wellenförmiges Bild in der Grundlinie (Abbildung 6.12).

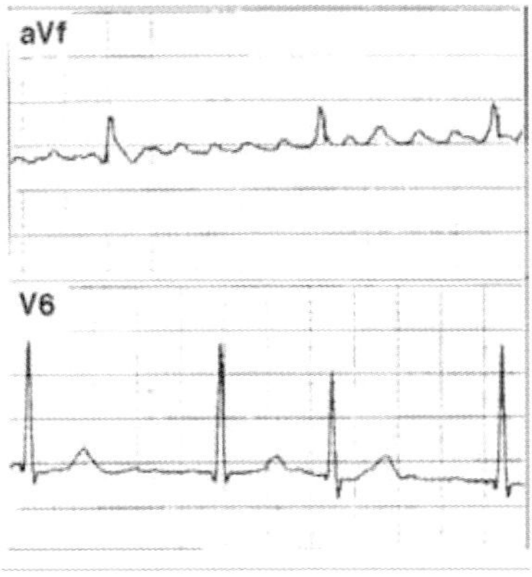

Abbildung 6.12: Vorhofflimmern, das nur in aVF gut sichtbar ist.

- **Kontrolle der ventrikulären Frequenz bei Vorhofflimmern > 110/min** (3). Konsil durch den **Kardiologen**, der den Patienten insbesondere bei Komplikationen übernehmen könnte (Amiodaron und β-Blocker i.v,).

Tabelle 6.15: Frequenzkontrolle

Kontrolle der ventrikulären Frequenz (3). **Ziel: HF 80–100/min**	
- **Hämodynamisch instabil**	- Externe Elektrotherapie unter Sedierung[1]
- **Herzinsuffizienz oder Hypotonie**	- Digoxin[2,3] i.v. oder Amiodaron[1] i.v. (kombinierbar), bei Misserfolg der Therapie der akuten Herzinsuffizienz (TNT/Furosemid *S. 370*)
- **Gut toleriert und LV-EF > 50 %**	- β-Blocker[3] oder bradykardisierende Ca-Antagonisten[3], Digoxin[2,3] bei Misserfolg, Amiodaron[1] oral bei Misserfolg oder Kontraindikation der vorgenannten Medikation
- **Gut toleriert und LV-EF $\leq$ 50 %**	- β-1-selektive β-Blocker [3,4], Digoxin bei Versagen, Amiodaron[1] oral bei Versagen oder Kontraindikation der vorgenannten Medikation
- **Nach Rhythmuskontrolle**	- Per os oder nach Kardioversion fortsetzen: Verhinderung von Rezidiven
Frequenzverlangsamende Medikamente bei VHF (3). Ziel 80–100/min	
β-**Blocker: Atenolol**[2,3]: 5 bis 10 mg i.v. (1 mg/min), dann bei guter Verträglichkeit 15 min später 50 mg p.o. **Esmolol**[2,3]: 0,5 mg/kg i.v. innerhalb 1 Min. Dann Infusion, bei Bedarf in steigenden Dosen, von 50 bis 300 μg/kg pro Minute. Kurze T1/2: 2–9 min.	
Bradykardisierende Ca-Antagonisten [außerhalb der Zulassung]. Diltiazem[2,3]: siehe *S. 422.* Relais p.o. 60 mg/8 h. Verapamil[2,3]: 5 bis 10 mg i.v. über 2 min, einmal wiederholbar, wenn das Ziel nach 10 min nicht erreicht ist. Dann Infusion von 5 mg/h, dann bei Bedarf steigern (kardiologisches Konsil) oder per os Verapamil 120 mg.	
Digoxin[2,3]: 0,25 mg i.v./2 h oder 0,5 mg i.v./4 h, maximal 1,5 mg in 24 h. Aufrechterhaltung p.o.: 0,125 bis 0,375 mg, 1-mal täglich.	
Amiodaron[1]: 5 mg/kg i.v. über **1 h**, dann 50 mg/h als Erhaltungsdosis bis zu einer HF $\leq$ 100 /min (oder Kardioversion). Orale Aufsättigung: 600 mg pro Tag, nach mehreren Tagen Dosisreduktion.	

β-Blocker, Kalziumkanalblocker (Diltiazem, Verapamil): können die Hämodynamik bei Herzinsuffizienz verschlechtern.
1- Risiko einer Thrombembolie (siehe unten). **2**- Erfordert Bestimmung der Kaliumkonzentration. **3**- Kontraindiziert bei **WPW-Syndrom**. **4**- In niedriger Dosis durch Titration: Nebivolol, Carvedilol, Metoprolol, Bisoprolol.

Digoxin = so selten wie möglich. **SpO_2 > 90 %,** ⚠ bei WPW-Syndrom (Anamnese, früheres EKG), bei Hypokaliämie oder Hyperkalzämie. Unnötig oder kontraindiziert bei Digitaliseffekt im EKG (muldenförmige ST-Senkung, U-Welle) oder Digitalisintoxikation, wenn klinisch (gelbes Farbensehen, Parästhesien) oder im EKG (polymorphe oder bigeminale VES oder in die T-Welle fallend – R/T –, kurzes QT) (*S. 79*). Bei Niereninsuffizienz nach den ersten Stunden die Erhaltungsdosis anpassen/verschieben.

- **Gut tolerierter und nicht zu schneller Rhythmus: Einige perorale Medikamente** haben einen schnellen Wirkungseintritt.

Medikament *per os*	**Wirkungsbeginn**	**Spitzenspiegel**
Atenolol	1 h	2–4 h
Bisoprolol	1–2 h	2–4 h
Diltiazem	30'–1 h	2–4 h
Verapamil	1–2 h	1–2 h

- **Vorhofflimmern bei bekanntem WPW-Syndrom**: Kardioversion nach Sedierung (*s. oben*) oder Flecainid (2 mg/kg in 10 min., wirksam nach 6 Std. in 80 % der

Fälle). ⚠ Alle Medikamente, die eine hemmende Wirkung am AV-Knoten haben, können zu Kammerflimmern oder Asystolie führen: Betablocker, Amiodaron, Adenosin, bradykardisierende Ca-Antagonisten und Digoxin = kontraindiziert (die Erregungsleitung läuft nur über das akzessorische Bündel, sehr ungünstig, wenn seine Refraktärzeit kurz ist) ⚠

- **Hinweise für ein akzessorisches Bündel bei Vorhofflimmern**: bizarre QRS-Komplexe mit unterschiedlicher Morphologie (Ziehharmonika-Aussehen der QRS-Komplexe, die in der Breite variieren), sehr schnelle Herzfrequenz mit sehr kurzem R-R. Ein oder mehrere R-R < 240 ms deuten auf ein WPW hin: Adenosin, bradykardisierende Ca-Antagonisten.
- **Wolff-Parkinson-White-Syndrom**: definiert durch $\geq$ **1 Episode von paroxysmaler SVT** (supraventrikuläre Tachykardie) + Präexzitation (akzessorisches Bündel). **EKG**: Kurze PR-Zeit < 120 ms, QRS-Beginn verbreitert durch Δ-Welle und verbreiterter QRS-Komplex > 120 ms. Häufig damit verbundene Repolarisationsstörungen (2).
- Merken Sie sich:
  - **Junktionale** Tachykardie + akzessorisches Bündel: Adenosin verwendbar;
  - **Vorhoftachykardie** (vor allem VHF) + akzessorisches Bündel: Adenosin, und andere AV-blockierende Substanzen (Digoxin, bradykardisierende Kalziumkanalblocker) verboten;
  - EKG-Befund eines akzessorischen Bündels: AV-blockierende Substanzen absetzen und an einen Rhythmologen überweisen.
- **Kardioversion und das Problem der Thromboembolie (3) (elektrische Kardioversion, Amiodaron, Flecainid):** Erhöhtes Risiko nach Kardioversion für 30 Tage, insbesondere in den ersten Tagen. Daher **Konsil durch Kardiologen oder Intensivmediziner**:
  - lebensbedrohlicher Herz-Kreislauf-Notfall: keine andere Wahl (3);
  - seit 3 Wochen wirksame Antikoagulanzien: minimales Risiko;
  - AF < 12 h: minimales Risiko;
  - AF < 48 h: Kardioversion vorstellbar;
  - Kardioversion: unter Antikoagulantien in wirksamer Dosis (3) (lösen aber keine bestehenden Gerinnsel auf...) also LMWH oder UFH oder DOAK;
  - nach der Kardioversion: Überwachung des Rhythmus + klinisch mindestens 3 Std.
- **Häufiger Fall von akutem Lungenödem mit Vorhofflimmern**: Meist seit langem bestehendes VHF. Notfall = Behandlung des Lungenödems (*siehe S. 370*): Oxygenierung, Furosemid 20–40 mg, Nitro sublingual, dann i.v. Wenn VHF $\geq$ 110/min bleibt: Rhythmus verlangsamen. Sauerstoffzufuhr, Hypokaliämie oder Hyperkalzämie ausschließen. Keine β-Blocker oder Kalziumantagonisten. Digitalis oder Amiodaron verwenden (s. o.)
- Lungenödem in Verbindung mit Vorhofflimmern und akzessorischem Bündel: Flecainid nicht verwendbar. Elektrische Kardioversion erwägen! Amiodaron (aber Risiko des AV-Blocks: 6–12 Kapseln (30 mg/kg) p.o. als Einmalgabe). Von einer langsamen intravenösen Infusion wird bei Lungenödem abgeraten, da sie einen leichten negativ inotropen Effekt hat (ESC Klasse III Empfehlung).

- **VHF und ACS** (3): β-Blocker i.v. oder p.o. (wenn keine Herzinsuffizienz vorliegt) oder Amiodaron. Alternative: Calciumantagonisten (außer bei Herzinsuffizienz), Digoxin bei Herzinsuffizienz.
- **COPD** (3): Wie beim Lungenödem zunächst Behandlung der Hypoxie und der respiratorischen Azidose. Calciumantagonisten (außer bei Herzinsuffizienz), alternativ: β-1-selektive β-Blocker titriert (= pulmologisches Konsil). Kontraindiziert: Adenosintriphosphat, nicht-selektive β-Blocker, Sotalol, Propafenon. Theophyllin und ß-2-Mimetika werden bei akutem Vorhofflimmern nicht empfohlen (3).
- **Schwangerschaft**: Calciumantagonisten oder β-Blocker. β -Blocker: Außer in Fällen von Wachstumsverzögerung im ersten Trimester, insbesondere Atenolol: http://lecrat.fr, https://www.embryotox.de/ und (3).

Indikationen für eine frühe Kardioversion außerhalb von Notfällen (3), d. h. ohne Zeichen der Instabilität.

- VHF **1. Episode** oder 1. Rezidiv.
- Wenn VHF (oder Flattern) < 48 h (< 12 h = besser) **mit weiterhin schneller ventrikulärer Kadenz und symptomatisch** trotz Behandlung (s.o.)
- In der Notaufnahme, wenn SOP vorhanden mit obligatorischer kardiologischer Betreuung.
- Unter der Einnahme von Antikoagulantien.
- Wenn Sie können, schätzen Sie das Embolierisiko des Vorhofflimmerns ab: www.sparctool.com

Antikoagulantien (AK) und permanentes oder paroxysmales Vorhofflimmern mit oder ohne auslösenden Faktor (3).

- NB: Flattern und atriale Tachykardie = gleiche Indikationen (3).
- **Wägen Sie das Thromboserisiko (Schlaganfall etc.) und das Blutungsrisiko ab**. Berechnen Sie die Scores CHA_2DS_2VASc und HAS-BLED (www.sparctool.com).
- **< 65 Jahre ohne Hypertonie oder klinische und echokardiographische Herzerkrankung**, einschließlich Frauen: keine AK. Man kann ein paar Tage auf die Echokardiographie warten.
- $CHA_2DS_2VASc = 0$: keine AK.
- $CHA_2DS_2VASc = 1$ (2 bei einer Frau): zusammen mit Patient je nach Blutungsrisiko abwägen. (www.sparctool.com gibt Ihnen eine Nutzen-Risiko-Abschätzung). Kann warten, bis zur Vorstellung beim Kardiologen oder Hausarzt.
- $CHA_2DS_2VASc \geq 2$: AKs vorteilhaft, außer bei Kontraindikation (KI).
- HAS-BLED ≥ 3, hohes **Blutungsrisiko**: kardiologisches Konsil.
- Bei akutem Vorhofflimmern mit auslösendem Faktor ist es vernünftig, eine Antikoagulation wie bei einem Vorhofflimmern ohne auslösenden Faktor zu beginnen.
- **Das „valvuläre“ Vorhofflimmern**: Klappenprothese oder Mitralstenose $\geq$ mittelschwer: direkte orale Antikoagulantien kontraindiziert! Verwenden Sie ein LMWH mit anschließender Gabe eines Vitamin K-Antagonisten. INR: 2–3/3,5–4,5 bei Aorten-/Mitralklappenprothese jeweils.
- **Nach** spontaner oder nicht spontaner **Kardioversion**: AK für 4 Wochen außer KI, unabhängig vom Embolierisiko.
- **Fortschreitendes Tumorleiden**: LMWH.
- **Vorhofflimmern und Schlaganfall oder TIA** (***siehe S. 159***). Dringende AK bei TIA ohne Blutung im CT (DOAK oder LMWH).

- Keine LMWH zu Beginn einer VKA, außer bei Notfallkardioversion oder Herzklappenerkrankung.
- **Welches AK**? VKA, wenn eine Herzklappenerkrankung vorliegt (siehe oben). DOAKs (direkte orale Antikoagulanzien = Dabigatran und -xabane), wenn keine Kontraindikation vorliegt, oder VKA, oder LMWH bis zur Auswahl durch den Einweiser. Unter den VKA bevorzugen Sie Warfarin 5 mg/Tag als Anfangsdosis (3 mg bei älteren Patienten) mit einer ersten Kontrolle nach 48–60 h: Wenn INR > 2, reduzieren Sie die Dosis, ansonsten Überdosierung an Tag 5! Siehe www.thromboclic.fr/ oder https://tinyurl.com/peauryr7 oder https://tinyurl.com/2xvbpjx9 oder (8).

Indikationen für eine Krankenhausaufnahme bei VHF

- Zeichen der Instabilität, Komplikationen, Präexzitation, Komorbidität, die dies erfordert.
- Meistens: Um eine Entscheidung für oder gegen KH-Aufnahme treffen zu können, die Reduktion der Herzfrequenz, eine spontane oder nicht spontane Postkardioversion zu überwachen, **die Stabilität, das Verständnis für die Therapie zu überprüfen**: Aufnahme in die Kardiologie oder Akutgeriatrie.
- Im Fall einer Kardioversion zur Kontrolle des Rhythmus.

Vorhofflattern

- Vorkommen: Wie bei Vorhofflimmern. Denken Sie an Vorhofflattern bei einem teilbaren Rhythmus von 300/min (300, 150, 100, 75), der manchmal durch eine chronische Behandlung (β-Blocker, Flecainid) verlangsamt wird.
- **Regelmäßige** Tachykardie. Selten unregelmäßig bei variablem AV-Block. Rhythmus $\approx$ 150 (2/1), manchmal durch vagale Stimulation nur 100 (3/1). Spezielle Ableitungen (*S. 351*) oder vagale Stimulation (*S. 421*) können die Flatterwellen sägezahnartig erscheinen lassen („Fabrikdächer“). **Fehlende Rückkehr zur isoelektrischen Linie** charakteristisch, wenn die Flatterwellen in Abl. II–III–aVF nicht sichtbar sind.
- Ideale Therapie: Stimulation durch endo-ösophagealen Zugang (Kardiologe). Wenn kein kardiologisches Konsil vorliegt: Vorgehen wie bei Vorhofflimmern. Komplikation: Sehr selten ein WPW-Syndrom. Bei Indikation für eine elektrische Kardioversion wegen Instabilität: zunächst 50 Joule.
- Überweisung an Kardiologie, eventuell ambulant nach kardiologischem Konsil für eine mögliche Radiofrequenzablation.
- **Antikoagulation** wie bei Vorhofflimmern (siehe unten).

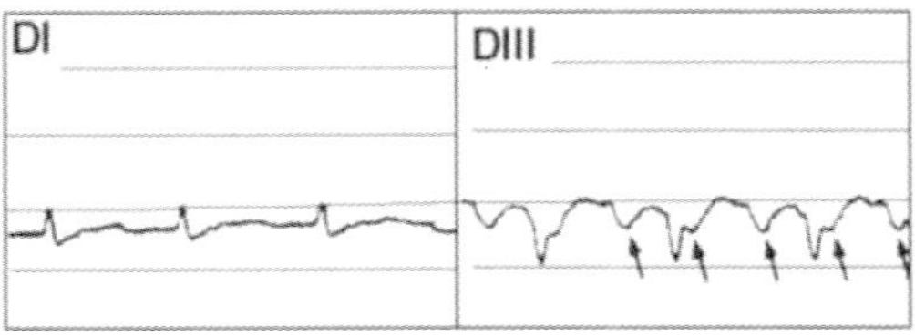

Abbildung 6.13: Vorhofflattern: Gut sichtbare Vorhofwellen (Pfeile) in Abl. III. Keine sichtbaren P- oder F-Wellen in Abl. I, wo die ventrikuläre Frequenz 150 beträgt.

Junktionale Tachykardie

- **Regelmäßige** Tachykardie bei 160–240. Achten Sie auf retrograde P'-Wellen (generell negativ, nach dem QRS-Komplex). Seltener Kollaps (Abbildung 3).

- Typischerweise junge Person ohne Herzerkrankung. Gibt **regelmäßige** Palpitationen mit Tachykardie bei 160–240 an. **Abrupter** Beginn und **plötzliches** Ende. Kann manchmal mit einer Panikattacke verwechselt werden, daran denken!
- Bei zugrunde liegendem WPW-Syndrom kann man ein Reentry-P' hinter dem QRS-Komplex besser wahrnehmen. **P'-Wellen „zu gut sichtbar"**, mindestens 70 ms vom Beginn des QRS entfernt? Dann akzessorisches Bündel sehr wahrscheinlich.
- Behandlung: **Vagale Stimulation** (*siehe S. 421*): schnelles Trinken eines großen Glases kalten Wassers in Apnoe. Bei Misserfolg: Valsalva-Manöver à l'anglaise (43 % Erfolg) und/oder Massage des Karotissinus und anschließend Adenosin (*S. 422*) (sofern keine Kontraindikationen vorliegen, insbesondere WPW und Bronchospasmus). Bei (seltenem) Versagen von Adenosin (auch nach Verdopplung der Dosis): Verapamil 1 Ampulle mit 5 mg über 5 min oder Diltiazem 0,25 mg/kg i.v. über 5 min, wenn kein WPW und kein niedriger Blutdruck vorliegen (*S. 422*). Bei anhaltendem Versagen Verlegung auf eine (kardiologische) Intensivstation. Bei Instabilität ggf. elektrische Kardioversion unter Narkose durchführen. Bei Erfolg durch Manöver oder Medikamente kann der Patient nach einer zweistündigen Überwachung entlassen werden, wenn es sich um isolierte Anfälle handelt. Konsultation eines Kardiologen, wenn die Anfälle häufig auftreten.
- Krankenhausaufnahme bei wiederholten Anfällen, die gegen vagale Manöver resistent sind oder schlecht vertragen werden.
- **Kontrollieren Sie nach der Therapie**, dass es sich nicht um ein **WPW-Syndrom** handelt, das eine rhythmologische Konsultation (nicht als Notfall) für eine mögliche Ablationsbehandlung erforderlich machen würde.
- Vagale Manöver sind dem Patienten zur Selbstbehandlung von Rezidiven zu erklären, auch Valsalva à l'anglaise; geben Sie dem Patienten eine Spritze (*S. 422*).

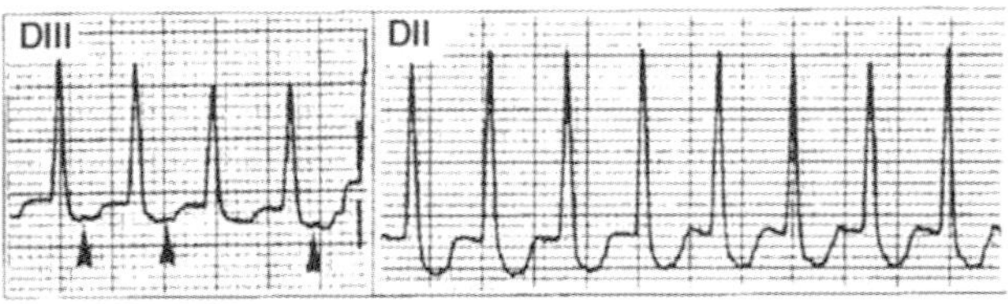

Abbildung 6.14: Junktionale Tachykardie mit HF 200 /min. Die Pfeile zeigen das Vorhandensein von retrograden P'-Wellen an.

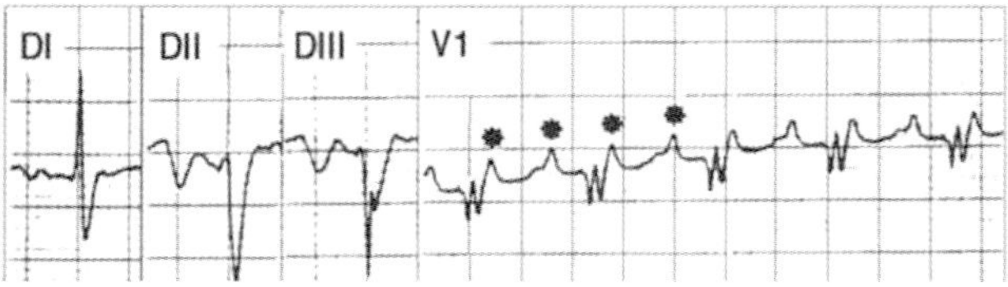

Abbildung 6.15: Fokale atriale Tachykardie, 2/1 Weiterleitung. Beachten Sie das Erscheinungsbild eines inkompletten Rechtsschenkelblocks (V1) und eines linksanterioren Hemiblocks („negative" QRS in Abl. II + III).

Fokale atriale Tachykardie (FAT)

- **Regelmäßige** Tachykardie mit P-Wellen, deren Morphologie sich von den üblichen P-Wellen unterscheidet. Manchmal schwer von einer Sinustachykardie (ST) zu unterscheiden, aber bei fehlender Ursache für die Tachykardie (kein Schock, keine Dehydrierung, kein Fieber usw.): Erwägen Sie eine FAT. Diagnose einfach, wenn mehr P-Wellen als QRS-Komplexe vorhanden sind: Frequenz gemäß der atrialen Frequenz (130–250) mit 2:1 oder 3:1-Überleitung. Sichtbare P-Wellen mit *Rückkehr zur isoelektrischen Linie* im Gegensatz zu den F-Wellen des Flatterns (*Abbildung 6.15*).
- Behandlung wie Flattern, wenn ein Kardiologe verfügbar ist, ansonsten wie Vorhofflimmern (außer bei **FAT aufgrund einer Digitalisvergiftung** (*S. 79*)): Absetzen der Behandlung; Konsil durch Kardiologen oder Intensivmediziner zur möglichen Aufnahme auf die Intensivstation.

Atriale Extrasystolen

- (Tachy-)Arrhythmie. Sinusrhythmus als Grundrhythmus + Extrasystolen mit schmalen QRS-Komplexen, die einer vorzeitigen P-Welle folgen, deren Morphologie sich von der der sinusförmigen P-Wellen unterscheidet. P'–R $\geq$ P–R im Sinusrhythmus oder kürzer, wenn die atriale ES im unteren rechten Vorhof oder in der Nähe des Koronarsinus entsteht (2). Manchmal assoziierter AV-Block, variabel, besonders bei **Digitalisintoxikation** (siehe oben), mit bizarren, spitzen und schmalen P-Wellen.
- Kommen häufig vor. Sie können einen Übergang zum Vorhofflimmern ankündigen, insbesondere bei einer zugrunde liegenden Herzerkrankung. Auf Elektrolytstörungen (Mg, K) achten, bei Hypoxie Sauerstoff zuführen usw. Keine antiarrhythmische Behandlung, es sei denn, es kommt zu einem paroxysmalen Vorhofflimmern, dann sollte der Kardiologe hinzugezogen werden. Setzen Sie Digoxin aus.

Junktionale Extrasystolen

- Normale QRS-Komplexe, identisch oder nahezu identisch zu regulären QRS-Komplexen, ohne vorausgehende P-Welle. Die P-Welle kann nach dem QRS-Komplex auftreten, dann negativ in Abl. II, III und aVF (retrograde P').
- Absetzen von Digitalis, Korrektur einer Hypokaliämie.
- Sauerstoffzufuhr, wenn eine Hypoxie vorliegt.

Multifokale atriale Tachykardie.

- Vorkommen: Ältere Personen mit schwerer akuter Erkrankung (COPD ++ oder dekompensierte Linksherzinsuffizienz, Theophyllinintoxikation).

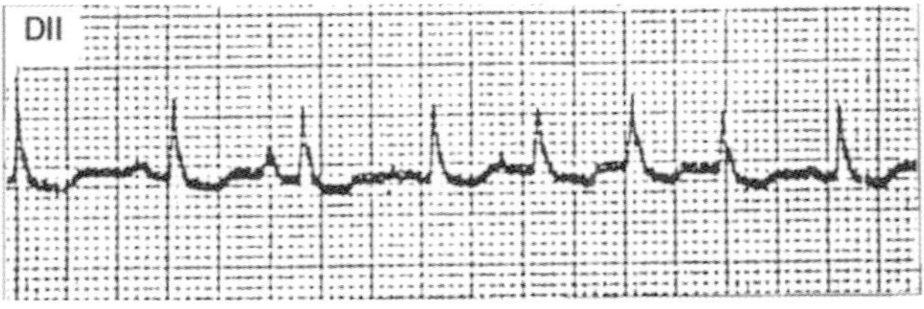

Abbildung 6.16: Multifokale atriale Tachykardie

- **Unregelmäßige Tachykardie mit HF 100–180** und P-Wellen > 100/min, die in derselben Ableitung mindestens 3 verschiedene Aspekte aufweisen und zur isoelektrischen Linie zurückkehren. Unregelmäßige PP-, RR- und PR-Intervalle (Abb. 6.16).

- Umfelddiagnostik: Elektrolyte (K, Mg prüfen), Herzinsuffizienz, Hypoxie, Azidose. Wenn eine schnelle Tachykardie für die Symptome verantwortlich gemacht wird, versuchen Sie es mit Magnesium 2 g als 30-minütige Infusion (20 mL MgCl 10 % oder 14 mL MgSO4 15 %), dann (außer bei Niereninsuffizienz) 12 g in 24 Stunden.
- Keine Digitalispräparate geben.
- Wenn keine linksventrikuläre Insuffizienz vorliegt, kann Verapamil 1 Ampulle 5 mg in 5 min die Tachykardie verlangsamen oder reduzieren. Mg++ ± K+ p.o. bei guter Verträglichkeit und Defizit. Elektrische Kardioversion ist unwirksam.

Sinus-Tachykardie

- Ursachen: Anstrengung, Angst, Schmerzen, Hypoxie, Anämie, Lungenembolie, Fieber, Infektion, Dehydrierung, Hypovolämie, Alkohol, Theophylline, Hyperthyreose, Sympathomimetika, Anticholinergika usw.
- **Regelmäßige** Tachykardie. Normale P-Wellen, normale Reizleitung. Bei mehr als 150/min sind die P-Wellen schlecht sichtbar. Behandeln Sie die Ursache.

Tachykardie mit breitem QRS-Komplex

- Immer wiederkehrende Frage: **Supraventrikuläre Tachykardie mit Faszikelblock oder ventrikuläre Tachykardie?** Oder seltene AV-Knoten-Reentrytachykardie AVRNT (s. unten)?
- Schwierig bei einer **regelmäßigen** Tachykardie mit **breiten QRS-Komplexen** und fehlenden Capture-/Fusionsbeats oder atrioventrikulärer Dissoziation (Kriterien, die zu 100 % auf eine VT hindeuten), insbesondere bei einer zugrunde liegenden Herzerkrankung oder der Einnahme von Antiarrhythmika.
- Die sicherste Methode ist die kardiologische Beratung durch **E-Mail/Messenger/Fax/Foto-MMS des EKGs.** Eine stabile Situation ermöglicht es, abzuwarten, ohne sich gleich auf Amiodaron zu stürzen.
- **Unklare Diagnose und stabile Situation: Machen Sie einen Adenosin-Test** (außer KI). Sie reduzieren (meistens) junktionale Tachykardien (durch intranodalen Wiedereintritt oder mit akzessorischem Bündel). Die vorübergehende Verlangsamung kann auch P-Wellen bei FAT oder F-Wellen bei Flattern entlarven. **Adenosin wird bei einer VT keine Wirkung zeigen**. Aber kein Adenosin bei einem Asthmatiker oder COPD-Patienten. Vorsicht bei starken Rauchern (unerkannte COPD).
- **Referenz-EKG**:
  - bekannter Schenkelblock mit derselben Morphologie wie das QRS bei Tachykardie? Es ist eine SVT;
  - Bekannte VES und die Tachykardie weist identische QRS wie die VES auf? Es handelt sich um eine VT;
  - LSB bekannt und die QRS-Komplexe der Tachykardie zeigen eine Verzögerung des rechten Faszikels? Eine VT ist hochgradig wahrscheinlich.
- **Verhalten bei einer Tachykardie mit breitem QRS-Komplex** (außer bei Vergiftungssituationen mit einem Medikament mit membranstabilisierender Wirkung).
- **Befragung** ++: Familiäre/persönliche Vorgeschichte, Herzerkrankung, plötzlicher Tod oder Infarkt, Herzschrittmacher, Schilddrüsenerkrankungen, reduzierte Ejektionsfraktion, Niereninsuffizienz usw. Behandlung: Kardiotropika +++. Referenz-EKG +++.

- Verwenden Sie den folgenden **Algorithmus**.

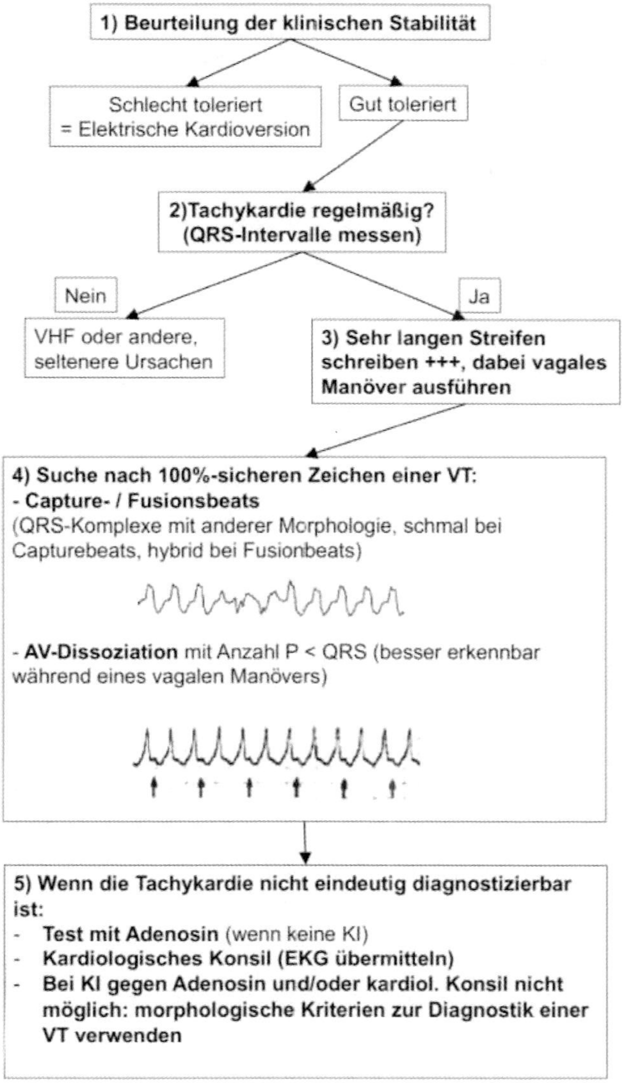

Abbildung 6.17: Algorthmus zur Beurteilung einer Tachykardie mit breitem QRS-Komplex

Tachykardie mit breitem QRS-Komplex, 150 bis 250/min.

Häufigster Fall –

- Eindeutig irreguläre Tachykardie: Vorhofflimmern mit vorbestehendem oder funktionellem Schenkelblock (Abbildung 6.18).
- Spezielle Ableitungen (*S. 351*) und vagale Stimulation können die unregelmäßigen Wellen des Vorhofflimmerns zum Vorschein bringen.
- Behandlung wie oben beschrieben.

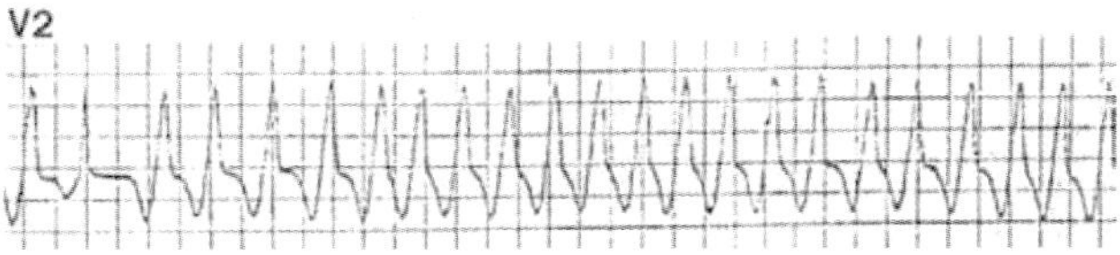

Abbildung 6.18: Sehr schnelles Vorhofflimmern (200) mit Linksschenkelblock (funktionell oder vorbestehend). Der Rhythmus ist unregelmäßig, sodass eine ventrikuläre Tachykardie ausgeschlossen werden kann.

Flattern mit vorbestehendem oder funktionellem Schenkelblock

- Regelmäßiger Rhythmus ≈ 150 (2:1), oder durch vagale Stimulation auf 100 (3:1) verringert (variable Überleitung möglich); Ableitungen nach Lian (s. S. *351*) oder vagale Stimulation können die F-Wellen sägezahnförmig erscheinen lassen. Selten 1:1-weitergeleitetes Flattern (Patienten mit Flecainid als einzigem Antiarrhythmikum +++): Tachykardie ≈ 250 bis 280/min, sehr schlecht toleriert => dringende elektrische Kardioversion.
- Die ideale Behandlung ist die endo-ösophageale Stimulation (Kardiologe). Wenn kein Kardiologe verfügbar ist: wie bei Vorhofflimmern verfahren.

Wenn der Patient warten kann (sonst elektrische Kardioversion unter Narkose), versuchen Sie die Lian-Ableitungen (*S. 351*); manchmal sehen Sie so die F-Wellen. Machen Sie gleichzeitig ein Valsalva-Manöver oder eine Karotissinus-Massage. Versuchen Sie es mit Adenosin (*S. 422*), wenn nichts passiert: Es kann die Kammerfrequenz verlangsamen und so F-Wellen von Flattern entlarven. Wenn unter Adenosin nichts passiert, ist dies ein starkes Argument für eine ventrikuläre Tachykardie (VT).

Permanente junktionale Reentrytachykardie (PJRT)

- Junktionale Tachykardie mit regelmäßiger Frequenz 120–250/min, selten und schwer zu diagnostizieren. Existiert als orthodrome oder antidrome Variante.
- Überwiegend positive QRS-Komplexe in V4 bis V6, keine QR in V2–V6 und eine 1:1 atrio-ventrikuläre Überleitung identifizieren eine Tachykardie mit breiten QRS-Komplexen als antidrome AVRT (sehr spezifischer Steurer-Algorithmus (9), Sensitivität unbekannt) https://tinyurl.com/try5wths
- Eine positive Konkordanz kann sowohl eine VT als auch eine antidrome junktionale Tachykardie sein (eine negative Konkordanz kann nur eine VT sein). Der Adenosin-Test wird die antidrome AVRT, nicht aber die VT therapieren.

Ventrikuläre Tachykardie

- Jede **regelmäßige Tachykardie mit breiten QRS ist bis zum Beweis des Gegenteils eine VT.**

- **Begleitumstände und begünstigende Faktoren, die so früh wie möglich korrigiert werden müssen**: ischämische Herzkrankheit, ACS, hypertrophe Kardiomyopathie, Mitralstenose, Digoxin, Chinidin, Sympathomimetika (Amphetamine, MDMA), Hypoxie, Alkalose, Hypokaliämie.
- **Mehr QRS-Komplexe als P-Wellen**: Dies ist die **atrioventrikuläre Dissoziation, ein diagnostisches Hauptkriterium**, aber ohne Ösophaguselektrode sehr schwer zu beobachten (*Abb. 6.19 S. 436*).
- **Capturebeats**: Schmale QRS-Komplexe, denen manchmal ein sichtbares P vorausgeht; treten innerhalb einer Tachykardie mit breiten QRS-Komplexen auf. **Pathognomonisch !!!**
- **Fusionsbeats**: QRS-Komplexe weniger breit als die ektopen QRS-Komplexe der Tachykardie, aber breiter als normale schmale QRS-Komplexe (*Abbildung 6.20 S. 436*). Das Vorhandensein von Capture- und/oder Fusionsbeats sichert die Diagnose einer VT zu 100 %. Es handelt sich also um ein wichtiges Zeichen. Geben Sie sich alle Mühe, diese Komplexe zu erkennen, indem Sie eine **sehr lange EKG-Aufzeichnung** anfertigen (mehrere Seiten!).
- Nutzen Sie diese Gelegenheit, um vagale Manöver (*S. 421*) zu versuchen, die bei der VT unwirksam sind. Auch das Versagen von Adenosin ist ein sehr starkes Argument für die VT.

Andere diagnostische Kriterien, die einfach sind und „ziemlich gut funktionieren".

- **Konkordanz der QRS-Komplexe** in allen Ableitungen, insbesondere den präkordialen, alle nach unten gerichtet oder alle nach oben gerichtet von V1 bis V6 (gleiche Achse), sehr evident für VT.
- **Große anfängliche R-Zacke (keine Q-Zacke vorher) in aVR**: 2. Kriterium nach Vereckei (10: https://tinyurl.com/ama6s8tu oder https://litfl.com/vt-or-not-vt/), **beweist eine VT. Bei Fehlen der Zacke ist keine Aussage möglich.**
- **Völlig abwegiger Lagetyp**: spricht eher für VT, vor allem zwischen -90 und -180° (überdrehter Rechtstyp oder „No man's land": QRS-Komplexe negativ in Abl. II und aVF).
- Pava-Index: Zeit zwischen dem Beginn des QRS-Komplexes und der 1. Umkehrung der QRS-Polarität (Q- oder R-Zacke oder 1. Umschlagspunkt). VT sehr wahrscheinlich, wenn > 50 ms (2): https://tinyurl.com/yjfx6uhv
- **Therapie**: Benachrichtigen Sie den Intensivarzt oder Kardiologen. Defi-Elektroden platzieren. **Sauerstoffzufuhr, Behandlung eines eventuell assoziierten Lungenödems**, der begünstigenden Faktoren:
  - bei Misserfolg **Amiodaron**: 300 mg in 20–60 min (4);
  - bei Misserfolg: **Kardioversion 200 Joule** unter Narkose. Aufrechterhaltung: Amiodaron: 900 mg. i.v. innerhalb von 24 Stunden. Aufnahme in (kardiol.) Intensivstation.

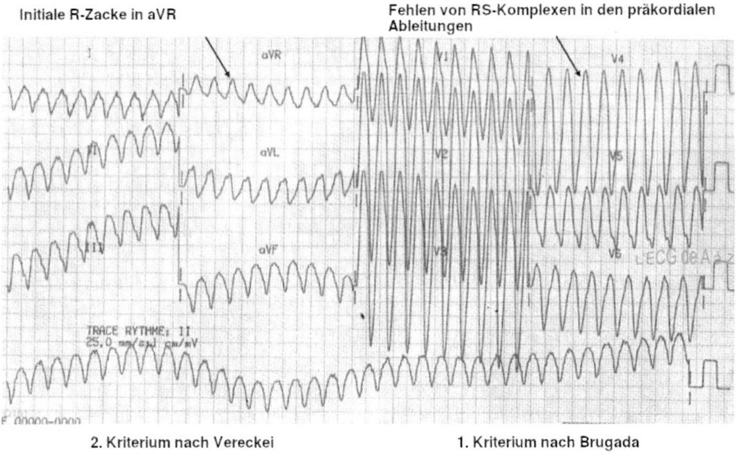

Abbildung 6.19: (e-cardiogram.com P. Taboulet). Ventrikuläre Tachykardie. Im Gegensatz zum VHF mit Schenkelblock ist der Rhythmus regelmäßig. Im Gegensatz zu Torsades de Pointes ist der Rhythmus regelmäßig und die QRS-Komplexe sind identisch.

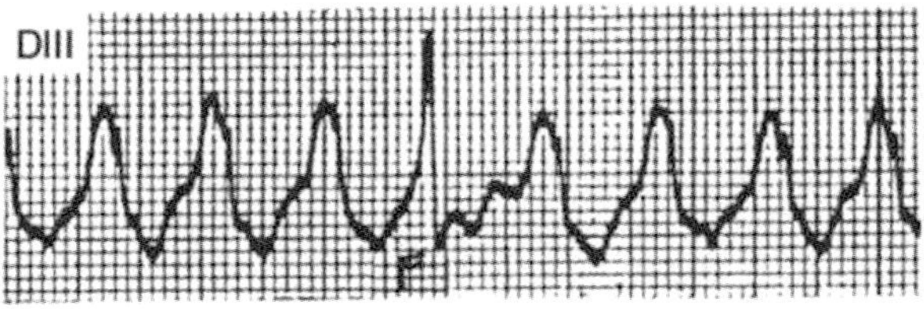

Abbildung 6.20: Ventrikuläre Tachykardie bei 165/min mit Fusionsbeat (F).

Supraventrikuläre Tachykardie und bekannter oder funktioneller Faszikelblock

- Verdacht bei:
  - Im EKG, wenn sich bei einer regelmäßigen Tachykardie breite QRS-Komplexe mit schmalen Komplexen mit gleicher Frequenz abwechseln (wenn der Block intermittierend ist);
  - wenn die Tachykardie nach einem Vagusmanöver oder Adenosin (junktional) aufhört;
  - die Anzahl der QRS-Komplexe nach Adenosin abnimmt: fokale atriale Tachykardie und Faszikelblock, wenn die Verlangsamung P-Wellen demaskiert, oder Flattern + Faszikelblock (F-Wellen demaskiert);
  - bei jungen Menschen ohne Herzerkrankung mit regelmäßigen Palpitationsattacken mit Tachykardie bei 160–240 mit plötzlichem Beginn und Ende.
- Therapie: siehe oben.

Tachykardie mit breiten QRS-Komplexen > 250/min

Ventrikuläre Tachykardie

- Vgl. oben. Schnelle VTs werden in der Regel schlecht vertragen, weshalb häufig auf die Elektrotherapie zurückgegriffen wird.

Torsades de pointes

- Wird vermutet, wenn ein EKG mit breiten QRS-Komplexen und unterschiedlichen Amplituden vorliegt, die sich um die isoelektrische Achse drehen (Abbildung 6.21). Begünstigt durch Hypokaliämie, Bradykardie und ein langes QT, Antiarrhythmika (Gruppe IA = Chinidinartige, Kalziumantagonisten, Amiodaron, Sotalol) viele andere Medikamente (*S. 356*). Risiko: Synkope, Rezidiv, selten: VT.

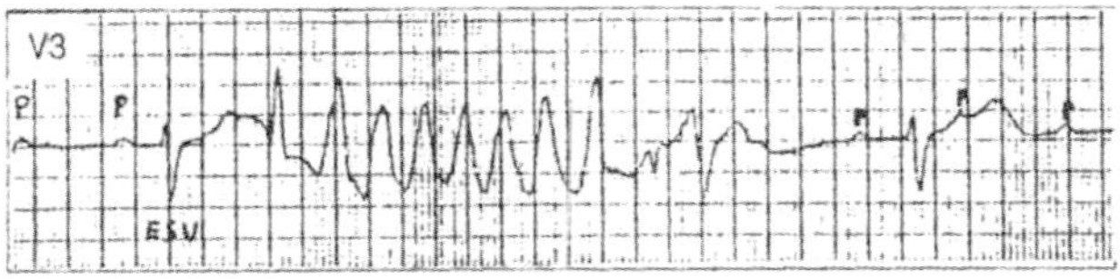

Abbildung 6.21: AV-Block III° (nicht fortgeleitete P-Wellen) und Torsade de pointes, ausgelöst durch R-auf-T-Phänomen (VES, die während der gefährdeten Periode der T-Welle auftritt). Im Gegensatz zu einer VT sind die QRS nicht identisch und unregelmäßig.

- **Therapie:**
  - Intensivarzt oder Kardiologen benachrichtigen lassen; Sauerstoffzufuhr;
  - Defibrillation bei hämodynamischer Instabilität, aber wenn der Patient bei Bewusstsein ist, kann eine sanftere Behandlung versucht werden:
    - **$MgSO_4$** oder MgCl (siehe *S. 431*), 2 g i.v. innerhalb von 2 min. bei Kreislaufstillstand, der nicht auf eine Defibrillation anspricht, ansonsten in 15 min (um das Risiko von Hypotonie und Asystolie zu begrenzen). Dann 12 g in 24 h. Wenn wirksam, eine Iso-(Orci-)prenalin-Infusion bereitstellen,
    - bei Misserfolg **Iso-(Orci-)prenalin**: 5 Ampullen zu 0,2 mg in 45 mL G5. Vor Licht geschützt: Beginnen Sie mit 2 mL/h. Passen Sie die Rate an, um eine HF von 70–80/min zu erhalten. Übernahme auf Intensivstation. Korrigieren Sie die Hypokaliämie oder heben Sie einen niedrigen normalen Kaliumwert an (Zielwert nahe 4,5 mmol/L); überprüfen Sie die Normalisierung des QT-Intervalls.
- Der Patient hat ein bekanntes Wolff-Parkinson-White-Syndrom (WPW): Es handelt sich wahrscheinlich um ein VHF oder ein Flattern: Flecainid i.v. (*S. 427*), Amiodaron nach kardiologischem Konsil.

Tachykardie mit breitem QRS-Komplex, 100–150/min

- **Zu den oben genannten Ursachen kommt AIVR hinzu: akzelerierter idioventrikulärer Rhythmus oder „langsame VT“.** Das diagnostische EKG folgt denselben Kriterien, insbesondere Fusions- und Capturebeats und eine Dissoziation mit mehr QRS-Komplexen als P-Wellen. Frequenz von 60–120. **Regelmäßig.** Fast spezifisch für den Myokardinfarkt in der akuten Phase: In diesem Fall ist es ein „gutes Zeichen“ für eine Reperfusion. Manchmal bei gesundem Herzen, manchmal bei schwerer Kardiopathie.
- In der Regel: keine Behandlung, (Zeichen der Reperfusion des Infarkts).
- Atropin 0,5–1 mg iv, wenn eine Sinusbradykardie auftritt.

- Bei Kombination mit VES-Salven oder schneller VT: Amiodaron (siehe „VT“ auf *S. 437*).

Ventrikuläre Extrasystolen

- Die QRS-Komplexe sind **breit**. **Unregelmäßiger** Rhythmus, QRS-Komplexe mit unterschiedlicher Morphologie. Werden vom Patienten manchmal als Gefühl des Herzstillstands wahrgenommen.
- Vorkommen: physiologisch (dann ohne gravierende EKG-Veränderungen, verschwinden bei Belastung), verschiedene Herzerkrankungen und akuter Herzinfarkt, Hypokaliämie, Alkalose, Hypoxie, Digitalisintoxikation, Sympathomimetika.
- Differentialdiagnose: SVES mit Block oder WPW. Die Unterscheidung zu VES erfolgt wie oben bei einer Tachykardie mit breitem QRS-Komplex.
- Für ventrikuläre ES sprechen:
  - R auf T-Phänomen (R der Extrasystole entsteht in der T-Welle des vorherigen normalen QRS-Komplexes), oder R auf P;
  - Fusionbeats;
  - retrograde P-Wellen;
  - QRS > 0,14 s.
- **VES mit schlechter Prognose (Risiko für VT oder Kammerflimmern):**
  - Fortgeschrittene – vor allem ischämische – zugrunde liegende Herzkrankheit;
  - Zahlreiche VES > 5/min, die sich bei Anstrengung verschlechtern (anstatt zu verschwinden) oder bei Sinustachykardie.
  - polymorph, in Salven;
  - frühzeitig mit **R auf T-Phänomen** (R der Extrasystole entsteht in der T-Welle des normalen Komplexes) und **variabler Kopplung** (Zeitpunkt des Auftretens in Bezug auf die QRS-Komplexe nicht fest);
  - bei assoziiertem Long QT-Syndrom;
  - **Notfallbehandlung: bei prognostisch schlechten Merkmalen** (allein eine hohe Anzahl an VES reicht nicht aus):
    - medikamentös erworbenes Long-QT: Absetzen der Medikamente; Korrektur der Hypokaliämie; $MgSO_4$: 1–2g (10mL à 15 % = 1,5g) i.v. in 15–20 min, dann 1–1,5 g/Std. Evtl. Iso-(Orci-)prenalin i.v., siehe oben, zur Beschleunigung einer Bradykardie,
    - Symptomatisches ACS und VES: Amiodaron oder Lidocain als 2. Wahl (s. *ventrikuläre Tachykardie*),
    - nach einer durch Elektrotherapie behandelten VT oder Kammerflimmern: Amiodaron (*S. 437*).

Zusammenfassung Tachykardien

1. Punkt: Wie ist die klinische Verträglichkeit?

- Schlecht = Kardioversion (außer bei VF). Wenn Sie Zeit haben, versuchen Sie, eine schöne EKG-Aufzeichnung (12 Ableitungen und Abl. II langer Streifen) zur nachträglichen Analyse anzufertigen.
- Gut: Sie haben **Zeit zum Nachdenken**.

2. Punkt (wenn die Toleranz gut ist): Gibt es **besondere Umstände**?

- Wenn eine Intoxikation mit einem Medikament mit membranstabilisierender Wirkung vorliegt, sollten Sie sich nicht auf eine komplexe rhythmologische Analyse des EKGs einlassen, sondern denken Sie an Bikarbonat oder Natriumlaktat (nicht erhältlich in D), wenn die QRS-Komplexe verbreitert sind (siehe *S. 69*).
- Liegt eine Kardiopathie zugrunde?
- Einnahme von Antiarrhythmika?
- Thoraxschmerzen, die auf ein ACS hindeuten?

3. Punkt: Ziehen Sie mögliche Diagnosen in Betracht und arbeiten Sie nach dem Ausschlussprinzip.

- Achten Sie dazu zunächst darauf, ob die QRS-Komplexe unregelmäßig sind. Wenn sie regelmäßig sind, sind die QRS schmal oder breit (> 120 ms)?

Tabelle 6.17: **Mögliche Diagnosen bei gut tolerierter Tachykardie, außer Intoxikation mit membranstabilisierenden Medikamenten**

Regelmäßige QRS-Komplexe	Unregelmäßige QRS-Komplexe	
	Schmale QRS-Komplexe	Breite QRS-Komplexe
- Vorhofflimmern - Flattern mit variabler Überleitung - Multifokale Vorhof-Tachykardie	SVT (supraventrikuläre Tachykardie): - Sinustachykardie - fokale atriale Tachykardie - Vorhofflattern - junktionale Tachykardie	- SVT + Schenkelblock oder Aberration der Reizleitung - antidrome AVRT - Ventrikuläre Tachykardie

Tabelle 6.18: Diagnostische Kriterien für Tachykardien

Tachykardie	Diagnostische Kriterien
Vorhofflimmern	Keine P-Wellen, Schwankungen der isoelektrischen Linie, unregelmäßige QRS-Komplexe
Vorhofflattern	F-Wellen in den inferioren Ableitungen oder, wenn dies nicht der Fall ist, keine Rückkehr zur isoelektrischen Linie. Typischerweise regelmäßige QRS-Komplexe, wenn der Leitungsblock nicht variabel ist (z. B. mal 2:1, dann 3:1). Die QRS-Frequenz ist ein Bruchteil von 300, es sei denn, das Flattern ist medikamenteninduziert (Einnahme von Antiarrhythmika).
Multifokale atriale Tachykardie (MAT)	Unregelmäßige QRS-Komplexe mit vorangehenden P-Wellen unterschiedlicher Morphologie, die verschiedenen atrialen Ektopieherden entsprechen.
Fokale atriale Tachykardie (FAT)	Ähnelt einer Sinustachykardie, aber mit morphologisch anderen P'-Wellen. Sehr einfach: Der Patient hat keinen Grund für einen Sinusrhythmus. Manchmal folgt auf die P'-Wellen in jedem zweiten oder dritten Fall ein QRS-Komplex.
Junktionale Tachykardie (JT)	Regelmäßige Tachykardie ohne P- oder F-Wellen. Sie umfasst mehrere verschiedene Tachykardien: - AV-Knoten-Reentrytachykardie (AVNRT): Die elektrische Schleife besteht innerhalb des AV-Knotens zwischen der langsamen und der schnellen Bahn. - permanente junktionale reziproke Tachykardie (PJRT), zu der die orthodromen Tachykardien und die sehr seltenen antidromen Tachykardien gehören: Die elektrische Schleife besteht zwischen dem AV-Knoten und einem akzessorischen Bündel.
Orthodrome AV-Reentry-Tachykardie	Häufigste JT: steigt über den AV-Knoten ab und über das akzessorische Bündel auf. Die retrograde P'-Welle kann gut sichtbar sein, mindestens 70 ms vom vorhergehenden QRS-Komplex entfernt
Permanente junktionale Reentry-Tachykardie (PJRT)	- Slow-fast (zweithäufigste JT): zieht auf der langsamen Bahn hinunter und auf der schnellen Bahn hinauf. Da sie über die schnelle Bahn herangeführt wird, ist die retrograde P'-Welle oft schwer zu sehen, sie geht im Ende des QRS unter. - Fast-slow: geht über die schnelle Bahn nach unten und über die langsame nach oben. Da sie über die langsame Bahn herangeführt wird, liegt die P'-Welle näher am nachfolgenden QRS als am vorhergehenden (RP' > P'R). Dieses P' ist in den inferioren Ableitungen negativ, da es retrograd ist (vermeidet einige diagnostische Verwechslungen).
Antidrome AV-Reentry-Tachykardie	Kommt selten vor. Geht über die akzessorische Bahn abwärts und über den AV-Knoten aufwärts. Breiter QRS-Komplex ohne P- oder F-Wellen. Die morphologische Diagnose ist sehr schwierig. Der Adenosin*-Test ist positiv, wenn er diese Tachykardie stoppt. Achten Sie auf die Präexzitation im EKG, wenn es wieder im Sinusrhythmus ist.
Ventrikuläre Tachykardie	Schwierige Diagnose, insbesondere bei zugrunde liegender Herzkrankheit und/oder Einnahme von Antiarrhythmika. Nur Capturebeats und eine Dissoziation mit weniger P-Wellen als von QRS-Komplexen signalisieren die Diagnose formal. Die anderen Kriterien sind alle „fehlbar". Haben Sie eine niedrige Schwelle für einen Adenosin-Test, wenn keine KI vorliegt.

* Medikamente, die den atrioventrikulären Knoten blockieren, sind kontraindiziert, wenn ein akzessorisches Bündel vorhanden ist. Bei einer atrialen Übererregbarkeit würden die elektrischen Impulse ausschließlich über das akzessorische Bündel geleitet, wenn der AV-Knoten blockiert ist, was gefährlich ist, wenn dieses Bündel eine kurze Refraktärzeit hat. Bei einer JT ist nicht immer im Voraus bekannt, ob ein akzessorisches Bündel vorliegt oder nicht. Die Verwendung von Adenosin ist kein Problem, da es keine atriale Übererregbarkeit gibt. Und seine schnelle Elimination ist ein erheblicher Vorteil gegenüber vielen anderen Antiarrhythmika.

Diagnostik und Therapie von Bradykardien

Tabelle 6.19: **Analysieren Sie das EKG**

- P-Wellen	Vorhanden Nicht vorhanden:	In regelmäßigen Abständen? Häufigkeit? Weniger, gleich viel, mehr als QRS-Komplexe?
- PR-Intervall:	Regelmäßig: Unregelmäßig:	$<$ oder $\geq$ 0,20 s? Allmähliche Verlängerung?
- PP-Intervall:	Regelmäßig Unregelmäßig:	Abnehmend oder zunehmend?
- QRS	Schmal oder breit?	
- QT	Verlängert? Wenn ja: Gefahr von Torsade de Pointes und VT.	

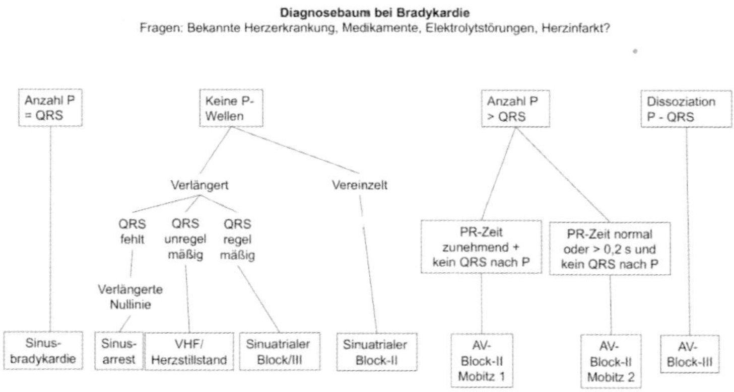

Abbildung 6.22: Diagnosebaum bei Bradykardie

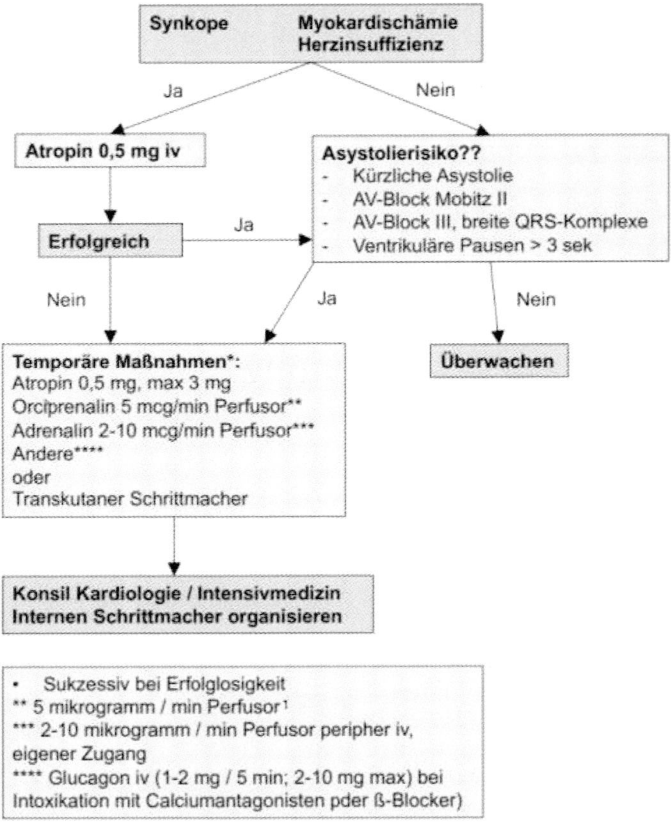

Abbildung 6.23: Behandlungsalgorithmus bei Bradykardie nach (4)
[1] s. Seite 363

Sinusbradykardie

- **Regelmäßig**, < 60/min. P, PR und QRS normal. Mögliche Ursachen: Vagale Synkope, β-Blocker, Digitalis, Amiodaron, Lithium, bradykardisierende Kalziumkanalblocker (Verapamil, Diltiazem), Hyperkaliämie (EKG-Zeichen) und Azidose, Hypothermie, Hypothyreose etc.
- Prüfen Sie, ob die Bradykardie bei körperlicher **Anstrengung** verschwindet (gute Prognose).
- Wenn die Bradykardie symptomatisch ist, legen Sie die Beine hoch und, wenn kein langes QT-Syndrom vorliegt: Atropin 0,5 bis 1 mg, je nach Wirkung wiederholen; nie mehr als 5 mg, s.c., i.m. oder i.v. (nicht mehr als 1 mg auf einmal).
- Behandeln Sie die Ursache, wenn möglich. **Bei langem QT-Syndrom oder Hypokaliämie** (Messung Elektrolyte, flache T-Wellen, U-Welle): **Risiko einer**

Torsade de pointes wird durch Atropin verstärkt (*S. 437*): Bevorzugen Sie Iso-(Orci-)prenalin, wenn die Bradykardie symptomatisch ist (*S. 438*).

... ***Sinuatrialer Block*** ....

- Unregelmäßige Frequenz (oft Bradykardie) SA-Block II°. Der SA-Block ist nur bei Vorliegen eines Grad II zu sehen und bei Grad III zu vermuten.
- Mögliche Ursachen: akuter inferiorer Herzinfarkt, Myokarditis, Medikamente (Digitalis; *Abbildung 6.24*), Chinidin, β-Blocker, Kalziumkanalblocker, Opioide), selten ein vagales Syndrom.
- SA-Block II°: Fehlen einer „erwarteten" P-Welle und des entsprechenden QRS-Komplexes. Der folgende Komplex tritt mit einer Verzögerung auf, die einem Vielfachen eines normalen P-P-Intervalls entspricht. Manchmal (Luciani-) Wenckebach-Phänomen mit allmählicher Verkürzung (oder seltener Verlängerung) der PP-Intervalle vor der atrialen Pause. Manchmal SA-Block II° 2:1 (oder sogar 3:1) mit dem Erscheinungsbild einer regelmäßigen Sinusbradykardie. Bei Bradykardien < 40/min ist dies zu erwägen. Die Diagnostik erfolgt zu Beginn oder am Ende eines Anfalls: Die Frequenz wird plötzlich halb (ein Drittel) bzw. doppelt (dreifach) so hoch wie zuvor.
- SA-Block III°: Keine P-Wellen: ventrikuläre (breite QRS-Komplexe, HF = 35–40/min), junktionale (intermediäre QRS-Komplexe, HF 40–45/min) oder supraventrikuläre (schmale QRS,-Komplexe, HF = 45–60/min) Ersatzrhythmen.
- Behandeln Sie die Ursache. Atropin wie oben und selten Schrittmacher. **Kein Atropin bei langem QT-Syndrom** (Gefahr von Torsades de pointes): Iso- (Orci-) Prenalin (*S. 363*), wenn die Symptome dies erfordern.
- Kardiologisches Konsil zur Indikation oder Nichtindikation eines Herzschrittmachers.

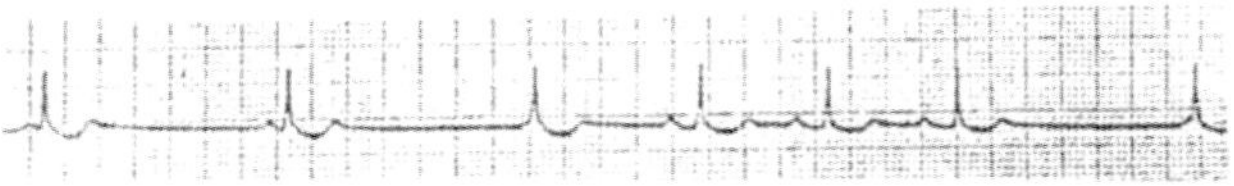

Abbildung 6.24: Sinuatrialer Block 2. Grades (und Digitalis-Senke). Junktionaler Ersatzrhythmus

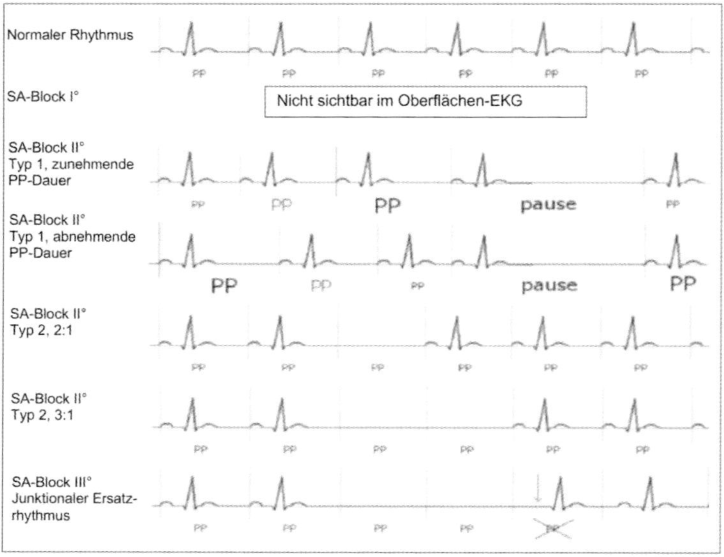

Abbildung 6.25: Zusammenfassende Tabelle zu SA-Blockierungen (Anomalie beim Auftreten der P-Welle)

Sinusarrest

- Fehlen von P-Wellen und QRS-Komplexe, die verlängert sein können. Husten lassen, wenn der Patient bei Bewusstsein ist, ansonsten präkordialer Faustschlag, dann Atropin 1–5 mg i.v. (hier ist keine Kontraindikation zulässig). Bei Versagen wie Herz-Kreislauf-Stillstand behandeln (Herzdruckmassage, Adrenalin, Maskenbeatmung usw.). Kardiologisches Konsil.

Atrioventrikulärer Block

- Ursachen: Digitalis, akuter inferiorer Myokardinfarkt, infektiöse Myokarditis, rheumatoide Erkrankungen, Spondylarthritis, vagaler Tonus.

Tabelle 6.20: Atrioventrikulärer Block

AV-Block I°	PR-Zeit > 0,20 s. Keine Behandlung.
AV-Block II° vom Typ Mobitz I (Wenckebach'sche Periodik)	Allmähliche Verlängerung von PR bis zur Pause. Behandlung: Die Behandlung der Ursache.
AV-Block II° vom Typ Mobitz II	Ventrikuläre Pausen nach nicht übergeleiteten P-Wellen: jede zweite (AVB-II 2:1) oder jede dritte Aktion (AV-Block II° 3:1). **Hochgradiger AV-Block II°**: mehrere aufeinanderfolgende nicht übergeleitete P-Wellen. **Behandlung: Monitor**, venöser Zugang, Atropin 1/2 bis 1 mg i.v. (in 60 % erfolgreich), wiederholbar (nicht mehr als 5 mg). *Kontraindikation für Atropin bei verlängerter QT-Zeit.* Bei Versagen oder Kontraindikation: 50-mL-Spritze mit 45 mL G5 mit 5 Ampullen Isoprenalin auf 0,2 mg, vor Licht geschützt (Aluminiumfolie und undurchsichtiger Schlauch). In D Orciprenalin 5 mg (10 mL)/40 ml NaCL 0,9 %, 5–10 mcg/min. Wird bei Bradykardie < 40/Minute oder symptomatisch begonnen. Halten Sie dann den Puls bei 50 durch angepasste Iso- (Orci-) prenalin-Infusion (oder legen Sie eine externe **elektrische Stimulation an**, insbesondere bei Digitalis-Überdosierung, Herzinfarkt, wo der Einsatz von Isoprenalin riskant ist). **Aufnahme auf einer kardiol. Intensivstation oder Intensivstation zur Schrittmachertherapie.** Möglichkeit von Torsades de Pointes bei verlängerter **QT-Zeit**: Wenn Puls < 50, beschleunigen Sie ihn dann durch die Infusion von Iso- (Orci-) prenalin auf 80. Korrigieren Sie eine Hypokaliämie.
AV-Block III°	Völlige Unabhängigkeit von P und QRS, regelmäßig. Die QRS-Frequenz beträgt 40–60, je nach Ursprungsort, ventrikulär (langsam und breit) oder junktional. Behandlung wie bei AV-Block II° Mobitz 2 oben. Wenn der Escaperhythmus ventrikulär ist (breite QRS-Komplexe), überspringen Sie den Atropin-Schritt und beginnen Sie mit Iso- (Orci-) prenalin.

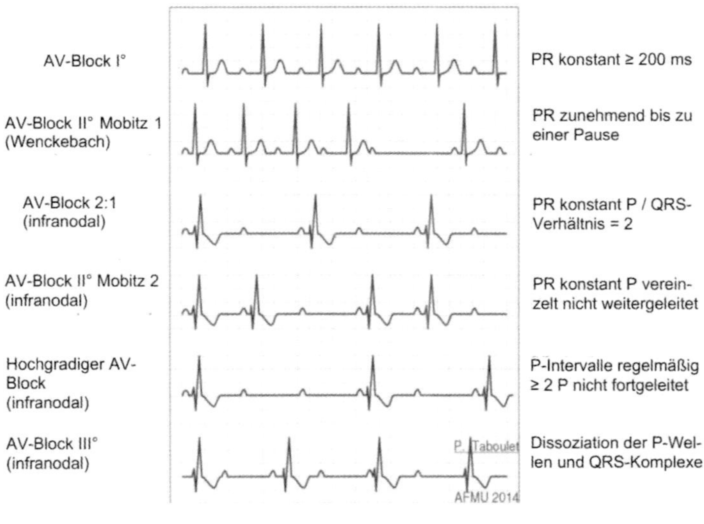

Abbildung 6.26: Die verschiedenen AV-Blöcke

... ***AV-Block = Schrittmacher?*** ....

- AV-Block I° und AV-Block II° Mobitz 1 (Wenckebach) weisen auf eine Leitungsverzögerung hin, ohne dass eine Lokalisation angegeben wird. Wenn sie isoliert auftreten, gelten sie als gutartig, da sie meist nodal lokalisiert sind.
- AV-Block II° Mobitz 2 und AV-Block III° erfordern die Implantation eines Herzschrittmachers (PM), wenn keine rasch behebbare Ursache (Medikamentenüberdosierung oder Elektrolytstörung) vorliegt.
- Höhergradiger (infra-nodaler) AV-Block: Mindestens zwei aufeinanderfolgende nicht fortgeleitete P-Wellen. Oder bei unerklärtem langsamen Vorhofflimmern (< 45 BPM), da keine P-Welle zur Beurteilung der P-QRS-Kopplung vorhanden ist. Dieser Block erfordert eine PM-Anlage.

... ***Familiäres Sick-Sinus-Syndrom*** ....

Aufeinanderfolgende Kombination aus Sinusbradykardie, Sinuspausen oder -arrhythmien, sinuatrialem Block, atrioventrikulären Überleitungsstörungen und atrialen Tachyarrhythmien (Vorhofflattern, Sinustachykardie, Flattern). Auftreten nach Operationen oder degenerativ. Behandlung: Herzschrittmacher.

... ***AVB, LSB, bifaszikulärer Block – sollte man einen Herzschrittmacher in Betracht ziehen?*** ....

- Aus dem His-Bündel gehen drei Äste hervor: anteriorer linker Faszikel, posteriorer linker Faszikel und rechter Faszikel. Ein bi-/trifaszikulärer Block betrifft 2–3 Faszikel.
- Denken Sie an die Anatomie der Leitungsbahnen, wenn Sie Leitungssstörungen erkennen. Einige Beispiele:
  - **LSB**: Die Erregung verläuft nur nach rechts. Wenn eine begleitender AV-Block I° vorliegt, besteht eine Leitungsverzögerung, von der man nicht weiß, ob sie nodal ist oder den verbleibenden rechten Faszikel betrifft. ***Bei einer Synkope sollten Sie die Kombination LSB + AV-Block I° als trifaszikulären Block betrachten*** (die Leitungsstörung betrifft den rechten Faszikel), bis das Gegenteil bewiesen ist (gleiches gilt für einen AV-Block II° Mobitz 1 anstatt AV-Block I°): Ziehen Sie den Kardiologen hinzu;
  - **RSB + LAHB** (bi-faszikulärer Block): Die Erregung verläuft nur in den posterioren linken Faszikel (der solide ist, aber überwacht werden muss; ***wenn es eine Synkope gegeben hat, hat dieser Faszikel a priori versagt – wenden Sie sich an den Kardiologen)***;
  - **RSB + LPHB** (bi-faszikulärer Block), Die Erregung fließt nur in den anterioren Faszikel (der empfindlich ist: sofortiges kardiologisches Konsil, Synkope oder nicht).
- **Der Grad der Gefährlichkeit der Blockbilder und welche Maßnahmen zu ergreifen sind, wird in Tabelle 6.21 auf S. 447 schematisch dargestellt.**

Tabelle 6.21: Blockbilder und deren Grad der Gefährlichkeit. Tabelle adaptiert nach Taboulet (2)

Art des Blocks	Maßnahme: EP oder SM oder KK(1)
⚠ **Mit Bradykardie einhergehende Beschwerden (Bewusstseinsstörung, fokale neurologische Zeichen/Verwirrtheit/Vigilanzstörung/Kollaps) oder eine Synkope** verändern die Situation: Dringendes kardiologisches Konsil zur Indikationsstellung der Aufnahme auf eine Monitorstation. ⚠	
Sinuaurikulärer Block	KK
RSB und LSB abwechselnd	EP und/oder SM
RSB und [LAHB abwechselnd mit LPHB (2)]	EP und/oder SM
RSB und LAHB (sehr häufig)	1% aller SM-Indikationen.
RSB und LAHB + PR-Zeit $\geq$ 210 ms = möglicher TBF(3)	KK
RSB und LPHB (selten, entwickelt sich zu AB-Block III°)	EP
Vollständiger AV-Block, Ersatzrhythmus mit breiten QRS-Komplexen (AV-Dissoziation)	EP und/oder SM
AV-Block II° Mobitz 2 und RSB oder LSB oder BFB (4)	EP und/oder SM
AV-Block 2:1 PR-Zeit normal und [BFB oder RSB oder LSB]	EP und/oder SM
AV-Block II° Mobitz 1 und LSB	EP und/oder SM wahrscheinlich
AV-Block II° Mobitz 1 und [BFB oder RSB].	EP und/oder SM wahrscheinlich
AV-Block und [BFB oder LSB]	KK
AV-Block 2:1, PR-Zeit normal QRS-Komplexe schmal (His-Bündel Block)	KK

[1] EP = elektrophysiologische Untersuchung; SM= Schrittmacher; KK = kardiologisches Konsil.
[2] LAHB/LPHB = linksanteriorer Hemiblock/linksposteriorer Hemiblock
[3] TFB: Trifaszikulärer Block.
[4] BFB: Bifaszikulärer Block: RSB + [LAHB oder LPHB]; LSB ist per Definition ein solcher;
[5] Besonders > 300 ms.
⚠ **CAVE**: Assoziation mit **Unwohlsein / Synkope => DRINGENDES kardiologische Konsil**.

Literatur

1. Appelboam A. et al., Postural modification to the standard Valsalva manoeuvre for emergency treatment of supraventricular tachycardias (REVERT): a randomised controlled trial, The Lancet, 2015, PMID: 26314489. https://tinyurl.com/3zysz8v8, Video: https://tinyurl.com/mrx25dc3
2. Taboulet P., L'ECG de A à Z, www.e-cardiogram.com, https://goo.gl/yvnDhH
3. Recommandations SFMU, « Prise en charge de la fibrillation auriculaire en médecine d'urgence », 2015, https://urlz.fr/g1CE
4. Vous trouverez des algorithmes pour tachycardie et bradycardie dans les recommandations 2021 de l'ERC (document «Advanced life support») https://cprguidelines.eu/
5. https://goo.gl/yuLppQ ECG-Blog Dr Smith
6. Fogel L. Taboulet P., Allo J.C., Tachycardies supra-ventriculaires et ventriculaires : prise en charge au SAU, Urgences-Online https://urlz.fr/fZFu
7. Gaudard P. et al., The reverse vagal manoeuvre: A new tool for treatment of supraventricular tachycardia? Am J Emerg Med, 2021, PMID: 33387931, cf https://urlz.fr/g1U8
8. Orale Antikoagulation. https://www.aerzteblatt.de/archiv/inhalt?heftid=6232 Dtsch Arztebl Int 2018; 115: 776–83
9. Steurer, G., Gursoy, S., Frey, B., Simonis, F., Andries, E., Kuck, K., & Brugada, P. (1994). The differential diagnosis on the electrocardiogram between ventricular tachycardia and preexcited tachycardia. Clinical Cardiology,17, 306–308.
10. Vereckei A et al. New algorithm using only lead aVR for differential diagnosis of wide QRS complex tachycardia. Heart Rhythm 2008; 5:89–98.
11. VT versus SVT. https://litfl.com/vt-versus-svt-ecg-library/
12. Thoracic Key: ECG Patterns of Ventricular Arrhythmia. https://tinyurl.com/2w89m5fp

6.9 Synkope, Kollaps

Die Unterscheidung zwischen Kollaps und Synkope (Ohnmacht) ist schwierig. **Kollaps ist eine akute, regressive Episode von Bewusstseins- oder Vigilanzstörung (kurzer Bewusstseinsverlust) ± Hypotonie ± Sturz (12).** Eine Synkope ist ein kurzer Bewusstseinsverlust, der weniger als 5 Minuten dauert.

> **Wichtige Punkte, Stolpersteine**

- **Befragen** Sie den Patienten (kein Witz: „wie die Polizei", das ist die Grundlage der Diagnose) den Patienten, seine Familie ... **Beobachter** werden Ihnen die Fakten mitteilen:
- indirekt: Feuerwehrleute, Rettungsdienstpersonal usw., bevor sie wieder verschwinden!
- direkt: **rufen Sie an**! Sie finden sogar die Nummer des „Bistros" über das Internet und man wird Ihnen gerne Auskunft geben. **Solche Anrufe sparen Zeit** und helfen bei der Diagnose.
- Nehmen Sie das, was der Patient beschreibt, auseinander, ohne es unbedingt wörtlich zu nehmen. Seine Worte sind oft unpassend (Schwindel, Unwohlsein, sich schlecht fühlen). Lassen Sie ihn sich ausdrücken! Lenken Sie ihn dann in seiner Beschreibung.
- **Ein Myokardinfarkt kann zu einer vagalen Synkope, einer Synkope und Hypotonie führen.**
- **EKG** mit Abl. II oder langem V1-Streifen. **Auch wenn das EKG normal ist, schließt das eine kardiale Ursache nicht aus.**
- **Orthostatische Hypotonie** ist ein Symptom: von **Dehydrierung**, einer falsch eingeschätzten Blutung (Kopfhautwunde) oder einer inneren Blutung (Aneurysmaruptur, Hämoperitoneum): Sie ist dann ein Zeichen eines **schweren Verlaufs.** Häufig **iatrogen.** Selten eine eigenständige Krankheit.
- **Keine Diagnose einer vagalen Synkope ohne** Ausschluss anderer Ursachen und ohne starke anamnestische Hinweise, insbesondere **auslösende Umstände oder Vorgeschichte von vagalen Synkopen**. Misstrauen bei Vorliegen vaskulärer Risikofaktoren, kardialen Vorerkrankungen. **Blässe, Schweißausbrüche und Übelkeit sind nicht gleichbedeutend mit vagaler Reaktion** (ein ebenso häufiger wie erschreckender Irrtum).
- Viele kardial bedingte Synkopen haben eine vasovagale Präsentation.
- **Schwangerschaft** (Uterusschwangerschaft?) = von der Pubertät bis zur Menopause, mit oder ohne Regelverzögerung.
- Die Unterscheidung zwischen *Kollaps und Schwindel* ist nicht einfach. Es kann sich auch bei Unwohlsein jeder Art alles drehen, siehe *S. 266*.
- Nur ein **seitlicher** Zungenbiss zeugt von einem Krampfanfall.
- **Urinverlust impliziert keine Epilepsie**, sondern zeugt von der Tiefe des Bewusstseinsverlustes.
- **Klonien können mit einem niedrigen Blutfluss verbunden sein.**
- **Epilepsie besteht nicht nur aus generalisierten Anfällen.** Das Fehlen von Krämpfen, von Zungenbissen, Urinabgang und sogar Bewusstseinsverlust können den epileptischen Ursprung eines Anfalls nicht ausschließen. Ein normales EEG ebenfalls nicht. Aber machen Sie ein EKG, auch bei einem bekannten Epileptiker, Überraschungen sind garantiert!

- Ein Sturz mit Verletzung spricht für die organische Ursache des Anfalls. Ein Bewusstseinsverlust oder ein unbeobachteter Ohnmachtsanfall ebenfalls.
- Die Diagnose einer **Hypoglykämie kann fälschlicherweise beruhigend und daher gefährlich sein**, insbesondere bei Nichtdiabetikern. Sie ist nur gültig, wenn während des Unwohlseins ein **venöser Blutzuckerspiegel von < 50 mg/dL** (< 2,8 mmol/L) festgestellt wird. Der Kapillarglukosewert ist bei niedrigen Werten bekanntermaßen unzuverlässig. Die Verbesserung des Bewusstseins nach einem vagalen, hysterischen, epileptischen oder sonstigen Anfall tritt spontan ein und das Aufwachen nach Glukosegabe dient nur dazu, Sie zu täuschen.
- **„Schlaganfall“ und „TIA“, Diagnosen, die** bei älteren Menschen **leichtfertig gestellt werden**, sind nicht die üblichen Ursachen für einen Bewusstseinsverlust: Suchen Sie nach etwas anderem!
- Ältere Menschen sprechen gern von **„Ohnmachtsanfällen“**, das sollte Ihre Aufmerksamkeit auf eine versteckte Erkrankung lenken: z. B. septischer Schock, **Herzinfarkt**, **Blutungen** im Verdauungstrakt, schwere Dehydrierung, **Hyperosmolarität**, **Hypoxie**, Lungenentzündung, Intoxikation (CO, Alkohol, Medikamente), Ileus oder Peritonitis.
- Die **Patienten zu mobilisieren** ist Teil der Untersuchung: Unwohlsein in Orthostase, Aufdecken von neurologischen oder traumatischen Befunden.

› Häufig übersehene Ursachen, die immer bedacht werden sollten

- **Hypoglykämie.**
- **Vergiftung durch CO.**
- **Ruptur einer extrauterinen Schwangerschaft, eines Aneurysmas.**
- **Hypovolämie:** septischer Schock, hämorrhagischer Schock (TR, G-Sonde usw.), Dehydrierung, Anaphylaxie.
- Subarachnoidalblutung.
- Lungenembolie: Dann schwerer Befund.
- Trunkenheit (in jedem Alter!); Psychopharmaka, kardiotrope oder blutdrucksenkende Medikamente.
- Belastungssynkope bei obstruktiver Kardiomyopathie oder Aortenstenose.
- Synkope durch Überempfindlichkeit des Karotissinus (z. B. bei Rasur, Drehen des Halses z. B.)
- Dumme Spiele: Beidseitige Karotiskompression, Inhalation von Toxinen, Kopftuchspiele usw.

› Bei Bewusstseinsverlust oder Kollaps zu erfassende Befunde

- Vorhandensein oder Fehlen von **Beobachtern**. Wie sind diese zu erreichen?
- **Puls und Hautfarbe** (Blässe, Zyanose, Rötung) während des Kollaps.
- **Genaue Umstände**: vorherige Aktivität (oder Ruhe), Position und deren mögliche Veränderung, Ort, emotionales Befinden.
- **Merkmale des Beginns** und der Beendigung: abrupt oder langsam, Verhalten und vorherige Aktivitäten, abnormale Bewegungen, anfänglicher Schrei, anfängliche Drehbewegung (Adversivanfall oder kreisende Bewegung), usw.
- Datum der **letzten normalen Menstruation**, Risikofaktoren für eine Eileiterschwangerschaft.
- **Umgebung**: Kohlenmonoxidquelle (Gastherme usw.), mehrere Patienten (Kopfschmerzpatient + unerwarteter Tod seiner Katze).

- **Risikofaktoren**: Alter, vaskuläre Risikofaktoren, Herzerkrankung, Diabetes, neurologische Erkrankung, hämorrhagische Erkrankung, Möglichkeit einer Schwangerschaft. Einnahme oder Entzug von Medikamenten, Giftstoffen, neurotische Vorgeschichte. **Unerwarteter plötzlicher Herztod in der Familiengeschichte**: familiäre oder genetische arrhythmogene Kardiopathien (angeborenes Long-QT-Syndrom, Brugada-Syndrom, arrhythmogene rechtsventrikuläre Dysplasie usw.)
- **Durchsuchen** Sie die Kleidung des Patienten behutsam nach Medikamenten, Diabetikerausweis, Rezepten, Hinweise auf Kontaktpersonen.
- **Weitere Symptome** vor, während und nach dem Kollaps: Prodromi, Schmerzen, Puls und Koloration, Atmung während des Unwohlseins, Triade Brustschmerz – Herzklopfen – Dyspnoe, Urinieren (Unterhose untersuchen) oder Bissverletzungen, abnormale Bewegungen, Hypo- oder Hypertonie, sensible oder sensorische Wahrnehmungen, postiktale Verwirrtheit, Trauma vor oder während des Anfalls.
- **Vollständige neurologische und kardiopulmonale Untersuchung** mit sorgfältiger Suche nach Herzgeräuschen (Aortenstenose, obstruktive Kardiomyopathie), Zeichen der Rechtsherzinsuffizienz, meningealen oder neurologischen Zeichen und Anzeichen eines Schocks. RR liegend und stehend, 5 Minuten lang messen, in der Notaufnahme (danach kann es zu spät sein).
- Obligatorische explorative **rektale Untersuchung** (manchmal explorative Magensondierung) zur Suche nach Blutungen im Verdauungstrakt bei Alkoholismus, Risiko für Ulcera, Bauchschmerzen, Hämostasestörungen, Schockzeichen.
- **Suche nach traumatischen Komplikationen**, die vom Patienten manchmal übersehen werden.
- **Klinische Kriterien für einen hohen Schweregrad**: Verdacht auf/Vorhandensein einer Herzerkrankung, Schock, hohes Alter, Polypathologie und Polymedikation, Fehlen einer genauen Anamnese.

› Unmittelbare zusätzliche Untersuchungen

- **Routinemäßige Blutalkohol- und Kohlenmonoxidbestimmung**, wenn diese nicht durch Anamnese und Untersuchung ausgeschlossen werden.
- Blutzuckerspiegel selten erforderlich (12). Kapillarglukose nur bei bekanntem oder vermutetem Diabetes, bei Einnahme von blutzuckersenkenden Mitteln (12).
- EKG: einzige systematische Untersuchung.
- Blutbild, Elektrolyte: nur bei älteren, unterernährten Personen, bei Vorliegen entsprechender Erkrankungen (Leber, Niere) oder Therapien (Diuretika, Laxantien, Kortikoide usw.) oder klinischen Anzeichen (schlechter Allgemeinzustand, Blässe, Tachykardie, Fieber, Durchfall, Erbrechen).
- Andere Untersuchungen sind nur auf der Grundlage eines klinischen Verdachts indiziert (12).
- Bei der (optionalen) Anwendung des Canadian Syncope Risk Score (15) ist ein Troponin-Test erforderlich.

› Differentialdiagnosen

- Anfall von Narkolepsie: plötzliches, unaufhaltsames Einschlafen, oft in emotional belastenden Situationen.
- Vorübergehende Amnesie oder Verwirrtheit, die den Betroffenen glauben lässt, er habe das Bewusstsein verloren: Nur Beobachter oder objektive Befunde ermöglichen die Diagnose.

> **Allgemeine Indikationen für die Einweisung in ein Krankenhaus bei Synkopen (Liste nicht vollständig)**

- **Risikofaktoren** für einen plötzlichen Herztod sind ein **Alter von > 55 Jahren**, eine bestehende Herz- oder Koronarinsuffizienz, eine Synkope **„aus dem Nichts heraus"** und ein abnormales EKG (auch wenn es nicht mit der Ursache der Synkope in Zusammenhang steht).
- **Unmittelbar schwerwiegende Kriterien erfordern eine Krankenhausaufnahme**: Hinweis auf eine kardiale Ursache, älterer Patient, Vorliegen von Mehrfacherkrankungen oder Polymedikation oder Fehlen einer genauen Anamnese (12).
- **Das Fehlen einer gesicherten oder vermuteten Diagnose** (30 % der Fälle) ist eine Risikosituation: Nur eine zuverlässige Anamnese, das Fehlen von Symptomen eines erhöhten Schweregrads und Begleiterkrankungen sowie ein gutes familiäres und medizinisches Umfeld erlauben eine Nichtaufnahme (12).
- Synkope auch nur mit Verdacht auf eine kardiale Ursache: Aufnahme ins Krankenhaus (12).
- **Aufnahme mit EKG-Monitoring**:
  - jede Synkope mit plötzlichem Beginn und Ende;
  - jeder Bewusstseinsverlust, bei dem der Verdacht auf eine kardiale Ursache besteht;
  - jedes Mal, wenn der Patient Palpitationen verspürt hat;
  - wenn Pulsanomalien festgestellt wurden (außer typischer vagaler Synkope).
- Eine schwere orthostatische Hypotonie ist selten und rechtfertigt eine Krankenhausaufnahme (12).
- Berücksichtigen Sie die Begleitumstände: Alter, medizinische Nachbetreuung, soziales Umfeld (12), Uhrzeit und die Bedingungen für die Rückkehr nach Hause.

> **Im Falle einer Nichtaufnahme**

- Geben Sie dem Patienten einen Bericht und Hinweise zur Vorbeugung mit (12). Geben Sie ihm eine Kopie seines EKGs mit dem Auftrag, es zu fotografieren und in einer Mailbox aufzubewahren!

> **Synkope oder Bewusstseinsverlust in Ihrer Gegenwart**

- Halten Sie allzu eifrige Personen davon ab, den Patienten aufzurichten. Im Gegenteil, die vagale Synkope wird nur verlängert, wenn man den Patienten zu früh aufrichtet. Sie sollten den Patienten beobachten (Hautkolorit, Marmorierung, abnormale Bewegungen, Atmung) und den Puls und den Blutdruck messen.
- Wenn kein Puls vorhanden ist: Externe Herzdruckmassage mit 100–120/min, dann Defibrillation mit 200 Joule und Maskenbeatmung mit reinem O_2, Kopf in Hyperextension, während ein EKG angeschlossen wird, Defibrillator + Adrenalin + Intubationsset bereithalten (*S. 473*).
- **Der Puls ist schnell** mit über 140. Bewusstloser Patient: EKG und Defibrillation. Wenn der Patient bei Bewusstsein ist, warten Sie das EKG ab.
- **Der Puls ist langsam:**
  - Hochlagern der Beine, RR-Messung, EKG. Wenn es sich um eine vagale Synkope handelt und der RR < 90 mmHg ist, ist bei extremer Bradykardie manchmal Atropin erforderlich: 0,5 mg i.v., außer bei einer Verlängerung des QT-Intervalls (> 460 ms).

  - wenn der RR nicht niedrig ist: schnellstmögliches EKG und wenn der Patient bewusstlos ist, angepasste Reanimation unter EKG-Kontrolle (*siehe S. 441*). Bei vorhandenem Bewusstsein haben Sie Zeit, das EKG zu beurteilen.
- **Normaler Puls oder zwischen 60 und 140**: routinemäßige Suche nach **Hypoglykämie, Hypovolämie**, Blutungen (rektale Untersuchung für alle, +/- explorative Magensonde bei Alkoholikern, Patienten mit Magenulcera, Hypotonikern, marmorierten Patienten oder unter Antikoagulantien), inneren Blutungen (vollständige Untersuchung am entkleideten Patient: Verfärbung der Bindehäute, Marmorierung, Hyperpnoe und Agitation oder Stupor), Subarachnoidalblutungen, thromboembolische Erkrankungen.
- Anzahl der Klonien: mehr als 20: spricht für Krampfanfall; weniger als 10: eher Synkope (18).

❯ Kardial bedingte Synkope und Bewusstseinsverlust

- Wenn eine kardiale Ursache durch Anamnese, Untersuchung und EKG nicht ausgeschlossen werden kann, müssen Sie den Patienten ins Krankenhaus aufnehmen:
  - auf die kardiologische Intensivstation, wenn es sich um eine Synkope „aus dem Nichts heraus" handelt, insbesondere bei einer zugrunde liegenden Herzerkrankung;
  - immer unter EKG-Überwachung.
- Ein über einige Minuten anhaltender Bewusstseinsverlust mit verlängertem Aufwachen ist bei älteren Menschen manchmal auf eine Rhythmus- oder Reizleitungsstörung zurückzuführen. Fokale neurologische Zeichen auf Grund einer gestörten zerebralen Durchblutung sind ebenfalls möglich.
- Die kardial bedingte Bewusstlosigkeit setzt jedoch in der Regel plötzlich ein und ist in der Regel innerhalb von 5 Minuten wieder verschwunden, mit extremer Blässe während der Episode und rascher Wiederherstellung eines normalen Hautkolorits (12). Prodromi sind jedoch möglich. Achten Sie auf die vom Patienten empfundenen Palpitationen! Ein Zungenbiss, allerdings auf deren Spitze, ist beim Sturz möglich. Klonische Zuckungen sind möglich (verminderte zerebrale Perfusion) und sogar ausnahmsweise Urinabgang (tiefe Bewusstlosigkeit).
- Die Einnahme von Kardiotropika, das Auftreten bei körperlicher Anstrengung und Palpitationen sprechen für eine kardiale Ursache, Brustschmerzen oder Atemnot ebenfalls, wobei auch eine Lungenembolie in Betracht kommt.

... ***Belastungssynkopen ⚠ (am Ende der Belastung: S. 460)*** ....

- Denken Sie an eine Aortenstenose (typisches Herzgeräusch, 2. HT leise oder abwesend, manchmal in Verbindung mit Belastungsangina, Zeichen der linksventrikulären Hypertrophie im EKG), instabile Angina, obstruktive Kardiomyopathie (mesosystolisches Auswurfgeräusch über dem Apex und manchmal Herzgeräusch wie bei Mitralinsuffizienz, ohne Veränderung der Herztöne), primäre pulmonale Hypertonie (rechtsventrikuläre Hypertrophie im EKG); bei Jugendlichen (Zyanose): Fallot'sche Tetralogie.
- Krankenhausaufnahme in diesen fünf Fällen.

... ***Herzgeräusche*** ....

- **Aortenstenose und hypertrophe Kardiomyopathie**, Fallot'sche Tetralogie (Jugendliche). Siehe „Belastungssynkopen" weiter oben.
- **Mitralklappenprolaps: Verdacht bei einem mesosystolischen Klick**, evtl. gefolgt von einem telesystolischen Regurgitationsgeräusch (Mitralinsuffizi-

enz). Achten Sie dann auf Rhythmusstörungen: EKG mit langem Streifen, Krankenhausaufnahme für LZ-EKG und ventrikuläre Spätpotentiale.

- **Herzklappenerkrankung** oder funktionelle Mitralinsuffizienz: Verdacht auf Rhythmus- oder Leitungsstörungen. Vorsicht: Krankenhausaufnahme mindestens über Nacht, unter EKG-Monitoring und auf der (kardiol.) Intensivstation, wenn es sich um eine Synkope handelt.

... ***Bradykardie* $\leq$ *50 (1,4)*** ....

AV-Block (Anomalie der Kopplung von P-Wellen – QRS-Komplexen)

- **AV-Block III°** mit völliger Unabhängigkeit von P- und QRS-Wellen.
- **AV-Block II°** (Mobitz 2 mit intermittierend nicht-übergeleiteter P-Welle und konstantem PR-Intervall).

- Eine Synkope weist auf eine ventrikuläre Pause und manchmal auf eine Torsade de pointes hin.
- **EKG-Monitor**, venöser Zugang, Vorbereitung von 5 Ampullen Isoprenalin (Isuprel®) 0,2 mg in einer 50-mL-G5-Spritze oder in einer 250-mL-G5-Infusion, die über einen 3-Wege-Hahn platziert wird, immer vor Licht geschützt), Start bei Bradykardie < 40 oder symptomatisch (oder als Perfusor, *S. 363*). (In D Orciprenalin, da Isoprenalin nicht erhältlich). Halten Sie dann den Puls bei 80 (durch Beginn von Isuprel mit 2 mL/h als Perfusor oder 10–50 Tropfen pro Min. mit der Infusion), anpassen je nach Frequenz (oder legen Sie einen externen SM, insbesondere bei einer Digitalisüberdosierung, bei der Isoprenalin riskant ist). Wenn dies hämodynamisch nicht wirksam ist, kann leicht auf den SM zurückgegriffen werden.
- **Aufnahme auf einer kardiol. Intensivstation zur SM-Therapie**. Die Synkope kann aufgrund einer Perfusionsminderung zu einer Vigilanzminderung oder einem Herz-Kreislauf-Stillstand führen. Torsades de pointes ist möglich, wenn das **QT**-Intervall verlängert ist: Wenn der Puls < 50/min ist, beschleunigen Sie ihn dann auf 80/min durch die Infusion von Isoprenalin: siehe *S. 363*. Korrigieren Sie eine Hypokaliämie oder einen niedrig-normalen Kaliumwert. Membranstabilisierung durch Infusion von Magnesiumsulfat (Mg_2SO_4) 2 g in 10–20 min (entspricht 13,5 ml Mg_2SO_4 15 %), einmal wiederholen, wenn keine Wirkung eintritt, dann mit einer Infusion von 1–4g/Std. über 12 Std. fortführen.

Sinuatriale Dysfunktion (Anomalie beim Auftreten der P-Welle)

- Sinus- oder junktionale Bradykardie.
- Pausen mit Nulllinie (die Pause kann ein Vielfaches von PP betragen), unterbrochen von junktionalen Escapeschlägen.
- Dies kann durch einen vagalen Tonus verursacht werden: Atropin 0,5 bis 1 mg i.v., wenn keine verlängerte QT-Zeit (> 460 ms) vorliegt.
- Oder durch eine Behandlung: Digitalis (im Notfall Spiegel bestimmen), Kalziumkanalblocker (Verapamil), Amiodaron, Clonidin.
- Behandeln Sie dann mit Iso- (Orci-)prenalin wie oben beschrieben, wenn der Puls < 40 ist oder die Pausen > 2 Sekunden betragen oder wenn der Patient symptomatisch ist, bis zur SM-Therapie. Im Falle einer Medikamentenüberdosierung ... setzen Sie es ab und geben Sie innerhalb von 30 min 1 Ampulle Mg_2SO_4 oder $MgCl_2$ ($\approx$ 1,5 g). Danach (außer bei Niereninsuffizienz) 12 g/24 h.
- Achtung: Episoden von Vorhofflattern oder -flimmern oder einer atrialen Tachykardie in Verbindung mit einer sinuatrialen Dysfunktion deuten auf ein Tachykardie-Bradykardiesyndrom hin, die die Anlage eines SM vor jeder Injekti-

on eines Antiarrhythmikums erfordert (Risiko, dass die Tachykardie in einen sinuatrialen Block umgewandelt wird): Ziehen Sie einen Kardiologen hinzu.

... ***Palpitationen: Verdacht auf Rhythmusstörung*** ....

- Torsade de Pointes: Langes QT-Syndrom, Kaliumverlust durch Medikamente, Antiarrhythmika, Psychotropika, Bradykardie ± AV-Block.
- Vorhofflimmern, Vorhofflattern, WPW-syndrom, ventrikuläre Tachykardie.

... ***Pektanginöse Beschwerden. KH-Aufnahme mit EKG-Überwachung in der (kardiol.) Intensivstation*** ....

- Aortenstenose (Herzgeräusch, 2. HT verändert oder nicht vorhanden).
- Prinzmetal-Angina: Achten Sie auf die imposante ST-Hebung.
- Funktionelle Angina pectoris und Synkope oder Bewusstseinsstörung bei paroxysmalen Rhythmusstörungen.
- Manchmal wird man nur eine nicht-obstruktive Kardiomyopathie als Erklärung finden, aber nur durch Ausschlussdiagnostik.

... ***Abnormales EKG (ggf. siehe „EKG", S. 349 und „Bradykardie", S. 441)*** ...

- **Langes PR-Intervall mit Wenckebach'schen Perioden (Mobitz II) oder AV-Block I°:** Die ventrikulären Escaperhythmen sind schnell genug, um eine Synkope zu vermeiden, welche nur in außergewöhnlichen Fällen vorkommt. KH-Aufnahme mit Monitor, Iso- (Orci-)prenalin bereitlegen, falls es zu einer Synkope gekommen ist. Prüfen Sie, ob ein assoziierter bifaszikulärer Block vorliegt (somit trifaszikulärer Block).
- **QT-Zeit verlängert** > 460 ms (V5 oder V2): Risiko einer Torsade de pointes. EKG-Monitor, venöser Zugang, 125-mL G5 mit 5 Ampullen Isoprenalin 0,2 mg in Bereitschaft (in D Orciprenalin) (*S. 363*); Flasche oder Spritze vor Licht schützen. Korrigieren Sie eine Hypokaliämie oder einen niedrig-normalen Kaliumwert. Halten Sie den Puls durch die Isoprenalin/Orciprenalin-Infusion auf 80, siehe *S. 363*. Suchen Sie ein Bett auf einer (kardiol.) Intensivstation.
- **Paroxysmaler AV-Block** (Adams-Stokes) wird vermutet, wenn im EKG ventrikuläre Überleitungsstörungen vorliegen (***siehe Tabelle S. 447***). Ein isolierter RSB ist nicht aussagekräftig. **In etwa 5 % der Fälle von paroxysmalen AV-Blockierungen ist das EKG normal,** was die Aufnahme ins Krankenhaus und die EKG-Überwachung (Monitor oder Telemetrie) jeder echten, unerwarteten Synkope rechtfertigt.
- Monitor-Überwachung, mit venösem Zugang, fertige Isoprenalin/Orciprenalin-Infusion (lichtgeschützt); suchen Sie ein Bett auf einer (kardiol.) Intensivstation.
- **Ventrikuläre Extrasystolen**: Sie sind besorgniserregend und lassen eine ventrikuläre Tachykardie befürchten, wenn sie die auf S. 438 genannten Kriterien erfüllen:
- wenn möglich Übernahme auf kardiol. Intensivstation. Amiodaron iv bei akuter Koronarinsuffizienz (*S. 437*). Wenn der Patient dort nicht aufgenommen werden kann, besprechen Sie eine Verlegung in eine andere kardiol. Intensivstation;
- in der Zwischenzeit: stationäre Aufnahme mit EKG-Überwachung. Magnesium (siehe *S. 431*), wenn ein medikamentös erworbenes Long-QT-Syndrom damit verbunden ist. Eine Untersuchung auf ventrikuläre Spätpotentiale wird erforderlich sein.
- **PR-Zeit kurz** < 0,12 s: Denken Sie an eine Rhythmusstörung beim Wolff-Parkinson-White-Syndrom. Der Beginn des QRS-Komplexes ist von einer Delta-Welle überlagert, der QRS-Komplex ist verbreitert > 0,12 s. Repolarisationsanomalien

sind fast ständig vorhanden. KH-Aufnahme nach Besprechung mit der kardiol. Intensivstation, dem Kardiologen oder dem Intensivmediziner.

- Rechtsherzbelastungszeichen im EKG: RSB (komplett oder inkomplett), wenn bekannt ist, dass er erst kürzlich aufgetreten ist, T-Wellen-Inversion in V1–3, S1Q3: Die Rechtsherzbelastungszeichen und die Synkope weisen auf eine sehr schwere Lungenembolie hin, wenn die Klinik damit vereinbar ist. Bei (inkomplettem) RSB und Symptomen siehe Tabelle 6.21 auf S. 447. Handelt es sich bei diesem RSB nicht um ein Brugada- Syndrom ⚠? *Siehe S. 356.*
- **Repolarisationsstörungen, Q-Welle**: Verdacht auf ischämische Ursache, Dyskaliämie mit Rhythmus- oder Leitungsstörungen, Azidose.
- Eine Subarachnoidalblutung, ein Schlaganfall oder eine Epilepsie führen selten zu Repolarisationsstörungen. Leitungsblöcke, Wolff-Parkinson-White gehen mit Repolarisationsstörungen einher. T-Negativierungen sind manchmal nach ventrikulären Aktivierungen (breiter QRS-Komplex) zu sehen (Chatterjee-Effekt). *S. 357.*
- **Andere EKG-Anomalien, die eine sofortige Behandlung durch einen Kardiologen erforderlich machen** [12] (falls nicht vorhanden, Intensivmediziner):
  - LSB + langes PR-Intervall; **andere Kombinationen siehe Tabelle 6.21** ***S. 447***;
  - Bradykardie < 40 oder Sinusarrest > 2 s;
  - Häufige, polymorphe, kurz oder variabel gekoppelte oder in Salven auftretende VES (> 3);
  - WPW-Syndrom;
  - QTc $\geq$ 500ms;
  - T-Negativierungen in allen präkordialen Ableitungen;
  - Patient mit Herzschrittmacher.
- **EKG und Klinik unauffällig:** Dies schließt eine paroxysmale AV-Blockierung nicht aus. Die Beschreibung einer Synkope und das Fehlen von Kriterien für eine andere Ursache führen zu einer KH-Aufnahme zur Überwachung unter EKG-Monitoring und eventuell zu elektrophysiologischen Untersuchungen.
- **Der Canadian Syncope Risk Score ist validiert** (15), man kann ihn unter mdcalc.com oder in einer App (MedCalX etc.) berechnen. Achten Sie auf die Ausschlusskriterien. Er erfordert EKG, Troponin und Ihre klinische Diagnose: vagal oder kardial.

> **Synkopen und Bewusstseinsverlust auf Grund von epileptischen Anfällen.**

- Es kommt alles vor, vom kurzen Bewusstseinsverlust über einen Verwirrtheitszustand bis hin zum Koma. Krampfanfälle sind nur ein kleiner Teil der Epilepsien.
- Viele Epileptiker werden jahrelang für hysterisch gehalten oder als Hyperventilationssyndrom verkannt.
- Eine gute Frage, die man stellen kann, lautet: **„Wo sind Sie aufgewacht? Wer war zu diesem Zeitpunkt anwesend?“** Der Patient, der erst im Krankenhaus oder in Anwesenheit des Rettungsdienstes aufwacht, hatte eine verlängerte Bewusstlosigkeit oder eine postiktale Amnesie. Dies gilt insbesondere, wenn Beobachter aussagen, dass er zu dem nicht erinnerten Zeitpunkt bei Bewusstsein war.
- **Die geduldige, genaue und zielgerichtete Befragung von Beobachtern und Angehörigen** ist hier absolut entscheidend.
- **Das Fehlen von Bissverletzungen/Urinabgang ist in der Tat häufig** und führt nicht zum Ausschluss der Diagnose.

- **Ein Wort zu der seltenen, aber sehr spezifischen posterioren Schulterluxation**: Sie wird oft nicht wahrgenommen, da der Patient postiktal nicht darüber klagt; sie kann mit einem motorischen Defizit der oberen Extremität verwechselt werden. Kein Epaulettenphänomen, die Person benutzt den Arm wenig. Bei schlanken Personen befindet sich der Humeruskopf nicht vor und unter dem Akromioklavikulargelenk; manchmal kann man ihn hinter und außerhalb des Schulterblatts identifizieren, und vor allem: Die Außenrotation der Schulter (Ellenbogen 90°) ist blockiert. Reduktion häufig unter Allgemeinanästhesie, und Suche nach neurovaskulären Komplikationen.
- **Suche nach der Ursache des Anfalls, um sie zu behandeln** (traumatisch, toxisch, metabolisch infektiös, vaskulär, tumorbedingt). Jeder fokale Anfall oder jeder Anfall mit fokalem Beginn (auch der erste) rechtfertigt eine Therapie (6,7).
- **Zusätzliche Untersuchungen und Maßnahmen:** *S. 171.* Beachten Sie den geringen Wert eines normalen EEG nach dem Anfall, und im Extremfall sogar die Möglichkeit eines normalen Oberflächen-EEGs während des Anfalls oder während des frontalen oder temporalen Status epilepticus (8,9,10). Daher ist die Klinik ausschlaggebend.

> **Befunde, die auf eine Epilepsie hindeuten.**
- Vorgeschichte einer intrakraniellen neurologischen Verletzung.
- Entzug von Antiepileptika (Spiegelbestimmung, wenn für das Präparat möglich, bei unzuverlässiger Anamnese).
- Alkohol- oder Benzodiazepin-Entzug seit ≤ 5 Tagen.
- Frühere Einnahme von Antiepileptika: Zählen Sie ggf. die Medikamente auf, wobei Sie einige Nicht-Antiepileptika (Phantasienamen) einbauen (z. B. Endoxan, Stermin), um die Sinnhaftigkeit der Antworten zu überprüfen.
- Aura (eines fokalen Beginns): Vages, kurzes Gefühl, dass etwas passieren wird.
- Dauer von mehr als drei Minuten.
- Verdrehen der Augen während des Anfalls.
- Erhöhter Tonus, keine Hypotonie der Muskulatur während des Anfalls.
- Laute, stereotype Atmung während des Anfalls.
- Erhöhte bronchiale Schleimsekretion nach dem Anfall.
- Zyanose während des Anfalls, eine Rötung ist weniger spezifisch.
- Hypersalivation während der Bewusstlosigkeit.
- Abnormale Bewegungen des Körpers oder des Gesichts vor/während des Anfalls.
- Unfreiwilliger Urinabgang.
- Anhaltende Verwirrtheit im Anschluss an den Anfall. Dies kann die Folge eines Schlaganfalls (Hirnstamm ++), eines postiktalen Zustands oder rasch rezidivierender Anfälle oder einer nicht-konvulsiven Anfallsform sein.
- Sensitive oder motorische neurologische Defizite, die während oder nach dem Anfall beobachtet wurden.
- Narben von früheren seitlichen Zungenbissen.
- Erhöhte CK-Werte ohne Trauma.
- **Gemischte metabolische und respiratorische Azidose** unmittelbar nach den Anfällen, mit erhöhter Anionenlücke, die sich innerhalb von Minuten bis Stunden zurückbildet.

> **Sehr starke Hinweise für eine Epilepsie**
- Schrei vor der Bewusstlosigkeit oder dem Sturz.
- **Passende Anamnese oder Auftreten von fokalen Anfällen vor der Bewusstlosigkeit**. Die Wiederholung der Phänomene (über Jahre, Monate, Tage, Stunden), ihre Fluktuation während der familiären oder medizinischen Beobachtung ist sehr stark hinweisend. Die fokalen Anfälle dauern von einigen Sekunden bis zu einigen Stunden, können sich wiederholen und sind von Phasen mit Verwirrtheit unterbrochen.
- **Neurologisch-motorische Defizite**, Aphasie (Jargon, fehlende Wörter) oder Klonien ((Bravais-)Jackson-Anfall) oder sensible Ausfälle.
- **Versiv- oder Adversivanfälle**, Bewegung der Augen und/oder des Kopfes zur Seite und in Rotation vor der Bewusstlosigkeit. Manchmal: tonisches Anheben einer oberen Extremität in Abduktion, wobei Kopf und Augen die Extremität anzusehen scheinen.
- **Anfänglich unklar definierte Empfindung, aus dem Epigastrium aufsteigend** in die retrosternale Region, den Hals, manchmal den Kopf: Temporaler Anfall, der oft für eine Angstmanifestation gehalten wird. Gefühl der Fremdheit, des „déjà vu“ (schon gesehen) oder „déjà vécu“ (schon erlebten).
- **Olfaktorische Halluzinationen** (Wahrnehmung eines ekelhaften, schlecht definierten Geruchs, oft verbrannter Gummi). Einfache oder komplexe visuelle Halluzinationen oder auch Illusionen: verschiedene Verformungen von Objekten. Auditive Halluzinationen, die am häufigsten beschrieben werden.
- **Kontaktverlust, Absencen, plötzliche Benommenheit**, plötzliche Verwirrtheitsepisoden mit motorischen Automatismen, Kauen, Pseudo-Tics im Gesicht, im Mundbereich, klonisch oder tonisch, mit abruptem oder langsamem Ende in einem Verwirrtheitszustand.
- **Allmähliche Rückkehr zum klaren Bewusstsein**. Postiktale Verwirrung oder Amnesie: Diskrepanz zwischen einem Patienten, den Beobachter in der postiktalen Phase als wach beschreiben, der aber sagt, er sei später aufgewacht (im Krankenwagen, im Krankenhaus, im Beisein des Rettungsdienstes).
- Mehr als 20 Klonien: spricht für Epilepsie; weniger als 10: Synkope (18).
- Seitlicher Biss auf die Zunge. Bei einer Synkope ist die Zungenspitze betoffen.
- **Petechien** im Kopf- und Halsbereich, vor allem am Hals und an den **Augenlidern**.
- Fortbestehen von lokalisierten Klonien, wenn man nach ihnen sucht (man muss einige Minuten beobachten).
- Ausgeprägte Asthenie, diffuse Myalgien ohne andere Ursachen.
- Hintere Schulterluxation.

Man muss geduldig flüchtige klonische oder myoklonische Phänomene der Gliedmaßen, Schultern, Hüften, Hals oder des Gesichts erfassen, indem man den entkleideten Patienten lange beobachtet und sich zwei Meter entfernt aufstellt, um alles zu sehen, automatische Aktivitäten, ein Kauen, Bewegungen bei einer Person im Koma.

> **Das Syndrom der ängstlichen Hyperventilation = Panikattacke.**
- Sehr häufig und spektakulär (*siehe S. 138*).

> **Kollaps und Synkope (oder Koma) als hysterische (histrionische) Störung/dissoziative Anfälle**

- Gibt es auch bei Männern! Tritt in Anwesenheit von **Beobachtern** auf. Tritt nicht plötzlich auf und **dauert mehrere Minuten**. Stürze, die nicht mit einem Trauma einhergehen werden, sondern theatralisch und **spektakulär** sind. Ein emotionaler oder konfliktbedingter Auslöser wird häufig gefunden.
- Der Kollaps, eher ruhig oder unruhig mit unkoordinierter Atmung, bei dem der Kopf sich unkontrolliert von rechts nach links dreht, hält in der Regel bis zum Eintreffen in der Notaufnahme an, manchmal mit unruhigen, krampfartigen Bewegungen der Gliedmaßen oder einem Tremor.
- **Augen, die geschlossen sind, zittern** und sich dem Versuch widersetzen, sie zu öffnen, sind sehr auffällig, aber nicht immer vorhanden. Es handelt sich dann um ein sehr feines „Lidschlag"-Zittern, das sich von dem epileptischen klonischen Blinzeln unterscheidet, das von Klonien des Gesichts gefolgt oder begleitet wird. Bei zwangsweise geöffneten Lidern **weichen die Augen meist dem Blick des Untersuchers aus**; bei einem Patienten in Seitenlage geht der Blick unabhängig von der Seite nach unten. Die Blickabweichung ist daher nicht lateralisiert. Hebt man die Hand des Patienten über sein Gesicht und lässt los, so fällt die Hand nicht auf das Gesicht sondern wird daran vorbeigeführt (sollte er wirklich komatös sein, müssen Sie den Patienten vor Verletzungen schützen...).
- Schmerzreaktionen oft abgeschwächt oder nicht vorhanden, selbst bei kräftigem Kneifen und dem **Manöver nach Pierre Marie und Foix** (Kompression des N. facialis im Kieferwinkel). Etwaige Reaktionen sind symmetrisch, nie Streckung oder Einrollen oder Eversion (nach außen rollen) der Gliedmaßen. Das Einführen einer Nasensonde kann den Patienten aufwecken. Es ist nicht nötig, den Patienten zu bestrafen, indem man ihm z. B. *sadistisch* die Brustwarze zwirbelt (*S. 230*). Die Diagnose kann sehr schwierig sein, und manche Betroffene wachen erst auf, wenn man versucht, zu intubieren!
- **Es kommt nie zu Zyanose, vermehrter bronchialer Sekretion, Zungenbiss oder Urinabgang.**
- Andere Patienten sind bei ihrer Ankunft in einem weniger schweren Zustand und haben die Augen geöffnet. Werden sie aufgerichtet, torkeln sie sehr spektakulär, ohne Hinweise auf vestibulären Schwindel oder Trunkenheit. Wenn Sie sie nicht festhalten (jederzeit bereit sein zum Eingreifen), stürzen sie nicht, sondern rutschen höchstens auf den Boden; die Stürze sind wie fragmentiert.
- Wenn sie mit der Stimme energisch aufgefordert und leicht gestützt werden, stehen sie auf, um sich auf die Trage zu legen. Nach dem Anfall kann der Betroffene sagen, ob er von anderen Personen umgeben war, und berichtet von einem gewissen Grad an Bewusstsein; er kann oft sagen, was die Umstehenden getan oder gesagt haben. Sie als Untersucher sind beeindruckt von seiner relativen **Gleichgültigkeit**, seiner Ruhe in Bezug auf seine Symptome.
- **Epilepsie ist eine manchmal schwierige Differentialdiagnose** und hysterisches Verhalten kann auf einen fokalen Anfall oder einen postiktalen Zustand folgen oder mit ihm verwoben sein, wobei das EEG normal sein kann: siehe oben.
- **Die Behandlung** ist schwierig und der Anfall klingt wahrscheinlich oft von selbst ab. **Die Vermeidung von Zuschauern** und insbesondere von Familie oder Verwandten ist von entscheidender Bedeutung. Ein oder zwei Betreuer, nicht mehr. **Vorschläge und Anregungen** („es ist gut, es geht zu Ende", „das ist das Ende des Anfalls", „Sie können jetzt nach Hause gehen") sollten versucht werden, aber *machen Sie den Kranken nicht lächerlich*, sprechen Sie nicht von „Kino"; es ist

wichtig, das Unwohlsein quasi offiziell anzuerkennen, damit es nicht andauert. Lassen Sie den Patienten „allein" in Ruhe und beobachten Sie ihn heimlich; das hilft bei der allmählichen Beruhigung. Ein **Placebo** ist selten erforderlich (Calciumgluconat 1 Ampulle i.v.: warmes, metallisches Gefühl, wohltuend). Psychopharmaka: Wenig wirksam. Es ist nicht nötig, den Psychiater als Notfall hinzuzuziehen.

- **Zusätzliche Untersuchungen**: kapilläre **Glukose**, wenn Diabetiker oder nicht anamnestizierbar, da sich die Hypoglykämie als psychiatrisch darstellen kann. Das EKG ist hier von fraglichem Nutzen, da es dem Patienten eine organische Ursache suggerieren kann. Es ist hier von sekundärem Nutzen.
- Warten Sie, bis der Patient sich beruhigt hat. Ein **Krankenhausaufenthalt** (nicht in der Psychiatrie) ist erforderlich, wenn in der Notaufnahme keine Besserung erzielt wird oder sich die Anfälle wiederholen. Manchmal liegen den hysterischen Anfällen ernsthafte Probleme zugrunde, z. B. **Depressionen, Aggressionen, Vergewaltigungen, Inzest oder Missbrauch** von Jugendlichen: Eine Einweisung in die Klinik kann heilsam sein. **Krankenhausaufnahme beim geringsten Verdacht auf eine organische Erkrankung.**
- Paroxysmale Bewusstseinsstörungen **epileptischer** Natur können eine ausgeprägte hysterische „Färbung" haben. Die Suche nach Hinweisen auf eine Epilepsie bei der Befragung von Beobachtern und Angehörigen ist äußerst ergiebig. Das Notfall-EEG ist bei Hysterie normal, wenn die klinischen Anzeichen zum Zeitpunkt der Aufzeichnung vorhanden sind; nach einem epileptischen Anfall kann es in 30–55 % der Fälle völlig normal sein.
- **Sprechen Sie gegenüber der Umgebung nicht von Hysterie**, sondern von „nervösem Unwohlsein", und bleiben Sie noch vager, wenn es sich um das berufliche Umfeld oder ein familiäres Umfeld mit einer konfliktträchtigen Stimmung gegenüber dem Kranken handelt. Überweisen Sie den Patienten nur dann in psychiatrische Behandlung, wenn der Verdacht auf eine zugrunde liegende Depression besteht. Raten Sie immer dazu, den üblichen Hausarzt erneut aufzusuchen. Notieren Sie in der Akte die Hypothese einer **somatoformen Störung** (DSM-5).

> **Simulation**

- Die Simulation ist der Hysterie sehr ähnlich, die zumindest bei den ersten Anfällen unbewusst ist, aber die Simulation wirkt noch falscher. Alle möglichen Symptome können auftreten, vom Unwohlsein über Bewusstseinsverlust bis hin zum Koma. Der Unterschied liegt in der fehlenden Gleichgültigkeit gegenüber den Symptomen, eher im Gegenteil davon, und in einem fordernden Verhalten, das sichtbarer nach sekundären Vorteilen oder sogar einer Krankenhauseinweisung strebt.

> **Hypoglykämie (S. 623): der große Mythos**

- Außer bei Diabetikern ist eine Hypoglykämie außergewöhnlich, entweder ganz am Anfang eines insulinpflichtigen Diabetes oder unter der Behandlung. Sie kann auch eine Komplikation bei der Einnahme von Medikamenten sein.
- **Die *spontan rückläufige* hypoglykämische Entgleisung bei einem zuvor gesunden Menschen ist ein Mythos (12), der bestenfalls lachhaft, schlimmstenfalls gefährlich ist.** In diesem Zusammenhang sollten **keine kapillaren oder venösen Blutzuckermessungen** durchgeführt werden (12).

- Sehbehinderte, demente oder ältere Personen haben möglicherweise versehentlich die blutzuckersenkenden Mittel des Ehepartners eingenommen. **Eine Glukosegabe kann alle Arten von sowieso spontan rückläufigen Beschwerden „heilen"**, daher sollte eine kapillare Glukosemessung durchgeführt werden. Im Krankenhaus: **keine Glukosegabe vor der Venenentnahme**: Die Kapillarglukose wird bei niedrigen Werten mit Teststreifen und Leseautomaten sehr häufig unterschätzt.
- Die sehr seltene **spontane Hypoglykämie** führt oft zu echten Bewusstseinsverlusten oder psychischen Störungen; sie klingt nicht spontan innerhalb von 5 min ab, tritt am Ende der Nacht, auf nüchternen Magen, weit entfernt von den Mahlzeiten oder bei muskulärer Anstrengung auf.
- Die legendäre reaktive Hypoglykämie, die in ihrer Häufigkeit stark überschätzt wird, führt nicht zu Bewusstlosigkeit (*S. 623*).

› Kollaps und vagale Synkope: die häufigsten Ursachen

- Die Begleitumstände helfen bei der Ursachenerforschung weiter, sind aber nicht allein ein formaler Beweis für eine vagale Ursache:

Tabelle 6.22: Häufigste Ursachen für Kollaps und vagale Synkope

Herzinfarkt (MI)	Hitze	Große Menschenmenge	Starke Emotion
Müdigkeit	Klaustrophobie	Angst	Fasten
Starke Schmerzen	Beseitigung eines Urinverhalts	Längeres Stehen	Postprandial
Erschwerte Defäkation	Schwangerschaft	Erbrechen	Abruptes **Ende** einer sportlichen Anstrengung
Anale Dilatation	Punktionen	Endoskopien	Aufstehen nach längerer Bettlägerigkeit

- Tritt nur selten im Sitzen auf (z. B. in der Zahnarztpraxis, bei der Blutspende oder bei einer Venenpunktion). Das Auftreten während eines labyrinthischen Schwindels ist möglich, aber achten Sie auf Schwindel, der zerebralen Ursprungs ist (Schlaganfall, Tumor, Meningoenzephalitis, Hypoglykämie) und in der Regel mit Lokalisationszeichen einhergeht: Kleinhirn, Hirnnerven, lange Bahnen (*S. 266*).
- **Der Beginn ist in der Regel langsam und allmählich**, dauert manchmal aber auch nur Sekunden bis Minuten. Die Patienten sprechen von „**Schwindel**", beschreiben aber keine Drehbewegungen dessen, was sie sehen. Es handelt sich vielmehr um den Eindruck, dass sich „der Kopf dreht", siehe *S. 266*. Es kann auch ein Eindruck von verschwommenem Sehen, Sehstörungen oder Schwanken sein. Gähnen, Übelkeit und Schwitzen werden vom Patienten empfunden und berichtet. Blässe wird in der Regel nur von Beobachtern beschrieben, ebenso wie Bradykardie („langsamer als Sekundenschläge?"), die extrem und unregelmäßig sein kann (Perioden von junktionalen Escapeschlägen und Pausen).
- **Der Bewusstseinsverlust ist kurz, es sei denn, die Person liegt nicht auf dem Boden,** mit hochgelagerten Beinen; er kann dann andauern oder in einen Zustand der Vigilanzminderung übergehen. Je nach Ausgangsposition (die Person hat manchmal Zeit, sich hinzusetzen oder hinzulegen, oder die Umstehenden haben Zeit, sie festzuhalten) ist ein **Sturz** mit Trauma möglich. Ein Biss auf die Zungenspitze ist bei einem Sturz möglich. Tiefer und längerer Bewusstseinsverlust führt **manchmal zu einigen kurzen krampfartigen Bewegungen und**

einer Sphinktererschlaffung. Der Blutdruck ist sehr niedrig. Es besteht keine Tachykardie, sondern eher eine Bradykardie.

- **Nach dem Kollaps** ist der Betroffene oft kurzzeitig groggy, kraftlos, „flau", wobei die Symptomatik dazu neigt, bei zu frühem Aufstehen wieder aufzutreten.
- **Klinische Untersuchung**: Sie ist ohne Auffälligkeiten. **In der Notaufnahme ist es wichtig, den Blutdruck im Liegen und im Stehen** 4 Minuten lang zu messen und dabei den Puls zu notieren. Später ist es zu spät. Ein Abfall um 20 mmHg ist signifikant, insbesondere bei Bradykardie oder klinischer Symptomatik. Der **kapillare Blutzuckerspiegel** ist normal oder erhöht.
- **Das EKG ist normal**. Während der Synkope findet sich eine Bradykardie, Sinuspausen, ein sinuatrialer oder atrioventrikulärer Block mit junktionalen Escaperhythmen. Die Schwierigkeit liegt in den **atypischen EKGs**, die bei Personen mit vagalen Ohnmachtsanfällen möglich sind: flache oder negative T-Wellen in den präkordialen Ableitungen oder Abl. II–II, aVF oder ST-Hebung ≤ 1 mm mit nach oben konkavem Aussehen, gefolgt von breiten und symmetrischen T-Wellen in den präkordialen Ableitungen. Zweifel führen dann zu einer Krankenhauseinweisung.
- Bei schwierigen Diagnosen wird der Patient vorsichtshalber ins Krankenhaus eingewiesen und am nächsten Tag eine **Kipptischuntersuchung** durchgeführt (17) (Empfehlung Grad B).
- **Behandlung: Flachlagerung** und Hochlagerung der unteren Extremitäten: Wirkung in weniger als einer Minute. Mindestens 15 Minuten Ruhe (Flachlagerung), dann sehr allmähliches Aufstehen, nachdem der Patient **beruhigt** und wenn möglich die Ursache beseitigt wurde. Nur in Ausnahmefällen muss Atropin i.v. (0,5 mg, wiederholbar, wenn QT-Zeit nicht verlängert ist) gegeben werden und eine rasche Flüssigkeitsgabe (10–15 min) mit isotonischer Kochsalzlösung (NaCl 0,9 %) unter Kontrolle des RR erfolgen. Es ist sehr wichtig, „**Wiederholungstäter**" davon zu **überzeugen**, **sich bei Prodromi hinzulegen** (unter Missachtung der Anstandsregeln), ohne zu versuchen, einen weiter entfernten Sitz oder ein Bett zu erreichen und dabei einen gefährlichen Sturz zu riskieren.
- **Die Vorbeugung bei medizinischen Eingriffen** beruht auf psychologischer Betreuung, einem Anxiolytikum *per os* und manchmal Atropin, das nur gegen die Bradykardie wirkt, sowie auf lokaler Anästhesie.
- **Eine Krankenhausaufnahme ist angezeigt:**
  - **bei Zweifeln an der Diagnose**: Wiederholung der EKGs bei Repolarisationsstörungen; wenn eine kardiale Synkope möglich erscheint: Überwachung mittels Monitor-EKG mit Alarmen, die auf 50 und 100 eingestellt sind, maximale Lautstärke, aber EKG-Ton inaktiviert, um den Patienten schlafen zu lassen. Planen Sie eine Kipptischuntersuchung am nächsten Tag;
  - **bei fortgesetztem Unwohlsein ohne zwischenzeitliche Erholung**;
  - **wenn die Ursache nicht geklärt ist** (vagales Synkope bei starken Schmerzen);
  - **bei wiederholten schweren Kopfverletzungen**, vor allem bei Alkoholikern, alten Menschen oder Hämostasestörungen, es sei denn, eine normale Computertomographie des Schädels schließt eine Pathologie aus (nicht zu früh durchführen);
  - **bei den geringsten Anzeichen einer dekompensierten Herzerkrankung.**

› Varianten der vagalen Synkope

… *Miktionssynkope* ……………………………………

- Die Synkope tritt ohne Vorwarnung beim oder kurz nach dem Wasserlassen auf (Patient wird vom Ehepartner, der durch das Geräusch des Sturzes alarmiert wurde, scheinbar leblos in der Toilette aufgefunden).
- Eine Krankenhauseinweisung ist in der Regel nicht angezeigt, es sei denn, es handelt sich tatsächlich um eine orthostatische Hypotonie mit ernster Ursache (*S. 366*).

… ***Hypersensitiver Karotissinus/Karotissinussyndrom*** …

- Seltene Synkope, die durch eine starke zervikale Rotation, Kompression (Rasur, enger Kragen) ausgelöst wird. Tritt gewöhnlich im Stehen, ohne Prodromi, bei älteren Menschen auf.
- Differentialdiagnose: Zerebrale Perfusionsminderung, wenn die kontralaterale Karotis stenosiert ist.
- Diagnose durch **einseitige Karotismassage** (2). Vorsichtsmaßnahmen für die Massage:
  - EKG- und RR-Überwachung, wenn keine zervikalen Geräusche oder TIA-relevante Vorerkrankungen vorliegen;
  - Person unter 60 Jahren ohne arterielle Gefäßerkrankung;
  - wird ohne zu starkes Drücken in Rückenlage durchgeführt, wobei der Kopf auf die andere Seite gedreht wird, beginnend auf der rechten Seite, mit 4 Fingern, unter dem Kieferwinkel auf Höhe des oberen Randes des Schildknorpels. Muss die Symptomatik reproduzieren oder erfüllt die Diagnosekriterien: Abfall des systolischen RR $\geq$ 50 mmHg oder Sinusarrest $\geq$ 3 Sekunden;
  - Test mit aufgeschobener Dringlichkeit.
- Vorbeugende Behandlung oder Behandlung mit einem Herzschrittmacher. Lokoregionale Tumore können die gleichen Anzeichen aufweisen. Dysfunktion des Sinusknotens häufig assoziiert. Planen Sie eine Echodoppler-Untersuchung der Halsgefäße, LZ-EKG, kardiologisches Konsil.
- Je nach Fall Konsil durch HNO ± Kardiologie oder Krankenhausaufnahme.

… ***Synkope bei Glossopharyngeus-Neuralgie*** …

- Sehr selten, folgt auf einen kurzen ($\approx$ 1 Sekunde), heftigen, quälenden Schmerz im Rachen-, Hals- oder Ohrbereich.

… ***Hustensynkope*** …

- Sehr selten [Charcot JM. Gaz Med Paris 1876; 55: 588 (2)]. Ähnelt dem Affektkrampf des Säuglings. Während eines heftigen Hustenanfalls, selten eines einfachen Hustens, wird der Patient blass, schwach, schweißbedeckt und verliert innerhalb von Sekunden das Bewusstsein. Tonisch-klonische Bewegungen sind möglich. Differentialdiagnose: Epileptischer Anfall mit fokalem Beginn temporal, viszeroefferent (3): Sache des Spezialisten, ein normales EEG schließt nichts aus.

› Orthostatische Hypotonie

- Unwohlsein oder Bewusstseinsverlust treten ausschließlich im **Stehen** auf, manchmal aber auch lange nach Einnehmen der aufrechten Körperhaltung (allmähliche Venenfüllung, Wirkungsspitze eines Medikaments). Ihr rasches Auftreten mit Bezug zum Aufstehen muss nachgewiesen werden, wobei es vermieden werden sollte, dies zu suggerieren. Ein Kollaps von unterschiedlicher Dauer geht gewöhnlich einem möglichen Bewusstseinsverlust voraus. Die Patienten empfinden „**Schwindel**" ohne Drehbewegungen des Gesehenen; es handelt sich tatsächlich um ein Gefühl, dass sich „**der Kopf dreht**". Es kann sich auch um eine Sehstörung oder verschwommenes Sehen handeln. Die Beschwerden

bilden sich innerhalb weniger Minuten zurück, wenn der Patient ohne Verletzungen stürzt oder sich im Liegen wiederfindet.

- **Suchen Sie nach Ursachen oder begünstigenden Faktoren: Dehydrierung; Anämie und hämorrhagischer Schock oder anderer Schock +++; Medikamente**: blutdrucksenkende Mittel, venöse und arterielle Vasodilatatoren, Psychopharmaka, Schlafmittel, Antiparkinsonmittel; nächtliches Aufstehen, vor allem beim Wasserlassen. Nach Krampfadern wird beim Patienten im Stehen untersucht. Dysautonomie (der Puls beschleunigt sich nicht bei Orthostase, obwohl der RR sinkt): wird bei peripheren Neuropathien (Diabetes, Guillain-Barré), Shy-Dragger-Krankheit und Parkinson-Krankheit gesehen.
- Die Messung des RR durch den Arzt **im Liegen und dann im Stehen für 5 min** (12), wobei er den Arm auf Herzhöhe stützt, ist ein Minimum, das so rasch wie möglich, also in der **Notaufnahme**, durchgeführt werden sollte (danach ist es zu spät)! Der Test ist nur bei positivem Ergebnis verlässlich, da die orthostatische Hypotonie wenig reproduzierbar ist (13). Ein Unterschied von 20 mmHg systolisch (10 diastolisch) ist signifikant, sicher bei Begleitsymptomen. Auch der Ausgangswert muss berücksichtigt werden. Achtung: **Orthostatische Hypotension** ist häufig und **nicht immer sicher die Ursache** des Unwohlseins: Suchen Sie nach anderen Ursachen.
- Eine **Krankenhausaufnahme** ist erforderlich, wenn ein Medikamentenentzug eine Überwachung erfordert, wenn die Ursache besorgniserregend ist, wenn die Person nicht ausreichend betreut wird oder das Risiko eines Knochenbruchs besteht, sowie im Zweifelsfall bei einer besorgniserregenden Diagnose.
- Die **Behandlung** richtet sich nach der Ursache, venöse Kompression durch elastische Strümpfe, manchmal schwierige medikamentöse Entwöhnung (β-Blocker), Vorsichtsmaßnahmen beim Aufstehen, manchmal Medikamente.

› Postprandiale Hypotonie

- Wird als Ursache für 50 % der unerklärten Synkopen bei älteren Menschen vermutet (11). Häufig handelt es sich um Hypertoniker. Die Synkope tritt innerhalb von zwei Stunden nach einer Mahlzeit auf. Andere Ursachen müssen ausgeschlossen werden.
- Die Behandlung ist unbekannt. Es wird empfohlen, blutdrucksenkende Mittel in zeitlichem Abstand zu den Mahlzeiten einzunehmen und auf eine ausreichende Flüssigkeitszufuhr zu achten.

› Subclavian Steal

- Ist zu erwägen, wenn Synkope(n) beim Gebrauch einer oberen Extremität, in der Regel der linken, bestehen oder wenn ein verifizierter RR-Unterschied von $\geq$ 20 mmHg zwischen den beiden Seiten vorliegt.
- Überprüfen Sie auf Anzeichen einer Aortendissektion.

› Toxisch bedingter Kollaps und Bewusstseinsverlust

- Die Diagnose ist schwierig, wenn die Art des Auftretens und die Umstände nicht beschrieben werden.
- Wichtigste Ursache: Trunkenheit, in jedem Alter (und bei älteren Menschen vergisst man, daran zu denken), und der charakteristische Mundgeruch wird nicht immer wahrgenommen.
- Verschiedene Medikamente und Opiate (Miosis).

- Kohlenmonoxid: Bei geringstem Zweifel CO-Bestimmung im Blut und hochkonzentrierte Sauerstofftherapie über die Maske, 15 L/min, bis das Ergebnis vorliegt (siehe *S. 28*).

› Schlaganfälle, als transitorisch oder nicht transitorisch bezeichnet

Bewusstlosigkeit ist dabei selten (5). Grundsätzlich sollte nach einer anderen Ursache gesucht werden. Es reicht nicht aus, alt zu sein und eine Bewusstlosigkeit und/oder ein neurologisches Zeichen zu haben, um einen „Schlaganfall" zu diagnostizieren, was ein häufiger Fehler ist.

- **Bewusstlosigkeit und neurologisches Defizit**: Hypoglykämie, CO-Vergiftung, ischämischer oder hämorrhagischer Schlaganfall. Epilepsie mit postiktalem Defizit (insbesondere nach einem Schlaganfall, oft allzu rasch als „Rezidiv-Schlaganfall" bezeichnet).
- Jeder Blutdruckabfall oder jede Rhythmusstörung kann durch eine herabgesetzte Perfusion über ein zerviko-zerebrales Atherom zu vorübergehenden (oder sogar permanenten) neurologischen Zeichen führen („hämodynamische" TIA).
- **Neurologisches Defizit, dann Bewusstseinsverlust**: Hypoglykämie, fokale, dann generalisierte Epilepsie, basiläre Migräne.
- **Isolierter Bewusstseinsverlust**: Es besteht kein Verdacht auf einen Schlaganfall oder eine TIA.

› Verschiedene Stolperfallen

- **Ältere Menschen** leiden häufiger als Jüngere unter „Ohnmachtsanfällen". Das sollte Ihre Aufmerksamkeit auf eine akute, aber maskierte Erkrankung lenken, z. B. septischer Schock, Lungenentzündung oder Herzinfarkt, Blutungen im Verdauungstrakt, schwere Dehydrierung, Hyperosmolarität, Hypoxie, Vergiftungen (CO, Alkohol, Medikamente), Okklusion oder Peritonitis. In diesen Fällen kommen Hypovolämie, ein niedriges Herzzeitvolumen oder eine Hirnperfusionsstörung und Begleitmedikamente hinzu. Überprüfen Sie die Temperatur, die Atemfrequenz und achten Sie auf Marmorierungen.
- Eletkrolyte (Bikarbonatspiegel, Anionenlücke berechnen), CRP und Blutbild oder Mikrohämatokrit sind erforderlich.
- Traumafolgen bleiben unbemerkt, wenn man nicht nach ihnen sucht und nicht versucht, den Patienten aufzurichten (das ist mühsam, aber nützlich).
- **Synkope und Kopfschmerzen oder Meningismus**: Schließen Sie eine Subarachnoidalblutung aus. Die Basilarismigräne, der Diplopie, Schwindel und bilaterale Sehstörungen vorausgehen, ist eine Ausschlussdiagnostik: siehe *S. 196*.
- **Anaphylaktischer** Schock: Synkope und Hypotonie ± Exanthem ± Bronchospasmus. In unmittelbarem Bezug zu einer Medikamenteneinnahme oder eines Kontakts mit einem dem Patienten bekannten Allergen zu erwägen.
- **Wenn man „nichts" finden kann**, ist es ein Fehler, **sich auf eine Beliebigkeitsdiagnose wie z. B. „vagale Krise"** zu verlassen: Diese Diagnose muss durch übereinstimmende positive Kriterien gestützt werden. Insbesondere nach dem 65. Lebensjahr, wenn echte, Vagusreiz-auslösende Faktoren oder eine entsprechende Anamnese – das Auftreten im Stehen, Schweißausbrüche, Müdigkeit und Übelkeit als Prodromi – gefordert werden müssen. Dies gilt auch für posterior-inferiore Myokardinfarkte...

- **Schwangere**: Im dritten Trimenon verringert die Rückenlage den venösen Rückfluss: Legen Sie die Patientin in die linke Seitenlage oder auf die Seite, auf der sie sich wohlfühlt. Zu einem früheren Zeitpunkt sollte eine **Eileiterschwangerschaft** immer bedacht werden. Man muss wissen, dass eine Frau im schwangerschaftsfähigen Alter, die wegen Bauchschmerzen oder Beckenbodenzeichen oder einer Synkope zum Arzt geht, in 10 % der Fälle schwanger ist, wenn ihre letzte Periode normal war, in 7 % der Fälle, wenn sie zusätzlich behauptet, sie könne nicht schwanger sein, und in 3,7 % der Fälle, wenn sie verhütet (14). Testung auf β-hCG im Urin/im Serum beim geringsten Verdacht!

Synkopen bei Anoxie

- **Hypokapnische und anoxische Belastungssynkope von Tauchern**, der zuvor hyperventiliert hat und die Anoxie nicht wahrnimmt. Achten Sie in diesem Fall auf Anzeichen einer Aspiration.
- **Vergiftung durch CO**.
- Jede Anoxie.

Literatur

1. Tchobroutsky G., Saïd G., Acar J., J'ai des malaises, des pertes de connaissances, des syncopes, in « Des symptômes à la décision », Éd. Arnette, Paris, 1989 : 16–23.
2. Hunt M., Syncope, in "Emergency medicine : concepts and clinical practice", Rosen P., Barkin R.M., 3e éd., Mosby-yearbook, St Louis, 1992, 1186–1199.
3. Gastaud H., L'épilepsie temporale, Le Concours Médical, 1980, 12/04/80, supplément.
4. Montély J.M., Barrillon A., Guide pratique des urgences cardiologiques, Médicorama, 3e éd., 1992.
5. Bousser M.G., Dubois B. Pertes de connaissances brèves dans les accidents ischémiques cérébraux, La revue du Praticien, 1981, 31 : 3203–3211.
6. Masnou P., La première crise d'épilepsie chez l'adulte, Névraxe, 1990, 1 : 70–77.
7. Annegers J.F., Shirts S.B., Hauser W.A., Kurland L.T., Risk of recurrence after an initial unprovoked seizure, Epilepsia, 1986, 27 : 43–50.
8. Luciano D., Partial seizures of frontal and temporal origin, Neurologic Clinics, 1993, 11: 805–22.
9. Morrell M.J., Differential diagnosis of seizures, Neurologic Clinics, 1993, 11 : 737–54.
10. Dichter M.A., The epilepsies and convulsive disorders, In Isselbacher KJ, Braunwald E, Wilson JD, et al, Harrison's Principles of medicine, 13th ed., éd. Mc Graw-Hill Inc, New York,1994, 2223–33.
11. Jansen RWMM, Lipsitz LA, Postprandial hyppotension, Epidemiology, pathophysiology and clinical management, Ann Intern Med, 1995, 122 : 286–95.
12. Conférence de consensus (SFUM), Réanimation Urgence, Prise en charge des malaises au service d'accueil et d'urgence, 1996 ; 5 : 537–548. Mise à jour 2005 : www.sfmu.org
13. Ward C., Kenny R.A, Reproducibility of orthostatic hypotension in symptomatic elderly, Am J Med, 1996, 100 : 418.
14. Ramoska E.A., Sachetti A.D., Nepp M., Reliability of patient history in determining the possibility of pregnancy, Ann. Emerg. Med, 1989, 18 : 48–50.
15. Thiruganasambandamoorthy V et al., Multicenter Emergency Department Validation of the Canadian Syncope Risk Score, JAMA Intern Med, 2020, PMID: 3220260, https://tinyurl.com/5n88renh und Berechnung: https://tinyurl.com/3y5cmr8r
16. RAHA syncope guidelines, march 2017, 278 p., https://tinyurl.com/mtdwwuyu
17. Guidelines for the diagnosis and management of syncope, ESC, 2018, https://tinyurl.com/3xurf7mn
18. Shmuely S, et al. Differentiating motor phenomena in tilt-induced syncope and convulsive seizures. Neurology, 2018 Apr. PMID: 29549227
19. Synkope und Kollaps – was ist gefährlich? https://nerdfallmedizin.blog/2018/03/10/die-synkope/ (Stand: 11.3.2023)
20. Synkopen: Wenn die Sinne kurzzeitig schwinden. https://www.aerzteblatt.de/archiv/214567/Synkopen-Wenn-die-Sinne-kurzzeitig-schwinden (Stand: 11.3.2023)

Tabelle 6.23: **Kollaps und Synkopen: Diagnostische Überlegungen, Hinweise aus der klinischen Untersuchung**

	Hypoglykämie	Hysterie/diss. Störung Hyperventilation	Vagal	Rhythmus-/ Leitungsstörung	Orthostatische Hypotonie	Epilepsie	Andere
Diabetes	++				+		
Kein Diabetes	Außergewöhnlich						
Vorgeschichte eines intrakraniellen Traumas						++	
Bek. Einnahme von Antiepileptika						++	
Herzerkrankung				Verdacht	Möglich		Ischämie, Aortenstenose, obstruktive Kardiomyopathie
Medikament 1. = **Antidiabetikum** 2. = **kardiotrope blutdrucksenkende Mittel, Vasodilatatoren**	1: ++		2: ++	2: +	2 : ++		
Entzug von Antiepileptika						++	
Alkoholentzug seit $\leq$ 5 Tagen						++	
Benzodiazepin-Entzug seit $\leq$ 5 Tagen						++	
Patient ohne Nahrung	±		begünstigend				
Kollaps unbeobachtet		Sehr selten					
Synkope beim Positionswechsel					variabel		Herztumor
Synkope beim Aufstehen oder ausschließlich im Stehen					immer		
Starke Schmerzen, abgestandene Luft, starke Emotionen		++	++				
Synkope im Liegen oder Sitzen					niemals		
Abgeschlossene Räume, Synkope in einem Raum mit Gasheizung, mehrere Fälle, Öfen, Gasheizung, Kopfschmerzen, Muskelschwäche, neurologische Symptome							Vergiftung durch CO

Tabelle 6.23: **Kollaps und Synkopen: Diagnostische Überlegungen, Hinweise aus der klinischen Untersuchung**

	Hypoglykämie	**Hysterie/diss. Störung Hyperventilation**	**Vagal**	**Rhythmus-/ Leitungsstörung**	**Orthostatische Hypotonie**	**Epilepsie**	**Andere**
Schwangerschaft			begünstigend				Extrauterine SS
Brustschmerzen				++ (funktionelle Angina oder Rhythmus oder Leitungsstörungen als Komplikation bei Herzinfarkt			Aortendissektion, funktionelle Angina, Herzinfarkt, Embolie, Pneumothorax
Pectanginöse Beschwerden		±		++			Funktionelle Angina, Herzinfarkt, ak. Lungenödem
Globusgefühl		±				± *siehe unten*	
Epigastrische Aura						Anfall oder temporale Aura ++	
Herzklopfen, Gefühl, dass das Herz stehen bleibt **Dauer** (wird von Beobachtern oft überschätzt)	Über Minuten und länger	Über Minuten und länger	Sekunden bis Minuten	immer < 2 min	Sekunden bis Minuten	Alle	
Verwirrtheit oder Amnesie für das Ereignis	±					+++	
Aufwachen erst im Krankenhaus	wenn nach Glukosegabe					++	
Bauchschmerzen			Ursache des Kollaps	Vorhanden bei Herzinfarkt			Innere Blutungen, **Aneurysma,Schwangerschaft**
Abnormale Bewegungen des Körpers oder des Gesichts	±	Atypisch	± kurz	± kurz	± kurz	+	
Verdrehen der Augen	±	-	+	+	+	±	

Tabelle 6.23: **Kollaps und Synkopen: Diagnostische Überlegungen, Hinweise aus der klinischen Untersuchung**

	Hypoglykämie	**Hysterie/diss. Störung Hyperventilation**	**Vagal**	**Rhythmus-/ Leitungsstörung**	**Orthostatische Hypotonie**	**Epilepsie**	**Andere**
Geschlossene Augen während der Synkope	±	+	±	±	±	±	
Geschlossene Augen, die während der Synkope fein zittern (Anmerkung)	-	++	-	-	-	-	
Blässe während des Kollaps		-	++	±	±	Selten	
Schweißausbrüche	++	-	++	-	-	Am Ende des Anfalls	
Zyanose	-	Nie	-	-	-	++	
Gefühlte und beobachtete Prodromi (physisch und sensorisch	+	±	Vigilanzminderung, Schwitzen, Übelkeit	Palpitationen	Vigilanzminderung	Aura, Lokalisationszeichen	
Parästhesien der Extremitäten		Bilateral				Einseitig	
Neurologisches Defizit, das während des Kollaps beobachtet wurde	++	±, aber meist inkohärent	+/-, keine Perfusionsstörung vorhanden	+/-, keine Perfusionsstörung vorhanden	+/-, keine Perfusionsstörung vorhanden	++	Schlaganfall, TIA: sehr selten
Asymmetrie des Blutdrucks							Subclavian Steal, **Aortendissektion**
Kopfschmerzen (Subarachnoidalblutungen sind auszuschließen)	Als Prodrom					Selten	Subarachnoidalblutungen, Migräne
Offene Augen während der Synkope	±	-	±	±	±	±	
Puls während des Kollaps	Schnell	± schnell	Langsam	Je nach Störung	Normal oder schnell	Schnell	
Atmung		Tachypnoe/Hyperpnoe				Laut, brodelnd	

NB: Bei Hysterie und dissoziativen Störungen handelt es sich um ein sehr feines „Augenlidzucken“, das sich vom epileptischen Blinzeln mit anschließenden oder begleitenden faszialen Entäußerungen unterscheidet.

Tabelle 6.24: **Synkope + Kollaps: Diagnostische Überlegungen, Hinweise aus der klinischen Untersuchung, Zusatzuntersuchungen**

	Hypoglykämie	Hysterie/diss. Störung Hyperventilation	Vagal	Rhythmus-/ Leitungsstörung	Orthostatische Hypotonie	Epilepsie	Andere
Herzerkrankung				Häufig	Möglich		Ischämie, Aortenstenose, obstruktive Kardiomyopathie
Asymmetrie des Blutdrucks							Subclavian Steal, Aortendissektion
Atmung		Tachypnoe / Hyperpnoe, langsame, tiefe Atemzüge	-	-	-	brodelnd	
Zungenbiss	Möglich bei Krampfanfällen	Nie	Möglich bei Sturz (Zungenspitze)	Möglich bei Sturz (Zungenspitze)	Möglich bei Sturz (Zungenspitze)	Möglich, seitlich	
Unfreiwillige Blasenentleerung	Selten	Außergewöhnlich	selten	selten	selten	möglich	
Ausgeprägte Müdigkeit nach dem Kollaps	+	±, theatralisch	++	-	±	+	
Alkoholischer Foetor			±		±		Trunkenheit
Petechien an Kopf und Hals (vor allem am Hals und an den Augenlidern suchen)	-	-	-	-	-	++	
Zeichen der Rechtsherzbelastung							Lungenembolie
Neurologisches Defizit	±	±, meist untypisches Muster	-	-	-	++	Schlaganfall, TIA (sehr selten)
Herzgeräusch, Galopp, klinische Zeichen der Herzinsuffizienz				Erhöhte Aufmerksamkeit	±		Aortenstenose
EKG	-	-	± pseudoischämisch	+, manchmal normal	-	Selten pseudoischämisch	Manchmal pseudoischämisch (Schlaganfall) Rechtsherzzeichen (Lungenembolie)
Hypoxie, Hypokapnie							Embolie oder Synkope bei schwerer Hypoxämie
Toxine und Blutalkohol	±			± (Vorhofflimmern, holiday-heart-Syndrom)	±		

Literatur

1. Tchobroutsky G., Saïd G., Acar J., J'ai des malaises, des pertes de connaissances, des syncopes, in « Des symptômes à la décision », Éd. Arnette, Paris, 1989 : 16–23.
2. Hunt M., Syncope, in "Emergency medicine : concepts and clinical practice", Rosen P., Barkin R.M., 3e éd., Mosby-yearbook, St Louis, 1992, 1186–1199.
3. Gastaud H., L'épilepsie temporale, Le Concours Médical, 1980, 12/04/80, supplément.
4. Montély J.M., Barrillon A., Guide pratique des urgences cardiologiques, Médicorama, 3e éd., 1992.
5. Bousser M.G., Dubois B. Pertes de connaissances brèves dans les accidents ischémiques cérébraux, La revue du Praticien, 1981, 31 : 3203–3211.
6. Masnou P., La première crise d'épilepsie chez l'adulte, Névraxe, 1990, 1 : 70–77.
7. Annegers J.F., Shirts S.B., Hauser W.A., Kurland L.T., Risk of recurrence after an initial unprovoked seizure, Epilepsia, 1986, 27 : 43–50.
8. Luciano D., Partial seizures of frontal and temporal origin, Neurologic Clinics, 1993, 11: 805–22.
9. Morrell M.J., Differential diagnosis of seizures, Neurologic Clinics, 1993, 11 : 737–54.
10. Dichter M.A., The epilepsies and convulsive disorders, In Isselbacher KJ, Braunwald E, Wilson JD, et al, Harrison's Principles of medicine, 13th ed., éd. Mc Graw-Hill Inc, New York,1994, 2223–33.
11. Jansen RWMM, Lipsitz LA, Postprandial hyppotension, Epidemiology, pathophysiology and clinical management, Ann Intern Med, 1995, 122 : 286–95.
12. Conférence de consensus (SFUM), Réanimation Urgence, Prise en charge des malaises au service d'accueil et d'urgence, 1996 ; 5 : 537–548. Mise à jour 2005 : www.sfmu.org
13. Ward C., Kenny R.A, Reproducibility of orthostatic hypotension in symptomatic elderly, Am J Med, 1996, 100 : 418.
14. Ramoska E.A., Sachetti A.D., Nepp M., Reliability of patient history in determining the possibility of pregnancy, Ann. Emerg. Med, 1989, 18 : 48–50.
15. Thiruganasambandamoorthy V et al., Multicenter Emergency Department Validation of the Canadian Syncope Risk Score, JAMA Intern Med, 2020, PMID: 3220260, https://tinyurl.com/5n88renh und Berechnung: https://tinyurl.com/3y5cmr8r
16. RAHA syncope guidelines, march 2017, 278 p., https://tinyurl.com/mtdwwuyu
17. Guidelines for the diagnosis and management of syncope, ESC, 2018, https://tinyurl.com/3xurf7mn
18. Shmuely S, et al. Differentiating motor phenomena in tilt-induced syncope and convulsive seizures. Neurology, 2018 Apr. PMID: 29549227
19. Synkope und Kollaps – was ist gefährlich? https://nerdfallmedizin.blog/2018/03/10/die-synkope/ (Stand: 11.3.2023)
20. Synkopen: Wenn die Sinne kurzzeitig schwinden. https://www.aerzteblatt.de/archiv/214567/Synkopen-Wenn-die-Sinne-kurzzeitig-schwinden (Stand: 11.3.2023)

6.10 Akute Extremitätenischämie

Wichtige Punkte

- „Chirurgische" Erkrankung, die häufig in medizinischen Notaufnahmen wegen Ischias, Phlebitis, Verwirrtheit oder Unruhe (nicht kommunikationsfähiger alter Patient) gesehen wird.
- **Unterlassen Sie unnötige und gefährliche Untersuchungen**, wenn sie den Eingriff verzögern, und rufen Sie so schnell wie möglich den Gefäßchirurgen. Die Dringlichkeit, die betroffene Extremität zu retten, macht es erforderlich, den Patienten in die Obhut eines sofort verfügbaren radiologischen und chirurgischen Teams zu verlegen, wenn das örtliche Team beschäftigt ist.
- Die **Schmerzen**, die oft entsetzlich sind, müssen gelindert werden (oft titriertes Morphin). Vorsicht: Der Kranke, der spontan keine Schmerzen mehr hat, hat eine schwere Ischämie!

Diagnose

- **Wird klinisch gestellt**, wobei die pathognomonischen Zeichen sind: **Schmerz, fehlender Puls, (fast) fehlender Kapillarpuls, Blässe, Hautkälte und Lähmung**.
- Schmerzen in einer Gliedmaße: Plötzlich, intensiv. **Notieren Sie die Uhrzeit des Beginns**!
- Blässe, dann bläuliche Marmorierung und Kälte des betroffenen Segments der Extremität, manchmal der gesamten Extremität, manchmal sogar beidseitig.
- **Pseudoneurologische Form**, mit indolentem motorischem Defizit: schlaffer Parese, evtl. Paraplegie, mit Hyporeflexie, aber vor allem einer **kalten** Extremität. Frühe Parästhesien, dann Sensibilität, dann Schmerz und:
- ... **die betroffenen Pulse sind verschwunden**. Keine Zeit verschwenden, um eine ggf. auswärtige Doppler-Untersuchung durchführen zu lassen; es handelt sich um eine klinische Diagnose. Ein vor Ort verfügbarer Taschen-Doppler kann allenfalls in schwierigen Fällen (Adipositas) eingesetzt werden, oder ein entsprechendes Ultraschallgerät.
- Kardiologische Untersuchung, EKG: Embolische Herzerkrankung?

Einteilung des Schweregrads

- **Zeit**, die seit dem Beginn der Symptome vergangen ist.
- Bestimmen Sie das **Stadium nach Rutherford (R)**, welches den Grad der Ischämie und die Dringlichkeit der Bildgebung/Behandlung bestimmt (3,4) was für das Gespräch mit dem Chirurgen wichtig ist.

Tabelle 6.25

Stadium	Sensible Defizite	Motorische Defizite	Prognose
R1	Ø	Ø	Ø Unmittelbare Bedrohung
R2.a	Ø oder minimal (Zehen)	Ø	rettbar bei rascher Behandlung
R2.b	Mehr (+) als die Zehen	Leicht/Mäßig	rettbar bei sofortiger Revaskularisation
R3	Vollständige Anästhesie	Vollständige Lähmung	Amputation

- Embolien an anderer Stelle.
- Anzeichen einer **Aortendissektion**, nach denen systematisch gesucht werden sollte.
- Vorgeschichte: Alter, Stoffwechsel- und Herzerkrankungen.

- Allgemeine Komplikationen, insbesondere metabolische: Hyperkaliämie, Niereninsuffizienz, Rhabdomyolyse.

> **Sprechen Sie mit dem Gefäßchirurgen, der über die Bildgebung entscheidet**

- Idealerweise sollte bei Verdacht auf eine akute Extremitätenischämie ein notfallmäßiges Konsil von einem Gefäßchirurgen durchgeführt werden, der für die Planung der Untersuchungen und des Managements zuständig ist (4).
- In der Regel (2):
  - R1: Man hat ein paar Stunden Zeit: Notfall-CT-Angiographie,
  - R2: Die Bildgebung darf die Behandlung nicht verzögern; bei klinisch sicherem Fall (Embolie) Gefäßdarstellung im OP, bei komplexem Fall sofortige CT-Angiographie – wenn nicht möglich: Patient sofort operieren.

> **Notwendige Zusatzdiagnostik:**

- Klinische Suche nach Dehydrierung, Linksherzdekompensation, Diabetes (Kapillarglykämie) – entsprechende Therapie.
- **EKG: Vorhofflimmern? Myokardinfarkt?**
- Gerinnungsdiagnostik, Blutgruppe, irreguläre Antikörper, Blutbild, Elektrolyte und Kreatinin, Blutzucker, CK, Laktat (venöse BGA für ein schnelles Ergebnis (*S. 297*).

> **Beginnen Sie mit der Behandlung**

- Venöser Zugang, ggf. Rehydrierung, Alkoholentzugsprävention, ± Thiamin, Therapie von klinisch instabilem Vorhofflimmern (*S. 422*), Behandlung von Diabetes...
- Titriertes **Morphin** (*S. 33*).
- **Unfraktioniertes Heparin (3,4) mit Bolus von 80 IE/kg**, dann 432 IE/kg/24h, dann anpassen. Außer bei Kontraindikationen: Heparin-induzierte Thrombozytopenie, hämorrhagischer Schlaganfall in der jüngeren Vergangenheit, Blutungen im Verdauungstrakt oder schwere Hämoptysen (ggf. Konsil Hämatologie/Gefäßchirurgie). Ziel: Vermeidung einer weiteren Thrombose in der Mikrozirkulation oder neuer Embolien.
- **Lassen Sie Ihren Patienten nicht untergehen. Finden Sie ein verfügbares chirurgisches Team, wenn Ihr eigenes nicht verfügbar ist.**

> **Literatur**

1. Taboulet P. Ischémie aiguë périphérique, Urgences 2008, chapitre 24. https://tinyurl.com/2b6adac6
2. Ohana M, et al. Ischémie aiguë des membres : quelle stratégie diagnostique ? Journal d'imagerie diagnostique et interventionnelle, 2019. Doi : 10.1016/j.jidi.2019.02.001
3. 2017 ESC Guidelines on the Diagnosis and Treatment of Peripheral Arterial Diseases. https://tinyurl.com/5n7kwcuv
4. European Society for Vascular Surgery 2020. Clinical Practice Guidelines on the Management of Acute Limb Ischaemia. https://tinyurl.com/32zp2fu9

6.11 Herz-Kreislaufstillstand

› Wichtige Punkte

- Erkennen eines Herz-Kreislaufstillstands (HKS): **Ein Patient, der nicht ansprechbar ist und nicht atmet oder abnormal atmet** (höchstens 10 Sekunden).
- Eine **agonale Atmung**, die aus langsamen und tiefen Atemzügen besteht, die oft mit Schnarchen verbunden sind, oder **Schnappatmung** sind keine „normale" Atmung und sollten die HLW (Herz-Lungen-Wiederbelebung) nicht verzögern. Beginn der HLW in diesem frühen Stadium => bessere Prognose. Die Hand auf den Bauch zu legen verbessert die Erkennung, verzögert sie aber +++, wird bei 9 % der Herzstillstände gemacht und bei 11 % der Diagnoseverzögerungen gesehen.
- Ein Herzstillstand kann **epileptische Phänomene** ⚠⚠ hervorrufen: Ein Patient, der nicht reagiert und nicht atmet, gilt als im Stillstand befindlich (+++ sehr wichtig, bei 5 % der HKS und 19 % der diagnostischen Verzögerungen). Bei niedriger Perfusion (Synkope, HKS) gibt es in der Regel weniger als 10 klonische Zuckungen, bei epileptischen Anfällen > 20 (5).
- **Unverzüglich**: Bei Bedarf die Atemwege freimachen, Herzdruckmassage beginnen und so bald wie möglich mit Maske beatmen. So schnell wie möglich defibrillieren, wenn der Rhythmus schockbar ist.
- Wenn Sie alleine sind: Notruf absetzen: Außerhalb des Krankenhauses **die 19222** wählen. HDM (± beatmen **30 Kompressionen, dann 2 Beatmungen**). Lassen Sie Umstehende nach **dem nächsten Defibrillator** suchen.
- Beatmung mit Beutel und Maske. Ohne Hilfsmittel wird Mund-zu-Mund-Beatmung empfohlen, wenn der Helfer darin geschult ist; ansonsten nur externe Herzmassage.
- **Unterbrechungen der Herzdruckmassage soweit wie möglich vermeiden +++.**
- Bei der **Herzdruckmassage ist eine harte Unterlage erforderlich**. Entweder starres Brett, das unter den Rücken geschoben wird, oder den Patienten auf den Boden legen.
- Wechseln Sie die Person, die die Herzdruckmassage durchführt, etwa alle 2 Minuten aus, um die Qualität der Kompression aufrecht zu erhalten.
- **Herzstillstand + Kammerflimmern oder unklare Rhythmusstörung: Defibrillieren.**
- Um mit der Maske **gut zu beatmen, überstrecken Sie den Hals leicht und subluxieren Sie den Unterkiefer** mit den Fingern IV + V nach vorne, wobei der fünfte Finger hinter dem Unterkieferwinkel liegt, und beatmen Sie langsam. Ansonsten beatmen Sie in den Magen ⚠.
- Die Herzdruckmassage: **100–120 Kompressionen/Min. Fast 2 Kompressionen pro Sekunde**; laut komprimieren, um 2 Beatmungen mit 30 Kompressionen zu synchronisieren. Verschränken Sie die Finger und kreuzen Sie die Hände auf dem Brustkorb des Opfers, den Handballen der unteren Hand in der Mitte des Brustkorbs (entspricht der unteren Hälfte des Brustbeins). **Gleiche Zeit für Kompression und Entlastung**. Erwachsener: **5 cm** tief eindrücken, aber nicht mehr als 6 cm. Beim **intubierten Patienten, Beatmungen ohne Unterbrechung der HDM** mit einer Frequenz von 10/min, synchron zur Thoraxdekompression.

› Praktisches Vorgehen

Diagnose: keine Antwort, keine normale Atmung. *Die Suche nach dem Karotispuls = Zeitverschwendung + unzuverlässig. Eine HDM beim Lebenden ist nicht schlimm.*

- **Rufen Sie Unterstützung herbei. Lassen Sie das Reanimationsteam rufen.**
- Verteilen Sie die Aufgaben und ernennen Sie einen „**Teamleiter**“: **EINER für die Massage, EINER für die Beatmung, EINER für die Medikamente** und wenn möglich noch mehr (Akten, Anamnese, Beobachter, Telefonanrufe).

... ***Herzdruckmassage und beatmen, während Sie als Teamleiter koordinieren***

Externe Herzdruckmassage	Maskenbeatmung
– *Siehe oben.* – Rhythmuskontrolle alle 2 Minuten: Puls? EKG, Atmung? Diese Kontrolle, die eine **Unterbrechung der HDM** erforderlich macht, **muss so kurz wie möglich sein** (und immer < 10 Sekunden).	– Machen Sie die Atemwege frei. Kopf in Hyperextension. – Sauerstoffzufuhr über **Beutel + Maske 15 L/min** bis zur Intubation. Zwei aufeinanderfolgende Insufflationen in < 10 Sekunden, gefolgt von 30 Kompressionen bei Erwachsenen.
NB: Wenn der Patient intubiert ist, erfolgt die Beatmung unabhängig von der HDM.	

... ***Koordinieren Sie die Maßnahmen*** ....

- **Lassen Sie das EKG und die Elektroden) anbringen. In der allerersten Phase können die Elektroden als Monitor dienen...** Bei einem schockbaren Rhythmus mit 200 J biphasisch laden. Verwenden Sie bei dekompensierten Tachykardien den synchronen Modus. Bei Kammerflimmern kann ein Schock im asynchronen Modus von Vorteil sein. Kein Schock ohne Vorwarnung! HDM Sie während des Ladevorgangs.
- **Legen Sie einen peripheren venösen Zugang**:
  - Rückenlage auf harter Unterlage (Trage = OK, sonst auf dem Boden = schneller, wenn kein Brett vorhanden ist, das man unter den Rücken schieben kann);
  - Blick auf die **Uhr**: Die Zeit ist entscheidend;
  - wenn es nicht gelingt, schnell einen peripheren Venenzugang zu legen, einen **intraossären Zugang** legen.
- **Stellen Sie sicher, dass die Absauganlage bereit ist.**

... ***Monitor oder EKG-Kurve*** ....

› Kammerflimmern oder pulslose ventrikuläre Tachykardie: Prognose = frühzeitige Defibrillation.

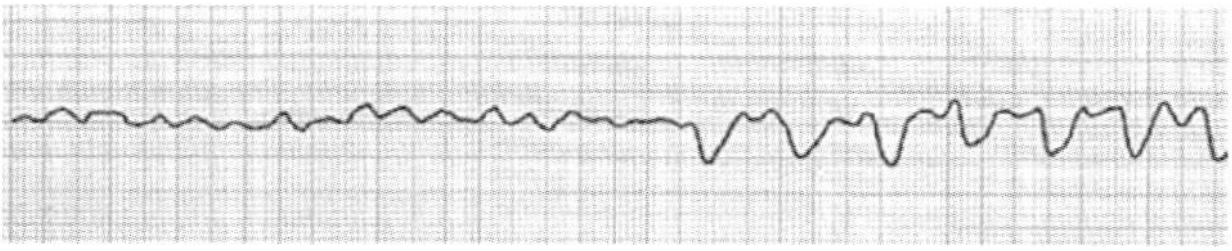

Abbildung 6.27: Kammerflimmern (3). Keine P-Welle, kein QRS; unregelmäßige Undulationen.

NB: In der Notfallsituation können VF und **Torsades** de pointes verwechselt werden. Die Defibrillation ist bei einem Herzkreislaufstillstand weiterhin indiziert. Denken Sie

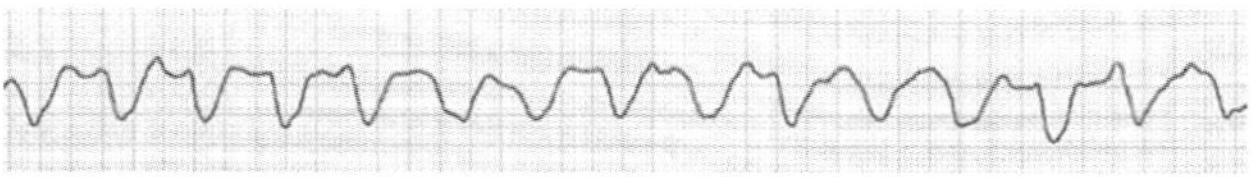

Abbildung 6.28: Grobes Kammerflimmern (3)

jedoch an Magnesiumsulfat und die Korrektur einer bekannten Hypokalämie bei Torsades de pointes (*S. 437*).

... ***Befolgen Sie den universellen Algorithmus (siehe Algorithmus S. 481)*** .. Kardiopulmonale Reanimation unter Durchführung schneller Zyklen (HDM + Ventilation).

> **Die Medikamente**
- **Adrenalin**: 1 mg alle 3 bis 5 min bei Stillstand ohne schockbaren Rhythmus, d. h. bei Asystolie oder pulsloser elektrischer Aktivität („elektromechanische Dissoziation"). Bei schockrefraktärer VT oder VF kann auch Adrenalin in der gleichen Dosis und im gleichen Rhythmus nach dem dritten externen Elektroschock in Betracht gezogen werden. Die PARAMEDIC2-Studie deutet darauf hin, dass Adrenalin bald verschwinden könnte (4). Halten Sie sich an ihr örtliches Protokoll.
- **Amiodaron**: 300 mg i.v. als Bolus nach der 3. Defibrillation, dann 150 mg nach der 5., bei refraktärer VT oder VF. Risiko = Kollaps, Bradykardie, Torsaden. Amiodaron als i.v.-Bolus nur bei Herzkreislaufstillstand (in allen anderen Fällen immer i.v., mindestens 20 min lang).
- **Bikarbonat**: bei Hyperkaliämie oder Intoxikation mit Trizyklika (oder anderen Medikamenten mit membranstabilisierender Wirkung): ggf. Injektion von 1 mEq/kg, d. h. 1 mL molares Bikarbonat 8,4 %/kg: durchschnittlich 60 mL; oder 2 mL semimolares 4,2 %/kg: 120 mL.
- **Atropin**: **Ist bei Herzstillstand nicht mehr indiziert**. Kann bei extremer Bradykardie hilfreich sein (0,5 mg bis 1 mg i.v.-Bolus verabreichen). Externer Schrittmacher bei Versagen oder Kontraindikation von Atropin oder Iso- (Orci-)prenalin.
- **Magnesium**: $MgSO_4$ 1 bis 2 g i.v. (2 g $\approx$ 13 mL zu 15 %), dann 0,5 bis 1 g/h bei Torsades de pointes und vermuteter/offensichtlicher Hypomagnesiämie. In einigen Fällen: bei refraktärer VT oder Kammerflimmern.
- **Lidocain**: Wird nicht mehr verwendet, außer wenn Amiodaron nicht verfügbar ist, in einer Dosis von 1 bis 1,5 mg/kg IV bei VT/Kammerflimmern in denselben Indikationen (oben).

> **Externe Defibrillation**

Wenn Sie Ihre Schicht übernehmen, „**machen Sie Bekanntschaft mit Ihrem Defibrillator**":
1. Stellen Sie die **Energie auf 200 Joule** für den ersten Schock ein;
2. **Laden** Sie das Gerät: Normalerweise befindet sich am Ende des Paddles ein **Knopf**, den Sie mit Ihrem Daumen erreichen können oder ein Knopf an der Vorderseite des Geräts. Ein Geräusch begleitet das Aufladen: Die HDM wird in dieser Phase fortgesetzt;

3. Keine Klebeelektroden vorhanden: **Bestreichen Sie die Paddles ausreichend mit Gel** (kein Alkohol!): platzieren Sie eines der Paddles am Auskultationspunkt der Aorta, das andere am Mitralpunkt; dabei kräftig drücken. Achtung: es darf keine Verbindung zwischen den beiden Elektroden durch Gel auf der Haut geben;
4. Sie sind bereit, den Schock abzugeben: Stellen Sie sicher, dass niemand mehr den Patienten berührt.
5. **Lösen Sie den Schock aus**: In der Regel ein leuchtender Knopf an der Vorderseite des Geräts oder am Ende des Paddles. Wenn es zwei Knöpfe gibt, einen auf jedem Paddel, müssen beide gedrückt werden, der rote zuletzt;
6. **Messen Sie den Puls, überprüfen Sie das EKG, nehmen Sie die Beatmung wieder auf und ggf. auch die Herzdruckmassage.**

Immer im Hinterkopf behalten:
- **Die Herzdruckmassage sollte nur so kurz wie möglich unterbrochen werden**: Setzen Sie die Herzdruckmassage fort während des Ladevorgangs des Defibrillators!
- **Schocken Sie immer mit 200 Joule biphasisch und im synchronen Modus** (asynchroner Modus möglich, wenn Kammerflimmern).
- Setzen Sie die HDM unmittelbar nach dem Schock für 2 Minuten fort, bis die nächste Rhythmus-Reevaluation erfolgt. Bleibt der schockbare Rhythmus bestehen, dann erneut schocken.
- **Wenn Kammerflimmern bei einem Patienten auftritt, der bereits am Monitor und sofort schockbereit ist**, können (und nur dann) 3 aufeinanderfolgende externe Elektroschocks durchgeführt werden, wenn 1 oder 2 Schocks nicht ausreichen. Wenn das Flimmern nach diesen drei Schocks weiter besteht, beginnen Sie mit der Herzdruckmassage im Wechsel mit der Beatmung und erwägen Sie Amiodaron.
- Wenn mehrere Schocks fehlgeschlagen sind, überprüfen Sie die richtige Position der Paddles oder der selbstklebenden Patches. Es ist auch möglich, die Intensität der Schocks schrittweise bis zu einem Maximum von 360 Joule zu erhöhen.

› Intubation
- Manchmal gibt es Lebenszeichen während der Herzmassage, die eine Intubation verhindern. Dann ist eine RSI erforderlich.
- Handschuhe, Maske und Schutzbrille sind die Mindestanforderungen.
- In Zeiten von Covid: FFP2- oder N95-Maske.
- Im Falle einer CBRN-Situation (chemische, bakteriologische, radiologische oder nukleare Gefahr) ist ein zusätzlicher spezifischer Schutz zwingend erforderlich.
- Um zu **überprüfen, ob die Intubation korrekt ist**, sollten beide Axillaregionen auskultiert werden und nicht die Vorderseite. Die **Kapnographiekurve** ist der beste Indikator für eine korrekte Intubation.

› Wichtige Befunde müssen erhoben werden
- **Dauer von „no flow“** (Zeit ohne Kreislauf = Zeit zwischen Eintritt des Herzstillstands und Beginn der Herzdruckmassage) und **„low flow“** (Dauer der HDM bis zur möglichen Wiederaufnahme spontaner Herzaktivität = HDM-Zeit durch Helfer/Beobachter + HDM-Zeit durch professionelle Helfer).

- **Vorgeschichte und -therapien**: Mögliche Informationen über die Ursache des Herzstillstands sowie darüber, ob der Patient „reanimationsfähig" ist oder nicht (**die Reanimation darf kein Selbstzweck sein).**
- **Mögliche Symptome vor Auftreten** des Herzstillstands: Das Vorhandensein von Kopfschmerzen, neurologischen Defiziten, Brustschmerzen, Dyspnoe, Herzklopfen, Aspirationssyndrom (Husten bei Verschlucken, Ersticken usw.) kann Ihnen Hinweise auf die Ätiologie des Herzstillstands geben.

› Fehlen eines peripheren venösen Zugangs

- **Intraossärer Katheter** so schnell wie möglich. **Am Humerus, bevorzugte Stelle bei Erwachsenen:** https://tinyurl.com/2rywske2
- Zentraler Katheter, unter Ultraschall (für den darin Geübten). Bevorzugen Sie bei einem Herzstillstand einen femoralen Zugang (1 cm innerhalb der Arterie, 2 Querfinger unter dem Ligamentum inguinalis, Oberschenkel in Abduktion + Außenrotation, Nadel 45° zur Achse des Oberschenkels geneigt).

› Suchen Sie nach einer behandelbaren Ursache: die „5H" und „5T"

- Dies jedoch erst, wenn die Grundversorgung sichergestellt ist: Befolgen Sie den Algorithmus für die Behandlung eines Herzstillstands (Patient am Monitor, Infusion läuft, Herzdruckmassage und Beatmung laufen, Adrenalin alle 3 min bei Asystolie z. B.).

Hypoxie	Freimachen der oberen Atemwege und Sauerstoffzufuhr über Maske/Beutel (Sauerstoff wird mit einer maximalen Flussrate von 15 L/min verabreicht) oder über einen Tubus (FiO_2 auf 100 % eingestellt).
Hypothermie	Sehr verlängerte HLW (Herz-Lungen-Wiederbelebung). Wärmen Sie den hypothermen Patienten auf (*S. 112*) „Not dead until warm and dead". Kammerflimmern ist bei tiefer Hypothermie (< 32 °C, besonders bei < 28 °C) normalerweise refraktär gegenüber externen Elektroschocks: Der Patient muss daher aufgewärmt werden, um ihn anschließend effektiv schocken zu können. In der Praxis sollten Sie sehr schnell die Indikation für eine Kreislaufunterstützung mit Transport des Patienten unter automatischer Herzmassage stellen.
Hypovolämie	Mehr oder weniger routinemäßig Flüssigkeitstherapie bei einem traumatischen Herzstillstand, bei dem Sie z. B. eine innere Blutung stark vermuten.
Hypo- und Hyperkaliämie (Umstände/Anamnese können Hinweise geben)	Siehe *S. 646* und *649*, Spezifische Behandlung = Kaliumsubstitution und Mg_2SO_4 bei Hypokaliämie und Calciumgluconat (um die kardiale Toxizität von Kalium zu antagonisieren) ± Natriumbicarbonat bei Hyperkaliämie.
Tension (Spannungspneumothorax)	Notfallmäßige Druckentlastung, um den intrapleuralen Druck abzulassen: Anlage einer großen grauen Venenverweilkanüle in den 5. Interkostalraum in der mittleren Axillarlinie. Drainage in einem 2. Schritt, wenn die spontane Herzaktivität wiederhergestellt ist.
Thrombose (venös)	Lungenembolie, wenn die klinischen Umstände stark darauf hindeuten: Thrombolyse. Die Reanimation muss dann um mindestens 30 Minuten verlängert werden.
Thrombose (koronar)	Keine Thrombolyse (*siehe unten*).
Tamponade (kardial)	Perikardpunktion als Notfallmaßnahme. Mit einem zentralen Katheter unter Ultraschallführung. **Flüssigkeitsersatz**, um die Expansion des rechten Herzens zu gewährleisten und die Wiederaufnahme der Herztätigkeit zu fördern.

Toxische Substanzen	Je nach Giftstoff gibt es verschiedene Gegenmittel oder spezifische Protokolle. Natriumbicarbonat bei einem Herzstillstand durch Vergiftung mit Medikamenten mit membranstabilisierender Wirkung (Trizyklika, Antiarrhythmika, bestimmte Antiepileptika usw.), Cyanokit® bei einer Rauchvergiftung und erwägen Sie frühzeitig die Indikation für eine Kreislaufunterstützung (idealerweise mit Transport des Patienten unter automatischer externer Herzmassage).

> **Stellenwert des Ultraschalls bei der kardiopulmonalen Reanimation**

- Wenn Sie über ein Ultraschallgerät und die entsprechenden Fähigkeiten verfügen.
- **Kein Ultraschall, solange die Standard-Reanimationsmaßnahmen nicht perfekt umgesetzt sind**: Patient am Monitor, mit i.v.-Zugang, intubiert und Management-Algorithmus vorhanden. Wenn Sie weiterhin schocken müssen, tun Sie es und lassen Sie das Ultraschallgerät in Ruhe!
- **Die Ultraschalluntersuchung darf nicht zu einer Unterbrechung der HDM führen.**
- Die vorübergehende Unterbrechung der HLW während der Rhythmus-/Puls-Neubewertung wird genutzt, um einen Videoclip von maximal 10 Sekunden Dauer über einen **subxyphoidalen** Zugang zu erstellen. Während der Rhythmus-Neubewertung schaut jemand auf den EKG-Monitor und sucht nach dem Puls, während eine andere Person darauf achtet, dass Sie nicht mehr als 10 Sekunden für Ihren Videoclip benötigen. Versuchen Sie, einen korrekten Schnitt durch die vier Hohlräume in der Ebene der Klappen zu machen. Der Clip kann danach noch einmal angesehen werden.
- Informationen:
  - Tamponade oder nicht;
  - Verdacht auf Lungenembolie, wenn **rechte Herzkammern größer als die linken** sind;
  - ohne die HDM zu unterbrechen, beide Pleuren untersuchen. Ist ein Erguss vorhanden? Pneumothorax: fehlendes Pleuragleiten bei Beatmung? (einzige Stolperfalle: Verlust des Pleuragleitens durch selektive Intubation).
- Zusätzlich:
  - Überwachung einer Maßnahme: Perikard- oder Pleuradrainage,
  - nach Wiederaufnahme der spontanen Herzaktivität, um nach denselben Elementen zu suchen wie die zuvor genannten, aber auch:
    - Zur Suche nach einer segmentalen Hypokinese (schwierig),
    - zur hämodynamischen Optimierung (Flüssigkeitsersatz? Dobutamin, wenn LV-EF niedrig? Noradrenalin?).

> **Was tun, nachdem die spontane Herzaktivität wieder eingesetzt hat (ROSC)?**

… ***Ist mein Patient ausreichend stabilisiert?*** …

- Genaue Ziele nach ROSC:
  - **Hämodynamische Stabilität**: Der mittlere arterielle Druck sollte zwischen 65 und 90 mmHg liegen. Flüssigkeitsgabe bei Hypovolämie, Noradrenalin bei kardiogenem Schock, Noradrenalin bei Vasoplegie (z. B. toxisch, durch Sedierung oder Ischämie-Syndrom, Reperfusion) und sogar Adrenalin bei schwerem/komplexem Schock mit hohem Risiko eines erneuten Herzstillstands;
  - **Respiratorische Stabilität**: Normokapnie als Ziel und minimal wirksame FiO_2, um eine SpO_2 zwischen 94 und 98 % zu erreichen (Hyperoxygenierung ist schädlich bei Post-HLW);

- **Neurologische Stabilität**: Wenn der Patient während der Reanimation nicht intubiert wurde und wieder eine spontane Herzaktivität aufweist, warten Sie mindestens 5 Minuten, um seine Vigilanz zu beurteilen. Wenn der Glasgow-Score weiterhin < 8 ist, Intubation. Es gibt keine genauen Empfehlungen zur Sedierung in der Post-ROSC-Phase. Wenn der Patient sich gegen das Beatmungsgerät wehrt, Sie eine optimale Neuroprotektion wünschen oder die Temperatur korrekt kontrollieren möchten, dann Sedierung mit Midazolam und Fentanyl;
- **Kontrolle der Körpertemperatur**: Vermeiden Sie Hyperthermie um jeden Preis und streben Sie eine Körpertemperatur von **36 °C** an. Wenden Sie ihr lokales Protokoll an (umstrittenes Thema).

… ***Was war die Ursache des Herzstillstands?*** …

Anamnese, klinische Untersuchung und Ultraschall. Bei ROSC: Wiederholtes EKG nach einigen Minuten (häufig vorübergehende unspezifische Repolarisationsstörungen).

… ***Weitere Versorgung des Patienten?*** …

- Sie **vermuten ein akutes Koronarsyndrom**: Brustschmerzen, die auf ein vorheriges ACS hindeuten, ST-Hebung im EKG nach ACS, schockbarer Anfangsrhythmus ohne Elektrolytstörung), **Notfall-Koronarangiografie**.
- Sie vermuten eine **neurologische oder respiratorische Ursache, CT des Schädels** oder des Thorax.
- Keine Ahnung, was die Ursache des Herzstillstands war? Besprechen Sie die weitere Versorgung des Patienten mit dem Kardiologen und dem Intensivarzt.
- Nach der ätiologischen Diagnose des Stillstands: Op (falls indiziert) oder Intensivstation in einem geeigneten Krankenhaus.

› Bei fehlendem ROSC?

- Wenn das Herz nach Einleitung der algorithmusgesteuerten Reanimationsmaßnahmen (Patient eventuell defibrilliert, intubiert, Flüssigkeitsersatz, Adrenalin und/oder Amiodaron eingeleitet, Anamnese erhoben, Suche +/- Behandlung einer behandelbaren Ursache durchgeführt) nicht wieder anspringt, dann sind 4 Fälle möglich:

… ***1. Fall: Refraktärer Herzstillstand*** …

- Kein ROSC nach 30 min gut durchgeführter kardiopulmonaler Reanimation unter normothermen Bedingungen: **Diskussion einer evtl. Kreislaufunterstützung mit dem Intensivarzt, wenn folgende Kriterien erfüllt sind:**
  - **Hypothermie;**
  - Intoxikation durch Medikamente mit membranstabilisierender Wirkung, mit Kardiotropika;
  - refraktärer Herzstillstand mit Vorhandensein von Lebenszeichen unter der HDM;
  - Fehlen größerer Komorbiditäten;
  - *no flow* < 5 min = guter neurologischer Prognosefaktor;
  - *no flow* > 5 min oder keine Beobachter, vielleicht Möglichkeit, dass das Gehirn nicht zu sehr geschädigt ist bei VT oder Kammerflimmern im Gegensatz zu Asystolie oder pulsloser elektrischer Aktivität;
  - Kapnographie (spiegelt die Perfusion wider) < 10 mmHg: hochgradig ungünstig;
  - Dauer des low-flow?
- Mit Intensivarzt besprechen.

... ***2. Fall: Es gibt ungünstige Prognosefaktoren*** ....

- Der Patient wird nach den Regeln der Kunst behandelt, die HDM + Beatmung + Adrenalin alle 3 min fortgesetzt. Befragen Sie Beobachter und die Krankenakte.
- Bettlägeriger Patient, schwere Komorbiditäten: Sie sind berechtigt, die Reanimation abzubrechen, ohne die standardmäßigen 30 Minuten abzuwarten, NUR wenn Ihnen klar ist, dass eine Fortsetzung der Reanimation unvernünftig ist. Wenn Sie sich nicht sicher sind, dann setzen Sie die Reanimation fort und fragen Sie den Intensivarzt um Rat.
- Die Dauer des No Flow ist sehr wichtig. Wenn der Patient eine pulslose Asystolie/elektrische Aktivität hat und die Kapnographie < 10 mmHg ist, sind Sie berechtigt, die Reanimation nicht bis zu den empfohlenen 30 min fortzusetzen.
- NB: Wenn es sich um einen **Suizid** handelt, wird eine **Standardreanimation** durchgeführt.

... ***3. Fall: Keine der vorherigen Bedingungen liegt vor*** ....

- Vergewissern Sie sich, dass alles richtig gemacht wird, und setzen Sie die Reanimation bis zu einer Gesamtdauer von 30 Minuten fort. Notieren Sie sich nach Ablauf dieser Zeit die Uhrzeit und erklären Sie die Person für tot. Anschließend müssen Sie die Familie informieren und die Todesbescheinigung ausstellen.

› Literatur

1. European resuscitation council guidelines, 2021, https://cprguidelines.eu/
2. Société Française d'Anesthésie Réanimation, Recommandations sur les indications de l'assistance circulatoire dans le traitement des arrêts cardiaques réfractaires, 2009.
3. Taboulet P., ECGs, Lernen Sie EKG unter www.e-cardiogram.com
4. Paramedic2, https://tinyurl.com/5est3x9b
5. Shmuely S, et al. Differentiating motor phenomena in tilt-induced syncope and convulsive seizures. Neurology, 2018 Apr. PMID: 29549227
6. Empfehlungen zur extrakorporalen kardiopulmonalen Reanimation (eCPR) Konsensuspapier DGK sowie weiterer Fachgesellschaften 2018 (Stand 17.3.2023). https://tinyurl.com/4zzmvau6
7. Nerdfallmedizin: Neue Reanimationsleitlinien 2021 (ERC) Zusammenfassung (Stand 17.3.2023). https://tinyurl.com/yhj9deeu

Kardiopulmonale Reanimation

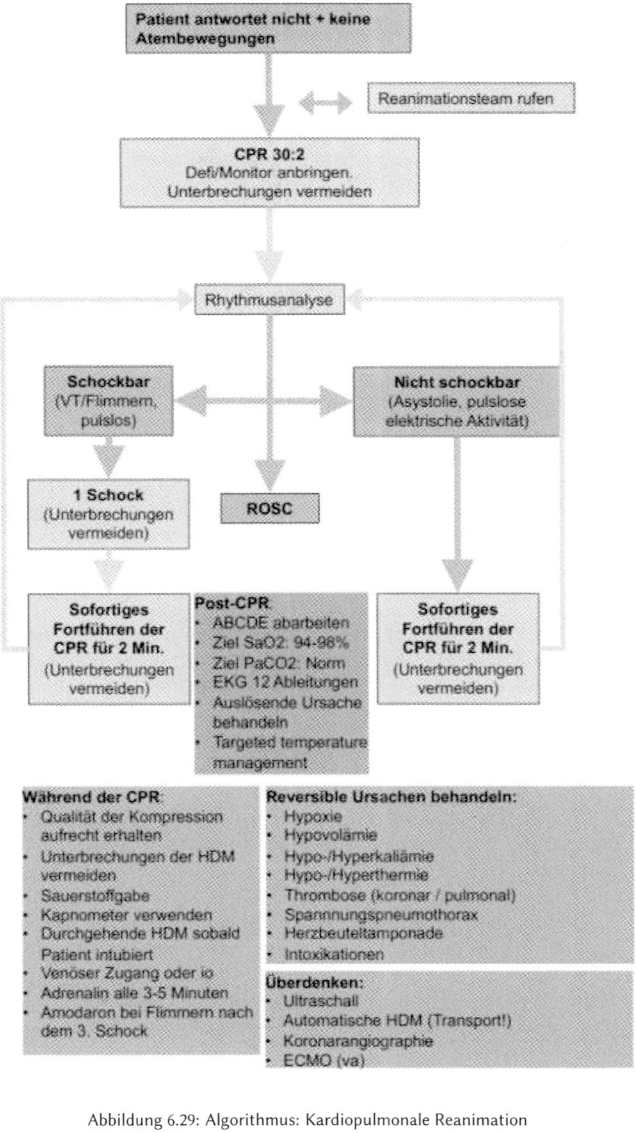

Abbildung 6.29: Algorithmus: Kardiopulmonale Reanimation

6.12 Schock – Vorgehen bei der Diagnose, Behandlung

> Stolperfallen und wichtige Punkte

- Die Diagnose eines Schocks ist oft eine Blickdiagnose, und die Wiederauffüllung des Kreislaufs wird bei der klinischen Untersuchung begonnen.
- Der gesunde klinische Menschenverstand ermöglicht es, einen **Schock frühzeitig zu er**kennen: Symptome und Analyse der **Vitalzeichen** (die seltsamerweise „Vitalwerte" genannt werden). Dies wird im **NEWS-2-Score** kombiniert, der von britischen Krankenschwestern mit Erfolg verwendet wird (8). Berechnen Sie ihn: https://tinyurl.com/h2bzbtj2
- **Man wartet nicht auf die Hypotension, um zu handeln.**
  Manchmal besteht nur eine Unruhe, Verwirrtheit, **Tachypnoe** (die Messung der AF ist bei der Triage von Bedeutung). Tachykardie, Tachypnoe, kalte Extremitäten und Marmorierung sind Alarmzeichen. Ein blasser Patient, der um etwas zu trinken bittet und/oder über Kälte klagt, steht bis zum Beweis des Gegenteils unter Schock.
- **Um die Marmorierung zu sehen, muss man die Patienten entkleiden** und die Bettdecke hochheben!
- Abdominelle oder lumbale Marmorierungen deuten auf ein Hämoperitoneum oder Hämoretroperitoneum hin (Ruptur eines Aortenaneurysmas...).
- Die Anamneseerhebung ist schwierig: **Lassen Sie Angehörige etc. kommen, um die Anamnese zu rekonstruieren**, telefonieren sie mit dem Hausarzt, holen Sie evtl. **alte Akten** heraus.
- **Intellektuelle Herausforderung**: Sowohl die **symptomatische Behandlung als auch die Behandlung der Ursache ⚠ sind dringend erforderlich.**
- **Schnelle Verlegung auf eine Intensivstation oder einen Ort, an dem eine ursachenspezifische Behandlung ⚠** erfolgt (Koronarangiographie, OP, Endoskopie, radiologische Intervention) Nicht in der Notaufnahme „parken", sobald der Schock erkannt wurde.
- **Die Wiederherstellung der Gewebeperfusion** und im Falle eines septischen Schocks der **Beginn einer probabilistischen Antibiotikatherapie sind von höchster Dringlichkeit**.
- Die **Trendelenburg-Lagerung ist ein potenziell schädliches Ritual** ohne nachgewiesene Wirksamkeit (7). Das einfache Hochlagern der Beine stellt keine Gefahr dar.
- **Die Flüssigkeitsgabe muss schnell erfolgen**, wenn keine Linksherzzeichen vorhanden sind: Die Infusion muss in Strömen fließen, bis eine **klinische Reaktion** erfolgt: Verschwinden der Marmorierung, mittlerer arterieller Druck $\geq$ 65 mmHg.
- **Stellen Sie eine effektive Ventilation sicher, ggf. beatmen.**
- **Das Pulsoximeter ist während eines Kollapses unzuverlässig**

... ***Infusionslösungen*** ...

- Kristalloide: Lösungen der Wahl. **Ringerlaktat** (oder eine andere „balancierte" Lösung) wird der **physiologischen Kochsalzlösung** vorgezogen (außer bei manifester Leberinsuffizienz, Schädeltrauma oder Hyperkaliämie), da es nicht zu einer **hyperchlorämischen Azidose** führt.

- Kolloide: Ungünstiges Verhältnis von Nutzen und Risiko.
- Andere Lösungen sind in der Notaufnahme nicht von Interesse.
- **Vasoaktive Medikamente** werden nur nach einem ersten Flüssigkeitsgabe eingesetzt.

Katecholamine

Tabelle 6.28: Katecholamine

	Adrenalin	Noradrenalin	Dobutamin
α-Stimulation	++	++	0
β-Stimulation	++	+	+ arrhythmogen

- Zur Erinnerung: α => Vasokonstriktion; β => positiv inotrop und positiv chronotrop.
- Zu hohe Dosierung: Gefahr von Rhythmusstörungen. Zu niedrig: Unwirksamkeit.
- Enge Überwachung des Patienten und ständige Anpassung der Dosis.
- **Dedizierter, gut fixierter, geschützter venöser Zugang** (Paravasation = Gefahr). Verabreichen Sie die anderen Medikamente über einen zweiten Zugang (dasselbe gilt für die Flüssigkeitsgabe), um Schwankungen der Flussrate zu vermeiden.
- Dobutamin kann eine vasoplegische Wirkung haben (bei Verwendung => Überwachung). Es kann mit Noradrenalin kombiniert werden.
- **Beachten Sie den großen Nutzen der Echokardiographie und der Ultraschalluntersuchung der Lunge und des Abdomens** durch den Notarzt oder den Intensivmediziner zur Diagnosefindung und die Behandlung.

› Diagnose

- **Tachykardie oder orthostatische Hypotonie** treten frühzeitig auf.
- Fehlende Tachykardie bei bradykardisierender Therapie (z. B. β-Blocker) oder seltener **paradoxal** (hypovolämischer Schock vor dem Herzstillstand). Fadenförmiger Puls.
- Der **Rückgang** der Blutdruckamplitude (**RRsys-RRdiast < RRsyst ÷ 4**) ebenfalls.
- **Marmorierung**: Frühzeitig, zuerst an den Knien, breitet sich dann auf den Rest des Körpers aus. Kalte Extremitäten (isoliert, kann von Kälteeinwirkung herrühren) Rekapillarisierungszeit >> 3"(siehe Kasten *S. 487*): von großem Interesse bei der Überwachung des septischen Schocks.
- **Nicht immer arterielle Hypotonie** (voraus geht das Absinken der RR-Amplitude bei Schockformen mit niedrigem HZV), aber achten Sie bei Hypertonikern auf eine Abnahme um $\geq$ 30 mmHg gegenüber den üblichen Werten.
- Fast immer **Tachypnoe**. Blässe und Schweißausbrüche.
- **Immer Oligurie**, die in der Notaufnahme schwer zu beurteilen ist => **Harnblasenkatheterisierung** zur Quantifizierung der Diurese und Beurteilung des Ansprechens auf die Behandlung.
- **Benommenheit, Verwirrtheit, Unruhe** oft im Vordergrund (insbesondere bei älteren Menschen).
- **Ein Kollaps oder eine vagale Synkope kann zu Beginn eines Schocks auftreten**: Leicht möglicher, gleichwohl dramatischer Diagnoseirtum. Die vagale Synkope klingt nach dem Liegen rasch wieder ab oder sie war nicht vagaler Ursache.

- Für die positive Diagnose eines Schocks sind keine biologischen Untersuchungen erforderlich. Eine erhöhte Laktatämie (> 2 mmol/L) ist verantwortlich für eine metabolische Azidose (Laktazidose) mit erhöhter Anionenlücke.

> **Erstversorgung: Sauerstoffzufuhr und Aufrechterhaltung des Kreislaufs.** Simultan im „Notfallraum":
- **Laborentnahme** mit arterieller **BGA** (einschließlich Laktat), Elektrolyte, Blutbild und Thrombozyten, Hämostase, Harnstoff, Kreatinin, Leberwerte mit Bilirubin ± 4 Fläschchen **Blutkulturen** auf einmal (9, und *siehe S. 745*).
- **Peripherer Venenzugang** mit maximaler Größe, ohne diesen für die Probenentnahme zu nutzen (Zeitverlust, dies wird beim Legen des zweiten Venenzugangs erledigt). Wenn kein kardiogener Schock vorliegt (*S. 491*), **Ringer-Laktat-Infusion** oder Kochsalzlösung **im freien Fluss** (500–1500 mL). Wenn kein peripherer Zugang möglich ist: Femoralvene (1 cm innen von der Arterie, 2 Querfinger unter dem Ligamentum inguinale, Oberschenkel in Abduktion + Außenrotation, Nadel 45° zur Oberschenkelachse geneigt). Wenn nicht erfolgreich: intraossärer oder zentraler Zugang.
- **Die zu verabreichende Menge richtet sich nach der klinischen Reaktion**: bis zum Verschwinden der Marmorierung, Erreichen eines mittleren arteriellen Drucks ≥ 65 mmHg [MAP = RRdiast. + ⅓ (RRsyst–RRdiast)]. Beurteilen Sie Puls, Blutdruck, Marmorierung, Bewusstseinsstörungen, Kapillarpuls oder Verhalten alle 15 Minuten erneut, lassen Sie die stündliche Diurese notieren.
- Beginnen Sie mit Katecholaminen **nach der Flüssigkeitsgabe**, die nach dem Einsetzen der Katecholamine fortgesetzt wird (Achtung: *siehe unten „kardiogener Schock"*). Dies erfordert idealerweise eine reanimationsähnliche Umgebung (koronares Risiko + Rhythmusstörung).
- Messen Sie das **arterielle Laktat**, ein hoher Wert ist ein starkes Argument in der Diskussion.
- **Sprechen Sie mit dem Intensivmediziner**: sofort bei schwerem Kollaps; in den anderen Fällen nach einer Beurteilung der Schockursache und des Kontexts innerhalb weniger Minuten.
- **Verabreichen Sie High-flow Sauerstoff über Reservoirmaske** mit 10 L/min, wenn eine begleitende respiratorische Insuffizienz vorliegt. Sättigungsziel ≥ 95 %. **Intubation** erst nach Oxygenierung über die Maske **bei Atemnot oder Koma**. Bevorzugen Sie eine Präoxygenierung durch nichtinvasive Beatmung (kontraindiziert bei Bewusstseinsstörungen). Im Falle einer Intubation sollten die Katecholamine vor der Induktion begonnen werden. Der Intensivarzt muss vorgewarnt werden, da diese Intubation mit einem **hohen Risiko** verbunden ist.
- **Beruhigen** Sie den Patienten: ruhige Herangehensweise.
- *Engmaschige Überwachung, da es sich um besonders instabile Patienten handelt.*
- **Überwachung** von Blutdruck/Puls/SpO_2/**EKG**. EKG mit 18 Ableitungen. NB: Pulsoximeter sind unzuverlässig bei peripherer Vasokonstriktion.

> **Ätiologische Diagnose und spezifische Behandlung**

... ***Die Ursache des Schocks kann offensichtlich sein*** ....

- **Hämorrhagischer Schock**: Äußere oder innere Blutungen nach einem Trauma. Eine Kopfhautverletzung kann einen massiven Schock verursachen! Frau mit **Metrorrhagie**, ± verspäteter Menstruation ± Schmerzen im Becken und/oder in der Schulter? Denken Sie an eine rupturierte ektope Schwangerschaft. Spuren von Prellungen am Rumpf? Denken Sie an Hämoperitoneum oder Hämothorax.

Bauch- oder Lendenschmerzen? Denken Sie an Hämoperitoneum oder Hämo-Retroperitoneum (geplatztes Aortenaneurysma...). Bemerken von **schwarzem Stuhl**? **Gerinnungshemmer**? Eine schnelle **rektale Untersuchung** fördert evtl. rotes oder schwarzes Blut zutage. Lokale Blutstillung, wenn möglich durch Kompression oder sogar mit einer Pinzette, und lassen Sie rasch den **Chirurgen** kommen (beim Telefonat den hämorrhagischen Schock erwähnen!). Es handelt sich um einen chirurgischen und anästhesiologischen, radiologisch-interventionellen oder endoskopischen Notfall, der nicht aufgeschoben werden darf.

- **Extreme Dehydrierung** mit ausgeprägten Hautfalten, trockenem Mund und unzureichender Flüssigkeitszufuhr oder reichlichen Wasser- und Elektrolytverlusten.
- **Zeichen der links- oder rechtsventrikulären Insuffizienz: kardiogener Schock**; Brustschmerzen, protodiastolischer Galopp, Dyspnoe, diffuse Rasselgeräusche, manchmal Pfeifen (oder Asphyxie und auskultatorische Stille). Der abdomino-juguläre Reflux ist ebenfalls ein Zeichen einer Linksherzinsuffizienz (*S. 332* und Referenzen 3–5 auf *S. 336*).
- **Vorherrschende Rechtsherzzeichen**: massive Lungenembolie, rechtsseitiger Infarkt, Tamponade, Kompression durch Spannungspneumothorax (*S. 343*).
- **Offensichtliche Infektion**: septischer Schock und/oder schwere Dehydrierung.
- **Anaphylaktischer Schock**: Haut warm und rot (roter Schock) ± andere anaphylaktische Erscheinungen innerhalb von Minuten nach Exposition gegenüber einem (manchmal medikamentösen) Allergen.
- **Anderer roter Schock** (selten): diffuses per-/postmenstruelles Erythem bei einer menstruierenden Frau: Toxisches Schocksyndrom (Staphylokokken): Vaginaltampons zu selten gewechselt – Vaginale Untersuchung. Kann auch durch jeden anderen Staphylokokkenherd verursacht werden.
- **Suizidale Intoxikation** (Carbamat, β-Blocker, Digitalis, Chloroquin usw.).
- **Rhythmusstörungen** (VT, Kammerflimmern usw.) oder extreme Bradykardie (Klinik + Monitor).
- **Handschuh- und sockenartige Zyanose** bei einem unterernährten Alkoholiker: Beri-Beri, welches auf Vitamin B1 i.v. als Bolus (500 mg IV) anspricht, sehr große Ausnahme.

... ***Suche nach der Schockursache. Evaluation des Patienten*** ....

Viele Dinge, die gleichzeitig oder schnell erledigt werden müssen.

Befragung des Patienten und/oder der Angehörigen ⚠

- Seit wann geht es Ihnen schlecht? Waren Sie vorher gesund?
- Worüber hat er/sie sich beschwert?
- Plötzlicher oder schleichender Beginn?
- Schmerzen? Wo und seit wann?
- Litten Sie unter:
  - Fieber, Schüttelfrost?
  - einem Trauma?
  - Dyspnoe (Atemnot)?
  - Ansteckung?
  - Durchfall, Erbrechen, Blutungen?
- Reiseanamnese?
- Verdauungsprobleme?
- Letzte Blasenentleerung?
- Depressiv, selbstmordgefährdet?

- Medikamente? (Immunsuppressiva, Gerinnungshemmer, Kardiotropika usw.)
- Letzte Monatsblutung?
- Besorgen Sie sich **frühere Krankenakten** (können Ihnen die Diagnose verraten!), wenden Sie sich so schnell wie möglich an den Hausarzt.
- **Durchsuchen Sie die Sachen des Patienten**, vielleicht findet sich dort die Diagnose: Medikamente, Toxine, Spritzen, Rezepte, **Notfallausweise** usw.
- **Vorgeschichte** (Harnwegsinfektionen, Ulzera im GI-Trakt, vaskuläre Risikofaktoren: arteriell und thromboembolisch, Alkoholismus, Pankreatitis, Cholelithiasis).
- Lebensweise: **Selbstständig**? Verlässt er das Haus? Demenz? Unheilbare zugrunde liegende Krankheit? **Willensbekundungen**/Patientenverfügungen?

„Umfassende“ klinische Untersuchung – ja, aber schnell und effizient.

- Temperatur.
- Puls: Bradykardie, Tachyarrhythmie.
- Bewusstsein.
- Rekapillarisierungszeit (siehe Kasten auf *S. 481*).
- Blässe, Dehydrierung, Ikterus.
- Abdomen, Narben, Meteorismus, Hernien, Kontrakturen, lokale Marmorierung (Hämatothorax oder Hämoretroperitoneum), Anzeichen von Leberversagen oder portaler Hypertension.
- **Rektale/vaginale Untersuchung**: Blut, Raumforderung, Schmerzen (Douglas?)
- Neurologisches Defizit, meningeale Zeichen, Pyramidenbahn-Zeichen.
- Petechien, Blutungen aus dem Mund, Hautinfektion, oberflächliche Phlebitis, Otoskopie.
- Kardiopulmonae Untersuchung mit Rechtsherzzeichen, Radial- und Femoralpulse, Herzgeräusche, *diastolisches Aortengeräusch (Aorteninsuffizienz) am linken Rand des Sternums*, Galoppgeräusche, die Arrhythmie.
- Offensichtliche Phlebitis.
- **Absaugen von Mageninhalt** (nach Intubation, wenn bewusstlos): Blut, Stuhl. Dies ist, wie die rektale Untersuchung, obligatorisch bei jedem unerklärlichen Schock, insbesondere bei Alkoholikern.
- Wenn kein Verdacht auf eine Harnröhrenverletzung besteht: **Harnblasenkatheter** (Teststreifen, Aussehen).
- **Entnehmen Sie**: Blutgruppe 1 + 2 (in F werden 2 voneinander unabhängige Blutproben verlangt), RAI, Blutbild, Elektrolyte, Blutzucker, Harnstoff, Kreatinin, Gerinnung (INR, PTT, TZ, Fibrinogen), CK, ALAT (GOT), ASAT (GPT), Lipase, Blutkulturen (4 Flaschen), Blutgas mit Laktat ± Kapillarblutentnahme für Kapillarglykämie und Hämoglobin oder **Mikrohämatokrit in der Notaufnahme** (Hb $\approx \mu$Hk × 0,35).
- **EKG**, nach akutem Koronarsyndrom suchen, *V3R und V4R bei Zeichen der Rechtsherzschädigung.*
- **Thoraxröntgen** in der Notaufnahme (sonst in der Radiologie auf der Trage, aber erst wenn der Patient stabilisiert ist und unter ständiger medizinischer Überwachung steht, Reanimationswagen vorhanden).

Tabelle 6.29

Rekapillarisierungszeit (CRT) (11): Messung in nicht-kalter Umgebung - In Rückenlage auf die Fingerbeere des 2., 3. oder 4. Fingers, obere Gliedmaße auf Herzhöhe - die Fingerbeere zwischen Daumen und Zeigefinger des Beobachters mäßig für 5 Sekunden drücken und wieder loslassen (Durchschnitt aus 3 Wiederholungen nehmen)		
	Normalwerte der CRT	
Kinder, Männer < 65 Jahre	Frauen < 65 Jahre	M / F > 65 Jahre
< 2 Sek.	< 3 Sek.	< 4 Sek.

... ***Verdacht auf einen hämorrhagischen hypovolämen Schock*** ....

- Blässe und tiefe Anämie bestätigt, Mikrohämatokrit (Hämoglobin $\approx \mu$Hk (%) $\times$ 0,35).
- Ursache oft offensichtlich. Quetschungen, insbesondere der Basis des linken Hemithorax (Milz), voluminöse Hämatome: Oberschenkel, Lenden, Bauchwand. Rektale Untersuchung und explorative Magensonde. Denken Sie an ein rupturiertes Aortenaneurysma. Ultraschall durch geschulten Arzt (Aszites und Pleuraerguss, Aneurysma): Bei fehlenden klinischen oder anamnestischen Hinweisen Suche nach Blutungen aus dem oberen Verdauungstrakt durch Spiegelung des oberen Intestinaltrakts (häufigste Ursache) und/oder CT. (Aneurysma, intra-/retroperitoneale Hämatome).
- Minimales Labor: INR, PTT, **Fibrinogen**, Blutbild, Thrombozyten, Kreatinin, Elektrolyte, irreguläre Antikörper, Blutgruppe, arterielles Laktat und Blutgase, ionisiertes Kalzium. Ein isoliert erhöhter Harnstoffwert bei gleichzeitig normalem Kreatinin kann auf eine Blutung im oberen Verdauungstrakt hindeuten.
- EKG.
- **Irreführende Bradykardie ⚠** : Symptom eines schweren Verlaufs, da Vorläufer eines leer schlagenden Herzens: schneller Ersatz des Blutverlustes, Beine hochlagern (kein Trendelenburg, unnötig und kann schädlich sein). **Kein** Atropin oder Katecholamin!
- Quantifizieren Sie den erlittenen Blutverlust, wenn möglich.
- **Blutstillung ⚠** : Tun Sie das Machbare und **organisieren** Sie so schnell wie möglich: Kompression, Tamponade etc. dann **chirurgische/endoskopische/radiologisch-interventionelle** Blutstillung.
- Symptomatische Behandlung:
  - Blutvolumen: **Flüssigkeitsersatz** mit **Kristalloid** 500 mL bis 1 L. Blutdruckziel 80–90 mmHg RRsyst., MAP 60–65 mmHg in Analogie zum traumatischen Schock. Zielwert, der so lange nicht überschritten werden darf, bis die Blutungsursache unter Kontrolle ist. Noradrenalin bei Nichtansprechen auf Flüssigkeit vorzugsweise nur in intensivmedizinischer Umgebung;
  - **transfundieren Sie. Erythrozytenkonzentrate (EK) bestellen, Hb-Ziel** bei 7–9 g/dl, aber Vorsicht vor falsch hohem Anfangs-Hb (**Blutverlust per se führt nicht zu einer Änderung des Hb**), je nach Ausmaß und der schnellen Kontrollierbarkeit der Blutung muss **vorausschauend** gehandelt werden, bei KHK und Anämie (S. 589) im Rahmen des Schocks höhere Werte anstreben. EKs von Anfang an und parallel zu Kristalloiden bei großem Blutverlust. *Erhöhung der Flussrate* durch manuelle Kompression oder pneumatische Manschette der Plastikbeutel, aber Vorsicht vor Gasembolien, wenn der Beutel leer läuft. Fügen Sie nach jeweils 4 Konserven eine 10-mL-Ampulle **Ca++-Gluconat** hinzu. Bei

mehr als 4 Konserven sollten Sie den **Rat des Intensivmediziners** einholen, falls dies nicht bereits geschehen ist;

- **Aufrechterhaltung der Hämostase**: Transfusion von **Thrombozytenkonzentraten** bei einem Wert von < 50 000/mm^3 oder bei chronischer Einnahme von Clopidogrel/Ticagrelor oder für einen Wert von > 100 000/mm^3 bei intrakraniellen Blutungen. „PPSB" (1 mL/kg) bei Behandlung mit VKA, 2 mL/kg bei neuen Antikoagulanzien oder spezifisches Antidot (*S. 583*). Plasma: Verhältnis 1 FFP: 1 EK. **Tranexamsäure** ist innerhalb der ersten drei Stunden im traumatischen Setting wirksam. Es gibt keine formale Indikation für andere Indikationen, aber Empfehlungen des Grades 2+ (1) besagen, dass „Tranexamsäure bei nicht traumatisierten Patienten mit hämorrhagischem Schock wahrscheinlich nach dem gleichen Schema verabreicht werden sollte", d. h. 1 g als intravenöse Bolusinjektion über 10 Minuten, gefolgt von 1 g als Infusion über 8 Stunden. **Fibrinogen**, wenn < 1,5 g/L: 3 g für einen Erwachsenen mit 70 kg.

... ***Anaphylaktischer Schock (2)*** ....

- Zahlreiche frühe Anzeichen, einzeln oder in Kombination, können beobachtet werden: Juckreiz an Handflächen und Sohlen, thorakales Engegefühl, Parästhesien der Zunge und des Mundes, das Gefühl, etwas „im Hals" zu haben, Dysphagie, Schläfrigkeit, Bauchschmerzen, Durchfall und Erbrechen, Juckreiz des Gaumensegels, nasal, mit Rhinorrhoe, Tränenfluss.
- Abfall des Blutdrucks, Tachykardie, Tachypnoe.
- Diffuses Erythem oder urtikarielle Plaque (roter Schock). Bei einem diffusen Erythem sollten Sie sich hüten vor einem toxischen Staphylokokkensyndrom (lange liegengelassene Vaginaltampons, Erkrankung mit Staphylokokken).
- Exspiratorische Dyspnoe mit Giemen + Brummen. Oder inspiratorische Dyspnoe mit Einziehungen.
- Gesichts-, Zungen- oder Lippenödeme, der **Uvula**, laryngeale Dyspnoe: Quincke-Ödem.
- Gelegentlich Repolarisationsstörungen im EKG.
- **Vorliegen** (nicht immer) einer allergischen Konstitution, einer riskanten Medikamenteneinnahme (β-Laktame, Aspirin usw.) oder einer Exposition gegenüber einem dem Patienten bekannten Allergen (Nahrungsmittel bei Kindern und jungen Erwachsenen: Erdnuss +++). Auf Stiche von Fluginsekten (Biene, Wespe, Hummel) achten.
- **Notfallbehandlung: Frühzeitig Adrenalin**, um die Kaskade zu blockieren!
- Abbruch aller laufenden Infusionen (Vermeidung des Allergens).
- **Hochlagerung der unteren Extremitäten** (keine Trendelenburg-Lagerung); bei begleitender Atemnot: halbsitzende Lagerung und Anheben der Beine. Wenn eine Schwangerschaft gut „sichtbar" ist: linke Seitenlage.

0,01 mg/kg oder 0,30 mg bis max. 0,50 mg Adrenalin INTRAMUSKULÄR injizieren (2) anterolaterale Seite des Oberschenkels, mittleres Drittel, auch unter Gerinnungshemmern, nach 5 und 10 min wiederholbar. Keine absolute Kontraindikation. Achten Sie darauf, dass die gewählte Nadel lang genug ist, um die Fettschicht zu passieren.

- Warnen Sie davor, dass es „ruckeln" wird: Kopfschmerzen und Blässe sind häufig;

  - Dann, wenn keine Reaktion oder Verschlechterung nach 5–15 min, **Adrenalin als Perfusor: 0,2 mg/h, ggf.** adaptieren oder ohne Perfusor: 0,5mg in 250mL NaCl 0,9 % oder G5 %: ≈ 8Tropfen/min (überwachen +++), viel weniger gefährlich als Bolus. i.v.-Injektion von **Adrenalin in kleinen Dosen ⚠ (1 mg verdünnt in 10 mL), injizieren Sie langsam in Schritten von 0,5 mL** (50 µg) und wiederholen Sie je nach klinischer Reaktion. Bolus vorzugsweise für den Fall eines Herzstillstands vorbehalten.
  - Bei Bedarf alle 5 min wiederholen, bis ein zufriedenstellender Blutdruck erreicht ist: **MAP > 60–65 mmHg** und je nach Wirkung anpassen;
  - **gleichzeitig: venöser Zugang (keine Blutentnahmen**, es muss schnell gehen) und **Auffüllen mit Ringer-Laktat oder physiologischer Kochsalzlösung** bei *anhaltender Hypotonie trotz Adrenalin* oder bei Rückfall nach einer Phase der Hypotoniekorrektur: 200 mL/10 kg Körpergewicht. In der Regel 1 L in 15 Minuten bei niedrigem Blutdruck verabreichen;
  - bei *Herzrhythmusstörungen* (unter Adrenalin i.v.) kann das Adrenalin durch Noradrenalin als Dauerinfusion ersetzt werden;
  - **O_2** nasal oder über Maske in hoher Konzentration angestrebt $SpO_2 \geq 90\,\%$ und $\leq 96\,\%$ mit Ziel 92–94 %;
  - **Kortikosteroide mit unsicherer Wirksamkeit**: Methylprednisolon 1–2 mg/kg oder Betamethason 10–20 mg.
- **Injizierbares Antihistaminikum unnötig und blutdrucksenkend**. Eventuell eine Dosis **per os**.
- Für den Patienten unter β-Blocker, ohne Ansprechen auf Adrenalin 1–2 mg Glukagon i.v. langsam (5 min), wiederholbar alle 5 min, dann 5–15 µg× kg-1 pro Minute i.v.. als Perfusor
- Achten Sie auf respiratorische Zeichen (als Asthma behandeln) und des Verdauungstrakts.
- Tryptasebestimmung 30 min bis 2 h (oder sogar 4 h) nach Beginn der Symptome (notieren).
- **Überwachung und Behandlung auf der Wach-/Intensivstation**. RR-Messung alle 1–5 min.
- **Dauer der stationären Überwachung** (keine Evidenz) Aufnahme für 12–24 h mit Blutdrucküberwachung: Risiko von Rezidiven in Form von aufeinanderfolgenden hypotonen Episoden.
- Bei Entlassung: H1-Antihistaminikum per os und Prednison 40–60 mg/d für 3–5 Tage (Nutzen unsicher). **Allergologische Beratung vorsehen**.
- Rezept bei Entlassung: Vermeidung des verursachenden **Allergens. Zwei Spritzen mit selbstinjizierendem Adrenalin** (Jext®, Anapen® Epipen® 0,3 mg) und sich mit deren Funktionsweise vertraut machen. Im Wiederholungsfall (oder bei Quincke-Ödem): 0,30 mg Adrenalin spritzen, den Notruf 19122 anrufen. Schreiben Sie alles auf das Rezept und ein Merkblatt.
- Nutzen Sie den kurzen Krankenhausaufenthalt, um dem Patienten die Technik der IM-Injektion und ihre Indikationen beizubringen.
- Demonstration von Autoinjektoren: https://tinyurl.com/mtuvs6n9 (F) oder https://tinyurl.com/2cpwumvv (D)

... ***Hypovolämer Schock durch Dehydrierung*** ....

- Anzeichen einer Dehydrierung, bekanntes Vorhandensein von Dehydrierungsursachen (Verluste über den GI-Trakt, **Verluste in den 3. Raum,** iatrogene oder nicht iatrogene Verluste über die Nieren). Hämokonzentration.
- Nicht vergessen: Urinteststreifen, **Kapillarglukose** (dekompensierter Diabetes) und **Kalziumspiegel**.
- Übliche Ursachen: Unzureichendes Trinken in Verbindung mit Diuretika bei alten Menschen, Fieber, Erbrechen, Durchfall, **3. Raum**. Langanhaltende Anorexie, die bei alten Menschen oft nicht erkannt wird.
- ⚠ **sehr selten akute Nebenniereninsuffizienz**: Dehydrierung, Schock mit Hyponatriämie und mäßiger Hyperkaliämie ± Bauchschmerzen ± metabolische Azidose mit normaler Anionenlücke., Bikarbonate erniedrigt ± Hypoglykämie (*S. 656*).
- ⚠ **Ileus, häufig unerkannt** bei alten, dementen und psychotischen Menschen: Gehen Winde ab? Erbrechen (hypochlorämische hypokaliämische Alkalose, wenn der Patient nichts sagen kann)? Meteorismus (Der Patient hat nicht immer Bauchschmerzen oder kann er es nicht sagen)? Achten Sie auf Bruchöffnungen und Narben im Bereich des Abdomens; führen Sie eine rektale Untersuchung durch, das ein dafür verantwortliches Fäkalom finden kann.
- Flüssigkeitsersatz (**Kristalloide**) und Sauerstoffzufuhr bis zum Verschwinden der Marmorierung, der Hypotonie und der neurologischen Zeichen. Hydrierung per os so schnell wie möglich.

… ***Kardiogener Schock: Vorhandensein von Zeichen der Rechts- oder Linksherzinsuffizienz*** ……………………………………………

- **Es gibt Anzeichen einer LH-Insuffizienz**: diffuses Rasseln oder schlimmer: auskultatorische Stille; Atemnot mit Orthopnoe und erhöhter Bronchialsekretion oder sogar schaumiges, rosafarbenes Sputum. Galoppgeräusch selten hörbar. Rechtsherzzeichen weniger auffällig und nicht immer vorhanden. Röntgenbild, ggf. auf der Trage: oft massives Lungenödem. Hepatojugulärer Reflux ist ebenfalls ein Linksherzzeichen (*S. 332* und Referenzen *S. 336*). Als Differentialdiagnose achten Sie auf eine beidseitige Lungenentzündung im Schock ohne Fieber ...
- Bedeutung der **Echokardiographie** beim Schock: ätiologische Diagnose und Überwachung der Volämie. Man erkennt schnell eine Tamponade, eine größere LV-Dysfunktion, eine Rechtsherzinsuffizienz, man schätzt den Flüssigkeitsstatus ab.
- **Übliche Ursachen: vor allem Herzinfarkt**, akutes Koronarsndrom ohne Nekrose, Rhythmus- oder Leitungsstörungen bei Herzerkrankungen, akute Klappeninsuffizienz (Prothesenkomplikation, Endokarditis, Aortendissektion), hochgradige Aortenstenose, Myokarditis.
- **Besondere Ursachen**: **Intoxikation durch**:
  - β-Blocker, Trizyklika, Kalziumkanalblocker; Colchicin (hypovolämer und kardiogener Schock), Chinin;
  - Meprobamat: kardiogener Schock durch myokardiale Schädigung und Vasoplegie.
- **Wenn Rechtsherzzeichen im Vordergrund stehen**: rechtsventrikulärer Infarkt, Tamponade, Lungenembolie, Spannungspneumothorax. Paradoxer Puls ist möglich.
  - **Lungenembolie**: Begleitumstände, mögliche Anzeichen einer Phlebitis, plötzlicher Beginn, thorakale Schmerzen, Hypoxie und Hypokapnie, EKG-

Zeichen der Rechtsherzbelastung. Die **Dyspnoe ist nicht immer auffällig** und der Kranke ist manchmal fälschlicherweise ruhig und eher stuporös;
- **Tamponade**: kann durch eine Aortendissektion oder eine Perikarditis verursacht werden; denken Sie bei jedem (aktuellen oder ehemaligen) Krebspatienten daran;
- **Rechtsherzinfarkt**: normalerweise keine Anzeichen eines akuten Lungenödems; in der Regel liegt auch ein inferiorer Infarkt vor. Suchen Sie nach einer ST-Hebung in aVR, V1 (isoliert), V3R V4R (transient);
- beginnen Sie mit dem **Flüssigkeitsersatz** (nicht mehr als 500 mL).

- **Endokarditis**: keine andere Ursache eruierbar, und Verdacht bei neuem Herzgeräusch oder Valvulopathie/bekannter Herzklappenprothese, Drogenmissbrauch, neue Leitungsstörung bei Septumabszess, kutanen Zeichen (Janeway-Läsionen = schmerzhafte erythematöse Plaques an Handflächen oder Sohlen) ± assoziierte, schleimige, petechiale (Gaumen, Bindehäute) und kutane Purpura, manchmal nekrotisch. Pulmonale septische Embolien, fokale neurologische Zeichen, Echokardiographie ++.
- **Behandlung des kardiogenen Schocks: auf der Intensivstation**. Begonnen wird jedoch in der Notaufnahme.
- **Wie immer: Behandlung des Organversagens durch** Oxygenierung bzw. nichtinvasive Beatmung bei begleitendem Lungenödem. Vorsicht: **NIV verschlimmert ein akutes Rechtsherzversagen**.
- **Katecholamine: Beginnen Sie mit Noradrenalin 0,5–1 mg/h, dann bei Bedarf Dobutamin** 2 mcg/kg/min. unter Überwachung der Herzfrequenz. Erhöhen Sie allmählich um 5 mcg pro 10 Min, bis zu 20 mcg/kg/min.
- **Dobutamin begünstigt Rhythmusstörungen ++.**
- **Behandlung der Ursache**: Behandlung des Myokardinfarkts (Koronarangiographie, Revaskularisation), Behandlung einer Rhythmus- oder Leitungsstörung, Thrombolyse bei Lungenembolie:
  - Absetzen von β-Blockern, Kalziumkanalblockern, bradykardisierenden und antihypertensiven Therapien im Allgemeinen;
  - Behandlung einer möglichen Hypovolämie, die durch Vasodilatatoren oder Diuretika induziert wurde.

... ***Septischer Schock*** ...

- **Sepsis** ist eine (aufgrund der Klinik ± Zusatzuntersuchungen vermutete/bestätigte) **Infektion** mit **Organdysfunktion** (Herz-Kreislauf-/ Atmungs-/ Nieren-/ Bewusstseinsbeeinträchtigung), die durch unspezifische, die Sterblichkeit vorhersagende Scores (qSOFA $\geq$ 2 oder NEWS-2 $\geq$ 7) erfasst werden kann (8). **Die klinische Analyse hat Vorrang vor diesen** wenig sensiblen und wenig spezifischen **Scores** (9). *Vgl. www* oder Smartphone-Apps wie MDcalx.
- **Septischer Schock = Sepsis, die Katecholamine erfordert**, da Hypotonie **< 65 mmHg MAP**, die auf eine Flüssigkeitsgabe nicht anspricht, oder Hyperlaktatämie (*S. 743*).
- Zu erwägen bei bekannter Infektion, sichtbarem „echtem“ Schüttelfrost, Fieber oder Hypothermie, Hyperleukozytose, aber auch bei Neutropenie.
- **Es ist dringend erforderlich, diese Patienten frühzeitig zu erkennen**, um den Volumenersatz, eine Antibiotikatherapie und Noradrenalin zu beginnen und die **Quelle zu behandeln**.

- **Bei jedem Patienten, bei dem eine Infektion vermutet wird**: Bewerten Sie immer den Schweregrad (Risiko eines septischen Schocks) mit Symptomen und Vitalzeichen ± **eine Punktzahl** (*siehe oben*).
- Die Infektion ist möglicherweise nicht offensichtlich, Temperatur und Leukozytose sind oft normal. Bevorzugen Sie die **rektale Temperatur**.
- Wenn es keine offensichtliche Ursache gibt, wird nach ihr gesucht, indem man mit den drei häufigsten Ursachen beginnt. Eine rasche Ultraschalluntersuchung kann lebensrettend sein sein (Aszites, Pleura- oder Perikarderguss, Lungenentzündung, Erweiterung des Nierenbeckens + der Harnleiter):
  - **pulmonal** (klinisch und **Röntgen**); **Harnwege** (klinisch und **Teststreifen**, vorausgesetzt, man legt einen Blasenkatheter, ohne auf die Miktion zu warten): Die Leukozyturie des alten Patienten ist kein Beweis für den Fokus in den Harnwegen;
  - **Abdominal** (klinisch und im Zweifelsfall oder bei Fehlen einer Ursache: CT von Thorax + Abdomen); **wenn keine Ursache gefunden wird, ist es oft das Abdomen**;
  - Endokarditis: außergewöhnlich bei septischem Schock (siehe oben kardiogener Schock);
  - **Kutan**: man muss nur **überall nachsehen** ⚠ : primäre oder metastatische Läsionen: Purpura, makulopapulöse Läsionen, Pusteln, distale Nekrosen (Staphylokokken, Pneumokokken, Meningokokken);
  - **Meningitis** (klinisch, LP); bei Fieber mit Verwirrtheit ohne offensichtliche Ursache LP.
- **Blutkulturen**: 2 Paare vor der Behandlung ohne Rücksicht auf evtl. Fieber. **Alle 4 Fläschchen auf einmal entnehmen**, um so schnell wie möglich mit dem Antibiotikum zu beginnen (9) (*S. 745*).
- **Schauen Sie nach: Alte Akte** oder frühere mikrobiologische Ergebnisse im System des Krankenhauses: **MRSA**- Träger? **ESBL**? Wurde kürzlich ein Antibiogramm erstellt?
- Denken Sie an **Malaria** (*S. 784*).
- **Symptomatische Therapie**:
  - Flüssigkeitsgabe **Ringerlaktat oder isotonische Kochsalzlösung** 500 mL bis 1 L im freien Schuss (15–20 min), 30 mL/kg in 3 h werden empfohlen (9), aber Vorsicht, das ist für einige Patienten zu viel und zu viel Flüssigkeit erhöht das Risiko eines ARDS;
  - **Noradrenalin** (NA), wenn der MAP trotz schneller Volumengabe < 65 mmHg ist: 0,5 mg/h bis 1 mg/h, je nach Ansprechen steigern. **Setzen Sie die Flüssigkeitsgabe auch nach Beginn der Noradrenalingabe fort**. Ein Patient mit septischem Schock ist hypovolämisch und hat kein Risiko für ein Lungenödem.
- **Behandlung der Ursache** ⚠ : medizinisch ± chirurgisch (3,4):
  - **Rascher Beginn der Antibiotikatherapie entsprechend der klinischen Vermutung nach Probenentnahme! Innerhalb einer Stunde** nach der Diagnose einer Sepsis oder eines septischen Schocks: Vergewissern Sie sich persönlich, dass die Antibiose tatsächlich verabreicht wird;
  - Es ist keine Schande, einen **Infektiologen** anzurufen. Vlt. gibt es die Möglichkeit, einen telefonischen Bereitschaftsdienst zu konsultieren.

- Infektionsort gesichert: siehe Seiten *300* **Lunge**, *777* **Haut**, *729* und *801* **Urin**, *813* **Meningitis;**
- **Man findet den Eintrag nicht**: β-Lactam + Aminoglykosid: Cefotaxim 25 mg/kg/6 h i.v. in 3–4 Min + Gentamicin 7 mg/kg i.v. in 30 min;
  Wenn nosokomial: Piperacillin/Tazobactam 50 mg/kg i.v. 30 min (Anmerkung: in der Regel einen Bolus von 4 g über 30 min geben, dann unmittelbar nach dem Bolus kontinuierliche Gaben von 4 g über 6 h) + Amikacin 25 mg/kg in 30 min, (Ciprofloxacin 400 mg/12 h bei Niereninsuffizienz) ± Vancomycin bei Möglichkeit von Staphylokokken 30 mg/kg in 2 h gefolgt von 30 mg/kg/d als Perfusor über 24 h. Wenn mindestens 2 Risikofaktoren für ESBL (*s. unten*): Imipenem 1 g × 3/d + Amikacin 25 mg/kg/d;

Risikofaktoren für ESBL:

- Behandlung innerhalb von 3 Monaten mit Cephalosporinen der 3. Generation, Fluorchinolonen oder Piperacillin-Tazobactam;
- Isolierung eines ESBL-Bakteriums oder P. aeruginosa CAZ-R (Ceftazidim-resistent) in den letzten 3 Monaten;
- Krankenhausaufenthalt im Ausland in den letzten 12 Monaten;
- Leben in einem Alten-/Pflegeheim und Dauerkatheter oder Gastrostomie.
- Aktuelle Epidemie im Umfeld, für die die einzige Behandlungsoption ein Carbapenem ist.

- **hohe Wahrscheinlichkeit von Staphylokokken** (i.v.-Drogenmissbrauch, bestimmte Hautinfektionen): Cloxacillin 25 mg/kg in 60 min /6 h + Gentamicin 7 mg/kg in 30'. Wenn Cloxacillin nicht verfügbar ist (10): Co-Amoxiclav oder Cefazolin oder besser infektiologische Beratung (neurologische Infektion ++); (*Anm. d. Übersetzers: In D auch Flucloxacillin, z. B. 2 g × 4–6/d*)
- **Verdacht auf Endokarditis**: Blutkulturen: Man hat nicht die Zeit, 3 Blutkulturen in 3 Stunden abzunehmen, also 4 mit mindestens 10 mL gefüllte Flaschen, die jeweils auf einmal entnommen werden (*S. 713*). Unbedingt Infektiologe oder Intensivarzt hinzuziehen. Dringende Beratung durch Intensivarzt und Herzchirurgen. Der Schock kann kardiogen, septisch oder beides sein (siehe oben);
- **Pseudomonas möglich** (COPD, Bronchiektasien, im Krankenhaus oder durch Harnwegsinstrumentierung erworbene gramnegative Infektion, Infektion des Fußes, Verbrennungen, Agranulozytose): Piperacillin/Tazobactam 4 g (Infusion 30') × 3–4/J und Amikacin 25 mg/kg/J als Einmalgabe;
- **bei abdominellen Infektionen**: Gentamicin 7–8 mg/kg i.v. in 30 min/24 h UND entweder Ceftriaxon 2 g in 4 min + Metronidazol 500 mg in 30' oder Co-Amoxiclav 2 g i.v. 4 min oder (Allergien) Clindamycin;
- **Venenkatheter und implantierbare Ports**: kompliziert, dringende infektiologische Beratung oder mit Intensivmediziner zur Frage der Explantation, wiederholte Blutkulturen und Antibiotikatherapie (5). Gleichzeitige Abnahme von Blutkulturen (Uhrzeit notiert) peripher und vom betroffenen Katheter / Port 10–15 mL/Flasche +++, 2 Paare pro Stelle, d. h. 8 Fläschchen. Lokale Probenentnahme, wenn Eiter vorhanden.
- **Dauerkatheter** (Harnwege): Katheter wechseln;

- **verdächtige orthopädische Prothese**: Gelenkpunktion. Impfen Sie einen Teil der Flüssigkeit in eine Blutkulturflasche (notieren). Beratung durch einen **Infektiologen. Chirurgische** Behandlung ⚠.
- **Bei Allergie gegen 3. Generationscephalosporin** (äußerst selten) (siehe *S. 747*), gegen gramnegative Keime: Ofloxacin (Ciprofloxacin, wenn nosokomial oder iatrogen) und Konsil durch Infektiologen oder Intensivmediziner;
- Frühzeitige Chirurgie ⚠, wenn nötig. **Eine erneute Probenentnahme bedeutet, dass man in Verzug gerät.** Bleiben Sie hart den Chirurgen gegenüber.

Überwachung und Verlauf eines Schocks

- Klinisch, der Verlauf ist günstig:
  - Rückbildung der Marmorierung; Erwärmung der Extremitäten, capillary refill-time < 3";
  - Rückbildung von Tachykardie, Tachypnoe und Verwirrtheit;
  - Diurese größer als 1 mL/min; der „geschockte" Patient sollte eine Blasensonde erhalten;
  - stabiler mittlerer arterieller Druck $\geq$ bei 65 mmHg; [MAP = RRdiast + ⅓ (RRsyst−RRdiast)].
- Rasche Verlegung auf **die Intensivstation oder dorthin, wo die Ursache notfallmäßig behandelt wird.**
- Auch die Laborwerte sollten überwacht werden, insbesondere Elektrolyte (K), arterielle oder manchmal venöse BGA, Harnstoff, Kreatinin, Hämostase, Thrombozyten etc.

Literatur

1. Recommandations d'experts sur la réanimation du choc hémorragique SFAR, SRLF, SFMU, 2014, www.sfar.org
2. Recommandations de la Société française de médecine d'urgence, Prise en charge de l'anaphylaxie en médecine d'urgence, 2016, www.sfmu.org/ et Campbell RL., Kelso JM, Anaphylaxis: Emergency treatment, UpToDate, Oktober 2021. www.uptodate.com (kostenpflichtig
3. Kostenlose App ANTIBIOGILAR (AB-Empfehlungen des KH Tourcoing, (in franz. Sprache) Sepsis: s. « Infections d'autres sites »), www.infectio-lille.com
4. Groupe des référents en infectiologie d'Ile-de-France (GRIF), Préparation et administration des antibiotiques par voie injectable : comment éviter de jouer à l'apprenti sorcier, Med Mal Infect, 2016. PMID: 27112521: https://tinyurl.com/y3djyzuk Idem in: « Info-antibio N°67: Mai 2016.» (Google it !)
5. Alfandari S., Infections sur cathéter, Diaporama, 2020. www.gilar.org/fr/diaporamas.html
6. Levy B., Bastien O., Benjelid K., Cariou A., Chouihed T. et al., Experts' recommendations for the management of adult patients with cardiogenic shock, Ann Intensive Care, 2015, https://tinyurl.com/2yfa75xf
7. Kettaneh N., Use of the Trendelenburg position to improve haemodynamics during hypovolaemic shock, Emerg Med J, 2010, PMID: 20972235.
8. Farkas J., Bad news for sepsis-3.0: qSOFA fails validation, Pulmcrit oct 2016, https://tinyurl.com/yckm5wh4 und https://tinyurl.com/ycxtjyt4
9. Surviving Sepsis Campaign Guidelines Crit Care Med 2021; https://tinyurl.com/mf7wx6ep
10. SPILF, Propositions d'alternatives à l'oxacilline ou la cloxacilline par voie IV, 2016. https://tinyurl.com/y6oud5us
11. Lakhal K., Ehrmann S, Boulain T. Couleur et température de la peau dans l'insuffisance circulatoire aiguë. Réanimation (2009). https://tinyurl.com/spujeb25

Kapitel 7

Gastroenterologie

7.1 Obere GI-Blutungen

Wichtige Punkte

- **Schätzen Sie den Schweregrad ein, ohne sich auf das erste Blutbild zu verlassen**: Bei großen Blutungen tritt in der akuten Phase nicht immer eine Anämie auf. Sie tritt erst nach Stunden auf. **Wiederholen Sie das große Blutbild oder den HämoCue®.**
- **Leukozytose**, „kleines Zeichen großer Blutungen".
- **Tachykardie: oft eines der ersten Anzeichen eines Schocks (Vorsicht bei β-blockierten Patienten).**
- **Paradoxe Bradykardie, Symptome des Ausmaßes des hämorrhagischen Schocks (50 % Verlust des intravaskulären Volumens), Rascher Flüssigkeitsersatz (NaCL 0,9 %).**
- **Immer Krankenhausaufnahme, unabhängig von der ersten Symptomatik** (nie zuverlässig).
- **Eine klare Magenspülflüssigkeit schließt eine anhaltende starke Blutung** aus dem Duodenum **nicht aus**.
- Der Verdacht auf Ruptur einer Ösophagusvarize ist keine Kontraindikation für die Anlage einer Magensonde. **Keine Sonde nach Endoskopie, wenn eine Varizenligatur durchgeführt wurde.**
- **Antibiotikatherapie** bei Zirrhose.
- Die **Transfusion** ist eine flüssige Organtransplantation mit Nebenwirkungen. Die Schwellenwerte wurden nach unten revidiert (7 g/dL) (7), auch bei Herzinfarkt mit einem Schwellenwert $\leq$ 8 g/l (11).
- Im Falle einer Transfusion (also bei einer schweren Erkrankung) verwenden Sie eine **Druckinfusion**, um die Transfusion zu beschleunigen.
- PT/INR sind keine guten Indikatoren für die Hämostaase bei Zirrhotikern und es wird daher nicht empfohlen, die Korrektur anzustreben (3).

> Diagnose

- **Erbrechen von frischem (rotem) oder + altem („Kaffeesatz") Blut.**
- **Meläna.**
- **Untere GI-Blutung** (bei sehr starken Blutungen).
- **Akute Anämie oder ungeklärter Schock**: Denken Sie an Blutungen im Verdauungstrakt: obligate rektale Untersuchung: Meläna; Legen Sie eine Magensonde: blutig-tingierte Flüssigkeit. Eine duodenale Blutung kann sich der Diagnose durch eine Magenspülung entziehen. Das FAST-Echo zeigt keine Flüssigkeit, abgesehen vom zirrhotischen Aszites.
- **Dekompensierte Zirrhose und hepatische Enzephalopathie** motivieren zu einer obligaten rektalen Untersuchung: Meläna.
- Ein Verhältnis von *Harnstoff (mmol/L)/Kreatinin (µmol/L)* > 122 spricht für eine digestive Blutung, und eine obere vs. untere Blutung (8): Spezifität 87–99 %, aber das Fehlen dieses Zeichens ist ohne Bedeutung. Dieses Ergebnis wird bei einer schweren Blutung nicht erwartet: Dringende Gastroskopie.

> Stolperfallen: Die Anamneseerhebung muss genau sein

- Epistaxis und **verschluckte Hämoptysen**: Chronologie Husten/Erbrechen?
- War der Blutaustritt mit dem **Erbrechen** verbunden? **Kein Blut vorher**?
- Verwechseln Sie nicht **braune** Kopremesis (Okklusion) mit Erbrechen von Blut (**Kaffeesatz**).
- Die Behauptung einer Meläna ist viel weniger wert als ihre Feststellung (rektale Untersuchung).

> Suche nach ätiologischen Hinweisen

- **Medikamente** mit gastrotoxischer Wirkung. NB: Patienten berichten nicht spontan, dass sie „etwas" gegen Kopfschmerzen eingenommen haben: **fragen, ob sie NSAR, Aspirin oder Schmerzmittel eingenommen haben.**
- **Behandlung mit Antikoagulanzien oder Antiaggreganzien. Kürzlich eingeführte und/oder geänderte Medikamente, Wechselwirkungen?**
- Äußere Anzeichen von chronischem **Alkoholismus**? Anzeichen einer komplizierten Zirrhose (Spider naevi, Hepatomegalie, kollaterale venöse Zirkulation, Aszites, Ikterus usw.).
- Magengeschwür. Begünstigende medizinische Situationen (**hospitalisierte Patienten**): Schlaganfall, schwere Infektionen.
- Ist das Erbrechen den Blutungen vorausgegangen (Mallory-Weiss)?
- **Aorto-duodenale Fistel** 2 bis 5 Jahre nach Einsetzen der Aortenprothese; oft zweizeitig.
- **Bekannte Pankreaspathologie** ? Seltene Blutungen aus dem Ductus wirsungianis.

> Erste Maßnahmen

- **Halb sitzende Position** oder stabile Seitenlage bei begleitenden Vigilanzstörungen (Atemwege schützen).
- **Sauerstoff** nur bei Entsättigung oder Zyanose.
- **Kontinuierliche Überwachung der Vitalparameter bei Symptomen eines höheren Schweregrads (Monitor).**
- **Zwei großkalibrige periphere venöse Zugänge ($\geq$ 16 G), Wahl der Infusionslösung**:

  - Schwere Erkrankung: NaCl 0,9 %: **mittleren RR auf 65–70 mmHg halten (3,5)**;
  - wenn keine besonders schwere Erkrankung: physiologische Kochsalzlösung zum Offenhalten.
- **Bei Verdacht auf eine obere GI-Blutung kann eine Magensonde die Diagnose bestätigen, ohne sie formal auszuschließen.** Die Indikation für eine Sondenanlage besteht vor allem bei Erbrechen und/oder wiederholter Hämatemesis mit Aspirationsrisiko.
- Labor: Blutbild, Thrombozyten, **Fibrinogen**, Blutgruppe, irreguläre AK, Quick/INR, PTT, Elektrolyte, **Harnstoff**, Kreatinin, Leberwerte.
- Beurteilen Sie den Schweregrad zunächst klinisch und dann über das Labor.

› Anzeichen für eine schwere Blutung

- Vorliegen eines Schockzustands:
  - **Tachypnoe**, Schweißausbrüche, Blässe, **Ruhelosigkeit**, **Angstzustände**. Niedriger syst. Blutdruck < 90 mmHg, **MAP < 65 mmHg** oder Senkung des üblichen RRsyst um 40 mmHg;
  - Tachykardie > 100/min (durch β-Blocker maskiert).
- Blutiges Erbrechen im Schwall oder Persistenz einer hellroten Flüssigkeit in der Magensonde.
- Rotes Blut in der rektalen Untersuchung und in der Magensonde (30 % Rezidive).
- Rotes Blut in der rektalen Untersuchung und schwarzes (Kaffeesatz) Blut in der Magensonde (20 % Rezidive).
- Aspiration, Bewusstseinsstörungen.
- EKG-Anomalien, die auf ein myokardiale Beteiligung hindeuten.
- Hämoglobin < 7 g/dl.
- Störung der Hämostase Quick < 50 %.
- Anfällige Konstitution (> 65 Jahre, bekannte Angina pectoris, respiratorische Dekompensation, hepatische Enzephalopathie, Ikterus usw.).
- Transfusion von mehr als 1 Konserve/h oder mehr als 5 Erythrozytenkonzentraten.

- **Glasgow-Blatchford-Score** (siehe Apps oder https://tinyurl.com/y6rubfj3):
  - **Score = 0: identifiziert genau die am wenigsten schwerwiegenden Patienten: keine Bluttransfusionen** oder endoskopische Behandlung erforderlich, keine erneuten Blutungen und kein Mortalitätsrisiko;
  - **Score > 8 -> Aufnahme auf die Intensivstation. Dito bei anhaltenden Blutungen.**
- **AIMS65-Score** (siehe Apps oder https://tinyurl.com/yv9mb5ss): **Hilft auch bei der Erkennung schwerkranker Patienten.**
- **Die klinische Beurteilung bleibt dem Score überlegen.**

› Notfallkonsil für alle Blutungen im oberen Verdauungstrakt

- Der diensthabende **Gastroenterologe** wird informiert, um die Dringlichkeit für die ÖGD zu entscheiden.
- Bei schwerwiegenden Verläufen muss der Arzt der **Intensivstation** benachrichtigt werden. Die drei Beteiligten (Arzt der Notaufnahme, der Gastroenterologe und der Intensivarzt) **entscheiden über den Ort der Aufnahme** und das sofortige therapeutische Vorgehen.

- **Zeitpunkt und Bedingungen der Endoskopie (3)**
  - Immer innerhalb von **24 Stunden**, innerhalb von **12 Stunden** bei portaler Hypertension, **sofort** bei Schock oder aktiver Blutung oder starker unterer GI-Blutung.
  - Stabiler, nicht hypoxischer Patient, Hämoglobin $\geq$ 7 g/dL, Magen entleert (*siehe unten*).
- **Indikationen für eine orotracheale Intubation (5)**
  - Bewusstseinsstörungen, hämodynamische Instabilität oder Hypoxie.
  - Massive Blutungen im Verdauungstrakt -> um eine optimale endoskopische Behandlung zu ermöglichen (auf Anweisung des Gastroenterologen).
- **Behandlung außerhalb der Intensivstation**

*... **Bei anhaltender Blutung oder hochgradigen Symptomen bei einem Patienten mit portaler Hypertonie** ...*

- **Behandlung des hämorrhagischen Schocks**, falls vorhanden. Mit der Transfusion nicht auf die Typisierung warten, sondern O neg. verabreichen.
- **Flüssigkeitsgabe Ringer oder NaCl 0,9 %:** Ein MAP von 65 mmHg wird angestrebt. Noradrenalin, wenn MAP < 65 mmHg länger als 30 Minuten trotz Flüssigkeitsersatz (2).
- **Schwellenwert für Transfusionen**:
  - Hämoglobin **< 7 g/dL,** 8 g/dL bei Patienten mit Herzinfarkt, Prognose besser als bei Schwellenwert < 9 g/dL, vorbehaltlich einer frühen Endoskopie (7, 11). **Zielwert 7–9 g/dL** (10);
  - Dieser niedrige Schwellenwert ist bei extrem starken Blutungen oder kardiovaskulären Erkrankungen nicht belegt. **9 g/dL** ist wahrscheinlich angemessen.
- Vorbereitung vor ÖGD: **Erythromycin 250 mg** (über 30 min) außer bei Kontraindikationen. (verlängerte QT-Zeit, siehe *S. 353*).
- Ätiologische medikamentöse Behandlung:
  - **Octreotid bei Verdacht auf Varizenblutung**: **Bolus von 50 µg, dann 25 µg/h** (indiziert, auch wenn Noradrenalin begonnen wurde) oder **Terlipressin**, wenn keine koronare/vaskuläre KI: Bolus alle 4 h: 1 oder 1,5 oder 2 mg je nach Gewicht < 50, 50–70, > 70 kg;
  - **PPI: Esomeprazol, Bolus 80 mg, dann 8 mg/h.** Geringer Nutzen vor Endoskopie (6). NB: Eine Zirrhose schützt nicht vor gastroduodenalen Ulcera, welche eine häufige Ursache für obere GI-Blutungen sind.
- Behandlung von aggravierenden Faktoren:
  - Antagonisierung von Antikoagulantien (siehe *S. 583*);
  - Transfusion von Thrombozyten bei unkontrollierter Blutung und < 30 000/mm^3, ohne die Endoskopie zu verzögern (3). Andere transfundieren mit dem Ziel > 50 000/mm^3 bei aktiver Blutung (9);
  - bei Zirrhose nicht versuchen, INR/Quick zu korrigieren (2,3,8).
- Ursächliche Therapie so bald wie möglich durch ÖGD, bei entleertem Magen (Erythromycin). Indikation zur Intubation siehe oben.
- Suche und Behandlung aller anderen Komplikationen der Zirrhose (spontane bakterielle Peritonitis, Enzephalopathie usw.).
- Antibiotikaprophylaxe Ceftriaxon 1g/d (7d, fortgeschrittene Zirrhose, Prophylaxe mit Fluorochinolonen) oder Norfloxacin (400 $\times$ 2/d, kompensierte Zirrhose, kein Verdacht auf Resistenzen).
- Aufnahme auf einer Intensiv- oder Wachstation

... ***Bei anhaltenden Blutungen oder schwerem Verlauf bei einem Patienten ohne Anzeichen einer portalen Hypertension***............................

- **Behandlung des hämorrhagischen Schocks und Magenentleerung** wie im obigen Abschnitt.
- Ursächliche medikamentöse Behandlung:
  - **kein Octreotid/Terlipressin**;
  - **Omeprazol: 80 mg als Bolus, dann 8 mg/h.** Geringer Nutzen vor der Endoskopie (6).
- Behandlung erschwerender Faktoren:
  - Antagonisierung von Antikoagulantien (siehe *S. 583*);
  - Thrombozytentransfusion, wenn < 50000/mm^3, Ziel 75-100 000/mm^3;
  - FFP-Transfusion, wenn PT $\leq$ 50 % und ab dem zweiten Erythrozytenkonzentrat.
- Ursächliche lokale Behandlung **so bald wie möglich: ÖGD** bei entleertem Magen, Intubation (*siehe oben).*
- Aufnahme auf der Intensiv-/Wachstation.

... ***Überwachung und Behandlung in der Klinik***............................

- **Überwachung** = hämodynamisch + laborchemisch:
  - Hämodynamik: HF, RR, Diurese, Färbung der Haut (Marmorierung);
  - Blutbild und wiederholte Gerinnungsuntersuchungen (insbesondere bei wiederholten Transfusionen).
- Bei zirrhotischen Patienten:
  - β-Blocker, sobald die Blutung gestillt ist (bei portaler Hypertension);
  - **Octreotid für eine Dauer von 2 bis 5 Tagen**;
  - Suche nach und Behandlung von anderen Komplikationen der Zirrhose. Bei Aszites oder schwerer Zirrhose: Ceftriaxon 1/d für 7 Tage;
  - Lactulose 20 mL/h bis zum ersten Stuhlgang (9).
- Bei Ulkus als Ursache:
  - Überbrückung mit PPI *per os*, wenn keine Blutungen auftreten;
  - Eisensubstitution bei assoziiertem Mangel;
  - Planung der gastroenterologischen Nachsorge.
- **Forrest-Klassifikationen** (gastroduodenale Ulzera): Hochrisikopatienten auf Intensiv-/Wachstation aufnehmen.

Tabelle 7.1: **Forrest-Klassifikationen** *Nach Laine L, New Engl J Med 1994*

Beschreibung	Typ	Risiko Rezidivblutung
Keine Blutungszeichen	III	Niedrig
Hämatinauflagerung	IIc	Niedrig
Koagelauflagerung	IIb	Hoch
Sichtbarer Gefäßstumpf	IIa	Hoch
Sickerblutung	Ib	Hoch
Arterielle Blutung	Ia	Hoch

› Literatur

1. International Consensus Recommendations on the Management of Patients With Non-variceal Upper Gastrointestinal Bleeding, 2010. https://tinyurl.com/3uayy7p2
2. Pateron D., Lejeune C., Gardy O., Traitement médical de l'hémorragie digestive grave, Congrès Urgences, 2012, www.sfmu.org
3. Prise en charge par le réanimateur des hémorragies digestives de l'adulte et de l'enfant (SRLF, GFRUP, SFMU, SFED, SNFGE), 2012. www.sfmu.org/upload/consensus/RFE_HemorragieDigestive2012.pdf

4. HAS, Prise en charge des complications chez les malades atteints de cirrhose, 2007. http://tinyurl.com/gwwyjkb
5. Piton G., Kepka S., Capellier G., Desmettre T., Hémorragie digestive : stratégie diagnostique et thérapeutique, Congrès Urgences, 2013. www.sfmu.org/fr
6. Cabot J.-C., Shah K. Ann, Are Proton-Pump Inhibitors Effective Treatment For Acute Undifferentiated Upper Gastrointestinal Bleeding?, Ann Emerg Med., 2013, https://tinyurl.com/bdcfu5cz
7. Villanueva C., Colomo A., Bosch A. et al., Transfusion Strategies For Acute Upper Gastrointestinal Bleeding, The New England Journal of Medicine, 2013, https://tinyurl.com/ykyy7thz
8. Srygley F-D., Gerardo C-J., Tran T., Fisher D-A., Does This Patient Have A Severe Upper Gastrointestinal Bleed?, JAMA, 2014, PMID: 22416103
9. Nadim M-K., Durand F., Kellum J-A., et al., Management Of The Critically Ill Patient With Cirrhosis: A Multidisciplinary Perspective, Journal of Hepatology, Mar; PMID: 26519602, 2016. https://tinyurl.com/ykyy7thz
10. EASL Clinical Practice Guidelines for the management of patients with decompensated cirrhosis, 2018, PMID: 29653741, https://tinyurl.com/yckwctsv
11. The REALITY Randomized Clinical Trial, JAMA, 2021, 325(6):552-560, https://tinyurl.com/4xpjw2j4
12. AWMF online. S2k-Leitlinie Gastrointestinale Blutung (derzeit in Überarbeitung, Stand 19.3.2023). https://tinyurl.com/3fstyn4b
13. Nerdfallmedizin. Gastrointestinale Blutungen (Stand 19.3.2023). https://tinyurl.com/4urzdpd9

7.2 Anlage einer Magensonde

Indikationen

- Blutungen im Verdauungstrakt: **Die Anlage einer nasogastralen MS ist umstritten, aber nicht kontraindiziert;** bei diagnostischer Unklarheit und Überwachung der Aktivität bei schwersten Blutungen.
- Ableitung von Mageninhalt bei bewusstlosen Personen (nach Kontrolle der oberen Atemwege (Intubation) und kontraindiziert bei **Gesichtstrauma).**
- **Absaugung** des Verdauungstrakts bei Okklusionssyndrom: Notfallmäßige Anlage einer MS vor CT, bei inkarzerierter Hernie sofortiger Anruf beim Chirurgen.

Material

- **Betriebsbereite Absaugeinheit mit Absaugkatheter.**
- Stethoskop.
- Sonde mit einem Kaliber von 16–18.
- 60-mL-Spritze mit großer konischer Spitze.
- Gleitmittel: wässriges Gel oder Lidocain.
- Pflaster 0,5–1 cm breit.
- Saubere Kompressen.
- Saubere Handschuhe.
- Tablett aus Metall.

Technik bei einem wachen Patienten

- Patient sitzt. Erklären, entdramatisieren, den erwarteten Nutzen darlegen.
- Das größere Nasenloch ausfindig machen: durch die Nase auf eine Metallplatte blasen lassen -> auf der Seite des größeren beschlagenen Flecks.
- Injizieren Sie einen Spritzer Lidocain-Gel in das Nasenloch und lassen Sie die Person die Nase hochziehen. Warten Sie 5–10 min vor dem Einsetzen.
- Die Länge der Sonde, die eingeführt werden soll, grob markieren (normalerweise bis zur 2. Markierung, d. h. 60 cm) (**Abstand Nase -> Ohrläppchen + Ohrläppchen -> Nabel**).
- Gleitmittel auf den distalen Teil der Sonde geben.
- Die Sonde senkrecht zum Gesicht langsam bis zum Pharynx (Widerstand) einführen.
- Schlucken lassen (ggf. einen Schluck Wasser trinken lassen), Kopf leicht nach vorne beugen, dabei die Sonde vorschieben. Bei Erreichen der 2. Markierung prüfen, ob die Sonde nicht im Mund aufgerollt ist; in diesem Fall ziehen Sie sie heraus und wiederholen Sie den Vorgang.
- Lagekontrolle: Markierung beachten und Injektion von Luft mit der 60-mL-Spritze, während Sie über dem Epigastrium abhören: charakteristische gurgelnde Geräusche.
- Befestigen Sie die Sonde an Nase und Stirn mittels Pflaster.
- Die Sonde vorsichtig absaugen.
- Röntgenkontrolle (oder Ultraschall, falls erfahren).

Überwachung

- Ablaufmenge alle 4 Stunden.
- Elektrolyte (**Kalium**).
- Kompensation der Flüssigkeitsverluste 1:1 **mit Ringer-Laktat®.**

7.3 Erbrechen

Wichtige Punkte

- Erbrechen kann auf eine schwere neurologische Erkrankung hinweisen: **Hirnstamminsult, intrakranielle Druckerhöhung** (hämorrhagischer Infarkt...) usw. oder auf eine harmlose: **vestibuläre Neuritis, Schwangerschaft**.
- Legen Sie sich nicht um jeden Preis auf eine Ursache im Verdauungstrakt fest, gehen Sie auch metabolische und toxische Ursachen durch. Tramadol, Codein und Lamaline® (letzteres nur in F erhältlich) sind typische Verursacher.
- Die Akte sollte dokumentieren, dass auch irreführende Ursachen abgeklärt worden sind.
- Die Hypokaliämie hängt zusammen mit der metabolischen Alkalose (HCl-Verlust) und einem K-Verlust im Urin aufgrund eines komplexen Mechanismus oder mit etwas anderem als Erbrechen, welches in sich selbst nur wenig zum K-Verlust beiträgt. Eine KCl-Infusion ist daher fakultativ, es sei denn, es gibt EKG-Anzeichen oder wenn K+ < 3 bis 3,5 mmol/L.

Handelt es sich wirklich um Erbrechen?

- Ist es Erbrechen im Strahl, mit einer Anstrengung, einer Kontraktion im Epigastrium oder ein einfacher ösophagealer Reflux, der ohne aktive Kontraktionen erfolgt?
- Oder ist es eine Hypersialorrhoe, die von Patienten mit Erbrechen gleichgesetzt wird und deren Ursachen vor allem in der Speiseröhre liegen (Ösophagitis, Fremdkörper, Tumor)?

Hauptursachen (häufig oder schwerwiegend) und ihre Symptome ... nicht immer vorhanden

Tabelle 7.2: Hauptursachen für Erbrechen

Isoliert	**Kopfschmerzen oder neurologische Symptome***	**Fieber***	**Thorakale- oder abdominelle Schmerzen***
ICP↑	ICP↑	Malaria, *Covid-19*	ICP↑
Schwangerschaft	Meningitis	Meningitis	Myokardinfarkt
Toxisch (CO, **Alkohol**), medikamentös, psychogen	Maligne Hypertonie, Eklampsie	Abdominale Notfälle, Nebenniereninsuffizienz	Abdominale Notfälle, Ketoazidose, Nebenniereninsuffizienz
Gastroduodenale Ulzera	Subarachnoidalblutung	Pyelonephritis	Toxische Substanzen
Niereninsuffizienz	Zerebellärer Schlaganfall, Hirnstamminsult	Subarachnoidalblutung, Myokardinfarkt	Gastroduodenale Ulzera
Vestibuläres Syndrom, Hyponatriämie, akutes Nierenversagen	Migräne	ICP↑, zerebrale Venenthrombose, Abszesse usw.	Gastroenteritis, Lebensmittelinfektionen/-vergiftung
	Durchfall	Malaria Gastroenteritis Lebensmittelinfektionen /-vergiftung	

**in allen Fällen kann das Erbrechen isoliert sein.*

Beurteilen Sie die Auswirkungen

- Klinische Dehydrierung, vollständige oder teilweise Unfähigkeit zur Nahrungsaufnahme.
- Labor (nicht regelmäßig: je nach Schweregrad oder vermuteter Ätiologie): **Hypokaliämie** (Verschiebung von K+), Hypochlorämie, metabolische Alkalose, **funktionelles akutes Nierenversagen.**

- EKG (Hypokaliämie siehe *S. 642*), wenn starkes Erbrechen vorliegt.

> **Behandlung: ursächlich ± symptomatisch.**

- Nasogastrale Sonde unter Aspiration bei chirurgischen Notfällen (v. a. Ileus, perforiertes Ulkus).
- Bei vollständiger Nahrungsunverträglichkeit oder Dehydrierung oder Hypokaliämie: Beginn mit 500 mL Kochsalzlösung, die die Hypokaliämie durch Verschiebung behandelt ± nach Bestimmung der Elektrolyte G 5 % (G 5 % 1 L + 4 g NaCl + 2 g KCl).
- Wenn kein chirurgischer Notfall vorliegt und keine Dyskinesie in der Anamnese vorliegt: Metoclopramid 10 mg langsam i.v., Überbrückung mit Zäpfchen oder per os.
- **Dyskinesien** unter Metoclopramid werden mit Tropatepin 10 mg i.m. oder i.v. innerhalb von 4 Minuten behandelt (nur in F erhältlich, in DACH Biperiden (Akineton®)).
- **Akathisie** (unruhiger, ängstlicher Patient, der nicht stillsitzen kann, aufsteht, die Infusion entfernen und gehen will) wird durch Erklärungen beruhigt und mit Diazepam, 5–10 mg *per os* oder **Chlorazepat 10–20 mg i.v. über 20 Minuten. Suchen Sie es, Sie werden es finden.**
- Vorsicht bei Kombinationen: Antiemetika, einschließlich Ondansetron, verlängern die QT-Zeit.

7.4 Spontane bakterielle Peritonitis

Immer daran denken

- Fieber im Zusammenhang mit Aszites: Spontane bakterielle Peritonitis (SBP) bis zum Beweis des Gegenteils, dann andere Infektionsherde ausschließen (Urinstix +/- Urinkultur, Thoraxröntgen usw.).
- Bei einer hydropischen Dekompensation mit Aszites, auch wenn der Aszites nur minimal ist: **explorative Punktion des Aszites bereits in der Notaufnahme.**
- Risikofaktoren für SBP: Eiweiß im Aszites < 15 g/L, Blutungen im Verdauungstrakt, Child-Pugh C, Vorgeschichte von SBP, Gesamtbilirubin > 154 μmol/L (= 9 mg/dL)
- Besonders hohes Risiko bei einer kürzlichen Verschlechterung des Allgemeinzustands, Fieber, Hypothermie, Durchfall, Bauchschmerzen, Enzephalopathie, Ikterus, Hypotonie, früheren Infektionen, **Blutungen aus dem Verdauungstrakt, akutem Nierenversagen (10 % der SBP sind asymptomatisch)** ⚠ (1), was eine schnelle Punktion jedes Aszites in der Notaufnahme rechtfertigt.

Diagnosekriterien der SBP

- Im Aszites: **Neutrophile Granulozyten > 250/mm^3**.
- **Und/oder** Vorhandensein von Aszites + **neutrophilen Granulozyten < 250/mm^3 + positive Kultur + lokale/allgemeine Symptome**. Wenn nur Kriterium 2 vorhanden, vergewissern Sie sich, dass keine weiteren Infektionsherde vorhanden sind.

Punktion, Thrombozyten, Quick-Wert

- Siehe *S. 507*.
- Achtung: ein normaler Kreatininwert garantiert keine normale Nierenfunktion.

Therapie

- Nach: 2 peripheren Blutkulturen und **sofortiger Kultivierung der Aszitesflüssigkeit (10 mL) mit Beimpfung von 2 Blutkulturflaschen (anaerob + aerob)** am Krankenbett (2), zusätzlich zur einfachen Einsendung des Aszites für die zytobakteriologische Untersuchung (**direkt + Zählung der Neutrophilen**).
- Ohne die Ergebnisse der Kultur abzuwarten, daher kalkuliert, wenn SBP vermutet wird.
- **Cefotaxim 1g × 3/d (2g × 3/d, wenn > 80kg) für 3 Tage** oder Ofloxacin 400mg per os × 2, wenn in den letzten 3 Monaten keine Chinolone eingenommen wurden, kein Schock oder Erbrechen vorliegt. Bei schweren Symptomen und wiederholten Infektionen, kürzlichen Krankenhausaufenthalten: Diskussion einer Erweiterung des Spektrums (Piperacillin-Tazobactam entsprechend der lokalen Resistenzen).
- Aminoglykoside kontraindiziert (Risiko eines hepato-renalen Syndroms https://tinyurl.com/482srkj3 (3).
- Infusion von 20 %-igem **Humanalbumin** (100 mL = 20 g): mit 1,5 g/kg an Tag 1 (und 1 g/kg an Tag 3). Wenn Kreatinin > 88 mikromol/L (= 1 mg/dL), Harnstoff > 10,7 mmol/L) oder Gesamtbilirubin > 68 mikromol/L (4 mg/dL) außer bei hepatorenalem Syndrom (https://tinyurl.com/482srkj3) und massiver Flüssigkeitsüberladung (2).
- Krankenhausaufnahme. Wach- oder Intensivstation bei Schock oder Aspirationsrisiko oder Enzephalopathie oder Blutungen im Verdauungstrakt. Je nach kurzfristiger Prognose mit dem betreuenden Hepatologen zu besprechen.

Damit verbundene Symptome

- Hepatische Enzephalopathie.

- Blutungen im Verdauungstrakt: Rektale Untersuchung und Kinetik des Blutbildes obligatorisch (einige empfehlen die Anlage einer MS auf der Suche nach einer oberen GI-Blutung).

Literatur

1. Nadim M-K et al., Management Of The Critically Ill Patient With Cirrhosis: A Multidisciplinary Perspective, Journal of Hepatology, 2016, PMID: 26519602 https://tinyurl.com/yc7ed85t
2. Runyon B-A., Management of Adult Patients with Ascites Due to Cirrhosis: UpToDate, 2021.
3. EASL Clinical Practice Guidelines for the management of patients with decompensated cirrhosis, 2018, https://tinyurl.com/yckwctsv
4. Bacterial infections in cirrhosis: a position statement based on the EASL special conference, 2013, https://tinyurl.com/4rzjbcjd

7.5 Aszites ohne Verdacht auf eine SBP

Hydropische Dekompensation

Diagnostik

- Bekannte Zirrhose oder bekannte Lebererkrankung oder offensichtlicher chronischer Alkoholismus. Die Hepatomegalie kann fehlen. Spider naevi (> 5), weiße Fingernägel, Teleangiektasen im Gesicht, Kollateralkreislauf.
- Die Diagnose eines klinischen Aszites: **hauptsächlich die Flankendämpfung bei der Perkussion. Dieses Zeichen wird oft nicht richtig gesucht.** Man sollte die Flanken perkussieren, wenn der Patient in Rückenlage ist, die aufgelegte Hand an Ort und Stelle belassen, während der Patient sich auf die gegenüberliegende Seite legt: Die Perkussion zeigt dann einen tympanitischen Klopfschall, wo sie in Rückenlage eine Dämpfung zeigte. Überprüfen Sie, ob dies auch auf der anderen Seite der Fall ist.
- **Nicht jeder dicke Bauch ist ein Aszites**. Schließen Sie klinisch Folgendes aus: Harnverhalt: suprapubische Dämpfung der Perkussion, Ovarialtumor: einseitige Raumforderung und Perkussionsdämpfung. Im zweiten Fall ist jedoch eine Flankendämpfung möglich. Wenn keine Dämpfung vorliegt, handelt es sich oft um einen dicken Bauch bei Adipositas.
- **Eine Ultraschalluntersuchung** ermöglicht eine einfache Bestätigung des Aszites. Achten Sie auf Anzeichen für eine schwere Erkrankung.

Suchen Sie nach Symptomen einer schweren Erkrankung

Klinik

- **Blutungen im Verdauungstrakt**: Anamnese oft unzureichend (Meläna, Hämatemesis). Eine **manuelle rektale Untersuchung** ist obligatorisch. Färbung der Bindehäute (anämisch, Ikterus?) **Explorative Magensonde möglich bei** Verdacht auf Anämie, Unwohlsein, Bewusstlosigkeit (**nach Wiedererlangen einer guten Vigilanz**), einfachem Verdacht auf Hämatemesis oder Meläna, Hypotonie, Tachykardie > 90/min, Tachypnoe. Die Angst vor einer Verletzung von Ösophagusvarizen ist unbegründet: sondieren.
- **Fieber oder Bauchschmerzen** oder Sepsis ohne anderen Herd oder Beeinträchtigung des Allgemeinzustands: Notfallmäßige Punktion vor Antibiotikatherapie (*S. 504*), und Blutkulturen.
- **Begleiterkrankung**: Lungenentzündung, neurologische Störungen (Subdurales Hämatom?), Entzugssyndrom.
- **Hepatische Enzephalopathie**: Die Asterixis wird mit horizontal ausgestreckten Armen gesucht, wobei die Finger gespreizt werden. Es handelt sich um einen plötzlichen Abfall des Haltungstonus, der sofort korrigiert wird, ähnlich einem der seltenen und kurzen Flügelschläge eines Vogels im Gleitflug.
- **Voluminöser Aszites mit Dyspnoe.**
- **Nabel**: Nabelhernie, die mit infizierter Haut oder Geschwüren bedeckt ist, oder drohende Ruptur einer Nabelhernie oder Varikose des Nabels, die zu platzen droht: in diesem Fall – dringende chirurgische Beratung.

Weiterführende Untersuchungen, Labor

- **Schließen Sie eine akute Niereninsuffizienz aus**, die auf ein hepatorenales Syndrom hinweist. Der **Kreatininwert ist immer zu optimistisch**: mit dem Basiswert vergleichen. Messen Sie die **Diurese**.

- Bei anhaltendem Alkoholkonsum und Fehlen anderer Ätiologien: Erwägen Sie eine **akute Alkoholhepatitis** und berechnen Sie den Maddrey-Score (hoher Schweregrad, wenn ≥ 32) (das Auftreten eines **Ikterus** ist ein weiteres Argument für eine akute Alkoholhepatitis).
- **Routinemäßig Urinteststreifen zur Suche von Harnwegsinfektionen, Risikofaktor für Aszitesinfektionen, und Urinkultur.**
- **Notfallmäßige Punktion** bei Infektionen, die aufgrund von Fieber oder Schmerzen vermutet werden, oder bei Schock, Enzephalopathie, Harnwegsinfektionen (routinemäßiger Urintest), Blutungen aus dem Verdauungstrakt oder einer raschen und kürzlichen Verschlechterung des klinischen Zustands. Zwingende Punktion innerhalb von 6–8 Stunden in anderen Fällen: Aszites oder ikterische/hydropische Dekompensation.
- Röntgenaufnahme des Throax von vorne im Stehen ist wichtig, wenn es möglich ist.
- Verordnen Sie, dass der **Patient** bei der Ankunft auf der Station **gewogen** und **die Diurese alle 6 Stunden gemessen wird.**

› Wen sollte man nicht als Notfall ins Krankenhaus einweisen?

- Nur wenige Personen...
- Sie können die Krankenhauseinweisung bei einem Patienten aufschieben, dessen Aszites:
  - sich nicht in einem ersten Schub befindet;
  - nicht fortschreitend ist;
  - keine schweren Symptome aufweist;
  - nicht refraktär gegenüber einer angemessenen Behandlung ist (und selbst das muss nicht dringend sein);
  - nicht mit schweren Hämostasestörungen einhergeht:
    - Thrombozyten < 20 000 mm^3,
    - Quick < 35 %.
  - Bei Bettenmangel kann die stationäre Aufnahme dieser Patienten für die nächsten Tage organisiert werden, auch wenn eine korrekte ambulante Behandlung verordnet wird.

› Die Punktion, die Thrombozyten, der Quick-Wert (1,5)

- Punktieren Sie bei Verdacht auf eine Infektion unverzüglich. Transfusionsrate wg. Nachblutungen in < 1 % der Fälle (Wandhämatom). Schwere Komplikationen < 1/1000.
- Thrombozyten- oder Plasmatransfusionen sind in den meisten Fällen nicht indiziert (1, 5). Sie werden nur bei klinischer Fibrinolyse oder DIC erwogen: große dreidimensionale Ekchymosen, Blutung aus den Venenpunktionsstellen (5).

› Behandlung

- Verdacht auf eine Infektion (*S. 504*).
- Dyspnoe, Tachypnoe oder drohende Nabelruptur oder Nabelulzeration: Ablassen von 3–5 L sofort nach der Aufnahme:
  - Albumin 20 % (6 g pro 1 L entfernter Aszites, auf angebrochene Flasche aufrunden);
  - bei Punktion ≥ 5 L oder wiederholter kurzfristiger Punktion;

  - Infusion 3 mL/min (SNFGE Empfehlung 2016 https://tinyurl.com/y68f5xzy – Die deutsche Leitlinie zu Komplikationen der Leberzirrhose: https://tinyurl.com/mjuf233z [6]).
- Flüssigkeitsrestriktion: **1000 mL** Flüssigkeit, wenn **Na < 135 mmol/L**.
- Salzarme Diät (maximal 5 g Salz pro Tag).
- Diuretika: nur wenn Kreatinin < 120 mmol/L (<1,3 mg/dL), Na > 130 mmol/L (und wenn K < 5,5 mmol/L für **Spironolacton**), **keine Sepsis, keine Enzephalopathie**:
  - Spironolacton 75 mg/Tag (Steigerung auf 300 mg/Tag möglich);
  - Mit Furosemid 40 mg kombinieren, wenn unwirksam;
  - Überwachung von Urin-Na, **Gewicht** und Diurese.
- Dazu: Lactulose, zunächst zwei Beutel, dann dreimal täglich einen Beutel.
- Desinfektion des Nabels und aseptischer Verband.
- Die Behandlung des hepatorenalen Syndroms und/oder der akuten alkoholischen Hepatitis sollte nach Bestätigung der Diagnose eingeleitet werden. Diese Behandlungen gehören in die Hände eines Facharztes.

› Literatur

1. Feral A-L., Décompensation œdémato-ascitique du patient alcoolique chronique, Congrès Urgences, 2015, www.sfmu.org
2. HAS, Prise en charge des complications chez les malades atteints de cirrhose, 2007. http://tinyurl.com/gwwyjkb
3. Salerno F., Gerbes A., Ginès P., Wong F., Arroyo V., Diagnosis, Prevention And Treatment Of Hepatorenal Syndrome In Cirrhosis, Gut, 56: 1310-8, 2007, https://tinyurl.com/4hn5kdxj
4. Lucey M., Mathurin P., Morgan T-R., Alcoholic Hepatitis, The New England Journal of Medicine, 360: 275869, 2009.
5. Runyon B-A., Diagnostic and therapeutic abdominal paracentesis, UpToDate, Juni 2021.
6. Aktualisierung der S2k-Leitlinie der Deutschen Gesellschaft für Gastroenterologie, Verdauungs- und Stoffwechselkrankheiten (DGVS) „Komplikationen der Leberzirrhose“. AWMF-Nr.: 021-017 Version November 2018 (Abgerufen 17.9.2023)

7.6 Hepatische Enzephalopathie

Wichtige Punkte

- Achten Sie auf intrakranielle Hämatome (Differential- oder Begleitdiagnose). Untersuchen Sie den Skalp und den Schädel mit dem Auge und den Fingern (mit Handschuhen).
- **Die häufigsten Ursachen für hepatische Enzephalopathien sind:**
  - **Blutungen im Verdauungstrakt;**
  - **Medikamente.**
- Jeder Alkoholiker, der in der Notaufnahme gesehen wird, sollte:
- eine **manuelle rektale Untersuchung** auf der Suche nach einer unerkannten Meläna;
- +/- eine explorative Magensondierung bei Unwohlsein, Enzephalopathie, Verwirrtheit erhalten. (Achten Sie darauf, verbalen Kontakt zu halten, da sonst die Gefahr einer Aspiration besteht). **Keine Magensonde, wenn keine Vigilanzstörung vorliegt.**
- **Sedativa** sind bei Leberinsuffizienz **gefährlich**. Daher werden keine Benzodiazepine oder Neuroleptika verschrieben, außer bei Alkoholentzug.

Diagnose

- **Bewusstseinsstörungen: oft mäßig**: Verwirrtheit, Koma mit gezielten Reaktionen auf Schmerzen. Extrapyramidal erhöhter Muskeltonus. Möglicherweise bilaterales Babinski-Zeichen, Krampfanfall, choreoathetotische Bewegungen.
- Unspezifische **Asterixis** (*flapping tremor*), *Fetor hepaticus* (Geruch nach faulen Früchten) und Hautzeichen von Alkoholismus, Ikterus, Zeichen der portalen Hypertension, Spider naevi, weiße Nägel, Erythrosis palmaris, Aszites, Hepatomegalie.
- Zur **Diagnosestellung der Asterixis** wird der Kranke gebeten, seine Arme mit waagerecht ausgestreckten Händen vor sich zu halten und die Finger zu spreizen. Asterixis entspricht einem vorübergehenden Verlust des Haltungstonus: Fallenlassen der Hand durch Beugung des Handgelenks, was sofort korrigiert wird (oder der Finger durch Beugung der Metakarpalgelenke), daher das Erscheinungsbild eines selten schlagenden Vogelflügels.
- **Die Asterixis ist unspezifisch** (respiratorische, ischämische Enzephalopathie).

Erforderliche Untersuchungen

- Blutglukose (kapillär).
- Notfallmäßige Punktion bei Aszites (siehe *S. 507*).
- Blutbild, Gerinnung, Transaminasen, Elektrolyte, Eiweiß, Albumin, Blutzucker, Kreatinin. Urin-Teststreifen.
- **Ammoniak ist nicht von Interesse, zu viele falsch positive Ergebnisse** (1). Nützlicher ist die Suche nach auslösenden und anderen Ursachen für Bewusstseinsstörungen bei einem Patienten mit Leberinsuffizienz, der in der Regel alkoholabhängig ist. Ein normaler Ammoniakspiegel deutet auf eine andere Ursache hin (1).
- EKG, Röntgenaufnahme des Thorax.
- In unklaren und seltenen Fällen kann das EEG Hinweise für eine metabolische Enzephalopathie liefern. Das EEG ist jedoch Teil einer diagnostischen Strategie bei Koma **nachdem eine Computertomographie erfolgt ist** (siehe S. 229).

Suchen Sie nach einer auslösenden Ursache

- Blutung im Verdauungstrakt: **Manuelle rektale Untersuchung** und Magensonde obligatorisch.
- Medikamentöse Intoxikation (hepatotoxische Medikamente oder Beruhigungsmittel).
- Interkurrente Infektion (insbesondere SBP, Lungenentzündung).
- Elektrolytstörungen oder Störungen im Wasserhaushalt (Hypokaliämie, Hyponatriämie, Dehydrierung, chronische Niereninsuffizienz, Alkalose).
- Akute Alkoholvergiftung (Bestimmung der Blutalkoholkonzentration), akute alkoholische Hepatitis.
- Hepatozelluläres Karzinom, möglicherweise kompliziert durch Blutungen.

Suchen Sie nach einer weiteren oder mit dem Koma verbundenen Ursache, insbesondere wenn das Koma tief ist

Untersuchen Sie den Schädel!

- Subdurales Hämatom, Status epilepticus.
- Extradurales Hämatom.
- Pneumokokken-Meningitis (zirrhotische Patienten sind immunsupprimiert).
- Bewusstseinsstörungen aufgrund von Blutungen im Verdauungstrakt, Hämoperitoneum.
- Sepsis: SBP, Lungenentzündung, Harnwegsinfektion, Listeriose. Wenn Fieber auftritt: Urinteststreifen ± Urinkultur, Blutkulturen, immer Aszitespunktion.

Behandlung

- Stabile Seitenlage, Atemwege freihalten, O_2 je nach SpO_2 oder Blutgasen.
- **Absetzen aller Medikamente** mit Ausnahme von β-Blockern.
- Behandlung der auslösenden oder begleitenden Faktoren.
- **Lactulose**:
  - ***per os*** wenn möglich 20 mL über 2 h bis zum Stuhlgang, dann 20 mL 2 bis 3-mal täglich, Ziel = 2–3 weiche Stühle pro Tag;
  - selten per Einlauf: 300 mL mit 500 mL lauwarmem Wasser, 20 min belassen, unter Verwendung einer Ballonsonde (2-mal täglich).
- Flüssigkeitsersatz i.v. mit **Glukose 5 % + 4 g/L NaCl**, 1,5 L pro 24 Stunden, bei Fieber mehr. Kein Kalium vor dem Vorliegen der Elektrolytbestimmung
- Vitamin B1: 500 mg morgens und abends i.v.
- Vitamin B6: 500 mg pro 24 h i.v.

Literatur

1. Nadim M-K et al., Management Of The Critically Ill Patient With Cirrhosis: A Multidisciplinary Perspective, Journal of Hepatology, 2016, PMID: 26519602 https://tinyurl.com/yc7ed85t
2. Ferenci P., Hepatic encephalopathy in adults: Clinical manifestations and diagnosis, UpToDate Juni 2021, s. auch (2017) https://tinyurl.com/5bmhv5zt

7.7 Bauchschmerzen

› Wichtige Punkte

- Häufige und riskante **Überdiagnosen**: **Gastroenteritis**/„etwas gegessen" (na so was!), **Obstipation, Harnwegsinfekt**.
- **≈ 40 % der Schmerzen bleiben bei Personen < 50 Jahre ohne Diagnose**: **Sagen Sie es**, statt ein unsicheres Etikett aufzukleben, damit der Kranke wiederkommt, wenn sich sein Zustand verschlechtert. **Nur 16 % bei Personen > 50 Jahre**; Mortalität und diagnostische Schwierigkeiten ↗ mit zunehmendem Alter.
- „Linderung" ist nicht gleichbedeutend mit „Gutartigkeit" ⚠. Auch durch Paracetamol.
- **Genaue Anamneseerhebung**: zeitaufwändig, gute Investition.
- **Transit**. Mut zu **umgangssprachlichen Wörtern** („pupsen" statt „Winde ablassen"). Ein Stop des Transits kann bei Verschlüssen (Leere des nachgeschalteten Abschnitts) vorkommen.
- Man tastet mit der **flachen** Hand von dort beginnend, wo die Person sagt, dass sie keine Schmerzen hat. **Drücken Sie nicht fest zu**!
- **Potenzielle Hernien**: Stehend und liegend, Oberschenkel in Außenrotation – Abduktion.
- *Manchmal* ist eine **manuelle rektale oder vaginale Untersuchung** erforderlich.
- Blick auf die **Hoden**. Eine Torsion kann im Bauch/in der Lende schmerzen. Einige schamhafte Menschen vergessen zu sagen, dass es „dort" weh tut.
- An thorakale Ursachen denken (ACS usw.), an metabolische Ursachen (Ketoazidose, akute Nebenniereninsuffizienz, Opioidentzug, Cannabis-Hyperemesis-Syndrom). Seltene Quellen für Katastrophen ⚠.
- **Linderung**. Morphin jetzt von Chirurgen akzeptiert (aber Morphin => notfallmäßig bildgebende Verfahren).
- β-**HCG** bei jeder Frau im schwangeren Alter, keine Diskussion – abgesehen bei Z.n. Hysterektomie!
- **Urinteststreifen = tödliche Falle** ⚠. Leukozyturie möglich bei Sigmoiditis, Salpingitis, Blinddarmentzündungen! Hämaturie bei ca. 8–13 % der Normalpersonen (3) und auch bei... rupturierten Aneurysmen.
- Die Ultraschalluntersuchung eines Radiologen ist im positiven prädiktiven Wert oft genauso gut wie die Computertomographie (Appendizitis, Divertikulitis, Obstipation), hat aber einen geringeren negativen Vorhersagewert, sodass bei Negativbefund und klinischem Verdacht ein CT erforderlich ist. Die **Ultraschalluntersuchung durch den Arzt der Notaufnahme** hat ihre Grenzen, sie ist ein Superstethoskop. Lassen Sie sich darin schulen (www.sfmu.org/fr/ oder http://www.winfocus-france.org) bzw. http://www.winfocus.org
- **Ältere, immungeschwächte** Personen ⚠ haben häufiger **subtile oder atypische Formen** von allem: Man wird aggressiver in der Bildgebung, der Krankenhauseinweisung und der chirurgischen Beratung sein. Ein älterer Mensch, bei dem die Ätiologie der Bauchschmerzen nicht geklärt werden kann, geht nicht nach Hause: **Machen Sie niederschwellig ein CT!**

› Einige diagnostische Zeichen (AA: Aneurysma der Bauchaorta, Ruptur) s. Tabelle 7.3 S. 512

Tabelle 7.3: Einige diagnostische Zeichen (AA: Aneurysma der Bauchaorta, Ruptur)

Diagnostische Zeichen	Möglicher Befund
Bek. Gefäßerkrankungen > 50 Jahre	AA, mesenteriale Ischämie.
Früher postprandialer Beginn	Leberkolik, chronische mesenteriale Ischämie
Verschlimmerung durch Bewegung/Gehen/ Husten	Appendizitis/Divertikulitis, Peritonitis, Hämoperitoneum
Transitstörungen oder nicht ganz frische untere GI-Blutung	Verschluss aufgrund von Tumor. Ischämie des Mesenteriums. CED (chron. entz. Darmerkrankungen)
Rezidivierende, spontan endende Anfälle	Cholelithiasis. Appendizitis (+ selten). Familiäres Mittelmeerfieber. Porphyrie
Antikoagulantien	Hämatome in M. psoas, M. rectus abdominis, oder der Darmwand (Ultraschall, CT)
Plötzlicher und schwerwiegender Charakter	Perforation, Volvulus, Ovarialtorsion, Mesenterialembolie.
Wandernder Schmerz	Epigastrium in Richtung rechter Unterbauch: Appendizitis. Dorsal, von oben nach unten: Aortendissektion
Ausstrahlung Leiste, Hoden	Nierenschäden (selten: AA, Peritonitis), Hodentorsion
Austrahlung im Bereich der Lenden	Eileiter, Eierstöcke, Harntrakt, Hoden, retrozökale Appendizitis
Ausstrahlung Schultern	Rechts: hepato-biliär; links: Hämoperitoneum (Extrauterinschwangerschaft), Peritonitis
Ausstrahlung i.d. Rücken rechts/links	Leberkolik, wandernder Gallenstein
Durchbohrende Ausstrahlung nach vorne-hinten	- Pankreas, perforiertes posteriores Ulkus, AA mit gedeckter Ruptur - wandernder Gallenstein
Ausstrahlung Oberschenkel(n)	Psoas-Hämatom, strangulierte Hernie, rupturiertes AA, Porphyrien
Untere GI-Blutung, (Hämatochezie)	Mesenteriale Ischämie, selten Divertikulitis. Gedeckte Ruptur eines AA
Kollaps beim Aufstehen (Blutung, 3. Raum)	Verschluss, Blutung, Dehydrierung (Ketoazidose), rupturiertes AA.
Pollakisurie, Leukozyturie	Harnwegsinfektion, Harnleitersteine, aber manchmal auch Sigmoiditis, Appendizitis, Salpingitis! **POLY**urie: Ketoazidose
Hämaturie (Teststreifen)	**Alles**!!! Einschließlich gedeckt rupturiertes AA und bei ≈ 10 % der Erwachsenen Normalbefund! **Lenkt von der wahren Diagnose ab**
Entzug von Kortikoiden	Akute Nebenniereninsuffizienz
NSAR, Aspirin	Magen- und Zwölffingerdarmgeschwüre
Kürzliches Trauma	Zweizeitige Milzruptur
Metrorrhagie	Extrauterine SS, Endometriosis (Spirale?), Salpingitis
Genuss von Fisch	Anisakiase (roh, nicht gefroren) innerhalb von 24 Stunden oder einigen Tagen. Histaminvergiftung durch Skombriden (Thunfisch, Bonito, Makrele): roh oder gekocht (*S. 704*)
Narben, einschließlich Laparoskopie	Ileus. Familiäres Mittelmeerfieber, Porphyrien
Marmorierungen	Hämorrhagischer/septischer Schock, AA, Harnröhrenglobus (adrenerg, gibt bei Sondierung nach)

Tabelle 7.3: Einige diagnostische Zeichen (AA: Aneurysma der Bauchaorta, Ruptur)

Diagnostische Zeichen	**Möglicher Befund**
Unruhe	Nierenkolik, **Harnverhalt**, extreme Schmerzen, Schock, **Torsionen, Involutionen** des Verdauungstrakts/der Ovarien, Porphyrie.
Rasch einsetzender Schock ⚠, **Synkope**.	**AA, GEU**, mesenteriale Ischämie, akute Nebenniereninsuffizienz.
Untersuchung ohne klaren Befund, sehr starke Schmerzen	Mesenteriale Ischämie, Pankreatitis, Nebenniereninsuffizienz, Ketoazidose, akutes GI-Ulkus, Pankreatitis, alles bei alten Menschen, Immunsupprimierten
Schmerzen schlimmer beim Liegen, Bedürfnis, sich hinzusetzen	Pankreatitis, Retroperitoneum (einschließlich Blutungen, Perforation von Geschwüren)
Ikterus	Gallensteine, Cholangitis, M. Gilbert (benigne) (*S. 538*). Malaria, Fieber

› Checkliste für die klinische Diagnostik

Tabelle 7.4: Checkliste für die klinische Diagnostik

Fieber oder nicht	Uhrzeit der letzten Nahrungsaufnahme.
Ort und Art des Schmerzes	Erbrechen? Farbe?
Abrupter oder nicht abrupter Charakter. Konstant oder intermittierend	Renale Syndrome/Anurie: Urin (Verhalt, Dehydrierung durch 3. Raum), Brennen? Polyurie/-dipsie?
Chronologie, auslösende Faktoren, epidemiologisches Umfeld (Gastroenteritis)	Medikamente: gastrotoxisch, obstipierend, maskierend (Kortikoide). Blutverdünnende Mittel (Antikoagulantien). Kortikoidentwöhnung (akute Nebenniereninsuffizienz)
Stuhlgang und Uhrzeit des letzten Stuhlgangs	Vorgeschichte? **Chirurgische Eingriffe**, ähnliche Symptome usw.
Im schwangerschaftsfähigen Alter?	Kürzliches Trauma (2-zeitige Milzruptur)?
Untere GI-Blutung, Metrorrhagien, vaginaler Ausfluss	Vorerkrankungen (Alkohol, Diabetes, arterielles Risiko, Verdauungsstörungen, Abmagerung)?
Kollaps in Orthostase (Blutung, 3. Raum)	- Hämodynamik: Marmorierung, Puls, Blutdruck (vs. üblich), Unruhe. - Tachypnoe?
Peritoneale/okklusive Zeichen	Femoralpuls
Ikterus/Blässe	**Vaginale Untersuchung bei Verdacht auf PEG/Salpingitis**
EKG mit 17 Ableitungen	**Urinteststreifen**: Ketoazidose?

Der ausgebildete Notfallmediziner verlängert diese Liste eventuell durch eine Ultraschalluntersuchung: Suche nach abdominellen und pelvinen Ergüssen, pleuroperikardialen Ergüssen, Harnverhalt, Aortenerkrankungen, Nierenbeckendistension, Pneumoperitoneum, schmerzhafte große Gallenblase. Eine Cholelithiasis bedeutet nicht, dass sie für das Problem verantwortlich ist.

Symptome einer schweren Erkrankung (Erinnerung)

Schock, Hypotonie, orthostatische Tachykardie	Unruhe, verändertes Bewusstsein	Marmorierung des Bauches oder der Flanken
Blässe der Schleimhäute **Dyspnoe/Tachypnoe** Schmerzen im Douglas Oligo-Anurie, Ikterus	Untere GI-Blutung Dehydrierung Pulsierende oder mediale Raumforderung	Abwehrspanung/Kontraktur Bläuliche Infiltration der Flanken oder periumbilikal (retroperitoneale Blutung, peritoneale Blutung)

Zusätzliche Untersuchungen: Keine ist „obligat“

Ein Patient mit Schock oder Verdacht auf ein rupturiertes Aneurysma oder akutes Hämoperitoneum geht nicht in die Radiologie, sondern wird dem Chirurgen und dem Anästhesisten/Intensivarzt zur Behandlung in der Nähe des oder im Operationssaal übergeben. Ultraschalluntersuchung am „Bett“ des Patienten.

- **EKG (17 Ableitungen): Myokardinfarkte mit abdominell-gastrointestinalen Symptomen sind häufig**, siehe in Abl. II–Abl. III–aVF, V7–8–9. Hinweise für eine Lungenembolie? Mesenteriale Ischämie, Pankreatitis können diffuse Repolarisationsstörungen verursachen.
- Labor (Ursache von Verzögerungen, Fehlern, keine routinemäßige Bestimmung). **Zwei spezifische Untersuchungen: Lipase** (wenn > 3-facher Normalwert) und **β-HCG**; in diesem Zusammenhang: 7 % der Frauen ohne verspätete oder anormale Menstruation mit Bauch- oder Beckenschmerzen „können nicht schwanger sein, Herr Doktor“ und sind doch schwanger. Mit Empfängnisverhütung: 4 % schwanger! Bluttests zur Bestätigung,
- Blutbild-Thrombozyten, Elektrolyte, Blutzucker, Kreatinin; normales Hämoglobin schließen eine akute Blutung nicht aus;
- manchmal Troponin, Laktat, Leberwerte (Schwangerschaft ++) ± CRP. Hämostase unter VKA;
- präoperatives Labor mit Blutgruppe, wenn Hinweise für chirurgische Ursache;
- Fehlen einer Polynukleose und normales CRP schließen NICHTS aus. Viele empfehlen, auf das CRP zu verzichten;
- Isolierter, deutlicher Anstieg der **Transaminasen**: Gallensteinwanderung in den Hauptgallengang. Steatose des molligen/diabetischen Patienten. Stauungsleber und Herzinfarkt können Transaminasen freisetzen.... Es gibt nicht nur Hepatitis.
- **Bildgebung entsprechend der klinisch vermuteten Ursache (darf die Behandlung bei schwerem Verlauf nicht verzögern)**:
  - **Ultraschall des Abdomens** (junge, schlanke Person, Schmerzen im rechten Hypochondrium/Epigastrium, Verdacht auf gynäkologische Erkrankung);
  - **Computertomographie** (Verschluss-, Peritoneal- und Gefäßsymptome, verdächtige Schmerzen bei normaler Ultraschalluntersuchung).
- **Leeraufnahme des Abdomens: Untersuchung des Leidenden**. Kann zur Beurteilung der Ausdehnung eines ausgedehnten Kotsteins verwendet werden. In Betracht zu ziehen, wenn CT nicht möglich ist und wenn nach Verschluss oder Pneumoperitoneum gesucht wird. Speziell anfordern: Liegend a–p, stehend a–p (oder linke Seitenlage von vorne); stehend von vorne und zentriert auf das Diaphragma. Keine ausreichende Beurteilung möglich, wenn im Bett angefertigt. Ein **Normalbefund schließt nichts aus**.

- **Untersuchen Sie Ihre Patienten** nach allen Untersuchungsschritten erneut, Schmerzmittel sowie Zeit erlauben ggf. eine präzisere Zuordnung.
- **Wiederholen Sie ggf. auch die Standarduntersuchungen (EKG, Transaminasen usw.)**

Erleichtern Sie es dem Patienten, reden Sie mit ihm

- Beruhigen Sie, erklären Sie den Ablauf.
- **Morphin ist nicht kontraindiziert**, weder vor noch nach einer klinischen Untersuchung. Seine Verwendung entspricht sehr selten einer harmlosen Diagnose ⚠ (Morphin = Anfertigung bildgebender Verfahren). Hohe Dosen werden insbesondere bei Torsionen/Strangulationen/Volvulus/vaskulären Ursachen gesehen. Spasmolytika sind sehr wenig wirksam.
- Aspiration von Mageninhalt bei Ileus und Erbrechen oder Okklusion.

Flüssigkeitsersatz

- Umso mehr, je größer die Dehydrierung ist, Bolus von Ringer-Laktat oder NaCl 0,9 % (500 mL), dann kontinuierlich:
  - entweder aufgrund von Erbrechen, Anzeichen von Dehydrierung oder Schock (*S. 485*), Okklusionssyndrom mit Verlusten in den 3. Raum;
  - oder Vorbereitung auf Gabe eines **jodhaltigen Kontrastmittels** bei der Computertomographie (*S. 852*).

Ursachen von Bauchschmerzen

- Appendizitis, Divertikulitis (± symmetrisch zur Appendizitis).
- Ileitis und entzündliche Kolitis.
- Cholangitis (*S. 539*). Leberkoliken (*S. 66*). **Hepatitis.** Leberabszess. Akute Cholezystitis: Murphy-Zeichen in 50 % der Fälle!
- Gastroduodenale Ulzera (Magengeschwüre). Akute Dehnung des Magens.
- Pankreatitis.
- **Akute generalisierte Peritonitis** (± Sepsis): Perforation, Nekrose.
- Dünndarmverschluss oder Kolik. Ogilvie-Syndrom: https://tinyurl.com/59zu7v32 (CT ++).
- Appendizitis epiploica (parietaler/peritonealer Schmerz, unter der Fingerkuppe beim Abtasten. Scanner oder Ultraschall.
- Funktionelle Darmbeschwerden: Häufig Schmerzen im Epigastrium oder am Rippenbogen.
- Extrauterinschwangerschaft.
- Salpingitis. Zystische Torsionen und Blutungen der Ovarien.
- Endometriose (intestinal oder nicht).
- Aseptische Nekrose eines Uterusmyoms.
- Harnverhalt. **Das Fehlen einer großen Blase schließt eine akute Retention nicht aus.** Ultraschall oder Bladderscan® ergeben bescheidene Ergebnisse.
- Nierenkolik, Pyelonephritis.
- Niereninfarkt. Bild einer Nierenkolik, Ultraschall in der Regel normal, CT normal, **es sollte die Regel sein, immer Kontrastmittel zu injizieren, wenn keine Lithiasis vorliegt.**
- Hämatome des Psoas, der M. rectus, der Darmwand (Antikoagulantien). Ultraschall, CT.
- Opioidentzug, Cannabis-Hyperemesis-Syndrom.
- **Ruptur eines Aortenaneurysmas, Aortendissektion**, die regelhaft in Betracht gezogen werden muss.

- Vorgeschichte ++, Gefäßpatient, > 50 Jahre. Dissektion der Splanchnicus-Arterien (ähnliche Symptomatik wie gedeckt rupturiertes AA).
- Mesenterialinfarkt: Vorgeschichte ++, Gefäßpatient, > 50 Jahre, Untersuchung ohne auffälligen Befund, Patient „fühlt sich schlecht".
- Venöse Mesenterialischämie (manchmal junge Frauen unter Einnahme Ovulationshemmer).
- Spontanes oder traumatisches **Hämoperitoneum**, zweizeitige oder spontane Milzruptur (Splenomegalie).
- Vasookklusive Krise bei Sichelzellenanämie (*S. 601*).
- Malaria (Fieber).
- **Myokardinfarkt ⚠**
- **Akute Stauungsleber, Lungenembolie.**
- Pleuritis. Klinik, Ultraschall/Untersuchung, Röntgen. Bakterielle Pneumonie (dito Pleuritis).
- **Selten**: Hodentorsion, Perihepatitis (Fitz-Hugh-Curtis-Syndrom), akute Nebenniereninsuffizienz ⚠ (*S. 656*), diabetische **Ketoazidose** (*S. 630*), Porphyrie, familäres Mittelmeerfieber. **Radikuläre Schmerzen**, **Herpes zoster**. Rheumatoide Purpura (*S. 713*). **Angioneurotisches Ödem** (*S. 704*).

Nach dem Notfall

- Eine kurze Beobachtungszeit mit wiederholter klinischer Untersuchung dient zur Rückversicherung eines unkomplizierten Verlaufs, die unauffällige Vorgeschichte und das Fehlen von Fieber sowie ein weicher Bauch, normale Vitalzeichen und mäßige Schmerzen, die keine Morphinmedikamente erfordern, sind es ebenfalls. Der Rest der Untersuchung ist normal, wenn der Patient trinken und sich bewegen kann, wenn die Bildgebung und das Labor entweder nicht erforderlich oder normal sind. Der Patient kann nach Hause gehen mit der **Anweisung**, wiederzukommen, wenn sich die Symptome verschlechtern oder neu auftreten oder länger als 48 Stunden anhalten.
- Wenn die Situation dazwischen liegt, hat man die Wahl zwischen Bildgebung und mehrstündiger Beobachtung in der Wachstation und einem chirurgischen Konsil. Wiederholen Sie die EKG-Untersuchung.

Einige Ursachen

Myokardinfarkt ⚠

- Daran denken bei epigastrischen Schmerzen, balkenförmig, manchmal Blässe und Schweiß, bei Fehlen von sonstigen Untersuchungsbefunden (eine Empfindlichkeit des Epigastriums bei Palpation ist banal). Bei geringstem Verdacht 18-Kanal-EKG ± Troponin (siehe *S. 405*), ± wiederholen. Typischerweise inferiorer Infarkt, + spiegelbildliche Veränderungen (aVL).

Darmverschluss

- Der Ultraschall zeigt die Ursache schlecht, ist aber leistungsfähig bei der Diagnose. Bei Darmverschluss => mögliche Hernienbrüche gut untersuchen: Oberschenkel in Außenrotation + Abduktion auf der Trage.
- Auf abdominelle chirurgische Voreingriffe achten: Laparoskopienarben sind unauffällig. Sehr starke und plötzliche Schmerzen, die sehr morphinresistent sind, deuten auf einen Volvulus oder eine Bridenbildung hin.
- Flüssigkeitsgabe bei Verdacht vor CT (mit KM), da der Verlust in den 3. Raum oft mehrere Liter umfasst: **Ringerlaktat oder NaCl 0,9 % 500 mL in 20–30**

min, dann z. B. 2 L über 4 h. Die Leeraufnahme des Abdomens (wenn CT nicht verfügbar) kann den Verschluss **verkennen** und zeigt nicht die Ursache, außer bei Volvulus.
- CT-Scan und Chirurg als Notfall.
- Bei Erbrechen sofort Magenabsaugung, ansonsten nach Bestätigung durch CT.

… ***Peritonitis*** …
- Plötzlicher Beginn, wenn Perforation. Starke Schmerzen, die durch Bewegung, Atmung, Husten, Stöße verschlimmert werden, Patient in Rückenlage wie erstarrt.
- **Blick** auf den Bauch, er bewegt sich nicht, keine Atemexkursionen erkennbar. Sanfte Perkussion schmerzhaft, auskultatorische Stille. Typische peritoneale Zeichen mit generalisierter Abwehrspannung: Sofort den Chirurgen benachrichtigen. Starke Schmerzen, Fieber und Verwirrtheit können **bei älteren Menschen die einzigen Anzeichen sein: Bildgebung großzügig indiziert.**
- Ein Kolontumor oder ein Geschwür in der Anamnese können bei der Befragung Hinweise auf eine Perforation geben.
- Eine **Ultraschalluntersuchung** kann einen Erguss und ein Pneumoperitoneum zeigen.
- **CT-Scan** mit Kontrastmittel (ausreichender Flüssigkeitsersatz bereits bei Verdacht) und **chirurgisches** Konsil.
- Frühzeitiger Flüssigkeitsersatz und Antibiotikatherapie (Absprache mit Anästhesist, Co-Amoxiclav und 7 mg/kg Gentamicin z. B.).

… ***Inkarzerierte/eingeklemmte Hernie*** …
- Für beide Fälle: Krankenhausaufnahme:
- **Einklemmung**: Hernie schwer zu verkleinern, nicht gespannt (hart), nicht rot, nicht bläulich, nicht ödematös, Auftreten oder Zunahme von Schmerzen, nur geringe Transitstörungen mit Übelkeit. **Formelle Operationsindikation**, die auf den nächsten Tag verschoben wird, wenn der Bruch ohne Komplikationen reponiert werden kann. Dringendes Konsil durch **Chirurgen**, der einen Repositionsversuch in Rückenlage versuchen kann: **sanfter** peripherer Druck mit allen Fingern auf den Bruchsack; die Fingerspitzen führen den Sack zur Öffnung hin. Kein heftiges Vor- und Zurückschieben. Wirkt schmerzreduzierend, **aber man weiß nicht, was sich im Bruchsack befindet** und ob es gut ist, ihn ins Peritoneum zu schieben. Sicherstellen, dass man erfolgreich reponiert hat: Alle Zeichen müssen verschwinden, Gefahr einer En-bloc-Reposition des Bruchsacks mit Verschleierung einer Einklemmung, oder einer Peritonitis;
- **eine einfache Hernie**, die leicht zu reponieren ist, kann bei einem akuten schmerzhaften Abdomen aus anderer Ursache eine unschuldige Hernie sein.
- **Inkarzeration**: schmerzhafte Hernie, manchmal rote oder bläuliche Haut, keine **Vorwölbung beim Husten**. In der Regel Okklusion. Mögliche Einklemmung des Dickdarms mit **Durchfall**. **Sofort den Chirurgen benachrichtigen**, der zunächst eine Computertomographie oder direkt eine **Notoperation** indiziert;
- **Fallstricke ⚠**: Hodentorsion (± Hydrozele): Kein Hoden am Boden des Bruchsacks tastbar.
  Inkonstante Einklemmung einer strangulierten Hernie (Omentum, kolikartige Schmerzen seitliches Abdomen).

… ***(Gedeckte) Ruptur eines Aortenaneurysmas (AA)*** …
- Wird obligat bei Bauch-/Rückenschmerzen bei einer Person ≥ 50 Jahre oder mit vaskulären Vorerkrankungen vermutet.

- Klassische Triade aus Schock, Schmerz und pulsierender Raumforderung < 30 % der Fälle. Oberbauch- oder Lendenschmerz (insbesondere links) ist klassisch, kann fehlen.
- Initiale Hypotonie: < ⅓ der Fälle. **Synkope** < ⅓ der Fälle. Fehlen von Tachykardie/Synkope/Hypotension in ≈ ⅓! Fehlen von Schmerzen: ≈ 10 %! **Weitere „Gemeinheit"**: Ausstrahlung im Sinne einer Bursitis-/Leistenschmerzen (hüten Sie sich vor der „Nierenkolik" des Gefäßkranken), manchmal Hüft-/Oberschenkelschmerzen, intestinale Blutungen, Hämaturie, venöse Zeichen durch Kompression der V.cava inf., Rechtsherzinsuffizienz bei arteriovenöser Fistelbildung Aorta-V.cava inf. (gedeckte Ruptur).
- Zweizeitiger Verlauf möglich mit **zunächst spontaner Besserung vor der Ruptur**. Schlimmer noch: Die Symptome können sich über Stunden oder **Wochen** erstrecken, bevor man um Mitternacht in der Notaufnahme vorstellig wird!
- Ein Gegenmittel ist die **Ultraschalluntersuchung**, mit der ein Aneurysma (also eine Ruptur) ausgeschlossen werden kann, wenn die Aorta in ihrer gesamten Länge abdominell dargestellt werden kann. Das Vorhandensein eines Aneurysmas bedeutet nicht, dass es als Ursache für die Beschwerden verantwortlich gemacht werden kann, es sei denn, man sieht eine Thrombose usw. Es muss aber auf jeden Fall näher abgeklärt werden: im OP oder CT-Angiographie, siehe unten.
- Analgesie, großkalibrige venöse Zugänge, Blutgruppenbestimmung und präoperative Untersuchung, Konsil beim Abdominal- oder Gefäß**chirurgen**. Der hämodynamisch instabile Patient mit klinischer ± sonografischer Verdachtsdiagnose (typische Form) muss als Notfall in den OP. Wenn er stabil ist: zum CT unter Aufsicht und unter Benachrichtigung des Chirurgen.
- Flüssigkeitsersatz – der systolische RR darf **nicht über 80 mmHg** liegen.

… ***Mesenteriale Ischämie*** …

- Selten und schlecht.
- Zu vermuten bei abdominellen/lumbalen Schmerzen bei einer **Person ≥ 50 Jahre oder mit vaskulären Vorerkrankungen**. Noch mehr, wenn Vorhofflimmern vorliegt, oder bei einem Patienten, der Angst vor der Nahrungsaufnahme hat wg. damit verbundenen Bauchschmerzen nach 30–60 min **und** abgemagert ist. Möglicherweise in jüngerem Alter: Kokain oder venöse Ursache (lokale Ursachen, Thrombophilie, hämatologischen Erkrankungen, Pille, Östrogen).
- **Gemeinheit**: Kontrast zwischen starken Schmerzen und geringen körperlichen Symptomen, **Pseudo-Gastroenteritis** „des alten Patienten" oder „vaskulär" = ⚠, häufig Durchfall, ± Fieber, ± **Schock**. Verwirrtheit als einziges Zeichen oder auch fehlend. Meläna oder Hämatochezie, sog. **„Rektorrhagie": nur 15 %, nicht damit rechnen**. Leukozytose, Laktaterhöhung erst spät.
- Nicht-okklusive Ischämie: tritt bei **niedrigen Blutflussraten aus jeder Ursache** auf, was das Bild verkompliziert. Entweder Anzeichen eines schweren Verlaufs oder als Folge nach Besserung des Blutflusses, verbunden mit einer Arteriitis und bevorzugt das linke Kolon betreffend: Hämatochezie („Rektorrhagie") Bauchschmerzen, Befund einer segmentalen Kolitis im CT oder in der Koloskopie. Reicht von einem Infarkt bis zu einer mäßigen Ischämie.
- **Flüssigkeitsgabe** und Analgesie. Konsil durch den **Chirurgen**. Frühzeitige **Antibiotikagabe**: Co-Amoxiclav-Gentamicin 7 mg/kg oder Cefotaxim-Metronidazol. **Antikoagulation**, sobald die Diagnose gestellt wird. Aufnahme in die Chirurgie oder Intensivstation.

- Verdachtsdiagnose durch Ultraschall/Doppler möglich, lieber gleich **CT mit venöser und arterieller Phase. Konsil durch Chirurgen**. Antikoagulantien bei Ischämie durch Venenthrombose ± Chirurgie.
- Peritoneale Zeichen, Darmnekrose => Chirurgie (oder palliativ).

... ***Budd Chiari*** ...

- Siehe *S. 535*.
- Bauchschmerzen, Aszites, Hepatomegalie.

... ***Cholezystitis, Gallenkolik*** ...

*Siehe auch **Cholangitis** S. 520.*

- Vorsicht: Die **rechte Niere und das rechte Rippenfell können Gallenkoliken vortäuschen.**
- Sind **in jedem Alter** zu beobachten.
- Stolperfalle: 6–9 % der westlichen Bevölkerung haben Gallensteine, die meist asymptomatisch bleiben. Es bedarf einer kompatiblen Klinik!

... ***Gallenkolik*** ...

- **Plötzlicher, sehr intensiver epigastrischer** Schmerz ± Ausstrahlung nach hinten: rechtes Schulterblatt, manchmal links oder zwischen den Schulterblättern. Schmerzen im rechten Rippenbogen oder retrosternal. **Meist kontinuierlicher und nicht kolikartiger Schmerz.** Die Schmerzausbreitung kann in nur eine Richtung isoliert sein. Häufiges Erbrechen und Schwitzen (Pseudo-ACS). Keine Verschlimmerung bei Bewegung.
- *Postprandiales* Auftreten (10–15 min) als dtl. Hinweis oder oft nachts. Dauert 2–4 h. Mehr als 5 h deutet auf eine Komplikation hin: Cholezystitis, Migration des Steines in den D. choledochus, Cholangitis, Pankreatitis.
- Symptomatik eher unter dem rechten Rippenbogen: starke Schmerzen bei sanftem Druck, Murphy-Zeichen. Weder Fieber oder Ikterus, außer als Komplikation: assoziierte Cholelithiasis (*S. 539*), Cholezystitis.
- Leberwerte und Lipase normal, außer bei Komplikationen.
- Ultraschall: Hyperechogenes Bild mit Schallschatten, Wand von normaler Dicke, keine Erweiterung der Gallenwege.
- Ambulante **Behandlung** mit chirurgischer Vorstellung innerhalb von 48 Stunden, wenn keine schwerwiegenden Symptome vorliegen. Ketoprofen IV einmalig, 100 mg (8) (außer Kontraindikationen und möglichen Magenulzera), Paracetamol i.v., titriertes Morphin ± Phloroglucinol i.v. (letzteres nur in F) ohne Evidenz. Wiedervorstellung in die Notaufnahme bei Verschlimmerung, Dauer > 4 h oder Nahrungsmittelunverträglichkeit. Über die Notwendigkeit einer Cholezystektomie innerhalb eines Monats aufklären.

... ***Cholezystitis*** ...

- Starker Schmerz unter dem Rippenbogen rechts oder im Epigastrium, ± Ausstrahlung in die rechte Skapula oder den Rücken. Fieber, ± Übelkeit/Erbrechen. Schmerz verstärkt durch Bewegung/starkes Atmen. Bei der Untersuchung: Abwehr, Schmerzen auslösbar bei Kompression und Dekompression (seien Sie nicht zu grob). Murphy-Zeichen selten abwesend, wenig spezifisch. Fehlen einer generalisierten Abwehr. Peritonitis durch Perforation. Prüfen Sie, ob es Anzeichen für einen septischen Schock gibt (kann vor allem bei älteren Menschen aufschlussreich sein).
- Ikterus = assoziierte Cholelithiasis (*S. 539*): Chirurgisches Konsil.

- Typischerweise Normalwerte für Leberlabor und Lipase, falls keine Komplikationen auftreten, selten gibt es eine leichte Erhöhung der Transaminasen. Es besteht eine Leukozytose.
- Erhöhung der Transaminasen und/oder Cholestase bei Steinmigration in den D. choledochus, von wo er möglicherweise in das Duodenum transportiert wird (daher zu beobachten). Präoperatives Labor: PT (Quick/INR), PTT, Thrombozyten, Blutgruppe, Elektrolyte, Kreatinin, Blutzucker.
- **Echo**: Wandverdickung > 4 mm, doppelkonturiges Aussehen, Sludge, aufgeblähte Gallenblase, Gallengänge sind normal.
- Kein **CT** – weniger leistungsfähig, außer bei Verdacht auf Perforation oder schlechter Echogenität (Luft, Adipositas).
- **Dringendes chirurgisches Konsil, Beginn der Antibiotikatherapie**: [Ceftriaxon 1 g × 1/d (2 g × 1/d, wenn > 80 kg) + Metronidazol 0,5 g × 3/d] oder [Amoxicillin/Clavulansäure 1 g × 3/d (2 g × 3/d, wenn > 80 kg)]. Echte Allergie: Levofloxacin 500 mg/d × 2/d + Metronidazol 0,5 g × 3/d. In Kombination mit Gentamicin 7 mg/kg in 1 Infusion über 20 min, wenn Peritonitis oder qSOFA ≥ 2 oder Sepsis oder septischer Schock (in Anl. an [6]). Infusion: Kochsalzlösung 500 mL über 2–6 h zu Beginn.
- ***Schmerztherapie***: Bei Verdacht auf Cholezystitis: dito Leberkolik außer NSAR, ggf. titriertes Morphin.

... *Mikrolithiasis – gelegentliche Migration*

Äußert sich als typischer oder atypischer Gallenschmerz (wie ein Schmerz zwischen den Schulterblättern oder links) bei normaler Ultraschalluntersuchung und normalen Laborbefunden.

Der Anstieg der Transaminasen kann stark (× 10–20) oder verzögert sein (falls der Patient zu einem frühen Zeitpunkt gesehen wird): In diesem Fall wird die Bestimmung 4–12 Stunden später ambulant wiederholt.

Mikrolithiasen können durch Ultraschall und Computertomographie übersehen werden.

Im Zweifelsfall sollte ein Facharzt aufgesucht werden, um eine **Endosonographie** in Betracht zu ziehen, die wesentlich empfindlicher ist als eine MRT. Dies ist die **TIA der Pankreatitis.**

... *Cholangitis*

- Nicht immer ikterisch.
- Gallenwege im Ultraschall nicht immer erweitert.
- Vorhandener oder bevorstehender **septischer Schock** (siehe *S. 538*).
- Eine nicht infizierte **Steinmigration** (*s. oben*) kann in der mehr oder weniger aktuellen Vorgeschichte gefunden werden.
- Ultraschall: kann selten unauffällig sein (Mikrolithiasis, Lithiasis im Ductus choledochus), CT manchmal besser für den D. choledochus oder, noch besser und in einer idealen Welt, mit Hilfe des Fachmanns: Endosonographie etc.

... *Atypische Gastroenteritis*

- Siehe *S. 542*.
- Riskante Diagnose ⚠, wenn kein Erbrechen und kein Durchfall vorliegen. Einen flüssigen Stuhl als „Diarrhöe“ zu bezeichnen ist ein grober Fehler.
- Außerdem produzieren *Blinddarmentzündungen* und *Sigmoiditis* (klinische Untersuchung) sowie Mesenterialischämien (entsprechender Patient) zu Beginn auch Durchfall oder weichen Stuhl. Bei einer Gastroenteritis geht Erbrechen

typischerweise den Schmerzen chronologisch voraus. Die Schmerzen sind in Ort und Zeit variabel, krampfartig mit oder ohne kontinuierliche Schmerzen ± Stuhldrang (*S. 543*). Ähnliche Fälle in der Umgebung sind ein weiterer Hinweis.
- Keine peritonealen Symptome. Wenn kein nennenswertes Erbrechen oder Durchfall auftritt, wird je nach den Ergebnissen der klinischen Untersuchung entweder eine Bildgebung angeordnet, eine mehrstündige Beobachtung in der Wachstation oder eine **Entlassung mit fehlender Diagnose und der Anweisung,** bei einer Dauer von mehr als 48 Stunden oder einer Verschlechterung oder bei neuen Symptomen **wiederzukommen**.
- Paracetamol, symptomatische Behandlung.

... ***Akuter Schub bei Reizdarm*** ...
- Erfordert eine kompatible Vorgeschichte (rezidivierende Schmerzen und Transitstörungen, Beginn in jungen Jahren).
- Eher krampfartige Schmerzen, oft epigastrisch, pseudobiliär, wechselnde Lokalisation.
- Erbrechen ist selten: sollte misstrauisch machen.
- Lokalisiert tympanitischer Klopfschall. Abgang von Winden bringt Erleichterung. Keine peritonealen/okklusiven Zeichen.
- Gleiches Verhalten wie oben bei atypischer Gastroenteritis.

... ***Obstipation*** ...
- Diagnose mit Vorsicht zu genießen ⚠. Sie ist ein **Symptom** bei: chronisch exazerbierter Obstipation, Stoffwechselstörungen (Hypothyreose, Hyperkalzämie), medikamentöser Ursache, multiplen Erkrankungen des Verdauungstrakts.
- Eine beruhigende klinische Untersuchung, ein Kotstein bei der rektalen Untersuchung, das Fehlen von Fieber, Erbrechen, Dehydrierung, peritonealen Schmerzen, die Linderung durch die digitale Extraktion des Kotsteins und eine normale Hämodynamik führen oft dazu, dass keine weiteren Schritte unternommen werden müssen.
- Bei **starken Schmerzen, einem gespannten Abdomen und schlechtem Allgemeinzustand wird bei älteren Menschen,** bei denen die peritonealen Zeichen oft gering/nicht vorhanden sind, **rasch eine CT-Untersuchung** veranlasst. Es wird nach einer anderen Ursache gesucht, einer Okklusion, einer Perforation, einer Distension aufgrund eines Kotsteins (chirurgisches Konsil). Die fakultative Abdomenleeraufnahme nach rektaler Untersuchung, wenn kein CT erhältlich, zeigt die Ausdehnung des Kotsteins, sucht nach einem Megakolon, einem großen Pneumoperitoneum, vorgelagerten Stenosen (Okklusion durch Kotstein). Eine *„Kotstase" schließt eine andere Erkrankung nicht aus.*
- Bei Zweifeln an der Diagnose: CT und/oder Beobachtung in der Wachstation.
- **Behandlung**: geduldige und sanfte digitale Extraktion bei rektalen Kotsteinen, Stück für Stück, was ein willkommenes Debakel einleitet. Ergänzen mit Macrogol 2–4 Beutel pro Tag. Bei hohen Kotsteinen bei gesunden Personen: Behandlung zu Hause mit 500 mL bis 1 L Koloskopievorbereitungslösung (Macrogol, KleanPrep® usw., letzteres ohne Zulassung in dieser Indikation) bis zu 2 L.
- Nicht gehfähige oder gebrechliche Person: dafür ins Krankenhaus aufnehmen. Nicht-notfallmäßige Koloskopie diskutieren.

... ***Appendizitis*** ...
- Alle Symptome sind unsicher. **Beginnt typischerweise im Epigastrium** und wandert dann in die rechte Leiste. Verschiedene Zeichen im Verdauungstrakt. Zur

Täuschung einige weiche Stühle, die manchmal als „Durchfall" bezeichnet werden. Der Patient geht nach vorne gebeugt, die Erschütterungen beim Laufen und der Aufprall der Schritte sind schmerzhaft. Nicht regelmäßig Fieber.

- Untersuchung: Beginnen Sie auf der linken Seite. Suche nach klassischen Anzeichen, die aber individuell unspezifisch und nicht immer vorhanden sind: Schmerzen in rechter Leistengegend bei Kompresssion/Dekompression in der linken Leistengegend. Typisch: lokalisierter Schmerz in rechter Leistenregion, Schmerz bei Druckentlastung in rechter Leistenregion, mit etwas Glück Abwehr oder Kontraktionen. Suche nach dem Psoas-Zeichen, wenn keine auffälligen Zeichen vorhanden sind. Man sucht nach *Ausfluss*, dann nach Schmerzen im Douglas-Raum bei der vaginalen Untersuchung und vor allem nach Schmerzen bei der beidhändigen Mobilisierung der Gebärmutter, die für eine Salpingitis sprechen. Der Urinteststreifen (auch Urinkultur) kann eine Leukozyturie finden.
- Diagnose: Das **Labor ist unspezifisch und oft normal**. Bei jungen Frauen und schlanken Personen wird sicherlich die Ultraschalluntersuchung bevorzugt. Ein CT bei adipösen Personen oder bei Meteorismus. Der Ultraschall hat einen positiven Vorhersagewert, der dem des CT gleichwertig ist, aber der negative Vorhersagewert ist unzureichend und zwingt bei einem klinischen Verdacht, der sich im Ultraschall nicht bestätigt, zum CT. Der Ultraschall schließt die Diagnose nur dann vernünftigerweise aus, wenn der Blinddarm identifiziert ist, eine normale Größe hat und auf den Druck der Sonde hin schmerzlos ist.
- Die Computertomographie ist empfindlicher. Sie ist „negativ", wenn ein normal großer Blinddarm ohne Erguss oder Infiltrate sichtbar ist. Vorteil des CTs: Es zeigt eine Reihe von Alternativdiagnosen, darunter **nicht-linksseitige Divertikulitis** (Asiaten ++) oder ein entzündliches Meckel-Divertikel.
- Der Ultraschall zeigt Gallen- oder Adnexerkrankungen besser. Halten Sie sich an das Protokoll Ihrer Einrichtung.
- **Standardbehandlung**: **Notoperation** bei klinischen/radiologischen Anzeichen einer diffusen Peritonitis oder Perforation oder anderen Zeichen eines schweren Verlaufs, ansonsten innerhalb von 12–24 Stunden. Kontakt mit dem Chirurgen aufnehmen. Einige Patienten ohne Koprolithiasis und mit einer Form, die weder klinisch noch im CT kompliziert ist, können sich für eine (nicht genau bestimmte) **antibiotische Behandlung** unter Aufsicht entscheiden (lokales Protokoll unter Einbeziehung der Chirurgen).

... ***Ovulationsschmerzen, Ovarialzyste*** ....

- Schmerzhafte Ovulation: In der Mitte des Zyklus meist mäßige Schmerzen im Unterleib, die eine Blinddarmentzündung nachahmen können. Bei der vaginalen Untersuchung können sich lokalisierte Schmerzen oder Schmerzen im Douglas finden. Verschwindet innerhalb weniger Stunden bis zu 24–48 Stunden.
- Ultraschall zeigt einen kleinen Erguss. **Ovarialzyste/-tumor**: **Torsion ⚠**: Plötzlicher oder sehr schneller, sehr schwerer Unterbauchschmerz, der oft nach lumbal ausstrahlt, Erbrechen.
- Analgesie oft schwierig, hohe Morphin-Dosis. Schmerz und/oder Raumforderung bei der vaginalen Untersuchung lateralisiert oder im posterioren Bereich tastbar.
- Ultraschalluntersuchung mit Doppler.
- **Dringende Intervention < 6 h**. Hämorrhagische Zyste, oft in der Mitte des Zyklus, plötzlicher Beginn. Abwehr, Schmerzen bei der vaginalen Untersuchung, Erguss ± Zyste im Ultraschall.

- Gynäkologisches Konsil.

... *Salpingitis. Endometritis durch Spirale* ....

- Zu vermuten bei Schmerzen im Beckenbereich, selten auch im Bereich der Leber, neu aufgetretener Dyspareunie, verfärbtem Ausfluss, Metrorrhagie, Zeichen eines Harnwegsinfekts und Risikofaktoren für sexuell übertragbare Infektionen (STI). Rektale Beschwerden deuten auf einen Douglas-Abszess hin (*s. S. 560*).

... *Sigmadivertikulitis* ....

- Selten vor dem 50. Lebensjahr. Häufig Schmerzen über dem Schambein und vor allem links-iliakal, Übelkeit ± Erbrechen, Durchfall oder Obstipation, oft mäßiges Fieber (Anmerkung: In Asien überwiegt die rechtsseitige Kolondivertikulitis).
- Harnwegssymptome in 10 % der Fälle (Eingeweide in Kontakt). **Leukozyturie** ist möglich. Normales Blutbild in fast der Hälfte der Fälle.
- **Indikation für bildgebende Verfahren**: nicht gesicherte Nachsorge oder diagnostische Unklarheiten (insbesondere bei okklusiven Syndromen oder wenn der Schmerz nicht auf die linke Fossa iliaca beschränkt ist) oder **Verdacht auf eine schwere Verlaufsform**: peritoneale Zeichen, starke Schmerzen, Fieber $\geq$ 39 °C, hohes Alter, Unmöglichkeit der Nahrungsaufnahme, okklusiven Syndrom, Schock, Komorbiditäten. Weniger notwendig bei einem typischen Bild und einer Divertikulitis in der Vorgeschichte.
- **Unter 50 Jahren ist Vorsicht geboten**, insbesondere bei Frauen: Pyelonephritis, Salpingitis, Extrauterinschwangerschaft, die selten subfebril sein können. Bei Erbrechen ist auf einen Ileus zu achten.
- Arterielle **Risikofaktoren** oder venöse Thrombose: *Mesenteriale Ischämie*? **Echographie** als erste Untersuchung legitim, ansonsten CT empfindlicher, aber gleichwertiger positiver Vorhersagewert. Er zeigt Komplikationen besser. Hinweise auf schwere Erkrankung im CT: Pneumoperitoneum, Abszess, Fistel, Okklusion.
- **Chirurgisches Konsil** bei schwerwiegenden Symptomen oder anhaltenden diagnostischen Zweifeln. Diskutieren Sie eine radiologisch-interventionelle Drainage bei Abszessen, die größer als 4 cm sind. Schweregrade, der eine KH-Aufnahme erforderlich machen: oben genannte Gründe für eine Bildgebung.
- Ambulante Behandlung von unkomplizierten Formen mit [Co-amoxiclav 3 g/d], 7 Tage ± [Gentamicin 5 mg/kg/d], 3 Tage. Komplizierte: Dritt-Generationscephalosporin + Metronidazol.
- Paracetamol ± Nefopam (nur in F) *per os* statt Codein (Obstipation).
- Flüssige/leichte Kost für 2–3 Tage, dann schrittweise Einführung einer ballaststoffreichen Diät. Nachuntersuchung nach **48–72** Stunden.
- Wenn keine Besserung eintritt, sollte nach einer Komplikation mittels CT gesucht werden und in der Regel eine KH-Aufnahme erfolgen.
- Diskussion über OP im Intervall bei Rezidiven. Diskussion über eine Koloskopie. Anmerkung: Es ist möglich, dass Antibiotika bei einfachen Formen ohne freie Luft, extradigestive Flüssigkeit oder Abszesse nicht notwendig sind (5): engmaschige Überwachung.

... *Anisakiasis (durch Fadenwürmer)* ....

- (Sehr selten).
- Starke, in der Regel epigastrische Schmerzen innerhalb von Stunden nach einer Mahlzeit mit rohem, nicht gefrorenem Fisch. Manchmal allergieähnliche Symptome.

- Ausschluss einer pankreatisch-biliären Ursache, eines perforierten Geschwürs (Lipase, Ultraschall, CT). Manchmal Verschluss des Dünndarms.
- Diagnose durch Endoskopie, spontane Heilung in der Regel. Siehe http://tinyurl.com/gwzkucb

… ***Akute Pankreatitis*** ……………………………………

- Je nach Lagerung mehr oder weniger Besserung der Schmerzen im Sitzen/vornüber gebeugt. Nicht wandernde Ausstrahlung nach hinten. Untersuchung unauffällig, erhöhte Sensibilität im Epigastrium (siehe *S. 530*).

… ***Gastroduodenales Ulcus, „Gastritis"*** ……………………………………

- Eine biliäre oder aortale Ursache muss ausgeschlossen werden (Ultraschall), ebenso eine Perforation oder eine Pankreatitis (Lipase).

… ***Entzündliche Darmerkrankungen (CED)*** ……………………………………

- Werden eher zufällig diagnostiziert, da die Anzeichen unspezifisch sind, oder es wird nach Komplikationen gesucht, wenn diese auftreten oder bekannt sind, alles mit CT und Endoskopie.

… ***Pyelonephritis, Nierenkolik*** ……………………………………

- Siehe *S. 801 und 722.*
- Sanfte Perkussion lumbal kann hilfreich sein. Vorsicht: eine Leukozyturie ± Hämaturie in der „Nachbarschaft" sieht man auch bei Salpingitis/Appendizitis/Divertikulitis, Hämaturie bei Niereninfarkt und AA-Ruptur und 8–13 % der Normalpersonen ⚠.

… ***Diabetische Ketoazidose*** ……………………………………

- Tachypnoe, charakteristischer Atem, Teststreifen (siehe *S. 630*)!

… ***Familiäres Mittelmeerfieber (FMF) und akute Porphyrie*** ……………………………………

- Vorsicht: Auch **diese Erkrankungen schützen nicht vor häufigen Ursachen** ⚠ (z. B. Bridenokklusion)! Sehr selten. **FMF betrifft Juden**, vor allem sephardische, Araber, Türken, Armenier und Bevölkerungen des östlichen Mittelmeerraums, weniger des westlichen. Die Anfälle, mit für die jeweilige Person typischer pseudogrippaler Aura, rezidivierend, sind **immer fieberhaft** > 38 °C ± Schüttelfrost, starke Bauchschmerzen 1 h bis 3 Tage, Remissionen von 1 Woche bis 1 Jahr. **Beginn in der Kindheit, vor dem 30. Lebensjahr**, außergewöhnlich > 40 Jahre. Seröse Ergüsse (Peritoneum, Pleuroperikard, Ultraschall). Pleuroperikarditis/Arthritis, gegenwärtig oder in der Vergangenheit, sehr stark verdächtig für FMF.
  Eliminationsdiagnose, dann genetische Diagnose. Paracetamol + NSAR bei gesicherter Diagnose ± Morphin, Flüssigkeitsersatz, ggf. Colchicin weiterführen (Interaktionen ++). Bei Colchicin-Resistenz zur Vorbeugung wirkungslos: internistisches Konsil.
- **Porphyrie**: unerklärte rezidivierende Anfälle mit starken Bauchschmerzen ohne vorherrschende Lokalisation, die in die unteren Gliedmaßen ausstrahlen + Übelkeit, Erbrechen, Obstipation ± Durchfall. Auslösende Faktoren (Medikamente, Stress usw.) in 50 %. **Normale Untersuchung** mit Ausnahme von gelegentlichen Schüben von Bluthochdruck und Schweißausbrüchen. Begleitende polymorphe **psychische Störungen** (Angst ++): 30 %. Wenn Sie den Urin 60 Minuten lang im Licht stehen lassen, *kann* er sich rot verfärben oder „Portwein" werden: Dies sollte Sie auf die Diagnose aufmerksam machen. Diagnose und Behandlung im Notfall: www.porphyrie.net und http://www.porphyrie.de, http://www.porphyria.eu. Paracetamol, Morphin, Diazepam sind verwendbar.

› **Die schwangere Frau** s. S. 526

Literatur

1. Jacquin L., Meguerditchian C., Douplat M., Michelet P., Les douleurs abdominales en situation d'urgence : celles qui peuvent tuer, Congrès Urgences 2012. https://tinyurl.com/jnzjtp28
2. Pateron D., Lejeune C., Ischémie mésentérique aiguë, Congrès Urgences 2011. https://tinyurl.com/j6x3dp9f
3. Tomson C., Porter T., Asymptomatic microscopic or dipstick haematuria in adults: which investigations for which patients? A review of the evidence, BJU Int. 2002 PMID: 12133052.
4. Petrovic T., Lapostolle F., Échographie d'Urgence, Arnette 2013 und http://winfocus-france.org/
5. SPILF Recommendation groupe, Proposal for shorter antibiotic therapies, Med Mal Infect, 2017 PMID: 28279491.
6. Antibiogilar (protocoles CHU Tourcoing), https://www.gilar.org/antibiogilar.html und App.
7. Recommandations SPILF et GPIP, Durées d'antibiothérapie, Info-antibio N° 92, mai 2021, https://tinyurl.com/3dahuh9b
8. Sazzo SF, Afdhal NH. Approach to the management of gallstones. UpToDate (nur für Abonnenten) Oktober 2021

7.8 Bauchschmerzen bei Schwangeren

Wichtige Punkte

- Bei jeder schwangeren Frau, die durch die Tür der Notaufnahme kommt, werden **Blutdruck, Temperatur** und ein **Urinteststreifen ± Urinkultur** beurteilt.
- Synkope, Kollaps, linksseitige Schmerzen im Scapulabereich, im gebärfähigen Alter: **Extrauterinschwangerschaft**?
- **Die Wehen** sind ein Bauchschmerz, werden aber auch durch interkurrente Erkrankungen ausgelöst: *Anzahl, Dauer, Intervall, Schmerzen*?
- **Keine vaginale Untersuchung** im 3. Trimenon bei Blutungen oder bei Verdacht auf Fruchtwasserverlust (Wasserlassen).
- Denken Sie an den Beginn von (vorzeitigen) Wehen bei jedem abdomino-pelvinen Symptom in der 2. Hälfte der Schwangerschaft, die länger als eine Stunde dauert.
- Die Ursachen der Schmerzen bedrohen die Schwangerschaft: Achten Sie auf das **Verschwinden der aktiven Bewegungen**, Ultraschall des Gebärmutterinhalts, **fetale Überwachung $\geq$ 24 Wochen.** Also Zusammenarbeit mit dem Geburtshelfer $\approx$ immer.
- **Es gibt nicht nur die Schwangerschaft**, sondern auch alle anderen Ursachen.
- Labor einschließlich **Leberwerte.** *Leukozytose* ist normal in der Schwangerschaft: von 10-12 000/mm^3, 15 000 im 3. Trimenon. *Verdünntes Hämoglobin* bis zu 9,5 g/dl im 3. Trimenon.
- CT-Scans sind nicht verboten, aber eingeschränkt.

Unterleibsschmerzen in der Frühschwangerschaft

- Mit oder ohne vaginale Blutung: Fehlgeburt, Plazentaablösung oder extrauterine Schwangerschaft (EUG).
- Ausbleiben der verspäteten Regelblutung, „Ich kann nicht schwanger sein", Verhütung, „bla bla bla", in diesem Zusammenhang findet man 4–11 % Schwangerschaften.
- Berücksichtigen Sie die Risikofaktoren für eine EUG und die klinischen Zeichen, hämodynamische Zeichen, peritoneale Zeichen (Dekompressionsschmerz), Schmerzen im Douglas und bei der Mobilisierung der Gebärmutter, die Intensität der Blutung und der Schmerzen.
- **Bei hämodynamischer Instabilität**, Ultraschall auf der Trage mit Erguss im Becken: Operationssaal bei Verdacht auf rupturierte EUG, mit Gabe von Ringer- oder NaCl 0,9 % mit dem Ziel eines **MAP von 65 mmHg** ± Noradrenalin, Blutbild, Blutgruppenbestimmung und Blutbestellung.
- **Verdacht auf EUG ohne Schock**: Schmerzen und/oder Metrorrhagie bei einer Frau im schwangerschaftsfähigen Alter:
  - klinische Untersuchung: Vaginale Verletzung (perkoital)? Gewebe in den Blutgerinnseln? NB: Ausstoß von Gewebe kann einer Decidua entsprechen und bei einer EUG zu sehen sein!
  - **Plasma- β-HCG-Bestimmung und endovaginaler Ultraschall (unabhängig von der Höhe des β-HCG).** β-HCG im Urin: sehr zuverlässig, sehr seltene falsch negative Ergebnisse, die durch die Blutbestimmung ergänzt werden müssen;
  - Ultraschallzeichen einer EUG: gynäkologisches Konsil zur Behandlung;

  - **Keine Ultraschallzeichen einer ortho- oder ektopen Schwangerschaft und β-HCG < 1 500 mU/L**: erneute Ultraschalluntersuchung und β-HCG nach 48 Stunden mit gynäkologischem Konsil nach 48 Stunden.
  - **Keine Ultraschallzeichen für eine EUG, leerer Uterus und β-HCG > 1 500 mU/L**. Gynäkologisches Konsil für eine Laparoskopie oder Behandlung mit Methotrexat in einer entsprechend ausgestatteten Abteilung (Management von Zytotoxika);
  - **Keine Ultraschallzeichen einer EUG, orthotope Schwangerschaft mit Plazentaablösung** und β-HCG > 1 500 mU/L gynäkologisches Konsil, Ruhe;
  - **Anzeichen, die mit einem spontanen Abort vereinbar sind und keine EUG**: gynäkologisches Konsil (bei schweren Blutungen ins Krankenhaus einweisen). Es kann erforderlich sein, eine EUG auszuschließen, indem die Untersuchung nach 48 Std. wiederholt wird;
  - Verdacht auf **heterotope EUG** (orthotope SS + EUG) **bei in-vitro-Fertilisation, wenn eine orthotope SS vorliegt**: Ultraschalldiagnose schwierig: Diskussion mit einem Gynäkologen ++;
  - Anmerkung: Kleiner peritonealer Erguss in 25 % der EUG, aber wenn Erguss + peritoneale Symptome => EUG sehr wahrscheinlich. Fehlender Erguss bei 35 % der EUGs.
- In allen Fällen von Blutungen, EUG, Spontanabort, Blasenmole: **Blutgruppe, irreguläre Antikörper und Anti-D-Prophylaxe**, wenn „Rhesus-negativ“ (außer bei sicherer Rhesus-negativer Vaterschaft ...): Rhophylac® 200–300 µg.
- **Alle anderen Ursachen für Bauchschmerzen sind möglich**, wenn kein Spontanabort, keine normale Schwangerschaft oder eine solche mit geringer Plazentaablösung und keine EUG vorliegt.
- **Fragen zu Verlegung und Entlassung** (adaptiert aus [3]): Wenn keine mittleren bis starken spontanen Schmerzen, keine Zeichen einer peritonealen Reizung (einschließlich hohe Rückenschmerzen) und kein deutlicher Schmerz bei der Mobilisierung der Gebärmutter vorliegen und keine Synkope/Kollaps oder hämodynamische Symptome vorhanden sind:
  - **Wenn die Untersuchungen nicht eindeutig sind**, kann die Entlassung nach Hause genehmigt werden;
  - Der Verdacht auf eine EUG kann ambulant weiter abgeklärt werden und erfordert eine Beratung in einem spezialisierten Zentrum und eine nicht medizinisch begleitete Verlegung.

> **Leberschmerzen oder Symptome eines Hämoperitoneums nach der 20. Schwangerschaftswoche (SW).**

- Epigastrium, heftig oder rechter Rippenbogen, strahlt in die rechte Schulter aus: Verdacht auf **subkapsuläres Hämatom oder Leberruptur ⚠**.
- In der Regel anormale Schwangerschaft, Präeklampsie; mögliches Hämoperitoneum und Schock.
- Echo/Notfallmediziner oder Radiologe, **OP** wenn instabil: Laparotomie, Kaiserschnitt und komplexe Übernähung der Leber.
- Varianten der Präeklampsie, die eine Notfallentbindung erfordern: **HELLP-Syndrom und akute Schwangerschaftsfettleber.** Bei $\geq$ 20. SW: Epigastrischer Schmerz „wie ein Riegel“ oder unter dem rechten Rippenbogen, Proteinurie, art. Hypertonie, Transaminasenanstieg, Thrombozytopenie, Hämolyse (HELLP) oder

Ikterus. Konsil mit Geburtshelfer, sobald die klinische Untersuchung abgeschlossen ist.

- **Plötzliche starke Bauch-/Beckenschmerzen mit Uteruskontrakturen im 3. Trimenon**
  - Mit wenig Metrorrhagie ± Schock: **retroplazentares Hämatom**. Dringende Entbindung, Intensivstation.
- **Symptome eines Hämoperitoneum und Metrorrhagie am Ende der Schwangerschaft**
  - Seltene spontane Uterusruptur in der Spätschwangerschaft.
- **Einfache Gebärmutterkontraktionen ... oder drohende Frühgeburt oder bevorstehende Geburt**
  - Gebärmutterkontraktionen zwischen 22. und 36. SW: Drohende Frühgeburt – Verlegung in die Entbindungsstation.
  - Unmittelbar bevorstehende Geburt: regelmäßige, eng aufeinanderfolgende Wehen. Malinas-score (https://tinyurl.com/mr28f3te) ± SPIA-Score (letzterer nur in franz. Sprache https://tinyurl.com/23yrrnj9).
  - Echte Wehen: regelmäßige, rhythmisch fortschreitende Wehen.
  - Falsche Wehen: Braxton-Hicks-Kontraktionen, kurz, unregelmäßig, können sich aber zu echten Wehen entwickeln.
  - In jedem Fall Anruf beim **Geburtshelfer** oder der **Hebamme**.
- **Ursachen für Bauchschmerzen außerhalb der Schwangerschaft, Besonderheiten**
  - Häufigerer gastroösophagealer Reflux.
  - **Appendizitis**, Symptome **im rechten Unterbauch unabhängig vom Termin** in $\geq$ 78 % der Fälle. Manchmal höher gelegen. Fieber selten und mäßig. Keine Angst vor einer normalen Leukozytose in der Schwangerschaft: von 10-12 000/mm^3, 15 000 im 3. Trimenon. Diagnose durch Ultraschall. Wenn der klinische Verdacht nicht durch Ultraschall bestätigt oder ausgeräumt wird: **chirurgisches und radiologisches Konsil**: MRT oder CT.
  - **Cholezystitis, Leberkolik**. Stolperfallen = **Lungenembolie**, Pyelonephritis, subkapsuläres Hämatom, HELLP-Syndrom und akute Schwangerschaftsfettleber (s. oben).
  - Ovarialtorsion, Nekrose eines Uterusmyoms und häufigere Nierenerkrankungen, Bridenileus und Volvulus.
  - **Eine Hydronephrose, insbesondere rechts, ist banal** und nicht unbedingt krankhaft. Es ist wichtig, dass der Harnfluss im Ultraschall sichtbar gemacht wird, um zu bestätigen, dass keine Obstruktion vorliegt (Seitenlage auf der kontralateralen Seite). Im Zweifelsfall nach Ultraschall-Untersuchung MRT oder CT in Betracht ziehen, mit dem Radiologen sprechen.
  - **Becken-, Mesenterial-, Lebervenenthrombose (Budd-Chiari)** siehe *S. 535*, oder Ovarialvenenthrombose ab 34. SW + peripartal. Diagnose durch MRT oder CT.
  - **Selten**: Ruptur eines Leberadenoms/Hämangioms, Ruptur (3. Trimemon) eines Aneurysmas der Milzarterie.
- **Literatur**

1. Ducros L., La douleur abdominale chez la femme enceinte, Congrès Urgences 2012, https://tinyurl.com/w8j7us52
2. CNGOF, Protocoles en gynécologie Obstétrique, Elsevier-Masson, 4e édition, 2015.

3. Fauconnier A., Mabrouk A., Heitz D., Ville Y., Grossesse extra-utérine : intérêt et valeur de l'examen clinique dans la stratégie de prise en charge, J Gynecol Obstet Biol Reprod, Paris, 2003, PMID: 14699316. https://tinyurl.com/wvaxv3yf

7.9 Akute Pankreatitis (AP)

Wichtige Punkte

- Die **Diskrepanz** zwischen der Intensität des Schmerzes, dem Vorhandensein von Übelkeit oder Erbrechen und wenigen klinischen Zeichen bei der Palpation des Abdomens deutet auf eine Pankreatitis hin.
- Denken Sie daran, wenn Sie einen Schock mit unklarer Ursache haben.
- **Lipase** × 3N stellt die Diagnose dar und **sollte** nicht wiederholt werden. Die *Amylase darf nicht bestimmt* werden. Dazu **Transaminasen** (anfänglicher Anstieg innerhalb der ersten 48 Stunden spricht sehr für eine Steinmigration), **Kalzium-** und **Triglyceridspiegel**.
- Achten Sie auf das **EKG** (18 Ableitungen). Akutes Koronarsyndrom mit abdominaler Manifestation. Bei Pankreatitis kann es zu Repolarisationsanomalien kommen.
- Bei entsprechenden Patienten sollten Sie sich vor einem geplatzten Aortenaneurysma hüten, das sich ähnlich präsentieren kann.
- Ranson ist tot, man misst das Vorhandensein eines SIRS, um den Schweregrad zu beurteilen.
- Die initiale Sicherstellung der Homöostase (Ringerlaktat) ist der beste Schutz vor einem Organversagen.

Diagnose (1)

- Bauchschmerzen treten in nahezu 100 % der Fälle auf.
- Andere klinische Anzeichen sind nicht von praktischer Bedeutung.
- Ein auffälliger akuter Bauchschmerz mit einem Anstieg der **Lipase** > 3 N innerhalb von 48 h nach Beginn der Symptome stellt die Diagnose einer akuten Pankreatitis (AP).
- Es gibt zwei Hauptursachen für AP – biliär bedingt und alkoholbedingt:
  - einzige dringende Bildgebung (wenn kein klinischer Zweifel besteht): **Ultraschall** auf der Suche nach Cholelithiasis, insbesondere des D. choledochus. Bei chronischen Alkoholikern mit mehreren Pankreatitiden in der Vorgeschichte kann die Untersuchung verschoben werden.
  - Obligatorisches Labor: **Leberenzyme, Triglyceride** und **Kalziumspiegel** müssen bei der **Ankunft** gemessen werden (die ätiologische Bedeutung ist nur bei Anomalien innerhalb der ersten 48 Stunden gegeben. Nach dieser Zeit ist der Wert unspezifisch). Blutbild, Elektrolyte, Kreatinin, Hämostase hinzufügen. β-HCG bei Frauen.
  - **Keine Computertomographie** vor Ablauf von 72 Stunden (potenziell **schädlich** und unnötig, außer bei diagnostischen Zweifeln).

Differentialdiagnose

- Mesenterialinfarkt, geplatztes Aortenaneurysma, perforiertes Geschwür, Bridenileus, Leberkolik und vor allem Migration eines Gallensteins (erhöhte Transaminasen).
- Myokardinfarkt, Lungenembolie, Pleuritis, Lungenentzündung, Perikarditis, Sinterungsfraktur eines Wirbelkörpers.

Erschwerende Faktoren

- Nach Organversagen suchen.
- Die Ranson-Kriterien wurden durch die systemische Entzündungsreaktion (**SIRS**) ersetzt (Smartphone-Applikation), definiert durch die Kombination von zwei oder mehr der folgenden Kriterien:

  - HF > 90/min;
  - T °C < 36 °C oder > 38 °C;
  - FR > 20 oder PCO_2 < 32 mmHg;
  - Leukozyten > 12 G/L oder < 4 G/L;
  - Das Vorhandensein eines SIRS initial und das Fortbestehen nach 48 Stunden sind ein Symptom einer schweren Erkrankung (25 % Mortalität).
- Weitere Beurteilungsfaktoren: Vorgeschichte (Alter, Fettleibigkeit, Komorbiditäten).

› Therapie der unkomplizierten Pankreatitis (1)

- Schwere Pankreatitis auf der Intensivstation (schwere hämodynamische oder Elektrolyt-Störungen, neurologische Zeichen, Anurie, Ca++ > 3,75 mmol/L, Blutzucker > 44 mmol/L (800 mg/dL), anhaltendes SIRS.
- Ansonsten Standardkrankenhausaufnahme (Gastroenterologie, Chirurgie).
- Nüchtern, **frühe Wiederaufnahme der Nahrungsaufnahme je nach Schmerzen** (Steinbildung durch Fasten möglich). Aber die **perorale Ernährung sollte bei biliären AP nicht** wieder aufgenommen werden, bis das Problem gelöst wurde (spontaner Steinabgang, Cholezystektomie, Sphinkterotomie).
- Nasogastrale Sonde und Absaugung nur bei wiederholtem Erbrechen.
- Keine Antibiotika ohne definitive Infektion. Ein Entzündungssyndrom und Fieber sind im Zusammenhang mit einer AP möglich.
- IV-Hydrierung: **Ringerlaktat** (notfalls 0,9 % NaCl) 5–10 mL/kg/h bis zum Erreichen der Zielwerte:
  - Ziele: HF < 120/min, MAP 65–85 mmHg, Diurese > 0,5 mL/Kg/h, Hämatokrit 35–44 %;
  - in der Praxis reichen 2,5 bis 4 L in der Regel aus, um das Ziel innerhalb von 24 Stunden zu erreichen.
- Bei chronischen Alkoholikern: In der Basisinfusion 1 g Vitamin B1 und 500 mg Vitamin B6 hinzufügen. Benzodiazepine i.v. bei Entzugserscheinungen.
- **Paracetamol**, und bei Versagen: Morphin (*S. 33*).
- Messen Sie die Diurese/6 h. Wiederholen Sie die klinische Untersuchung und das Labor (außer Lipase).

› Literatur

1. Evidence-based guidelines for the management of acute pancreatitis. Pancreatology. 2013, https://tinyurl.com/y4vrvtne
2. Levy Ph., Recommandations internationales sur la pancréatite aiguë, 2015, http://tinyurl.com/zcfggjb

7.10 Ikterus bei Erwachsenen

Wichtige Punkte

- Die drei Killer:
  - **Cholangitis**: dringend Antibiotikum und Schockbehandlung, schnellstmögliche Beseitgung des Hindernisses;
  - **fulminante Hepatitis**: jede Verlängerung der INR => sofortiges hepatologisches Konsil, dringende Bestimmung des Faktor V + Verzicht auf alle hepatotoxischen Medikamente;
  - **perakute Hämolyse**: birgt das Risiko einer schweren akuten Anämie, die schwer zu behandeln ist und Nierenversagen. Intensivmedizin und hämatologisches Konsil sind dringend erforderlich. Transfusion heikel.
- Häufige Irrtümer:
  - „**Ein normaler Ultraschall schließt eine Lithiasis aus**": **Unsinn**! Sensitivität: ca. 98 %, bei Blasensteinen über 2 mm. Aber **nur 50 % für die Lithiasis des D. choledochus. Sie zeigt die Dilatation in 90 % der Fälle! Das Fehlen einer Erweiterung der Gallenwege schließt eine Steinmigration** bei Bauchschmerzen mit Ikterus oder Gallenschmerzen, insbesondere bei Fieber, nicht aus. Es ist jedoch die **Untersuchung der ersten Wahl:**
    - Scanner: Sensitivität 75 % bei Lithiasis des unteren D. choledochus, zeigt komprimierende oder invasive Läsionen der Gallenwege besser als der Ultraschall,
    - **MR-Cholangiopankreatikographie, Endosonographie, retrograde Cholangiographie**, von zunehmend invasivem Charakter, die dem Spezialisten zugänglich sind;
  - **Ein Anstieg der Transaminasen impliziert eine Hepatitis: Unsinn**! Eine Choledocholithiasis => Anstieg der Transaminasen innerhalb von Stunden nach der Obstruktion, möglicherweise Cholestase und Ikterus;
  - „**Eine Cholezystitis ist ikterisch": Unsinn!** Ikterus ist möglich bei assoziierter Choledocholithiasis oder bei ausgedehnter Entzündung;
  - „**Der Schmerz bei Erkrankungen der Galle ist im rechten Hypochondrium": Schau an!** Häufig ja. Meist im **Epigastrium**, Ausstrahlung nach hinten in den rechten Hemithorax (manchmal nach links!), ± rechten Rippenbogen oder interskapulär. Die **Ausstrahlung in alle Richtungen** spricht auch für eine Pankreatitis. Der Schmerz ist sehr stark, unterbricht alle Aktivitäten, beginnt abrupt, nimmt schnell zu, in höchstens 30 Minuten, und **bleibt 15 Minuten bis einige Stunden auf einem Plateau; es ist keine „Kolik"**. Bei einer Dauer von mehr als 6 Stunden oder im Falle von Fieber oder Ikterus liegt eine Komplikation vor. Der durch Abtasten festgestellte Schmerz befindet sich unter dem rechten Rippenbogen;
  - „**Die LDH-Erhöhung deutet auf eine Hämolyse hin"**. Vielleicht, oder eine Leber-, Lungen- oder Muskelverletzung, ein Lymphom, verschiedene Krebsarten usw.

Der häufigste Ikterus (eigentlich Subikterus) ist harmlos.

- Morbus Gilbert (3–10 % der Bevölkerung).

Cholelithiasis ist bei Sichelzellanämie häufig

- Ein ausgeprägter Ikterus ist während einer Sichelzellkrise ungewöhnlich. Ultraschall bei klinischen Zweifeln (Schmerzen) + Blutkulturen, dann Antibiotikatherapie (Enterobakterien und Pneumokokken) (Cephalosporin der 3. Generation).

❯ Fieberhafter Ikterus: Man neigt dazu, manche Diagnosen zu vergessen:

- **Malaria** (Ikterus = Zeichen eines erhöhten Schweregrads). **Leptospirose**, der Ikterus ist „leuchtend" (etwas orange-gefärbt), ausgeprägte Bindehautinjektion, febrile Niereninsuffizienz, eine Thrombozytopenie und ist bei der Ansteckung nicht immer offensichtlich, da ein Kontakt mit kontaminiertem Wasser unbemerkt bleiben kann.

❯ Cholestase und Ikterus, ein und dasselbe?

- Ganz und gar nicht. Die **Cholestase kann ikterisch (Hyperbilirubinämie) oder nicht ikterisch sein.**
- **Extrahepatische Cholestase: Obstruktion** des D. choledochus, meist eine Lithiasis oder ein Tumor.
- **Intrahepatische Cholestase: Obstruktion** der intrahepatischen Gallenwege (Tumor, Lymphome, Granulomatosen , primär biliäre Cholangitis, primär sklerosierende Cholangitis usw.) oder eine **Hepatozyten-Erkrankung**, durch die weniger Galle produziert wird (Hepatitis, Zirrhose).
- Erhöhte γ-**GT** sensitiver als die **alkalischen Phosphatasen. Die Erweiterung der Gallenwege fehlt manchmal, wenn ein Hindernis im D. choledochus vorliegt.**
- Die konjugierte Hyperbilirubinämie geht bei hochgradiger Cholestase mit einer Erhöhung des direkten Bilirubins einher, da die Hepatozyten nicht alles verarbeiten können.

❯ Gründe für die Diagnostik

- Ikterus als Grund für den Arztbesuch.
- Oder **verschiedene Gründe**: Fieber, intestinale Symptome, Bauchschmerzen, Müdigkeit, Anämie, *Schmerzen im Bereich der Lendenwirbelsäule*, Schock, Enzephalopathie usw.
- **Bei Ikterus zu beachten:**
  - **Kapillarglukose**: Leberversagen => Hypoglykämie;
  - **Nach Asterixis suchen:** vorübergehender Verlust des Haltungstonus -> Absinken der Hand durch Beugung des Handgelenks, die sofort, aber langsamer korrigiert wird (oder der Finger), daher wie der langsame Flügelschlag einer Möwe. Außerdem ist eine intermittierende Bewegung der Finger zueinander (schnell) und auseinander (langsam) zu beobachten.
- **Wer ist gelb?**
  - Bilirubin ist erhöht, wenn es > 17 μmol/L (1 mg/dL) beträgt;
  - der Ikterus ist nur an den Schleimhäuten zu sehen zwischen 25 und 50 mmol/L (1,5–3 mg/dL), kutan bei weißen Personen > 50 mmol/L (> 3 mg/dL).

❯ Kürzlich aufgetretener Ikterus: Symptome, die auf eine dringend zu diagnostizierende und zu behandelnde Ursache hindeuten

- **Fieber**, Schüttelfrost (Cholangitis, Sepsis, septischer Schock, Malaria, Leptospirose usw.)
- **Bewusstseinsstörungen** (schwere Sepsis, Leberversagen mit **Enzephalopathie**, TMA = thrombotisch-thrombozytopenische Purpura usw.)
- **Blutungen** (Ösophagusvarizen, Hämostasestörungen usw.)
- **Blässe** (Anämie).

- Tachykardie, Hypotonie oder Tachypnoe (Sepsis, septischer Schock, Blutungen usw.)
- **Akute Rückenschmerzen** oder **roter**, „lackartiger" **Urin** (akute Hämolyse).
- **Bauchschmerzen** (Cholangitis, SBP usw.)
- **Hypoglykämie** (schwere Leberinsuffizienz, Sepsis bei Zirrhotikern usw.).
- **Quick < 50 %, insbesondere wenn Faktor V < 50 %** (Konsil Hepatologie)

Die Diagnose eines Ikterus beruht auf

- **Klinischer Kontext** und Bestimmung der **Hyperbilirubinämie, frei oder konjugiert.**
- **Dilatation (oder nicht) der Gallenwege** im Ultraschall (der die Dilatation „übersehen" kann).
- Achtung:
  - **fehlende Dilatation der Gallengänge: schließt eine Cholangitis** bei Bauchschmerzen mit Ikterus, vor allem bei Fieber, nicht aus;
  - **Eine Cholelithiasis beweist nicht, dass der Stein die Ursache des Ikterus ist:** Sichelzellenanämiepatienten haben häufig eine Lithiasis, wie 25 % der Bevölkerung > 60 Jahre.

Ursachenbestimmung: hepatobiliäre Ursachen oder Hämolyse?

- Auf das Labor warten.
- Vorsicht bei fragilen Zirrhotikern, die zahlreichen Katastrophen ausgesetzt sind, die zu Ikterus führen können:
  - **Ikterus und brauner, besser schaumiger Urin**: cholestatischer Ikterus mit konjugiertem Bilirubin;
  - **Ikterus und heller Urin**: nicht cholestatischer Ikterus mit freiem Bilirubin, ohne signifikante intravaskuläre Hämolyse;
  - **Ikterus und roter Urin**, portweinrot, eventuell lackrot: erhebliche Hämolyse;
  - **Ikterus und (oder vorangegangener) schwarzer Urin**: akute Hämolyse, Pat. gewöhnlich blass;
  - **Ikterus und Juckreiz:** cholestatisch; oft entfärbter, fettiger, kittartiger Stuhl;
  - **Ikterus und tastbare Gallenblase**: Abflussbehinderung im Gallengang, keine Lithiasis (Pankreas-Ca);
  - **Ikterus und Schmerzen im Bereich der Galle** (epigastrisch ± Rippenbogen rechts) wahrscheinlich Cholelithiasis;
  - **Abfolge von Schmerz, Fieber und Ikterus innerhalb weniger Stunden**: charakteristisch, aber ... nur bei 10 % der Cholangititden;
  - **Blässe**: Hämolyse möglich, aber bei einem Zirrhotiker, noch nicht extern auffällige Blutung aus dem intestinal?
  - **fieberhafter Ikterus bei Rückkehr aus einem Land mit Malaria**: Hepatitis, Malaria;
  - **Ikterus bei Zirrhose**: Entweder ist die Zirrhose bekannt oder sie wird aufgrund der **portalen Hypertension mit kollateraler venöser Zirkulation, Aszites** und möglicherweise Enzephalopathie vermutet. Der Ikterus zeugt normalerweise von einer Verschlechterung der Leberinsuffizienz, die meist mit der Krankheit zusammenhängt, die die Zirrhose verursacht hat: fortgesetzte Alkoholintoxikation, ***alkoholische Hepatitis***, virale Reaktivierung bei viraler Hepatitis.... Oder **Blutungen** im Verdauungstrakt, oder ein **Medikament** (Paracetamol, auch in der üblichen Dosis bei Leberversagen oder Unterernährung), oder eine schwere **Infektion** (u. a. SBP) oder ein hepatozelluläres

Karzinom. Es kann sich um eine **Hämolyse** (Erhöhung beider Bilirubine) handeln: schwere Infektion, oder Akanthozytose, oder Hypersplenismus (damit verbundene Leuko-Thrombozytopenie);

- **Ikterus und Enzephalopathie**: Hepatopathie am häufigsten. Sehr selten: Hämolyse und etwas Ikterus bei **thrombotisch-thrombozytopenischer Purpura** (oder TMA: thrombotische Mikroangiopathie) ⚠, bei der eine multilokale zentrale neurologische Schädigung möglich ist. Sie ist sehr selten und sollte nicht übersehen werden. Vor allem bei Personen unter 40 Jahren sollte man daran denken. Fieber und Niereninsuffizienz. Diffuse und fokale neurologische Zeichen, oft wechselnd, Krampfanfälle. Hämolytische Anämie mit **Fragmentozyten** (Ausstrich vom Labor anfordern), Thrombozytopenie und Purpura, Hämaturie. Behandlung auf der Intensivstation;
- **Akute Bauchschmerzen, Subikterus und Aszites**, wenn keine Zirrhose bekannt oder ersichtlich ist: seltenes akutes **Budd-Chiari-Syndrom** (hepatische Venenobstruktion) mit einer **großen, schmerzhaften Leber** ohne Turgor oder hepato-jugulären Reflux. Evtl. thrombogene Erkrankung oder Tumor in der Vorgeschichte. Bestätigung durch **Ultraschall** und erhebliche **Erhöhung der Transaminasen**. Schlechte Prognose der akuten Form: Verlegung in eine Spezialabteilung oder Intensivstation, Repermeabilisierung muss diskutiert werden;
- **Leberschmerzen, Subikterus und Zeichen der Rechtsherzinsuffizienz**: Denken Sie bei jedem „hepatischen“ Symptom an **Rechtsherzinsuffizienz** und an eine **Lungenembolie** (LE). Fieber kann auch ohne weitere klassische Zeichen bei einer **LE** auftreten. Gefürchtete Verwechslungsmöglichkeit;
- **akute Rückenschmerzen**, dann roter Urin oder Anurie, deuten auf eine akute intravasale Hämolyse hin.

❯ **Laborbefunde im Notfall**

- **In allen Fällen**:
  - Transaminasen, Gamma GT, freies und konjugiertes Bilirubin, alkalische Phosphatase;
  - Lipase;
  - Blutbild, Thrombozyten, Retikulozyten;
  - Blutzucker;
  - Kreatinin, Elektrolyte, Eiweiß;
  - PT (INR) und aPTT, und **Faktor V, wenn INR < 50 %.**
- **Bei eindeutiger klinischer Symptomatik einer Hämolyse (ansonsten nach Labordiagnose der Hämolyse), hinzufügen:**
  - direkter Coombs-Test;
  - Haptoglobin.
- **Bei Rückkehr aus einem tropischen Gebiet mit Fieber**: Parasitenabstrich und Plasmodium-Antigene.
- **Wenn Fieber auftritt:**
  - Blutkulturen: 2 Paare in einer Entnahme (siehe *S. 605*);
  - Laktat;
  - Urinkultur und Urinteststreifen;
  - Thorax-Röntgenaufnahme;
  - Aszitespunktion im Falle eines Aszites.

> **Weitere Überlegungen nach den ersten Laborresultaten**

- Man kann auch (*siehe oben*) je nach klinischer Symptomatik bildgebende Verfahren anfordern.

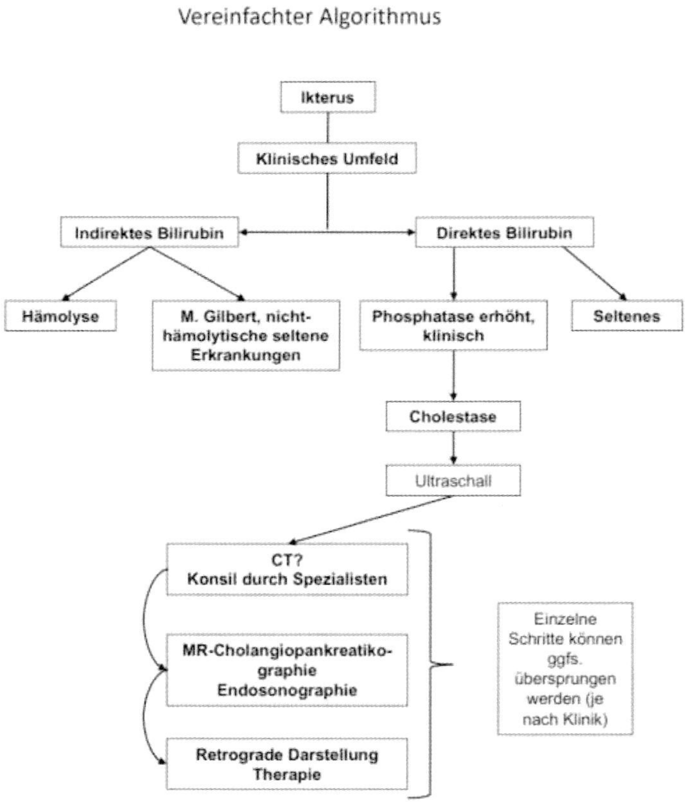

Abbildung 7.1: Vereinfachter Algorithmus Ikterus

> **Ikterus mit indirektem (nicht-konjugiertem) Bilirubin**

... ***Hämolyse (siehe Anämie S. 608)*** ....

- **Gemeinsame Merkmale:**
  - **Retikulozyten** ↗; bei hämolytischen Anämien:
  > **300 000/mm³** bis 1 000 000/mm³.

  Achtung, akute Blutungen (kein Ikterus), (wenn kein Mangel an Fe, B12, Folat vorliegt) =>.regenerative Anämie innerhalb weniger Tage). Die Blutung bleibt kaum unbemerkt;

- **Freie Hyperbilirubinämie**, nachweisbar, wenn die Hämolyse > 3 × physiologische Hämolyse. Normal oder wenig erhöht, wenn die Hämolyse hauptsächlich intravaskulär ist (direkte Hb-Elimination über den Urin);
- **Haptoglobin** ↘, Kapazität erschöpt bei intravaskulärer/intramedullärer/intrahepatischer Hämolyse. Bei einem Entzündungssyndrom sinkt es möglicherweise nicht;
- **Anstieg der LDH**, aber wenig hilfreich, da unspezifisch.

In der Praxis ist ein **dringendes Konsil eines klinischen Hämatologen** erforderlich (regionale hämatologische Intensivstation). Oder Stellungnahme eines Intensivmediziners oder Internisten.

- **Akute intravaskuläre hämolytische Anämien**:
  - **Risiken**: das der Ursache, + Anämie, + akute tubuläre Niereninsuffizienz;
  - Infektionen:
    - **Malaria, Sepsis** mit Bakteriämie, Babesiose,
    - Fieber, Schüttelfrost => **Ausstrich und Blutkulturen + kalkulierte antibiotische Notfallbehandlung.**
    - hämolytisch-urämisches Syndrom (siehe *S. 240*);
  - **Alloimmunisierung durch Transfusionen**: eindeutige klinische Ursache. Sofortiger Transfusionsstopp, Aufrechterhaltung einer ausreichenden Volämie, Behandlung der akuten Niereninsuffizienz und einer möglichen DIC (Konsil mit Intensivstation);
  - **Allergische Arzneimittelreaktion**: sehr selten. Offensichtlicher oder nicht offensichtlicher Zusammenhang: Chinin, Chinidin, Amoxicillin, Cotrimoxazol, Rifampicin usw.;
  - **Kälteagglutinine**: Mykoplasmeninfektion (Geldrollenbildung, falsche MCV-Erhöhung), Viruserkrankungen;
  - **Vergiftungen durch Tierbisse und Stiche, Intoxikationen**: Schlange, Insekten, bestimmte Pilze;
  - **paroxysmale nächtliche Hämoglobinurie**: Hämoglobinurie im Vordergrund, nicht Ikterus. Schmerzen im Bauch- und Lendenbereich. Kann im Laufe der Zeit zu einem Budd-Chiari-Syndrom führen, das auch zu Ikterus führt (*siehe oben*);
  - **G6PD-Mangel (Favismus)** anlässlich der Einnahme von **Medikamenten oder Nahrungsmitteln:** www.favisme.ch/fr/ und https://tinyurl.com/5n6f6dtt
- **Arzneimittelbedingte hämolytische Anämien, die nicht immunallergisch oder mit Favismus verbunden sind**: sehr selten: Dapson, Alphamethyldopa, Levodopa, Tacrolimus.
- **Autoimmunhämolytische Anämien mit positivem direktem Coombs-Test**:
  - Zirrhose (erschwert die Diagnose des Ikterus), Autoimmunerkrankungen (oft Panzytopenie), Lymphome;
  - Infektionen: Kälteagglutinine bei Mykoplasmeninfektionen (*siehe oben*), Malaria, Viren, idiopathisch.
- **Mechanische hämolytische Anämien**:
  - **Thrombotisch-thrombozytopenische Purpura (TMA)** Eine zentrale, mutlilokuläre neurologische Beeinträchtigung ist möglich. Sehr selten, sollte nicht übersehen werden. Besonders daran denken, wenn Pat. jünger als 40 Jahre. **Fieber, Niereninsuffizienz.** Diffuse und fokale neurologische Zeichen, oft wechselnd, Krampfanfälle. Hämolytische Anämie mit Fragmentozyten

(Ausstrich im Labor anfordern), Thrombozytopenie und Purpura, Hämaturie. Behandlung auf der Intensivstation;

- **Mikroangiopathie bei Krebserkrankungen** (Magen mit Metastasen, Mamma, Lunge). Hämolytische Anämie mit Fragmentozyten, Thrombozytopenie, DIC und dem Fehlen von Nierenversagen und neurologischen Anzeichen.

– **Konstitutionell bedingte hämolytische Anämien**:
  - **Sichelzellenanämie** (*siehe S. 601*). Bei Ikterus bei nicht cholezystektomierten Personen gibt es mehrere mögliche Diagnosen, Cholelithiasis häufig;
  - bei Weißen ist die Mikrosphärozytose am wenigsten selten: Blutausstrich.

… ***„Morbus" Gilbert (3 bis 10 % der Bevölkerung): völlig harmlos*** …

– Sklerenikterus, der von etwas anderem ablenken soll, insbesondere beim **Fasten** oder bei **Infektionen**: **Ikterus mit freiem Bilirubin**, < 80 µmol/L (4,6 mg/dL), übrige Leberwerte normal, und **keine regenerative Anämie** vom hämolytischen Typ. Der Kranke muss darüber Bescheid wissen.

› Ikterus mit direktem (konjugierten) Bilirubin

… **Mit Cholestase** …

Obstruktion der Gallenwege

– Ultraschall: **dringend nach Lithiasis suchen, Schock und Infektion frühzeitig behandeln, wenn eine Infektion vorliegt.** Kontaktieren Sie den Chirurgen oder Gastroenterologen, dringend bei Cholangitis:
  - **Lithiasis des D. choledochus** (am häufigsten), darunter:
  - Cholangitis ⚠, Diagnose, die als erstes ausgeschlossen werden muss:
    - fast spezifische, aber seltene Trias: *Schmerz, dann Fieber, dann Ikterus innerhalb weniger Stunden,* kann als Hepatitis durchgehen,
    - Verdacht: [**Fieber** oder Entzündungssyndrom] UND **Ikterus** oder [**Transaminasenerhöhung und/oder Cholestase**],
    - Diagnosekriterien, zusätzlich: **Gallenblasenhydrops und Abflusshindernis** in der Bildgebung
    - erhöhte Transaminasen (auch bis zu 20 × N!),
    - 2 **Blutkulturen**,
    - **Ultraschall**: Dilatation der intrahepatischen Gallenwege und des D. choledochus in 90 % der Fälle von Cholangitis. Wenn keine Dilatation vorliegt und dem Ikterus Gallenschmerzen vorausgegangen sind, wird eine Cholangitis vermutet, bis Blutkulturen und das fachärztliche Konsil vorliegen. Die Computertomographie zeigt selten eine Obstruktion oder eine Dilatation, die im Ultraschall nicht zu sehen sind,
    - **Antibiotische** Behandlung der Cholangitis: Ceftriaxon 2 g (Ofloxacin 200 × 3 bei Allergie (selten)), + Metronidazol 500 mg/8 h, Gentamicin 7 mg/kg in 30 min, einmalig, Behandlung eines eventuellen **Schocks** (Verlegung auf die Intensivstation). Wenn nosokomial, Beratung durch Infektiologie/Intensivmediziner,
    - KH-Aufnahme (Gastroenterologie, Chirurgie oder Intensivstation je nach Fall und lokalen Bedingungen);
  - **Gallen- oder Pankreastumor**, **Stenosen und Strikturen**, postoperativ, strahlenbedingt, Krebserkrankungen usw.;
  - immunologisch, medikamenteninduzierte Cholangitis: Amoxicillin-Clavulanat, Makrolide, Sulfonamide und Allopurinol. Manchmal *Fieber und Schmerzen unter dem rechten Rippenbogen* => Ultraschall (kann eine Obstruktion durch

Stein verkennen). Die systematische Suche nach diesen **Medikamenten** und eine Eosinophilie können auf die Spur führen;
- Primär biliäre Cholangitis und primär sklerosierende Cholangitis: Spät ikterisch, letztere kann auch bakteriell ausgelöst werden;
- diffuse Lebermetastasen.

Cholestase ohne Obstruktion der Gallenwege.

- Achtung: Der **Ultraschall**, selten, **kann die Obstruktion übersehen**.
- **Hepatitis**: akute alkoholische, virale und seltener medikamentös oder immunologisch bedingt.
- **Akute virale Hepatitis**. Typisch: Präikterische Phase mit Kopfschmerzen, Asthenie, Anorexie, Arthralgien, selten epigastrischen Schmerzen, selten Hautausschlag und Fieber. Diese Anzeichen können auch fehlen. Für die Diagnose einer akuten Virushepatitis sprechen: 1. Ikterus mit konjugiertem Bilirubin und starkem Anstieg der **Serumtransaminasen (> 20 × N)**; 2. keine Medikamenteneinnahme; 3. Nach der Akutphase das Vorhandensein von Virusmarkern.
- **Schwerer Verlauf ⚠ : Enzephalopathie, Hypoglykämie, Quick < 50 %** => Krankenhausaufnahme und Blutzucker überwachen, Quick, Faktor V, Kreatinin). Quick < 50 %, => **Faktor-V-Bestimmung**. Wenn Faktor V < 50 % Transplantation erwägen: Kontakt mit Hepatologie/entsprechendem Zentrum aufnehmen.
- **Cholangitis ⚠** ohne im Ultraschall festgestellte Obstruktion, Vorsicht, wenn klinisch weiterhin auffällig (Schmerzen, dann Fieber, dann Ikterus). Siehe weiter oben.
- **Akute alkoholische Hepatitis**:
  - zu vermuten bei: **Ikterus, rasches Auftreten**, fast konstant bei massivem chronischem Alkoholkonsum > 100 g/d, aber **manchmal** auch bei **Entzug** von einigen Wochen;
  - Fieber und Schmerzen unter dem rechten Rippenbogen möglich, tastempfindliche Hepatomegalie, Aszites, diffusere Schmerzen (SBP?);
  - Leberversagen;
  - **Hinweise im Labor**: Transaminasen 2 bis 5 × N, ALAT < ASAT < 300 IU (selten mehr und < 500); Gesamtbilirubin > 86 µmol/L (5 mg/dL). Leukozytose (Neutrophile) und erhöhtes CRP;
  - Kreatinin. Mögliches hepato-renales Syndrom;
  - **Suche nach Infektionen** ++ Blutkulturen, Urinkultur, **Aszitespunktion**, Ultraschall (Obstruktion, Abszess, Tumor), Thorax-Röntgen. Begleitende Infektion: 20 % (Zeichen der Schwere);
  - **Dringendes fachärztliches Konsil**, um über Kortikosteroidtherapie/transjuguläre Biopsie zu entscheiden.
- **Virale Hepatitis (Herpes) ⚠ , selten**, eher bei Immunsupprimierten, Schwangeren, auch bei Normalpersonen: **sehr fieberhafte Hepatitis mit 39–40° C, sehr starke Transaminasenerhöhung** (50–150 Mal so hoch wie normal), häufige **Leukopenie**. Aciclovir ist wirksam, aber die Prognose ist aufgrund der späten Diagnose sehr schlecht. Beim geringsten Zweifel: Aciclovir 10 mg/kg/8 h, notfallmäßig dringendes fachärztliches Konsil.
- **Pilze. Phalloides-Syndrom**: aspezifische Verdauungsbeschwerden nach Inkubation von 6–48 h, **vorübergehende Besserung** (1–2 d), dann ausgeprägte

gastrointestinale Zeichen, Leber-, Nieren- ± Pankreasversagen (D2–D6), tödlich in 7 d. Notfallzentrum für Lebertransplantation.

- **Schwere Infektionen**: Lungenentzündung, Sepsis, Leptospirose, Typhus, Pyelonephritis (die rechte Niere liegt ziemlich weit vorne und die rechte Pyelonephritis kann bei Palpation des rechten Rippenbogens schmerzhaft sein: Palpation und Perkussion der Fossa lumbalis, Teststreifen ± Urinkultur).
- **Makrophagenaktivierungssyndrom** ⚠. **Fieber, Splenomegalie, aregenerative Anämie** < 9 g/dL und **Thrombozytopenie** < 100 000/mm³ Ferritin ↑↑, Hypertriglyceridämie > 3 mmmol/L, Fibrinogen < 1,5 g/L oder Neutropenie; *Ikterus, Transaminasenerhöhung inkonstant.* Bei Verdacht: Beratung durch Intensivmedizin/Innere Medizin. Multiple **infektiöse** Autoimmunursachen, Tumor, primitive Form.

... ***Ikterus mit konjugiertem Bilirubin ohne Cholestase*** ....

- 2 äußerst seltene, gutartige genetische Erkrankungen: Dubin-Johnson und Rotor-Syndrom.....

› Gemischter Ikterus

- Dies ist bei Kranken im Allgemeinen in ernstem Zustand und bei Zirrhotikern der Fall.

› Sonderfall: Ikterus und Leberversagen

... ***Ikterusschub während einer Zirrhose***...................................

- **Achten Sie auf:**
  - **Blutungen** im Verdauungstrakt (Magensonde und manuelle rektale Untersuchung!);
  - Hepatotoxisches **Medikament**, einschließlich Paracetamol – bei üblichen Dosen toxisch, wenn die Leberfunktion eingeschränkt ist oder bei ausgeprägter Unterernährung;
  - SBP, Harnwegsinfekt, Infekt der Lunge, Meningitis;
  - Niereninsuffizienz;
  - assoziierte Hämolyse;
  - akute alkoholische Hepatitis;
  - ein Leberkarzinom.
- Häufig handelt es sich um einen „**Schub**“ **der Krankheit** (alkoholische Zirrhose, erhöhte Virusreplikation usw.)

... ***Das akute Leberversagen mit Ikterus***..................................

- Gekennzeichnet durch stark erhöhte Transaminasen, > 20 × N, **Quick und einen Faktor V < 50 %,** Neigung zu Hypoglykämie.
- Ursachen:
  - Vergiftung mit **Paracetamol** ⚠ (siehe S. 83): Jede Einnahme von Paracetamol bei diesen Patienten ist eine **Indikation für die Gabe des Antidots unabhängig von der Zeit und der Dosis** beginnen, und man wendet sich an ein spezialisiertes Zentrum. Dasselbe gilt im Zweifelsfall, bis die Blutkonzentration feststeht. Paracetamol wird gefährlich, wenn es bei Unterernährten oder Leberinsuffizienten oder zusammen mit anderen hepatotoxischen Mitteln eingesetzt wird;
  - **Phalloides**-Syndrom (*siehe oben*);
  - andere Giftstoffe, darunter verschiedene Pflanzen: Anamnese ++;
  - immunallergische Arzneimittelhepatitis, virale Hepatitis;

- **Verbindung dieser Ursachen mit der Einnahme von Paracetamol** (in jeder Dosis).
- Infusion von kristalloiden + **Glukoselösungen** + **Vitamin B1**, verbunden mit dem **Verzicht auf alle hepatotoxischen Mittel.**
- **Jede Verlängerung der INR/des Quick-Werts => sofortiges hepatologisches Konsil und Notfallbestimmung des Faktors V**, wenn < 50 % oder Enzephalopathie, Diskussion über Verlegung auf (hepatologische) Intensivstation je nach Gesamtumständen.
- Ein Hepatologe ist in den Lebertransplantationszentren rund um die Uhr zur Verfügung.

... ***Primärer oder sekundärer Lebertumor im Endstadium*** ....

- In diesem Stadium, wenn die Diagnose feststeht, sollte man sich um das Wohlbefinden des Patienten und seiner Familie bemühen.
- Rufen Sie einen der Ärzte an, die über die Krankheit Bescheid wissen, fragen Sie nach den Akten, bevor die Praxen und Sekretariate „geschlossen" sind. Bringen Sie alle in Aufruhr, wenn nicht sichergestellt ist, dass es sich um eine palliative Situation handelt.

› Literatur

1. Benhamou J.P., Erlinger S., Valla D., Voies biliaires, In Godeau P, Herson S, Piette J-C, Traité de médecine, 4e édition, éditions Flammarion, Paris, 2004, 13-11-26.
2. Varet B, Anémies acquises, In Godeau P, Herson S, Piette J-C, Traité de médecine, 4e édition, éditions Flammarion, Paris, 2004, p. 2745–57.
3. Casassus Ph., Anémie, La revue du Praticien, 2004, 54, p. 1801–1809.
4. Valla D., Ictère, orientation diagnostique, La revue du Praticien, 2005, 55, p. 1607–13, UpToDate 2016.

7.11 Akute Diarrhöe

> **Wichtige Punkte**

- **Ein flüssiger Stuhlgang ist nur dann eine Diarrhöe**, wenn er häufig (> 3/d oder > 300 g/d) und reichlich auftritt.
- Nach dem Durchfall kann auch eine rektale manuelle **Untersuchung** noch Aufschluss geben: Blut, Schleim, Eiter.
- **Häufigste Ursache für Durchfall im Alter: Obstipation**: Paradoxe Diarrhöe bei verkanntem Kotstein. **Manuelle Ausräumung!** Charakteristische Assoziation: Harnverhalt.
- Kolitis durch C. difficile: auch bei Immunsupprimierten, kürzlich hospitalisierten Personen, chronisch entzündlichen Darmerkrankungen (CED).
- Turista: in der ersten Woche der Reise, dauert < 72 h. Zu 80 % bakteriell bedingt. Eine fieberhafte Diarrhöe kann **Malaria** ⚠ oder **Typhus** offenbaren.
- **Handhygiene**: für Sie und den Patienten.
- **Dringend: schneller Ausgleich von Flüssigkeitsverlusten**, Suche nach chirurgischen oder septischen Komplikationen, nicht die ätiologische Diagnose.
- Azithromycin und Chinolone (und Antiemetika) **verlängern das QT-Intervall** in einer Situation, die zu Hypokaliämie neigt ... ⚠. Ggf. EKG, Vorsicht bei kardialen Vorerkrankungen und anderen Medikamenten.
- **Die parasitologische Untersuchung ist nicht** in der „Koprokultur“ enthalten: zusätzlich anfordern, wenn angezeigt. An **drei aufeinanderfolgenden** Tagen durchführen.
- **Ggf. Benachrichtigung des örtlichen Gesundheitsamtes.**
- Vergessen Sie nicht Covid-19, das durch intestinale Symptome auffallen kann: Testen Sie (Ag und PCR)!

> **Stolperfallen**

- **Appendizitis** (30 %) und **Sigmoiditis** können mit Durchfall beginnen! Entzündliche Kolitis: schleppender Verlauf oder Verdacht auf dysenterisches Syndrom bei schweren Fällen.
- **Mesenteriale Ischämie**: Entsprechender Patient.
- **Jede Sepsis kann mit flüssigem Stuhlgang einhergehen.**
- Turista mit Fieber? Könnte es sich nicht um **Malaria, einen seltenen Typhus** handeln?
- **Medikamente verursachen Durchfall**: NSAR und mehr, siehe http://tinyurl.com/zztafyg (in franz. Sprache), https://tinyurl.com/5cfxeppe (in dt. Sprache) Missbrauch von Süßstoff (osmotische Zucker, die nicht absorbiert werden).
- **Durchfall bei Hepatitis (A, E): Verfärbung der Konjunktiven?**

> **Schweregrad des Durchfalls?**

- Dehydrierung, Kollaps beim Aufstehen, Tachykardie, hypovolämischer Schock.
- Schwere Sepsis, septischer Schock.
- Pseudookklusives Syndrom. Anzeichen einer peritonealen Reizung.
- Vorgeschichte: alter Mensch, Herzinsuffizienz (diuretische Behandlung), Immunsupprimierte, Sichelzellenanämie.
- Chronisch entzündliche Darmerkrankung.
- Dauer > 1 Woche.

> **Wichtige Informationen für die ätiologische Diagnose**

- **Reise**
- Verdacht auf kürzliche oder chronische Obstipation, Harnverhalt?
- **Dauer**
- **Antibiotika**/Krankenhausaufenthalt im letzten Monat. Andere Medikamente
- **Fieber**? Puls
- Fälle im familiären **Umfeld** oder im Zusammenhang mit der Ernährung in Gemeinschaftseinrichtungen.
- Immunsuppression (HIV, Transplantat, CED, Medikamente)
- Fälle von **Covid-19** im Umfeld (+++ Delta-Variante im Jahr 2021).
- Chronische Darmerkrankungen.
- Vorhandensein von **Schleim** („wie Klebstoff, Eiweiß"), Blut, Eiter (rektale Untersuchung).
- Verschlucken von **Pilzen** (Aussehen und Herkunft? Giftinformationszentrum).
- Schmerzen. Tenesmus, Ausfluss.
- Überprüfen Sie mögliche Bruchöffnungen, Narben, rechte Fossa iliaca ± manuelle rektale Untersuchung.

> **Bezeichnungen...**
- **Wässriger Durchfall oder choleraartiges Syndrom**: Aussehen und Konsistenz von mehr oder weniger gefärbtem Wasser.
- **Banale Diarrhöe = gastroenteritisches Syndrom**: Ungeformter, flüssiger Stuhl, der reichlich vorhanden ist.
- **Stuhldrang**: Heftige Koliken, die der Stuhlentleerung vorausgehen.
- **Tenesmus**: schmerzhaftes Spannungsgefühl oder Brennen im Rektum mit ständigem Defäkationsdrang.
- **Dysenterisches Syndrom**: blutig-weißer Durchfall mit gewöhnlich Tenesmus oder Stuhldrang, oft mit Fieber.
- **Rektale Untersuchung**: gefürchtete Maßnahme, die trotz ihres Nutzens und ihrer Sicherheit zu wenig eingesetzt wird (paradoxe Diarrhöe bei Kotstein).

> **Indikation für spezialisierte Zusatzuntersuchungen (nach [5])**
- **Blutkulturen** (4 Fläschchen auf einmal) **nur bei** Fieber UND Indikation für Stuhlkultur und Stuhlverhalt oder Gelenk-/Kardiovaskulärprothesen oder Immunsuppression oder Sepsis.
- **Stuhlkultur wenn**: fieberhafter Durchfall, Anzeichen höheren Schweregrads, fieberhafte TIA, Rückkehr aus den *Tropen, Immunsuppression, mittlerer bis schwerer Schweregrad > 72 h* Dauer (übliche Aktivitäten von nicht möglich bis gestört).
- **Virussuche** (im Krankenhaus) Noro-/Adeno-/Rotavirus bei Ausbruch in Gemeinschaftseinrichtungen oder Immunosuppression.
- **Parasitologie des Stuhls** (× 3): Aufenthalt in einem endemischen Gebiet (Amöben, Giardia). Immunosuppressiv: nach Krypto-/Mikro-/Isosporidien suchen. Schwere oder anhaltende wässrige Diarrhöe außerhalb einer Choleraepidemie bei Immunkompetenten: *Cryptosporidium parvum und hominis.*
- **Clostridioides (Clostridium) difficile** vorzugsweise PCR, die das toxinbildende C. difficile nachweist, bei kürzlich (< 3 Monate) oder laufender Antibiotikatherapie, Krankenhausaufenthalt > 3 Tage oder häufig, Chemotherapie, Immunsuppression, chronisch entzündlicher Darmerkrankung oder schwerer Form ohne Erklärung (5).
- **Schwangerschaft**: Bei Fieber: 2 Blutkulturen mit dem Vermerk „Suche nach *Listeriose*", Suche nach Rotavirus/Adenovirus im Stuhl, wenn verfügbar (Ergebnis in < 3 h), um bakterielle Diagnosen wie Listeriose auszuschließen, Stuhlkul-

tur, Parasitologie/Malaria, wenn eine Risikoreise vorliegt. Abklärung wie bei Bauchschmerzen s. *S. 526*.
- **Kardiovaskuläre- oder Gelenkprothese**: Stuhlkultur und 2 Blutkulturen.

> **Behandlung in der Notaufnahme**
- Infusion ± Metoclopramid, wenn der Pat. nicht trinken kann: **NaCl 0,9 % oder Ringer-Laktat**, schnell 500 mL und dann je nach Fall verabreichen. Keine Kaliumlösung ohne Kreatinin/Elektrolyte.
- Vor der Entlassung ⚠ prüfen, ob die Person per os Flüssigkeit zu sich nehmen kann und Orthostase toleriert, ansonsten ins Krankenhaus aufnehmen.
- **Krankenhausaufnahme** bei dysenterischen Syndromen, schweren Formen und Megakolon. Isolierung vom Typ „Kontaktisolierung".

> **Indikationen für Antibiotika: selten (5)**
- Sie sind wirksamer, wenn sie früh (innerhalb von 48 Stunden) begonnen werden, sofern indiziert (5).
- **Febriles dysenterisches Syndrom**: Antibiotika wie unten.
- ***Schwere* choleraartige oder gastroenterische Diarrhöe *(siehe Kasten „Bezeichnungen" S. 543):*** Fieber $\geq$ 38,5 °C ± > 6 Stuhlgänge pro Tag vor allem bei älteren Menschen, Sichelzellenanämie, Immunsuppression, kardiovaskuläre Prothese, Aortenaneurysma.
- In diesen Fällen: Azithromycin 500 mg/d, 3 Tage oder Ciprofloxacin 500 mg × 2/d, 3 Tage. Diese beiden Antibiotika verlängern das QT-Intervall. Vorsicht bei Kombinationen, vor allem wegen des Risikos einer Hypokaliämie. *Wenn der orale Weg nicht möglich ist* (sehr selten): Ceftriaxon + Metronidazol i.v. (5), aber das Antibiotikum ist nicht dringend, man kann die Wirkung der symptomatischen Behandlung abwarten.
- **Kein Antibiotikum bei nicht schwerer choleraartiger oder gastroenterischer Diarrhöe, einschließlich Reisedurchfall.**
- Die Antibiotikatherapie kann bei Shiga-Toxin produzierenden *E. coli* (STEC) ein **hämolytisch-urämisches Syndrom (HUS)** auslösen. *Die meisten Fälle von blutigem Durchfall werden jedoch* ***nicht*** *durch STEC verursacht* und treten vor allem bei Kindern auf. Das Risiko einer Antibiotikatherapie ist bei den meisten Erwachsenen mit sehr symptomatischem oder schwerem blutigem Durchfall gering, aber bei stabilen Patienten mit fieberfreiem blutigem Durchfall oder bei einem Ausbruch ist es besser, auf das Labor zu warten, um das Vorhandensein von STEC oder Shiga-Toxin auszuschließen (schnelle immunologische oder molekulare Tests anfordern) (6).
- **Clostridioides = Clostridium difficile: Toxin-Antigen im Stuhl, wenn negativ stop, wenn** + oder starker Verdacht: **PCR** (zu erhalten in < 3 h): *siehe Tabelle 7.6 S. 547.*
- **Schwangerschaft**: **Listeriose** „abdecken": 3 g Amoxicillin/d 10 Tage, Erythromycin bei echter Allergie (3). Bei Reisedurchfall: Azithromycin (http://lecrat.fr/, in D https://www.embryotox.de/), und in diesem Fall kein Amoxicillin: Blutkulturen/Stuhlkulturen abwarten.

> **Behandlung bei Entlassung: symptomatisch für alle**
- Getränke: **Zucker, K+, Salz**, keine Milch: Apfelsaft oder weiße Trauben zur Hälfte verdünnt, salzige Kekse, Brühe, Nudeln, Reis, nicht frittierte Kartoffeln, Bananen. Dann allmählich normale Ernährung.

- Antisekretorisch: eher **Racecadotril** (2) 100 mg × 3, 48–72 h, als Loperamid (4 mg, dann 2 mg × 1 bis 3/d, d. h. ≤ 8 mg/d, maximal 48 h (1), aber **kein Antidiarrhoikum bei** dysenterischem Syndrom, blutiger Diarrhöe oder fieberhafter Diarrhöe, die nicht mit Antibiotika behandelt wurde. Ziel: ≤ 3 Stuhlgänge/Tag.
- Paracetamol gegen Schmerzen; Metoclopramid gegen erneutes Erbrechen. **Vorsicht bei der Kumulation von QT-verlängernden Medikamenten:** Basistherapie, Metoclopramid oder Ondansetron, Azithromycin, Fluochinolone: beim geringsten Zweifel EKG.
- Bzgl. Erbrechen vgl. *S. 502*.
- Bestehen Sie auf Handhygiene.

Übliche Gastroenteritis (meist viral)

- Häufig mit Erbrechen ± Schmerzen verbunden.
- Fälle in der Umgebung, kleine Epidemien, zeitlich gestaffelt.
- Mäßiges Fieber. Wässrige Diarrhöe ohne Schleim, Eiter oder Blut.
- Keine Diagnose einer Gastroenteritis bei Bauchschmerzen, wenn kein Erbrechen und Durchfall vorliegt (**Appendizitis, Sigmoiditis** usw.) Pat. mit Gefäßerkrankung: Mesenteriale Ischämie? Siehe *S. 517*.

Weniger als 3 Tage Dauer, Temperatur < 38 °C und keine Auswirkungen, keine Antibiotika. Keine weiteren Untersuchungen.

Lebensmittelbedingte Ausbrüche

- Der Klassiker: Selber Ort, selbe Zeit, mehrere Opfer (≥ 2).
- Bei einer kollektiven Vergiftung das Gesundheitsamt alarmieren und Meldepflicht beachten.
- Klinik und Behandlung (*siehe Tabelle 7.6 S. 547*).

Turista oder Reisedurchfall

- Siehe Tabelle 7.6 S. 547. In der Regel keine Antibiotika (geringer Nutzen) (5,6).

Pseudo-okklusives Syndrom

- *Im **Anschluss** an eine Diarrhöe*, Ileussymptome: schwere Kolitis, Hypokaliämie, zu viel Loperamid.
- CT: keine Obstruktion, keine Perforation/Peritonitis. KH-Aufnahme.

Typhus

- **Fieberhaft**, mit Plateau. Impfschutz: 70–90 %.
- Diarrhöe steht selten im Vordergrund. Wässrige Diarrhöe, „Melonensaft".
- Pulsfrequenz unangemessen langsam für die Höhe des Fiebers, anfangs trockener Husten, Milz nur wenig vergrößert tastbar. Manchmal Epistaxis, rosafarbene Flecken, Kopfschmerzen, ovaläre Ulzeration des vorderen Gaumensegels, schwere Bewusstseinsstörungen.
- Vorsicht vor chirurgischen Komplikationen: **Perforation**.
- Leukopenie. Deutlich erhöhtes CRP.
- Diagnose: Blut- und Stuhlkulturen (Rektalabstrich bei starkem Verdacht und Rückgang der Durchfälle). Serodiagnostik durch Widal-Test wenig empfindlich und wenig spezifisch.
- Symptomatische Behandlung + Antibiotikatherapie: Ceftriaxon, 2 g × 1 oder 2 i.v./24 h über 5 Tage. Wenn in Pakistan/Irak erworben und ernsthafter Zustand, Infektiologie konsultieren (Carbapenem in Betracht ziehen).
- Starker Verdacht: Einzelzimmer und zusätzliche Vorsichtsmaßnahmen wie Kontaktpersonen.

- Meldepflichtige Erkrankung, bereits bei Verdacht.

› Covid-Erkrankung, die durch intestinale Störungen auffällig wird

- In epidemischen Zeiten sollten Sie daran denken, vor allem in extremen Altersgruppen (*S. 826*). Zu den Anzeichen gehören mäßige Bauchschmerzen, flüssiger Stuhl und Übelkeit oder leichtes Erbrechen.

› Literatur

1. Am J Gastroenterol, ACG Clinical Guideline: Diagnosis, Treatment, and Prevention of Acute Diarrheal Infections in Adults, 2016. PMID: 27068718. https://tinyurl.com/2s3fzk3n
2. Aubry P., Gaüzère BA., Cours de Médecine tropicale (Stand 07/2021). http://medecinetropicale.free.fr/
3. CNGOF, Protocoles en gynécologie obstétrique, Elsevier-Masson, 4e édition, 2018.
4. Protocoles CHU de Tourcoing, https://www.gilar.org/antibiogilar.html oder App.
5. ECN PILLY (SPILF, CMIT), Diarrhées infectieuses de l'adulte et de l'enfant, 2023, https://tinyurl.com/5cacpdnv
6. LaRocque R., Harris JB., Approach to the adult with acute diarrhea in resource-rich settings, UpToDate Juni 2021.
7. Recommandations ESCMID 2021. Infections à C. difficile. Info-Antibio, n° 94, novembre 2021. http://www.infectiologie.com/fr/info-antibio.html (in franz. Sprache) und in Englisch: https://tinyurl.com/3ud8e4ty
8. https://tropeninstitut.de/krankheiten-a-z
9. RKI - Reiseassoziierte Infektionskrankheiten (Stand 03/2023) https://tinyurl.com/4pmh97a4

Tabelle 7.6: **Ursachen einer Diarrhoe und Therapie**

Agens	Vorkommen, Reservoir	Inkubations-dauer	Krankheits-dauer	Symptomatik	AB-therapie
Virus	Unbekannt oder Fälle in der Umgebung, kleine Epidemien, zeitlich gestaffelt.	1–2 Tage	1–5 Tage	Häufig Erbrechen; wässrige Diarrhöe. Mäßig hohes Fieber. Schmerzen in der Bauchgegend. Keine Leukozyten bei einer eventuellen Stuhluntersuchung.	0
Staphylokokken Bacillus cereus	Wurstwaren, Cremespeisen, Sahne, Hackfleisch.	2–4 Std.	24–36 Std. 8–10 Std.	Kein Fieber, Erbrechen vorherrrschend, Durchfall, Bauchschmerzen. Keine Leukozyten in der Stuhlprobe.	0 (Toxine)
Salmonellen (nicht-typhoidal)	Eier, Milchprodukte, Geflügel, Meeresfrüchte.	10–24 Std.	2–5 Tage	Ständiges Fieber, Schüttelfrost, Bauchschmerzen. Fauliger Durchfall, wie Melonensaft. Leukozyten im Stuhl.	Nur wenn schwer oder langwierig oder anfällig oder Sichelzellenanämie oder kardiovaskuläre- oder Gelenkprothese. Azithromycin 500 mg/d ∗ 3d, dann 250 mg/d 5d oder Ciprofloxacin 500 ∗ 2/d, ∗ 3d p.o. Wenn sehr schwer oder orale Aufnahme nicht möglich: Ceftriaxon 1 g/d 3–7d. Ceftriaxon 1 g/d 3–7 Tage oder Azithromycin 500 mg d1, dann 250 mg/d 5 Tage oder Ofloxacin 200 ∗ 2, 3–7 Tage p.o.
Shigellen	Schmutzige Hände, daher alle Lebensmittel und Getränke	1–5 Tage	5–7 Tage	Hohes Fieber, wässrige, später schleimige Diarrhöe, Bauchschmerzen. Leukozyten im Stuhl.	Idem Salmonellen
Yersinien	Schmutzige Hände, daher alle Lebensmittel und Getränke, Milchprodukte	4–10 Tage	2–3 Wochen	Hohes Fieber, wässriger oder schleimiger Durchfall, manchmal dysenterisches Syndrom, Darmperforation. Leukozyten im Stuhl.	Indikationen wie Salmonellen: Doxycyclin 100 mg/12 h oder Cotrimoxazol 800 mg/12 h 7 Tage.
Campylobacter jejuni	Milch, Geflügel	1–5 Tage	7 Tage	Fieber, Bauchschmerzen, wässriger Durchfall, manchmal schleimig-blutig. Leukozyten in der Stuhlprobe. Gekrümmte gramnegative Stäbchen in der direkten Untersuchung möglich. Serodiagnostik bei dysenterischem Syndrom oder verschleppter akuter febriler Diarrhoe.	Oft unnötig. Azithromycin: 1 g als Einzeldosis. Vor dem minimalen Risiko (0,05 %) eines Guillain-Barré-Syndroms warnen, Symptome beschreiben.
Clostridium perfringens	Kühlkette nicht eingehalten	8–24 Std.		Isolierte Diarrhoe ohne Fieber	0 (Toxine)
Botulismus	Konserven, handwerklich/selbst hergestellte Wurstwaren	12–72 Std.	Stunden oder Tage	s. Kapitel 4 *	0. Risiko für neurologische/respiratorische Komplikationen. Intensivstation

*Botulismus: Kapitel 4.16 S. 285

Tabelle 7.6: **Ursachen einer Diarrhoe und Therapie**

Agens	Vorkommen, Reservoir	Inkubations-dauer	Krankheits-dauer	Symptomatik	AB-therapie
Enteropathogene E. coli	Schmutzige Hände, also alle Speisen und Getränke. Einige „Turista“ (Durchfall)	1–2 Tage	1 Tag	Hohes Fieber, wässriger, dann schleimiger Durchfall, Bauchschmerzen, Stuhldrang, Tenesmus. Leukozyten im Stuhl.	Siehe dysenterisches Syndrom
Enterotoxische E. coli	„Turista“ oder Einheimischer. Schmutzige Hände also alle Speisen und Getränke	1–2 Tage	2–3 Tage	Mäßige, selten starke wässrige Diarrhöe, kein oder mäßiges Fieber, manchmal Erbrechen und Bauchschmerzen.	Azithromycin 1 Gramm p.o. als Einzeldosis oder 500 mg/d ∗ 3 Tage
Enterohämorrhagische E. coli	Schmutzige Hände, schlecht gegartes Rindfleisch.	4–9 Tage	Einige Tage	Wenig Fieber, wässriger, dann **schleimig-blutiger** Durchfall, Bauchschmerzen, manchmal urämisches und hämolytisches Syndrom (Kinder, alte Menschen). Leukozyten im Stuhl, aber nur wenige. Spezifisch nach einem **immunologischen Schnelltest** fragen.	Keine Antibiotika Keine Mittel, die den Transit verlängern
Cholera	Schmutzige Hände daher alle Lebensmittel und Getränke. **Alle Fälle werden importiert.** Impfung wenig wirksam.	Wenige Std. bis 5 Tage	einige Tage (frühzeitiger Tod möglich)	**Brutaler** wässriger Durchfall, „Reiswasser“, **sehr reichlich und unaufhörlich, ohne Fieber.** Schmerzen im Unterleib. Erbrechen. **Schneller hypovolämischer Schock**. Im Stuhl: Schwärme von gekrümmten gramnegativen Bakterien, die typisch für den direkten Kontakt sind.	Doxycyclin 300 mg einmalig, oder Azithromycin 1 g einmalig. NB: **Dringend erforderlich ist eine aggressive Rehydrierung**
Clostridioides = Clostridium difficile (4, 5, 7) CDI: Infektion mit C. difficile	In den vorangegangenen Monaten: alle Antibiotika, β-Lactam-Antibiotika, 3-G-Cephalosporine, Chinolone, Co-Amoxiclav, ++. Kürzlich im Krankenhaus behandelt. Immunosuppression, Chemotherapie. **Hohes Risiko** (7): > 65 Jahre und zahlreiche Komorbiditäten. Risiko eines Rezidivs: > 65 Jahre, vorherige CDI, pflegebedürftig, Krankenhausaufenthalt innerhalb von 3 Monaten, Fortsetzung der Antibiotikatherapie, PPI-Behandlung **Hoher Schweregrad**: Schock, Sepsis, Megakolon (CT, wenn Schmerzen ++, Abwehr, Schock, Megakolon).	Einige Std. bis 1 Monat	-	Meist banaler Durchfall oder schleimiger Durchfall + Bauchschmerzen und Meteorismus, Fieber möglich. In Ausnahmefällen falsche Membranen bei der rektalen Untersuchung. Es besteht die Gefahr einer Perforation. Toxinsuche und wenn +: PCR (Speziallabor Ergebnis innerhalb von 1–2 h).	**Wenn möglich** Absetzen oder Änderung des verursachenden Antibiotikums, Absetzen von PPI. - **1. Episode**: Erste Wahl: Fidaxomicin: 200 mg ∗ 2/d ∗ 10 d sonst Vancomycin PO: 125 mg x 4/d x10d. - **1. Rezidiv**: Spezialisierte Beratung (abhängig von den verfügbaren Produkten) oder siehe (7). - **Hohes Risiko eines erneuten Auftretens**: Erste Wahl: Fidaxomicin: 200 mg ∗ 2/d ∗ 5 d, dann 200 mg 1 d/2 ∗ 20 d. Alternative: Beratung durch Infektiologen. - **Schwere CDI**: Beratung durch Infektiologen. Vancomycin PO: 125 mg ∗ 4/d über 10 Tage oder Fidaxomicin: 200 mg ∗ 2/d über 10 Tage.

Tabelle 7.6: **Ursachen einer Diarrhoe und Therapie**

Agens	Vorkommen, Reservoir	Inkubations-dauer	Krankheits-dauer	Symptomatik	AB-therapie
Giardiasis	Importierte Fälle, schmutzige Hände daher alle Lebensmittel und Getränke. Ungeschützter homo- oder heterosexueller Geschlechtsverkehr mit ano-oraler Komponente	3–25 Tage	Tage, Wochen	Wässrige Diarrhoe ± Übelkeit, Erbrechen ± Bauchschmerzen.	Tinidazol 2 g als Einmaldosis
Amöbiasis	Importierte Fälle, schmutzige Hände also alle Speisen und Getränke.	2–15 Wochen	Tage	Kein oder mäßiges Fieber, banaler Durchfall oder schleimiger Durchfall mit Bauchschmerzen, Ausfluss, Tenesmen. Leukozyten im Stuhl.	Tinidazol 2 g/d * 3 d. Oder Metronidazol 500 mg/8 h: 10 d oder Secnidazol 2 g Einmalige Einnahme.

Kapitel 8

Gynäkologie

8.1 Erbrechen während der Schwangerschaft

Wichtige Punkte

- An andere Ursachen denken. Und bei Bauchschmerzen: *siehe S. 526.*
- Nicht vernachlässigen: Kann sich zu unstillbarem Erbrechen entwickeln.
- Die „kleinen Tricks“ nicht vernachlässigen.
- Bei Beginn nach 10 Wochen: Nach einer anderen Ursache suchen.
- Suche nach orthostatischer Hypotonie im Stehen über 4 Minuten.
- Eine Akathisie durch Metoclopramid nicht verkennen.

Zwei Möglichkeiten

- Erbrechen bei gutem Allgemeinzustand, eher morgens. Nach dem 1. Monat eher um die 5.-6. SW. Dauer 3 Monate, selten bis wenige Tage postpartal.
- Unstillbares, lang anhaltendes Schwangerschaftserbrechen mit Gewichtsverlust. Den ganzen Tag lang.

Zeichen einer schweren Erkrankung

- Dehydrierung, Elektrolytstörungen, Nierenversagen, Anstieg der Transaminsen, Ikterus, Hyperbilirubinämie.
- Orthostatische Hypotonie (Symptome und objektiv messbar).
- Neurologische Störungen (Wernicke-Syndrom: **Nystagmus**, okulomotorische Störungen, Verwirrtheit, Lethargie, kann man mit 100 mg Thiamin i.v. vor oder mit Glukosegabe heilen).
- Gewichtsverlust > 5 % des Gewichts vor der Schwangerschaft oder mehr als 3-maliges Erbrechen/Tag und Verlust von 3 kg oder 5 % des Gewichts, mit Ketonurie.
- Erbrechen länger als 3 Monate.

Achtung Differentialdiagnose

- Beginn > 10 SW => nach einer anderen Ursache suchen.
- Präeklampsie (RR, Urinteststreifen). Hyperthyreose, virale Hepatitis, toxische Substanzen.
- Abdominelle (*siehe S. 526*) und neurologische Notfälle: neurologische Untersuchung v. a. vestibulär/zerebellär, und an zerebrale Venenthrombose denken.
- Ketoazidose, akute Nebenniereninsuffizienz usw.

Labor im Notfall
- Bei starkem Erbrechen oder Anzeichen für eine schwere Erkrankung.
- Elektrolyte, Kreatinin, Harnstoff, Proteine, Harnstoff, Blutbild-Thrombozyten, Leberwerte und Lipase, Quick, TSH und Magnesium bei schweren Formen.
- NB: Die Hämokonzentration wird anfangs durch die physiologische Hämodilution der Schwangerschaft verschleiert, auf Harnstoff achten (Niereninsuffizienz).
- Bei schweren Formen ist ein Anstieg der Transaminasen (ASAT> ALAT) und der Lipase möglich und ist mit dem Sistieren des Erbrechens rückläufig.
- Urinteststreifen einschließlich Ketonurie, ± Urinkultur.
- **EKG** und QT-Zeit-Messung, da Hypokaliämie, Hypomagnesiämie, Metoclopramid oder sogar Ondansetron = Risiko ⚠ für Torsades de pointes.

Bildgebung in Notfällen
- Nein, außer zur Differentialdiagnose oder bei Anzeichen eines schweren Verlaufs.
- Außer bei fehlender vorheriger Ultraschalluntersuchung: Suche nach einer Ursache im Ultraschall (Blasenmole, Zwillinge).
- Bei schwerem Verlauf: geburtshilflicher Ultraschall (Kindsentwicklung, Plazenta, Fruchtwasser) und des Abdomens.

Krankenhausaufnahme
- Bei schwerem Verlauf *siehe oben.*
- Intensivstation oder Entbindungsstation je nach Fall. **Wiegen** bei Aufnahme. Überwachung der Diurese.

Initiale Therapie

Kein schwerer Verlauf
- Beruhigen.
- Krankschreibung, Ruhe.
- Kleine Tricks = kleine Mahlzeiten, aufgeteilt, gut gesalzen, proteinreich, wenig Fett, nichts, was stark riecht.
- Rauchstopp, Eisen.
- **Gewicht**/Diurese überwachen.
- Vitamin B6 Tablette 250 mg, eine Vierteltablette/Tag und Doxylamin (außerhalb der Zulassung in F) 15 mg × 2 bis 3/Tag, in D in Kombination mit Vit. B6 (Xonvea®)
- Wenn nicht erfolgreich: Metoclopramid 3/d oder Zäpfchen. Achtung QT-Zeit-Verlängerung bei Hypokaliämie, Kombination mit anderen Arzneimitteln.
- Bei störendem Reflux: Omeprazol 20 mg (CAVE: bei Drucklegung vorläufiges Ruhen der Zulassung für Ranitidin).
- ⚠ Achtung, wenn Pat. **unruhig, rastlose Bewegungen**, bizarr: denken Sie an **Akathisie** bei Metoclopramid/Neuroleptika (Notfallbehandlung: Benzodiazepin 1 Dosis, vorzugsweise Oxazepam 10 mg oder Chlorazepat 10 mg im oder langsam iv 30 min oder abwarten, bis das spontane Verschwinden innerhalb weniger Stunden eintritt).

Bei schwerer Erkrankung: Krankenhausaufnahme
- Gewicht und Diurese überwachen.
- Besuche auf ein Minimum beschränken.
- Nüchtern lassen.
- Infusionen je nach Flüssigkeitsdefizit, Glukose, NaCl, KCl, Polyvitamine, **Thiamin ab der ersten Infusion** (1 Ampulle zu 100 mg).
- Metoclopramid i.v. 30–40 mg/d (Vorsicht bei Akathisie *s. o.*)

- Bei Versagen oder Akathisie Ondansetron (Zofran) 4 mg i.v. zweimal pro Tag als zweite Wahl. Tag (1). Auch hier auf QT-Syndrom achten.

› Literatur

1. CNGOF, Protocoles en gynécologie-obstétrique, 4e édition, Elsevier-Masson, Paris, 2018.
2. Gynecol Practice Bulletin No. 153, Nausea and Vomiting of Pregnancy, Obstet Gynecol, 2015; 126, PMID: 26287788.
3. Centre de référence sur les agents tératogènes http://lecrat.fr (in F) bzw. in D: embryotox.de
4. Smith J.A., Nausea and vomiting of pregnancy: Clinical findings and evaluation, UpToDate, Juni 2021, uptodate.com (kostenpflichtig).
5. Smith J.A., Treatment and outcome of nausea and vomiting of pregnancy, UpToDate, Juni 2021, uptodate.com (kostenpfllichtig).

8.2 Vaginaler Ausfluss (Leukorrhoe), vaginale Symptome

› Wichtige Punkte

- **25–40 % haben nichts mit einer Infektion zu tun**: kosmetische Kontaktdermatose, hormonelles „Ungleichgewicht", schlechte Hygiene (schädliche Vaginalduschen).
- Es gibt nicht nur Vaginitis: **Endo-/Myometritis** und **Salpingitis** ⚠, Infektionen bei **Spiralen** (*siehe S. 523*).
- In der **Postmenopause denken Sie an Gebärmutterhals- oder Endometriumtumoren**. Organisieren Sie die Therapie (Hausarzt oder Gynäkologe).
- Bei mehreren Sexualpartnern oder einer vorangegangenen sexuell übertragbaren Infektion (STI) – suchen Sie nach anderen STIs (HIV usw.), wenn eine gefunden wird.
- **Gonokokken unten, Gonokokken oben**: Verdacht auf vulvovaginale STI? Ein Blick auf Mund und Rachen. Und ein Tupfer (mit Gel für die Kultur).
- **Die Untersuchung mit dem Spekulum ist in der Regel notwendig,** und sei es nur, um den Gebärmutterhals zu sehen, einen **vergessenen Tampon** oder einen Tumor zu entdecken. **Leere Blase**, Spekulum mit Gel bestreichen, die kleinen Schamlippen spreizen, die Spatel senkrecht einführen und sich dabei nach hinten/unten abstützen, um **nicht auf den empfindlichen Harnröhrenbereich zu drücken**, das Spekulum kaum in die Vagina schieben und dann um 90° drehen, um die **Spatel waagerecht** weiter vorzuschieben. Oder etwas diagonal über einen Finger einführen, der das Perineum sanft nach unten drückt, langsam vorschieben und dann waagerecht stellen. Abwinkelung ein wenig nach unten.
- Bei der vaginalen Untersuchung vermuten Sie eine Erkrankung der Adnexe, wenn Sie Schmerzen in den posterioren oder lateralen Fornices auslösen, Schmerzen bei der **Mobilisierung der Gebärmutter** (die man von außen nach unten drückt, um sie zwischen der äußeren und inneren Hand zu mobilisieren).
- **Metronidazol und Tinidazol p.o.: Kein Alkohol.**
- Behandeln Sie den Partner, wenn Sie Trichomonaden vermuten; bei einer Pilzinfektion nur einen Partner mit Symptomen.
- Veranlassen Sie **keine serologischen Untersuchungen** für Mykoplasmen, Chlamydien: keine Relevanz. Für HSV 1 und 2: selten und nicht in der Notaufnahme.
- Planen Sie die Nachbehandlung mit mikrobiologischen Ergebnissen, Partnerbetreuung, Serologien für HIV, HBV, ELISA oder Chemilumineszenz-Immunoassays für Syphilis, HCV.
- Bei STI: 7 Tage Abstinenz nach der Behandlung der Patientin (und des Partners).
- Beachten Sie, dass Vaginitis oder Zervizitis **Harnwegssymptome** und *Chlamydien* ein urethrales Syndrom verursachen können und als solche aufgefasst werden, wenn man sich nicht nach weißlichem Ausfluss bei **offensichtlichen Blasenentzündungen** erkundigt.

› Einige Inkubationszeiten

Herpes	2–20 Tage	*Chlamydia*	Einige Tage – Monate
Gonokokken	2–7 Tage	Trichomonas	4–28 Tage
Mycoplasma genitalium	unbekannt		

- Dies sind theoretische Angaben, da Chlamydien in der männlichen Harnröhre vorkommen (bis zu 10 % und mehr bei jungen Erwachsenen), Herpes häufig asymptomatisch vorkommt und Gonokokken und Chlamydien häufig asymptomatisch im Rachen und Anus vorhanden sind.

> **Die mikrobiologischen Untersuchungen**

- Für die PCR aus Erststrahlurin ist es wichtig, dass man sich morgens im Labor einfindet, wenn die Blase über Nacht nicht entleert wurde oder seit mindestens 1–2 Stunden leer ist und man sich nicht im Bereich der Vulva gewaschen hat.
- Vergessen Sie nicht den **trockenen Tupfer für die direkte Untersuchung**, wenn Sie die Probe in der Notaufnahme entnehmen.

Tabelle 8.2

<table>
<tr><th></th><th>Vagina (Fornices) oder Vagina + Endozervix (Zervixkanal) (fettgedruckt)</th><th>Erster Harnstrahl ohne Toilettengang oder Entleerung seit mindestens 1 h**(3,4).</th></tr>
<tr><td>Trockener Abstrich* zur direkten Untersuchung</td><td>Candida, Trichomonas (Empfindlichkeit 60–80 %)</td><td></td></tr>
<tr><td>Abstrichtupfer – Kulturgel**: nur bei Schwangerschaft oder Gonokokken/Trichomonaden</td><td>Trichomonas, Gonokokken, Bakterien</td><td></td></tr>
<tr><td rowspan="4">Abstrich in Spezialmedium (je nach Marke) oder frischer Urin, der schnell ins Labor gebracht wird: 1 bis mehrere PCR-Untersuchungen ***</td><td colspan="2">Chlamydia trachomatis</td></tr>
<tr><td colspan="2">Mycoplasma genitalium</td></tr>
<tr><td colspan="2">Gonokokken</td></tr>
<tr><td colspan="2">Trichomonas (wenig verbreiteter Test)</td></tr>
<tr><td colspan="3">Nicht mehr nach Mycoplasma hominis und Ureaplasma urealyticum suchen: unklare Pathogenität und gehört zur Vaginalflora von nicht-jungfräulichen Frauen. Auf jeden Fall nicht in der Notaufnahme bei einer nicht rezidivierenden Vaginitis/Vaginose (3).</td></tr>
</table>

* Nutzen einer mikrobiologischen Standarduntersuchung: nur zum Nachweis von Candidose, ggf. noch für Trichomonaden.

** **Die Kultur ist nur bei Verdacht auf Gonokokken von Interesse (Antibiogramm)** und für den Nachweis pathogener Bakterien nur während der Schwangerschaft und bei einer größeren vaginalen Atrophie nach der Menopause: Streptokokken B (Agalactiae), E. coli, S. aureus, H. influenzae.

** Der Nukleinsäurenachweis (PCR oder andere) bleibt mehrere Tage nach Beginn der Behandlung positiv. Es ist besser, ihn innerhalb von 1–3 Tagen durchzuführen (Wochenende).

> **In der Anamnese suchen**

- Harnwegssymptome
- Farbe, Konsistenz und Geruch des Ausflusses.
- Spirale (IUP).
- Antibiotikatherapie.
- Akut? Verzögert?
- Dyspareunie seit kurzem, seit Wochen?
- **Neuer Partner**, ungeschützter Geschlechtsverkehr?
- Kürzlicher Eingriff im Bereich der Genitalien?
- Fieber, Schmerzen im Becken.
- Regelmäßige gynäkologische Vorsorge? (Ansonsten etwas dagegen tun.)

Unerfreuliche oder schmerzhafte Ursachen
- Salpingitis, venerische Zervixerkrankungen, **Endometritis bei IUP** (*s. S. 523*), **Gebärmutterkrebs**, in Ausnahmefällen intestinale Fisteln.
- Vulvovaginitis durch Candida, Herpes, Gonokokken.
- Nicht infektiöse Leukorrhöe, irritativ, allergisch („kosmetische" Produkte oder Toilettenartikel). Hormonell bedingt: Oft Anlass für **unnötige antiinfektiöse Behandlungen**.

Besondere Ursachen
- **Die Bartholinitis** zeigt sich selten durch Ausfluss. In unterschiedlichem Ausmaß: Wahrnehmung einer schmerzhaften vulvären Schwellung, Vulvaschmerz (sitzende Position ++), Dyspareunie, manchmal Leukorrhoe, Fieber. **Schmerzhafte** rote und warme Schwellung der großen Labien von 3–4 cm, Antibiotikatherapie = unwirksam. Gonokokken = 10 % der Fälle, Chlamydien selten. Chirurgische Behandlung. Dasselbe, nur schmerzlos: Bartholin-Zyste, die ohne Dringlichkeit in die gynäkologische Sprechstunde zu überweisen ist.
- Selten: **Hydrorrhoe**, plötzlicher Austritt von **reichlich wässriger Flüssigkeit** (Verdacht auf IUP, Hydrosalpinx oder Eileitercarcinom). Organisieren Sie einen Ultraschall und ein gynäkologisches Konsil.

Symptome, mögliche Ätiologien, Behandlung
- Die **Likelihood-Ratios** (LR) (*siehe S. 15*) für die einzelnen Zeichen sind wenig diskriminierend (5) und der Prozentsatz der korrekten Diagnosen ist selbst bei mikroskopischer Schnellschnittuntersuchung bescheiden (60 % – Candidose, 90 % – Vaginose). Halten wir fest:

Ätiologie	Pro-/Contra-Zeichen	LR *
Candidose	Ausfluss wie von geronnener Milch + Juckreiz.	150 (!!)
	Wichtigstes Symptom = Juckreiz.	3,3
	„Wie mein letzter Pilz".	3,3
	Fehlen von Pruritus.	0,18–0,79
Vaginose	Kein auffälliger Geruch.	0,07
	Meldet auffällig riechenden Ausfluss.	1,6–3,2
Trichomoniasis	Ausgeprägte Entzündung.	6,4

* Eine LR ist diskriminierend, wenn > 10 oder < 0,1. Bringt nicht viel bei 0,5 bis 2.

- **Juckreiz** ++: ± Brennen, **wenig Ausfluss, weiß**, dickflüssig, sieht aus wie geronnene Milch, Sekret haftet an den Vaginalwänden, **kein Geruch**, ± Pollakisurie und Brennen beim Wasserlassen, häufige Vulvitis: **Candidose**. Wird oft als „wie meine letzte Pilzinfektion" beschrieben. Begünstigt oder nicht durch eine Antibiotikatherapie. Nicht immer Rötung der Haut.
- **Unangenehm riechender Ausfluss** vor allem nach Geschlechtsverkehr/Vaginaltoilette (fauler Fisch). **Dünnflüssiges Sekret, gräulich**, in den unteren zwei Dritteln der Vagina an den Vaginalwänden haftend und in der Nähe des Gebärmutterhalses **blasenförmig**, kaum Entzündungen: **Vaginose**, polymikrobiell (u. a. Gardnerella vaginalis).
- **Reichlicher, schaumiger, luftiger, grün-gelber Ausfluss**, **Verdacht auf Trichomonas**. Harnwegssymptome sind möglich. Wenn Trichomonas vermutet wird, sollte nach anderen STI gesucht werden: Gonokokken, Chlamydien, ± Mycoplasma genitalium (umstritten).

- **Eitriger/serös-eitriger Ausfluss** oder ein entzündeter oder blutender Gebärmutterhals bei Berührung, keine Vulvitis, **Verdacht auf Gonokokken- oder Chlamydien-Endozervitis**. Anzeichen einer Harnwegsinfektion sind möglich. Bei Chlamydien Möglichkeit von gelbem oder weißem Ausfluss, Zystalgie, urethralem Syndrom. Nehmen Sie eine Probe (*siehe Tabelle auf S. 555*).
- **Sehr schmerzhafte Bläschen oder Erosionen bei der Untersuchung der Vulva** beim Öffnen/Schließen der kleinen Schamlippen ± schmerzhafte Lymphadenopathie: Herpes. Probenentnahme für PCR, wenn möglich (oder am nächsten Tag im Labor).
- **Behandlung** (3). **Es ist erlaubt, Vaginose/Candidose/Herpes/Trichomoniasis vor Erhalt des endgültigen Befunds zu behandeln, die bei einem SEHR typischen klinischen Bild sehr lästig sind**, bei den ersten drei sogar ohne Proben, aber **Zervitis** ⚠ => Proben: Trichomonas, Chlamydia, Gonokokken (*siehe Tabelle S. 555*):
  - **Candidose**: Waschen mit Standardseife als „Stück" (also alkalisch, wenn vertragen) oder Gyn-Hydralin® (nur in F, in D z. B. Vagisan®). Option 1: Fluconazol einmalig 150 mg (Wechselwirkungen ++), insbesondere, wenn sehr entzündet. Option 2: Econazol oder gleichwertig (2 Retard-Ovula im Abstand von 3–7 Tagen). Wiederaufflammen der Anzeichen (Candida) in den folgenden Stunden. Und Econazol-Creme 2x täglich, 7 Tage für Vulvitis. Der Partner wird nur behandelt, wenn er symptomatisch ist (sehr selten). Kein Unterschied außerhalb des Marketings zwischen den verschiedenen Imidazolen;
  - **Vaginose**: Metronidazol 500 mg × 2/Tag 7 Tage (3);
  - Trichomoniasis: Metronidazol per os (2 g Einzeldosis oder Secnidazol 1 Beutel à 2 g Einzeldosis einmalig per os);
  - **Gonokokken und *Chlamydien*** (nie eines ohne das andere): Ceftriaxon (500 mg im oder i.v. Einzeldosis) + (Doxycyclin 100 mg 2× /Tag während einer Mahlzeit × 7 Tage, oder bei Schwangerschaft/geringer Compliance: Azithromycin 1 g p.o. Einmaldosis);
  - **Herpes**: Erstinfektion: Valaciclovir 1000 mg × 2/d, 7–10 Tage. Wiederauftreten: Valaciclovir. 1000 mg × 1/d, 5 Tage. Vor möglichen Rezidiven warnen. Immunsupprimierte: behandeln mit Valaciclovir 1 g × 2/d bis zum Abklingen der Läsionen und schwere Formen: Aciclovir (5–10 mg/kg/8 h) als Infusion in Betracht ziehen. **In der Schwangerschaft? Behandeln (2) und vor allem den Geburtshelfer/die Hebamme informieren.**

› **Verdacht auf eine hochsitzende Infektion** ⚠

- Endometritis, Salpingitis, Infektion bei IUP (*siehe S. 523*).
- CRP und Leukozytose können ein kleines Plus sein, sind aber nicht spezifisch und sind häufig nicht vorhanden!
- Der Ultraschall zeigt nur die Pyosalpinx gut und, wenn normal, schließt er nichts aus.
- Entscheidend ist, ob in der **Anamnese**, allein oder zusammen, Folgendes vorliegt:
  - Risiko einer STI;
  - Schmerzen im Becken, Dyspareunie;
  - verfärbter Ausfluss, Metrorrhagie;
  - oft subakut-chronisch.
- Und die Untersuchung, allein oder zusammen:
  - Aspekt einer **Zervitis** (siehe unten);

  - **Schmerzen bei der Mobilisierung des Uterus** oder in den Fornices bei der vaginalen Untersuchung.
- Entnehmen Sie Proben (*siehe S. 555*), beginnen Sie bei hoher Wahrscheinlichkeit mit der Behandlung (*siehe S. 523*) und organisieren Sie die weitere Therapie in der Gynäkologie.

> **Sie stellen bei der Spekulumuntersuchung eine Zervitis fest ⚠**

- Zu unterscheiden von einer Portioektopie, einer Schleimhauterweiterung der Endozervix, die scharf an die Ektozervix angrenzt und nur bei Frauen nach der Geburt oder unter Östrogen-Gestagen-Verhütung vorkommt. Kann eigenen Schleim absondern.
- Zervitis: Rote Färbung der Ektozervix, die mit der Vagina identisch ist, und der Endozervixschleimhaut, die oft sichtbar ist; trüber oder eitriger Ausfluss aus der Ektozervix, die bei Kontakt mit dem Tupfer bluten kann.
- **Achten Sie auf Anzeichen einer Salpingitis** und behandeln Sie bei deren Vorhandensein (*siehe S. 523*).
- Sie sollten mindestens nach **Chlamydien, Gonokokken und Trichomonaden suchen** (*siehe Tabelle 8.2 auf S. 555*) und eine gynäkologische Beratung empfehlen; Behandlung vor Befunderhalt bei mukopurulenter Zervitis: Ceftriaxon und Doxycyclin (alternativ Azithromycin) wie oben auf *S. 446* („Gonokokken und Chlamydien"). Organisieren Sie die umfassende **Behandlung** von STIs.

> **Spirale und Leukorrhoe (*siehe S. 523*)**

> **Die schwangere Frau, einige Besonderheiten**

- Reichliche Leukorrhoe = physiologisch, aber bei Wehen oder Beckenschmerzen Chorioamnionitis oder Ruptur der Fruchtblase befürchten => geburtshilfliches Konsil(und Probenentnahme).
- Eine Portioektropie ist physiologisch (oben).
- **Informieren Sie den Geburtshelfer oder die Hebamme** über jede Infektion. Herpes-Primärinfektion => Prophylaxe ab 36. SW. Vaginose: Risiko von Frühgeburtlichkeit und Endometritis.
- Metronidazol, Azithromycin und Ceftriaxon problemlos; Econazol, Fenticonazol, Sertaconazol durch Miconazol ersetzen, 3 Tage; Econazol-Emulsion kann verwendet werden. Doxycyclin ist nur im ersten Trimester möglich.
- Frage zu einem Medikament und Schwangerschaft oder Stillzeit? www.lecrat.com (F) oder embryotox.de (D) +++!

> **Postmenopause**

- Banale Bakterien (*E. coli, S. aureus, H. influenzae*) sind mögliche Ursachen für eine Vaginitis bei ausgeprägter Atrophie: Eine Kultur ist erforderlich. STIs sind nicht verboten.
- Zervix- oder Endometrium**karzinom** ⚠ kann sich durch Leukorrhoe ± Metrorrhagie zeigen: eine gynäkologische Untersuchung und Ultraschall sind erforderlich.
- Trübe(r) Eiter/Sekrete aus dem Gebärmutterhals: Endometritis? Abstrich mit Kulturen, ggf. STI-Suche, Behandlung, gynäkologisches Konsil mit Ultraschall, auch wenn der Ultraschall normal ist (Tumor?).
- An intestinale Fisteln denken (äußerst selten).

> **Beurteilung der mikrobiologischen Befunde**

- **Candida**: Nur die direkte Untersuchung (zahlreiche Hefepilze oder spezifischer: Vorhandensein von Pseudofilamenten) zählt, sofern klinische Anzeichen vorliegen.

Candida in der Kultur ist physiologisch. Die Klinik hat Vorrang. Wenige Leukozyten ($\leq$ 10/Feld) wie bei der Vaginose, da die Symptome auch allergisch bedingt sind.

- **Stören Sie nicht den Hausfrieden**: *Gardnerella, Mycoplasma hominis, Ureaplasma* sind **keine echten STI** und lösen keine Untersuchung auf Syphilis, HIV, HBV usw. aus, **im Gegensatz zu** Trichomonas, Gonokokken, Mycoplasma genitalium, Chlamydia trachomatis, welche schlicht und ergreifend Ursache venerischer Erkrankungen sind.
- **Zu ignorierende Befunde**: Streptokokken der Gruppe B (Agalactiae) (5–25 % Trägerinnen), E. coli (2–5 % Trägerinnen), Enterokokken (0,2–0,5 %), S. aureus (0,2–0,5 % Trägerinnen), H. influenzae (0,2 % der Träger) sind nicht für Vaginitis oder Endozervitis bei Frauen im gebärfähigen Alter verantwortlich (möglich bei kleinen Mädchen oder bei schwerer vaginaler Atrophie). **Streptococcus agalactiae** ist nur bei der Geburt ein Problem und wird erst am Ende der Schwangerschaft behandelt.
- Fehlen der physiologischen Flora (Döderlein) bei Vaginose ± Gardnerella.
- Denken Sie an eine HIV-Primärinfektion (*S. 784*).

❯ Literatur

1. Quentin R., Infections aiguës génitales basses « aux urgences » (chez une femme en période d'activité ovarienne), http://campus.cerimes.fr/media/campus/deploiement/gynecologie-et-obstetrique/urgences.htm oder https://tinyurl.com/43wys2n7
2. Médicaments et grossesse: http://lecrat.fr (F), http://www.embryotox.de (D)
3. Recommandations diagnostiques et thérapeutiques pour les Maladies Sexuellement transmissibles, 2016, https://tinyurl.com/3n2amvcx oder www.sfdermato.org
4. CDC, 2021, Sexually Transmitted Diseases Treatment Guidelines, https://tinyurl.com/yt4f294z
5. Johnson E., Berwald N., Evidence-based emergency medicine/rational clinical examination abstract. Diagnostic utility of physical examination, history, and laboratory evaluation in emergency department patients with vaginal complaints, Ann Emerg Med, 2008, PMID: 18763318.
6. HAS, Urétrites et cervicites non compliquées : stratégie diagnostique et thérapeutique, Octobre 2015, www.has-sante.fr/ und https://tinyurl.com/yckwp2nm
7. AWMF S2k-Leitlinie bakterielle Vaginose: https://tinyurl.com/57vx6xar (Abgerufen am 17.9.2023)

8.3 Obere genitale Infektionen (OGI), ex-Salpingitis, Endometritis bei Spiralenträgerin

Wichtige Punkte

- Infektion wird sehr oft **verkannt** und mit irgendwelchen Ovula „behandelt“ ...
- Verzögerte Diagnose = erhöhtes Risiko einer späteren **EUG und Unfruchtbarkeit**.
- Obligatorische Reflexe:
  1. Akute Beckenschmerzen bei jungen Frauen: **Ausschluss einer EUG und einer OGI**.
  2. Beginn der Antibiotikatherapie bei Schmerzen in den Adnexen oder bei der Mobilisierung der Gebärmutter.
- **Normales Blutbild und CRP** sind außerhalb von Komplikationen üblich.
- **Der Ultraschall zeigt die OGI nicht**, sondern sucht nach Komplikationen oder alternativen Diagnosen.
- Die STI-Risikofaktoren einer monogamen Patientin sind eine Sache, die deren Partners eine andere. Das Fehlen von Risikofaktoren schließt nichts aus.
- Die **Diagnose ist klinisch**, was eine Spekulum- und vaginale Untersuchung beinhaltet.
- Schwangerschaft (Metrorrhagie) und **STI** dürfen nicht vergessen werden.
- Ein „infiziertes“ IUP wird in der Regel nicht entfernt.
- **Nur die folgenden Keime** sind echte STI, die eine OGI verursachen können: *Gonokokken, Chlamydia trachomatis, Mycoplasma genitalium,* aber *nicht andere Mycoplasmen.* Trichomoniasis ist eine STI, aber keine Ursache für eine OGI.
- Beauftragen Sie **keine Serologie** auf Mykoplasmen oder Chlamydien! Die Probenentnahme erfolgt unten!

Diagnose einer OGI

- STI-Risikofaktoren (können fehlen, man ist sich beim Partner nie sicher ...): $\leq$ 25 Jahre, STI in der Vorgeschichte, $\geq$ 2 Partner innerhalb eines Jahres oder kürzlicher Wechsel oder STI des Partners. Bei einer Patientin ohne Geschlechtsverkehr suchen Sie nach etwas anderem.
- Entscheidend ist das Vorhandensein in der **Anamnese** eines oder mehrere dieser Faktoren:

- Risikofaktoren für STI - Beckenschmerzen - Dyspareunie	- Trüber Ausfluss - Metrorrhagie - oft subakut-chronisch

- Eine rektale Symptomatik deutet auf einen Douglas-Abszess hin.
- **Spekulum-Untersuchung** +++ (1): Assoziierte Zervitis? Austritt von Leukorrhoe durch den Gebärmutterhals. Probenentnahme (*s. S. 561*). Der Schmerz bei der vaginalen Untersuchung ist lateralisiert und/oder posterior mit ***Schmerz bei der Uterusmobilisation*** mit zwei Händen: zwei Finger auf dem Gebärmutterhals, eine Hand hypogastrisch.
- *Leukozyturie* ist möglich.
- **Die Diagnose beruht auf einer kompatiblen Klinik** (ein Entzündungs-Syndrom, bei dem das Fieber fehlen kann) und das Fehlen einer anderen wahrscheinlichen Diagnose.

- Das Fehlen einer Leukozytose oder eines erhöhten CRP schließt eine OGI nicht aus; ihr Vorhandensein deutet auf eine komplizierte Form oder eine Differentialdiagnose (Appendizitis ...) hin (1).

❯ Spezielle Proben und Bildgebung

- **Abstriche** +++ (1) bei der Spekulumuntersuchung, endozervikal (3 Abstriche oder ein einzelner in einem universellen Transportmedium): 1 mit Ausstreichen auf einem Objektträger für die direkte Untersuchung, idealerweise; 1 für die Standardkultur; 1 für PCR. Damit wird nach *Gonokokken, Chlamydien, Mycoplasma genitalium* gesucht (*siehe S. 554*). Wenn Spekulumuntersuchung nicht möglich (Schmerzen, Schamgefühl): vaginale Probenentnahme (evtl. durch die Patientin selbst).
- **Wenn Sie keine PCR-Tests durchführen können**: Entnehmen Sie mindestens einen Standardabstrich für **Gonokokken** und das Antibiogramm. Die PCR kann um einige Stunden verzögert und unter Behandlung durchgeführt werden.
- **Serologie: Keine Relevanz** (1).
- Hinweis: Ein negativer Abstrich schließt die Diagnose einer OGI nicht aus.
- **Veranlassen Sie eine endokavitäre Ultraschalluntersuchung** (trägt nicht zur Diagnose bei, außer bei Komplikationen) ± CT, wenn Zweifel an einer Diagnose oder V. a. eine Komplikation bestehen. **Weder CT noch Ultraschall schließen eine Salpingitis aus**, sie können eine Komplikation oder eine Differentialdiagnose zeigen. **Die Behandlung darf nicht durch das Warten auf den Ultraschall verzögert werden**; Verzögerung => **erhöhtes Risiko für Unfruchtbarkeit und EUG** (1). **Keine Laparoskopie** zum alleinigen Zweck der Diagnose einer OGI (1).
- Peritoneale Zeichen => CT zur Bestimmung der Ausdehnung **und** gynäkologisches oder chirurgisches Konsil.
- Gynäkologisches oder chirurgisches Konsil im Zweifelsfall.
- Komplizierte Formen (vor allem Tubenabszess) = gynäkologisches Konsil zur Aufnahme und Probenentnahme in situ.

❯ Dringende Behandlung und weitere Versorgung

- Beginnen Sie mit der Behandlung, **organisieren Sie die weitere Versorgung an Tag 3 bis 5 in der Gynäkologie** und die **serologische Diagnose anderer STI**: HIV, HBV, Syphilis.
- Wenn keine Probenentnahme geplant ist, beginnen Sie die Behandlung wie unten beschrieben.
- **Ambulante Behandlung von unkomplizierten Formen (1):** Ceftriaxon 1 g/Tag einmalig + Metronidazol 0,5 g/12 h + Doxycyclin 100 mg/12 h, (während der Mahlzeit), 10 Tage; Konsil, falls Allergie.
- **Komplizierte Formen**: dito außer Ceftriaxon 1 g/d, 2 wenn > 80 kg, bis zur Besserung.
- **Krankenhausaufnahme bei schwerer, komplizierter Form oder sozialem Risiko (Nachsorge, Compliance)**.

❯ Infektion bei Spirale – IUP

- Risiko < 1 % innerhalb von 20 Tagen nach der Einlage.
- Probenentnahme und Therapie wie oben. Idealerweise den einsetzenden Arzt kontaktieren.
- Entfernung des IUP nur bei komplizierter Form oder ungünstigem Verlauf innerhalb 3–5 Tagen nach Beginn der Behandlung (1). Wenn das IUP entfernt wird, Kultur anlegen (an dem mit einer Zange gegriffenen Faden ziehen, in ein

Bakteriologieröhrchen schieben). In diesem Fall Notfallkontrazeption, wenn Geschlechtsverkehr in den letzten 5 Tagen stattgefunden hat, und alternative Kontrazeption.

› Literatur

1. SPILF et CNGOL, Recommandations pour la pratique clinique : infections génitales hautes, 2018, www.infectiologie.com, https://tinyurl.com/3jy2v5t7
2. Infektliga.de. Endometritis, Salpingitis, Tuboovarialabszess, Pelveoperitonitis (Stand 3_2023) https://tinyurl.com/udx7ksha

8.4 Blutung im 1. Trimester der Schwangerschaft

› Wichtige Punkte

- Oft wird die Ursache nicht gefunden (11).
- Ausbleiben der verspäteten Regelblutung, „Ich kann nicht schwanger sein" wegen Verhütung (**bla, bla, bla**) – unter dieser Konstellation findet man 4–11 % Schwangerschaften (1) und *siehe S. 526.*
- In 15–20 % der bekannten Schwangerschaften kommt es zu einer Fehlgeburt **und** 1–2% der Schwangerschaften sind extrauterin (EUG) (4).
- Metrorrhagien im 1. Trimester treten bei 25 % der Frauen auf, die Hälfte dieser Schwangerschaften wird ausgetragen (13).
- Vorherige Ultraschalluntersuchung bei intrauteriner Schwangerschaft? Kennt die Patientin ihre **Rhesus-Blutgruppe**? Evtl. eine **in-vitro-Fertilisation (IVF)**? Dann Mehrlingsschwangerschaften und 1–3% heterotopische Schwangerschaften (orthotope SS + EUG).
- **Der im Ultraschall geschulte Notfallmediziner, immer bescheiden**, kann die Diagnose eines Ergusses im Becken stellen. Er ist bei 25 % der Schwangerschaften in kleinen Mengen physiologisch und verliert bis zum Beweis des Gegenteils seine Unschuld, wenn Symptome (Unwohlsein, Schmerzen, Blutungen) auftreten. **Erguss + peritoneale Anzeichen => EUG sehr wahrscheinlich**. Aber **kein Erguss bei 35 % der EUG.** Ein Erguss im Morrison-Pouch ist klinisch gesehen ein Zeichen für ein großes Hämoperitoneum. **Nur das Vorhandensein von Herzaktivität in der Gebärmutter schließt eine EUG aus. Außer IVF** mit 1–3 % heterotopen Schwangerschaften: Ultraschalluntersuchung durch Facharzt und gynäkologisches Konsil.
- **Der β-HCG-Spiegel bestimmt nicht die Indikation für den Ultraschall (5), sondern seine Interpretation.**
- Das zur Stimulation des Eisprungs injizierte β–HCG ist innerhalb von 4–15 Tagen nicht mehr nachweisbar.
- β–HCG ist 11 Tage nach der Empfängnis nachweisbar. Es verdoppelt sich innerhalb von 72 Stunden bei 85 % der Schwangerschaften.
- **EUG und β-HCG: 45 % < 1000 UI**; 20 % = 1 000–3 000; 15 % = 3–5 000; 10 % 5–10 000; 10 % > 10 000. **Normaler Anstieg in 5 %**, Rückgang in 60 %, abnormaler Anstieg in 35 % der EUG (11).
- Junge Patientinnen können **normale Vitalzeichen** trotz einer starken Blutung zeigen und dann schnell dekompensieren. Ein normaler Hämoglobinwert schließt eine akute Blutung ⚠, die erst kürzlich aufgetreten ist oder gerade stattfindet, nicht aus.

Tabelle 8.5: **Ursachen für Blutungen im 1. Trimenon (fettgedruckt = die häufigsten)**

- **EUG** - Einnistungs- (Implantations-)blutung*	- **Spontanabort im Gange** - Blasenmole	- **Ablösung/drohender Spontanabort** - Infektiöse oder tumoröse Zervixerkrankungen	- **Vaginale Wunde (koital)** - Portioektropie - Postkoitale Blutung

* *eine kleine Blutung am Tag der ausbleibenden Periode, deren Ursache unbekannt ist.*

› Bei schlechter Hämodynamik: Hinzuziehen des Geburtshelfers oder (in Ermangelung) eines Chirurgen

- **Ultraschall auf der Trage** mit **Erguss im kleinen Becken**: Operationssaal bei Verdacht auf rupturierte EUG, mit Ringer- oder NaCl 0,9 %-Flüssigkeitsersatz mit

dem Ziel eines **MAP von 65 mmHg** ± Noradrenalin, Labor, Blutgruppe und Bereitstellung von Blut.
- Wenn kein Erguss vorhanden ist, gleiche Richtung: Operationssaal für vaginale Untersuchung unter sicheren Bedingungen und Evakuierung des Gebärmutterinhalts oder Versorgung einer vaginalen Wunde oder andere chirurgische Blutstillung.

Wenn die Hämodynamik gut ist
- Es ist akzeptabel (aber nicht einstimmig akzeptiert), außer bei starken Blutungen, **die Spekulumuntersuchung zu verschieben und die manuelle Untersuchung nach Ultraschall und β-HCG-Bestimmung vorzunehmen**, wenn keine klare Diagnose vorliegt. Dies beruht auf retrospektiven Studien (9, 11), vorausgesetzt, dass der transvaginale Ultraschall sehr schnell durchgeführt wird. Die Untersuchung mit dem Spekulum ist bei starken Blutungen weiterhin erforderlich.
- Bei einer postkoitalen Blutung kann Zeit gewonnen werden, wenn die sorgfältige Spekulumuntersuchung eine vaginale Wunde zeigt, die unbedingt blutstillend behandelt werden muss.
- Laboruntersuchung mit Blutbild, Thrombozyten, Hämostase, Blutgruppe und irregulären Antikörpern als Notfall.

Eine starke Blutung
- Eine Blutung, die durch die Kleidung dringt oder mit vielen Gerinnseln oder mit Kreislaufschwäche beim Stehen oder hämodynamischen Zeichen verbunden ist, ist a priori **eine EUG oder ein Abort**.
- Beide Ursachen können aber auch nur zu minimalen Blutungen führen.

Erster Schritt: Ist es eine EUG (*siehe S. 526*)?
- Diagnose einer EUG mit oder ohne hämodynamische Zeichen (*siehe S. 526*).
- Jede Blutung im 1. Trimenon ist verdächtig auf eine EUG, **auch wenn keine Schmerzen und Risikofaktoren für eine EUG vorliegen (Wahrscheinlichkeit 18 %!)** (8).
- Bei 18 % der EUG wird eine Ruptur diagnostiziert (8).
- Die Farbe der Blutung ist nicht von Bedeutung.
- Die Risikofaktoren einer EUG erhöhen ihre Wahrscheinlichkeit. Ihr Fehlen schließt sie überhaupt nicht aus!
- **Eine Amenorrhoe ist oft nicht vorhanden**.
- Kleinere unangenehme Symptome: Unwohlsein, Synkope, **Schmerzen unter dem linken Schulterblatt ⚠** können auf ein Hämoperitoneum hinweisen.
- **Verdacht auf EUG => β-HCG-Messung und Ultraschall des Beckens inkl. intravaginaler US**. Hämodynamisch instabile Fälle: *siehe S. 526*.
- Die **β-HCG-Bestimmung im Urin kann bei weniger als 50 IU/L fehlerhaft** sein. Es wird ein genauer Plasmaspiegel benötigt, da 1–8 % der EUGs einen Wert unterhalb dieses Schwellenwerts aufweisen (2,8). Es ist zulässig, eine EUG aufgrund eines negativen β-HCG-Plasmaspiegels auszuschließen (2).
- **Der β-HCG-Spiegel ist nicht ausschlaggebend für die Indikation zur Ultraschalluntersuchung (5, 7), sondern für deren Interpretation**. Man findet EUGs bei allen Werten, auch wenn sie normalerweise bei über 1 500 IU/L liegen. Zwischen 500 und 1 000 IU/L sind ⅓ der EUGs im endovaginalen Ultraschall sichtbar. Nur 5 % der EUGs werden bei < 50 IU/L diagnostiziert. Das β-HCG verläuft bei 50 % der EUGs abfallend und bei 50 % ansteigend (4). Die

β-HCG-Entwicklung bei einer EUG ist in 29 % der Fälle ähnlich wie bei einer orthotopen SS oder einem spontanen Abort (6).

- Eine Ruptur einer EUG im Isthmus ist bei einem β-HCG < 100 IU/L möglich (7).
- **Werden im Ultraschallbericht die wichtigsten Befunde beschrieben?**
- **Der transvaginale Ultraschall (TVUS) ist nur dann aussagekräftig**, wenn ein **Gestationssack und eine Dotterhöhle oder ein Embryo** in der Gebärmutter (orthotope SS) oder in ektopischer Position (EUG) sichtbar sind, der Gestationssack allein reicht nicht aus (Pseudosack) (8).
- **TVUS, der auf eine EUG hindeutet: Inhomogene Struktur im Adnexbereich oder nicht eindeutiger TVUS => gynäkologisches Konsil** je nach klinischer Präsentation und entweder β-HCG-Kontrolle alle 48/72 Stunden oder Einweisung in die Gynäkologie.
- TVUS mit Erguss: Neben der EUG kann dies auch normal oder die Folge eines Spontanaborts (geringer Erguss) sein. Ein ± reichlicher Erguss kann bei der Ruptur einer Ovarialzyste während einer Schwangerschaft auftreten.
- **Bei einem unauffälligen Ultraschall (20–30 %) kann der β-HCG-Spiegel eine EUG nicht ausschließen (5) => gynäkologisches Konsil.**

❯ Zweiter Schritt: Drohende, laufende oder bereits bestätigte Fehlgeburt?

- Siehe weiter unten **Alloimmunisierung D.**
- Abklärung, ob die Schwangerschaft auf eine künstliche Befruchtung folgt: Risiko einer heterotopen Schwangerschaft (EUG + orthotope SS) oder Verlust eines einzelnen Eies. Gynäkologisches Konsil.
- Mithilfe des Ultraschalls kann auch festgestellt werden, ob die Zervix offen oder geschlossen ist.
- **Klinische und sonografische Kriterien für einen frühen Spontanabort (in Anl. an Beucher, Ref. 12). Lesen Sie aufmerksam den Ultraschallbefund: Es kommt darauf an, was Sie sagen.** Eine zuvor im Ultraschall objektivierte orthotope SS vereinfacht die Differentialdiagnose der EUG. Siehe Tabelle 8.6 S. 566.
- **Hinweise zur Entlassung: Bei einer nicht beendeten Frühgeburt warnen Sie davor, dass die Austreibung zu einer verstärkten Blutung führen wird** (2–4 Stunden lang mehr als eine Menstruation) und zu schmerzhaften Krämpfen, die dann nachlassen. Kommen Sie wieder oder Notruf ☎ 19222 an, wenn mehr als 2 Vorlagen pro Stunde über 2 Stunden durchnässt werden.

❯ Prävention der D-Alloimmunisierung

- Anti-D-Immunglobuline (Rhophylac®, Ig-anti-D): 200–300 IE i.m. oder i.v. für alle frühen Blutungen bei Rhesus-negativen Frauen? Nicht „evidenzbasierte" Indikation, aber in Frankreich die Regel.
- Vor jeder Injektion von Ig-anti-D eine Suche auf irreguläre Antikörper durchführen, um zu überprüfen, dass keine Immunisierung vorliegt (in diesem Fall: geburtshilfliches Konsil).

Tabelle 8.6: **Klinische und sonografische Kriterien für einen frühen Spontanabort** (in Anl. an Beucher [12])

	Symptome	**Ultraschall-Kriterien**	
Drohender Spontanabort (Abortus imminens)	Mäßige Metrorrhagie ± Schmerzen. Zervix geschlossen	Vorhandensein oder Nichtvorhandensein einer Eihautablösung (subchoriale Hämatome) oder eines heterogenen und unregelmäßigen Trophoblasten.	Ablösung: Risiko eines spontanen Aborts = 7–30 % Keine Behandlung* Ultraschallkontrolle an Tag 7 Entlassung möglich**
Missed abortion	Keine oder minimale Metrorrhagie.	Embryo > 5 mm ohne Herzaktivität. **Oder** Gestationssack (GS) > 20 mm Längsachse ohne sichtbares embryonales Bild oder Dotterbläschen. **Oder** Embryo < 5 mm, GS < 20 mm ohne Entwicklung nach 7 Tagen.	**Gynäkologisches Konsil** zur Behandlung durch Abrasio oder medizinisch mit Misprostol Vaginaltabletten, die unter Spekulumkontrolle am dorsalen Fornix platziert werden.
Spontanabort im Gange oder unvermeidlich (Abortus incipiens)	Schmerzen, Metrorrhagie mit zunehmender Intensität, offener Muttermund. Vaginale Expulsion des Fruchtanlage***	GS in der Ausstoßung. Oder heterogene intrauterine Befunde.	Manchmal schwierige Differentialdiagnose mit **EUG**. Daher dringendes **gynäkologisches Konsil**
Abortus incompletus oder Trophoblastenretention	Anhaltende Schmerzen und Blutungen. Zervix offen	Heterogene echogene intrakavitäre Bilder, die Gerinnsel oder deziduale und trophoblastische Reste darstellen.	**Dringendes gynäkologisches Konsil**
Vollständiger Abort (Abortus completus)	Verschwinden der Schmerzen. Weniger Blutungen. Geschlossene Zervix	Leerer Uterus, der durch eine anteroposteriore intrauterine Dicke < 15 mm definiert ist. Oder Fehlen heterogener intrauteriner Ultraschallbilder.	Problem der Differentialdiagnose mit **EUG**. Daher dringende **gynäkologische Beratung.**
Prophylaxe der Alloimmunisierung D		*Siehe S. 565.*	

* Ruhe, sexuelle Enthaltsamkeit und Progesteron ohne nachgewiesenen Nutzen => normale Aktivität...aber ruhig (12). Telefonische gynäkologische Beratung oder Besuch beim Gynäkologen oder der Hebamme innerhalb von 3 Tagen oder Einweisung zur kurzen Überwachung (Wachstation, Gynäkologie).

** Paracetamol oder Ibuprofen außer KI bei Schmerzen.

*** Fruchtanlage: riskant für Nicht-Experten, da die Ausstoßung einer Dezidua bei einer EUG möglich ist und als fetales Gewebe durchgehen kann.

Literatur

1. Ramoska E.A. et al., Reliability of patient history in determining the possibility of pregnancy, Ann Emerg Med, 1989, PMID: 2462800.
2. CNGOF, Protocoles en gynécologie-obstétrique, 4e édition, Elsevier-Masson, Paris, 2018.
3. Fauconnier A. et al., Grossesse extra-utérine : intérêt et valeur de l'examen clinique dans la stratégie de prise en charge, J Gynecol Obstet Biol Reprod, Paris, 2003, PMID: 14699316. https://tinyurl.com/wvaxv3yf
4. Barnhart K.T., Ectopic pregnancy, N Engl J Med, 2009, PMID: 19625718.
5. ACEP, Clinical Policy : Critical Issues in the Initial Evaluation and Management of Patients Presenting to the Emergency Department in Early Pregnancy, 2016. www.acep.org
6. Silva C. et al., Human chorionic gonadotropin profile for women with ectopic pregnancy, Obstet Gynecol, 2006, PMID: 16507931.

7. DiMarchi J.M. et al., What is the significance of the human chorionic gonadotropin value in ectopic pregnancy ?, Obstet Gynecol, 1989, PMID: 2586949.
8. Tulandi T., Ectopic pregnancy : Clinical manifestations and diagnosis, juin 2021, TD UpToDate (kostenpflichtig).
9. Bora S.A. et al., Do women with pain and bleeding in early pregnancy require a vaginal speculum examination as part of their assessment ?, Gynecol Obstet Invest, 2014, PMID: 24217155.
10. Norwitz E.R. et al., Overview of the etiology and evaluation of vaginal bleeding in pregnant women, juin 2021, TD UpToDate (kostenpflichtig).
11. Roberts J.R., Early pregnancy pearls, 2 conférences, Emergency Medical Abstracts, 2014. https://courses.ccme.org (kostenpflichtig).
12. Beucher G., Prise en charge des fausses-couches spontanées du premier trimestre, J Gynecol Obstet Biol Reprod, 2010, PMID: 20363567. https://tinyurl.com/nhhpwfw3
13. Benoist G. et al., Hémorragies du premier trimestre de la grossesse : orientations diagnostiques et prise en charge pratique, J Gynecol Obstet Biol Reprod, 2010, PMID: 20362403. https://tinyurl.com/mvyrsayb
14. Therapieoptionen nach Diagnose der frühen Fehlgeburt: exspektativ, medikamentös, chirurgisch.Dtsch Arztebl Int 2021 (Stand 25.3.2023) https://tinyurl.com/y4sjdy5p
15. Amboss. Blutungen während der Schwangerschaft (Stand 25.3.2023). https://tinyurl.com/mdmrmn2w

8.5 Ovarielles Hyperstimulationssyndrom (OHSS)

Wichtige Punkte

- Komplexe Pathophysiologie mit erhöhter vaskulärer Permeabilität, **3. Raum**
- Erfordert fachärztliche Beratung zumindest am Telefon.
- **Notfall mit venösem Thromboserisiko**: Alle 4 Extremitäten und zerebral, **arterielles Thromboserisiko zerebral und koronar**. Risiko für die Atemwege.
- Die Injektion von HCG oder GnRH-Agonisten bei ivF schließt **andere Ursachen für Unterleibs-/Beckenschmerzen** nicht aus. Möglichkeit der **Torsion einer Ovarialzyste** (extremer Schmerz bei plötzlichem Beginn), **EUG**, Peritonitis, Salpingometritis usw.
- Keine Einnahme von NSAR.

Klinischer Verdacht

Patientin, die eine ovarielle Stimulation erhält. – Zwei Typen: **früh innerhalb von 3–7 Tagen** (Intensität der Stimulation) und **spät** innerhalb von 12–17 Tage nach Eintreten einer Schwangerschaft.

- Spannungsgefühl im Bauch, Erbrechen, mäßige Bauchschmerzen oder Schwellung des Bauches, manchmal Durchfall, Atembeschwerden, venöse thrombotische Komplikation. Zunahme des Körpergewichts. Ödeme.
- Bei plötzlichem dolchstoßartigem Schmerz: Verdacht auf Ovarialtorsion.

Untersuchung ± Abdominal- und Pleurasonographie.

- Atemfrequenz, SpO_2, Puls.
- Auf Aszites, Pleuritis, abdominale Raumforderung (Ovarien) achten.
- Bauchumfang am Nabel, Gewicht notieren.
- Suche nach Ödemen an den unteren Extremitäten, der Vulva oder der Sakralregion.
- Suche nach einer Venenthrombose.
- Normalerweise gibt es keine peritonealen Anzeichen, es sei denn, es handelt sich um eine alternative Diagnose, eine Torsion oder eine hämorrhagische Ruptur einer Ovarialzyste, EUG usw.
- **EKG und Ausschluss von ACS- und LE bei Brustschmerzen.**

Labor im Notfall

- Blutbild mit Thrombozyten, Elektrolyte, Harnstoff, Kreatinin, CRP, INR, PTT, Fibrinogen, Blutgruppe und irreguläre Antikörper, Albumin, Transaminasen.
- Quantitatives β-HCG (es dauert 4–15 Tage, bis das injizierte β-HCG nicht mehr nachweisbar ist).
- Hyponatriämie, Hypoosmolalität und erhöhter Hämatokrit lassen auf die Diagnose schließen.

Bildgebung im Notfall (in der Radiologie)

- **Ultraschalluntersuchung von Bauch und Becken, Pleura und Perikard.** Suche nach Torsion (Doppler) und EUG (Spätstadien).
- Thoraxröntgen (Schürze zwar unwirksam, aber aus psychologischen Gründen sinnvoll), wenn etwas anderes als eine Pleuritis vermutet wird (Ultraschall reicht aus) oder wenn die Menge schlecht einschätzbar ist.
- **Bei neurologischen Symptomen oder Brustschmerzen** ⚠ auf zervikale, koronare, pulmonale oder zerebrale arterielle oder venöse Thrombose achten (1,2), auch wenn diese in Distanz vom Hyperstimulationssyndrom entfernt ist: Neurovaskuläres oder kardiologisches und gynäkologisch-geburtshilfliches Konsil.

Diagnose

- Beruht auf der Klinik und dem Ultraschall.
- Kombination von Ödemen und/oder Ergüssen im Anschluss an eine ovarielle Stimulation mit mäßigen Bauchschmerzen, außer bei Komplikationen oder schweren Formen, Hämokonzentration und vergrößerte Ovarien.

> **Schweregrade: Kollaps, Schwere akute Niereninsuffizienz**

Tabelle 8.7: **Schweregrade: Kollaps, Schwere akute Niereninsuffizienz**

Nach (2)	**Stadium**
Abdomen gebläht; mäßige Bauchschmerzen; Ovarien < 8 cm	**leicht**
dito + Übelkeit/Erbrechen; Aszites im Ultraschall; Ovarien 8–12 cm*	**mäßig**
Aszites (klinisch) ± Pleuritis; Oligurie < 30 mL/h oder 300/24 h; Hämatokrit > 45 %, Na^+ < 135 mmol/L, K^+ > 5 mmol/L; Albumin < 0,35 g/L; Ovarien > 12 cm*.	**schwer** => ***in die Gynäkologie einweisen***
gespannter Aszites ± ausgedehnte Pleuritis; Hämatokrit > 55 %, Leukozytose > 25 000/mm^3; Oligoanurie, Phlebitis/Lungenembolie, ARDS.	**Kritisch** => ***Intensivstation mit Nähe zu einer Entbindungsstation***

* ***die Hypertrophie der Ovarien kann fehlen,*** *ein einziges Zeichen des schweren oder kritischen Stadiums reicht aus, um in diese Kategorie eingestuft zu werden.*

> **KH-Aufnahme (prinzipiell gynäkologisch-geburtshilfliches Konsil)**

- Ja, wenn schweres bis kritisches Stadium (siehe Tabelle 8.7), aber auch:
  - unkontrollierbares Erbrechen oder Schmerzen;
  - Niereninsuffizienz;
  - Anomalien der Thrombozyten oder der Leberwerte;
  - Atembeschwerden;
  - Hypotonie;
  - Verdacht auf Ovarialtorsion, arterielle oder venöse Thrombose.

> **Erstbehandlung (prinzipiell gynäkologisch-geburtshilfliches Konsil)**

- **Leichte bis mittelschwere Stadien, ambulant, wenn Behandlung und Überwachung gut von der Patientin verstanden werden:**
  - spezialisierte Nachsorgeuntersuchung an Tag 2, mit Hämatokrit, Thrombozyten, Harnstoff, Kreatinin, Fibrinogen;
  - Ruhe (nicht im Bett), kein Geschlechtsverkehr, Krankschreibung;
  - Paracetamol ± Codein. Keine NSAR;
  - Kompressionsstrümpfe und präventive Gabe von LMWH, wenn andere venöse Risikofaktoren vorliegen, z. B. Enoxaparin 4 000 IE/d mit Laborüberwachung ++;
  - Natriumneutrale Ernährung, Trinken je nach Durst, Überwachung von Gewicht, Bauchumfang, Diurese;
  - Wiedervorstellung oder ☎ 19222 bei positiver Flüssigkeitsbilanz $\geq$ 1L/d oder Zunahme von $\geq$ 1 kg oder Zunahme des Bauchumfangs oder der Ödeme oder zunehmenden Schmerzen oder Schwindel beim Aufstehen.
- **Schwere bis kritische Stadien:**
  - KH-Aufnahme (kritische Stadien auf der Intensivstation in der Nähe einer Entbindungsstation);
  - Enoxaparin 4 000 IE;
  - bei Aszitespunktion: 2 L unter Ultraschallkontrolle (große Ovarien). Dito bei Pleurapunktion, eher auf der Intensivstation.

Literatur

1. Lamazou F. et al., Syndrome d'hyperstimulation ovarienne, J Gynecol Obstet Biol Reprod, Paris, 2011, PMID: 21835557. https://tinyurl.com/bd7pjf8r
2. The Management of Ovarian Hyperstimulation Syndrome, 2016, guidelines (pdf) (Stand 26.3.2023) https://tinyurl.com/3amjefst
3. Buzzo CE., Management of ovarian hyperstimulation syndrome, juin 2021 UpToDate (kostenpflichtig).

8.6 Notfallkontrazeption – nicht erst „am nächsten Tag“

> **Wichtige Punkte**

- Wenn Sie angerufen werden, **können Sie nicht bis „zum nächsten Tag“ warten: Es handelt sich um einen Notfall.**
- Ulipristal; Levonorgestrel, wird zu 65 % erstattet.
- **In F:** Minderjährige können Levonorgestrel und Ulipristal kostenlos in der Apotheke erhalten, ohne Rezept, anonym, ohne elterliche Erlaubnis, ohne Nachweis ihres Alters oder ihrer Identität (5): Eine mündliche Erklärung genügt. Kostenübernahme zu 100 %, das Geld muss nicht vorgestreckt werden. Apotheker und Ärzte dürfen nicht ablehnen.
- **In D:** Die „Pille danach“gibt es rezeptfrei in Apotheken. Dabei ist es bei 14- bis 18-Jährigen den Apothekerinnen und Apothekern überlassen, ob sie das Präparat ausgeben. Bei unter 14-Jährigen müssen die Eltern außerdem einer Einnahme zustimmen.
  Abhängig vom Alter werden die Kosten von der gesetzlichen Krankenkasse übernommen: Bis zur Vollendung des 22. Lebensjahres übernehmen die gesetzlichen Krankenkassen die Kosten, wenn die „Pille danach“ ärztlich verschrieben worden ist. Ab dem 18. bis zum 22. Geburtstag ist jedoch die gesetzliche Zuzahlung fällig.
- **In A:** Die „Pille danach“ ist in allen österreichischen Apotheken rezeptfrei erhältlich, ohne Altersbeschränkung. Die Kosten müssen die Betroffenen selbst übernehmen.
- **In CH:** In Apotheken nach einem obligatorischen Aufklärungsgespräch ohne Altersbeschränkung erhältlich. Die Kosten müssen die Betroffenen selbst übernehmen.

> **Verschreibung von postkoitalen Verhütungsmitteln.**

- Es geht nicht nur um Verhütungsmittel:
  - schlagen Sie am Tag 14 eine **Untersuchung auf sexuell übertragbare Krankheiten** vor;
  - Gewalt oder Vergewaltigung? Ermutigen Sie dazu, Anzeige zu erstatten, denken Sie an den Schutz insbesondere Minderjähriger;
  - Bei **Vergewaltigung** vorbeugende Behandlung gegen STI + HIV-Behandlung + Hepatitis-B-Vorsorge. **Gemäß dem örtlichen Protokoll**. Ansonsten: Notversorgung, dann Kontakt zur Rechtsmedizin oder https://www.soforthilfe-nach-vergewaltigung.de/. Probenentnahme nicht gefährden: Ermutigen Sie dazu, sich nicht zu waschen oder verschmutzte Kleidung nicht abzulegen.
- Zukünftige Verhütung: Darüber reden.
- Bereits schwanger? β-HCG nicht standardmäßig, bleibt ihrer Entscheidung überlassen (3).
- **Notfallverhütung – die Wahlmöglichkeiten:**
  - **Kupferspirale: der Champion**, 99 % wirksam, bis zu 5 Tage nach dem Geschlechtsverkehr (5). Ein negatives β-HCG ist obligatorisch: Beratung bei Hebamme oder Arzt oder ggf. lokales Familienplanungszentrum (4).
  - **Levonorgestrel** (LNG): 1,5 mg als Einmalgabe. Frist 72 h nach Geschlechtsverkehr (5);
  - **Ulipristal** (UPA) (EllaOne®): 30 mg auf einmal. Frist 120 h (5 d) nach GV (5);
  - Erbrechen oder starker Durchfall nach der Einnahme: sofort wieder 1 Kp (5) einnehmen;
  - Kondome bis zur nächsten Menstruation (5);

- **Überlegungen zur Überlegenheit von UPA gegenüber LNG:**
  - **Schwangerschaftsrate durch ungeschützten Geschlechtsverkehr** ≈ 5 %, zu multiplizieren mit der Rate an verhinderten Schwangerschaften durch Einnahme innerhalb von 24 Stunden: 65 % mit UPA und 42 % mit LNG; zwischen 0 und 72 Stunden: 66 % bei UPA und 50 % bei LNG;
  - „Größter" Unterschied **in den ersten 24 Stunden**: unter LNG **2,5 %** der Schwangerschaften gegenüber 5,64 % erwartet und UPA **0,9 %** gegenüber 5,64 %, d. h. **1,6 % mehr verhinderte Schwangerschaften**. Sehr geringer Unterschied;
- Die Wirksamkeit von Levonorgestrel und Ulipristal sinkt um die Hälfte, wenn **Enzyminduktoren in den vier Wochen** davor eingenommen wurden: bestimmte Antiepileptika, Antibiotika, retrovirale Medikamente, Tuberkulosemittel, Johanniskraut (3). Erklären und zum Einsetzen einer Spirale auffordern;
- **keine Wirksamkeit von Levonorgestrel und Ulipristal am Tag des Eisprungs** oder danach (1);
- Adipositas => UPA und LNG weniger wirksam. Adipöse Frauen mit BMI > 30: Kupfer-IUP vorschlagen. UPA bei Frauen mit BMI > 25, die kein IUP wollen (1). $\text{BMI} = \frac{\text{Körpergewicht}}{(\text{Körpergröße in Meter})^2}$
- eine Eileiterschwangerschaft ist sehr selten, aber möglich: vorbeugen.

❯ Anmerkungen

- **Die Wirksamkeit gilt für den letzten Verkehr, nicht für die vorhergehenden oder nachfolgenden**. Erklären Sie das. Bitte.
- **Empfängnisverhütung beginnen/fortsetzen:**
  - pochen Sie auf den Nutzen des IUP;
  - nach LNG die Empfängnisverhütung mit Östrogen-Gestagen am selben oder am nächsten Tag beginnen, unter der Bedingung einer siebentägigen Abstinenz oder mechanischen Kontrazeption und eines Schwangerschaftstests.
  - nach UPA nach 7 Tagen beginnen, für 15 Tage Kondom empfehlen und β -HCG-Bestimmung.
- **Wann sollte die Menstruation eintreten?**
  - innerhalb der nächsten 3 Wochen, sofern keine Verhütung begonnen wurde;
  - und ansonsten einen Schwangerschaftstest machen, mindestens 2 Wochen nach dem letzten ungeschützten Geschlechtsverkehr und bei einer verspäteten Regelblutung von mehr als 5 Tagen, einer abnormalen Regelblutung (Stärke oder Dauer, abnormale Schmerzen), dem Auftreten von Schwangerschaftsanzeichen (Brustspannung, Übelkeit). Dann auch einen Arzt aufsuchen.

❯ Literatur

1. Canadian Contraception Consensus (Part 1 of 4), J Obstet Gynaecol Can, 2015, PMID: 26606712. https://tinyurl.com/34vzaxpz
2. Batur P et al, Emergency Contraception, *Mayo Clin Proc*, 2016, PMID: 27261868. https://tinyurl.com/3ujp7wpb
3. Les contraceptions d'urgence : propositions de la Commission Orthogenie du CNGOF, *Gynecol Obstet Fertil*, 2015, PMID: 26298815 et réponse au commentaire : ibidem : PMID: 26298812.
4. La contraception d'urgence, ou postcoïtale, Fiches Infos-Patients Prescrire, Août 2016.
5. HAS-Santé : Contraception d'urgence : dispensation en officine, 2019, https://tinyurl.com/mrydav59 Adressen für die Patienten: www.planning-familial.org/
6. Agence nationale de sécurité du médicament et des produits de santé : www.ansm.sante.fr
7. Association française pour la contraception. Quel type de contraception d'urgence puis-je utiliser ? https://tinyurl.com/2p9f28bv

8. Frauenärzte im Netz: Die Pille danach Notfallverhütung. (Stand 26.3.2023) https://tinyurl.com/367464uv
9. Frauennotruf Frankfurt. Notfallkontrazeption (Stand 25.3.2023) https://tinyurl.com/bd26aab9

8.7 Unterbrechung der Kontrazeption

- An Hilfeseiten mangelt es nicht (1,2).
- Mindestens sieben aufeinanderfolgende Tage mit korrekter Einnahme des Verhütungsmittels sind erforderlich, um den Eisprung zu verhindern.

› Vergessen der Antibabypille (1).

- Für Qlaira®: siehe „Beipackzettel" – um den zu verstehen, sollte man wenigstens studiert haben (3, 8).
- **< 3 h vergessen bei Levonorgestrel oder < 12 h bei den anderen**: kein Risiko, sofort die vergessene Tablette einnehmen und die nächsten Tabletten zur gewohnten Zeit.
- **> 3 h vergessen bei Microval® oder > 12 h bei den anderen** => Risiko einer Schwangerschaft:
  - Nehmen Sie die vergessene Tablette sofort und die folgenden Tabletten zur üblichen Zeit ein (2 Tabletten können am selben Tag eingenommen werden);
  - Wenn Sie eine der letzten 7 aktiven Tabletten vergessen haben: Nehmen Sie die Tabletten bis zum Ende ein und nehmen Sie die nächste Packung ohne Unterbrechungstag oder ohne Einnahme einer inaktiven Tablette ein;
  - kein Geschlechtsverkehr in den 5 Tagen vor dem Vergessen => Kondom für 7 Tage;
  - **Geschlechtsverkehr in den 5 Tagen vor dem Vergessen,** ⚠ => **Notfallverhütung** + Schutz mit Kondom bis zum Beginn der nächsten Menstruation, maximal 14 Tage;
  - im Zweifelsfall Schwangerschaftstest 21 Tage nach dem Vergessen.

- **Vergessen von mehr als einer Tablette** (> 24 h): siehe „Notfallkontrazeption" S. 571.

› Hormonpflaster, nicht aufgeklebt (4)

- **Ablösung < 24 h:** Pflaster erneut aufkleben oder ein neues Pflaster aufbringen. Der Tag, an dem das Pflaster ersetzt wird, ändert sich nicht. Machen Sie einen Zyklus von 3 aufeinanderfolgenden Pflastern (von jeweils 1 Woche).
- **Ablösung $\geq$ 24 h oder verzögerte Anwendung in der 1. Woche/Ungewissheit über die Dauer**
  - Anwendung eines neuen Pflasters sobald wie möglich. Der Tag, an dem das Pflaster ersetzt wird, ändert sich nicht. Einen Zyklus mit 3 aufeinanderfolgenden Pflastern (von je 1 Woche) durchführen;
  - Kondome für 7 Tage;
  - wenn in den letzten 5 Tagen Geschlechtsverkehr stattfand => Notfallkontrazeption.
- **Ablösung $\geq$ 24 h oder verzögerte Anwendung in der 2. oder 3. Woche:**
  - < 72 h: Sobald wie möglich ein neues Pflaster anbringen. Der Tag, an dem das Pflaster ersetzt wird, ändert sich nicht. Beenden Sie den Pflasterzyklus und schließen Sie einen Zyklus mit drei aufeinanderfolgenden Pflastern ohne hormonelle Unterbrechung an;
  - > 72 Stunden: Sobald wie möglich ein neues Pflaster anwenden. Der Tag, an dem das Pflaster ersetzt wird, ändert sich nicht. Beenden Sie den Pflasterzyklus und schließen Sie einen Zyklus von 3 aufeinanderfolgenden Pflastern

ohne hormonelle Unterbrechung an. Kondome für 7 Tage verwenden. Bei wiederholter oder längerer Ablösung => Notfallkontrazeption.

> **Vaginalring (4)**

- **Entfernung des Rings $\leq$ 3 h**: Den Ring sobald wie möglich einführen und bis zum vorgesehenen Tag der Entfernung an Ort und Stelle belassen.
- **Entfernung des Rings > 3 h, oder Verzögerung beim Einsetzen $\geq$ 24 h in der 1. Woche:**
  - Entfernung des Rings > 3 h oder Ungewissheit über die Dauer;
  - Ring so schnell wie möglich einführen und bis zum geplanten Tag der Entfernung an Ort und Stelle lassen;
  - Kondome für 7 Tage;
  - wenn in den letzten 5 Tagen Geschlechtsverkehr stattgefunden hat => Notfallkontrazeption.
- **Entfernung des Rings > 3 h oder Verzögerung der Einführung $\geq$ 24 h in der 2. oder 3. Woche:**
  - Entfernung < 72 h: Ring sobald wie möglich einführen und bis zum geplanten Tag an Ort und Stelle belassen und dann den nächsten Ring ohne Unterbrechung einführen;
  - Entfernung > 72 Stunden: Den Ring so schnell wie möglich einführen und bis zum Tag seiner Entfernung an Ort und Stelle lassen, dann den nächsten Ring ohne Unterbrechung verwenden. Kondome für 7 Tage. Wenn in den letzten 5 Tagen Geschlechtsverkehr stattgefunden hat => Notfallkontrazeption.

> **Durchfall, Erbrechen und die Pille**

- Erbrechen oder schwerer Durchfall innerhalb von 4 Stunden nach der Einnahme können zu einer vorübergehenden Unwirksamkeit führen.
- Gehen Sie wie bei einem Vergessen < 3 h oder < 12 h vor (siehe S. 574).
- Wenn sich die Beschwerden mehrere Tage wiederholen, mechanische Verhütung kombinieren (Kondom für den Mann, Spermizide usw.), bis die nächste Packung fortgesetzt wird.

> **Wechsel der Zeitzonen**

- Berücksichtigen Sie die maximalen Verzögerungszeiten von 3 oder 12 Stunden (*siehe S. 574*), um die Einnahmezeit anzupassen.
- Flugzeug und Pille => zu Bewegung anhalten, ausreichende Flüssigkeitszufuhr ± Kompressionstrümpfe Grad 2.

> **Literatur**

1. HAS, Contraception hormonale orale : dispensation en officine, 2015. https://goo.gl/dprpVH
2. www.g-oubliemapilule.com www.choisirsacontraception.fr/
3. https://base-donnees-publique.medicaments.gouv.fr/ (Stand 26.3.2023): https://tinyurl.com/4tjk4urc https://goo.gl/PpgMDZ
4. Oubli de doses de contraceptif hormonal : nouvelles recommandations, Opinion du comité de la SOGC, Novembre 2008. https://tinyurl.com/49xjynhb https://goo.gl/SFl6Sa
5. Frauenärzte im Netz: Pille vergessen – und jetzt? (Stand 26.3.2023) https://tinyurl.com/5n6zsrr4
6. Dr. Gumpert: Einnahme der Pille vergessen – was tun? (Stand 26.3.2023) https://tinyurl.com/nhcyr2sj
7. NHS UK. What should I do if I miss a pill (combined pill)? (Stand 26.3.2023) https://tinyurl.com/55e5zccs
8. https://imedikament.de/qaira-filmtabletten/fachinformation (Stand 26.3.2023) https://tinyurl.com/9x96e7r6

Kapitel 9

Hämatologie

9.1 Hämostase/Antikoagulantien und deren Überwachung in der Notaufnahme

- **Für F:** Die Website www.thromboclic.fr hilft bei der Verschreibung und Überwachung von Antithrombotika (CHU Nancy).
- **Für D:** Amboss: Therapeutische Antikoagulation - Klinische Anwendung https://tinyurl.com/8zhpfwsv oder https://pin-up-docs.de/2020/11/09/basics-vollheparinisierung/ Kurzform: https://tinyurl.com/yc3d6wxs

> **Erinnerung**
  - Der **Quick-Wert** (oder Prothrombinzeit „PT") misst II, V, VII, X, Fibrinogen. Überprüft den extrinsischen Weg. Wird durch VKA verändert.
  - INR: Verhältnis, das aus der Quick-Zeit des Patienten und dem Kontroll-Quick abgeleitet wird. Zielt auf die Behandlung mit VKA ab.
  - Die **PTT** misst XII, XI, IX, VIII, X, V, II, Fibrinogen, Präkallikrein, hochmolekulares Kininogen. Überprüft den intrinsischen Pfad. Wird durch Heparin (und auch VKA) verlängert.
  - Die TZ misst die Fibrinbildung als Reaktion auf die Verabreichung einer bekannten Menge Thrombin.
  - Direkte orale Antikoagulanzien (DOAK) verändern manchmal die Gerinnungstests, und zwar oft auf schwer zu merkende Weise.
  - **Von der Leber synthetisierte Faktoren**:
    - Vitamin-K-abhängige: II, VII, IX, X;
    - Vitamin K-unabhängig: V (seine Abnahme kann eine schwere Leberinsuffizienz anzeigen);
    - Fibrinogen.

> **Vereinfachte Diagnose häufiger erworbener hämorrhagischer Syndrome**

Standard-Hämostase-Labor: Thrombozyten, Quick-Wert, aPTT ± TZ bei verlängerter PTT. Fibrinogen bei Risikosituationen für Fibrinolyse (Polytrauma, geburtshilfliche Blutung) oder DIC.

  - **Quick-Wert und aPTT** ↗, **TZ** normal: Faktoren bestimmen (außer bei VKA):

- Leberinsuffizienz (Faktor V↘: schwere Insuffizienz):
  - Lebererkrankungen (Hepatitis, Zirrhose, multiple Metastasen), Stauungsleber;
- Hypovitaminose K oder VKA: schwere Unterernährung, versehentliche oder kriminelle Intoxikation mit VKA;
- verschiedene Defizite und Lupusantikoagulans
- **Quick-Wert, aPTT und TZ** ↗ Bestimmung Fibrinogen und Faktoren: wenn Fg↘:
  - DIC; Fibrinolyse, traumatischer Schock;
  - schwere Leberinsuffizienz;
- **Quick-Wert normal, aPTT und TZ** ↗:
  - Heparintherapie; versehentlich in das Röhrchen eingeführtes Heparin (Reptilasezeit normal);
  - Dysglobulinämie oder Dysfibrinogenämie (Reptilasezeit ↗);
  - Akute Entzündung mit Hyperfibrinogenämie.
- **Isolierte aPTT** ↗:
  - zirkulierende Antikoagulanzien: Tests vervollständigen (Plasmatauschversuch);
  - Hämophilie (Faktorbestimmungen).

› DIC, Leberversagen und primäre Fibrinolyse

	Hepatische Insuffizienz	**DIC**	**Primäre Fibrinolyse (äußerst selten)**
Thrombozyten	⇓ bei Splenomegalie	⇓	normal
V	⇓ wenn schwer	⇓	± ⇓
II	⇓	Normal oder ± ⇓	Normal oder ± ⇓
VII und X	⇓	⇓	Normal oder ± ⇓
VIII	normal	Normal oder ± ⇓	± ⇓
IX	⇓		Normal
Fibrinogen	⇓⇓, ⇓, normal	⇓	⇓
Euglobulin Lysezeit	N oder < 3 h	< 3 h	< 3 h
Fibrinspaltprodukte	⇑ bei Sepsis oder schwerer Insuff.	⇑	⇑
D-Dimere (ELISA)		⇑	*⇑
aPTT	⇑ oder normal	± ⇑	± ⇑
Quick / INR	⇑	± ⇑	± ⇑

**Diese Methode unterscheidet nicht zwischen den Abbauprodukten von Fibrin und Fibrinogen.*

- Eine chronische DIC ist bei schwerer Leberinsuffizienz möglich.
- **Die Behandlung einer DIC** mit Gerinnungspräparaten oder Heparin gehört in die Hände von Experten. **Behandeln Sie vor allem die Ursache** und suchen Sie nach Anzeichen für eine Blutung oder Thrombose.
- Fibrinolyse: Fibrinogen empfohlen bei ↘ und < 1,5 g/L und Tranexamsäure bei einem hämorrhagischen Schock traumatischen Ursprungs.
- Kein PPSB bei Zirrhose oder DIC.

› Behandlung mit niedermolekularem Heparin (LMWH)

Für Venenthrombose, Lungenembolie und akutes Koronarsyndrom validierte LMWH sind als erste Wahl zu bevorzugen (außer bei Niereninsuffizienz).
Beispiele für bestimmte Substanzen:

- **Prophylaxe** (bestimmte Situationen in der Chirurgie und in der Medizin (außerhalb der Zulassung)):
  - Enoxaparin 40 mg = 4000 IE;
  - Dalteparin 5 000 IE/24 h.
  - **Therapie** (venöse Thrombose):
  - Nadroparin (Fraxiparin®): Dosis pro 12 h, s.c., abhängig vom Gewicht:

45 kg	0,4 mL	80 kg	0,7 mL
55 kg	0,5 mL	90 kg	0,8 mL
70 kg	0,6 mL	$\geq$ 100 kg	0,9 mL

  - Enoxaparin: 1 mg/kg/12 h (100 IE/kg/12 h) oder 1,5 mg/kg/24 h (150 IE/kg/24 h); indiziert bei Thrombose während der Schwangerschaft;
  - Dalteparin: 100 IE/kg/12 h;
  - Tinzaparin: 175 IE/kg/24 h: als einmalige Injektion, zu verschreiben bei Lungenembolie und bei Erkrankung mit einem soliden Tumor.
- Die Kontrolle der Anti-Xa-Aktivität nach der dritten Injektion ist weiterhin angezeigt bei Niereninsuffizienz, bei Verletzungen oder Verdacht auf Verletzungen mit Blutungspotenzial und bei älteren Menschen.

❯ Kontrolle der Thrombozyten oder nicht (6)

- **Keine regelmäßige Kontrolle der Thrombozyten bei:**
  - Behandlung mit LMWH in prophylaktischer oder therapeutischer Dosis abgesehen von einem perioperativen Setting;
  - Behandlung mit Fondaparinux in prophylaktischer oder therapeutischer Dosierung (Grad B).
- **Regelmäßige Kontrolle der Thrombozytenzahl bei:**
  - Behandlung mit subkutanem oder intravenösen UFH, Kontrolle × 2/Woche × 21 Tage;
  - Behandlung mit LMWH, wenn zuvor UFH verabreicht wurde;
  - Behandlung einer postoperativen Venenthrombose: Kontrolle × 2/Woche × 30 Tage;
  - Neue arterielle und/oder venöse thromboembolische Ereignisse;
  - Schmerzhafte Hautläsion an der Injektionsstelle;
  - Anaphylaktoide Manifestation während einer UFH i.v.-Injektion;
  - Therapie mit Heparin innerhalb der letzten 3 bis 6 Monate.
- **Wenn eine Kontrolle für die Dauer eines Monats empfohlen wird** und Heparin fortgesetzt wird, insbesondere bei Krebspatienten mit einer Venenthrombose, scheint eine systematische regelmäßige Überwachung über den 1. Monat hinaus nicht erforderlich zu sein (Expertenmeinung).

❯ Direkte orale Antikoagulantien

- Direkte Inhibitoren des Faktors X (Rivaroxaban, Apixaban, Edoxaban) oder des Faktors II (Dabigatran). Kontraindikation: Kreatinin-Clearance < 30 mL/min/m^2.
- Theoretisch verändern die X-Inhibitoren die INR/Quick-Wert und der II-Inhibitor die aPTT. Die Realität ist komplexer.

	Rivaroxaban	Apixaban	Dabigatran
aPTT (XII, XI, IX, VIII, X, V, II, Fibrinogen, Präkallikrein, Kininogen)	↗	↗	↗↗↗
INR / Quick-Wert (I, II, V, VII, X)	↗↗	(↗)	↗
TZ	→	→	↗↗↗

Wahl der Dosis je nach Molekül, auf der Grundlage der Nierenfunktion, des Alters und des Gewichts. Antikoagulanzien der Wahl bei venösen thromboembolischen Erkrankungen mit der Möglichkeit einer ambulanten Behandlung ohne Überwachung der Gerinnungstests, entweder von Anfang an (Rivaroxaban, **Apixaban**) mit Verdopplung (der Dosis 15 mg × 2 pro Tag bzw. 10 mg × 2 pro Tag) in den ersten Tagen oder nach einer LMWH-Überbrückung (Dabigatran) und auch für die ambulante Behandlung von Vorhofflimmern.

› Behandlung mit Fondaparinux

Anti-Xa-Präparat, kann s.c. gegeben werden, entweder als Prophylaxe in einer Dosis von 2,5 mg/d oder in einer Dosis von 7,5 mg/d als therapeutische Dosis bei Lungenembolie, ohne Überwachung der Thrombozyten.

Einziges validiertes Antikoagulans bei oberflächlicher Venenthrombose.

› Behandlung mit unfraktioniertem Heparin (UFH)

... ***Dosierung (1,2): Tabelle S. 580***

- Wird bei thromboembolischen Erkrankungen und akuter Koronarinsuffizienz praktisch nicht mehr verschrieben, sondern nur noch bei Niereninsuffizienz (Clearance < 30 mL/min/m2): Die einzige validierte Verschreibung (1,2) erfolgt in Einheiten, je nach Gewicht, mit einem anfänglichen Bolus, der nach Expertenmeinung fragwürdig ist, in genau definierten Dosen (1,2): 80 IE/kg als i.v.-Bolus (1,2), dann 432 IE/kg/24 h [2] als kontinuierliche Gabe. aPTT bei nach 6 Std.: 1,5- bis 2,5-mal so hoch wie die Kontrolle (und TZ > 120 sec). Erhöhen Sie die Dosis um ca. 20 %, wenn Sie s.c.-Heparin verwenden.
- Wiegen Sie den Patienten oder besorgen Sie sich ein zuverlässiges aktuelles Gewicht. Runden Sie auf 100 IE/24 h auf.
- **Verschreiben Sie in Einheiten (runden Sie auf und geben Sie das Volumen an für Heparin (in Flaschen zu 5 000 Einheiten/mL).**

... ***Passen Sie die Behandlung entsprechend der aPTT an (2)*** ....

- Verwenden Sie einen validierten Algorithmus (2).
- Führen Sie eine aPTT- (und TZ-) Kontrolle **6 h nach der ersten Dosis** und 6 h nach jeder Änderung durch. Wenn 2 PTT-Zeiten aufeinanderfolgend im therapeutischen Bereich liegen: Kontrolle nach 24 Stunden.

aPTT	(Wiederholung eines) i.v.-Bolus	Perfusorpause	Heparindosis (IE/24 h)	Nächste aPTT-Kontrolle
(Anfangsdosis)	Bolus 80 IU/kg		432 IU/kg/24 h	
< 1,2 X T	Bolus 80 IU/kg	-	+ 96 IU/kg/24 h	6 h
1,2 bis 1,5 X T	Bolus 40 IU/kg	-	+ 48 IE/kg/24 h	6 h
1,5 bis 2,3 X T	-	-	Idem	24 h
2,3 bis 3 X T	-	-	48 IU/kg/24 h	24 h
> 3 X T	-	60 min	- 72 IU/kg/24 h	6 h

T = Normalwert

- Oder passen Sie die Dosis an die Anti-Xa-Aktivität an und streben Sie 0,3 bis 0,7 Anti-Xa-Einheiten/mL an (6).
- Notieren Sie auf jedem Ausdruck des Hämostase-Resultats die aktuelle Heparindosis zum Zeitpunkt der Blutentnahme und die seit der letzten Änderung verstrichene Zeit.
- Achtung: Wenn die Turnaround-Zeit > 2 h beträgt, besteht Fehlergefahr.
- Kontrolle der Thrombozytenzahl ab Tag 3 (Tag 1, wenn in der Vergangenheit bereits mit Heparin behandelt wurde). 2-mal pro Woche.

Behandlung mit VKA

- INR von 2 bis 3: venöse thromboembolische Erkrankungen, Vorhofflimmern und biologische Herzklappen.
- INR von 3 bis 4: Mechanische Herzklappen.
- Während der Schwangerschaft vermeiden (siehe oben Enoxaparin).
- **Heparin-Bridging**: Heparin-AVK-Kombination mindestens 4 Tage (anfänglich prothrombotisches Risiko): Protein C sinkt schneller als II, IX und X. AT III sinkt zu Beginn der Heparinbehandlung 1–3 Tage lang um 30 %. Das Heparin wird ab Tag 5 abgesetzt, wenn der angestrebte INR-Wert erreicht ist. Die INR wird dann 48 Stunden später bestätigt.
- **Wann sollte man mit VKA beginnen**? Ab Tag 1, aber nur, wenn die Diagnose feststeht, die Indikation für eine Langzeitbehandlung gegeben ist und keine kurzfristigen invasiven Eingriffe geplant sind.
- **Cumadin (Warfarin) hat den Vorteil einer langen Wirkungsdauer und des Fehlens bestimmter immunallergischer Effekte und ist das am besten bewertete VKA, das zu bevorzugen ist (4).** In D wird hauptsächlich Phenprocoumon (A und CH: Acenoccumarol und Phenprocoumon) verwendet, da Warfarin zahlreichen Wechselwirkungen mit anderen Medikamenten oder Nahrungsmitteln unterliegt.
- Anfangsdosis und Anpassung: **www.thromboclic.fr**/ und Anwendungen (z. B. MedCalX, WarfarinGuide, **warfarindosing.org**). Marcumar Fachinformation: https://tinyurl.com/4e4fzete

Literatur

1. Hirsh J., Heparin, N Engl J Med 1991 ; 324 : 1565–1573.
2. Raschke RA et al., The weight- based heparin dosing nomogram compared with a standard care regimen, A randomised controlled trial, Ann Intern Med 1993; 119 : 874–881.
3. SFMU, SFC, Prise en charge de la fibrillation atriale en médecine d'urgence, 2015, https://tinyurl.com/22mx9wb6
4. HAS, Les anticoagulants, 2018, https://tinyurl.com/yrbp2b8j
5. www.thromboclic.fr (+++ hilft bei Verschreibung von Antikoagulantien).
6. SPLF, Recommandations de bonne pratique pour la prise en charge de la maladie veineuse thromboembolique, 2019, https://tinyurl.com/bk4dhycr
7. Orale Antikoagulation – Update zur Antikoagulation mit Vitamin-K-Antagonisten und nicht-Vitamin-K-abhängigen oralen Antikoagulanzien. Dt. Ärzteblatt 2018 (Stand 26.3.2023). https://tinyurl.com/yc5cpb4n

9.2 Antikoagulantien: Komplikationen und Überdosierung

› Stolperfallen

- **Der Hämoglobinwert kann bei massiven Blutungen einige Stunden im Normbereich bleiben.** Suchen Sie nach: Tachykardie, Polypnoe, orthostatische Hypotonie, Marmorierung, HemoCue®, frühere Werte.
- Zu viel Vitamin K1 induziert eine VKA-Resistenz bis zu 2 Wochen.
- **Suchen Sie sekundär nach einer lokalen Ursache** bei Schleimhaut- oder serösen Blutungen. (Hämaturie...).
- Beurteilen Sie die Indikation für die Antikoagulation vor der Entlassung des Patienten erneut.
- Wundern Sie sich nicht über eine verlängerte aPTT unter VKA: Das ist logisch.
- Vergessen Sie nicht, die anatomische Ursache der Blutung zu suchen/zu behandeln.
- Verzögern Sie nicht die Verabreichung von PPSB, lassen Sie niemanden an Blutungen sterben! Bei einer *schweren* VKA/DOA-Blutung (sogar bei einer kleinen intrazerebralen Blutung oder der Notwendigkeit einer Erythrozyten-Transfusion): antagonisieren Sie so schnell wie möglich, nicht der Kardiologe, Pneumologe oder Neurologe hat die Verantwortung, sondern Sie (5). Die Therapieempfehlungen (1,5,6,7) sind für Sie gemacht.
- Suchen und behandeln Sie die anatomische Ursache der Blutung und vergessen Sie dabei nicht, die Blutung zu tamponieren, zu embolisieren usw.

› Was ist zu tun?

- Achten Sie auf Anzeichen für eine Blutung und eventuell entsprechende klinische Reaktion darauf.
- Entkleiden Sie den Patienten (Anzeichen für Hämatome lumbal?), führen Sie eine rektale Untersuchung durch, untersuchen Sie den Mund, die Harnwege
- **Hämostaselabor**: Quick/INR, TZ, aPTT und Blutbild + Thrombozyten, Blutgruppe und irreguläre Antikörper bei Blutungen.
- Blutungen **unter direkter oraler Antikoagulation** (DOAK): Spiegelbestimmung.

… ***Wenn keine Blutung vorliegt oder es sich um einen Bagatellunfall handelt***

→ ***Bei Heparinbehandlung: Tabelle S. 580***

→ ***VKA: Exponentielle Erhöhung des Risikos bei Anstieg des INR-Werts von 5 auf 9.***

Gemessener INR	Korrekturmaßnahmen	
	INR-Zielwert zwischen 2 und 3	INR-Zielwert (2,5–3,5 oder 3–4,5)
INR < 4	Kein Auslassen einer Dosis Kein Vitamin K	
$4 \leq$ INR < 6	Auslassen einer Dosis Kein Vitamin K	Kein Auslassen einer Dosis Kein Vitamin K
$6 \leq$ INR < 10	Stop der Behandlung 1 bis 2 mg Vitamin K *p.o.* (1/2 bis 1 pädiatrische Trinkampulle)	Auslassen einer Dosis – Konsil durch Spezialisten* Ggf. 1–2 mg Vitamin K *p.o.*
INR $\geq$ 10	Stop der Behandlung 5 mg Vitamin K *p.o.*	Dringendes Konsil durch Spezialisten

**z. B. Kardio. bei mechanischer Herzklappenprothese. Nach Angaben der HAS (1).*

Versuchen Sie, die Ursache der Überdosierung zu identifizieren und zu beheben.

- **Nicht schwerwiegende Blutungen**: Zahnfleischbluten, Neigung zu Ekchymosen, moderate Menorrhagie, Therapie bevorzugt ambulant Behandlung. INR.

→ ***Bei einer versehentlichen oder suizidalen Vergiftung mit VKA.***

- Der Beginn bis zur INR-Verlängerung kann bei Rattengift bis zu 48 Stunden betragen und die Wirkung mehrere Monate anhalten: Giftinformationszentrum anrufen.
- **Vitamin K1 nur bei INR-Verlängerung, nicht vorbeugend.** Rattengift $\neq$ VKA; es kann sich um andere Giftstoffe handeln. Wenn die INR verlängert ist, **10 mg Vitamin K1 per os** zu bevorzugen oder, wenn nicht möglich, langsame Injektion (> 1 mg/min: 15–30 min) von 10 mg. INR-Kontrolle alle 24 Stunden. Vermeiden Sie Vitamin-K1-Dosen > 20 mg bei Patienten, bei denen eine Indikation für VKA besteht.
- Krankenhausaufnahme.

… ***Schwere Blutung: Gerinnung wiederherstellen, lokale Hämostase durchführen (Kompression, Naht), moderater Flüssigkeitsersatz (siehe S. 484)***

Schwere Blutung, definiert durch eine Blutung mit Schockzustand, die eine KH-Aufnahme, die Transfusion von mindestens 1 Erythrozytenkonzentrat, einen chirurgischen oder radiologisch-interventionellen Eingriff erfordert **oder** lebensbedrohlich (intrazerebrale Blutung unabhängig von ihrem Ausmaß, intraokuläre Blutung, Blutung in den Psoas) oder bedrohlich für eine Organfunktion ist. Die anderen werden als „nicht schwerwiegend" bezeichnet.

Bei einer Behandlung mit Heparin

- Protaminsulfat (PS) sehr langsam i.v. (10 min), höchstens 50 mg: anaphylaktisches Risiko (vor allem bei Fischallergie), einer pulmonalarteriellen Hypertonie. Nur anwenden wenn unbedingt notwendig:
  - 1 mg PS pro 1000 IE der täglichen Heparindosis, die als iv-Infusion verabreicht wird;
  - oder 1 mg PS pro 200 IE der zuletzt verabreichten Dosis: dreimal in 12 Stunden;
  - 1 mg Protamin pro 100 IE Anti-Xa bei LMWH: dreimal in 12 Stunden;
  - aPTT-Kontrolle (Anti-Xa-Aktivität, wenn möglich) 15 min nach jeder Injektion.

Wenn es sich um VKA handelt

- Bei schweren Blutungen und chirurgischen Eingriffen müssen die Antikoagulanzien dringend antagonisiert werden, **ohne den INR-Wert abzuwarten**, auch bei mechanischen Herzklappenprothesen (das thrombogene Risiko ist im ersten Monat nach einer antikoagulierten Lungenembolie am größten). Bei einem chirurgischen Notfall ohne Blutung liegt der INR-Wert, der mit der chirurgischen Hämostase vereinbar ist, bei 1,5 (in der Neurochirurgie niedriger).
- Absetzen der VKA.
- INR, Blutgruppe, irreguläre Antikörper, Blutbild, Thrombozyten, Kreatinin als Notfall.
- **INR bekannt: PPSB**
- Dosis: nach INR und Gewicht (siehe 7, 8).
- **INR unbekannt: PPSB** 25 IE (von Faktor IX), **d. h. bei Octaplex® 1 mL/kg**. Injektion als Bolus i.v. trotz Beschreibung der langsamen i.v.-Injektion in der Fachinfo (1, 8).
- **Und Vitamin K1 10 mg vorzugsweise oral**, sonst sehr langsam i.v. (15–30 min).

- INR-Kontrolle nach 30 min: Wenn > 1,5: neue PPSB-Dosis gemäss INR und Gewicht.
- INR-Kontrolle nach 6–8 Stunden.
- Die Notwendigkeit eines eventuellen Bridging mit einem anderen Antikoagulans ist nicht Sache der Notfallbehandlung, sondern des Arztes, der den Patienten anschließend betreut, sobald das Blutungsrisiko beseitigt oder kontrolliert ist und noch eine Indikation für Antikoagulanzien besteht.

Mit einem direkten oralen Antikoagulans (DOAK)

- Messen Sie die Blutspiegel und beenden Sie die Behandlung; **die Halbwertszeiten von DOAKs sind kurz**, 12–17 h für Dabigatran 7–14 h für -Xabane, hängen aber von der **Nierenfunktion** ab. Renale Elimination der aktiven Form: Dabigatran 80 %, Rivaroxaban 36 %, Apixaban 25 %, Edoxaban 24 %;
- Symptomatische Maßnahmen und Behandlung der Ursache.
- **Einziges „Antidot" mit angeblicher Wirksamkeit** und spezifisch für Dabigatran: Idarucizumab (Praxbind®) als Bolus von 5 g (2 × 2,5 g/50 mL). Aktivierter Faktor VII wird nicht mehr empfohlen (3,4).
- Frühestmögliche fachärztliche Beratung (Anästhesie, Intensivmedizin, Hämostaseologie).
- Andexanet (Ondexxya®, zugelassen zur Antagonisierung von Rivaroxaban und Apixaban). Siehe auch S. 288. Dosierungsschema: https://tinyurl.com/42dmftm9
- In Ermangelung eines spezifischen Antidots: PPSB in doppelter Dosis wie gegen VKA, d. h. 2 mL/kg.

Traumata

- Kein Schädel-Hirn-Trauma: Gleiches Vorgehen wie bei schweren oder leichten Blutungen, je nach Art des Traumas und der potenziellen Schwere der Blutung.
- **Schädel-Hirn-Trauma**: Die Empfehlungen schlagen eine 24-stündige Überwachung im Krankenhaus vor; cCT: sofort (und bei Blutungen, siehe oben), und **eventuell zweiter Scan** nach 12–24 Stunden, wenn z. B.: schweres Trauma, hohes Alter, hoher INR-Wert, unklare Befunde im ersten Scan.

Heparininduzierte Thrombozytopenie

- Ab dem dritten Tag der Behandlung. Diffuse arterielle oder venöse Thrombosen, DIC, selten Blutungen. Thrombozytopenie < 50 000/mm^3. Vergewissern Sie sich beim Labor, dass es sich nicht um eine In-vitro-Aggregation handelt. Setzen Sie das Heparin ab. Konsil durch Hämostaseologie/Labor. https://goo.gl/EqQ9th (3, 4)

› Literatur

1. HAS, Prise en charge des surdosages en antivitamines K, 2008, https://goo.gl/NB1waW
2. Aide à la gestion des urgences liées aux anticoagulants, www.thromboclic.fr (CHU Nancy).
3. Guidelines on the diagnosis and management of heparin-induced thrombocytopenia, BHJ, 2012, https://goo.gl/EqQ9th
4. American Society of Hematology 2018 guidelines for management of venous thromboembolism: heparin-induced thrombocytopenia. Blood Adv (2018) 2 (22): 3360–3392. (Stand 27.3.2023) https://tinyurl.com/4vbb83af
5. Prise en charge des hémorragies et des gestes invasifs urgents chez les patients recevant un anticoagulant oral et direct anti-IIa (dabigatran), GIHP, 2016, https://tinyurl.com/3ed67dh7
6. Antikoagulation-aktuell.de (Stand 27.3.2023) https://tinyurl.com/2p9hm3dc
7. Querschnitts-Leitlinien zur Therapie mit Blutkomponenten und Plasmaderivaten. Gesamtnovelle 2020 (Stand 27.3.2023) https://tinyurl.com/54cxvzf6
8. Octaplex 500 Gebrauchsinformation (Stand 27.3.2023). https://tinyurl.com/3zjuyc83
9. Perioperatives Gerinnungsmanagement: Blutungsrisiko und Nierenfunktion bestimmen das Vorgehen. Dt. Ärzteblatt 2019 (Stand 27.3.2023) https://tinyurl.com/5daafvrh

9.3 Infektionsprävention bei granulopenen, apyretischen Patienten

Neutrophile < 500/mm³

- Die Definition ist weiter gefasst: < 500 PMN/mm³, (polymorphkernige Leukozyten) nachgewiesen oder innerhalb von 48 Stunden erwartet.
- Fieber = T° > 38,3 °C einmal oder > 38 °C zweimal im Abstand von 8 Stunden. Wenn nicht, ist man apyretisch.
- In der Notaufnahme handelt es sich in der Regel um Aplasien nach der Chemotherapie, die von kurzer, vorhersehbarer Dauer sind.
- Setzen Sie sich mit dem für den Patienten zuständigen Team in Verbindung und falls dies nicht möglich ist oder keine genauen Anweisungen vorliegen, gehen Sie wie unten beschrieben vor.
- ***„Paranoide"*** **klinische Untersuchung**: Haut, Schleimhäute, Körperöffnungen (insbesondere Anus), Zähne, Mund, Augen, Ohren, Katheter. Überprüfen Sie die „ABCs" (*S. 15*).
- **Helfen Sie sich eventuell mit einem Score für den Schweregrad (NEWS [*S. 17 und 743*]).**
- **Imperative bakteriologische Probenentnahmen:**
  - Urinteststreifen und Urinkultur auch bei Fehlen von Leukozyten.
- **Thoraxröntgenaufnahme** bei neuen respiratorischen Symptomen.
- **Isolation im Einzelzimmer**:
  - Thermometer, Stethoskop ... dem Kranken vorbehalten;
  - Diät mit dem Onkohämatologieteam besprechen.
- **Für alle Personen, die das Zimmer betreten**:
  - Händewaschen, Anziehen (Schutzkittel und Überschuhe) und vor allem Tröpfchenschutz > 5 μ (chirurgische Standardmaske);
  - **Haut- und Perineumpflege**: einmal täglich;
  - Ganzkörperwaschung mit Seife; Vulvatoilette.
- **Mundpflege** dreimal täglich:
  - Natriumbikarbonat 1,4 % allein, **keine** verschiedenen Mischungen (Amphotericin B, Antiseptika);
  - Sanftes Putzen der Zähne und des Zahnfleisches mit einer weichen Bürste, je nach lokalem Zustand.
- **Darm-Dekontamination nicht obligatorisch**.
- **Temperatur** (nicht rektal): alle 4 Stunden.
- Eine **Krankenhausaufnahme** kann, mit Zustimmung des Onkologen des Patienten, vermieden werden, wenn es sich um eine zuverlässige Person handelt, deren Aplasie nach der Chemotherapie a priori von kurzer Dauer sein wird, vorausgesetzt, es gibt keine Symptome, die auf eine Infektion hindeuten, und keine Anzeichen für eine schwere Erkrankung (Puls, AF, RR: siehe „ABCs" auf S. 15), und er kann bei Bedarf schnell ins Krankenhaus zurückkehren.
- **Wachstumsfaktor**: Keine Zulassung für die kurative Behandlung von Neutropenie nach Chemotherapie. Anwendung gemäß lokalem Protokoll oder nach Empfehlung des Onkologen.

Literatur

1. Mucites et candidoses, AFSOS, Référentiels, 2015, www.afsos.org/liste-complete-referentiels, https://tinyurl.com/yvu4zr4z Siehe auch https://tinyurl.com/9s68ks2t

2. Supportive Therapie bei onkologischen Patienten. Dtsch Arztebl Int 2017; 114: 481-7 (Stand 27.3.2023) https://tinyurl.com/2p9f8bwk
3. AGIHO: Arbeitskreis Infektionen (Stand 27.3.2023) https://tinyurl.com/3smek5rp

9.4 Der febrile Patient mit Granulozytopenie

> **Neutrophile < 500/mm³; T > 38, 3 °C (einmal) oder > 38 °C × 2 Mal in weniger als 1 Std.**

- Zwischen 500 und 1000/mm³, wenn Fieber auftritt, ist die Behandlung in der Notaufnahme die gleiche wie bei weniger als 500/mm³.
- Lokalisierte Infektionen können sich larviert äußern.
- Anzeichen einer Infektion ohne Fieber zählen als Fieber.
- Auf septischen Schock achten (*S. 391*), „ABC" (*S. 1*) ± qSOFA- und NEWS-Score überprüfen.
  (*S. 2 und 604*)
- Wenden Sie, wenn vorhanden, ihr lokales Protokoll an (lokale Ökologie).
- In der Notaufnahme handelt es sich in der Regel um Aplasien nach Chemotherapien, die von kurzer, vorhersehbarer Demand sind.

... ***Wenden Sie Maßnahmen zur vorbeugenden Behandlung an (S. 585)*** ....

- Aufmerksame klinische Untersuchung.
- Haut, Schleimhäute, Körperöffnungen (insbesondere Anus), Zähne, Mund, Augen, Ohren, Katheter. Die „ABCs" überprüfen (S. 1).
  Eine gasförmige Perinealgangrän, eine eitrige Mittelohrentzündung oder andere vernachlässigte Herde dürfen nicht zu spät entdeckt werden.

... ***Berechnen Sie den MASCC-Schweregrad-Score*** ....

Die **Klinik muss Vorrang** vor diesem oft fehlerhaften Score haben.

Febrile Neutropenie: Keine Symptome oder leichte/moderate Symptome	5 3
Keine Hypotonie (systolisch < 90 mmHg)	5
Keine chronisch-obstruktive Lungenerkrankung	4
Solider Tumor oder maligne Hämopathie ohne vorangegangene Pilzinfektion	4
Keine Dehydrierung (erfordert intravenöse Rehydrierung)	3
Patient nicht stationär vor der Fieberepisode	3
Alter unter 60 Jahren	2
Ein Score > 21 ist mit einem geringen Risiko für schwere Komplikationen verbunden, und zwar bei Patienten mit solidem Tumor und a priori kurzer Aplasie ohne laufende Antibiotikatherapie.	

... ***Untersuchungen*** ....

- Thoraxröntgenbild, Blutbild, Kreatinin, Transaminasen, Laktat.
- Zwei Paar Blutkulturflaschen aus einer peripheren Vene (*S. 745*) oder ein Paar aus einer peripheren Vene gleichzeitig mit einem Paar für den Zentralkatheter/Port. Urinkultur auch dann, wenn der Teststreifen negativ ist.
- Entnahme von allen zugänglichen möglichen Infektionsherden.

... ***Isolation (siehe vorherige Seite)*** ....

- Entsprechend der voraussichtlichen Dauer der Neutropenie ausgestattetes Zimmer nach Absprache mit dem onkohämatologischen Team.

... ***Antibiotika vorzugsweise nach lokalem Protokoll*** ....

- **Stationäre Behandlung in folgenden Fällen:**
  - **Neutropenie > 7 Tage oder Versagen einer Erstlinientherapie oder 3-Generations-Cephalosporin oder Krankenhausaufenthalt innerhalb der letzten 3 Monate**: i.v. Ceftazidim 2 g × 3/Tag (2 g × 4/Tag, wenn > 80 kg), oder Piperacillin-Tazobactam 4 g/500 mg × 3/Tag (× 4/Tag, wenn > 80

kg). Zugabe eines Aminoglykosids als einmalige Tagesdosis (Amikacin 25–30 mg/kg oder Gentamicin 7–8 mg/kg) im Falle einer Sepsis oder eines septischen Schocks (*S. 491*). Hinzufügen von Vancomycin Initialdosis: 20–30 mg/kg in 1 h (20 mg) bis 2 h (30 mg) gefolgt von 30–40 mg/kg/d i.v. als Perfusor bei klinischem Verdacht auf Infektion eines zentralen Venenkatheters, klinisch schwerer Infektion (Schock) oder dokumentierten resistenten Staphylokokken; sehr nützliches Kalkulationstool für Vancomycin: www.vancopk.com

- **Neutropenie < 7 Tage, keine 3.G-Cephalosporine oder Krankenhausaufenthalt innerhalb der letzten 3 Monate**: Cefotaxim 1 g × 3/d (2 g × 3/d, wenn > 80 kg) ± Gentamicin 7 mg/kg/d i.v. (je nach Schweregrad);
- Niedriges MASCC-Risiko (hoher Score) ohne schwere Mukositis (Pat. kann essen) und mit Zustimmung des Onkohämatologen, der den Patienten betreut: p.o. Ciprofloxacin 500 mg × 2/Tag in Kombination mit Amoxicillin-Clavulanat 1 g × 3/Tag;
- ambulante Behandlung: nur auf Anraten des Überweisers oder lokales Protokoll für bestimmte Niedrigrisikopatienten, theoretisch nach einer 12–24-stündigen Überwachungsphase unter Therapie.

Besondere Fälle

- **Mund**:
  - Soor: Fluconazol p.o. 50 mg × 2/d hinzufügen;
  - Bläschen oder Aphthen: Aciclovir p.o. oder IV 5 mg/kg/8 h in 1 h hinzufügen.
- **Haut**: herpetiforme oder zosterartige Läsionen: Aciclovir 15 mg/kg/d in drei 1-stündigen Infusionen hinzufügen.
- **Verdauungstrakt**: diffuse Mukositis: Aciclovir 5 mg/kg/8 h + Piperacillin-Tazobactam IV 4 g/500 mg × 3 pro Tag in 3 Einzelgaben ± Amikacin IV 25–30 mg/kg/d als Einmalgabe.
- Vertiefen Sie Ihre Informationen:
  - **F:** Mit den Dokumenten, die von der ARS Auvergne-Rhône-Alpes online zur Verfügung gestellt werden: https://tinyurl.com/9s68ks2t
  - **D:** Onkopedia: Fieber unbekannter Genese (FUO) bei neutropenischen Patienten (Stand 28.3.2023) https://tinyurl.com/yckrurwz
    Onkopedia: Sepsis bei neutropenischen Patienten (Stand 28.3.2023) https://tinyurl.com/2hd7epyb
  - **EN:** Diagnosis and empirical treatment of fever of unknown origin (FUO) in adult neutropenic patients: guidelines of the Infectious Diseases Working Party (AGIHO) of the German Society of Hematology and Medical Oncology (DGHO) (Stand 28.3.2023) https://tinyurl.com/3z7y3xnp

9.5 Transfusion von Erythrozytenkonzentraten

- Der diensthabende Transfusionsmediziner kann Sie beraten.
- Die Untergrenzen für Hämoglobin sind nicht altersabhängig.
- Die Transfusion ist eine **Transplantation eines flüssigen Organs** mit schädlichen immunologischen Effekten, man schränkt jetzt die Indikationen ein.

> **Man wartet nicht immer auf das Blutbild**
  - Eine schwere Anämie sieht man: Blässe (Zunge, Lippen), Tachykardie, Tachypnoe, ischämische Zeichen (akutes ACS, „TIA", Anzeichen im Verdauungstrakt). Führen Sie einen Mikrohämatokrit-Test durch ± Bestellung der Konserven. Bei **schweren Blutungen ist das normale Hämoglobin für einige Stunden eine irreführende Angabe,** die nicht den Verlust von Plasma + Erythrozyten misst.

> **Indikationen für Erythrozytenkonzentrate: Tendenz zur Restriktion**
  - **Ein restriktives Vorgehen bei der Transfusion ist im Vergleich zu einer „liberalen" Transfusion nicht schädlich** (Schwellenwert bei 10 g/dL) ...
  - **Akute Anämie.** Die Grenze hängt von der klinischen Situation ab; die Transfusionsschwelle ist ein Hb < 7 g/dL bei einer akuten Blutung, die anhält oder rezidivieren kann (*S. 398*).
  - **Transfusion, Schwellenwerte bei Anämie (1,4).**

Stabile Patienten auch im hohen Alter, ohne Anzeichen einer Dekompensation, ohne Schock, ohne laufende Blutungen	Transfusionsschwelle
Keine Komorbidität	7 g/dL
Stabile Herz-Kreislauf-Erkrankung, orthopädische oder Herzchirurgie	8 g/dL
Onko/Hämato (gut toleriert, kein akutes Koronarsyndrom [ACS])	8 g/dL
Chronisch stabile Anämie *	6 g/dL
Andere Fälle	
Symptomatische Anämie, aktive Blutung**, ACS	8-10 g/dL
Septischer Schock	7 g/dL
Generell keine Indikation für eine Transfusion	> 10 g/dL

*__Chronische Anämie: sehr selten, Indikation in der Notaufnahme__, außer bei klinischer Symptomatik oder wenn Hb < 5–6 g/dL.

** **Antizipation** je nach Blutungsbeginn und Lieferzeiten am Patientenbett.

> **Transfusion in lebensbedrohlichen Notfällen (1)**
  - Befolgen Sie das lokale Protokoll.
  - Wenn keine immunhämatologischen Daten vorliegen, sind die gelieferten EKs O RH: positiv KEL: negativ, außer bei einer Frau von der Geburt bis zum Ende der gebärfähigen Periode: EKs O RH: negativ KEL: negativ.
  - Im Falle einer Massivtransfusion hat die Verfügbarkeit von EKs Vorrang vor der Kompatibilität in den Blutgruppensystemen außerhalb des ABO-Systems.

> **Nicht-Indikationen**
  - Notfall-Volumenersatz, der mit notfallmäßig verfügbaren Kristalloiden (*S. 482*) erfolgt. Bei Blutungen mit oder ohne Schock sind die Blutdruck- und Hb-Ziele niedrig (siehe „*Blutungen im Verdauungstrakt*", *S. 498*, und „*Schock*", *S. 487*).

> **Hämolytische Anämie (*S. 608*)**
  - Ikterus, dunkler Urin, „Blut" (Hämoglobin) auf dem Teststreifen: Bestätigung durch Retikulozytose, aufgebrauchtes Haptoglobin, Ausstrich (Fragmentozyten). Nierenfunktion ⚠.

- **Siehe „Ikterus“** auf *S. 536*. Behandeln Sie die Ursache und holen Sie rasch fachärztlichen Rat ein.

> **Laborbestimmungen vor der Transfusion**

- Blutgruppe: 2 Bestimmungen aus 2 Proben zu 2 verschiedenen Zeitpunkten, irreguläre Antikörper (2 Bestimmungen in F und CH. In D und A nur 1 Bestimmung erforderlich).
- **Zur Diagnose einer Anämie erforderliche Untersuchungen** (*siehe S. 608*): Blutbild, Retikulozyten, Ferritin, wenn vereinbar mit Eisenmangel und bei Entzündung oder Niereninsuffizienz: Eisen und Transferrin. Verdacht auf Hämolyse: Haptoglobin und Coombs-Test ± Hb-Elektrophorese bei Mikrozytose oder Ikterus, Urinteststreifen: positive Reaktion auf „Blut“ bei Hämolyse (Hämoglobinurie). Folsäure, B12 und Leberwerte bei Makrozytose oder älteren oder unterernährten Personen.
  Ätiologisch orientierte Untersuchungen sind idealerweise vor einer Transfusion zu entnehmen.

> **Vorgehen bei der Transfusion**

- Ein Erythrozytenkonzentrat, um den Hb-Wert um 1 g anzuheben (Erwachsener mit 60 kg).
- Transfundieren Sie bei nicht hypovolämischen Patienten ohne Blutungen in der Regel jeweils eine Konserve und bewerten Sie die Indikation für die zweite Konserve neu (5).
- Prätransfusionskontrolle am Krankenbett: Konserven und Patient (in D nur Bedside-Test erforderlich).
- Transfusionsgeschwindigkeit: Bei hämorrhagischen Notfällen: Verwendung von **Druckbeuteln** und Pumpen verbessert die Prognose. Ansonsten: Etwa 1 Erythrozytenkonzentrat in 1 Stunde.
- Langsame Flussrate (1 Konserve von 250 mL in 1 h, Flussrate 100 mL/h während der ersten 15 min) unter Überwachung des Pulses und der AF. **Komplikationen treten meist innerhalb der ersten 15 Minuten auf.**

> **Massivtransfusion: nicht nur EKs!**

- Akute Anämie mit **Hypovolämie** 2 Prioritäten:
  - **Kontrolle der Blutungsquelle**: chirurgische, endoskopische Hämostase, Embolisation, Antagonisierung/Absetzen von **Antikoagulantien** (*S. 582*);
  - **Flüssigkeitsersatz** (Kristalloide) ist prioritär ± Vasopressoren (*siehe S. 482*). **Permissive Hypotonie**: Zielwert für RR < 90 mmHg, MAP 60 mmHg. Aber vorsichtiger Flüssigkeitsersatz: **Verdünnung schädlich für die Hämostase.**
- **Schwere Blutungen**, Zugabe von **Gerinnungsfaktoren** (Plasma) und **Thrombozyten**, um den Quick-Wert > 40 % und Thrombozyten > 50 000/μl zu halten:
  - Thrombozytenkonzentrate, Zielwert > 50 000/mm^3, oder bei Einnahme von Clopidogrel/Ticagrelor. Bei intrakraniellen Blutungen > 100 000/mm^3;
  - Plasma: **1 Beutel FFP pro 1 EK** [oder lyophilisiertes Plasma, wenn sehr dringend benötigt und verfügbar (6)];
  - Tranexamsäure: wirksam (etwas) in den ersten 3 Stunden einer traumatischen Blutung. Empfehlungen Grad 2+ (2): „Tranexamsäure sollte wahrscheinlich verabreicht werden: nach demselben Schema bei nicht traumatisierten Patienten mit hämorrhagischem Schock“, d. h. 1 g als Bolus i.v. über 10 min, gefolgt von 1 g als Infusion über 8 Stunden;
  - Fibrinogen, wenn < 1,5 g/L: 3 g für Erwachsene 70 kg.

Besonderheiten je nach Patient

- **Chronischer Transfusionsbedarf:**
  - Phänotyp berücksichtigen, plättchenreduziert;
  - Therapie der Eisenüberladung besprechen (Desferal® u. ä.).
- **Knochenmarktransplantierte Person**: Phänotyp berücksichtigen, plättchenreduziert, bestrahlt.
- **Herzinsuffizienz (und Geriatrie):** Transfusion von 1 EK pro Tag in der Regel. **Es wird nicht empfohlen, präventiv ein Diuretikum mit der Transfusion zu kombinieren:** Kein nachgewiesener Nutzen und Vorhandensein von Risiken (Nieren, Elektrolyte, Blutdruck) (1). Überwachung der Vitalzeichen mit SpO_2 bis zu 2 Stunden nach Ende der Transfusion (1).

Überwachung

- Theoretisch Anwesenheit am Krankenbett während der **ersten 15 min** jeder Konserve (in D lt. Leitlinie (8) „geeignete Überwachung").
- Achten Sie auf: Rücken- oder Bauchschmerzen, Kopfschmerzen, Schüttelfrost, Fieber, Durchfall, Puls, niedriger Blutdruck, Marmorierung, Dyspnoe, Husten.
- Überwachungshäufigkeit: 10 min nach Beginn jeder Konserve, dann alle 20 min.
- Im Arztbrief von Anfang an vorbereiten (danach vergisst man es): „... in 3 Monaten durchzuführen: Serologie HIV, HCV, Transaminasen. Ergebnisse an Dr. N., behandelnder Arzt, weiterleiten" (gilt nur in F. In D keine zwingenden Nachuntersuchungen vorgeschrieben)

Literatur

1. HAS, Transfusion de globules rouges homologues, 2015, https://tinyurl.com/9k9fj4rk
2. SFAR, SRLF, SFMU, Recommandations d'experts sur la réanimation du choc hémorragique, 2014, www.sfar.org
3. Avondo A, Berger E, Ray P. Transfusion de produits sanguins labiles dans les structures d'urgence. EMC Urgences 2019 – 06/08/2021. https://tinyurl.com/9vb37x9m (kostenpflichtig)
4. SFAR/SRLF, Recommandations formalisées d'experts, Gestion et prévention de l'anémie chez le patient adulte de soins critiques (hors hémorragie aiguë), 2019, https://tinyurl.com/9m88bh58
5. JPAC-NHS, Single unit policy/National Blood Authority Australia. https://tinyurl.com/2rbneb86 und https://tinyurl.com/5xx8f4k9
6. SFAR-SFMU, Indications de transfusion de plasmas lyophilises (PLYO) chez un patient en choc hémorragique ou à risque de transfusion massive en milieu civil, 2020, https://tinyurl.com/2frj4z3e
7. Clinical Practice Guidelines From the AABBRed Blood Cell Transfusion Thresholds and Storage, 2016: https://tinyurl.com/26f5dw59
8. Querschnitts-Leitlinien (BÄK) zur Therapie mit Blutkomponenten und Plasmaderivaten – Gesamtnovelle 2020 (Stand 30.3.2023) https://tinyurl.com/mrybn7wu

9.6 Thrombozytopenie – Thrombozytentransfusion

› Wichtige Punkte

- **Thrombozytopenie (TP): < 150 000/mm³**. Die Dringlichkeit der Abklärung hängt vom klinischen Kontext und der Kinetik ab. Kein Blutungsrisiko einer isolierten Thrombozytopenie > 80.000.
- Klinische Indizien, die eine Blutung vorhersagen: frühere Blutungsepisoden, Purpura der Schleimhäute, Hämaturie.
- **Lokale Blutstillungsmaßnahmen sind wichtig**
- **Vordringlich ausschließen ⚠** :

  Purpura fulminans[1]; TMA[2], MAS[3]; DIC[4], akute Leukämie, Malaria, Arzneimitteltoxizität, Schwangerschaft, HIT[5], VITT[6]

  1 - Klinische Diagnose und sofortige Behandlung (*S. 813*). Extensive nekrotische Purpura in Verbindung mit Anzeichen einer Sepsis.
  2 - TMA: thrombotische Mikroangiopathie/thrombotische thrombozytopenische Purpura.
  3 - MAS: Makrophagenaktivierungssyndrom.
  4 - DIC: Disseminierte intravasale Koagulation.
  5 - HIT: Heparin-induzierte Thrombozytopenie.
  6 - VITT: Vaccine-induced immune thrombotic thrombocytopenia nach Anti-Covid-19-Impfstoff mit adenoviralem Vektor: Risiko von Thrombosen zerebral und in der Mesenterialregion.
- Eine Thrombozytentransfusion (Alloimmunisierung) kann bei einer malignen Hämopathie ein späteres Handicap darstellen.

› Zeichen der Schwere und Dringlichkeit (siehe auch „Risiko" + oben)

- **Fieber**. Sepsis mit Verbrauch, Malaria, Purpura fulminans. TMA.
- **Plötzliche Kopfschmerzen** (dringendes CT); **muköse Purpura (Mund).**
- Schwerer, wenn Knochenmark-Produktionsstörung, wenn sich die Purpura ausbreitet, wenn Schleimhautblutungen vorhanden sind ⚠.
- Andere Blutbildungsstörungen, antithrombotische Medikamente, Alter > 65.
- **Risiko von Blutungen und Thrombozytopenie (nicht EBM)** s. Tabelle S. 593.

› Klinisches Umfeld

- **Schwangerschaft**? (Prä-)Eklampsie (*S. 381*), HELPP-Syndrom und akute Schwangerschaftsfettleber (*S. 527*). Geburtshilfliche Stellungnahme/Intensivstation. **Physiologische Hämodilution** (> 100 000/mm³ und isoliert) manchmal schon im 1. Trimenon, eher danach und manchmal < 6 Wochen postpartal. Konsil durch Hämatologen/Internisten ++.
- **Medikamente** aktuell oder < 4 Wochen (2,3).
- Komorbiditäten HIV, HBV, HCV, Neoplasien oder Autoimmunerkrankungen.
- Klinische Untersuchung und allgemeine und hämorrhagische (weiter unten) Zeichen der Schwere.

	Blutungsrisiko bei TP /mm³*.
Basisrisiko bei isolierter Thrombozytopenie	> 80 000: ⌀Risiko 40–80 000: geringes Risiko < 40 000: leicht < 30 000 zentral ++ < 10 000 Risiko +++
Antikoagulanzien/Thrombozytenaggregate **	< 50 000
Neurochirurgie	< 100 000
Chirurgie Große Chirurgie, Ortho	< 50 000 < 100 000
Periduralanästhesie	< 80 000
Lumbalpunktion	< 40 000
Zentraler Zugang	< 40 000 keine KI, wenn PICC**
Endoskopie des Verdauungstraktes	< 20 000

* **Weitere Risikofaktoren**: > 65 Jahre, kürzliche schwere Blutung, Nieren-/Leberversagen andere Gerinnungsstörung, Thrombozytenfunktionsstörung, Sturzrisiko.

** PICC (peripherally inserted central catheter = zentraler KT über peripheren Zugang).

*** Hämatologisch / hämostaseologisches Konsil. Bei 50–80 000 die weiteren Risikofaktoren berücksichtigen

› Labor

- Blutbild mit Retikulozyten und **Ausstrich** (Fragmentozyten? Abnormale Zellen?).
- Bei neuer oder isolierter Thrombozytopenie: Kontrolle mit Zitratröhrchen (Aggregation und Pseudo-Thrombopenie durch EDTA)
- INR, aPTT, Fibrinogen.
- Blutgruppe und irreguläre Antikörper.
- Leberwerte.
- Kreatinin.
- Haptoglobin, LDH, Bilirubin (TMA, Notfall).
- Blutkulturen (4 Fläschchen in 1 Entnahme (*S. 605*) ± Plasmodium Ag und Parasitenabstrich.
  bei Fieber.
- HIV- und HCV-Serologie.

› Vereinfachte diagnostische Orientierung (in Anlehnung an Khellaf (1))

	Splenomegalie Lymphadenopathie	Hämostase	Schizozyten	Anomalie in anderen Zelllinien	Knochenmark
Bildungsstörung	Möglich	Normal (oder DIC)	Meistens Nein	**Ja**	**Pathologisch**
Verbrauch *	Möglich	DIC	**Ja** wenn TMA	Variablel	Normal
Milzsequestration	Ja (große Milz)	Normal oder hepatozelluläre Insuffizienz	Nein	**Ja**	Normal
Immunologisch	Meistens Nein	Normal +++	**Nein**	**Nein****	**Normal**

* DIC und Fibrinolyse siehe *S. 579*. Keine DIC, wenn INR, PTT und Fibrinogen normal.

** Außer Evans-Syndrom.

TMA: Thrombotische Mikroangiopathie (siehe *S. 153*).

Weitere Argumente: peripher vs. zentral

Vermehrter peripherer Abbau	Bildungsstörung
– Systemerkrankungen, besonders Lupus, RA oder CLL. – Isolierte Thrombozytopenie, DIC. – Portale Hypertension mit Hypersplenismus: Zuerst sind die Thrombozyten vermindert, dann die Leukozyten, dann die Erythrozyten. Auf eine DIC achten. – TMA (*S. 609*). – Infektiöses Geschehen: DIC (*S. 579*). – HIV-Infektion (klinische Symptome: *S. 784*). – HIT, ab Tag 3 mit fortschreitender Thrombose; Chinin (Medikamente, Schweppes), Chinidin, Rifampicin (2,3).	– Metastasierter Tumor, maligne Hämopathie. – Chemotherapie. – Aregenerative makrozytäre Anämie. – Massiver akuter Alkoholintox. – Hydrochlorothiazid. – > 60 Jahre, unerklärter Befall anderer Blutlinien, Organomegalie, Lymphadenopathie... – Anomalie des Ausstrichs (Blasten ...). – Indikation für eine KM-Punktion (also hämatologisches Konsil).

Notfall-Knochenmarkpunktion (Konsil durch Hämatologen), wenn:

- abnormale Zellen im Ausstrich/Blutbild, Anomalien in anderen Zelllinien;
- Bildungsstörung oder vermehrter peripherer Abbau nicht geklärt.

Stellen Sie manchmal die Diagnose ITP (Immunthrombopenie)

- Ausschlussdiagnose: Isolierte Thrombozytopenie (< 100 000/mm^3) ohne Anämie, Fragmentozyten, Leukopenie oder eine andere offensichtliche Ursache für die Thrombozytopenie.
- Normale klinische Untersuchung ohne Blutungszeichen, normale Hämostase.
- Die Diagnose ITP ist sehr wahrscheinlich, bei Bedarf können Kortikosteroide verschrieben werden.
- Ein hämatologisches Konsil ist sicherer!
- Vorsicht bei „unsicheren Anzeichen“ wie MCV $\geq$ 100, Monozytose > 1000/mm^3, oder zirkulierenden Vorstufen der Granulozytopoese, > 60 Jahre, Anomalien der anderen Blutlinien, Organomegalie: hämatologisches Konsil und besprechen Sie eine KM-Punktion.
- Schweregradeinteilung (siehe oben und Khellaf-Score: https://tinyurl.com/yckmusts

Makrophagenaktivierungssyndrom (MAS) oder hämophagozytische Lymphohistiozytose.

- ***siehe S. 611* und (5). Bicytopenie, fieberhaft.**

Thrombozytopenie und Thrombosen:

Konsil durch Hämato-/Hämostaseologe/Internisten ± dringende Aufnahme auf Intensivstation

- Heparin-induzierte Thrombozytopenie und Thrombose (HIT): Patient, der kürzlich mit Heparin oder LMWH behandelt wurde und kürzlich eine Thrombopenie oder einen plötzlichen Abfall der Thrombozyten um 50 % hatte, Hautnekrosen an den Injektionsstellen, Anaphylaxie nach Heparininjektion, venöse und/oder arterielle Thrombosen. Wahrscheinlichkeitsscore 4T: https://tinyurl.com/56ten9c2. Beratung durch Intensivmediziner und Hämostaseologie.
- VITT: Thrombotische Thrombozytopenie, die durch Adenovirus-Vektorimpfstoffe gegen Covid-19 induziert wird: Risiko von zerebralen Thrombosen und in der Mesenterialregion.

- Disseminierte intravasale Gerinnung (DIC): Malignom oder Sepsis (*siehe S. 579*).
- **TMA-Syndrom, thrombotische Mikroangiopathie (thrombotisch-thrombozytopenische Purpura):** Fieber, assoziierte Hämolyse: Fragmentozyten, Haptoglobin, LDH, Bilirubin (*s. S. 609*).
- Katastrophales Antiphospholipid-Syndrom (CAPS) (6): multiple makrovaskuläre Thrombosen, und/oder mikrovaskuläre Thrombosen (Organschäden ± Anzeichen einer thrombotischen Mikroangiopathie, darunter: Thrombozytopenie ± Anämie ± aufgebrauchtes Haptoglobin ± Vorhandensein von Fragmentozyten ± erhöhte LDH-Werte):
  - akute, nicht post-renale Niereninsuffizienz;
  - akutes Atemnotsyndrom (ARDS), Lungenembolie;
  - zerebrale Affektion (Vigilanzstörungen, epileptische Anfälle ...);
  - Hautbeteiligung (Livedo Ulzera...).
- Internistisches Konsil und Intensivstation.
- Thrombozytopenie durch massive Gerinnselbildung.
- Zirrhose.
- Paroxysmale nächtliche Hämoglobinurie (selten, *S. 609*).

> **Unspezifische Behandlung in Notfällen**

- **Kompression** von Blutungen, Tamponade bei Epistaxis, keine Interventionen mit Blutungsrisiko.
- Absetzen von NSAR, ± Antikoagulantien je nach Schweregrad und Nutzen (siehe Ref. 4).
- Absetzen der inkriminierten Medikamente.
- Menometrorrhagie außer DIC/Fibrinolyse: Tranexamsäure Tbl.: 2–4 g/Tag in 2–3 Einzelgaben ± Nomegestrol 10 mg/d.

> **Behandlung einer schweren Thrombozytopenie durch peripheren Abbau**

- Konsil durch Hämatologen oder Internisten, ± Intensivstation.
- Absetzen der verdächtigen Medikamente.
- Bei **Blutungen oder schwerem Verlauf**, bei DIC, TMA, Malaria, Sepsis, HIT: Aufnahme auf der Intensivstation vorsehen.
- Laborbestimmungen vor der Behandlung: Thrombozyten-Antikörper, antinukleäre Antikörper, HIV.
- **Wenn eine ITP diagnostiziert wird:**
  - Thrombozyten > 30 000 keine Komplikationen keine Behandlung, aber Konsil durch Hämatologen/Internisten;
  - Thrombozyten < 30 000/mm^3 (50 000 bei Antikoagulantien) und Blutungsscore < 8 und **Häma-Konsil nicht möglich,** und Diagnose sehr wahrscheinlich (*siehe oben*): Prednison 1 mg/kg und Konsil Hämatologie/Internisten innerhalb weniger Stunden;
  - **Thrombozyten < 30 000/mm^3 (50 000 bei Antikoagulation)** und Blutungsscore ≥ 8 zwingendes Konsil Hämato/Internist ++ (Hämatologie-Intensivstation) (bei lebensbedrohlichem Notfall Methylprednisolon 15 mg/kg/d ± Immunglobuline 1 g/kg/d).
  - **Thrombozytentransfusion** alle 8 Stunden, wenn es sich um einen **lebensbedrohlichen Notfall** handelt.
- Sehr seltene Indikationen für eine Thrombozytentransfusion (*s. unten*).

> **Thrombozytentransfusion in der Notaufnahme**

- **Thrombozytopenie durch peripheren Abbau: NEIN außer nach fachärztlichem Konsil:**
  - in der Regel **unnötig oder kontraindiziert**, außer in katastrophalen Situationen (4); es werden 100 000/mm^3 bei intrazerebralen Blutungen und 50 000 bei anderen aktiven Blutungen mit Lebensgefahr angestrebt.
  - indiziert bei DIC bei akuter Leukämie (Promyelozyten++), wenn Anzeichen einer Blutung vorliegen. oder > 50 000/mm^3 (4).
- **Indikationen: Thrombozytopenie durch Bildungsstörung:**
  - **Thrombozytopenie < 50.000/mm^3 mit Blutungen**, insbesondere Zeichen einer schweren Blutung:
    - schwere Blutungen;
    - oder Blutung am Augenhintergrund;
    - oder sich ausbreitende Purpura;
    - oder orale Blutungsblase (schauen Sie auch unter die Zunge);
    - oder geplanter invasiver Eingriff.
  - **Thrombozytopenie < 20 000/mm^3, neu aufgetreten.**
- **Durchführung:**
  - Pool-Thrombozytenkonzentrat oder Thrombozyten eines einzelnen Spenders bei gegenwärtigen oder zukünftigen Polytransfusionspatienten. Bestrahlung: bei bestimmten Erkrankungen, mit dem Transfusionsmediziner zu besprechen;
  - eine Einheit Thrombozytenkonzentrat (0,5 $\times$ 10^{11} Thrombozyten) pro 10 kg Körpergewicht, schnell verabreichen;
  - immer mit Filter;
  - kein routinemäßiges Dexchlorpheniramin (Polaramin®), zur Vorbeugung eines allergischen Syndroms (Schüttelfrost/Hyperthermie) (erhältlich nur in F + A, nicht in D + CH)
  - Die Thrombozyten-Zahl muss nach 1 h auf 30–60,000/mm^3 ansteigen, ansonsten handelt es sich um einen Verbrauch oder eine Alloimmunisierung. Hämatologisches/transfusionmedizinisches Konsil.
- **Überwachung:**
  - Bauchschmerzen, Durchfall, Fieber, Schüttelfrost, Kollaps;
  - Während der Transfusion und in den Stunden danach.
- **Wirksamkeitskriterien:**
  - Stillstand der Blutungen;
  - Wiederanstieg der Thrombozytenzahl, beurteilt eine Stunde nach Ende der Transfusion (und nicht sofort). Stabil am nächsten Tag.
  - **Gabe von Anti-D-Ig (Rhophylac®)** nach der Transfusion von Rh+ Thrombozyten bei einer Rh-negativen Frau im gebärfähigen Alter.
  - **Organisieren Sie die serologische Überwachung nach der Transfusion.**

› Literatur

1. **Khellaf M., Thrombopénie aux urgences, Congrès Urgences, 2014,** www.sfmu.org (Mitglieder) und https://tinyurl.com/2hv2buer
2. Megarbane B., Thrombopénies iatrogènes, SRLF 2016. https://tinyurl.com/4pjs79ht
3. Khellaf M., Godeau B., Réanimation et cytopénies auto-immunes. Diagnostic et modalités de prise en charge, Réanimation, 2013, 22:490–500.
4. HAS, Transfusion de plaquettes : produits, indications, 2015, https://tinyurl.com/muz975eb ("fiche de synthèse" auswählen).
5. **Calleja A, Lambotte O. Thrombopenies in AIH, Urgences en hématologie, 2020** +++: www.aihemato.com/livrets/

6. Orphanet urgences. Syndrome des anticorps antiphospholipides et syndrome catastrophique des antiphospholipides https://tinyurl.com/yu9m5ywc. In englischer Fassung: https://tinyurl.com/2vfjnyrn
7. Medix guideline Hämatologie (Stand 31.3.2023) https://tinyurl.com/2p8vxupx
8. Onkopedia – Thrombozytopenier (Stand 31.3.2023) https://tinyurl.com/2vn9nxmp
9. MSD manual Thrombozytenstörungen im Überblick (Stand 31.3.2023) https://tinyurl.com/42b3cz5h

9.7 Der hämophile Patient in der Notaufnahme

Wichtige Punkte

- **In der Regel ist der Hämophilie-Patient bereits „bekannt“**; denken Sie bei einer isolierten aPTT-Verlängerung, die durch Faktorentests bestätigt wird, an die Diagnose.
- **Der Hämophilie-Patient weiß viel über seine Krankheit.** Vermitteln Sie ihm Vertrauen, indem Sie ihm die richtigen Fragen stellen (dazu später mehr).
- **Vorsichtige Untersuchung**: Mobilisieren Sie die Gliedmaßen nicht unbedacht. Tasten Sie zuerst vorsichtig ab.
- **Keine IM-Injektion**, keine rektale Temperaturmessung.
- Ohne Substitution darf nur eine periphere Venenpunktion durchgeführt werden.
- Kein Aspirin; keine NSAR in der Notaufnahme.
- **Ein Hämophiler hat nicht nur Blutungen**. Denken Sie auch an andere mögliche Diagnosen (insbesondere Gelenk-, Bauch- und neurologische Anzeichen).
- Ersatzprodukte werden von den Krankenhausapotheken bereitgestellt.

  Das beste Ersatzprodukt ist dasjenige, das der Patient normalerweise verwendet. Im Falle eines vitalen oder funktionellen Notfalls ist das beste Produkt dasjenige, das sofort verfügbar ist.
- **Substituieren Sie immer, wenn Sie** ein Schädel- oder Wirbelsäulentrauma oder ein schweres Trauma haben.
- **Es ist besser, einmal zu viel zu substituieren, als das Risiko einer verzögerten Blutung einzugehen.**
- Die Wirksamkeit von Substitutionspräparaten wird erreicht, sobald die Infusion beendet ist.
- Im Falle einer Blutung oder wenn eine potenziell blutungsintensive Maßnahme erforderlich ist, oder beim geringsten Zweifel wenden Sie sich an den **für Hämophilie zuständigen Arzt** in Ihrem Gebiet oder an den diensthabenden Hämatologen.

Was ist zu tun?

… ***Maßnahmen des gesunden Menschenverstands*** ……………………

- Lokale Blutstillung: Kompression, Naht, Flüssigkeitsersatz usw.
- Ruhigstellung von Knochenbrüchen, schmerzenden Gliedmaßen und der Wirbelsäule.

… ***Hämophilieausweis, Anamneseerhebung*** ……………………

- Art der Hämophilie: A (VIII) oder B (IX)?
- Schweregrad: Schwere Hämophilie: Faktorenspiegel < 1 % oder mittelschwer?
- Hemmkörperhämophilie?
- Welches Produkt zur Substitution?
- Ist Minirin® (Desmopressin) bei mittelschwerer Hämophilie A wirksam (Ergebnis des Vorversuchs) und kann es das aktuelle Problem lösen? Die Wirkung von Minirin® ist vorübergehend; Dosierung in der Fachinfo.
- Wird mit Emicizumab (Hemlibra®) behandelt?

… ***Klinische Untersuchung mit Feingefühl (Schmerzen, Blutungsrisiko)*** …

Die für den Hämophilen typischen Beschwerden sind:

Spontane hämorrhagische Komplikationen oder nach kleineren Traumata.

- Hämarthrosen (Ultraschall, wenn Zweifel hinsichtlich der Hüfte bestehen), Epistaxis.
- Muskelhämatome:
  - **Psoas-Hämatom**: Bauch- und/oder Rückenschmerzen, akute Anämie möglich, Fieber möglich. Psoas-Zeichen = teilweise Beugung des Oberschenkels über das Becken. Schmerz bei sanfter Streckung des Oberschenkels in der Horizontalen. Manchmal Kompression des Nervus cruralis oder seiner Wurzeln: Hypästhesie der Vorderseite des Oberschenkels mit Aufhebung oder Verminderung des Patellarreflexes, Quadrizepsparese (Oberschenkel muss durch den Untersucher wegen der Schmerzen in passiver Flexion zum Becken hin gehalten werden). Bestätigung nach Substitution durch Ultraschall oder Computertomographie;
  - Hämatome in der Wand intestinaler Organe (Subokklusion). Diagnose durch Ultraschall. Beim geringsten Zweifel -> Computertomographie.
- Blutungen und Hämatome im Gehirn, liberale Indikationsstellung für CT bei Schädel-Hirn-Trauma. **Nicht zögern, vor dem CT zu substituieren.**
- Rückenmarkskompression durch intraspinales Hämatom: Wirbelsäulenschmerzen, Steifheit, manchmal diskrete Kompressionszeichen => CT bei Wirbelsäulentrauma.
- Akute Anämie

Infektiöse Komplikationen (*Siehe ggf. „HIV-Infektion", S. 784*)

- Infektion von Gelenkprothesen, septische Arthritis bei Hämarthrose.

... ***Den Hämophilie-Spezialisten hinzuziehen (siehe oben)*** ....

... ***Entnahme von Blutproben*** ....

- Vorsichtsmaßnahmen wie bei jedem Kranken (HIV-HBs).
- ***Kompression der Einstichstelle 10' + Druckverband 36 Std.***
- Blutbild, Blutgruppe + irreguläre Antikörper.
- Hämostase, Abklärung einer evtl. Therapie mit Antikoagulanzien.

... ***Substitution und lokale Maßnahmen*** ....

- **Kompression, Ruhigstellung** bei Hämatomen/Arthrosen, Epistaxis-Tamponade mit resorbierbarem Material, Nähen von Wunden + Druckverband. Die Indikation für das Nähen ist aufgrund des Risikos der Nachblutung von Wunden, die zum Zeitpunkt der Untersuchung trocken sind, weit gefasst. Ergänzen Sie die Naht durch eine Ruhigstellung, wenn sie sich in einem beweglichen Bereich befindet.
- Tranexamsäure i.v. oder p.o. bei Haut- und Schleimhautblutungen.
- Substitution: Sie haben meist genug Zeit, um den auf Hämophilie spezialisierten Arzt zu kontaktieren. Ansonsten sind die wichtigsten Dinge wie folgt:
  - 1 E/kg Faktor VIII oder IX erhöht die Werte um jeweils 2 % bei Hämophilie A, 1 % bei Hämophilie B;
  - Ziel: > 50 % Restfaktor (80–100 % bei Hirnblutungen);
  - Desmopressin (Minirin®) möglich bei geringfügiger Hämophilie A bei ansprechbarem Patienten; und bei nicht schweren Blutungen.
  - **Hämophilie A ohne Hemmkörper. Faktor VIII-Konzentrat: Das für den Patienten übliche Produkt,** außer in extremen Notfällen (T1/2 = 8–12 h unabhängig vom Produkt): 20–40 U/kg in 10 min (bis zu 3/24 h); 50 U/kg bei schweren hämorrhagischen Ereignissen oder chirurgischen Eingriffen;
  - **Hämophilie B. Faktor IX-Konzentrat: übliches Produkt des Patienten** außer in extremen Notfällen: (T1/2 = 18–24 h) 30–60 U/kg in 10 min. Eine

Dosis/12 h; 80–120 U/kg bei schweren hämorrhagischen Ereignissen oder chirurgischen Eingriffen;
- **Hämophilie A mit Antikörpern**: Facharzt hinzuziehen ++:
  - Novoseven: 90 Mikrogramm/kg in 2 min, nach 2–3 h wiederholen,
  - oder Feiba 75 U/kg (bis zu 3/24 h), **kontraindiziert**, wenn mit **Hemlibra** ® (Emicizumab) behandelt: Thrombosen,
- **Hämophilie B mit Antikörpern**: Spezialist kontaktieren: Novoseven: 90 Mikrogramm/kg in 2 Min, nach 2–3 Stunden wiederholen.

... ***Nicht vergessen***...

- **Schmerzmittel** per os oder i.v. oder s.c., niemals i.m. (Paracetamol oder Morphin).
- Schienen zur Ruhigstellung des Körpers.
- Keine rektale Temperaturmessung.
- **Keine Blutgasanalyse**: Arterielle Punktion nur nach Konsil oder Substitution. **Oxymetrie, venöse BGA** sind oft ausreichend (*S. 297*). Kompression 10 min und Druckverband 36 h.

› Literatur

1. Delavaud C. et al., Hémophilie-maladie de Willebrand, 2013, Urgences-online, https://tinyurl.com/ycksh8yc
2. Moraly J., Frenzel L., Accidents hémorragique des coagulopathies, Urgences en hématologie, 2020 +++, www.aihemato.com/livrets/
3. World Federation of Hemophilia, https://guidelines.wfh.org/ https://tinyurl.com/y3vbzsda

9.8 Sichelzellkrise

› Wichtige Punkte

- Denken Sie an **Infektionen**, an infektiöse Komplikationen einer Cholelithiasis und an Pyelonephritis. **Jedes Fieber $\geq$ 38 °C rechtfertigt eine Antibiotikatherapie gegen Pneumokokken.**
- Denken Sie an Flüssigkeitsersatz, um der Sichelzellbildung entgegenzuwirken; achten Sie jedoch auf Herzerkrankungen; meist sind keine Transfusionen erforderlich.
- Die **Behandlung von Schmerzen** und insbesondere von Bauch- und Brustschmerzen ist grundlegend; diese Schmerzen begünstigen pulmonale Komplikationen.
- Die Grundlagen dürfen nicht vergessen werden: AF und pulmonale Auskultation.

› Zusätzliche Untersuchungen

- Blutbild, Thrombozyten, Retikulozyten.
- ASAT (GOT), ALAT (GPT), γGT, AP.
- Elektrolyte, Bikarbonat, Kreatinin, Harnstoff.
- Hämolyse-Labor: freies und konjugiertes Bilirubin, Haptoglobin; LDH (unspezifisch).
- CRP (2).
- Arterielle BGA (*S. 297*) sollte vermieden werden (venöse BGA ist ausreichend).
- **2 Paar Blutkulturen in einer Entnahme (insgesamt 40–60 mL Blut) bei Fieber $\geq$ 38 °C (*S. 745*).**
- Urinteststreifen und Urinanalyse (Urinkultur).
- HbS-Prozentsatz nur bei Priapismus, Schlaganfall, Schwangerschaft, pulmonalen Infiltraten.
- **EKG** bei Brustschmerzen, Troponin fallweise je nach klinischem Verdacht. **Röntgen-Thorax** bei $\geq$ 38 °C oder pulmonalen Symptomen. Urinkultur bei Hämaturie, Leukozyturie, Nitrit im Urin.
- Denken Sie an den Nutzen einer Ultraschalluntersuchung (Pneumonie, Lungenödem, Chole(cysto)lithiasis).

› Kontaktieren Sie den behandelnden oder diensthabenden Hämatologen

Lassen Sie die Akte suchen (üblicher Schmerzmittelbedarf, **Basis-Hb-Wert, posttransfusionelle Hämolyse?).**

› Krankenhausaufnahme in folgenden Fällen (2)

- **Anzeichen einer schweren Erkrankung**: Fieber > 39 °C, **Zeichen einer akuten Anämie** (Blässe. Bei Personen mit schwarzer Hautfarbe: Vergleichen Sie mit Schleimhäuten und Haut der Eltern). **Hypoxie/Tachypnoe > 20/min**, akutes Nierenversagen, **neurologische** oder visuelle Symptome, Schock, Sepsis, Schwangerschaft, sehr starke Schmerzen, Priapismus etc.
- Unmöglichkeit, einen angemessenen Flüssigkeitsersatz sicherzustellen.
- **Akute pulmonale Syndrome**: Verdacht bei jedem pulmonalen Symptom/Zeichen, pleuraler oder parietaler Schmerz, Fieber $\geq$ 39 °C, Rasseln bei der Auskultation, Hypoxämie, Leukozytose, mit neuem, manchmal verzögertem radiologischem Infiltrat ± Erguss. Beschaffen Sie frühere Aufnahmen zum Vergleich. Es kann auch doppelt heterozygote SC-Träger betreffen. Weitere Versorgung mit dem Intensivarzt besprechen (77 % Fettembolien, die von Knocheninfarkten verursacht sind).
- **Priapismus.** Urologischer Notfall +++.

- **Bauchschmerzen bei Sichelzellenanämie (2), die nicht verkannt werden dürfen**: Vaso-okkklusive Krise, Cholangitis, Cholezystitis, Pyelonephritis, Reflexileus durch spinale Gefäßverschlüsse oder durch Opiate, Milz- oder Lebersequestration (häufiger bei SC- und S-Thalassämie-Patienten), gastroduodenales Ulkus (NSAR), Pankreatitis.
- Versagen der Analgetika der Stufe II bei optimaler Dosierung.
- Ungewöhnliche Symptome bei einer vaso-okklusiven Krise.
- Jedes Symptom im Brustbereich, Bauchschmerzen.
- Soziale Isolation, ohne Hilfe oder Überwachung.
- Keine Möglichkeit zur spezialisierten Beratung.

> **Behandlung**

- Vorsicht bei begleitendem G6PD-Mangel, verbotene Medikamente: https://tinyurl.com/4ndpj43f oder http://ansm.sante.fr. und auf Englisch https://www.g6pd.org
- **Schmerzen schnell lindern** (Kontraindikationen beachten):
  - für eine Person mit starken Schmerzen oder nach dem Versagen anderer Analgetika ist titriertes Morphin ideal (*siehe S. 33*), nachdem Sie den Bauch vorher abgetastet und danach erneut untersucht haben, und zögern Sie nicht, ein chirurgisches Konsil zu veranlassen. Vermeidung von Übelkeit und Obstipation; schnelle Umstellung auf eine Morphin-PCA, auch wenn manche Patienten bereits abhängig sind;
  - Morphin PCA: 2 mg/15 min, Maximaldosis 24 mg/4 h, keine kontinuierliche Basisrate (Hypoventilation), protokollierte Überwachung (4).
  - Paracetamol i.v. (später durch Paracetamol-Codein ablösen); und/oder Nefopam (nicht in D erhältlich) kombinieren;
  - Ketamin in analgetischer Dosierung: 0,05–0,1 mg/kg in 20 min, dann als Perfusor möglich (erfahrener Arzt oder lokales Protokoll) (*siehe S. 29* (Schmerz) und https://tinyurl.com/vmfd6bbe;
  - +/- Hydroxyzin oder Clorazepat ... *per os*, um die mit chronischen Schmerzen verbundenen Ängste zu bewältigen;
  - (Vermeidung von NSAR einschließlich Ketoprofen i.v.).
- Flüssigkeitsgabe: 500 mL NaCl 0,9 %, dann: NaCl 4 g/L und KCl 2 g/L in G5 %. Vorsicht vor einem Lungenödem (häufige Herzerkrankung). Im Allgemeinen werden nicht mehr als 2 000 mL/24 Stunden benötigt. Auf das Auftreten von Orthopnoe, Rasselgeräuschen oder Giemen achten. Und Natrium- und Bikarbonat-reiches Mineralwasser.
- **Prophylaktische Gabe von LMWH**, wenn bettlägerig.
- Nasaler Sauerstoff $\geq$ 3 L/min bei Hypoxämie (Pulsoximeter) oder respiratorischen Symptomen. Je nach Pulsoximetrie anpassen.
- Folsäure 5 mg/d.
- Aderlass (300–350 mL) mit dem Zuweisenden besprechen, je nach Basis-Hb, wenn Hb > 11 g/dL.
- **Transfusion von Erythrozytenkonzentraten: sparsam (Risiko der Alloimmunisierung++).** Auf eine posttransfusionelle Hämolyse achten ⚠, in diesem Fall nur in lebensbedrohlichen Notfällen transfundieren. Spezialisierte Beratung ++. Praktisch keine Transfusion, wenn > 6 g/dL und Retikulozyten > 150 000/mm^3. Ansonsten je nach Verträglichkeit und Retikulozytose und Basis-Hb.
- **Erwägen Sie eine partielle Austauschtransfusion** (*S. 604*) zur Erzielung von 40 % normalem Hämoglobin bei:

- **akutem Thoraxsyndrom** (*siehe S. 601*);
- **neurologischen Symptomen**: Schlaganfall, retinale Thrombose;
- **Priapismus**, der länger als 3 Stunden andauert, wenn die lokale Behandlung versagt hat (siehe unten);
- **Schwangerschaft**;
- Komplikationen, schwere nterkurrente Erkrankungen;
- akuter Hörverlust und bestimmte Schwindelanfälle.

> **Radiologie**

- **Thorax** nicht standardmäßig (Wiederholung, Strahlenrisiko), aber bei auffälligen Symptomen.
- **Ultraschall-Abdomen und CT** bei geringstem Zweifel an einer chirurgischen Erkrankung: insbesondere Cholezystitis.
- **Röntgenbild des Beckens (MRT, wenn negativ),** um eine Hüftosteonekrose auszuschließen, nicht als Notfall.

> **Suche nach auslösenden Ursachen, Stolperfallen**

- **Schwankungen des Luftdrucks und der Wetterbedingungen.**
- **Infektionen:** besonders auf der Hut sein vor:
  - einer **Pneumokokken- oder Meningokokkeninfektion** (funktionelle Asplenie);
  - häufigen **Harnwegsinfektionen** (immer Urinkultur bei Verdacht).
  - einer **Cholelithiasis mit Komplikationen** (kann bei SIchelzellpatienten röntgentransparent sein);
  - einer **Malaria**; der Schutz durch die Sichelzellenanämie ist relativ.
  - einer Osteitis (Staphylokokken, Salmonellen);
  - jeder Infektion: Harnwegsinfektion, Appendizitis, andere.
- **Jedes Fieber $\geq$ 38 °C rechtfertigt eine empirische Antibiotikatherapie:**
  - nach: Blutkulturen und Urinkultur ± manchmal Lumbalpunktion, Abdomen-Ultraschall je nach klinischem Befund;
  - **Cefotaxim** 1–2g i.v./8 h.
- **Bei schwerer Lungenentzündung:**
  - Makrolid hinzufügen;
  - vorsichtige Flüssigkeitsgabe;
  - O_2, wenn SpO_2 < 92 %;
  - Überdenken Sie eine Austauschtransfusion bei ungünstigem oder schwerem Verlauf (Hb < 7 g/dL, nicht durch O_2 korrigierte Hypoxie, Schwangerschaft;
  - idealerweise: Überwachung auf der Intensivstation.
- Handelt es sich bei der Lungenentzündung evtl. um ein **akutes Lungenödem**?
- Bei Verdacht auf septische Arthritis oder infektiöse Osteitis: Behandlung von Staphylokokken und gram-negativen Keimen nach der Entnahme von Proben.
- **Akute Anämie: akute Milzsequestration**: sehr selten bei Erwachsenen, Schock möglich, Splenomegalie; **akute transiente Erythroblastopenie** (postviral, Parvovirus B19); Transfusionszwischenfall (kürzliche Transfusion); generalisierte Knochenmarksnekrose mit schwerer Schmerzkrise (stark erhöhte LDH). Spezialisierte Beratung erforderlich.

> **Entlassung aus der Notaufnahme des Krankenhauses.**

- Kriterien für die Entlassung nach Hause (2):
  - kein Fieber, keine Brustschmerzen, AF < 20/min;
  - seit 8–12 Stunden kein Morphin;

- Berücksichtigung der Lebensumstände.
- Wird die Person von einem Spezialisten betreut? Wurde er kontaktiert? Wurde eine jährliche augenärztliche Untersuchung durchgeführt? Ist die Person gegen Pneumokokken geimpft?
- Verordnung von Folsäure 5 mg/d und Analgesie.
- Vermeidung von begünstigenden Faktoren: Reisen, Fliegen, Höhenaufenthalte, Dehydrierung, Veränderungen der Temperatur.

› Priapismus (2) und (3: Videos)

- < 1 Std.: Effortil® (Etilefrin) per os 20–40 mg wiederholbar. 1–3 Std.: Etilefrin als intrakavernöse Injektion (10 mg), bei Bedarf 20 min später wiederholen. Nach 3 Std.: Drainage ohne Spülung der Schwellkörper (3), dann Etilefrin intrakavernös.
- Sowohl die Injektion als auch die Punktion erfolgen durch Einstechen in einen der beiden Schwellkörper, nach Lokalanästhesie mit Lidocain 1 %, lateral mit einer 19 G Flügelkanüle („Butterfly“).
- Um die Schwellkörper zu drainieren, nimmt man sich Zeit (20–30 min) für eine vollständige Drainage bis zum Rücklauf von Blut: das Blut durch sanften manuellen Druck zum Fließen bringen, ohne zu saugen oder zu lavagieren (↗Gefahr der Fibrose). Das Blut, das anfangs schwarz ist, sollte sich mit zunehmender Detumeszenz zinnoberrot färben. Nach der Drainage wird Etilefrin mithilfe der aufgesetzten Nadel injiziert.
- Ziehen Sie den Urologen hinzu.

› Partielle Austauschtransfusion: Praxis (2)

- Aderlass Nr. 1 nur bei Hb > 9 g/dl. Volumen je nach Hb-Wert: 9 g → 200 mL; 9,5 g → 250; 10–11 g → 350; 11,5–12 g → 450 mL.
- Unter RR-Kontrolle und Überwachung: 2 große venöse Zugänge 20 G oder 22 G. Bei schlechtem Zugang kann eine Butterfly-Kanüle verwendet werden.
- Ein leerer Beutel aus der Blutbank oder eine Redondrainage (z. B. Drainobag®), oder ein einfacher Beutel, den man in Ablaufposition bringen kann.
- Ein einfacher Anschluss mit 3-Wege-Hahn.
- Bei schwierigem Aderlass 250–500 mL physiologische Kochsalzlösung verabreichen.
- Aderlass von maximal 7 mL/kg auf einmal (5 mL/kg bei kürzlichem Schlaganfall in der Vorgeschichte) mit
  Ausgleich des gleichen Volumens mit Kristalloid *nur* bei Gefahr eines niedrigen zerebralen Blutflusses.
- Anschließend werden 2 Erythrozytenkonzentrate verabreicht.
- Entnehmen Sie am Ende ein Röhrchen für Blutbild und % HbS (angestrebt wird < 40 %).

› Literatur

1. Syndromes drépanocytaires majeurs de l'adulte, juin 2011, https://tinyurl.com/yhkct7c6
2. Habibi A. et al., Recommandations françaises de prise en charge de la drépanocytose de l'adulte, Revue Médecine Interne, 2015, PMID: 26007619, Update der Lit.stelle (1) aber Zugang kostenpflichtig (!!!).
3. Videos zur Priapismusbehandlung (in Englisch), https://tinyurl.com/cev698bh und https://tinyurl.com/ycxu8d3e (Beachten Sie, dass die Operateure lavagieren, was nicht empfohlen wird [2])
4. Khellaf M. Crise vaso-occlusive chez le drépanocytaire, SFMU 2015. https://tinyurl.com/92batjk
5. **Zao LP, Khellaf M. Crise vaso-occlusive, Urgences en hématologie, 2020** +++: www.aihemato.com/livrets/

6. Leitfaden für die Betreuung von Sichelzellpatienten – UK Düsseldorf (Stand 2.4.2023) https://tinyurl.com/8fjjrccz
7. Luzerner Kantonsspital: Sichelzellerkrankung: SOP Notfallversorgung der Patienten (Stand 2.4.2023) https://tinyurl.com/mr3y2ta3
8. Onkopedia: Sichelzellkrankheiten (Stand 3.4.2023) https://tinyurl.com/38uvb8ku

9.9 Transfusionszwischenfall

Erste Maßnahme

- Die Transfusion stoppen, den venösen Zugang aufrechterhalten, die Beutel aufbewahren.

Klinik

1. Schmerzen lumbal, Oligoanurie, Angst, Tachykardie, Unwohlsein bis hin zum **Schock**. Der Ikterus tritt verzögert auf.	**Transfusionszwischenfall durch ABO-Inkompatibilität. Überprüfen Sie den Begleitschein.**
2. Allgemeines Unwohlsein, Übelkeit, Erbrechen, profuser Durchfall, Marmorierung, Schock.	**Schock durch Endotoxine. Bakteriämie.**
3. Schüttelfrost und Fieber. Kein Blutdruckabfall, Anurie oder eines der vorherigen Anzeichen.	**Allo-Immunisierung gegen HLA. Oder Infektion**
4. Lungenödem.	**Volumenüberladung.**
5. Isolierter posttransfusioneller Ikterus ± unwirksame Transfusion.	**Unvereinbarkeit in einem sogenannten Minor-System.**
6. TRALI (Transfusion Related Acute Injury) Akute respiratorische Insuffizienz nach 2 bis 6 Stunden ohne Anzeichen einer Überlastung (oder Herzinsuffizienz)	**Lungenödem (Kapillarwandschädigung) => Intensivstation**
7. Allergieähnliche Reaktionen 1–45 min nach Beginn: Juckreiz und/oder eine Urtikaria, ± Fieber; selten schwere Anaphylaxie (*S. 704 und 487*), vor allem bei Thrombozytentransfusionen.	**Allergie**

Probenentnahmen

- Senden Sie an das bakteriologische Labor (Fall 2,3): den Blutbeutel. Veranlassen Sie eine direkte bakteriologische Untersuchung.
- Senden Sie an die Blutbank (Fall 1,2,3,5): den Blutbeutel, auch wenn er leer ist, Blutgruppe, irreguläre Antikörper, direkter Coombs-Test (In D ist nach der Transfusion das Transfusionssystem steril zu verschließen und mit dem leeren Beutel 24 Stunden bei + 1 °C bis + 10 °C aufzubewahren).
- Hämatologie, Biochemie, Bakteriologie (Fall 1,2,3,5):
- Blutbild, Bilirubin, Haptoglobin, LDH, vollständige Gerinnung. Fragen Sie, ob der Überstand nach dem Zentrifugieren rosafarben ist;
- Blutkulturen (nur Fälle 1,2,3), Gerinnung, Blutbild, Elektrolyte, Kreatinin und Harnstoff;
- Untersuchung auf HLA-Antikörper (nur Fall 3).

Behandlung, Überwachung

- Unterbrechen Sie die Transfusion; Rücksprache mit dem Transfusionsmediziner.
- Überwachen Sie die stündliche Diurese, Hämodynamik und Atemfrequenz.
- Je nach Symptomatik:
- Anaphylaxie: Behandlung je nach Manifestation (Adrenalin 0,3-0,5 mg im usw., *siehe S. 487*). Wenn die Transfusion fortgesetzt werden soll: mit Blut eines anderen Spenders, auf die wichtigsten AK getestet;
- Isolierter Schüttelfrost/Hyperthermie: H1-Blocker und 20 mg Methylprednisolon als Bolus. Temperatur und Hämodynamik überwachen;
- Behandlung einer Hypotonie durch Flüssigkeitsgabe (Kristalloide) und ggf. Vasopressoren (*S. 484*);

- Schock mit septischem Verlauf: Antibiotikum je nach Resultat der Gramfärbung aus den Erythrozyten des Beutels oder Abdeckung von Staphylokokken, gramnegativen Bakterien und Yersinien (die empfindlich auf Cefotaxim, Chinolone reagieren) und je nach klinischem Kontext;
- Behandlung eines akuten Lungenödems durch Volumenüberladung (*S. 370*).
- Transfusion nach Phänotypisierung unter strenger Überwachung.
- Bei schweren Fällen weitere Versorgung/Übernahme mit dem Intensivarzt besprechen.

Literatur

1. Avondo A, Brger E, Ray P. Transfusion de produits sanguins labiles dans les structures d'urgence. EMC Urgences 2019 – 06/08/2021 https://tinyurl.com/9vb37x9m (kostenpflichtig)
2. Claudel A, Cazaux M. Transfusions homologues et complications, Urgences en hématologie, 2020: http://www.aihemato.com/livrets/
3. BÄK: Querschnitts-Leitlinien zur Therapie mit Blutkomponenten und Plasmaderivaten. Gesamtnovelle 2020 (Stand: 4.4.2023). https://tinyurl.com/2m93njc3
4. Transfusion von Erythrozytenkonzentraten. Dtsch Arztebl Int 2015 (Stand: 4.4.2023) https://tinyurl.com/2jzj47wn

9.10 Anämie in der Notaufnahme

(Danke an Dr. Philippe Le Bras für das produktive Korrekturlesen!)

Wichtige Punkte

- Wir gehen nur auf die Aspekte in der Notaufnahme ein.
- Achten Sie auf Zeichen einer schweren Anämie und die Vormedikation.
- Wird der Patient mit **Antikoagulanzien/Plättchenhemmern** behandelt? Selten allein ursächlich.
- Schauen Sie sich frühere Blutbilder an.
- Anämie = Ursache der Symptome oder Hinweis auf eine bestimmte Diagnose oder den Schweregrad. Oder ohne Zusammenhang.
- **Klinische Auswirkung**: abhängig von der Geschwindigkeit des Einsetzens (akute Anämie), dem Hb-Wert, Komorbiditäten.
- Akute Anämie = entweder schneller Hb-Abfall oder symptomatische Anämie.
- **Ein normaler Hb-Wert schließt eine kürzlich erfolgte schnelle Blutung nicht aus.** Bei einer Blutung bluten nicht nur Erythrozyten, sondern Vollblut. Die Hb-Konzentration bleibt einige Stunden lang irreführend normal oder nur wenig erniedrigt.
- **Kleine frühe Anzeichen** für große Blutungen vor der Anämie: Thrombozytose und Leukozytose: die Retikulozyten (außer bei Fe-Mangel) treten erst 2–3 Tage später auf.
- Eine hämatologische Untersuchung ist nützlich: Haut, Schleimhäute, Bindehäute, Lymphknotenbereiche, Leber, Milz.
- **Dies ist keine Anämie**: physiologische Hämodilution während der **Schwangerschaft**. 1. Trimenon: 11,6–13,9 g/dL; 2. Trimenon: 9,7–14,8 g/dL; 3. Trimenon: 9,5–15,0 g/dL (1).
- **Zwei Krankheiten, die man kennen sollte**: Makrophagenaktivierungssyndrom (MAS) und thrombotische Mikroangiopathie (TMA).
- Behandeln Sie die behandelbaren Ursachen notfallmäßig bei schlechter klinischer Toleranz, insbesondere die Blutungsquellen.
- Behandeln Sie bei schweren Blutungen vorrangig die damit verbundene Hypovolämie.
- Beschränken Sie die **Transfusion** von Erythrozytenkonzentraten (EK) auf den hämorrhagischen Schock oder schwer symptomatische Fälle. Sie ist eine wertvolle und nicht risikolose **Transplantation eines flüssigen Organs.**

Symptome einer Anämie	Symptome einer schweren Anämie
Asthenie, Dyspnoe	Tachypnoe
Blässe der Haut, Schleimhäute, Nägel	Synkope
Palpitationen	Hypotonie, Oligoanurie
Schwindel, Kopfschmerzen	Verlängerte Rekapillarisierungszeit*.
Dekompensation einer Herzinsuffizienz oder arteriellen Durchblutungsstörung	Unruhe, Schläfrigkeit, Koma

s. S. 487

Um eine Anämie laborchemisch zu bewerten

- Sie benötigen mindestens:
  - Hb. Definition von Anämie: < 13 g/dl, < 12 g/dl auch ältere Menschen;

- MCV: 80–100 fl;
- Retikulozyten: nicht bestimmt, wenn nicht angefordert: 25 000 bis 100 000/ μL. Ihre Bildung dauert 2–3 Tage im Falle einer akuten Blutung;
- dieser **Retikulozytenindex**-Rechner ++ wird Ihnen sagen, ob die Anämie tatsächlich regenerativ ist („angemessen") in Bezug auf den Grad der Anämie https://tinyurl.com/4z9wrmcc;
- Ausstrich: Fragmentozyten $\geq$ 0,5 %? Abnormale Leukozytenformen?
- wenn eine Transfusion in Betracht gezogen wird oder sehr niedriger Hb-Wert (< 7 oder 8 g/dL je nach klinischem Kontext): Blutgruppe ABO und Rh, irreguläre Antikörper;
- Tricks: Irreguläre AK immer negativ. bei Männern, die nie transfundiert wurden. Blutgruppe bereits in der Akte der „Stammgäste".
- **Einfache Untersuchungen** (von Fall zu Fall) Kreatinin, Harnstoff, Elektrolyte, Eiweiß ± Leberwerte ± LDH ± Ferritin (mikrozytär) ±TSH ± Vit B12/Folsäure (makrozytär).

> **Nicht regenerative normozytäre Anämie: Retikulozyten < 70–120 G/L und 80 < MCV < 100 fl**

Gibt es eine eindeutige Ursache?	
Entzündung	CRP
Niereninsuffizienz	Kreatinin, Harnstoff, Elektrolyte
Hypothyreose	TSH (MCV manchmal ↑ bei Hypothyreose)
Nebenniereninsuffizienz	Cortisol
Hämodilution: Schwangerschaft, erhöhtes Gesamteiweiß, Zirrhose, Herzinsuffizienz, Hyperthyreose.	Klinisch! Eiweißbestimmung, TSH
Wenn nicht vorhanden: Konsil Hämatologie/Innere Medizin	
Erytroblastopenie*, Myelofibrose, Aplasie	Anamnese, Medikamente? Wie lange besteht die Krankheit schon? Blutbild: andere Zelllinien, Blasten?
Knochenmarkinsuffizienz	
Myelodysplasie	

*insbesondere bei Parvovirus B19 bei Patienten mit Sichelzellanämie

> **Normo- oder makrozytäre regenerative Anämie: MCV 80–100 oder > 100 fl, Retikulozyten > 120–150 000/μL**

- Korpuskuläre Hämolyse (hereditär, S. 536). Sichelzellenanämie.
- Extrakorpuskuläre Hämolysen: immunhämolytische Anämien, infektiöse Erkrankungen. Autoimmunerkrankungen, mechanische Hämolysen.
- Durch oxidierende Stoffe (Medikamente, Saubohnen) induzierter G6PD-Mangel / Bohnen 2–4 Tage vorher (https://www.vigifavisme.com/ oder https://www.g6pd-mangel.de/medikamentenliste/). Selten die erste Episode. Patient (überwiegend Männer) aus dem Mittelmeerraum oder Indien/Pakistan. Im Ausstrich manchmal Heinz-Körper und Bisszellen.
- **Mechanische Hämolyse mit Fragmentozyten: Herzklappenvitium** oder wiederholte Traumata: **Gewaltmarsch, Perkussionsinstrumente** (Bongo, Conga, Djembe usw.). NB: Konstante Fragmentozyten (< 1 %) bei Patienten mechanischer Klappe.
- **Thrombotische Mikroangiopathie** (TMA), *s. S. 240.* **Fünf Indizien**: *Fieber, Thrombozytopenie* durch erhöhten Verbrauch, mechanische hämolytische *Anämie* mit Fragmentozyten, *neurologische* Beeinträchtigung (*fokale oder diffuse*

Symptome und *akute Niereninsuffizienz*). Jede auch nur mäßige **Bizytopenie** + Thrombozytopenie mit **Retikulozytose** deutet auf eine TMA hin, wobei nach Hämolysestigmata und **Fragmentozyten** gesucht werden muss. **Therapeutische Dringlichkeit** (Plasmaaustausch) => Konsil durch Intensivmediziner und Hämatologen/Internist: Gefahr einer koronaren, renalen und zerebralen Ischämie. Zahlreiche Ursachen: systemische Infektionen, ausgedehnte Krebserkrankungen, Autoimmunerkrankungen oder erworbene thrombotisch-thrombozytopenische Purpura... Ausgezeichnete Quellen: Ref. (5).
- Transfusionszwischenfall (*S. 606*).

Akute/ subakute Blutungen	Klinisch. Gerinnungshemmende Therapie. Leichte Makrozytose möglich (Erythroblasten im peripheren Blutbild). Symptome aggraviert oder nur in Orthostase. Vagale Synkopen. Keine Regeneration erkennbar, wenn Eisenmangel durch chronische Blutungen (Magengeschwür, Dickdarmtumor) vorliegt. Keine/nur leichte Anämie in den ersten Stunden des Auftretens. Retikulozyten erst nach 2 Tagen. Frühe Laborbefunde: Thrombozytose ab der 1. Stunde, Leukozytose (> 2 h). Ursachen für okkulte Blutungen (a) Suche nach einer assoziierten **Hypovolämie**, die vorrangig mit einer *permissiven Hypotonie* behandelt werden sollte (RR < 90 mmHg, Ziel-MAP = 60 mmHg) (*S. 484*).
Hämolyse (*siehe auch S. 536*)	Klinik: Ikterus, dunkler Urin? *Akute Hämolyse:* atypische Rücken-/Abdominalschmerzen, portofarbener Urin. *Chronische Hämolyse*: Blässe und Ikterus, Splenomegalie. Nächtliche Hämoglobinurie (b). *Malaria? Medikamente? Toxische Substanzen? Sepsis (Clostridium)?* Freies Bilirubin ↑, Haptoglobin ↓, LDH ↑ **Ausstrich**: *Fragmentozyten? Geldrollenbildung* der Erythrozyten (*Mycoplasma pneumoniae*)? Malaria?; Blutkulturen, wenn Pat. septisch. Coombs-Test. ***Hämatologisches Konsil*** (c).

a. **Okkulte Blutung**: Auf *Hypovolämie* achten, insbesondere bei orthostatischen Beschwerden. *Spontane Milzruptur* (bei Splenomegalie: Hämopathie, Malaria, ausnahmsweise infektiöse Mononukleose) insbesondere übersehenes kleines Trauma eines alten Menschen (Sturz) unter Antikoagulantien (oder nicht), Psoas-, Muskel-/Subkutanhämatome unter Antikoagulantien / Thrombozytenaggregationshemmern, bei Hämophilie: sorgfältige Untersuchung von Abdomen, Thorax und Lendenwirbelsäule, Leiste untersuchen, Psoas testen. Retikulozytose, falls Pat. spät gesehen, wenn keine Mangelerscheinungen oder KM-Störungen, manchmal Subikterus. Häufig Leuko- oder Thrombozytose. Interne Blutung im Verdauungstrakt: rektale Untersuchung (kein Urinteststreifen!). Bei Zirrhose mit portaler Hypertension: Magensonde.
b. **Paroxysmale nächtliche Hämoglobinurie (äußerst selten)** Hämolyse, Müdigkeit, Ikterus, roter/rosa/dunkler Urin ± Kopfschmerzen, ± Sklerenikterus und manchmal: Verwirrtheit, Bauchschmerzen, erektile Dysfunktion, Nierenversagen. Hämatologisches Konsil.
c. **Hämatologisches Konsil wegen Hämolyse**.

› Nicht-regenerative makrozytäre Anämie: MCV > 100 fl

- Anmerkung 1: ***Regenerative Makrozytose***; *immer Retikulozyten bestimmen*, die groß sind: Nach Chemotherapie oder unter Erythropoietin, oder Blutung, wenn kein Mangel (Fe, B12, Folsäure) vorliegt.
- Anmerkung 2: Ein **erhöhtes MCV mit wenig oder keiner Anämie in der Geriatrie** ohne die unten aufgeführten offensichtlichen Ursachen: oft = Myelodysplasie, die überwacht werden muss => nicht dringendes geriatrisches/hämatologisches/internistisches Konsil.
- Anmerkung 3: **Bariatrische Chirurgie oder Gastrektomie** ohne Supplementierung => Mangel an B12, Folsäure, Fe.

- Anmerkung 4: Subikterus, milde Hämolyse (intramedullär durch Erythrozytenreifungsstörung) möglich.

Gibt es eine eindeutige Ursache?	
Alkoholismus	Klinik, Leberwerte
Hypothyreose	TSH (MCV manchmal wenig h
Medikamente	Zahlreiche: https://tinyurl.com/3a9jrs8w
Krebs mit Knochenmetastasen	Andere Ursachen prüfen, wenn nicht palliativ
Unterernährung (Psychiatrie, seltsame Diäten, Obdachlose, soziales Elend)	Klinisch. Assoziierter Skorbut (hämorrhagisches Syndrom)
Wenn nicht vorhanden: B12*- und Folsäurebestimmung	
B12 Folsäurewerte pathologisch	Ambulante Abklärung
B12 Folsäurewerte normal	Hämatologisches Konsil: Myelogramm?

* Eine schmerzhafte atrophe Glossitis, neurologische Symptome weisen auf einen Morbus Biermer hin: kognitive Störungen oder symmetrische Parästhesien/Taubheitsgefühle und Ataxie ± ein Babinski für eine elegante Diagnose. Wird in diesem Stadium sehr selten gesehen.

› Mikrozytäre Anämie: MCV < 80 fl

- **Eisenmangel**: Aregenerative Anämie, Mikrozytose und Hypochromie: Nur ein Test: **Ferritin**. Nur bei Entzündungen, chronischer Niereninsuffizienz (CKD), wenn Ferritin nicht niedrig ist, gemeinsam Fe und Transferrin bestimmen (=> sehr niedrige Transferrin-Sättigung bei Eisenmangel) (4). Vorherrschende Ursachen: starke *Menstruation*, okkulte *intestinale* Blutung, Blutspende. Eine schöne Diagnose, zu erheben durch eine nützliche Befragung: Pica oder Geophagie, zwanghafte oder kulturell bedingte Aufnahme von Erde oder Lehm (Afrika, einschließlich Maghreb).
- *Aregenerative* mikrozytäre **entzündliche Anämie** CRP, Ferritin normal oder erhöht.
- Wenn Ferritin normal oder erhöht ohne Entzündung/chron. Niereninsuffizienz => Hb-Elektrophorese: **Thalassämie**? β-Thalassämie: Mikrozytose ++ (MCV: 60–65 fl), Hypochromie und Retikulozytose weniger hoch, als es dem Grad der Anämie entsprechen würde. Blutausstrich: Anisozytose, Poikilozytose, Erythrozyten mit basophilen Punktierungen, Erythroblasten.
- Nichts zu sehen, aber eine *mikrozytäre (Pseudo-)Polyglobulie* deutet auf eine heterozygote β-Thalassämie mit normalem Hb hin. Hintergrund: Genetische Untersuchung und pränatale Beratung vorschlagen. Anämie ist manchmal mit Eisenmangel verbunden.

› Aregenerative Bizytopenie in der Regel fieberhaft und ausgeprägt

- **Tumor- oder toxische Aplasie.**
- **Syndrom der Makrophagenaktivierung MAS.**
- *Begleitet oder enthüllt eine andere Erkrankung.*
- Selten isolierte Anämie.
- **Panzytopenie**, mindestens **Bizytopenie**.
- Fieber und Organomegalie lymphatischer Organe (Milz, Lymphknoten), schlechter Allgemeinzustand.
- Entwickelt sich zu einem irreversiblen Organversagen. ⚠
- Diagnostische Kriterien: **LDH** und **Ferritin sehr** ↑, **Fibrinmangel, Hypertriglyceridämie**.
- Vielfältige Ätiologien, die gesucht und behandelt werden müssen, **meist viral** oder **monoklonale Lymphozytose.**

Literatur

1. Claessens YE., Anémie et urgences, EMC, 2021 (im Druck).
2. Université virtuelle francophone, Polycopié national, Orientation diagnostique devant une anémie, 2010, https://tinyurl.com/yc5tcxz5
3. Haute Autorité de santé, Choix des examens du métabolisme des examens du métabolisme du fer en cas de suspicion de carence en fer, dernier accès le 31 juillet 2021, https://tinyurl.com/56csa2sr
4. Microangiopathie thrombotique:
   - Gardy O., et al., Les microangiopathies thrombotiques aux urgences www.SFMU.org, 2013, https://tinyurl.com/2nnz7aav
   - Coppo P., et al., Microangiopathies thrombotiques, Référentiels Hémostase/Société Française d'Hématologie, 2012, mit Telefonnummern und Mailadressen der nationalen Referenzzentren: https://tinyurl.com/kd8zv9xc und https://sfh.hematologie.net/
   - Farkas J., Internet Book of Intensive Care, 2021, https://emcrit.org/ibcc/tma und https: //twitter.com/ibookcc (in englischer Sprache) +++.
5. Yersin S., Anémie ferriprive sur géophagie dans un pays riche ? Rev Med Suisse, 2012, https: //tinyurl.com/25j8u5fx
6. IMD Labor Berlin. Diagnostische Pfade der Anämie. (Stand 8.4.2023) https://tinyurl.com/2unmpmfv
7. Anämie: SOP – perioperativer Anämiealgorithmus. Klinik Hirslanden (Stand 8.4.2023). https: //tinyurl.com/53639n9c

Kapitel 10

Metabolische Störungen

10.1 Der Diabetiker in der Notaufnahme – ohne Koma

› Davor sollte der Arzt bei einem Diabetiker in der Notaufnahme auf der Hut sein

- Einen Herzinfarkt zu übersehen (oft schmerzlos und Ursache für einen gestörten Blutzuckerspiegel).
- Übersehen einer **Infektion**, insbesondere einer **Harnwegs**- oder **Fuß**infektion.
- Die Hypoglykämie. Im Gegensatz zur Hyperglykämie kann sie vom Patienten nicht toleriert werden.
- Bei einem abdominellen Syndrom eine Cholezystitis mit Gasgangrän verkennen (emphysematöse Cholezystitis), einen Myokardinfarkt, einen Mesenterialinfarkt, eine Aortenruptur, eine Ketoazidose oder Laktatazidose.
- eine **Schädigung durch Gabe eines jodhaltigen Kontrastmittels** hervorzurufen, weil eine, wenn auch nur diskrete, Niereninsuffizienz vorliegt,
- Eine Seltenheit, die **Papillennekrose**: Rückenschmerzen (inkonstant), mit oder ohne Fieber, Schüttelfrost oder Harnwegsinfekt, verbunden mit einer makroskopischen Hämaturie und akutem Nierenversagen, deuten auf eine Papillennekrose hin. Bewahren Sie den Urin auf, um nach Abgang von nekrotischem Gewebe zu suchen. Urologisches Konsil.
- Die **Ketonämie mit Teststreifen/Testgerät** ist besser als die Ketonurie: kein Warten auf Urin, und es bestimmt den nützlichen Ketonkörper, 3-Beta-Hydroxybutyrat anstelle des Acetoacetats der Urinteststreifen.

› Blutzuckerspiegel in mmol/L und g/L; Umrechnungsfaktor (mmol/L) = 5,6 × (g/L)

g/L	0,5	0,6	0,7	0,8	0,9	1,0	1,2	1,4	1,6	1,8	2,0	2,2	2,4
mmol/L	2,8	3,3	3,9	4,4	5,0	5,6	6,7	7,8	8,9	10,0	11,1	12,2	13,3

g/L	2,6	2,8	3	3,5	4	4,5	5	6	7	8	9	10	
mmol/L	14,4	15,6	16,7	19,4	22,2	25,0	27	33,3	38,9	44,4	50	55,6	

- **Ein Diabetiker in der Notaufnahme muss zu seinen üblichen Essenszeiten eine Mahlzeit erhalten können.**
- Andernfalls müssen Sie ihm eine Glukoseinfusion geben, da Fasten schädlich ist, ebenso wie das Überspringen von Insulininjektionen verboten ist.

› **Grundlagen der Insulintherapie:**

- Um sich an die meisten Situationen anzupassen:
- **Eine Grundregel: Ein insulinbehandelter Diabetiker darf niemals:**
  - ohne Insulin auskommen müssen: dieser Diabetes entsteht durch Insulinmangel!
  - ohne Kohlenhydratzufuhr gelassen werden: dieser Diabetes kommt nicht vom Zucker!
- **Insulinbedarf einer normalen Person: 0,5 bis 1, d. h. im Durchschnitt 0,8 Einheiten/kg/d.** Das bedeutet für 50 kg: 40 Einheiten, davon ⅔ Insulin während der Mahlzeiten und ⅓ Basisinsulin.

Tabelle 10.2

Erhöhter Insulinbedarf bei Diabetikern je nach Situation:	
- akute Koronarinsuffizienz	Insulin × 2–3
- Infektion	Insulin × 1,5–2
- größere Operationen	Insulin × 2
- parenterale Ernährung	Insulin × 3
- Kortikosteroidtherapie	Insulin × 2–3
- Hepatopathie	Insulin × 1,5
- Adipositas	Insulin × 1,5

› **Abstimmung von Glukosezufuhr – Insulintherapie**

- *1 Einheit Insulin metabolisiert 8 g Glukose.*
- G5 %: 100 mL = 5 g, in 500 mL: 25 g (3–4 Insulineinheiten).
- G10 %: 100 mL = 10 g, in 500 mL: 50 g (6–8 Insulineinheiten).

› **Insulin als Dauerinfusion und Veränderung des Blutzuckerspiegels je nach Dosis**

- *1 Einheit/h senkt den Blutzuckerspiegel um etwa 0,40 g/L (2,2 mmol/L).*

› **Wem wird Insulin verschrieben?**

- Behandelter insulinpflichtiger Diabetiker, außer bei Insulinhypoglykämie.
- Bei Absetzen der oralen Antidiabetika:
  - Hyperglykämie (Glukose $\geq$ 3 g/L) (*16,5 mmol/L*) anlässlich einer interkurrenten Erkrankung, die einen Krankenhausaufenthalt erforderlich macht;
  - Ungleichgewicht ohne offensichtliche interkurrente Erkrankung trotz einer optimalen oralen Therapie.
- Aber nicht: bei hospitalisierten älteren Menschen, die ein orales Antidiabetikum erhalten und deren Blutzuckerspiegel < 2 g/L (*11 mmol/L*) ist. Es ist ratsam, das Antidiabetikum abzusetzen und den kapillaren Blutzuckerspiegel zu überwachen. Sehr oft verschwinden das Unwohlsein oder die neurologischen Störungen und der Blutzuckerspiegel bleibt < 2 g/L (*11 mmol/L*). Im Bedarfsfall ist Insulin praktischer.

› **Wann werden orale Antidiabetika abgesetzt?**

Häufig im Notfall: Unmöglichkeit der oralen Therapie (Arzneimittelinteraktionen, interkurrente Erkrankungen, Untersuchungen mit Fasten oder Jodkontrastmittel).

- Diabetiker, die wegen einer Hypoglykämie (sic) oder einer schweren interkurrenten Erkrankung ins Krankenhaus eingeliefert werden oder mit einem Organversagen: Es wird auf kontinuierliches s.c.- oder i.v.-Insulin umgestellt.

- Niereninsuffizienz (glomeruläre Filtrationsrate – GFR: Smartphone-Apps wie bspw. MedCalx usw.) Metformin bleibt auch bei Niereninsuffizienz die Erstlinientherapie bei nicht-insulinabhängigem Diabetes. Die Dosierungen sind bei einer GFR < 60 mL/min zu halbieren, kein Metformin bei einer GFR < 30 mL/min (1). Die neuesten Empfehlungen der KDIGO empfehlen eine Kombination aus Metformin und SGLT2-Inhibitoren für Patienten mit Niereninsuffizienz, sofern die GFR > 30 mL/min beträgt. Wenn die GFR < 30 mL/min ist, werden GLP1-Agonisten empfohlen (11).
- Nach Vollnarkose; **nach Gabe von jodhaltigem Kontrastmittel**: 48 h und Wiederaufnahme, wenn das Kreatinin stabil ist(2).
- Bei intestinalen Störungen (Glukose iv und angepasste Insulintherapie).
- Gefährliche/falsch gestellte Indikation: Niereninsuffizienz (Sulfonamide, Metformin); Leberversagen, NSAR, Diuretika, Dehydrierung, Infektion, **Ischämie**, Hypoxie (Metformin).

> Absetzen von Metformin in den folgenden Fällen

- Behandlung mit NSAR, Aminoglykosiden, Diuretika.
- Dehydrierung.
- Leberinsuffizienz; Niereninsuffizienz, Kreatinin > 150 μmol/L = 17 mg/dL.
- Hohes Alter.
- **Chirurgie**: Metformin 48 Stunden danach absetzen (und Kreatinin überprüfen).
- Jodhaltige Kontrastmittel siehe unten.
- Infektionen, zerebrale Ischämie, Extremitätenischämie, Hypoxie, Apoplex.
- Seltenes, aber schwerwiegendes Risiko einer Laktatazidose, insbesondere durch Akkumulation bei Niereninsuffizienz.

> Untersuchung mit jodhaltigem Kontrastmittel bei Diabetikern (2,5)

- Ist die Untersuchung wirklich notwendig? Ein Ultraschall, ein MRT, ein CT ohne Kontrastmittel? Metformin ist bei Niereninsuffizienz mit einer GFR < 30 ml/min kontraindiziert.
- Informieren Sie den Radiologen.
- Eine eGFR (Schätzung der glomerulären Filtrationsrate), die nicht älter als 7 Tage ist, wird bei akuten Erkrankungen empfohlen, wenn möglich.
- **Metformin** am Tag der Untersuchung für 48 Stunden absetzen (2), *nur* wenn:
  - A. intraarterielle Gabe und first-pass des KM;
  - oder B. venöse Gabe oder intraarterielle Gabe und second pass des KM UND eGFR < 30 mL/min;
  - oder C. bei akuter Niereninsuffizienz.

  In den USA, wenn keine Anzeichen einer akuten Niereninsuffizienz vorliegen und wenn die eGFR $\geq$ 30 mL/min/1,73m^2, keine Unterbrechung oder Kontrolle (5).
- Vorsichtshalber Absetzen der NSAR für 48 Stunden. Die deutschen Empfehlungen lauten (Zitat): „Die aktuelle Fachinformation empfiehlt ein Absetzen des Medikaments 48 Stunden präoperativ. Das Risiko, insbesondere im Zusammenhang mit kleineren operativen Eingriffen, ist jedoch sehr gering. Das Weiterführen der Medikation bis zum Vorabend der Operation scheint daher nach individueller Risiko-Nutzen-Abwägung gerechtfertigt. Bei geplanter Gabe von intravenösem Kontrastmittel sollte allerdings eine Pause von 24–48 Stunden präoperativ eingehalten werden (12).

- Hydrierung über einen venösen Zugang mit Kochsalzlösung (und Glukose, wenn nüchtern).

❯ Der diabetische Fuß: Infektion und Ischämie

- **Stolperfalle**: indolente Läsionen aufgrund der **Neuropathie. Ischämie** oft assoziiert (bei höheren Schweregraden). Daher **neurologische Untersuchung und Untersuchung des Gefäßstatus**.
- **Bakteriologische Probenentnahme nur tief** nach chirurgischem Debridement bei Infektionen, die Kapsel oder Sehne erreichen.
- Auch an Folgendes denken: Gicht, Ermüdungsbruch, Algodystrophie.
- Labor: CRP, Blutbild, Kreatinin, Elektrolyte, Blutzucker, Quick-Wert, Tetanus.

PEDIS-Klassifikation der Infektion	
Grad I 1 ***Nicht infiziert***	Keine lokalen oder systemischen Symptome oder Anzeichen einer Infektion
Grad I 2 ***Leichte Infektion***	Infektion der Haut und des Unterhautgewebes ohne Befall des tieferen Gewebes (Faszien, Sehnen, Gelenke, Knochen) und ohne systemische Anzeichen: **begrenzte Zellulitis oder Hypodermitis** (< 2 cm um das Geschwür herum)
Grad I 3 ***Mäßige Infektion***	Ausgedehnte Infektion der Haut und des Unterhautgewebes und/oder mit Beteiligung des tieferen Gewebes ohne systemische Anzeichen: - **Ausgedehnte Zellulitis oder Entzündung der Unterhaut** (> 2 cm um das Geschwür herum) - **Abszess, Tendosynovitis, nekrotisierende Fasziitis, Myositis**
Grad I 4 ***Schwere Infektion***	Jede Infektion mit systemischen Anzeichen (Fieber, Schüttelfrost...) oder metabolischen Äquivalenten bei Diabetikern (Ketoazidose, hyperosmolares Koma...).
Osteitis „O“	**Bei Knochen oder osteoartikulärer Schädigung** mit (I40) oder ohne systemische Zeichen (I30)

... ***Ernst zu nehmen: Stadium I-2*** ....

- **Krankenhausaufenthalt unnötig, Diabetologe konsultieren:**
  - Wunde: Desinfektion, Tetanusprophylaxe, Schutz vor Druckbelastung;
  - Ulcus: unzuverlässige bakteriologische Proben, lokale Behandlung. Prophylaxe gegen Tetanus. Eventuell chirurgisches/gefäßchirurgisches und diabetologisches Konsil bei Zweifel an der Tiefe. Subkutane Beteiligung, Erysipel, siehe nächster §.
- Malum perforans ohne Phlegmone: Tetanusprophylaxe, Schutz vor Druckbelastung.
- *Schnelle* weitere Therapie (48–72 h) mit Diabetologe oder Hausarzt.
- Warmer entzündlicher Fuß ohne Wunde bei diabetischer Neuropathie ohne Fieber + normales CRP:
  „Charcot-Fuß“ (6), entlasten und an eine diabetische Fußsprechstunde überweisen, idealerweise mit MRT. Risiko = endgültige Deformierung.

... ***Sehr ernst zu nehmen (Krankenhausaufenthalt): Stadium ≥ I-3: Spezialisiertes Konsil/Therapie*** ....

- **Dermohypodermitis (Erysipel) ohne Nekrose**: tiefe Gewebeproben aus der Wunde oder dem Geschwür, empirische Behandlung, die am Tag 2–3 neu bewertet werden muss, Amoxicillin/Clavulansäure, bei Allergie Clindamycin 20 mg/kg/d in 3 Gaben/d (bei MRSA-Risiko: infektiologisches Konsil). Ambulant bei begrenzter Hypodermitis.

- **Tiefe Wunde, Nekrose, Phlegmone**, Befall von Sehnenscheiden oder Gelenken: **schleichender, weil indolenter Beginn.** Wird mit den Augen und durch Abtasten beurteilt: Ruhigstellen der Gliedmaße (und Thromboseprophylaxe); Blutkulturen bei Fieber. Die Phlegmone des Fußrückens wird durch eine Infektion der Nagelbasis verursacht. Die Phlegmone des Fußgewölbes aufgrund eines Malum perforans.
- **Vergleichsröntgenaufnahmen** a. p. auf der Suche nach Luft (Gangrän = Operation) und chronischer Knochenmarkentzündung, *idealerweise MRT.*
- **Konsil** durch Orthopädie oder Gefäßchirurgie je nach Einrichtung und durch Diabetologie.
- Eine multidisziplinäre Behandlung ist angezeigt (3).
- Antibiotikatherapie mit breitem Spektrum, einschließlich Staphylokokken und, wenn mazeriert, Pseudomonas, nach tiefer chirurgischer Probenentnahme.
- Tetanusprophylaxe.
- **Akute Ischämie**: lokale Therapie, Heparin, Tetanusprophylaxe, Konsil durch Gefäßchirurgie.

› Diabetiker, der mit dem Ziel „Krankenhausaufenthalt zur Einstellung“ überwiesen wird

In der Regel handelt es sich um einen Diabetiker, bei dem ein Blutzuckerspiegel von 2,5–4 g/L (250–400 mg/dL, 14–22 mmol/L) und eventuell eine Ketonurie festgestellt wurde (Achtung: Captopril kann falsche Ketonurien verursachen).

... ***Überprüfen Sie, ob es sich nicht um eine ernste Situation handelt*** ....

- Klinische Untersuchung von Kopf bis Fuß, EKG, Urinteststreifen + Urinanalyse, wenn positiv, Thoraxröntgen bei Anzeichen von Infektionen oder Atemwegserkrankungen, Elektrolyte mit Bikarbonat, Berechnung des Anion-Gaps (Laktazidose unter Metformin) und der Osmolarität (*siehe S. 671*), venöse Blutgase bei Ketose, wenn Bikarbonat erniedrigt ist, Blutketonkörper, wenn möglich:
  - **Keine Symptome eines metabolischen Notfalls**: Abmagerung, Müdigkeit, Verdauungsstörungen, Anorexie, Tachypnoe, Bauchschmerzen, orthostatische Hypotonie, Dehydrierung;
  - **Es gibt keine Hinweise für eine interkurrente Erkrankung**, insbesondere ein Koronarsyndrom, eine Zellulitis, eine Fußphlegmone. Keine Niereninsuffizienz, Hyperosmolarität, Ketoazidose;
  - Beachten Sie, dass eine **Ketonurie ohne Glukosurie** auf ein längeres Fasten hindeutet (oder manchmal alkoholische Ketoazidose). Eine Ketonurie kann auch nach einer Hypoglykämie beobachtet werden;
  - Beachten Sie, dass der Nachweis einer Glukosurie mit einem Teststreifen durch eine starke Ketonurie behindert werden kann, die zu einem unplausiblen Ergebnis führt. In diesem Fall sollte der Blutzuckerwert bestimmt oder der Urin mit dem Keto-Diabur- oder -Diastix®-Streifen getestet werden.
- In diesen Fällen besteht keine extreme Dringlichkeit: Wenden Sie sich an Ihren Diabetologen oder den Diabetologen in Ihrem Krankenhaus, um sich über das weitere Vorgehen beraten zu lassen. Das Problem kann oft ambulant durch eine Anpassung der Therapie gelöst werden.

... ***Glukosurie mit isolierter Ketonurie „+“ (und keines der oben genannten Anzeichen)*** ....

- Blutzucker < 4 g/L (< 400 mg/dL, < 22 mmol/L), ohne Azidose bei einer insulinbehandelten Person ist kein dringender Notfall. Eine Betreuung durch einen

Niedergelassenen ist möglich, wenn er damit einverstanden ist und den Kranken täglich sieht.

- Wenden Sie sich an seinen Diabetologen oder den Diabetologen in Ihrem Krankenhaus, um sich über das weitere Vorgehen beraten zu lassen. Manchmal lässt sich das Problem **ambulant lösen, indem die Behandlung angepasst wird, wenn der Patient geschult und zuverlässig ist** und den Blutzucker- und Ketonwert kapillär misst (alternativ Urinteststreifen Keto-Diastix®). Es sind jedoch die selbstständigen Patienten, die man in der Notaufnahme nicht sieht.

... ***Wenn es sich um einen Patienten handelt, der per os oder mit Insulin behandelt wird und es durch eine interkurrente Erkrankung zu Stoffwechselentgleisungen kommt***

- Ersetzen Sie die orale Therapie vorübergehend durch ein Intermediär-Insulin und Ergänzungen mit schnellem Insulin (Protokolle weiter hinten); dann ist eine Krankenhauseinweisung erforderlich. Überprüfen Sie später, ob sich eine Ursache für die Dekompensation zeigt(wiederholtes EKG).
- Oder ergänzen Sie sein langwirksames Insulin mit schnell-wirksamem Insulin. Krankenhausaufenthalt je nach Schwere der interkurrenten Erkrankung oder bei Dehydrierung, Hyperosmolarität, Ketose, Fieber.

... ***Der Diabetes war nicht bekannt***

- **Es kann sich um einen beginnenden Diabetes handeln**: Beachten Sie die vorstehenden Hinweise. Es kann sich um eine Hyperglykämie im Zusammenhang mit einer interkurrenten Erkrankung handeln: traumatischer Stress, Behandlung mit Thiaziden, Kortikoiden, Schlaganfall. Hier ist vor allem auf eine gute Hydrierung zu achten, die Ursache zu behandeln und s.c.-Insulin zu verschreiben (siehe Protokolle weiter unten).
- **Eine Dehydrierung oder eine Ketonämie > 3 mmol/L (Ketonurie ≥ „++") oder ein Blutzuckerspiegel ≥ 4 g/L (400 mg/dL, 22 mmol/L) rechtfertigen eine Krankenhausaufnahme**. Manchmal ist es auch die Art oder Schwere einer Begleiterkrankung, die sie rechtfertigt (*siehe S. 613*).
- **Manchmal rechtfertigen soziale Umstände, zweifelhafte Selbstständigkeit oder Compliance sowie das Fehlen einer engen Betreuung durch den behandelnden Arzt eine Krankenhausaufnahme.**

› Der nicht-insulinabhängige Diabetiker, der Angst vor Insulin hat

Beruhigen Sie ihn, indem Sie ihm erklären, dass Insulin vorübergehend eingesetzt werden kann, ohne dass eine endgültige Insulintherapie erforderlich ist.

› Der Diabetiker, der nüchtern bleibt (wegen seiner Krankheit oder einer Untersuchung, einer Behandlung)

- Bei insulinbehandelten Diabetikern ist es von entscheidender Bedeutung, dass die Insulintherapie nicht unterbrochen wird.
- Sie sollten mindestens 100 bis 125 ml G5 % pro Stunde Glukose i.v. zuführen (siehe *Seite 619*).

› Insulin in der Notaufnahme: Auf welchem Weg?

- **Die kontinuierliche Infusion ist aufgrund ihrer Reversibilität am einfachsten zu handhaben**: Die Halbwertszeit von normalem Insulin oder Actrapid iv beträgt 5 min. Die Wirkung setzt nach 2 Minuten ein. Eine Hypoglykämie wird durch eine kapillare Blutzuckermessung vermieden, die mindestens alle 2 Stunden wiederholt wird.

- Vermeiden Sie eine abrupte Einstellung der Kohlenhydratzufuhr: Glukose: 100–125 ml G5 pro Stunde (entspricht 120–150 g Glukose oder 419–615 kcal pro 24 h).
- **Vorbereitung der 50-mL-Spritze**: Bei den verwendeten Dosen haftet das Insulin nicht signifikant an den Wänden. 50 E Normalinsulin oder Actrapid + 48,75 mL Kochsalzlösung 1 mL/h = 1 Einheit/h.

❯ Insulin i.v. als Dauerinfusion; Anpassung je nach Blutzuckerspiegel.

- Ziel: Blutzuckerspiegel zwischen 1,2 und 2 g/L (120–200 mg/dL, 6,7–11,1 mmol/L) (1,8 bis 2,5 g/L oder 180–250 mg/dL oder 10–13,9 mmol/L bei älteren Menschen), aber 2,5 bis 3 g/L (250–300 mg/dL, 13,9–16,7 mmol/L) bei Ketoazidose.
- Kapillärer Blutzuckerspiegel nach 1 h und dann alle 2 Std.

Tabelle 10.4

Strenge Einstellung		
Blutzuckerspiegel (g/L)	Blutzuckerspiegel (mmol/L)	Insulin (U/h)
0,8 à 1	4,4–5,6	0,5
1 à 1,5	5,6–8,3	1
1,5 à 2	8,3–11,1	1,5
2 à 2,5	11,1–13,9	2
2,5 à 3	13,9–16,7	2,5
3 à 3,5	16,7–19,4	3
3,5 à 4	19,4–22,2	4
Weniger strenge Einstellung		
0,8 à 1	4,4–5,6	0,5
1 à 2	5,6–11,1	1
2 à 3	11,1–16,7	2
3 à 4	16,7–22,2	3

- **Blutzuckerspiegel < 0,8 g/L (80 mg /dL, 4,4 mmol/L):**
  - Insulin absetzen und 30 mL G30 % i.v.;
  - Kapillärer-Blutzucker nach 1 Std.: Wiederaufnahme der Insulinzufuhr nach dem vorherigen Schema, sobald BZ > 0,8 g/L (> 80 mg/dL, 4,4 mmol/L).
- **Blutzuckerspiegel > 3 g/L (> 300 mg/dL, 16,7 mmol/L):** Überprüfen Sie die Ketonämie (falls nicht vorhanden, die Ketonurie).
- **Treten häufig Hypoglykämien auf?** Senken Sie den Algorithmus um 0,5 U/h.
- **Der Patient hat eine Infusion und nimmt Nahrung zu sich?** Lassen Sie ihn auf G5; fügen Sie der Basisinfusion 5 Einheiten hinzu, die innerhalb von 1 Stunde zu verabreichen sind (Dosis U/h + 5 U/h für 1 Stunde); beginnen Sie zeitgleich mit einer Mahlzeit. Wenn er sehr normal isst: 8 bis 10 Einheiten statt 5.
- **Sonderfälle:**
  - magerer Mensch/nicht insulinbehandelter Diabetes, insulinbehandelter Diabetes mit weniger als 50 Einheiten pro Tag: eventuell den Algorithmus um 0,5 U/h nach unten korrigieren;
  - **je nach Begleiterkrankungen** (*siehe Tabelle 10.2 S. 614*) müssen Sie einen Multiplikator anwenden; im Zweifelsfall: Hyperglykämie ist das kleinere Übel.
- **Spätere Umstellung auf Insulin s.c.**: Dosis für Dosis in zwei Schritten, ⅔ morgens, ⅓ abends, mit einem mittellang wirksamen Insulin, z. B.: NPH. Beginnen Sie mit der s.c.-Gabe, sobald die i.v.-Gabe beendet ist. Korrigieren Sie die Hyperglykämie

(> 1,8 g/L, 180 mg/dL) mit Normal- oder Actrapid-Insulin entsprechend dem kapillaren Blutzucker alle 4 Stunden oder präprandial entsprechend dem weiter unten angegebenen Schema.

❯ Keine Verwendung von kontinuierlichem i.v.-Insulin möglich

→ Verwenden Sie s.c.-Insulin (außer bei Hyperosmolarität oder Ketoazidose).

- Eine kontinuierliche Insulin- und Kohlenhydratgabe ist erforderlich, mit Insulin-Ergänzungen je nach Blutzuckerspiegel.
- Wenn Sie nur schnell-wirksames Insulin in Abhängigkeit vom Blutzuckerspiegel verabreichen, bedeutet dies, dass Sie dem Blutzucker hinterherlaufen. Blutzuckerspiegel mit dem Risiko einer Hypoglykämie.
- Geben Sie ein **intermediäres Insulin** (z. B. Actraphane 30®, Insulatard®) **0,5 Einheiten/kg/Tag in 2 Tagesdosen** (⅔ morgens, ⅓ abends bei *oraler Ernährung*, ½–½ bei kontinuierlicher Zufuhr über eine Magensonde). Die Kohlenhydratzufuhr muss über eine enterale oder venöse Zufuhr gewährleistet werden.
- Je nach Situation Kapillarblutglukose/3–4 h oder 8 h und Anpassung mit Normalinsulin oder Actrapid oder Huminsulin Normal nach diesem Schema:

Tabelle 10.5

Blutzuckerspiegel (g/L)	Blutzuckerspiegel (mmol/L)	Schnell-wirksames Insulin (Einheiten)
≤ 1,8	≤ 10	Ø
1,8–2	10–11,1	4
2–3	11,1–16,7	6
3–3,5	16,7–19,4	8
3,5–4	19,4–22,2	10
NB: Hierbei handelt es sich um *Ergänzungen* von Normal-*Insulin* zusätzlich zu einem Intermediär-Insulin für eine kontinuierliche Insulinzufuhr.		

- Begleiterkrankungen erhöhen den Insulinbedarf (*siehe Tabelle 10.2 auf S. 614*), sodass Sie eine höhere Dosis verwenden müssen. Im Zweifelsfall: Eine Hyperglykämie ist das kleinere Übel.
- Und sorgen Sie für eine kontinuierliche Glukosezufuhr, wenn der Patient nicht oder nur unzureichend isst (im Durchschnitt 100–125 mL G5/h oder 50–75 mL G10/h).
- Blutzuckerspiegel > 3 g/L (300 mg/dL, 16,7 mmol/L): Überprüfen Sie die Ketonurie, besser die Ketonämie, und erhöhen Sie die Dosis des langsamen oder intermediären Insulins um 5 Einheiten.
- Bei Ketonurie: Ergänzen Sie diese Dosen um 5 Einheiten Normalinsulin pro positivem „+“ Azeton.

❯ s.c.-Insulin, Anpassung bei Beibehaltung der üblichen Insulinbehandlung

- Bei einer deutlichen Entgleisung haben Sie die Wahl zwischen der Umstellung auf kontinuierliches i.v.-Insulin oder der Beibehaltung der üblichen Behandlung mit Ergänzungen von Normalinsulin wie oben.
- Bei einem Krankenhausaufenthalt ohne Grund für eine hyperglykämische Entgleisung können Sie die Insulindosis bei einer Hyperglykämie > 1,80 g/L (> 180 mg/dL, 10 mol/L) schrittweise erhöhen.
- Bei verminderter Nahrungsaufnahme Glukose i.v. (*siehe oben*).
- Wenn die Muskelaktivität während eines Krankenhausaufenthalts deutlich abnimmt, besteht bei der Entlassung (Wiederaufnahme der Aktivität) das Risiko

einer Hypoglykämie: Verringern Sie bei der Entlassung die Insulindosen um 2 bis 8 Einheiten pro Tag, die im Krankenhaus für eine gute Einstellung gesorgt haben.
– Anpassung der Dosen an den präprandialen kapillaren Blutzuckerspiegel: siehe Tabelle 10.5 für Ergänzungen mit Normalinsulin. Diese müssen schrittweise auf Insulin (intermediär) umgestellt werden.

Erstdiagnose eines Diabetes in der Notaufnahme

- Typische Symptome:
  - Polyurie, Polydipsie, Gewichtsverlust;
  - manchmal Hypoglykämien; in der Regel mit familiärer Vorgeschichte.
- Achtung: Bei einem älteren Menschen handelt es sich in der Regel nicht um einen insulinpflichtigen Diabetes. Suchen Sie vor allem nach einer Ursache für die Dekompensation eines bis dahin latenten Diabetes (Myokardinfarkt, Infektion usw.)
- Sorgen Sie für Flüssigkeitsersatz (Wasser, Kochsalzlösung).
- Lassen Sie sich von einem Diabetologen beraten (Telefon kann ausreichen). An Feiertagen und nachts: Rat eines erfahrenen Arztes oder Einweisung ins Krankenhaus. Wichtig ist, dass Sie die Dehydrierung ausgleichen und eine mögliche Ursache für eine Dekompensation behandeln. In der Notaufnahme behandeln Sie mit Insulin bei einem Blutzuckerspiegel > 3 g/L (> 300 mg/dL, 16,7 mmol/L) oder einer Ketonämie > 1 mmol/L oder einer Ketonurie > 1+ in Verbindung mit einer Glukosurie. Darüber hinaus *siehe S. 630 „Ketoazidose“*.

Verschiedene Probleme der Antidiabetika

- **Hypoglykämie: Sulfonamide** und Glinide (Novonorm Repaglinid).
- **Pankreatitis: Exenatid** und seltener: Sitaglipin, Metformin.
- Risiko einer Laktatazidose: Metformin, bei Akkumulation durch Niereninsuffizienz.
- Ketoazidose (!), die durch moderne Gliflozine (SGLT2-Hemmer) verursacht wird: Dapa- und Canagliflozin. Mit wenig oder keiner Hyperglykämie.
- Kontraindikationen:
  - Niereninsuffizienz: Metformin (teilweise), Alpha-Glucosidase-Hemmer, Sulfonamide;
  - Leberinsuffizienz: Metformin, Glitazone (sollen nicht mehr verschrieben werden), Sulfonamide
  - Herzinsuffizienz: Glitazone (s. o.);
  - chronische Darmerkrankungen: Alpha-Glucosidase-Inhibitoren.

Literatur

1. Navaneethan SD., et al., Management in Chronic Kidney Disease: Synopsis of the 2020 KDIGO Clinical Practice Guideline, Ann Int Med, 2021, https://tinyurl.com/9bckct8c
2. SFR, Fiche de recommandation pour la pratique clinique, 2020: rein et produits de contraste. https://tinyurl.com/yj4p563t
3. Practical guidelines on the prevention and management of diabetic foot disease (IWGDF 2019 update). Diab Metab Res Rev. 2020, https://iwgdfguidelines.org/guidelines und: Prise en charge de l'infection du pied diabétique: recommandations pratiques et antibiotiques, Louvain médical, 2020, https://tinyurl.com/4syk7kz8
4. Arora S. et al. Diagnostic accuracy of point-of-care testing for diabetic ketoacidosis at emergency department triage: beta-hydroxbutyrate versus the urine dipstick. Diabetes Care, 2011, PMC3064039, https://tinyurl.com/mpcny58k
5. ACR Manual on contrast media, 2021, www.acr.org/Clinical-Resources/Contrast-Manual
6. Gastaldi G., Pied de Charcot : un diagnostic à ne pas manquer, Rev Med Suisse, 2013, https://tinyurl.com/4k4fmwe5
7. Weiterführende Infos: Société Française de Diabétologie, Prise de position sur la prise en charge de l'hyperglycémie du patient diabétique de type 2, 2019, https://tinyurl.com/pct5z3sm

8. Kontrastmittelinduzierte akute Nierenschädigung – Konsensuspapier der Arbeitsgemeinschaft „Herz – Niere" der Deutschen Gesellschaft für Kardiologie – Herz- und Kreislaufforschung e. V. und der Deutschen Gesellschaft für Nephrologie e. V. (Stand 11.4.2023) https://tinyurl.com/4wcvukmp
9. Nationale VersorgungsLeitlinie (NVL) Typ-2-Diabetes – Teilpublikation, 2. Auflage (Stand 11.4.2023) https://www.leitlinien.de/themen/diabetes
10. Diabetische neuropathische Osteoarthropathie: Eine Sonderform des diabetischen Fußes. Dtsch Arztebl 2015. https://tinyurl.com/mr2ur97d
11. https://www.kidney-international.org/article/S0085-2538(20)30718-3/fulltext (Abgerufen 21.9.2023)
12. Bischoff M, Graf BM, Redel A: Perioperativer Umgang mit Begleitmedikation. Anästh Intensivmed 2019;60:560–571. DOI: 10.19224/ai2019.560. (Abgerufen 21.9.2023)

10.2 Hypoglykämie

Definition

- Niedriger Blutzuckerspiegel (bei Nichtdiabetikern weniger als etwa 0,5 g/L (= 50 mg/dL = 2,8 mmol/L) in Verbindung mit kompatiblen Symptomen.
- Schwangerschaft: Der Nüchternblutzuckerspiegel sinkt allmählich auf 0,6 g/L (= 60 mg/dL = 3,3 mmol/L.

Klinische Symptome

Eindeutige Zeichen	Nicht-spezifische Zeichen: unterstützende Hinweise
- Unruhe, Koma (ggf. mit Schwitzen), plötzlich einsetzendes beidseitiges Babinski-Zeichen - Krampfanfälle (fokale neurologische Zeichen). - Psychiatrisch anmutende Symptome, Schwindelgefühl. - Neurologische Lokalisationszeichen (häufig Diplopie).	- Jedes ungewöhnliche Symptom bei einem behandelten Diabetiker. - „Schwindel", Dysarthrie, Herzklopfen, Cephalgien, Nervosität, Lach- oder Weinanfälle, Teilnahmslosigkeit, seltsames Verhalten, Verweigerung der Flüssigkeitsaufnahme - Hunger. - Ausgeprägte Asthenie. - Schwitzen, Zittern. - Sehstörungen, Blässe.

- Die Symptome treten auf nüchternen Magen, fernab der Mahlzeiten, oder am Ende der Nacht oder bei Muskelanstrengung auf.
- Sie können jederzeit bei einer Person auftreten, die mit blutzuckersenkenden Medikamenten behandelt wird.
- Sie gehen nicht spontan in weniger als 5 Minuten vorüber (1).
- Neurologische Spätfolgen: Neurologische Defizite sind bei verlängertem Koma möglich.
- Aspiration während eines Komas.
- EKG: Leitungs- oder Repolarisationsstörungen, Verlängerung der QT-Zeit, **Risiko für lebensbedrohliche Arrhythmien** (5).

Bei Nicht-Diabetikern

- **Misstrauen Sie der Messung, eine Hypoglykämie ist bei Nichtdiabetikern außergewöhnlich**: Es ist fast immer ein Fehler der kapillären Blutzuckermessung im unteren Bereich.

- **Nehmen Sie immer Blutzucker und Elektrolyte ab, bevor Sie die Therapie einer Hypoglykämie beginnen.**

  Die Assoziation (*niedriger Kapillarblutglukosewert + Verbesserung nach Glukosegabe*) erlaubt absolut nicht die Diagnose einer Hypoglykämie (3,5). Die Glukose wird von den Erythrozyten in den Laborröhrchen verbraucht: Entnahme mit speziellen Röhrchen, die einen Glykolysehemmer enthalten (Na-Fluorid-EDTA).

- **Der Patient kann nach Glukosegabe aufgrund eines Placebo-Effekts oder auch zufällig aufwachen**, weil sie zu einem Zeitpunkt verabreicht wird, an dem der Patient spontan aufwacht, z. B. nach einer vagalen Synkope oder epileptischen Anfall.

- Wenn eine Hypoglykämie verifiziert wird, muss sie anhand der klinischen Anzeichen interpretiert werden; nüchtern: 0,70 g/L (= 70 mg/dL = 3,9 mmol/L) ist keine Hypoglykämie. Schreiben Sie ihr keine Anzeichen zu, für die sie nicht verantwortlich ist (1).
- **Die Diagnose einer reaktiven (postprandialen) Hypoglykämie ist im Wesentlichen ein soziokultureller Mythos.**
- Sie existiert zwar, ist aber eine Ausschlussdiagnose. Der Verdacht auf eine postprandiale Hypoglykämie besteht eher bei Personen mit emotionalen Störungen und einer β-adrenergen Überreaktion (2).
- **Die hypoglykäme Synkope, die sich bei einem zuvor gesunden Menschen spontan zurückbildet, ist ein Mythos**, und in diesem Zusammenhang sollte **keine** kapilläre oder venöse **Blutzuckermessung** durchgeführt werden (3).
- **Die Ursachen für echte Hypoglykämien sind:**
  - Nebenniereninsuffizienz;
  - **schwere Leberinsuffizienz** oder mit Sepsis;
  - Hypothermie;
  - toxisch: Alkohol, Ethylenglykol;
  - Psychiatrie [Insulininjektionen: Familien von Diabetikern, (para)medizinisches Umfeld];
  - Gastrektomie;
  - funktionelle Hypoglykämie (seien Sie misstrauisch), die nicht zu Bewusstlosigkeit führt, sondern nur zu kurzen Synkopen, bei denen die Gleichzeitigkeit einer Hypoglykämie und damit verbundenen Symptomen nachgewiesen werden muss (1,4);
  - äußerst selten: **Tumore.**
- **Hinweise für eine organische Hypoglykämie, die von einem einmaligen Ereignis unabhängig ist:**
  - Schwere Symptome mit neuropsychologischen Manifestationen, Verlauf in immer kürzeren und schwereren Attacken;
  - Auftreten auf nüchternen Magen mit Gewichtszunahme;
  - zeitliche Übereinstimmung von Hypoglykämie unter 0,5 g/L (= 50 mg/dL = 2,8 mmol/L) und Symptomen;
  - sehr niedriger Blutzuckerspiegel (< 2,2 mmol/L, 0,4 g/L, 40 mg/dL).
- **Wenn keine neuropsychologischen Störungen vorliegen, behandeln Sie mit**: „schnellen" Zuckern per os (gesüßte Getränke, Würfelzucker) und „langsamen" Zuckern (eigentlich niedrigerer glykämischer Index) wie Brot mit etwas Fett. Wenn Sie kein zuckerhaltiges Getränk finden, können Sie auch 5–10 %ige Glukose aus einer Flasche trinken. Dies ist das am schnellsten gefundene zuckerhaltige Getränk in der Notaufnahme.
- **Bei neuropsychologischen Störungen**: 30 mL G30 % i.v., wenn der Patient nicht bewusst oder kooperativ genug ist, um zu trinken, gefolgt von einer Therapie *per os* und G10 % als Infusion.
- **Bei Verdacht auf echte Hypoglykämie durch Tumoren oder Münchhausen-Syndrom Bestimmung von**: Glukose, Insulin, C-Peptid, β -Hydroxybutyrat (BHB), Proinsulin. Endokrinologisches Konsil zur evtl. Übernahme und Fastentest.

❯ Bei einem behandelten Diabetiker

- In Frage kommende Medikamente: **Insulin, Sulfonamide, Glinide** (Novonorm®), Aggravation durch β-Blocker, Flecainid, ACE-Hemmer, Cotrimoxazol, Fluoxetin.

NB: Metformin allein führt nicht zu Hypoglykämie: Suchen Sie nach einer assoziierten Ursache.

- **Begünstigende Faktoren, auf die zu achten ist:**
  - Fasten + antidiabetische Behandlung;
  - insulinbedingte Lipodystrophien;
  - Trunkenheit;
  - β-Blocker;
  - Fehler bei der Therapie;
  - Ungeplante körperliche Anstrengungen oder solche, die nicht durch eine Kohlenhydratzufuhr ausgeglichen werden.
- Wenn keine neuropsychologischen Störungen vorliegen, behandeln Sie mit: „schnellen" Zuckern *per os* (zuckerhaltige Getränke, Würfelzucker) und Zuckern mit niedrigem glykämischen Index wie Brot mit etwas Fett. Wenn Sie kein zuckerhaltiges Getränk finden, kann die 5–10 %ige Glukose aus einer Flasche zum Trinken gegeben werden. Dies ist das am schnellsten gefundene zuckerhaltige Getränk in der Notaufnahme.
- Bei neuropsychologischen Störungen: 30 mL G30 %, wenn der Patient nicht genügend bei Bewusstsein oder kooperativ genug ist, um trinken zu können, gefolgt von Gabe von Zucker *per os* und G10 % als Infusion.

  NB: Wenn bei insulinpflichtigen Diabetikern eine i.v.-Injektion nicht möglich ist, injizieren Sie eine Ampulle 1 mg **Glucagon** subkutan (steht im Kühlschrank). **Die Zeit bis zum Wirkungseintritt beträgt jedoch 5–15 min und die Wirkungsdauer nur 20–30 min. Daher müssen Sie Zucker verabreichen.**
- **Behalten Sie nicht-insulinpflichtige Diabetiker**, die mit oralen Antidiabetika (Sulfonamiden) behandelt werden, **im Krankenhaus immer unter Beobachtung und unter Glukoseinfusionen**, da die Hypoglykämie verlängert ist oder wiederkehren kann, insbesondere bei älteren Menschen oder bei Niereninsuffizienz. **NB: Verabreichen Sie ihnen kein Glucagon.**
- Eine Hyperglykämie ist in diesem Zusammenhang kein Risiko, sondern die Hypoglykämie ist gefährlich.

Literatur

1. Tchobroutsky G., Saïd G., Acar J., J'ai des malaises, des pertes de connaissances, des syncopes, In Tchobroutsky G., Des symptômes à la décision, Arnette, Paris, 1989, p. 16–23.
2. Berlin Y., Grimaldi A., Landault C., Cesselin F., Puech A., Suspected postprandial hypoglycemia is associated with β-adrenergic hypersensitivity and emotional distress, J Clin Endocrinol Metab, 1994, 79 : p. 1428–33.
3. Prise en charge des malaises au service d'accueil et d'urgence, Conférence de consensus, Réan Urg, 1996, www.sfmu.org
4. Slama G., Tchobroutsky G., Je fais de l'hypoglycémie, In Tchobroutsky G., Des symptômes à la décision, Arnette, Paris, 1989, p. 245–7.
5. Bessereau J. et al., Hypoglycémie, Congrès Urgences, 2011. www.sfmu.org https://tinyurl.com/25zvp3uh
6. Nerdfallmedizin: Hypoglykämie - wenn der Zucker niedrig ist (Stand 11.4.2023). https://tinyurl.com/4xwttnm4
7. SOP Notaufnahme: Hypoglykämie (Stand 11.4.2023) https://tinyurl.com/mrxz5dz9

10.3 Hyperosmolares Koma

> **Wichtige Punkte**

- Der Patient hat genug Insulin, um eine Ketose zu verhindern, aber nicht genug, um den Blutzuckerspiegel zu kontrollieren.
- Definiert (3) durch Osmolarität > 320 mosmol/L und Blutzucker > 6 g/L (= > 600 mg/dL, > 33 mmol//L) in der Regel ohne Ketoazidose.
- Klassischerweise bei älteren Menschen, aber Vorsicht, auch bei jungen Patienten möglich (3).
- Mortalität im Krankenhaus: 5–16 % (10-mal höher als bei Ketoazidose) (3).

> **Klinik**

- Am häufigsten:
  - diffuse **Veränderung des Allgemeinzustands**;
  - allmählich einsetzende **Bewusstseinsstörungen**;
  - **Dehydrierung** mit Polyurie, Durst, Müdigkeit, Somnolenz;
  - Patient fiebert aufgrund der Ursache der Dekompensation oder der Dehydrierung.
- Häufig bei einem Diabetiker, der nicht als solcher bekannt ist.
- Patient, der aus einem anderen Grund ins Krankenhaus eingeliefert wurde und dessen Zustand sich innerhalb weniger Tage aufgrund einer Deydratation verschlechtert.
- Meist ist eine andere Erkrankung damit verbunden und sollte daher abgeklärt werden: **Pneumonie, Infektion mit gramnegativen Keimen, intestinale Blutungen, akutes Koronarsyndrom, Schlaganfall**, Nierenversagen, Hitzschlag, Pankreatitis usw.
- Auch Medikamente können dazu beitragen: Diuretika, Kortikoide.

> **Zusätzliche Untersuchungen**

- Kapillärer Blutzuckerspiegel > 4 g/L (= 400 mg/dL = 22 mmol/L), normalerweise
- > **6 g/L (= 600 mg/dL = 34 mmol/L).**
- Glukosurie.
- **Geringe ausgeprägte Ketonämie** (modern) oder niedrige Ketonurie $\leq$ 1+ (altmodisch).
- EKG auf der Suche nach einem Herzinfarkt.
- Entnehmen Sie: Blutbild, Elektrolyte, Harnstoff, Blutzucker, CRP, Blutgase, Urin für Harnstoff, Urinelektrolyte, Urinteststreifen (Glukose, Ketone, Nitrit, Leukozyten, pH-Wert, Protein) ± Urinkultur je nach Ergebnis. Blutkulturen bei Fieber:
  - Plasma-Hyperosmolarität > 320 mmol/L: 2 × (Na + K) + Blutzucker (mmol/L) + Harnstoff (mmol/L) > 320 mmol/L;
  - Blutzucker $\geq$ 600 mg/dL (34 mmol/L), Na erhöht, K normal oder erhöht, Harnstoff und Kreatinin erhöht. Achtung: Korrigiertes Na = gemessenes Na + 0,3x Blutzucker (mmol/L);
  - pH >7,3 und Bikarbonat $\geq$ 15 mmol/L außer bei zusätzlich vorhandene Azidose (1);
  - Harnstoff im Urin/Plasma-Harnstoff > 8;
  - normale Anionenlücke;
  - übliche Leukozytose (Infektion oder nicht).
- Röntgenaufnahme des Thorax.

- cCT ± LP ± Toxikologie bei Koma oder Verwirrtheit, wenn die Osmolarität < 320 mosmol/L beträgt, was eine andere Ursache für das Koma vermuten lässt (*siehe S. 229*).
- Wiegen ... Das Gewicht ist neben der Diurese der beste Hinweis auf die Entwicklung.

Therapie: Rehydrieren Sie so schnell wie möglich

- Behandeln Sie die Begleiterkrankungen.
- Legen Sie einen Blasenkatheter oder Kondom-Urinal, wenn die Person nicht zum Urinieren rufen kann, sowie bei tiefer Bewusstseinsstörung oder Schock.
- Magensonde, wenn der Patient keine Nahrung zu sich nehmen kann.
- Infusion von 500 mL bis 1 L Kristalloiden, wenn RR $\leq$ 90 mmHg, im Schuss bis zur Wiederherstellung eines RR > 90 mmHg oder dem Verschwinden der Marmorierung, außer bei Lungenödem. Menge entsprechend der klinischen Reaktion. Kein Kolloid (*siehe S. 482*).
- Rehydrierung mit dem verfügbaren isotonischen Kristalloid: Es wäre besser, angesichts der Volumina die erforderlich sind, eine balancierte isotonische Lösung zu verwenden: Plasmalyte®, **Ringerlaktat**, unabhängig von Laktat und K+ (4). NaCl 0,9 % tut es seit Jahrzehnten mit dem Mikrorisiko einer hyperchlorämischen Azidose.
- Kristalloide:
  - 1 bis 2 L schnell innerhalb von 1 bis 2 Stunden. Ziel ist es, die Vitalzeichen zu korrigieren (Puls, Blutdruck, Diurese), dann korrigieren Sie das geschätzte Flüssigkeitsdefizit (*siehe S. 665*) zur Hälfte in den ersten 12 Stunden, den Rest in den folgenden 12 Stunden;
  - **NB: Kochsalzlösung ist im Vergleich zum Serum des Patienten hypoton** und stellt die Volämie besser wieder her als eine hypotone Lösung. Letztere kann einen Kollaps und ein Hirnödem beschleunigen. Hypotone Kochsalzlösung 0,45 % kann verwendet werden, wenn die Hyperosmolarität trotz angemessenen Volumenersatz anhält **und** der Blutzuckerspiegel unzureichend gesenkt wird (< 70–110 mg/dL/h = < 4–6 mmol/L/h) (1);
  - Wasser *per os*: 2–3 L/24 h, und Ernährung;
  - Die Wirksamkeit der Volumenexpansion wird anhand der Normalisierung der Osmolarität und des Abfalls des Blutzuckerspiegels beurteilt. (< 70–110 mg/dL/h = 4–6 mmol/L/h)
  - Achtung: der Rückgang der Hypernatriämie muss < 10 mmol/L/24 h betragen (1).
- Konstantes Kaliumdefizit wird durch Insulin + Glukose verschlimmert:
  - KCl als Perfusor 1 g/h, wenn K+ < 3,3 mmol/L;
  - KCl als Perfusor 0,5 g/h, wenn K+ < 4 mmol/L.
- Insulintherapie: Beginnen, wenn sich der Blutzuckerabfall nach der anfänglichen Volumenexpansion stabilisiert, oder von Anfang an, wenn die **Ketonämie > 3 mmol/L** ist. Actrapid i.v. als Perfusor: 0,05 Einheiten/kg/h; nicht mehr als 6 U/h. **Vorbereitung der 50-mL-Spritze**: Bei dieser Dosis keine signifikante Adhäsion des Insulins an den Wänden. 50 E Normalinsulin oder Actrapid + 48,75 mL Kochsalzlösung (**1 mL/h = 1 Einheit/h**). Streben Sie einen Blutzuckerspiegel zwischen 2,7 und 3 g/L (270–300 mg/dL = 15–16 mmol/L) an, um ein Hirnödem zu vermeiden. Es ist keine Bolusdosis erforderlich.

- **Anpassung der i.v.-Insulintherapie an den kapillären Blutzuckerspiegel**: Wenn nach 2 h der Blutzuckerspiegel nicht sinkt oder der pH-Wert nicht steigt, gehen Sie auf 0,2 Einheiten/kg/h über.

Blutzuckerspiegel			**Insulin (U/h)**	**Infusion**
g/L	mg/dL	mol/L		
0,8 à 1	80–100	4,4–5,6	0,5 U/h	G10 %
1 à 2,5	100–250	5,6–13,9	0,05 U/kg/h	G10 %, wenn BZ< 1,5 g/L (8,3 mmol/L) G5 %, wenn BZ> 1,5 g/L (8,3 mmol/L)
> 2,5	> 250	> 13,9	0,1 U/kg/h, nicht mehr als 5 U/h, wenn BZ < 3 g/L (16,7 g/L)	G5 %

- IV-Insulin nie absetzen (kurze HWZ): Infusion von G10 %, wenn BZ $\leq$ 1,5 g/L (= 150 mg/dL = 8,3 mmol/L).
- **Nach Ausgleich der Dehydrierung durch subkutane Insulintherapie ersetzen** (dehydriertes Subkutan-Gewebe resorbiert Insulin schlecht), vorausgesetzt, der Patient kann Nahrung zu sich nehmen (in der Regel nach 24 Stunden).
- NB: Wenn eine kontinuierliche venöse Infusion nicht möglich ist, sollten Sie auf i.m.-Gabe zurückgreifen (vor allem nicht s.c.): 0,1 E/kg/h nach einer Bolusdosis von 0,33 E/kg, halb i.v., halb i.m.
- Wenn BZ $\leq$ 2,5 g/L (= 250 mg/dL = 13,9 mmol/L): Insulin 0,05 Einheiten/kg/h iv, oder sc als NPH mit eventuell ergänzenden Actrapid (Normalinsulin).
- Niedermolekulares Heparin in prophylaktischer Dosis: Verschreibung nicht validiert, außerhalb der Zulassung, aber vernünftig.
- Nursing (Vermeidung von Dekubitus) mit Anti-Dekubitus-Matratzen.
- **Überwachung:**
  - stündlich: kapillärer Blutzucker, Glukosurie, Ketonämie oder Ketonurie (frischer Urin);
  - nach 6, 12 und 18 Stunden: Elektrolyte, pH, Blutzucker, EKG;
  - tägliches Wiegen. Stündliche Diurese, dann Intervalle verlängern;
  - Blutzucker auf 2,7–3 g/L (= 270–300 mg/dL = 15–16,5 mmol/L) halten (bei Bedarf G10 % infundieren).
- Puls, Blutdruck, AF, kapillärer Blutzucker und Urinteststreifen alle 1 und dann 2 Stunden.
- Wiederholung der Elektrolytbestimmung nach 4 Std. und danach alle 4–6 Stunden.
- Legen einer Magensonde bei Bewusstseinsstörungen.
- Sammeln und Messen der stündlichen **Diurese** (dann mit erweitertem Messintervall) durch Kondom-Urinal, Katheter bei nicht-kontinenten Frauen oder immer Katheter bei tiefer Bewusstseinsstörung.
- **Wenn unter der Therapie ein Koma auftritt oder sich verschlimmert,** während sich die Laborparameter verbessern, ist dies ein Hinweis auf:
  - eine assoziierte Ursache;
  - das Auftreten eines Hirnödems, vor allem bei einer zu schnellen Korrektur der Hyperosmolarität. Intensivmediziner hinzuziehen.

Literatur

1. Joint British Diabetes Societies (JBDS) for Inpatient Care, Management of hyperosmolar hyperglycaemic state in adults with diabetes, Diabet Med, 2015, PMID: 25980647. https://tinyurl.com/2cpxbwv8

2. Kitabchi A.E. et al., Hyperglycemic crises in adult patients with diabetes, Diabetes Care, 2009, PMCID : PMC2699725. https://tinyurl.com/ycybmvm5
3. Management of Hyperglycemic Crises: Diabetic ketoacidosis and hyperglycemic hyperosmolar state, Med Clin North Am, 2017 https://tinyurl.com/42j9y6m3
4. Farkas J., Myth-busting: Lactated Ringers is safe in hyperkalemia, and is superior to NS, https://tinyurl.com/2b8aeeys
5. Farkas J., Meinung eines Praktikers: Hyperosmolar hyperglycemic state, https://emcrit.org/ibcc/hhs/
6. praktisch Arzt: Hyperglykämie (Stand 11.4.2023) https://tinyurl.com/4kvb6b9n

10.4 Diabetische Ketoazidose und Ketose ohne Azidose bei Diabetikern

Wichtige Punkte

- Ein **Diabetiker, dem es schlecht geht**, sollte einen **Blutzuckertest** und **wenn möglich einen kapillären-Ketonämie-Test** sowie eine Urinuntersuchung mit einem Teststreifen haben.
- **Irreführende Präsentationen** einer Ketoazidose:
  - **intestinal**: Schmerzen + Erbrechen: systematischer und obligatorischer Teststreifen;
  - **respiratorisch** (**Tachypnoe** bei Azidose), wobei die Dehydrierung einen „Urinteststreifen“ erforderlich macht;
  - neurologisch, von Verwirrtheit bis zum tiefen Koma, ohne sichere Lokalisationszeichen;
  - Aber eine **Ketoazidose allein erklärt selten ein tiefes Koma**: Suchen Sie nach einer assoziierten Ursache.
- **Die Therapie sollte nach einer klinischen Untersuchung und point-of-care Labortests begonnen werden**: **Blutzucker und wenn möglich Ketonämie** kapillär und Urinteststreifen.
- Diabetiker, die mit Pumpe und kontinuierlicher Infusion s.c. behandelt werden, haben plötzliche, schwere Ketoazidosen anlässlich technischer Probleme mit der Pumpe.
- Die kapilläre Ketonämie wird empfohlen, um den Verlauf zu verfolgen (1).
- Vorsichtige Rehydrierung bei jungen Erwachsenen (vor allem bei Kindern: Hirnödem) (1).

- **Venöse statt arterielle BGAs (1). Die Differenz beträgt 0,02–0,15 für den pH-Wert und 1,88 mmol/L für HCO_3-.**
- Am Dringendsten ist eine Rehydrierung.
- **Kein Insulinbolus (1) außer bei anfänglicher bedrohlicher Hyperkaliämie** (4), keine Infusionen von Bikarbonat.
- **Die Kaliumverarmung ⚠ , die sich nicht in der manchmal erhöhten Kaliämie widerspiegelt**, ist dauerhaft und in den ersten acht Stunden gefährlich.
- Ein weiteres Risiko ist die **Hypoglykämie**.
- **Isotonisches Kristalloid**: Angesichts der benötigten Volumina wäre es besser, eine balancierte isotonische Lösung zu verwenden: Plasmalyte®, **Ringerlaktat**, unabhängig von Laktat und K+ (4). Die Physiologische Kochsalzlösung NaCl 0,9 % wird die Azidose etwas verstärken, aber wenn man nichts anderes hat, man kann damit beginnen, da die Hypovolämie nicht wartet.
- Polyurie, Polydipsie, neu aufgetretener Gewichtsverlust, Asthenie, Übelkeit, Erbrechen, etc.
- **Tachypnoe wg. Azidose** (Kussmaul) AF > 20/min, ± Bewusstseinstrübung.
- Abdominelle Beschwerden: Achten Sie auf Abwehr oder Schmerzen, die den Verdacht auf eine abdominale Erkrankung lenken, die die Dekompensation verursacht hat.
- Allgemeine **Dehydrierung**: Tachykardie, Hypotonie, Gewichtsverlust etc.
- Aceton-Atemgeruch (Apfel, faule Früchte, nicht regelmäßig wahrgenommen).
- Bewusstseinsstörung (25 %).

- **Temperaturschwankungen: manchmal Hypothermie, manchmal normale Temperatur trotz Infektion.**
- **Kapilläre Ketonämie > 3 mmol/L** (zuverlässiger als die **Ketonurie** ≥ „++") mit Glukosurie im frischen Urin, **Kapillarglukose**

❯ **2 g/L (=200 mg/dL** = 11 mmol/L), pH < 7,3 **HCO_3 <15 mmol/L** (3). Venöse Blutgase sind zu bevorzugen, außer bei chronischer respiratorischer Insuffizienz oder komplexen Situationen (*siehe S. 297*).

- **Wiegen.**
- **Suchen Sie nach einem anderen Auslöser als dem Fehlen oder dem Abbruch der Insulintherapie:**
  - Infektion (50 % der Fälle), oftmals geringfügig: Angina, Harnwegsinfektion usw. Nicht immer fieberhaft
  - Kortikosteroide, systemische (nicht-inhalative) β-2-Mimetika;
  - Schlaganfall, akute Extremitätenischämie;
  - akute Koronarinsuffizienz manchmal ohne Schmerzen;
  - Trauma, Operation.

❯ **Zusätzliche Untersuchungen**

- Entnehmen Sie: Elektrolyte, Harnstoff, Kreatinin, Blutzucker, CRP, Blutbild, Blutgase.
- **Sofort EKG**: Anzeichen einer assoziierten Koronarinsuffizienz, einer **Kaliumverarmung** (*s. S. 642*).
- Thoraxröntgen so schnell wie möglich (besser: **Notfall-Ultraschall**: Pneumonie, thorakoabdominaler Erguss, Harnstau, Bauchaorta, Gallenblase).
- Urinkultur.
- Bei Zweifel an einer Begleiterkrankung: Troponin, Lipase, Leberenzyme, Bildgebung, je nach klinischer Präsentation.
- **Ergebnisse**:
  - Je nach Stadium normaler oder erniedrigter pH-Wert. Eine Ketoazidose liegt vor, wenn der Bikarbonatwert < 15 mmol/L und der pH-Wert < 7,30 sind, der Blutzucker > 2,5–3 g/L (= 250–300 mg/dL = 15–16,5 mmol/L) und eine Ketonämie (oder Ketonurie) vorliegt;
  - erhöhte Anionenlücke: (Na)-(HCO_3 + Cl) > 16;
  - Na normal oder fälschlich erniedrigt (Hyperglykämie, Lipide), Blutzucker ≥ 300 mg/dL (=16,6 mmol/L;
  - Physiologische Leukozytose auch ohne Infektion;
  - K+ normal oder niedrig, selten erhöht, aber *konstantes Kaliumdefizit*;
  - Kreatinin mäßig erhöht (ansonsten nach einer assoziierten Ursache suchen), manchmal fälschlicherweise auf Grund der Ketose erhöht;
  - Die K kann auch falsch hoch sein, aber es gibt wenig Grund, sie zu bestimmen;
  - Hyperamylasämie (aus dem Speichel) möglich: nicht bestimmen...

❯ **Glukosurie und Ketonurie: andere Ursachen**

- Nephrogener renaler Diabetes in Verbindung mit Nüchternketose oder **alkoholischer Ketoazidose**: Außergewöhnlich, aber schon gesehen, wenn der Patient nicht in der Lage ist, seine Vorgeschichte zu erzählen. Der Blutzuckerspiegel liegt dann bei < 4 g/L (= 400 mg/dL = 22 mmol/L) und sinkt unter Insulin sehr schnell.
- Nüchternketonurie und Restglukosurie mit Glukosurie < Ketonurie (in „+"): Wiederholung des Tests mit frisch ausgeschiedenem Urin oder besser: **Ketonämie**.

Dieses Ergebnis kann durch einen Harnverhalt aufgrund obstruktiver Ursachen begünstigt werden.
- Versehentliche tiefe Hypothermie.

> In den folgenden Fällen (schwere Erkrankung) einen Intensivmediziner hinzuziehen
- Koma ohne Reaktion auf einfache Aufforderungen.
- Vorerkrankungen, die eine hämodynamische Überwachung erfordern (Herzinsuffizienz).
- RR < 90 mmHg, HF > 100 oder < 60/min.
- Ketonämie > 6 mmol/L.
- Schwangerschaft.
- Bikarbonat < 5 mmol/L.
- pH < 7,1; Anionenlücke > 16 mmol/L; K+ < 3,5 bei Aufnahme.
- SpO_2 < 92 % (wenn keine chronische respiratorische Insuffizienz vorliegt).
- Abhängig von der auslösenden Ursache.
- Schlechtes Ansprechen auf die Behandlung.

> Behandlung und Überwachung
- **Beziehen Sie den Diabetologen und den Intensivmediziner** frühzeitig mit ein, um Ort und Art der Behandlung zu klären.
- Puls, Blutdruck, AF, Kapillarblutglukose alle 1 und 2 Stunden. Ketonurie ist nicht erforderlich.
- Wiederholung der Elektrolytbestimmung (Kalium) nach 2 und 4 Std., dann alle 4–6 Stunden. Blutgase entsprechend dem initialen pH-Wert. EKG-Monitoring. EKG nach 4 Std. erneut durchführen.
- Legen einer Magensonde bei Erbrechen. Keine Flüssigkeitszufuhr in den ersten 24 Stunden, außer bei leichter Symptomatik.
- Sammlung und Messung der **Diurese** mit Urinal-Kondom, Katheter bei nichtkontinenten Frauen oder immer im Falle einer tiefen Bewusstseinsstörung.
- Infusion von 500 mL bis 1 L physiologischer Kochsalzlösung, wenn RR $\leq$ 90 mmHg, im Schuss bis zur Wiederherstellung eines RR > 90 mmHg oder dem Verschwinden der Marmorierung, außer bei einem akuten Lungenödem. Menge entsprechend der klinischen Reaktion. Keine Kolloide (1).

... ***Rehydrierung*** ...
- **Überwachung ++ der Rehydrierung bei jungen Erwachsenen ohne Schock (erhöhtes Risiko eines Hirnödems) und bei Herzinsuffizienz (1).**
- **Isotonisches Kristalloid**, 500–1000 mL/h während der ersten 2 bis 4 Stunden, bis der Blutzuckerspiegel < 2–2,5 g/L (= 200–250 mg/dL = 11–14 mmol/L) ist (3). Danach Gabe von 5 %iger Glukose mit 2–4 g/L NaCl.
- Rechnen Sie **mit 5 L** innerhalb 24 Stunden + volumengleichem Ausgleich der Diurese (über 3 Stunden zu messen) + Perspiratio insensibilis (in 24 Stunden: 800 mL + 1 mL/kg/h/Grad über 37°); die Hälfte dieses Volumens muss in den ersten 8 Stunden einlaufen. Die Zahl 5 L ist eine durchschnittliche Schätzung des Flüssigkeitsdefizits; wenn Sie es genauer kennen (durch Wiegen abzüglich des üblichen Gewichts), ersetzen Sie die Zahl 5 durch die des tatsächlichen Defizits. **Vorsicht** bei Ketose ohne Azidose und vor allem bei älteren Menschen, bei denen das Defizit geringer sein kann.

... ***Kalium*** ....

- Verabreichen Sie es, sobald Sie eine Diurese und das Fehlen von EKG-Zeichen einer Hyperkaliämie sowie einen Kaliumwert < 5,5 mmol/L festgestellt haben.
- Über Perfusor, der für 2 Stunden vorbereitet ist:
  - 3 g/h (= 75 mmol), wenn der anfängliche Kaliumwert $\leq$ 3,3 mmol/L (1) ist;
  - 1,5 g/h (= 38 mmol), wenn [3,3 mmol/L < Kalium $\leq$ 4 mmol/L];
  - 0,5 g/h (13 mmol), wenn Kalium > 4 mmol/L ist;
  - Abbruch, wenn Kalium $\geq$ 5,2 mmol/L.

... ***Insulintherapie*** ....

- **i.v. über Perfusor 0,1 U/kg/h (1). Es wird kein anfänglicher Bolus verabreicht.**
- Anmerkung: Nur wenn es eine Verzögerung für den Beginn der Insulintherapie über Perfusor gibt, kann 0,1 E/kg **i.m.** in der Zwischenzeit verabreicht werden (1).

Vorbereitung der 50-mL-Spritze: Bei dieser Dosis haftet das Insulin nicht signifikant an den Wänden.
50 U Normalinsulin oder Actrapid + 48,75 mL physiologische Kochsalzlösung.
1 mL/h = 1 E/h.

- Streben Sie einen Blutzuckerspiegel zwischen 2,5 und 3 g/L (= 250 – 300 mg/dL = 14-16,5 mmol/L) an. Es wird keine Bolusdosis verabreicht.
- Setzen Sie die i.v. Insulinbehandlung fort, bis die **Ketonämie korrigiert** ist, und vermeiden Sie eine Hypoglykämie (Infusion von G5/10 %).
- **Anpassung der iv-Insulintherapie in Abhängigkeit von der Ketonämie und in Abhängigkeit vom kapillären Blutzuckerspiegel**. Wenn keine Ketonämie vorliegt, auf Bikarbonatwerte aus der venösen BGA zurückgreifen.
- Wenn nach 2 Stunden der Blutzucker nicht sinkt oder die Ketonämie nicht um $\geq$ 0,5 mmol/L/h sinkt, oder wenn keine kapilläre Ketonämie vorliegt, wenn das Bikarbonat nicht um $\geq$ 3 mmol/L/h sinkt, gehen Sie auf 0,2 Einheiten/kg/h (1). Und intensivmedizinisches Konsil, wenn der Patient noch in der Notaufnahme ist.

Blutzuckerspiegel			Insulin (U/h)	Infusion
g/L	**mg/dL**	**mmol/L**		
0,8–1	80–100	4,4–5,6	0,5 U/h	G10 %
1–2,5	100–250	5,6–13,9	0,05 U/kg/h	G10 %, wenn BZ< 1,5 g/L* G5 %, wenn BZ> 1,5 g/L*
> 2,5	> 250	> 13,9	0,1 U/kg/h, nicht mehr als 5 U/h, wenn BZ < 3 g/L	G5 %

- **Intravenöses Insulin nie absetzen** (kurze HWZ): Infusion von G10 %, wenn BZ $\leq$ 1,5 g/L. (= 150 mg/dL = 8 mmol/L)
- **Weitere Therapie mit subkutaner Insulintherapie, sobald die Ketonurie verschwunden ist** und der Patient essen kann (in der Regel nach 24 Std.). NB: Wenn eine kontinuierliche intravenöse Gabe nicht möglich ist, greifen Sie auf i.m. zurück (vor allem nicht sc): 0,1 U/kg/h nach einer Bolusdosis von 0,33 U/kg, halb i.v., halb i.m.
- **Es ist auch möglich, dem Patienten parallel dazu sein übliches langwirksames Insulinanalogon (Lantus®, Levemir®) zu den üblichen Zeiten und in der üblichen Dosis subkutan zu belassen (1).**

- **Kein Bikarbonat (2), außer bei bedrohlicher Hyperkaliämie** im EKG (500 mL isotones Bikarbonat 1,4 % in 30 min, tiefe Azidose pH < 6,9 (100 mmol in 1 h) (3) und sehen Sie den Patienten zur Übernahme auf die Intensivstation vor.
- **Behandlung der auslösenden Ursache**: Infektion usw.
- Niedermolekulares Heparin in prophylaktischer Dosis (1).

Literatur

1. Savage M.W., Dhataria K.K., Kilvert A., Rayman G. et al., Joint British Diabetes Societies guideline for the management of diabetic ketoacidosis, Diabetic Medicine, 2011, https://tinyurl.com/uhzpawzr und https://tinyurl.com/y28brysz
2. Management of Hyperglycemic Crises: Diabetic ketoacidosis and hyperglycemic hyperosmolar state, Med Clin North Am, 2017 https://tinyurl.com/42j9y6m3
3. Farkas J., Myth-busting: Lactated Ringers is safe in hyperkalemia, and is superior to NS, https://tinyurl.com/3y33as7w
4. Farkas J., Aus der Sicht eines Intensivmediziners: Anatomy of a DKA resuscitation, https: //emcrit.org/ibcc/dka/#top

10.5 Laktazidose bei Diabetikern

- Dieser Diabetiker leidet am ehesten an einer der **häufigen Ursachen** für eine **diabetesunabhängige Laktazidose** durch Hypoperfusion (Typ A), insbesondere an einem **septischen Schock, Hypovolämie und Herzinsuffizienz.** Diese führen jedoch über die Niereninsuffiz enz **sekundär** zu einer Akkumulation von Metformin, weshalb es häufig zu Überschneidungen kommt.
- **Eine Metformin-bedingte Laktazidose (Typ B) ist sehr selten** (1 Fall/10.000 Patienten/Jahr). Nur **Niereninsuffizienz** und absichtliche Intoxikation scheinen das Risiko einer Laktazidose bei Diabetikern, die mit Metformin behandelt werden, zu erhöhen.
- **Gefährliche Kombinationen**: Aus diesem Grund ist es oft ratsam, Metformin bei interkurrenten Erkrankungen abzusetzen:

Metformin +
- NSAR, Aminoglykoside.
- Diuretika (Schleifendiuretika ++), Dehydrierung.
- Fasten oder Unterernährung.
- Leberinsuffizienz.
- Niereninsuffizienz, Kreatinin > 150 μmol/L (> 1,7 mg/dL).
- Hohes Alter.
- Akute Alkohol-Intoxikation.
- **Jodkontrastmittel** *siehe S 615.*
- Infektion, zerebrale Ischämie, Ischämie der Extremitäten, Hypoxie, Schlaganfall.
- **Jede Ursache für eine Gewebehypoperfusion.**

- **Metformin und Niereninsuffizienz**: GFR < 30: kein Metformin. GFR > 45 mL/min volle Dosis und dazwischen keine eindeutige Angabe. Ein Risiko besteht ab < 60 mL/min (1).

› Diagnose

- Diffuse Schmerzen, Muskelkrämpfe, Brust- und Bauchschmerzen und Asthenie sind Alarmzeichen.
- Klinisches Bild einer Azidose mit Tachypnoe, Bauchschmerzen, meist ohne Dehydrierung aufgrund von Oligurie; Bewusstseinsstörungen, Hypothermie. Blutdruck-, Rhythmus- und Leitungsstörungen (Azidose und Hyperkaliämie).
- **Azidose mit erhöhter Anionenlücke** > 16 mmol/L, Bicarbonat < 10 mmol/L, **sehr hohes Laktat > 7 mmol/L**, pH-Wert < 7,25, Ketonämie mit häufig nachweisbarer Ketonurie (vor allem β-Hydroxybutyrat, nicht im Urinteststreifen nachweisbar). Blutzuckerspiegel oft normal oder nur wenig erhöht, 1–2 g/L (= 100–200 mg/dL = 5,5–11 mmol/L). Niereninsuffizienz.

› Behandlung auf der Intensivstation

- Bis dahin: Korrigieren Sie die Anoxie und Hypovolämie.
- **Kein Bikarbonat verabreichen**.
- Behandeln Sie die Ursache ...
- Bei der **äußerst seltenen Metformin-induzierten Laktatazidose:** kein Ringerlaktat (Laktat kann nicht metabolisiert werden) und NaCl verschlimmert die Azidose. Farkas (3) schlägt die Mischung 50:50 Glukose 5 %/NaCl 0,9 % plus 50 mEq Bikarbonat pro Liter vor (50 mL molares Bikarbonat 8,4 %).

Literatur

1. Eppenga W.L. et al., Risk of lactic acidosis or elevated lactate concentrations in metformin users with renal impairment : a population-based cohort study, Diabetes Care, 2014 PMID: 24842984. https://tinyurl.com/3ek8ss3k
2. ACR Manual on contrast media, 2021, www.acr.org htttps://goo.gl/uYQmXg https://tinyurl.com/2s4jvskn
3. Farkas J., Metformin toxicity, https://tinyurl.com/5yhkb6dw

10.6 Elektrolyte zur Infusion: eine Aufstellung

› Konzentration in Gramm pro Liter bzw. mmol/L in sterilem destilliertem Wasser

	Ringer-Laktat Fresenius		**Ringer Fresenius**		**Jonosteril D5 (Fresenius)**		**E 153 mit G 5 (Serumwerk)**	
	g/L	mmo/L	mmol/L		g/L	mmol/L	g/L	mmol/L
Glukose					50 g		50	
NaCl	6	Na^+ 131	8,6	Na^+ 147	8	Na^+ 137	5,26	Na^+ 140
KCl	**0,4**	K^+ 5,36	**0,3**	K^+ 4	0,29	K^+ 4	0,37	K^+ 5
CaCl	0,2	Ca^{2+} 1,84	0,33	Ca^{2+} 2,25	0,24	Ca^{2+} 1,65	0,37	Ca^{2+} 2,5
Chlorid		Cl^- 112		Cl^- 156		Cl^- 146,8		Cl^- 103
Lactat	3,17	28,3						
MgCl					0,25	Mg^{2+} 1,25	0,3	Mg^{2+} 1,5
Na-acetat							6,8	50
Osmolarität	278		309		568		581	

› „Bi"-karbonat, besser: Hydrogencarbonat
⚠ Volumenbelastung und Hypokaliämie

Tabelle 10.11

Molares Hydrogencarbonat	8,4 %	1 mol/L	10 mmol/10 mL	2,3 g Na/100 mL
Hydrogencarbonat 1/2 molar	4,2 %	500 mmol/L	5 mmol/10 mL	1,15 g Na/100 mL
Isotonisches Hydrogencarbonat	1,4 %	170 mmol/L	1,7 mmol/10 mL	3,8 g Na/L
Mineralwasser Vichy Célestins*	1 L =	4 g HCO_3	≈ 50 mmoL HCO_3	

* o. ä. Heilwässer mit hohem Hydrogencarbonatgehalt

› Laktat: ⚠ Gefahr = Volumenbelastung (Na) und Hypokaliämie

Molares Na-Lactat*	11,2 %	1 mol/L	10 mmol/10 mL	2,3 g Na/100 mL

* *nur in F erhältlich*

› Kochsalzlösung: ⚠ Volumenbelastung, hyperchlorämische Azidose (bei großen Mengen ++)

Physiologische Kochsalzlösung	0,9 ‰%	150 mmol/L	15 mmol/100 mL	9 g NaCl/L 3,5 g Na/L
Hypertonisches NaCl	5,8 % 20 %	990 mmol/L 3,42 mol/L	99 mmol/100 mL 3,42 mmol/mL	5,8 g NaCl/100 mL 20 g NaCl/100 mL

› KCl		**› NaCl**	
1 g KCl	= 13 mmol K^+	1 g NaCl	= 17 mmol Na^+
1 mmol K^+	= 0,08 g KCl	1 mmol NaCl	= 0,06 g NaCl
100 mmol K^+	= 8 g KCl	100 mmol NaCl	= 6 g NaCl
		1 L physiol. NaCl	= 153 mmol Na^+

- **Ausgleich von Wasser- + Elektrolytverlusten**
  - Beginnen Sie den Ausgleich (ohne Kalium), ohne das Ergebnis der Elektolytbestimmung abzuwarten, und überprüfen Sie deren Konzentration, sobald die Ergebnisse vorliegen, insbesondere im Hinblick auf Kalium. - **Klinische Überwachung** von Blutdruck, Puls, Haut: Falten, Marmorierungen, Feuchtigkeitsgehalt der Mundschleimhaut, Atmung (Tachypnoe bei Azidose oder Schock, Rasseln bei Volumenüberladung), des Bewusstseinszustands und der Diurese sowie des Gewichts.
  - **Verschreiben Sie die Erstellung einer Flüssigkeitsbilanz**, insbesondere unter Berücksichtigung von **Diurese** und Erbrechen, die oft vernachlässigt werden. Inkontinenz bei Männern: Urinalkondom. Blasenkatheterisierung nur bei hämodynamischer Instabilität oder massiver Volumenüberladung, die eine Bestimmung der Diurese zwingend erforderlich macht. Das **Gewicht** des Patienten ist ein wertvolles Kriterium. Bettlägerige oder immobilisierte Patienten sollten mit einer geeigneten Waage gewogen werden. Wiegen oder messen Sie das Volumen von starkem Durchfall (vom Steckbecken in ein Behältnis mit Volumenanzeige).
  - **Labor**: Überwachung von Elektrolyten, Harnstoff, Kreatinin und Eiweiß (häufig + EKG bei Dyskaliämie) einschließlich des Urins. Je nach Fall: pH-Wert im Urin, Blutgase:
    - **Berechnung der Anionenlücke: Na^+ - Cl^- - $HCO3^-$; N = 12 ± 4 mmol/L**;
    - **Berechnung der Osmolarität:**
      Osmolarität (mmol/L) = $Na^+ \times 2$ + Harnstoff + Blutzucker.
- **Bei Magensaftverlust, Erbrechen**
  - Kompensieren Sie mit 5 % Glukose. NaCl: 4 g/L, KCl: 1–2 g/L.
  - Bei hypochlorämischer metabolischer Alkalose: Ein Protonenpumpeninhibitor verringert den Verlust von Säure.

  - **Beachten Sie auch das Kapitel „Dehydrierung“ (*siehe S. 661*) mit allgemeinen Überlegungen.**
- **Denken Sie daran, den täglichen Bedarf zu decken.**
  - ≈ 1 500 mL Wasser.
  - Bei Fieber fügen Sie pro Grad über 38 °C täglich 300–400 mL Wasser hinzu.

10.7 Hyperkalzämie

› Wichtige Punkte

- **90 % der Fälle: Hyperparathyreoidismus oder Tumor.**
- Seltene Ursachen: Tiazide, Lithium, Granulomatosen, Hyperthyreose, Hypervitaminose D, Nebenniereninsuffizienz, chronische Immobilisation, Phäochromozytom.
- Die dringendste und wirksamste Maßnahme ist die **massive Rehydrierung**, um:
  - die Hyperkalzämie zu verdünnen;
  - das Blutvolumenund damit die glomeruläre Kalziumfiltration wiederherzustellen;
  - die einzige Behandlung, die in Notfällen von Anfang an verabreicht werden muss. Sie ermöglicht eine Reduktion des Ca-Spiegels von ≈ 0,5 mmol/L oder 20 mg/L.
- Bisphosphonate sind sehr wirksam, haben aber eine sehr lange Zeit bis zum Wirkungseintritt (24–48 h, stabiler Effekt nach 2–4 Tagen).
- Eine **Kortikosteroidtherapie** ist außer bei Myelom, Lymphomen und Tuberkulose, Sarkoidose und Vitamin-D-Intoxikation **nutzlos**.
- **Niemals Fusosemid in der Notaufnahme.** Stattdessen muss der Patient rehydriert werden.
- **Führen Sie intestinale oder neurologische Symptome nicht auf eine Hyperkalzämie zurück, wenn sie < 3 mmol/L (< 120 mg/L) ist:** Suchen Sie nach einer anderen Ursache.
- **Denken Sie an die Diagnose bei:**
  - **Durst und Polyurie**
  - Psychose, Verhaltensstörungen (sehr selten)
  - Übelkeit, Erbrechen, Obstipation
  - Anorexie
  - Nierensteinen
  - Muskelschwäche
  - **Dehydrierung**
  - **Nierenversagen**
  - **kurzer QT-Zeit**
  - Tumor
  - Pankreatitis
  - Apathie, Verwirrung
- **Bestimmen Sie den Schweregrad:**
  - Gewichtsverlust, Durst, Hypotonie, neurologische Symptome, EKG (PR ↑ + und QT ↓), Rhythmusstörungen);
  - **Digitalistherapie**, chronische Niereninsuffizienz.
- Bestimmen Sie (oder ergänzen Sie die Bestimmung durch):
  - Elektrolyte, Phosphat, Kreatinin, Plasma- und Urinharnstoff, Blutzucker, Blutbild, Thrombozyten, Albumin, PTH, wenn kein Tumorleiden außer Kontrolle;
  - Am nächsten Tag: das Gleiche außer Hämatologie, PTH, Albumin und was klinisch sinnvoll erscheint.
  - Hyperkalzämie und **erhöhtes PTH = primärer** oder tertiärer Hyperparathyreoidismus (Nebenschilddrüsenadenom); bei **niedrigem PTH: Tumor** oder seltene Ursachen;
  - Die Bestimmung des ionisierten Kalziums ist zuverlässiger und erfolgt durch eine BGA in den üblichen BGA-Geräten. Wird Gesamtcalcium bestimmt, kann eine Korrektur für Albumin erfolgen: https://tinyurl.com/42624zth

- Wenn keine Atemwegs- oder Infektionssymptome vorliegen, ist eine Röntgen-Thoraxaufnahme nicht dringend erforderlich, aber nützlich, falls nicht Metastasen vermutet werden.

› Wann und wie sollte eine Notfallbehandlung erfolgen?

- Passen Sie den Kalziumspiegel grob an den Albuminwert an, wenn dieser vorliegt: Reduktion des Ca^{++}-Wertes um 0,2 mmol/L pro 10 g/L Albumin über 40 g/L. Oder per Internet: „Calcium Correction for Hypoalbuminemia“ – https://mdcalc.com: https://tinyurl.com/2b3u2umw
- **Ca^{++} > 4 mmol/L (160 mg/L):** Infusion von physiologischer Kochsalzlösung (1 L in 1 h), und verlegen Sie den Patienten auf die Intensivstation. IMC-Station oder Intensivstation bei Digitalisbehandlung oder ausgeprägten EKG-Veränderungen. Ggf. auch bei fortgeschrittenen Tumorerkannkungen. Extrakorporale Eliminiation angezeigt bei neurologischen Symptomen oder schwerer Niereninsuffizienz (2). Wenn der Patient nicht auf die Intensivstation muss: Hydrierung (*siehe S. 661*), Bisphosphonate; **Kortikosteroide selten indiziert:** Myelom, Lymphom, Tuberkulose, Sarkoidose und Vitamin-D-Vergiftung, bei der 60–120 mg/24 h Prednison oder Methylprednisolon verordnet werden.
- **Ca^{++} = 3,5 und 4 mmol/L (140–160 mg/L)**: Hydrierung und Bisphosphonate auf der Station, wenn die Symptome mild und der Patient stabil sind. Intensivstation bei **Digitalisbehandlung** oder ausgeprägten EKG-Veränderungen, Komorbiditäten, insbesondere Herz- und Nierenerkrankungen.
- **Ca^{++} zwischen 3 und 3,5 mmol/L (120–140 mmol/L)**: Hydrierung allein kann im Notfall ausreichen. Wenn die Ursache nicht schnell reversibel ist oder bei Symptomen (schneller Anstieg von Ca^{++}) fügen Sie ein Bisphosphonat hinzu.
- **Ca^{++} < 3 mmol/L (120 mmol/L)**: Nur Hydrierung, zusätzlich 6–8 große Gläser Wasser pro Tag (Prophylaxe einer Urolithiasis). Die Behandlung hängt von der Ursache ab.
- Die spezifische Chemotherapie bei Tumorerkrankungen ist nicht zu vernachlässigen, gehört aber bei einem rehydrierten Patienten in die Kategorie „nach dem Notfall“.
- Bei einer grenzwertigen Indikation für ein Bisphosphonat ist der **Zahnstatus zu berücksichtigen**, da bei schlechtem Zustand das Risiko einer Osteonekrose des Kiefers besteht.
- **Ca > 3,5 mmol/L**: **Calcitonin-Test** (4 IE/kg Calcitonin vom Lachs) und Ca^{++}-Kontrolle einige Stunden später (2). Bei Ansprechen kann Calcitonin alle 6–12 Stunden wiederholt werden (4–8 IE/kg), wodurch die Wirkung des Bisphosphonats abgewartet werden kann.

› Praktische Modalitäten der Therapie

- **Verlegen** Sie diejenigen Patienten auf die **Intensivstation**, bei denen die Prognose der verursachenden Erkrankung dies rechtfertigt und die entweder EKG-Veränderungen, eine Digitalisbehandlung oder einen Ca^{++}-Wert > 4 mmol/L haben, oder Patienten mit schwerer Herzinsuffizienz, bei denen die Volumentherapie heikel ist. Zögern Sie im Zweifelsfall nicht, sich telefonisch beraten zu lassen.
- **Setzen Sie die Zufuhr von Kalzium oder Vitamin D, Thiaziddiuretika und Digoxin ab.**
- Infusion von 2,5 bis 6 L/24 h: **physiologische Kochsalzlösung** zur Wiederherstellung des Blutvolumens **unter Berücksichtigung der Diurese**; angestrebt werden 100/150 mL/h. Anschließend Ernährung und trinken lassen oder wenn möglich

balancierte Elektrolytlösung, wenn keine Hyperkaliämie/Niereninsuffizienz vorliegt (G5 %, 4 g/L NaCl ± 2 g/L KCl) und 100 mg Thiamin B1/24 h bei Alkoholismus oder Unterernährung (*siehe „Dehydrierung“ auf S. 661*). Der erste Liter Kochsalzlösung ist je nach Ausmaß der Dehydrierung und der Herzfunktion innerhalb von 30 bis 120 min zu verabreichen.

- **Bisphosphonate als Infusion: Zoledronsäure (Zometa®) 4 mg in 15 min, zu bevorzugen (1, 2). Oder Pamidronat 30–90 mg je nach Kalziumspiegel, 20 mg/h**. Maximale Senkung des Kalziumspiegels in 2–4 Tagen. Nebenwirkungen: Kopfschmerzen, Übelkeit, Myalgien, Fieber, Lymphopenie, vorübergehend. Planen Sie bei schlechtem Zahnstatus eine schnelle stomatologische Beratung ein.

Sonderfall: Hyperkalzämie bei chronischer Niereninsuffizienz

- Stoppen Sie die Einnahme von 1-OH D3 und die Kalziumzufuhr.
- Kontaktieren Sie das Hämodialysezentrum des Patienten oder die Intensivstation bei einer Behandlung mit Digitalis oder schwerer Hyperkalzämie (> 3,25 mmol/L oder 130 mg/L), um eine Hämodialyse zu erörtern.

Literatur

1. Society for Endocrinology endocrine emergency guidance, Emergency management of acute hypercalcaemia in adult patients, Endocr Connect, 2016, PMCID : PMC5314807. https://tinyurl.com/5n7df2fr
2. Shane E., Berenson J.R., Treatment of hypercalcemia, UpToDate, Juni 2021, https://www.uptodate.com (kostenpflichtig).
3. CESFE, **Item 266, UE 8 – Hypercalcémie**, August 2020, https://tinyurl.com/3d8646vj Abgerufen 21.9.2023
4. MSD Manual – Hyperkalzämie (Stand 13.4.2023) https://tinyurl.com/mwcbx32c
5. Amboss: Elektrolytstörungen Calcium (Stand 13.4.2023) https://tinyurl.com/67jkx54

10.8 Hypokaliämie

- **Stolpersteine und wichtige Punkte**
  - **Das EKG** gibt bessere Auskunft über den intrazellulären K-Wert. Diagnostische, prognostische und therapeutische Bedeutung. Obligatorisch, wenn K+ < 3 mmol/L.
  - Wie steht es mit dem **Bikarbonat**? Die Alkalose geht mit einer Kalium-Verschiebung einher.
  - Die **Bestimmung der Urinelektrolyte** ist wesentlich. Dies zu vergessen, verzögert die ätiologische Behandlung.
  - **Die üblichen Ursachen finden sich bei der Befragung**: Dauert länger als das Verschreiben von Kalium, ist aber wesentlich.
  - **Gefahr bei Kombination mit Medikamenten, die die QT-Zeit verlängern** ⚠ (*S. 353*).
- **Labor**
  - **K^+ < 3,5 mmol/L**. Die zuverlässige Bestimmung erfordert eine Entnahme ohne Stauung oder < 2 min, ohne „Pumpen" der Hand und vorzugsweise aus der Ellenbeuge mit einer Nadel, die größer als 22-G ist, also 20-G, 18-G usw. (*siehe S. 647*).
  - **Bestimmen Sie auch Na, Cl, Kreatinin, Gesamt-CO_2, eventuell Mg^{++} und Urinelektrolyte** ± die arteriellen Blutgase.
- **Klinische Symptome**
  - Spät und nicht immer vorhanden, treten bei < 3 mmol/L auf (außer bei sehr schneller Entstehung oder Kofaktoren).
  - Verlangsamte intestinale Passage, Meteorismus, paralytischer **Ileus**, Magenatonie, Übelkeit, Erbrechen.
  - Verminderte Muskelkraft mit Hypotonie und manchmal Myalgie. Krämpfe wenn < 2,5 mmol/L (2). Selten: Echte Lähmungen, schlaff mit Aufhebung der Eigen- und Fremdreflexe, ohne **sensible Beeinträchtigung**. Aufsteigender Verlauf, Pseudo-Guillain-Barré.
  - Sehr selten: Rhabdomyolyse (*S. 253*), die die Hypokaliämie maskieren wird...
  - Arrhythmien: *siehe weiter unten.*
- **EKG-Zeichen einer Hypokaliämie**
  - Siehe auch https://www.e-cardiogram.com/hypokaliemie/ +++
  - Früher als die klinischen Anzeichen: **Sie sind diffus.**

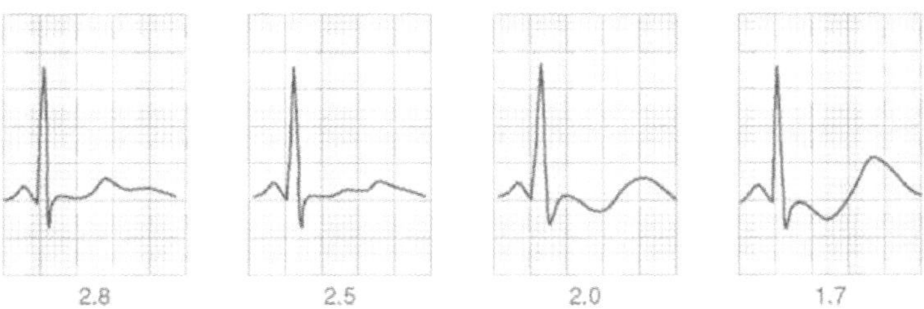

Abbildung 10.1: Dank an Ed Burns von https://litfl.com/ für die EKGs.

- Auftreten von EKG-Zeichen, grob gesagt zwischen 2,3 und 3 mmol/L:
  - Amplitudenabnahme der T-Welle;

- Amplitudenanstieg der U-Welle, die die T-Welle dominiert;
- QT-Zeit in der Regel normal (außer bei assoziierten Ursachen: medikamentös, Ischämien, angeborenes langes QT-Syndrom); aber manchmal auch verlängert (3);
- ST-Streckensenkung;
- bei schweren Hypokaliämien: Verschmelzung der ST-Strecke mit einer großen U-Welle: verlängerte Pseudo-QT-Welle mit falsch großer und breiter T-Welle. Inverse T-Wellen ergeben zusammen mit der U-Welle den Aspekt eines liegenden, kursiven S (4);
- AV-Block I°.

– **Verschiedene Rhythmusstörungen**, begünstigt durch eine zugrundeliegende ischämische Herzkrankheit und durch Digitalis. **Torsades de pointes werden durch Antiarrhythmika und Bradykardie begünstigt:**
  - supraventrikuläre Tachykardie oder Vorhofflimmern;
  - supraventrikuläre oder ventrikuläre Extrasystolen;
  - Torsades de pointe;
  - ventrikuläre Tachykardie und, ausnahmsweise, aber typisch, bidirektionale ventrikuläre Tachykardien (4);
  - Kammerflimmern.

› Schwerer Verlauf bei:

- K^+ < 2 mmol/L.
- Bradykardie
- EKG-Zeichen mit ventrikulären ES
- Assoziierte lange QT-Zeit
- Medikamente, die die QT-Zeit verlängern (*S. 353*)
- Assoziierte Hyperkalzämie
- Digitalis
- Antiarrhythmika
- Kardiopathie
- Hypomagnesiämie

› Hauptursachen für eine Hypokaliämie in der Notaufnahme

– Diagnose anhand der **Klinik**, insbesondere der Anamnese, sowie der Urin- und Blutelektrolytwerte.
– Die Anamnese ermöglicht häufig die ätiologische Diagnose ohne weitere Untersuchungen:
  - hypokaliämische Medikamente (Diuretika, Laxantien, Kortikoide);
  - Erbrechen, Durchfall
  - in Ausnahmefällen familiäre Hypokaliämie.
– Beachten Sie den Volumenstatus und den Blutdruck.

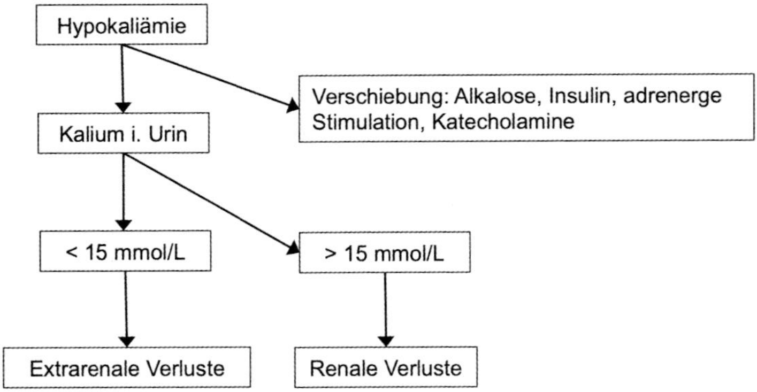

Abbildung 10.2

… ***Hypokaliämien durch intestinale Verluste*** ……

- **Kalium im Urin < 10 mmol/L**, wenn die Verdauungsstörungen seit einigen Tagen bestehen und keine Ursache für einen begleitende Kaliumausscheidung im Urin vorliegt.
- Zufuhrmangel: Anorexia nervosa (± Erbrechen ± Abführmittel oder Diuretika).
- **Erbrechen und Magensaftverlust**, verantwortlich für: metabolische Alkalose, Hypochlorämie, niedrige Kalium- und Chloridausscheidung im Urin.
- **Durchfall** und Äquivalente: damit verbundener Bikarbonatverlust: erniedrigtes Gesamt-CO_2 und metabolische Azidose mit normaler Anionenlücke:
- Akuter Durchfall, villöse Adenome (rektale Untersuchung), Laxantien (Stuhluntersuchung in
  Biochemie: Test auf Phenolphthalein);
- Intestinale Fisteln, ausgedehnte Darmresektionen, Verner-Morrison-Syndrom und Zollinger-Ellison. Ureterableitungen.

… ***Umverteilungs-Hypokaliämien: selten schwer, wenn keine anderen Ursachen vorliegen*** ……

- Respiratorische Alkalose, metabolische Alkalose (Bikarbonat- oder Laktat-Infusionen...). Kontraktionsalkalose bei Hypovolämien.
- β -Stimulanzien (Salbutamol, Adrenalin), Theophyllin, Chloroquin, Verabreichung von Insulin. Verabreichung von Katecholaminen.
- Freisetzung von endogenen Katecholaminen: Myokardinfarkt, Schädel-Hirn-Trauma, Phäochromozytom.
- Familiäre hypokaliämische Lähmung: seltene autosomal-dominante Krankheit mit Anfällen von generalisierten Muskeldefiziten von einigen Stunden Dauer, die sich unter KCl per os rasch zurückbilden.

… ***Hypokaliämien durch renale Verluste: Kalium im Urin > 15 mmol/L*** ……

- **Medikamentöse Ursachen**:
  - **Schleifendiuretika** (Furosemid, Bumetamid), Thiazide, Indapamid, Acetazolamid. Erhöhtes Risiko bei Vorliegen eines sekundären Hyperaldosteronismus (ödematöses Syndrom);
  - Amphotericin B, Fosfomycin, Cisplatin.

- **Polyurien**: diabetische Ketoazidose, hyperosmolares Koma, postobstruktive Polyurie.
- **Hyperaldosteronismus**:
  - Primär: **Glycyrrhizin** (Lakritze, Zan®, Antesit®, alkoholfreier „Pastis"). Sehr selten: Conn-Syndrom: art. Hypertonie und Hypokaliämie usw.;
  - sekundär:
    - mit Ödemen: **Herzinsuffizienz**, Zirrhose, nephrotisches Syndrom. In diesen Situationen wird die Hypokaliämie tatsächlich oft durch ein Diuretikum verursacht oder aggraviert;
    - **Bartter**- und **Gitelman**-Syndrom: Hypokaliämie, erhöhtes Bikarbonat, ohne art. Hypertonie oder Ödeme;
    - Schwerer art. Hypertonus, Nierenarteriestenose.
- Hyperkortisolismus: **Kortikosteroidtherapie**, Cushing.
- Verschiedene: Alkalose, Hypomagnesiämie, tubulo-interstitielle Nephropathien.

› Therapie

- **Absetzen von hypokaliämischen Medikamenten.**
- **Absetzen von Digitalispräparaten.**
- Vorzugsweise **Chlorid** als Salz verwenden: KCl:

KCl	
1 g KCl	= 13 mmol K^+
1 mmol K^+	= 0,08 g KCl
100 mmol K^+	= 8 g KCl
1 g K^+-glukonat	= 4,3 mmol K^+

... ***Asymptomatische (EKG) mäßige Hypokaliämien (> 2 mmol/L)*** ....

- Korrigieren Sie die Mangelernährung (Obst, Gemüse).
- Korrigieren Sie die **Ursache** (dies kann ausreichen).
- **Risiko einer Hyperkaliämie: 4 %.** Sehen Sie eine engmaschige Kontrolle vor und Vorsicht bei der Einnahme von Medikamenten, die zur Hyperkaliämie führen (*S. 648*) und bei Niereninsuffizienz.
- Wenn die Darmpassage erhalten ist: KCl (1 g KCl = 13 mmol K+) oral in mikronisierten Kapseln, z. B. Kalinor retard 600®, Kalinor Brausetabletten®: 2 bis 6 Kapseln pro Tag (1 Kapsel = 600 mg KCl = 8 mmol K+ bzw. 1–2 × tgl. eine Brausetablette zu 40 mmol)
- Bei Sondenernährung: Kalinor-Brausetabletten.
- **Umverteilungs-Hypokaliämie:** Die Alkalose bei **Erbrechen** ohne Durchfall wird durch Rehydrierung mit physiologischer Kochsalzlösung und wenig oder keinem KCL korrigiert. Bei **periodischer hypokaliämischer Lähmung** wenig Abnahme des K-Speichers, daher niedrig dosierte Supplementierung mit engmaschiger Kontrolle, um einen hyperkaliämischen Rebound zu vermeiden.
- **Bei asymptomatischen Hypokaliämien** > 3 mmol/L, die isoliert auftreten und deren Ursache unter Kontrolle ist, ist eine **Krankenhauseinweisung nicht** unbedingt erforderlich.

... ***Unverträglichkeit für die orale Aufnahme oder symptomatische (EKG-Störungen, Lähmungen) oder tiefe (< 2 mmol/L) Hypokaliämie*** ....

- KCl i.v. unter **EKG-Überwachung, wenn < 2 mmol/L.** Die anfänglich zu verabreichende KCl-Tagesdosis ist variabel (6 bis 12 g/24 h) und wird unter **regelmäßiger Kontrolle des Kaliumwertes** angepasst.
- Bei **Herzstillstand oder schwerer Tachykardie unter Monitor: 1 g KCl (13 mmol) in 5 min oder 3 mmol/min oder 0,250 g/min (3,5) verabreichen**, verdünnt (venenreizend, am besten zentral); keine Glukose oder Hydrogencarbonat.
- Die stündliche Rate darf 1,5 g KCl (20 mmol) nicht überschreiten (Gefahr der Hyperkaliämie).
- Die Infusionslösung oder Spritze für elektrische Spritzenpumpen darf nicht mehr als 2 g KCl (26 mmol) enthalten (Risiko bei versehentlich schneller Infusion). Kaliumchlorid ist venenreizend und muss mit isotonischer Salz- oder Glukose-Lösung auf eine maximale Konzentration von 4 g/L (50 mmol/L) verdünnt werden. Alternativ kann auch eine elektrische Spritzenpumpe mit einer Y-Infusionslösung am selben venösen Zugang verwendet werden.
- **Schwere Hypokaliämie**: Geben Sie, insbesondere bei Durchfall oder Diuretika, 0,5 g/h **MgCl** oder **$MgSO_4$** dazu.
- Bei Herzrhythmusstörungen auch MgCl oder $MgSO_4$ 2–3 g i.v. in 30 min.: 20 mL 10 %-iges MgCl (1g/10mL), oder 15 %-iges $MgSO_4$, (1,5g/10mL) Erhaltungsdosis: 1g Mg-Salz pro Stunde über 12 bis 24 Stunden.
- Diskutieren Sie je nach Verlauf und Kontext die Übernahme auf die Intensivstation.

Vorbeugende Behandlung einer Hypokaliämie, die durch Thiazide oder vor allem Furosemid und Bumetanid induziert wird, die häufiger in Notfällen eingesetzt werden. Sie tritt vor allem bei Hyperaldosteronismus (Herzinsuffizienz, Ödemsyndrom) auf. Eine vorbeugende Kaliumsupplementierung ist in diesem Fall angesagt. Bei einer Digitalis- und/oder Antiarrhythmikabehandlung erhöht selbst eine mäßige Kaliumdepletion das Risiko eines plötzlichen Todes durch ventrikuläre Rhythmusstörungen. Achtung: Personen, die einen ACE-Hemmer erhalten, dürfen in der Regel keine oder nur eine geringe Kaliumzufuhr für kurze Zeit erhalten: Prüfen Sie das Rezept darauf!

Literatur

1. Lissac J., Amiel C., Grunfeld J.-P., Interprétation des déséquilibres hydroélectrolytiques et acidobasiques, JB Baillières, Paris, 1988.
2. Mount D.-B. (Sterns RH ed), Clinical manifestations and treatment of hypokalemia, UpToDate, Juni 2021, https://www.uptodate.com (kostenpflichtig).
3. Pepin J., Shields C., Advances in diagnosis and management of hypokalemic and hyperkalemic emergencies, Emerg Med Pract, 2012, 14: 1–17.
4. **Taboulet P., L'ECG de A à Z, Maloine, Paris, 2010 oder auf http://www.e-cardiogram.com**
5. Kamel K.-S., Halperin M.-L., Disorders of plasma potassium transplantation, In Vincent JL ed: Texbook of critical care, Elsevier, 2011, 850–64.
6. **Farkas J., The Internet Book of Critical Care- Hypokalemia Chapter**, PulmCrit, juin 2021, https://emcrit.org/ibcc/hypokalemia/
7. Medioconsult.de – Facharztwissen: Hypokaliämie (Stand 13.4.2023) https://tinyurl.com/3j85s4ee

10.9 Hyperkaliämie

> **Fallstricke und wichtige Punkte**

- Bei kardialen Symptomen Ca2+ i.v. als Notfallmaßnahme.
- Nur transmembrane Kaliumtransfers ermöglichen eine sofortige Senkung der Kaliämie: Insulin-Glukose und β2-Mimetika sind zusammen mit Ca^{++} die Therapien in der Notfallsituation.
- Bikarbonat wird nicht mehr empfohlen.
- Die Azidose führt zu einer Umverteilungs-Hyperkaliämie.
- Die Hyperkaliämie ist in der Regel „falsch", wenn es keine offensichtliche Ursache für die Hyperkaliämie und EKG-Zeichen gibt (2).
- Die Geschwindigkeit des Anstiegs zählt ebenfalls.
- Ein EKG ist bei einer Kaliämie > 5 mmol/L obligatorisch.
- Ein sehr hoher Kaliumwert ist auch ohne EKG-Zeichen möglich (sogar > 8 mmol/L!) (4, 5). Der Herzstillstand überrascht ebenfalls.
- Die Hyperkaliämie ist der **„große Simulator"** im EKG, sie kann alles bewirken: Bradykardie, Tachykardie, ACS-ähnliche ST-Hebung, Brugada-ähnliches Aussehen usw. **Denken Sie immer daran bei einer „atypischen" Bradykardie.**
- Oft sind Medikamente schuld (**NSAR, Cotrimoxazol** usw.).
- Bei einem alten Patienten mit Bradykardie denken Sie an das **BRASH-Syndrom**: **B**radykardie, **r**enale Insuffizienz (akut oder akut auf chronisch), **A**V-Block (Medikamente: Kalziumkanalblocker ++, Betablocker ++, Amiodaron, Digitalis), **S**chock, **H**yperkaliämie. Muss auf die **Intensivstation** aufgenommen werden (da heilbar +++!). Kann bei Bradykardie einen schnellen Einsatz von Isoprenalin (in D Orciprenalin) erfordern (14).

> **Labor**

- Definition: K^+ > 5 mmol/L.
- Eine **Pseudohyperkaliämie ist wahrscheinlich, wenn es keine offensichtliche Ursache für eine Hyperkaliämie** (Medikamente, Nierenversagen usw.) und keine EKG-Zeichen gibt (es wurden aber auch K^+ > 8 mmol/L ohne EKG-Veränderungen beschrieben) (4).
- **Ursachen für eine induzierte Pseudohyperkaliämie** und **Hämolyse** im Entnahmeröhrchen (1–4) (10 % oder mehr der Entnahmen in Notaufnahmen):
  - fester Tourniquet länger als 1 bis 2 Minuten;
  - Pumpmanöver mit der Hand;
  - Entnahme an der Hand distal, Nadeln der Stärke 22 G und dünner (24 usw.);
  - Kälteexposition während des Transports, Zentrifugierung vor der Gerinnung im Labor;
  - falsche Hyperkaliämie durch extreme Thrombozytose oder Leukozytose (500 G = 500 000/mm^3).
- Bei **hämolysierter Probe** erneut aus der Ellenbeuge mit einer 20-G-Nadel oder dicker (18 ...) entnehmen mit einer Stauungszeit < 2 min (3) ohne vorherige Muskelkontraktion (1).
- Für die ätiologische Diagnose, **bestimmen Sie auch Na, Cl, Harnstoff, Kreatinin, Gesamt-CO_2 und Anionenlücke** (Na^- Cl^- Gesamt-CO_2, N = 12 ± 4 mmol/L) ± arterielle Blutgase ± Muskelenzyme. (CK, ASAT (GOT)) und **Urinelektrolyte** (im Spontanurin, kein Sammelurin).

Klinische Symptome

- Spät, selten: distale Parästhesien: Gliedmaßen, Zunge, Lippen, sogar pseudo-Guillain-Barré (**motorisches Defizit**). Areflexie.
- Unspezifisch: Asthenie. Symptome für ursächliche oder assoziierte Erkrankungen.
- Kardiale Komplikationen oder EKG-Zeichen können wegweisend sein. Bei Herzstillstand daran denken (eines der 5 Hs, *siehe S. 479*).

EKG-Zeichen

- Siehe http://www.e-cardiogram.com = http://tinyurl.com/bsxx9wa +++
- ⚠ ⇒ notfallmäßig Ca^{++}, Insulin/Glukose- und β2-Mimetika.
- Ein sehr hoher Kaliumwert ist ohne EKG-Zeichen möglich (> 8 mmol/L!) (4,5).
- **Diffuse** Anomalien. Keine zuverlässige Korrelation mit der Intensität der Hyperkaliämie, aber die Anomalien der T-Welle sind über 6 mmol/L nahezu konstant. Eine mögliche Azidose verstärkt die Störungen noch.
- Zunächst: **breite, spitze, schmalbasige T-Welle**, am besten in Abl. II-III, V2–4 zu sehen. Die Polarität der T-Welle ist nicht verändert (positiv in Abl. I, II, III, aVL, aVF und V2 bis V6).
- QT-Zeit ist normal oder verkürzt. Die ST-Strecke nimmt ein „*kursives S*“ an und wird dann schwer zu identifizieren, wobei das Ende der S-Welle mit dem Beginn von T verschmilzt.
- Dann Bradykardie, **PR-Zeit-Verlängerung** und Abflachung/Verbreiterung der P-Wellen. AV-Block III° oder Sinusstillstand.
- Denken Sie daran bei **unregelmäßiger Bradykardie, langsamem Vorhofflimmern** (Ursachen = metabolisch/ischämisch/Medikamente/Störung im AV-Knoten [11]).
- Mögliches Erscheinungsbild eines RSB mit ST-Streckenerhöhung wie bei Brugada Typ 1.
- Dann diffuse intraventrikuläre Erregungsleitungsstörungen, die zu einer **Verbreiterung der QRS-Komplexe** in allen Ableitungen mit einer breiten und tiefen S-Welle führen, der als „Sinuswellenaspekt“ bezeichnet wird.
- Im Endstadium: Langsamer idioventrikulärer Rhythmus mit stark erweitertem QRS-Komplex, der das bevorstehende Eintreten eines Kreislaufstillstands in Form einer Asystolie oder eines Kammerflimmerns ankündigt.

Kriterien für einen schweren Verlauf

- Hoher Kaliumwert (> 7 mmol/L)
- Muskuläre Schwäche
- EKG-Zeichen mit ventrikulären ES
- Azidose
- Schock
- Assoziierte Hypokalzämie.
- Hypomagnesiämie
- Antiarrhythmika, Digitalis
- Kardiopathie
- Schneller Anstieg
- **Akute, für die Hyperkaliämie verantwortliche Erkrankung**

❯ Ursachen

Niedrige Kaliumausscheidung (< 10 mmol/L): K^+-Menge erhöht	Hyperkaliämie ohne Erhöhung der Gesamtmenge an K^+

– **Akute Niereninsuffizienz**: Azidose, Stickstoff-Hyperkatabolismus, Rhabdomyolyse, Sepsis.
– **Chronische Niereninsuffizienz**: Iatrogen: Kaliumzufuhr (Diätsalz), kaliumsparende Diuretika.
– **Schwere Herzinsuffizienz**
– **Hypokortisolismus**:
  - **Akute Nebenniereninsuffizienz**, Hyponatriämie, Hypoglykämie und Dehydrierung;
  - Primärer oder sekundärer Hypoaldosteronismus: Diabetes, **ACE-Hemmer, Angiotensin-Rezeptorblocker (Sartane),** Heparin, LMWH, **Trimethoprim**, hohe Dosen an **NSAR**. Tubulopathien.
– **Kaliumsparende Diuretika**: Spirolacton, Canrenon, Triamteren, Amilorid. NB: Ihre Wirkung hält 48 Stunden nach Absetzen an (Spironolacton, Canrenon), bei den beiden anderen 24 Stunden.
– Ureterojejunostomie.
	– **Plasmatischer Transfer von zellulärem K+**
	– **Metabolische Azidosen;**
	– **Zell-Lyse**:
	  - traumatische oder toxische **Rhabdomyolyse**, intensive Muskelanstrengung;
	  - ausgedehnte Verbrennungen;
	  - Tumorlyse: Chemotherapie bei Leukämien oder Lymphomen.
	– **Medikamente**:
	– Intoxikation: **Digitalis, Betablocker**;
	– Succinylcholin, Argininlösungen
	– **Hyperkaliämische periodische PAralyse:**: Lähmungen < 60 min nach Anstrengung oder Fasten, durch Umverteilungshyperkaliämie (genetisch bedingt).

Zufuhr von K^+	Pseudohyperkaliämie
⚠ Infusionen, Penicillin G, Kaliumtabletten	*siehe S. 647*

❯ Therapie (4,5)

- Dringend, außer bei mäßiger Hyperkaliämie (< 5,5 mmol/L) ohne elektrische Manifestation und mit schnell behebbarer (iatrogener) Ursache.
- **Eine geringe Senkung des Kaliumspiegels kann** bei schweren Formen **entscheidend sein**.
- Bei bedrohlicher Hyperkaliämie: EKG-Monitor, Einleitung der Behandlung und dann Verlegung auf die Intensivstation.
- **Absetzen jeglicher Kaliumzufuhr** (Vorsicht bei fertigen Infusionslösungen, die Kalium enthalten) und aller **Medikamente**, die zu einer Hyperkaliämie beitragen können.
- **Wirkungsmöglichkeiten:**
  - Kalium in die Zellen einschleusen: **β2-Mimetika, Glukose + Insulin**;
  - Antagonisierung der kardialen Wirkung von Kalium: **Kalziumsalze**;
  - Entfernen Sie Kalium: **Hämodialyse**, Peritonealdialyse, Ionenaustauschharze (±), Schleifendiuretikum und Thiazide;
  - **Kombination** mehrerer Behandlungen wird empfohlen.
- **Bei EKG-Veränderungen ⚠⚠** – sobald spitze und breite T-Wellen auftreten, intravenös innerhalb von 2 min 10 mL 10 %-iges **Kalziumglukonat** injizieren, das 5 min später wiederholt werden muss. Wirkt innerhalb von < 3 min, Wirkungsdauer

30–60 min. **Ca^{++}-chlorid 10 % enthält 3-mal mehr** Ca^{++}: 5 bis 10 mL. Auch bei Leberversagen (10). Vorsicht: Ausfällung mit Bikarbonat.

- **Bei Digitalisbehandlung**: 10 mL Kalziumglukonat 10 % in 100 mL G5 % in 20 min (4,5). Bei Hyperkaliämie aufgrund von Digitalis-Toxizität: Indikation für Digitalis-Antidot (*siehe S. 79*).
- Beginnen Sie eine schnell wirkende Therapie, wenn K^+ > 6 mmol/L, vorzugsweise eine Kombination aus Insulin-Glukose und β -Mimetikum.
- Glukose + Insulin (Wenn der Blutzuckerspiegel > 2,5 g/L (= 250 mg/dL = 14 mmol/L) ist, ist die Zugabe von Glukose unnötig). **Schnellwirksames Insulin 10 Einheiten i.v.** gefolgt von **Glukose 30 %:** 100 ml i.v. (venenreizend), dann G10 % 50 ml/h. Wirkung in 20 Minuten, max. in 1 h (-0,5 bis 1,2 mmol/l), Dauer 4–6 h. Kontrolle des kapillären Blutzuckerspiegels nach 1 Std.
- **Salbutamol** (oder Terbutalin) **10–20 mg vernebeln** bei 8-10l/min in 10/20 min. Wirkung setzt nach 1–2 min ein, Max. nach 90 min (-0,6 bis 1 mEq/L), hält 1–2 h an. Alternativ: Terbutalin 1 Ampulle s.c. oder Dosieraerosol (*Dosis S. 313*). Additive Wirkung mit Insulin-Glukose (-1,2 bis 1,5 mmol/l). Nach 2 Stunden wiederholbar. Als NW Tachykardie, daher koronares Risiko.
- Bei Anurie oder linksventrikulärer Insuffizienz kann die Flüssigkeitszufuhr das Auftreten eines **Lungenödems** begünstigen.
- Behandlung der damit verbundenen Hypovolämie „kein NaCl 0,9 % (=> Azidose)". Wenn HCO_3 niedrig, isotonisches Bicarbonat 1,4 %. Wenn HCO_3 normal/erhöht: Ringerlaktat oder Plasmalyte®. Keine physiologische Kochsalzlösung, die K^+ erhöht. Streben Sie eine Euvolämie mit einem $HCO_3 \approx$ 24–28 mM an (12).
- **Na-Bikarbonat wird nicht mehr als Mittel zur Hypokaliämie empfohlen.**
- **Andere Therapien zielen darauf ab, den K^+-Speicher zu verringern.**
- **Furosemid**. Nicht evaluiert, bestenfalls minimale und kurze Wirkung. Sollte vermieden werden. Wahrscheinlich langfristig wirksam, wenn keine ausgeprägte Niereninsuffizienz vorliegt.
- **Ionenaustauscherharze**: wenn K^+ > 5 mmol/l. Umstritten (mangelnde Evidenz, Wirkung spät und minimal). Kontraindiziert bei chirurgischen Eingriffen am Darm/Nierentransplantation, Risiko, wenn Sorbit als Laxans assoziiert wird. Trotz gegenteiliger Meinungen (4,7) sind sie die einzigen Alternativen zur Dialyse, um den K^+-Speicher zu verringern, und es ist nach Ansicht einiger (5,6) immer noch sinnvoll, sie zu verschreiben:
  - **Natriumpolystyrolsulfonat** = Kayexalate®: per os/Magensonde (15–30 g alle 4–6 h) oder bei Erbrechen: rektal (50 g alle 6 h), wenn der Einlauf eingehalten werden kann. Wirkungsdauer: 2 h per os, 1 h als Einlauf, die Wirkung hält 4–6 h an. Induziert eine Natriumzufuhr. **Obstipation durch Lactulose oder Macrogol zu verhindern.** So schnell wie möglich absetzen;
  - **Calciumpolystyrolsulfonat** + Sorbit, das 1 mmol K+ pro g Harz bindet, das gegen Ca^{++} ausgetauscht wird. 30 g = 1,5 Messlöffel alle 6 Stunden. **Wird sehr schlecht bewertet**. Es könnte bei Herzinsuffizienz oder Anurie anstelle des vorherigen eingesetzt werden;
  - **Patiromer** (Veltassa®) und **Zirkoniumcyclosilikat** (Lokelma®): **Nur CZ könnte im Notfall einen sehr begrenzten Nutzen haben (12,13).**
- ***Anmerk. des Übersetzers***: In D auch CPS-Pulver (Poly(styrol-co-divinylbenzol)-sulfonsäure). 1–4 mal täglich 15g in ca 100–200 mL Wasser p.o. Oder rektal 3–6

Beutel (45–90 g Pulver). Bei Bedarf alle 2–4 Stunden wiederholen, bis maximal 10 Beutel (150 g Pulver) täglich.

- **Extrakorporale Elimination**: Die bedrohlichsten Hyperkaliämien sind auf nicht schnell reversible Erkrankungen zurückzuführen (akute oder chronische Niereninsuffizienz im Endstadium, Rhabdomyolyse). In diesen Fällen kann mit der oben genannten medikamentösen Behandlung die Zeit bis zur extra-korporalen Elimination überbrückt werden, die den Kaliumwert und den pH-Wert rasch normalisiert.

Weiteres Vorgehen (4)

- Bedrohliche Hyperkaliämie mit EKG-Veränderungen -> auf die Intensivstation.
- Hyperkaliämie > 6,5 mmol/L, Aufnahme, EKG-Monitor.
- Zwischen 5,5 und 6,5: abhängig vom Kontext, Wirksamkeit der Therapie in der Notaufnahme, vor allem die **zugrunde liegende Ursache** berücksichtigen.
- Akute Niereninsuffizienz: Intensivstation.
- Chronische Niereninsuffizienz/Dialysepatient: mit Dialysezentrum besprechen.

Literatur

1. Don BR, et al. Pseudohyperkalemia caused by fist clenching during phlebotomy. N Engl J Med. 1990; PMID: 2325722 https://tinyurl.com/4afykwpv
2. Smellie WS. *Spurious hyperkalaemia.* BMJ. 2007. PMID 17395950
3. Burns ER, et al. Hemolysis in Serum Samples Drawn by Emergency Department Personnel versus Laboratory Phlebotomists. Lab Med 2002. https://tinyurl.com/5eatdx39
4. Pepin J, et al. Advances in diagnosis and management of hypokalemic and hyperkalemic emergencies. Emerg Med Pract. 2012; 14: 1–17
5. Mount DB. *Treatment and prevention of hyperkalemia*, UpToDate Okt 2021. http://www.uptodate.com (kostenpflichtig)
6. Watson M, et al. Damned if you do, damned if you don't: potassium binding resins in hyperkalemia. Clin J Am Soc Nephrol. 2010 https://tinyurl.com/4jadwfz5
7. Sterns RH, et al. Ion-exchange resins for the treatment of hyperkalemia: are they safe and effective? J Am Soc Nephrol. 2010; http://jasn.asnjournals.org/content/21/5/733.long
8. Farkas J. Management of severe hyperkalemia in the post-Kayexalate era. http://emcrit.org/ oder https://tinyurl.com/55bm8drk
9. Weingart S. Treatment of Severe Hyperkalemia. 2010. http://emcrit.org/podcasts/hyperkalemia/
10. Martin T, et al. 1990. Ionization and hemodynamic effects of calcium chloride and calcium gluconate in the absence of hepatic function. Anesthesiology, 1990. PMID 2360741.
11. Dr. Smith's ECG Blog. https://tinyurl.com/bdabuu8v
12. Farkas J, The Internet Book of Critical Care- Hyperkalemia Chapter, PulmCrit Juin 2021, https://emcrit.org/ibcc/hyperkalemia/
13. Farkas J, Sodium Zirconium Cyclosilicate for urgent treatment of hyperkalemia? https://emcrit.org/pulmcrit/zirconium-cyclosilicate/
14. Farkas J, et al., BRASH Syndrome: Bradycardia, Renal Failure, AV Blockade, Shock, and Hyperkalemia, J Emerg Med, 2020, https://tinyurl.com/bdnk88ny
15. Arzneiverordnung in der Praxis. Ausgabe 1/2023. Behandlung der Hyperkaliämie bei Erwachsenen (Stand 14.4.2023). https://tinyurl.com/4s4779uz
16. DasFOAM: BRASH-Syndrom (Stand 14.4.2023). https://tinyurl.com/yc853ytf
17. NERDFacts 8/2021 – Hyperkaliämie (Stand 14.4.2023). https://tinyurl.com/9rc4n9wj

10.10 Hyponatriämie (intrazelluläre Hyperhydratation)

› Fallstricke und wichtige Punkte

- Definition: **Na < 135 mmol/L.**
- Es handelt sich um einen relativen Überschuss an Wasser im Verhältnis zu Na. Zwei Mechanismen:
  - Markanter Anstieg der Wasseraufnahme (primäre Polydipsie);
  - und/oder durch eine Störung der Wasserausscheidung (fortgeschrittene Niereninsuffizienz, persistierende ADH-Sekretion).
- Na ist der Haupteffektor der **Tonizität**, die das Zellvolumen bestimmt. Tonizität = (2 × [Na]) + Glykämie, d. h. 285 mosmol/L.
- **Bei Hypotonie diffundiert das Wasser in die (Gehirn-)Zelle, die dadurch anschwillt.**
- Eine Hyponatriämie ist meist hypoton: Zelluläres Ödem (Gehirn++).
- Die **Korrektur muss langsam erfolgen** (Gefahr der Demyelinisierung), außer bei schwerem Hirnödem (Koma, Krampfanfälle) mit Gefahr der Einklemmung: **schnelle und begrenzte Korrektur** des Natriumspiegels durch hypertones NaCl.
- Stellen Sie immer sicher, dass die Hyponatriämie der Grund für die beobachteten Symptome ist, insbesondere bei **Krämpfen und neurologischen Anzeichen, die bei über 125 mmol/L selten sind,** es sei denn, der Abfall der Na-Konzentration geschieht innerhalb weniger Stunden.
- Abgesehen von neurologischen Störungen: **keine Dringlichkeit der Korrektur: Nehmen Sie sich Zeit, um die Situation zu verstehen.** Man kann ≥ 90 % der Fälle mit **Absetzen/Reduktion eines Medikaments** und/oder der **Einschränkung der Flüssigkeitszufuhr** oder **Kochsalzlösung bei Dehydrierten** therapieren.
- Die oft unnötigen Glukose- ± Salzlösungen sind hypoton und verursachen Hyponatriämie.
- **Keine isotone Kochsalzlösung zur Behandlung eines SIADH (Verschlechterung)!**
- Hyponatriämie ist sehr häufig, insbesondere bei älteren Menschen.

› Es ist unmöglich, die Ursache zu erkennen und zu behandeln, ohne Folgendes zu kennen

- Die Geschwindigkeit und die Umstände der Entstehung einer Hyponatriämie +++.
- Die aktuelle Therapie des Patienten: Rufen Sie den Hausarzt, den Apotheker an.
- Der *klinische* Hydratationsstatus.
- Im Blut: Kreatinin, Elektrolyte, Harnstoff, Blutzucker, Eiweiß.
- Im Urin: Elektrolyte + Harnstoff
- Berechnete Osmolalität im Blut und Urin.
- Selten die wahre, gemessene Osmolalität (N: 275-290 mosmol/L).

› Seltene Hyponatriämien

… *Pseudo-Hyponatriämie (nicht hypoton)* …

- Moderne Messelektroden, die von Blutgasgeräten und automatisierten Messsystemen, korrigieren Fehler durch massive Hyperlipämie (sehr milchiges Serum) und hohem Eiweißgehalt. Andernfalls: Verlangen Sie eine gemessene Osmolalität.
- Bei Pseudo-Hyponatriämie ist die gemessene Osmolalität normal (275-290 mosmol/L). Oder korrigieren Sie nach folgender Schätzformel:

- Korrigiertes Na = Gemessenes Na + [0,16×(Eiweiß + Lipide) g/L];
- „Δ (Eiweiß + Lipide)“ = g Eiweiß > normal + g Lipide > normal.

– **Hyperproteinämie**: Gammaglobulin-Erhöhung > 10 g/L. Korrektur: 1 g Protein senkt die Natriämie um 0,7 mmol/L. In diesem Fall ist die Hyponatriämie isotonisch.

... ***Iso- oder hypertone Hyponatriämie?*** ....

– **Schwere Hyperglykämie** mit hypertoner Hyponatriämie:

Fügen Sie 2 mmol/L pro 5,5 mmol/L (= 100 mg/dL = 1 g/L) über dem Normwert für Glukose hinzu.

– Rezente Injektion von **Immunglobulinen** (variable osmotisch wirksame Substanzen im Lösungsmittel).
– Sonderfälle: Hysteroskopie oder **transurethrale Resektion der Prostata** mit Passage der Spülflüssigkeit, die nicht gemessene osmotisch wirksames Stoffe enthält (Glycin, Mannitol usw.).
– **Erhöhte Konzentration bestimmter osmotisch wirksamer Substanzen**: Harnstoff, Ethylalkohol, Mannitol, verschiedene Toxine. Eine osmotische Lücke von mehr als 10 mosmol/kg belegt das Vorhandensein eines osmotisch aktiven Moleküls im Plasma (Alkohol: 1 g OH/L ≈ 22 mmol/L, Mannitol, Ethylenglykol, Methanol, jodhaltiges Röntgen-KM usw.). Die gemessene Plasmaosmolalität (normal: 285–295 mosmol/kg Wasser) wird mit der berechneten Osmolalität verglichen (nach der folgenden Formel):

Berechnete Osmolalität (mosmol/L) = Na × 2 + Harnstoff + Glukose

Die Differenz ist die osmotische Lücke. Es bleibt zu klären, welches diese Substanzen sind.

> **Einfache Hyponatriämien**

– **Hypotone Hyponatriämie mit intrazellulärer Hyperhydratation:**
  - Na ist der Haupteffektor der Tonizität, die das Zellvolumen bestimmt;
  - Tonizität = (2 × [Na]) + Glukose, d.h. 285 mosmol/L;
  - bei Hypotonie diffundiert das Wasser in die Zelle, die dadurch anschwillt. Die Zelle, insbesondere des Gehirns, **passt sich langsam an**, um osmotisch wirksame Substanzen und Wasser, also Volumen zu verlieren, wodurch eine chronische Hyponatriämie gut toleriert werden kann;
  - **die Korrektur muss langsam erfolgen** +++.

> **Klinik**

– Die Symptomatik ist umso schwerer, **je schneller sie sich entwickelt**.
– Hyponatriämien > **125 mmol/L sind asymptomatisch**: Suchen Sie nach einer anderen Ursache für die beobachteten Symptome.
– Anorexie, Übelkeit und Erbrechen. Abneigung gegenüber dem Trinken von Wasser.
– Asthenie; Muskelkrämpfe.
– Kopfschmerzen; Stimmungsschwankungen; Apathie; Stürze; Unruhe; Verwirrtheit, Benommenheit.
– Koma ohne Lokalisationszeichen. Manchmal extrapyramidale Symptome, generalisierte Krampfanfälle, Papillenödem.
– Häufig zufälliger Laborbefund.
– **Bei schweren = neurologischen Symptomen** oder bei schwerwiegenden Vorerkrankungen: **dringend analysieren und behandeln** (*siehe* ***Tabelle 10.17***).

– Ansonsten hat man Zeit für eine klinische Bestandsaufnahme und die Laborbefunde (Blut UND Urin).

Tabelle 10.17: **Schwere Hyponatriämie [Nach (1)]**

Dauer	Ursachen, Hintergrund	Klinische Symptome	Therapie	Grenzen, Korrekturen
Stunden	Psychogene Polydipsie. Marathonläufer, Vergiftung/Ecstasy/ MDMA.	Kopfschmerzen, Verwirrtheit, Erbrechen, Krampfanfälle, Koma, neurogenes Lungenödem, **Hirnödem und Gefahr der zerebralen Einklemmung**.	100 mL hypertones NaCl 3 % [c] als Bolus, 1-3 Mal **bei schweren neurologischen Symptomen:** Erhöhung der Natrium-Konz. um 4-6 mmol/L in den ersten sechs Stunden.	Eine übermäßige Korrektur schadet nicht.
1–2 Tage	Postoperative Hyponatriämie [d] oder neurologische Erkrankung.	Kopfschmerzen, Verwirrtheit, Erbrechen, Krampfanfälle, Koma, neurogenes Lungenödem, **Hirnödem und Gefahr der zerebralen Einklemmung.**	100 mL hypertones NaCl 3 % [c] als Bolus, 1–3 Mal **bei schweren neurologischen Symptomen:** Erhöhung der Natremie um 4–6 mmol/L in den ersten sechs Stunden.	**Den Natriumspiegel nicht um > 10 mmol/L erhöhen**
$\geq$ **2 Tage**	**Erkrankungen mit Risiko für ODS[b]:** Na$\leq$105 mmol/L; Hypokaliämie, Alkoholismus; Unterernährung; Hepatopathien.	Unwohlsein, Asthenie, Krämpfe, Stürze, **Krampfanfälle** (10 % mit einem Na < 120 mmol/L), **wenig Hirnödem und kein Risiko einer zerebralen Einklemmung.**	**Vorsicht** ++ wegen des Risikos eines ODS. **Bei Krampfanfällen:** Bolus von 100 mL **hypertonem NaCl 3 %** [c]. Den Natriumspiegel um 4–6 mmol/L in den ersten sechs Stunden anheben.	**Erhöhen Sie den Natriumspiegel nicht um > 8 mmol/L.** Bei übermäßige r Korrektur, insbesondere bei hohem Risiko für ODS, sollte eine Senkung in Erwägung gezogen werden [b].

a] Schwere Hyponatriämie: Na < 120 mmol/L.
b] ODS = **Osmotisches Demyelinisierungssyndrom**: kann bei schnellen Anstiegen des Natriumspiegels bei ambulanten Patienten mit bisher normaler Flüssigkeitszufuhr und bei hospitalisierten Patienten, die innerhalb von $\geq$ 2 Tagen hyponatriämisch geworden sind, auftreten.
c] 1 mL/kg KG 3%iges NaCl erhöht den Natriumspiegel um etwa 1 mmol/L. *Der Bolus sollte bei < 50 kg 2 mL/kg betragen.*
d] Transurethrale Prostataresektion, Hysteroskopie.
Der „Bolus" NaCl 3 % wird innerhalb von 10–15 min über einen peripheren Zugang infundiert. *Kein NaCl 3 % in der Abteilung? Bikarbonat 8,4 %* enthält doppelt so viele Osmole (2 000 mosmol/L) und kann aushelfen (8) (50 mL anstelle von 100 mL) mit dem Risiko einer alkaloseinduzierten Hypoventilation, also einer zerebralen Vasodilatation und einer Verschlimmerung des Ödems, wenn die Ventilation nicht kontrolliert wird.

Algorithmus

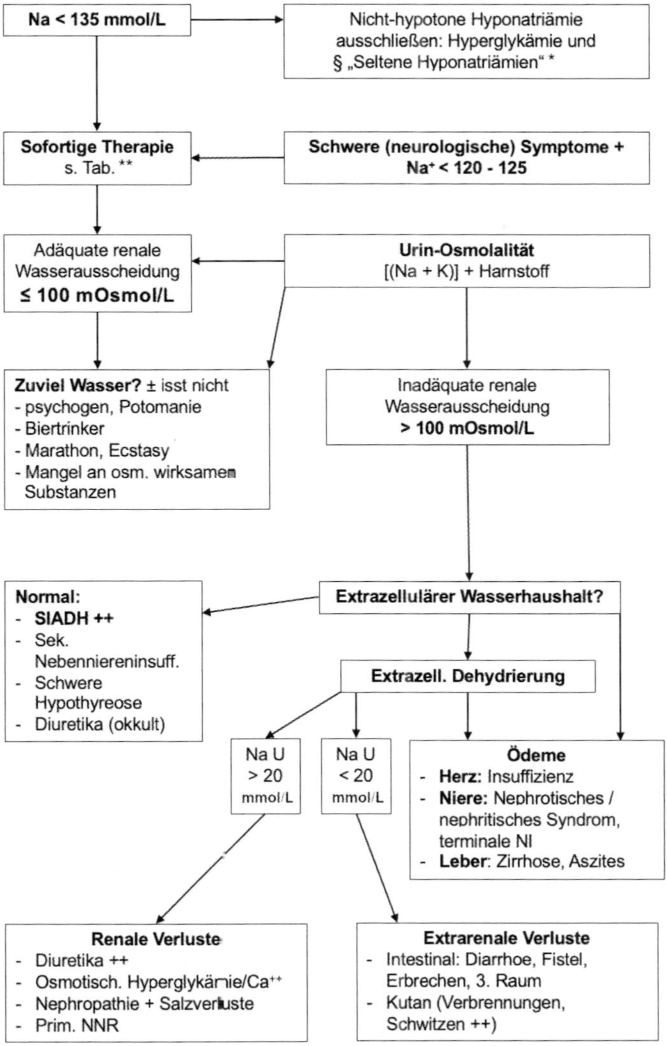

Abbildung 10.3: * Siehe Seite 611 ** Siehe Tabelle 10.17

Ätiologie (siehe Algorithmus S. 655)

Anamnese

- Medikamenteneinnahme, oft vergessen: hartnäckig nachfragen!
- Intestinale Störungen (Erbrechen, Durchfall).
- Pathologische Begleitumstände(SIADH).
- Potomanie, starker Biertrinker (wenig Feststoffe/Osmole).
- Nach einem Marathons, Einnahme von Ecstasy oder MDMA (zu viel getrunken ± SIADH).

Klinische Beurteilung des Zustands der extrazellulären Hydrierung

- Extrazelluläre Dehydrierung: Gewichtsverlust, Hautfalten, Hypotonie manchmal nur orthostatisch oder relativ zum üblichen, Tachykardie, Hämokonzentration, funktionelles Nierenversagen.
- Extrazelluläre Hyperhydratation: Ödeme, Gewichtszunahme.

Labor

- Kreatinin, Harnstoff, Elektrolyte, Bikarbonat, Eiweiß, ± Blutalkoholspiegel.
- Berechnung der Anionenlücke (Na - Cl - HCO3, normalerweise gleich 12 ± 4 mmol/L).
- Messung der Osmolalität, die mit der berechneten (*siehe S. 653*) zu vergleichen ist, wenn die Anamnese nicht rekonstruiert werden kann (Koma, Verwirrtheit, keine Beobachter), denn dann kann man eine Intoxikation übersehen,
- **Urin-Elektrolyte und -Harnstoff so schnell wie möglich.**
- Berechnen Sie die **Urinosmolarität = $(Na_U + K_U) \times 2$ + Harnstoff.**

Hauptursachen in der Notaufnahme

Überlegungen (siehe Algorithmus S.655)

Eine ätiologische Einordnung auf der Grundlage der Klinik kann erreicht werden, bevor die Urinelektrolyte zurück sind.

Hypotone Hyponatriämie mit extrazellulärer Dehydratation

Es kommt zu einem Verlust von Wasser und Salzen mit Ausgleich durch hypotone Lösungen (Wasser, Infusionslösungen) oder auch zu einem Verlust von Wasser und Salzen, wobei mehr Salz als Wasser verloren geht.

Extrarenale Verluste: Na_U < 20 mmol/L.

- **Diarrhoe, Erbrechen** (Hypokaliämie bei assoziierter Alkalose), **Magensaftverlust** (Sonde), digestive Fisteln.
- „Dritter Raum“: **Darmverschluss**, Pankreatitis.
- Verluste über die Haut: Verbrennungen, starkes Schwitzen.

Renale Verluste Na_U > 20 mmol/L.

- **Diuretika (Thiazide ++): die Hauptursache**; damit verbundene Hypokaliämie und metabolische Alkalose.
- Postobstruktive Polyurie, osmotische Diurese (**Diabetes**, Mannitol), interstitielle Nierenerkrankungen, polyzystische Nierenerkrankung, proximale renal-tubuläre Azidose.
- **Nebenniereninsuffizienz**: selten, aber die schwerwiegendste Ursache (s. folgenden Kasten).

Einschub: Zentrale oder periphere (primäre) Nebenniereninsuffizienz.

- **Chronische Nebenniereninsuffizienz.** Na_U > 20 mmol/L, mäßige Hyperkaliämie ± Hypoglykämie. In Ermangelung einer anderen offensichtlichen Ursache, ohne Anzeichen einer akuten Nebenniereninsuffizienz und bei Verdacht auf Hypo-

glykämie, anderer Anzeichen eines Panhypopituitarismus (Blässe, Enthaarung) oder einer mäßigen Anämie: 30 mg Hydrocortison per os sofort, dann 20 mg am Morgen und 10 mg um 16 Uhr. Am nächsten Tag um 8 Uhr, ≥ 12 Stunden nach der letzten Einnahme von Hydrocortison: Kortisolspiegel, ACTH, TSH:
  - Cortisol um 8 Uhr < 140 nmol/L (50 ng/mL): Nebenniereninsuffizienz sicher;
  - wenn > 360 nmol/L (130 ng/mL) sehr unwahrscheinlich.
- **Akute Nebenniereninsuffizienz: Ein Notfall, den man nicht verpassen darf!** Einblutung in die Nebennieren oder dekompensierter M. Addison.
- **Anzeichen einer verkannten Addison-Erkrankung**: Asthenie, Hyperpigmentation (Hautfalten, exponierte Stellen, Zahnfleisch).
- **Dehydrierung, Hypotonie oder Schock mit Hyponatriämie und Hyperkaliämie** (meist zwischen 4,5 und 5 mmol/L) ± Bauchschmerzen und Erbrechen ± metabolische Azidose mit normaler Anionenlücke, erniedrigtem Bikarbonat (15–20 mmol/L).
- Auslöser finden und behandeln (Kortisonentzug ± kürzlich, Myokardinfarkt, Infektionen (septischer Schock durch Meningokokken oder andere), Schwangerschaft, Trauma, psychischer Stress etc.
- Überwachung des Kaliumwerts ++++ (aggraviert durch Erbrechen und Hydrocortison) und ggf. Ersatz.
- **Flüssigkeitsersatz** (bis MAP > 65 mmHg): **physiologische Kochsalzlösung**. Glukose bei Hypoglykämie. Oder 1 L **Glukose** G5 % mit **NaCl 9 g (= 153 mmol Na$^+$)** in 30–60 min. oder 1 L physiologische Kochsalzlösung + 2 Ampullen G30 %. **Thiamin** 100 mg in jeder Infusion bei Alkoholismus oder Unterernährung. **KCl** nach wiederholter K-Bestimmung (wird unter Hydrocortison absinken). Anschließend physiologische Kochsalzlösung, durchschnittlich 4 l in den ersten 24 Stunden. Das Risiko eines Lungenödems ist sehr gering. Das Risiko eines unzureichenden Volumen- und Na-Ersatzes ist hoch.
- Besprechen Sie mit dem Intensivarzt die Verlegung auf eine Wach- oder eine Intensivstation.
- 100 mg **Hydrocortisonhemisuccinat** i.v., dann 50 mg/6 h (oder 200 i.v./24 h); Mineralokortikoide nicht erforderlich.
- **Probenentnahme vor der Kortikoidgabe zur Bestimmung des Plasma-Kortisolwertes.**
- Wenn die Kortisolbestimmung zu kompliziert ist, macht das nichts: Der Verlauf unter der Behandlung und weitere Tests werden die Diagnose ermöglichen. https://tinyurl.com/jfy2c83k

… ***Hypotone Hyponatriämie bei normalem extrazellulärem Volumen*** ……

- **Mangelnde Wasserausscheidung** oder sehr übermäßige Wasserzufuhr.
- **Inadäquate Sekretion von ADH (SIADH):**
  - *keine Kochsalzlösung infundieren!* Na wird ausgeschieden Wasser bleibt: Aggravierung;
  - Paraneoplastische Erkrankungen: kleinzelliges Bronchial-Ca, Lymphome, chronisch-myeloische Leukämie, Pankreas-, Thymus-, Prostata-Ca;
  - Pulmonale Erkrankungen: **Pneumonie**, Tuberkulose, Lungenembolie;
  - Übelkeit, Stress, Schmerzen, Operationen, Alkoholentzug;
  - Erkrankungen des Nervensystems: **Schlaganfall**, SAB, **Meningitis**, Abszesse, Tumoren, Schädel-Hirn-Trauma, Guillain-Barré;

- **die Hyponatriämie bei einer SAB entspricht nicht immer einem SIADH**, sondern einem renalen Natriumverlust (2,3) mit Hypovolämie, der die Ausprägung des Vasospasmus begünstigt: Eine Flüssigkeitsrestriktion würde den Zustand dieser Patienten verschlimmern. Die beiden Phänomene können zusammen auftreten;
- Medikamente: Antidepressiva, insbesondere SSRI, bestimmte Antiepileptika, NSAR, Clofibrat, Amiodaron, Ciprofloxacin, Neuroleptika, Antiparkinsonmittel, bestimmte Krebsmedikamente;
- **Hauptkriterien**: Plasmaosmolalität < 275, Urinosmolalität > 100 mosmol/L, NaU > 30 mmol/L, Euvolämie, keine kürzliche Diuretikabehandlung. Keine Diagnose eines SIADH ohne Ausschluss einer Niereninsuffizienz, Hypothyreose und Nebenniereninsuffizienz.

– **Syndrom der Osmostatstörung** („*reset osmostat syndrome*"): Seltene chronische Hyponatriämie: **Schwangerschaft**, chronische Erkrankungen (Paraplegie, Tuberkulose, Tumor, chronische Hypovolämie).
– **Übermäßige Wasserzufuhr:**
  - Potomanie (die Fähigkeit der Niere, Wasser auszuscheiden, wird bei einer Trinkmenge von 10-12 L überschritten), Biertrinker-Syndrom. In diesem Fall liegt die Urinosmolalität bei < 100 mosmol/kg;
  - massives Trinken bei Psychotikern, Marathonläufern, Ecstasy/MDMA-Einnahme.
– **Niereninsuffizienz**: akut, chronisch, terminal.
– **Hypothyreose und chronische Nebenniereninsuffizienz**: Hyponatriämie bei normalem Volumen (oder fast).
– **Na-Verteilungsstörung** bei schweren Hypokaliämien, therapierbar durch KCl-Substitution. Im Allgemeinen verbunden mit Na-Verlusten (Diuretika, Laxantien, villöser Tumor).

... ***Hypotone Hyponatriämie mit extrazellulärer Hyperhydratation*** ....

– Herzinsuffizienz; ± Diuretika als assoziierte Ursache.
– Leberzirrhose mit Aszites und damit verbundene Ursachen.
– Nephrotisches Syndrom: massive Proteinurie, ran an die Teststreifen (NB: falsche Proteinurie bei pH $\geq$ 7)! Nephritisches Sd und terminale Niereninsuffizienz.

› Therapie

– **Ätiologisch**: die zugrunde liegende Krankheit, den Natriumspiegel und symptomatisch.
– **Die Auswirkungen der Hyponatriämie und nicht ihr Wert** bestimmen die Dringlichkeit.
– **Im Folgenden verwendete Definitionen:**
  - **Moderate** Symptome: Verwirrung, Gehstörungen, Kopfschmerzen, Übelkeit;
  - **Schwere** Symptome: Koma, Krämpfe, Atemstillstand;
  - **Geringfügige Hyponatriämie** > 130, **mittelschwere** Hyponatriämie 120–130, **schwere** Hyponatriämie < 120. Aber die Geschwindigkeit des Auftretens zählt.
– **Krankenhausaufnahme**: Eine asymptomatische Hyponatriämie > 120 mmol/L, die eine gut identifizierte Ursache hat und beseitigt oder behandelt wurde, rechtfertigt allein keine Krankenhauseinweisung.
– **Eine zu schnelle Korrektur einer Hyponatriämie kann zu einer Tetraparese** durch eine osmotische zentropontine Demyelinisierung (ODS) führen.

- **Hyponatriämien, die mit Koma oder Krampfanfällen einhergehen, erfordern eine schnelle, aber nur partielle Therapie** (von 4–6 mmol/L in 6 Stunden).
- **Eine Flüssigkeitsrestriktion wird fast alle Patienten betreffen: Volumen < Diurese, in der Regel 500–800 mL** Flüssigkeit: Kaffee, Milch, Saft, Suppe, Kräutertee, Tee, Wasser und ... *hypotone Infusionen (G5%...).* Überwachung der Vitalzeichen und der Diurese.
- Sobald die akute Phase bei schweren Formen vorüber ist, darf der **Anstieg nicht mehr als 4–6 mmol/L/Tag** betragen. Ein zu schneller Anstieg, vor allem bei ODS-Risiko (*siehe Tabelle 10.17*), erfordert eine erneute Senkung des Natriumspiegels (Wasser *per os*, G5 % i.v.).

... ***Hyponatriämie mit schweren neurologischen Symptomen (alle Ursachen)***

- Therapeutischer Notfall. Risiko = zerebrale Einklemmung. Aufnahme auf einer Intensivstation. *Siehe* ***Tabelle 10.17 auf S. 654.***
- Risiko einer schnellen Korrektur wird durch die Schwere und die hohe Sterblichkeit aufgewogen, insbesondere bei Krämpfen: bis zu 50 % (2).
- Später, oberhalb von 120 mmol/L, wird die Behandlung an den Mechanismus der Hyponatriämie angepasst (siehe weiter hinten).

... ***Chronische Hyponatriämie < 120 mit schweren Symptomen (siehe Einschub S. 656)*** ....

- NaCl 3 % 15–30 mL/h, um den Natriumwert innerhalb von 24 Stunden um 4–6 mmol/L zu erhöhen. 1 mL/kg Körpergewicht NaCl 3 % erhöht den Natriumwert um etwa 1 mmol/L. (*Anmerk. des Übersetzers*: In D NaCl 3 % nicht erhältlich. Eigenherstellung: 30 mL NaCl 10 % + 70 mL Aqua dest. = 100 mL NaCl 3 %.)
- Nicht mehr als 4–6 mmol/L/d!

... ***Chronische Hyponatriämie < 120 mit moderaten Symptomen (siehe Einschub S. 656)*** ....

- Abhängig vom klinischen Kontext.
- Korrektur: Nicht mehr als 4–6 mmol/L/d!
- **SIADH, ödematöse Zustände, Polydipsie: Wasserrestriktion:**
  - Ödematöse Zustände: mäßige Natriumzufuhr: ca. 70 mmol/Tag bzw. ca. 4 g NaCl/Tag (Beutel oder Tabletten in Verbindung mit einer strengen salzfreien Krankenhausdiät);
  - Herzinsuffizienz: Kombination von ACE-Hemmern und Furosemid 40-60 mg in Betracht ziehen, die dazu führt, dass mehr Wasser als Salz ausgeschieden wird. Gegebenenfalls Kalium ergänzen;
  - Risiko einer klinisch symptomatischen Hypovolämie, die eine klinische und laborchemische Überwachung 1–2 Mal/Tag erfordert, sowie des Volumens der Diurese/6 h;
  - SIADH: Furosemid kann erforderlich sein (dito);
  - Medikamentös bedingtes SIADH, Hyponatriämie durch Diuretika: Absetzen des Medikaments.
- **Dehydratationszustände: Infusion von physiologischer Kochsalzlösung.**

... ***Andere asymptomatische oder wenig symptomatische, nicht dehydrierte Fälle*** ....

- **Wasserrestriktion** zu Beginn. Normale Natriumzufuhr (Furosemid und Salztabletten werden zu einem späteren Zeitpunkt in Betracht gezogen).

- Überwachung der Diurese und der Vitalzeichen sowie der Elektrolyte. Bei **Diabetes insipidus mit Polydipsie** besteht die Gefahr eines Kollapses (mit physiologischer Kochsalzlösung behandeln).

... ***Andere asymptomatische oder wenig symptomatische, dehydrierte Fälle***

- 1 g NaCl = 17 mmol Na^+.
- 1 mmol Na^+ = 0,06 g NaCl. 100 mmol Na^+ = 6 g NaCl.
- 1 L Kochsalzlösung = 153 mmol.
- Na-Defizit (mmol): 0,6 × Gewicht (kg) × (140 - Na).
- Äquivalent in Gramm NaCl: 0,036 × Gewicht (kg) × (140 - Na).
- **Defizit in ml Kochsalzlösung** 0,9 %: 3,9 × Gewicht (kg) × (140 - Na). Davon ⅓–½ in 24 Stunden verabreichen.
- Erinnerung: **4–6 mEq/L Korrektur pro 24 h**.
- **Isotonische Kochsalzlösung** erhöht den Natriumwert im Durchschnitt um **1–2 mEq/L pro Liter infundierte physiologische Kochsalzlösung**. Ziel ist es auch, die Dehydratation zu korrigieren.
- Bei den infundierten Volumina ist das Risiko einer Überladung zu berücksichtigen.

- Beispiel: Gewicht 60 kg, Natriumspiegel = 120 mmol/L.
- Defizit = 720 mmol. Entweder 43 g NaCl. Entspricht 4,7 l physiologischer Kochsalzlösung.
- **Korrigieren Sie dieses Defizit in den ersten 24 Stunden nur um ⅓ oder ½.**
- Infusion von 2 L in 24 Stunden und Kontrolle der Elektrolyte.
- Die NaCl-Zufuhr kann bei asymptomatischer Hyponatriämie auch oral erfolgen (Salztabletten zu 1 g), wenn keine Störungen des Verdauungstraktes vorliegen. Ansonsten Infusion von isotoner Kochsalzlösung (0,9 %).

› Literatur

1. Sterns RH. Disorders of plasma sodium-causes, consequences, and correction, N Engl J Med, 2015, PMID: 25551526 **Interessanter Reviewartikel**.
2. Riggs JE. Neurologic manifestations of electrolyte disturbances, Neurol Clin, 2002 Feb, 20(1), p. 227–39.
3. Manno EM. Subarachnoid haemorrhage, Neurol Clin, 2004 May, 22(2), p. 347–66.
4. Life-Threatening Electrolyte Abnormalities, 2005, American Heart Association Guidelines for Cardiopulmonary Resuscitation and Emergency Cardiovascular Care. https://tinyurl.com/kca974ke
5. Yeates KE, et al., Salt and water : a simple approach to hyponatremia, CMAJ, 2004, PMCID : PMC331389. https://tinyurl.com/mv3w9sx7
6. Sterns RH, Overview of the treatment of hyponatremia in adults, UpToDate, Feb 2017, (kostenpflichtig).
7. Burtey S. Perruche en automne (sic), blog eines Nephrologen (in franz. Sprache), APHM, https://tinyurl.com/29bh7bc5
8. Farkas J. Emergent treatment of hyponatremia or elevated ICP with bicarb ampules, September 7, 2015, https://tinyurl.com/3vu6dw9p
9. College Universitaire des enseignants de néphrologie, Chapitre 2 Hyponatrémie - Hypernatrémie – tem[202F?]267, 2023 Item 265 Anomalies du bilan de l'eau et du sodium, 2018, http://cuen.fr/manuel/ https://tinyurl.com/4z6rk66t
10. Baek S-H, et al., Risk of overcorrection in rapid intermittent bolus vs slow continuous infusion therapies of hypertonic saline for patients with symptomatic hyponatremia, The SALSA Randomized Clinical Trial, JAMA Intern Med, 2021, PMID: 3310418.
11. Pin-up doc's: Akutmanagement der Hyponatriämie (Stand 16.4.2023) https://tinyurl.com/2b3wrx3r

10.11 Dehydrierung

› Wichtige Punkte und Fallstricke

- Die klinische Suche nach einer Dehydrierung ist in der Notaufnahme die Regel bei:
  - allen Schwerkranken;
  - bei Schock, Bewusstseinsstörung, Fieber, Infektionen;
  - bei jeder Person über 75 Jahren.
- **Oligurie, Gewichtsverlust, Polypnoe und Tachykardie werden oft übersehen.**
- **Niedriger Blutdruck wird in Bezug auf den üblichen Blutdrucks beurteilt.**
- Die Hautfalte ist bei älteren Menschen weniger zuverlässig. Die Atmung durch den Mund trocknet die Schleimhaut aus.
- **Normale Eiweißwerte und Hämatokrit deuten bei einem alten Menschen oft auf eine Dehydratation hin.** Ein Eiweiß von 70 g/L mit einem Hämoglobin von 12 g/dL bei einem unterernährten alten Menschen ist das Ergebnis von Hypoproteinämie und Anämie in Verbindung mit extrazellulärer Dehydratation.
- **Eine niedrige Natriumausscheidung ist sehr suggestiv für eine Volumendepletion, falls keine Diuretika eingenommen werden und keine Nephropathie vorhanden ist.** Sie ist auch bei Herzinsuffizienz, zirrhotischem Aszites und Nephritis zu beobachten.
- **Dehydrierung ist nicht gleichbedeutend mit Infusion.** Die subkutane Infusion ist wirksam, erprobt, bewährt und praktisch bei schlechtem Venenstatus Die nasogastrale Sonde ist ebenfalls nützlich, aber sehr lästig. **Das Glas Wasser** wird zu wenig genutzt. Dasselbe gilt für Salz in der Nahrung oder in Tablettenform bei extrazellulärer Dehydratation.
- Die Korrektur der Dehydratation erfolgt eher über die **Diurese und das Gewicht** als über einzelne regelmäßige Elektrolytbefunde. Sorgen Sie für die Überwachung dieser hochtechnologischen Kriterien. Urinal-Kondome für inkontinente Personen. Blasenkatheter nur bei hypovolämem Schock, um die Diurese zu messen und zu überwachen.
- Bei grenzwertig niedrigem Kaliumwert verabreichen Sie gleichzeitig KCl, wenn Sie Glukose verabreichen.
- **Dehydrierung kann zu einem hypovolämen Schockzustand ohne anfängliche Hypotonie**, aber mit Tachykardie, Marmorierung und Bewusstseinstrübung, Tachypnoe und Laktazidose führen. Dies ist bei alleinstehenden oder in Heimen vernachlässigten alten Menschen nicht ungewöhnlich.
- **Unter der Bettdecke die Marmorierungen:** Um sie zu sehen, muss man sie unter der Bettdecke oder der Kleidung suchen.
- **Stoppen Sie das Diuretikum** bei allen Dehydrierten, hüten Sie sich vor Kombinationen (ACE-Hemmer + Thiazide, ± NSAR). Nennen Sie dem Patienten die Namen der wichtigsten Diuretika. Nimmt er Medikamente „für das Herz/den Blutdruck" ein? **Eine metabolische Alkalose mit Hypokaliämie und Hyponatriämie** sowie funktioneller Niereninsuffizienz ist besonders auffällig.
- **Urinteststreifen, Kapillarblutglukose und -ketonämie** ermöglichen eine schnelle Diagnose von Diabeteskomplikationen.

> Subkutane Infusion („Hypodermoklyse")

- **Siehe lokales Protokoll, ansonsten:**
  - Indikation: Unmöglichkeit der Anlage eines iv-Zugangs. Erbrechen, das den oro- oder nasogastrischen Zugang verbietet;
  - Notwendigkeit: Überzeugen Sie den unerfahrenen Kollegen von der Sinnhaftigkeit dieses Zugangs. Für ihn ist eine sc-Infusion ist eine Infusion, die daneben geht;
  - Verwendung einer Butterfly-Nadel G21–23 oder eines kurzen 24G-Katheters, der subkutan eingestochen wird, an der Vorderseite des Übergangs vom oberen zum mittleren Teil des Oberschenkels;
  - **Was kann man infundieren?** Kochsalzlösung (NaCl 0,9 %), Glukose (G) 5 % + 4g/L NaCl (415 mosmol/L); G 5 % + 2 g/L NaCl (345 mosmol/L); G 2,5 % + 4 g/L NaCl (276 mosmol/L); Ringerlaktat (278 mosmol/L). Aminosäurelösung mit einer Osmolarität von < 700 mosmol/L (Flussrate von 1 mL/min und max. Volumen von 500 mL/24 h);
  - kontinuierliche Infusion über 24 Stunden (40-80 mL/h), maximal: bis zu 500 mL/2 Std., 2-3 Mal pro Tag und Oberschenkel. Bei Schmerzen die Flussrate verlangsamen. Die Nadel täglich wechseln. Eine mäßige lokale Schwellung ist normal.

> Extrazelluläre Dehydrierung (EZD)

Immer sekundär zu einem übermäßigen, renalen oder extra-renalen Natriumverlust.

Klinische Diagnose

- Asthenie, Anorexie. Feuchte Schleimhäute, aber abgeflachte Venen, Augenringe.
- Kein Durst bei reiner EZD.
- Eine ungewöhnlich lange Persistenz der Hautfalte ist unter dem Schlüsselbein, an den Unterarmen zu finden. Bei älteren Menschen ist sie oft falsch positiv. Ihr (unregelmäßiges) Vorhandensein an den Oberschenkeln erscheint mir zuverlässiger.
- **Bewusstseinstrübung in Orthostase.**
- Der Blutdruck bleibt vor allem bei jungen Menschen lange erhalten.
- Ständige **Tachykardie**, wenn keine bradykardisierende Therapie (Betablocker) erfolgt.
- Der Gewichtsverlust ist selten nennenswert und wird leider selten gesucht.
- Tachyypnoe kann die Folge eines Schocks oder einer assoziierten Azidose, insbesondere einer diabetischen Azidose, sein.
- Hypovolämer Schock mit Marmorierung, manchmal ohne Hypotonie, aber mit Tachykardie, Bewusstseinsstörungen, Tachypnoe.
- **In der Notaufnahme: Urinteststreifen und Kapillarblutglukose + Ketonämie, wenn erhöht** (sonst: Ketonurie).

Labor

- Erhöhte Werte für Hämatokrit, Hämoglobin und Gesamtprotein. Anämie und Unterernährung, die bei älteren Menschen sehr häufig vorkommen, können dies verschleiern.
- **Elektrolyte**, Blutzucker, Harnstoff, Kreatinin, Gesamt-CO_2 und Anionenlücke (Na + K - Cl - TCO_2, N = 12 ± 4 mmol/L), Blutbild. Bei der reinen extrazellulären Dehydratation ist der Natriumspiegel normal. Tatsächlich handelt es sich oft um eine gemischte Dehydratation.
- Untersuchung auf Glukose und Ketonkörper (u. a.) mit einem **Urinteststreifen**.

- **Funktionelle Niereninsuffizienz** mit proportional stärkerem Anstieg des Harnstoffs im Vergleich zum Kreatinin; grob gesagt ist dies der Fall, wenn: Harnstoff (mmol/L) × 10 sich dem Kreatininwert (mmol/L) nähert oder diesen übersteigt (*siehe S. 740*).
- **Der Kreatininwert muss in Abhängigkeit von Alter und Gewicht interpretiert werden.** Überprüfen Sie die GFR (Smartphone-Anwendungen...)
- **Urin-Elektrolyte**, ermöglichen die Unterscheidung zwischen renalem Natriumverlust und extrarenalen Verlusten und funktioneller von organischer Niereninsuffizienz (*siehe S. 738 und 740*).

... *Ursachen einer EZD* ...

1. Extra-renale Ursachen	**2. Renale Verluste**
– Oligurie und NaU < 20 mmol/L mit Na/K<1. – *Siehe S. 485* Funktionelle Niereninsuffizienz.	– NaU > 20 mmol/L, wenig konzentrierter Urin. – NB: Nach massiven Salzverlusten, manchmal NaU < 20 mmol/L. – Variable Diurese, die reichlich sein kann, solange keine funktionelle Niereninsuffizienz vorliegt
Intestinale Verluste – Erbrechen, Verlust von Magensaft: Dehydrierung mit hypochlorämer metabolischer Alkalose und Hypokaliämie. Cl-Ausscheidung im Urin aufgehoben. – Durchfall, Abführmittel, villöser Tumor (rektale Untersuchung): metabolische Azidose, Bikarbonat ↘, normale Anionenlücke (10–16 mmol/L) und Hypokaliämie. – **Dritter Raum** ⚠: Rhabdomyolyse, Okklusion, Pankreatitis, Peritonitis. **Verluste über die Haut** – Selten isoliert für eine EZD verantwortlich, außer bei Mukoviszidose oder großflächigen Verbrennungen.	**Diuretika**: – Metabolische Alkalose und Hypokaliämie sind offensichtlich (Thiazide, Furosemid). – Akute Nebenniereninsuffizienz: ⚠ (*siehe S. 656*). – Chronische interstitielle Nephropathien mit Salzverlust. Dehydrierung wird durch interkurrente intestinale Erkrankungen oder eine salzarme Diät verursacht. – Distale tubuläre Azidosen: Natrium- und Kaliumleck und eine metabolische Azidose. – Wiederaufnahme der Diurese nach akutem Nierenversagen / postobstruktiver Polyurie

... *Therapie* ...

- Ätiologisch und symptomatisch.
- **Korrigieren Sie das Wasser- Natriumdefizit** durch Zufuhr von Wasser **und Salz**. Verschreiben Sie, dass der Patient jedes Mal etwas zu trinken bekommt, wenn jemand das Zimmer betritt, z. B. 3 L pro Tag. Mahlzeiten mit normalem Na-Gehalt, Absetzen von Diuretika (und eventuell Digoxin), Zugabe von Salz in Beuteln oder besser in Tabletten oder Kapseln von 1 g: 4–12 g/24 h.
- Wenn keine Verdauungsstörungen vorliegen, kann eine mäßige extrazelluläre Dehydratation oral korrigiert werden.
- Bei schwererer Dehydratation oder bei Erbrechen: Rehydratation über eine nasogastrale Sonde (unangenehm) oder intravenöse Infusion von **Kochsalzlösung** mit 9 g/L NaCl (= 153 mmol/L) oder Ringer-Laktat, wenn große Mengen infundiert werden.
- **Die zu infundierende Menge** hängt vom Ausmaß der extrazellulären Dehydratation ab, die am besten durch den **Gewichtsverlust** beurteilt wird: In den ersten 24 Stunden werden 30 % bis 50 % zugeführt.

- **Ersetzen Sie den Tagesbedarf ≈ 1 500 mL Wasser** + die laufenden Verluste ((Durchfall, Erbrechen: volumengleich mit Glucose 5 % + NaCl 4 g/L (= 68 mmol/L), KCl 2 g/L (= 26 mmol/L)). Kontrollieren Sie den Kaliumwert vor der Verschreibung von KCl. Bei Fieber fügen Sie 300–400 mL Wasser pro Grad > 38 °C pro Tag hinzu.
- In der Regel sind vom **ersten Tag an mehrere Liter erforderlich**, wobei der erste Liter innerhalb von ½ bis 2 Stunden gegeben wird.
- Eine eventuell damit verbundene Hypokaliämie oder ein niedrig-normaler Kaliumwert wird durch die Zufuhr von Kaliumchlorid per os und/oder intravenös korrigiert.
- **Bei hypovolämem Schock**: mit Kristalloiden auffüllen (*siehe „Schock", S. 485*).
- Die Wirksamkeit der Therapie wird anhand **der Diurese, des Pulses und des Gewichts**, der Wiederaufnahme der **Natriumausscheidung** und der Korrektur der Hämokonzentration beurteilt. Verordnen Sie die Überwachung dieser hochtechnologischen Kriterien schriftlich. Urinal-Kondom für inkontinente Personen. Sonographieren Sie nur bei Schock.
- Die klinische Auswirkung wird durch die Suche nach Symptomen eines Lungenödems überwacht: Tachypnoe (pflegerische Überwachung: AF und Atmung), Dyspnoe, Rasseln.

› Intrazelluläre (IZD) und globale (IZD + EZD) Dehydrierung, Hypernatriämie

- **Es handelt sich um:**
  - eine Hypernatriämie (≥ 145 mmol/L);
  - manchmal um eine Hyperosmolalität ohne Hypernatriämie bei dekompensiertem Diabetes (*s. S. 626*) oder plötzlichem Anstieg des Blutharnstoffs, Infusion von Mannitol.

Klinik

- Starker Durst. Er wird möglicherweise nicht angegeben (alte Menschen, Demenzkranke, psychotrope Behandlung, Bewusstseinsstörungen). Trockenheit der Schleimhäute wird an der Unterseite der Zunge und am Mundboden beurteilt.
- Häufig kommt es zu **Fieber**. Grauer Teint.
- Starker **Gewichtsverlust**.
- Neurologische Symptome: ideatorische Verlangsamung (mangelhafte Planung komplexer Bewegungsabläufe), Verwirrtheit; Bewusstseinsstörungen und Krampfanfälle bei schweren Formen.
- **Bei globaler Dehydrierung** treten zusätzlich Hautfalten und ein niedriger Blutdruck auf.
- **In der Notaufnahme**: **Urinteststreifen und Kapillarglukose** ± Ketonämie.

Labor

- Plasma-Osmolalität > 290 mosm/L.
- Die Osmolalität kann gemessen oder anhand der folgenden Formel berechnet werden:
  - Osmolalität = Na × 2 + Harnstoff + Blutzucker, alles in mosm/L.
  - Klinische Symptome einer EZD, also einer Hyperosmolarität, ohne Hyperglykämie oder Hypernatriämie führen dazu, die tatsächliche Osmolalität im Labor zu messen. Die osmolare Lücke zeigt das Vorhandensein von Ethanol (1 g = 22 mmol), Methanol (1 g = 25 mmol), Glycerin, Mannitol.
  - **Die Urin-Elektrolyte** klären den Mechanismus der IZD.
  - **Bei einer globalen Dehydratation** kommt es zusätzlich zu Hämokonzentration und einer funktionellen Niereninsuffizienz (*siehe EZD S. 662*).

... *Ursachen einer IZD* ...

Reine intrazelluläre Dehydratation

- **Renale Wasserverluste:**
  - Diabetes insipidus;
  - Potomanie und plötzliche zufällige Wasserrestriktion;
  - nephrogener Diabetes insipidus:
    - Hyperkalzämie,
    - Lithium, Amphotericin B,
    - kongenital, Sichelzellenanämie, lang anhaltender Kaliummangel, obstruktive Nephropathien, interstitielle Nephropathien, Amyloidose, Sjögren-Syndrom.
- **Extra-renale Wasserverluste: Kutane Verluste** 500-700 mL/Tag in Ruhe, die **Schweißsekretion** steigt stark bei Fieber, Anstrengung, Hitze, Delirium tremens, Belastungshyperthermie und ist hypoton.

Globale Dehydrierung

- EZD + IZD.
- Abnormale Natrium- und Wasserverluste, mit einem größeren Wasserverlust relativ zum Natriumverlust.
- **Renale Verluste**, NaU > 20 mmol/L: Glukose, Mannitol: osmotische Diurese:
  - **Hyperosmolarität und diabetische Ketoazidose**, Mannitol aufgrund der osmotischen Diurese,
  - **Hyperkalzämie**,
  - Osmotische Polyurie aufgrund von Harnstoff bei postobstruktiver Polyurie nach Tubulusnekrose oder Aufhebung einer vollständigen Abflussbehinderung.
- **Extrarenale Verluste:**
  - die Diurese ist niedrig. NaU < 20 mmol/L;
  - Intestinale Verluste: Durchfall bei einer Person bei ungenügendem Ersatz von Wasser.

Intrazelluläre Dehydratation durch Anstieg von Natrium (sehr selten).

- Durch Gabe hypertoner Natriumbikarbonatlösungen. Verschlucken von Meerwasser.
- Rehydrierung mit Kochsalzlösung, wenn der Natriumspiegel steigt, während einer osmotischen Diurese (diabetische Ketoazidose und Hyperosmolarität).

... *Therapie* ...

Reine intrazelluläre Dehydrierung

- Wassergabe: Gabe des Tagesbedarfs, welcher zum Defizit addiert wird.
- Das Flüssigkeitsdefizit kann durch den Gewichtsverlust abgeschätzt werden oder, wenn das Gewicht nicht bekannt ist, Start- und Zielgewicht nach folgender Formel berechnet werden:

$$\Delta\ H_2O\ \text{Liter} = \text{übliches Gewicht} \times 0{,}6\ [(\text{Natriumwert}/140) - 1].$$

- **Täglicher Wasserbedarf** ≈ 1500 mL + Ausgleich laufender Verluste (Durchfall, Erbrechen: Volumengleich mit Glucose 5% NaCl 4 g/L (= 68 mmol/L), KCl 2 g/L (= 26 mmol/L) ausgleichen (Kaliumwert vorher überprüfen)). Bei Fieber: 300–400 mL Wasser pro Grad über 38 °C pro Tag hinzurechnen.
- Verabreichen Sie in den ersten 24 Stunden ein Drittel bis die Hälfte des Wasserdefizits, das zum Tagesbedarf hinzugefügt wird. Wenn kein Erbrechen auftritt, wird das Wasser per os oder über eine nasogastrale Sonde (unangenehm) mit

kontinuierlicher Rate verabreicht, um das Risiko einer Magenüberdehnung und Regurgitation zu begrenzen.
- Abfall des Natriumspiegels: nicht mehr als 10–12 mmol/L/24 h.
- Bei schweren Formen und insbesondere bei neurologischen Symptomen wird auf die intravenöse Gabe zurückgegriffen: 5 %-ige Glukoselösung.
- Bei Diabetes 2,5 %-ige Glukoselösung und/oder Zugabe von Normalinsulin oder Actrapid: 3 Einheiten pro 500 ml Glukose G5 %.
- Bei medikamenteninduziertem nephrogenem Diabetes insipidus: Absetzen des verursachenden Medikaments.
- Bei hypothalamisch-hypophysärem Diabetes insipidus: nasales oder subkutanes Desmopressin in einer spezialisierten Einrichtung.

Globale Dehydrierungen
- Gleichzeitige Korrektur des Wasser- und Natriumdefizits.
- Bei größerer extrazellulärer Dehydratation, wie häufig bei Diabetes mit Hyperosmolarität: Wiederherstellung eines korrekten Blutvolumens mit Kristalloiden.
- Dann Rehydrierung mit hypotonen Lösungen: Glukose 5 % mit NaCl 4 g/L (=68 mmol/L) KCl 2 g/L (= 26 mmol/L) bei Hyperkalzämie zum Beispiel.
- Menge: *siehe oben oder auch (3):* ÜWG = Üblicher Gesamtwassergehalt = [übliches Gewicht × 0,6].
  AWG = aktueller Wassergehalt. Es gilt:: [ÜWG × 140] = [AWG × aktueller Natriumwert]. Berechnen Sie AWG, dann das Defizit als: ÜWG - AWG.

Literatur

1. Lissac J. Interprétation des déséquilibres hydro-électrolytiques et acidobasiques, JB Baillières, 1988.
2. Offenstadt G. Le milieu intérieur en pratique clinique, Elsevier, 2006.
3. Et je le remplis avec quoi? Perruche en automne. Blog eines Nephrologen (in franz. Sprache. https://tinyurl.com/29bh7bc5
4. College universitaire des enseignants de néphrologie, Hyponatrémie - Hypernatrémie – tem 267, 2023 https://tinyurl.com/4z6rk66t

10.12 Hypophosphatämie

› Definition
- Phosphatspiegel < 0,70 mmol/L.
- Schwere (symptomatische) Hypophosphatämie < 0,30 mmol/L.

› In der Notaufnahme gesehene Ursachen
- **Unterernährung. Unterernährte Alkoholiker**, Verschlimmerung durch einige Tage Entzug, glukosehaltige Infusionen.
- Lang andauernde Durchfälle.
- Hypovitaminose D, Osteomalazie.
- Primärer oder sekundärer Hyperparathyreoidismus (möglicherweise bei einem „hungry bone syndrome" nach Parathyreoidektomie).
- Akute respiratorische Alkalose.
- Diabetische Ketoazidose, während der Threrapie (in der Regel nicht korrigieren).
- Massive Salicylatvergiftung.
- Fanconi-Syndrom bei Myelom oder unter Tenofovir.
- Längere oder hochdosierte Einnahme von Antazida, die Aluminiumoxid enthalten. Niacin.
- Acetazolamid, intravenöses Eisen, bestimmte Chemotherapien.
- **Hypophosphorämie** vor allem bei chronisch alkoholkranken, unterernährten Personen und unterernährten Patienten im Allgemeinen in den folgenden Fällen:
  - **neurologische Symptome**: Verwirrtheit, Unruhe, Bewusstseinsstörungen, Krämpfe; sensomotorische Polyradikuloneuritis mit *Parästhesien* der Extremitäten und perioralen Parästhesien, die in eine *Areflexie* übergehen (zunächst an ein Guillain-Barré-Syndrom denken), die sich verschlimmern und zum Atemstillstand führen kann;
  - **proximale Myopathie,** erhöhte CK. Rhabdomyolyse bei Alkoholikern, bei denen die anfängliche Hypophosphatämie später durch die Freisetzung von Phosphat aus den geschädigten Myozyten verschleiert wird;
  - Bei *schweren Formen* sind Hämolyse, Neutropenie und Thrombozytopenie möglich.

› Therapie
- **Keine schweren Symptome**: Phosphat per os: 30–80 mmol/Tag in mehreren Raten: **Magermilch** ≈ 1 g/L ≈ 30 mmol. Phosphat Sandoz® (nur in F), pro Kp: 500 mg = 16 mmol elementarer Phosphor, + 123 mg Kalium (3,1 mmol), und 469 mg Natrium (20,4 mmol). Phosphoneuros® Tropfen (nur in F, Fläschchen 100 Tropfen) 10 Tropfen = 79 mg = 2,5 mmol P.
- **Bei Hypophosphatämie mit klinischen Symptomen und < 0,30 mmol/L**: Dinatriumglucose-phosphat (Phocytan®, nur in F), Ampullen zu 0,66 mmol P/mL. Infusion innerhalb von 6 Stunden 0,08 mmol/kg unter **EKG-Monitoring**. Kontrolle von Diurese, Phosphat- – Kaliumspiegel + Kreatinin/Harnstoff + EKG nach 6 Std. Anfangsdosis bei schweren klinischen Anzeichen: 0,12 mmol/kg. Danach durchschnittlich 30 mmol/ Tag. **Gefahr**: Kein Ca-Salz in der gleichen Infusion. Kein intravenöses Phosphat be Hyperkalzämie (renale Ausfällung). Stopp der venösen Zufuhr ab 0,60 mmol/L. Risiko einer symptomatischen Hypokalzämie. Bei echter Hypokalzämie (Vorsicht vor falscher Hypokalzämie durch Hypoalbuminämie bei diesen Unterernährten): Zufuhr von Ca-Salzen über einen anderen venösen Zugang.

- (Anmerk. des Übersetzers: In CH Phoscap-Tbl. In A K-Phos.-Tbl. In D nur i.v.-Präparate, z. B. Natrium- oder Kaliumphosphat, s. entsprechende Produktinformationen).

10.13 Hypomagnesiämie

- Magnesiumspiegel < 0,8 mmol/L.
- In der Notaufnahme zu sehen bei **Unterernährung, chronischem Alkoholismus**, Malabsorption, Erbrechen, Hyperkalzämie, Hypophosphatämie, Furosemid/Bumetanid in hohen Dosen oder in Kombination mit PPIs, Cisplatin, Ciclosporin/Tacrolimus, EGFR-Inhibitoren (Tyrosinkinaseinhibitoren, versch. monoklonale AK), seltene Nephropathien.
- Oft in Verbindung mit Hypokaliämie (QT-Zeit-Verlängerung ++), schwer zu korrigieren ohne Magnesiumsupplementation.

Klinische Symptome

- Tetanie, Faszikulationen, Delirium bis hin zu Krampfanfällen.
- Abgeflachte T-Welle, QRS-Verlängerung, dann PR-Verlängerung und ST-Senkung im EKG. Vorhofflimmern, **ventrikuläre Tachykardie, Torsades de pointe**. Verstärkt die Toxizität von Digoxin.

Therapie

- Vorzugsweise *per os*, unter Vermeidung der mit hohen iv-Gaben verbundenen Urinverluste.
- Trinkampullen/Tabletten: 10–40 mmol/Tag.
- **Bei schwerem oder symptomatischem Mangel**: Infusion:
  - **Mg^{++} < 0,4 mmol/L**, 15–30 mmol in 12–24 h;
  - **Mg^{++} 0,4–0,7 mmol/L**, 8-15 mmol in 4–12 h;
  - **Mg^{++} 0,7–0,8 mmol/L**, 4-8 mmol in 1–2 h;
  - **$MgSO_4$ 15 %** 10 mL Ampullen, 6 mmol/Amp;
  - **MgCl 10 %** 10 mL Ampullen, 5 mmol/Amp;
  - eine Hypotonie ist möglich (insbesondere, wenn Kalziumantagonisten kombiniert werden).
  - **Niereninsuffizienz** ⚠ : Nur behandeln, wenn **Mg^{++}** < 0,4 mmol/L und symptomatisch. Wenn GFR 15–30 mL/min: 2–4 g $MgSO_4$ in 4–12 Stunden, dann Mg^{++} bestimmen.
- **Myasthenia gravis** ⚠ : Risiko einer Dekompensation bei Korrektur der Hypomagnesiämie ++.

Literatur

1. Singh P, et al. Acute Respiratory Failure Induced by Magnesium Replacement in a 62-Year-Old Woman with Myasthenia Gravis, Tex Heart Inst J, 2015, PMCID: PMC4591897 https://tinyurl.com/mtwzh26m
2. Yu ASL. Evaluation and treatment of hypomagnesemia, UpToDate, 2017 März, http://www.uptodate.com (kostenpflichtig).

10.14 Äquivalenztabelle Kortikosteroide

Tabelle 10.19: Quelle: ABDA 18.4.2023) https://tinyurl.com/2rr6rzcb

Arzneistoff	**Darreichungsformen**	**Relative glucocorticoide Potenz**[1]	**Relative mineralocorticoide Potenz**	**Äquivalenzdosis [mg]**	**Cushing-Schwellendosis [mg/Tag]**[2]
Glucocorticoide mit kurzer Wirkdauer (8–12 h)					
Hydrocortison	Tabletten, Kapseln[3] Retard-Tabletten	1	1	20	30
Glucocorticoide mit mittellanger Wirkdauer (12–36 h)					
Cloprednol	Tabletten	8	0	2,5	3,75–7,5
Deflazacort	Tabletten	3	< 0,5	6	10,5–13,5
Methylprednisolon	Tabletten	5	0	4	6
Prednisolon	Lösung zum Einnehmen, Tabletten	4	0,6	5	7,5
Prednison	Tabletten Retard-Kapseln	4	0,6	5	7,5
Triamcinolon	Tabletten	5	0	4	6
Glucocorticoide mit langer Wirkdauer (> 48 h)					
Betamethason	Lösung zum Einnehmen	30	0	0,75	1
Dexamethason	Lösung zum Einnehmen, Tabletten	30	0	0,75	1–1,5

1 Relative Stärke der antiinflammatorischen Wirkung; auf diese bezieht sich die Äquivalenzdosis
2 Grober Orientierungswert, Cushing-Schwellendosis ist individuell verschieden
3 Anwendung Kapseln lt. Fachinformation bei Kindern und Jugendlichen (bis 18 Jahre)

Siehe auch:
- Medcalc.com: Steroid conversion calculator: https://tinyurl.com/27tux5wj
- Clincalc.com: Corticosteroid Conversion Calculator: https://tinyurl.com/5b5k9wsu
- Medicalapps.ch: Berechnung Äquivalenzdosen systemischer Steroide: https://tinyurl.com/tytu8hmz

10.15 Störungen des Säure-Basen-Haushalts

› Wichtige Punkte

- Azidosen und Alkalosen werden oft verkannt: unspezifische Symptome, die in den Symptomen der Ursache untergehen.
- Behandlung: vor allem **die Ursache**.
- **Metabolische Azidose:**
  - Tachypnoe (Kußmaul): regelmäßige, tiefe und zuerst schnelle, später langsame Atmung ohne Zyanose oder Ziehen bzw. Bronchialsekretion außer bei assoziierter Ursache; man spricht von Dyspnoe *„sine materia"*;
  - Bikarbonat ↘ < 22 mmol/L.
- **Respiratorische Azidose:**
  - Verwirrtheit, Koma, Kopfschmerzen, Asterixis;
  - starke Schweißausbrüche, Bluthochdruck.
- **Metabolische Alkalose:**
  - sehr selten normokalzämische Tetanie damit im Zusammenhang. Der Kontext ist nicht psychogen wie bei einer Hyperventilationskrise;
  - Hypokaliämie im Labor oder im EKG;
  - Hypochlorämie und Anstieg des Bikarbonats > 28 mmol/L.
- **Respiratorische Alkalose:**
  - normokalzemische Tetanie;
  - PaO_2 > 100 mmHg bei Raumluft. **Hypokaliämie** und Umverteilungs-Hypophosphatämie.
- **Blutgasmessung**: mit Gründlichkeit (*siehe S. 297*).
- Eine venöse BGA reicht oft aus: pH- und Bikarbonatwerte sind austauschbar (1).

› Metabolische Azidosen

... ***Die Anionenlücke (anion gap, AG)***...

- AG = Na - Cl - HCO_3: N = 12 ± 4 mmol/L (oder 16 ± 4, wenn K berücksichtigt wird). Man unterscheidet:
- metabolische Azidosen mit erhöhtem Blutdruck (oder normochlorämische Azidosen), die auf eine Säureüberladung zurückzuführen sind, bei der das Anion nicht Chlor ist;
- metabolische Azidosen mit normalem Blutdruck (oder hyperchlorämische Azidosen), die auf einen Bikarbonatmangel zurückzuführen sind.

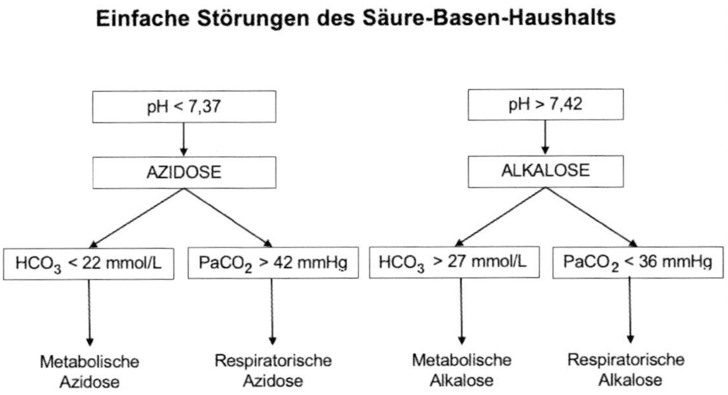

Abbildung 10.4

... ***Klinische Zeichen*** ...

- Kußmaul-Tachypnoe: regelmäßige, tiefe und zuerst schnelle, später langsame Atmung ohne Zyanose oder Ziehen „sine materia“
- Kreislaufkollaps aufgrund der negativ inotropen und vasodilatatorischen Wirkung der Azidose.
- Verwirrtheit, Koma.

... ***Ursachen*** ...

Metabolische Azidose mit erhöhter Anionenlücke (> 16)

- **endogene Säureüberladung:**
  - **Laktazidose:**
    - Gewebehypoxie: Schock aller Ursachen, Zyanidvergiftung, schwere Hypoxien
    - Epileptische Anfälle (flüchtige postiktale Azidose), Status epilepticus, extreme muskuläre Belastungen,
    - Diabetes, der mit Biguanid behandelt wird (*siehe S. 635*),
    - fulminante Leberinsuffizienz, INH-Vergiftung, akute Leukose,
  - **Ketoazidose:**
    - Diabetes,
    - Fasten,
    - **alkoholisch (häufig):** Fastenazidose, die besonders bei Alkoholikern im Entzug auftritt. In der Notaufnahme zu erkennen durch niedrigen Bikarbonatwert und eine Anionenlücke zwischen 16 und 22 mmol/L. Laktatspiegel oft sehr hoch. Der pH-Wert ist selten sehr niedrig. Der Urinteststreifen ist meist deutlich positiv für „Ketonkörper“. Dies wird besser, wenn Kohlenhydrate entweder per Infusion oder per os zugeführt werden. Wenn der klinische Zustand besorgniserregend ist, sollte man sich vor einem Schock oder einer Sepsis in Acht nehmen,
  - **Nierenversagen, akut oder chronisch.**
- **Exogene Säureüberladung**: Salicylatvergiftung (Aspirin) (respiratorische Alkalose). Vergiftung mit Ethylenglykol (Frostschutzmittel), Paraldehyd, Methylalkohol.

Metabolische Azidose mit normaler Anionenlücke und kompensatorischer Hyperchloridämie (> 105 mmol/L).

- Intestinale Bikarbonatverluste: Durchfall, Intestinale Fisteln, Uretero-Sigmoidostomien, Abführmittelkrankheit, Cholestyramin, $CaCl_2$, $MgSO_4$, $MgCl_2$.
- Renale Bicarbonatverluste. Verschiedene tubuläre Azidosen, darunter: Amphotericin B, Lithium, Acetazolamid, Nebenniereninsuffizienz, diabetische Nephropathie, interstitielle Nephropathie.
- Verdünnungsazidosen: hohe intravenöse Natrium- und Wasserzufuhr ohne Zufuhr von Bikarbonat.

Behandlung

- **In erster Linie ätiologisch**, um eine schnelle Korrektur der Azidose zu ermöglichen.
- **Eine Azidose ist schwerwiegend ⚠** : pH < 7,30, Bikarbonat < 15 mmol/L und rechtfertigt dann ein Konsil mit dem Intensivarzt.
- **Symptomatische Behandlung, akute Formen: Na-Bikarbonat als Infusion ⚠**.
- Bei schweren Azidosen pH < 7,1.
- In solchen mit pH < 7,2 bei schwerer Nierenschädigung (Oligurie oder Kreatinin × ≥ 2) (4), mit Bicarbonat 4,2 % (halb-molar).
- Eine bedrohliche Hyperkaliämie (EKG) rechtfertigt eine sofortige Behandlung (*S. 649*).

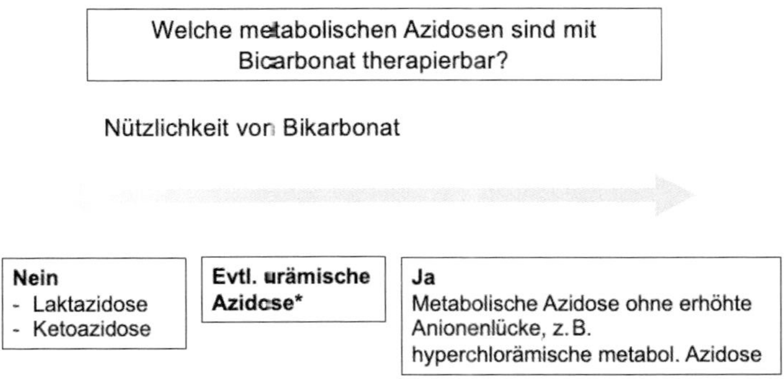

Abbildung 10.5: * vor allem bei Hyperkaliämie und Behandlung mit isotonischem Bikarbonat

- **Geschätzte Menge an zu infundierendem Bikarbonat**: Zu infundierendes HCO_3^- in mmol = Gewicht × 0,5 × (22 - HCO_3^-).
- Infundieren Sie (in der Regel Geschwindigkeit 100 mmol/h) nur die Hälfte der errechneten Menge und kontrollieren Sie Elektrolyte und BGA.

Molares Hydrogencarbonat	8,4 %	1 mol/L	10 mmol/10 mL	2,3 g Na/100 mL
Hydrogencarbonat 1/2 molar	4,2 %	500 mmol/L	5 mmol/10 mL	1,15 g Na/100 mL
Isotonisches Hydrogencarbonat	1,4 %	170 mmol/L	1,7 mmol/10 mL	3,8 g Na/L
Mineralwasser Vichy Célestins*	1 L = 4 g HCO_3 Na			≈ 50 mmol HCO_3

* o. ä. Heilwässer mit hohem Hydrogencarbonatgehalt

- **Es gibt keine schwerwiegenden Komplikationen, die bei einer schnellen Alkalisierung auftreten** (auch wenn es zu einer metabolischen Alkalisierung, Hyponatriämie oder Hypokalzämie kommen kann) (4).
- **Überwachung** der klinischen Verträglichkeit (Rasseln, Dyspnoe, EKG), des Urin-pH-Wertes, des Kaliumwertes, der Elektrolyte und der Blutgase.

› Metabolische Alkalosen

pH > 7,42.
HCO_3 > 27 mmol/L

- Reine metabolische Alkalosen werden von einer diskreten Hyperkapnie bei kompensatorischer Hypoventilation mit gelegentlich mäßiger Hypoxämie begleitet.
- Fast konstante Hypochloridämie, die proportional zum Anstieg des Bikarbonats ist.
- Manchmal schwere Hypokaliämie.
- Hämokonzentration bei metabolischen Alkalosen in Verbindung mit einer extrazellulären Dehydratation (Erbrechen, Diuretika).
- Die Bestimmung von **Chlorid im Urin und die Messung des pH-Werts im Urin** sind hilfreich für die ätiologische Diagnose:
  - Cl U > 15 mmol/L schließt eine gastrointestinale Ursache aus;
  - Cl U < 15 mmol/L schließt eine adrenale Ursache oder eine kürzliche Einnahme von Diuretika aus;
  - pH-Wert des frisch ausgeschiedenen Urins > 6,5 bei Verlust von Magensäure.

Klinische Symptome

- Variabler klinischer Hintergrund.
- Muskelschwäche, EKG-Anomalien, Rhythmusstörungen, Tetanie.

Ursachen

- **In der Regel aus der Anamnese ersichtlich: Durch Verlust von Magensäure bedingt und Diuretika = am häufigsten.**
- Intestinal bedingte Säureverluste:
  - **Erbrechen**, Magensäureverlust;
  - villöser Tumor des Dickdarms/Rektums.
  - Renale Säureverluste:
  - **Schleifendiuretika (Furosemid), Thiazide**, Carbenicillin, Fosfomycin;
  - primärer Hyperaldosteronismus, oder sekundärer Hyperald. (renovaskuläre Hypertonie);
  - Hyperkortisolismus, Glycyrrhizin (Lakritze, alkoholfreier Pastis);
  - Bartter-Syndrom, Liddle-Syndrom.
- **Erhöhte Alkali-Zufuhr:**
  - massive Zufuhr von Bikarbonaten;
  - Kombination von Antazida und Ionenaustauschharzen (intestinale Rückresorption von Bikarbonat).
- Andere Ursachen:
  - Hyperkalzämien, schwere Hypoalbuminämie;
  - schwere Kaliumdefizite;
  - Dehydrierung (Kontraktionsalkalose).
- Posthyperkapnische metabolische Alkalose nach künstlicher Beatmung.

Behandlung

- Immer ätiologisch. Es besteht das Risiko einer **Hypokaliämie** (EKG).
- **Bei Verlusten von Magensäure**: Anti-H2 oder PPI (reduziert Säureverluste).

- **Kaliumchlorid** korrigiert Chlor- und Kaliumdepletionen: 6 bis 10 g/24 h per os oder venös. Elektrolyte und Kreatinin überwachen.

Respiratorische Azidose

pH < 7,38.
$PaCO_2$ > 42 mmHg.

- Bei einem mäßigen $PaCO_2$-Anstieg mit vollständiger renaler Kompensation kann der pH-Wert normal bleiben: kompensierte respiratorische Azidose.
- Anstieg des Bikarbonats: metabolische Kompensation (chronische Hyperkapnie).
- Hyperkapnie: alveoläre Hypoventilation.
- Der theoretische PaO_2 bei alveolärer Hypoventilation wird durch die Formel vorhergesagt: PaO_2 mmHg = 150 - 1,2 × $PaCO_2$ mmHg.
- Ein PaO_2 unterhalb dieses theoretischen Wertes bedeutet, dass eine andere Ursache für die Hypoxämie vorliegt (Störungen des Ventilations-/Perfusionserhältnisses). Ein höherer PaO_2-Wert bedeutet, dass die Blutgasentnahme nicht unter Umgebungsluft, sondern unter Sauerstofftherapie durchgeführt wurde.

Klinik

- Schläfrigkeit, Verwirrtheit, Koma, Kopfschmerzen, Asterixis = respiratorische Enzephalopathie.
- Starkes Schwitzen.
- Zyanose in Verbindung mit Hypoxämie, Rechtsherzzeichen.

Wichtigste Ursachen

- COPD, schweres akutes Asthma.
- Restriktive Atemwegssyndrome, einschließlich extremer Adipositas, große bilaterale Pleuraergüsse, Lungenfibrosen.
- Asphyxie, Aspiration.
- Opiate, Sedativa.
- Guillain-Barré, Myastheria gravis.

Behandlung

- Ätiologisch. Nicht zu vergessen die Physiotherapie (Atemtherapie).
- ⚠ Achten Sie darauf, dass Hypoventilation und Hyperkapnie durch eine nasale Sauerstofftherapie mit zu hohem Fluss (> 2 L/min) verstärkt werden (die Mechanismen dafür sind komplex).
- Letzter Ausweg NIV und künstliche Beatmung.

Respiratorische Alkalosen

pH > 7,42.
$PaCO_2$ < 36 mmHg.

- Der PaO_2 dient der ätiologischen Diagnose (*siehe unten*), bei fehlender respiratorischer Störung kann er bei Raumluft über 100 mmHg liegen.
- Niedriges Bikarbonat: üblicher metabolischer Ausgleich.
- Verschiebungs-Hypokaliämie und -Hypophosphatämie sind konstant.
- NB: Bei „nur" normalem PaO_2 ist die respiratorische Alkalose ein Zeichen für die Hyperventilation als Reaktion auf eine Hypoxämie. So kann z. B. ein PaO_2 von 80 mmHg in Verbindung mit einer respiratorischen Alkalose auf eine Lungenentzündung, eine Lungenembolie usw. zurückzuführen sein.

... ***Klinik*** ....

- Die klinische Symptomatik hängt von der zugrunde liegenden Erkrankung ab. Es können Anzeichen einer Tetanie (akrale Parästhesien, Krämpfe) beobachtet werden.

... ***Ursachen*** ....

- Zentrale Ursachen:
  - Hyperventilationssyndrom, Angst, Schmerzen;
  - Schädigung des Hirnstamms;
  - Enzephalitis.
- Respiratorische Ursachen:
  - Lungenembolie;
  - Lungenentzündung;
  - Lungenfibrose, Lungenödem;
  - Schockzustand;
  - schwere Hypoxie;
  - Höhenkrankheit.
- Medikamente, Hormone:
  - Vergiftung durch Salicylate, Theophyllin, Koffein;
  - Hyperthyreose; Schwangerschaft; Progesteron.

... ***Therapie*** ....

- Ätiologische Therapie.

› Komplexe Störungen

- Erfordern oft den Rat eines Spezialisten / Intensivmediziners.
- Metabolische Azidose mit höherem $PaCO_2$ als für die Kompensation erforderlich. Beispiel: septischer Schock und chronische respiratorische Insuffizienz.
- Respiratorische Azidose mit einem Bikarbonatwert, der niedriger ist als bei einer optimalen Kompensation zu erwarten wäre. Beispiel: Exazerbation einer COPD + Niereninsuffizienz.
- Doppelte Säure-Basen-Störung in entgegengesetzter Richtung, bei Profil einer „Überkompensation“ der primären Störung. Beispiel: Metabolische Azidose mit niedrigerem $PaCO_2$ als es der Bikarbonatspiegel erwarten lässt, bei metabolischer Azidose + respiratorischer Alkalose bei Salicylvergiftung.

› Literatur

1. Radermecker D, et al. Faut-il encore réaliser des gazométries artérielles au service des urgences, Ann. Fr. Med. Urgence, 2011, 1, p.103–111.
2. Pour les geeks de l'acide-base, Home of Stewart's Textbook of Acid-Base, http://www.acidbase.org
3. Emmett M. Approach to the adult with metabolic acidosis, Juni 2021, UpToDate (kostenpflichtig)
4. Jaber S, et al. Sodium bicarbonate therapy for patients with severe metabolic acidemia in the intensive care unit (BICAR-ICU): a multicentre, open-label, randomised controlled, phase 3 trial, The Lancet, 2018, https://tinyurl.com/wma6tur9, Artikel besprochen von Josh Farkas in (5)
5. Pulmcrit: pH-guided fluid resuscitation & BICAR-ICU: https://emcrit.org/pulmcrit/bicar-icu/ +++
6. Collège Universitaire des enseignants de néphrologie, Item 265 Désordres de l'équilibre acide-base, 2020, https://tinyurl.com/msmd45xy Abgerufen 21.9.2023

Danksagung: Ein älteres Werk von Alain Mercat hat die ersten Ausgaben dieses Kapitels stark inspiriert, es müssen noch Überreste davon vorhanden sein.

Kapitel 11

Orthopädie

11.1 Rückenschmerzen, Lumbalgie, Ischialgie, Beinschmerzen

(Femoralgie), Pseudo-Ischialgie und Pseudo-Femoralgie

> **Wichtige Punkte, Fallstricke**

- **Neurologische Untersuchung (inkl. Perineum!)** und **Temperaturmessung** (*siehe S. 25*) sind obligatorisch.
- Beurteilung eines motorischen Defizits: Achten Sie auf **Pseudodefizite, die durch Schmerzen verursacht** sind. Versuchen Sie, mit dem Patienten zu klären, ob es sich um Kraftmangel oder Schmerzen handelt.
- Die „**red flags**" der Empfehlungen: sehr geringer Vorhersagewert (1,2).
- Gute **Anamneseerhebung**: Tumor, Immunsuppression, Trauma, Kortikosteroidtherapie, Antikoagulantien, vaskuläre Erkrankungen usw.
- Eine angemessene klinische Untersuchung (Wirbelsäule, **Neurologie, Perineum, Puls**, Abdomen, Thorax bei Rückenschmerzen) ist das Minimum. Danach ist der Verzicht auf bildgebende Verfahren einfacher zu erklären.
- Schwerwiegende Erkrankungen können sich auch ohne neurologische Symptome präsentieren.
- In der Notaufnahme sind **5 % der Rückenschmerzen auf schwerwiegende Ursachen** zurückzuführen, aufgrund ihrer Seltenheit sowie des „Ankereffekts" aber leicht zu übersehen (*siehe S. 17*). Es handelt sich dabei um spinale und neurologische Notfälle sowie um Notfälle im Brust-, Bauch- und Retroperitonealbereich, die „Rückenschmerzen" verursachen (1).
- In einer perfekten Welt sind **Rückenschmerzen mit neurologischen Symptomen eine Indikation für eine dringende MRT** (1). Alles andere führt zu Zeitverlust. Die Aortendissektion ist ein Sonderfall (*siehe S. 393*). Keine MRT => mit Radiologen und geeignetem Facharzt besprechen.

- **Eine allmähliche und langsame Entwicklung eines Schmerzes mit neurologischen Symptomen verringert die Dringlichkeit nicht**: Eine Gefäßkompression mit plötzlicher und endgültiger Verschlechterung ist möglich (1).
- **MRT wovon und wie?** Besprechen Sie dies mit dem Radiologen. KM oder nicht. Bei Verdacht auf Spondylodiszitis, Metastasen oder Epiduralabszess: das gesamte Rückenmark wegen der häufigen multifokalen Läsionen. Bei Babinski-Zeichen zusätzlich das zervikale und dorsale Rückenmark.
- Bei **Tumorverdacht ist eine Röntgenaufnahme zu unempfindlich**, eine MRT (extern, wenn keine neurologischen Symptome vorliegen) ist erforderlich (1).
- **Verstehen und erklären Sie die Bildgebung.** Sie verursacht keine Besserung. Röntgenbilder sind ein Notbehelf, der nur Kompressionsfrakturen zeigt, nicht aber nicht-knöcherne Anomalien, einen Bandscheibenvorfall – und nicht alle Tumore und Infektionen erkennt.
- Die auf den Bildern gesehenen Befunde müssen nicht unbedingt verantwortlich sein. Bandscheibenschäden, Osteophyten und andere Arthrosen sind bei jedem Menschen zu sehen und interessieren nicht. Eine oder mehrere **Bandscheibenanomalien im MRT sind bei 52 % bzw. 28 % der asymptomatischen Personen vorhanden (Protrusion bzw. Hernie)** (1,3), was zu einer Pathologie durch unschuldige Bilder führen kann.
- Die Bildgebung kostet unnötig viel (Strahlung, Zeit, Geld) abgesehen von ihrer Notwendigkeit bei: Komplikationen, diagnostischen Unsicherheiten, Notwendigkeit einer Infiltration oder Operation.
- **NSAR sind gefährlich, insbesondere bei älteren Menschen.**
- **Traditionelle Ruhe ist schädlich**: Die Schmerzen sind länger intensiv und die Ausfallzeit länger.
  Es sollte eine tolerierbare, möglichst normale körperliche Aktivität gefördert werden (1,4).

> **Handelt es sich um viszeral bedingte Rückenschmerzen ⚠** ?

Denken Sie **systematisch** und zumindest kurzzeitig an die **Erkrankungen aus Tabelle 11.1 unten**:

Tabelle 11.1

- **rupturiertes Aneurysma***	- Myokardinfarkt, Perikarditis
- **Aortendissektion****	- Retroperitoneales Hämatom oder Abszess
- Leberkolik/Cholecystitis***	- Retrocoecale Appendizitis
- Gallensteine/Cholangitis	- Ovarialtorsion, extrauterine Schwangerschaft
- Pankreatitis, Pankreas-Ca	- Hodentorsion
- Magen-Darm-Ulzera (NSAR: Aua!)	- Harnwegsinfekt außer Zystitis
- Ösophagitis (dito)	- Nierenkolik****

* Im Ultraschall nachweisbar.
** Wandernder Schmerz.
*** Dorsal medial, rechts, links.
**** 10 % von uns haben eine Hämaturie auf dem Teststreifen: Lassen Sie sich nicht täuschen!

> **Gefährliche neurologische bzw. wirbelsäulenbedingte Ursachen**

Behalten Sie diese Erkrankungen im Auge (**Tabelle 11.2**)

Tabelle 11.2

- Wirbelsäulenmetastase - infektiöse oder metastatische epidurale Beteiligung - Spondylodiszitis - Rückenmarkskompression - Neoplastische oder Wirbelsäulen-kompressionsfraktur	- dorsaler Bandscheibenvorfall (Risiko für das Rückenmark) - Guillain-Barré* - Transverse Myelitis ** - Intraspinales Hämatom *** - Spinaler Infarkt - Medullärer Tumor

* Ein Beginn mit Lumbalgie ist selten.

** Plötzlicher Beginn mit isolierter Lumbalgie 30–50 %.

*** Antikoagulantien, Hämophilie, nach Epidural-/Periduralanästhesie, Lumbalpunktion. Plötzlicher Beginn, dann neurologische Symptome.

› (Lumbo-) Ischialgie, Femoralgie

… ***Erkennen Sie eine (Lumbo-) Ischial-/Femoralgie*** ……………………

- **Lumboischialgie**: tief und medial oder als drückender Schmerz. Schmerzen bei Bewegung, aber oft auch in Ruhe.
- **Lassen Sie sich den Verlauf mit dem Finger zeigen**, sehr genau, bis zum Ende, evtl. auch auf der nicht-schmerzhaften, kontralateralen Extremität. Sie brauchen Geduld und Hartnäckigkeit. NB: Es gibt Ischiasschmerzen ohne Kreuzschmerzen, mit nur kurzer schmerzhafter Strecke oder auf distalen beschränkte Verläufe.
- **Eine posteriore Schmerzausstrahlung, die nicht über die Knie hinausgeht, uni/bilateral ohne echten Lasègue ist bei Lumbalgien häufig** und keine Ischialgie. Die Diagnose „Ischias" schmerzt, also kann man auch darauf verzichten.

Wurzel	Schmerzen	Defizit	Reflexe
N. ischiadicus L5	Außenseite des Oberschenkels, Bein, vor dem Außenknöchel, auf dem Fußrücken, Großzehe Manchmal Ausstrahlung in die **Leiste** oder schmerzhaft ringartig um den Knöchel.	Sensibilitätsdefizit: dorsaler Großzeh Motorische Defizite: Levatoren des Fußes (**Fersengang**, Dorsalflexion des Fußes gegen Widerstand), des **Großzehs**. Die **lateralen Peroneusmuskeln** (den Fuß durch Abduktion nach außen hebend) **sind teilweise stärker betroffen als die Fußhebermuskeln** (die **Lähmung des N. fibularis communis** betrifft sie gleichermaßen).	Alle vorhanden (in schmerzfreier Position prüfen).
N. ischiadicus S1	Posterolaterale oder posteriore Seite des Oberschenkels, Fossa poplitealis, posterolaterale oder posteriore Seite des Unterschenkels, hinter dem Malleolus lateralis, Sohle, kleiner Fußzeh	Fußstreckung = Trizeps surae (gegen Widerstand oder **auf Zehenspitzen gehen**), Gluteus maximus (in Rückenlage: Pat. kann die Ferse, die Sie anheben, nicht auf der Bettfläche halten (bedingt durch Schwäche, nicht durch Schmerzen)).	Der Achillessehnenreflex kann ausgefallen sein; dies ist kein Symptom für die Schwere der Erkrankung
N. femoralis L3	Vorder-Innenseite des Oberschenkels und des Knies.	Quadrizeps (Streckung Kniegelenk), Psoas (Beugung Hüftgelenk).	Abgeschwächter PSR
N. femoralis L4	Schmerzen an der anterolateralen Seite des Oberschenkels, Knie, Schienbeinkante.	Quadrizeps (Streckung Kniegelenk), M. tibialis anterior (Dorsalflexion des Fußes).	Abgeschwächter PSR

- **Prüfen Sie, ob es sich nicht um eine Pseudoischias/Pseudofemoralgie handelt:**
  - **Tendinitis des M. gluteus medius oder Periarthritis der Hüfte.** Kommt häufig vor. Subakute Präsentation: eher bei Frauen, lateralisierter Schmerz im Oberschenkel, sogar im Bereich des M. sartorius oder im Gesäß, ohne Lumbalgie. Strahlt selten tiefer als in das Knie aus. Wird durch Druck auf den Trochanter major ausgelöst. Verursacht durch Abduktion der Oberschenkel gegen Widerstand bei gebeugten Oberschenkeln, wobei die Knie vom Untersucher zusammengehalten werden. Kein Fieber und guter Allgemeinzustand. Analgetika, NSAR und ambulante rheumatologische Untersuchung mit Röntgenaufnahmen des Beckens und des Trochanters major. Selten schwere akute, entzündliche ± fieberhafte Symptome bei der Vorstellung, gleiche Merkmale bei der Untersuchung: Röntgenaufnahmen des Beckens mit Schwerpunkt auf dem Trochanter major anfertigen, um nach Sehnenverkalkungen zu suchen. NSAR (*siehe S. 32*) und Schmerzmittel + Ruhe. Wenn ein NSAR unwirksam ist: Prednison 40–60 mg, dann 30 mg/d für 6–12 Tage, oder Infiltration. Kann beim Niedergelassenen weiter behandelt werden, außer in Zweifelsfällen oder Fieber ohne sichtbare Verkalkung;
  - **Erkrankung des Hüftgelenks.** Aktive und passive Mobilisierung des Hüftgelenks: 1- Beugen Sie das Knie, um den Lasègue nicht auszulösen; 2- abwechselndes Rollen von links nach rechts, auf dem Bett liegend, mit ausgestrecktem Oberschenkel. Röntgenaufnahme des Beckens und der Hüfte im Zweifelsfall. Osteonekrosen und Arthritiden entgehen oft dem Röntgenbild;
  - **Akute Ischämie** der unteren Extremität: Vorgeschichte, Puls, livides Hautkolorit, keine radikulären Befunde. Vorsicht bei bestimmten Aneurysmarupturen oder **Dissektionen der terminalen Aorta** oder ihrer Beckenäste, die als Pseudofemoralgie ausstrahlen;
  - **Sakroiliitis**: Schmerzen im Gesäß, Ausstrahlung nach hinten, **Pseudo-S1, stumpfer Schmerz**, in der Regel nicht über die Kniekehle hinausgehend, beim Stehen und in der Nacht. Der Schmerz wird manchmal durch Hyperabduktion des Hüftgelenks hervorgerufen, wobei das Becken auf der anderen Seite gehalten wird, bei medialem Druck auf das Kreuzbein in Bauchlage. Machen Sie eine a.p.-Röntgenaufnahme, um die Iliosakralgelenke und lumbale Syndesmophyten zu erkennen. Es handelt sich um einen **Notfall bei Fieber**, Bakteriämie oder Drogenmissbrauch oder am Ende der Schwangerschaft wegen des Risikos einer septischen Arthritis. Krankenhaus + Facharztmeinung in diesen Fällen;
  - **unspezifischer Schmerz der unteren Extremität**, in Rückenlage mit gestrecktem Oberschenkel, oft nachts; **schmerzbedingte Unmöglichkeit, die untere Extremität anzuheben: im Liegen Verschlimmerung der Symptomatik:** Zerstörung der Pfanne, oft maligne Ursache. Röntgenaufnahme des Beckens ± CT oder MRT innerhalb von 24 Stunden;
  - **Pseudofemoralgie 1: Meralgia paresthetica.** Schmerzhafte Parästhesien an der **Außenseite oder antero-externen Seite des Oberschenkels** in Form eines Tennisschlägers, die manchmal durch Kompression des Nervus cutaneus femoris lateralis innen unterhalb der Spina iliaca anterior superior hervorgerufen werden. Analgetika und externes rheumatologisches Konsil zur möglichen Infiltration;

  - **Pseudofemoralgie 2: Hämatom oder Psoasabszess.** Abdominelle und/oder lumbale Schmerzen, akute Anämie möglich, ebenso Fieber. Psoas-Zeichen = teilweise Beugung des Oberschenkels über das Becken. Schmerzen bei dem sanften Versuch, den Oberschenkel horizontal zu strecken. Manchmal Kompression des Nervus femoralis oder seiner Wurzeln: Schmerzen oder Hypästhesie der Vorderseite des Oberschenkels mit Aufhebung oder Verminderung des Patellarreflexes, Quadrizepsparese (der Oberschenkel wird vom Untersucher wegen der Schmerzen in passiver Beugung über dem Becken gehalten). Bestätigung durch Ultraschall oder Computertomographie. KH-Aufnahme, Blutstillung, CRP, Blutbild als Notfall.
- **Seltene Plexusläsionen mit Ischial-/Femoralgien:**
  - **keine Lumbalgie** (außer Hämatom oder retroperitonealer Tumor);
  - Palpation von Gesäß und Oberschenkel: Suche nach Kompression durch Tumor, Aneurysma;
  - Rektale/vaginale Untersuchung: Suche nach einem abdominopelvinen Tumor; ± Ultraschall;
  - rheumatologisches oder neurologisches Konsil.
- **Selten und schick:**
  - **Nächtliche Ischiasschmerzen ohne Kreuzschmerzen, die beim Aufstehen gelindert werden**: Neurinom; intra- oder extraspinal. Neurologisches/orthopädisches Konsil oder externe MRT mit spezifischen Sequenzen für ein Schwannom;
  - **die Lumbalgien verschwinden plötzlich, während die Ischialgie auftritt oder anhält**, oder die radikulären Schmerzen wechseln die Etage (oder die Seite) -> Bandscheibenvorfall ausgeschlossen (im Spinalkanal). Ändert nichts, wenn kein Defizit vorliegt.

... ***Suchen Sie nach einem neurologischen Defizit*** ....

Leichter bei einem schmerztherapierten und dann erneut untersuchten Patienten.

- **Lassen Sie den Patienten auf den Fersen und dann auf den Zehenspitzen laufen.** Testen Sie dann die Muskelkraft und die Sensibilität Segment für Segment im Liegen. Reflexstatus und Babinski-Reflex.
- Schwierigkeiten beim Wasserlassen, zögerlicher Beginn? Spürt der Patient normal den Urinfluss durch die Harnröhre? Hat er einen Harnverhalt? Kürzlich aufgetretene Erektionsstörung?
- Sensibilität des Gesäßes und des Damms bis zum Anus in Seitenlage. Tonus des Schließmuskels. Analreflex.
- Ein motorisches Defizit in einem Wurzelgebiet (mögliche Bewegung gegen die Schwerkraft = 3/5, gegen Widerstand = 4/5)?

... ***Achten Sie auf Anzeichen, die für ein Bandscheibenproblem sprechen*** ..

- Vorgeschichte von Lumbagos, Lumboischialgien, wiederholten Lumbalgien.
- Fehlen von: Gewichtsverlust, Fieber, Anorexie, Tumorerkrankungen.
- Oft plötzliches Auftreten mit **auslösendem Faktor**: Anstrengung beim Heben, falsche Bewegung des Rumpfes, starke Belastung der Lendenwirbelsäule in den Tagen zuvor (Arbeiten, Umzug).
- Schmerzen in der Lendenwirbelsäule, dann (oder) radikuläre Schmerzen, die durch Bewegungen des Rumpfes ausgelöst werden.
- Belastungsabhängige Schmerzen tagsüber mit Ruhe-/Nachtschmerz sind möglich und häufig bei bei einer durch Prolaps ausgelösten Femoralgie.

- Plötzlich auftretender, durch Husten ausgelöster **radikulärer** Schmerz (den Sie suchen müssen).
- Lokalisierte Steifheit entlang der Wirbelsäule, mit Unterbrechungen in der Linie der Dornfortsätze. Oder Auftreten bei lateraler Krümmung der Wirbelsäule, wodurch die normalerweise harmonische Linie der Dornfortsätze unterbrochen wird, Verlust der physiologischen Lordose.
- Echtes Lasègue-Zeichen (radikulär L5 oder S1), oder Mackiewicz-Zeichen (umgekehrtes Lasègue-Zeichen: L3 oder L4), besser: **gekreuztes Lasègue-Zeichen** (siehe Kasten unten).
- Die allgemeine Untersuchung beinhaltet eine **rektale oder vaginale Untersuchung** bei langanhaltender oder hartnäckiger Lumboischialgie. Ein bösartig aussehender Prostatatumor, eine Gewebeinfiltration oder ein Beckentumor lassen den Verdacht auf Bandscheibenursprung vorläufig verwerfen.
- **Lasègue-Zeichen: wird oft falsch ausgeführt und interpretiert. Das Lasègue-Zeichen** (ein **sensitives**, aber **unterschiedlich spezifisches Zeichen** für eine radikuläre Beteiligung bei Bandscheibenvorfällen) (6) ist ein **radikulärer** Ischiasschmerz, der durch passives Anheben der gestreckten unteren Extremität hervorgerufen wird. Es wird nicht ausgelöst, wenn das Knie zuvor gebeugt wurde. Der lumbale Schmerz während des Lasègue-Manövers ist ein uninteressanter „lumbaler Lasègue". Man muss ihn suchen, nachdem man das Vertrauen des Patienten aufgebaut hat: Sagen Sie, dass Sie langsam vorgehen und aufhören, wenn der Patient Schmerzen hat, aber dass Sie wissen wollen, wann der Schmerz beginnt. Beginnen Sie mit der anderen Seite. **Gekreuztes Lasègue-Zeichen: Wenig sensitives, aber spezifischeres** Zeichen zugunsten eines Bandscheibenursprungs: Das Lasègue-Manöver auf der nicht betroffenen Seite löst den radikulären Schmerz auf der betroffenen Seite aus.
- **Mackiewicz-Zeichen oder „umgekehrtes Lasègue-Zeichen"**, Zeichen für Femoralgie durch Bandscheibenvorfall: femoraler Dehnungsschmerz bei passiver Hyperextension des Oberschenkels über das Becken, wobei der Betroffene auf der gesunden Seite in Seitenlage ist.
- Eine schnelle **allgemeine Untersuchung** zeigt keine Dehydratation (Hyperkalzämie), keine Hepatosplenomegalie, keine abdominelle Masse und bei der Inspektion keine ischämischen Zeichen an den Gliedmaßen.

… ***Red flags für eine Lumbalgie (im weiteren Sinne: Lumboischialgie) mit nicht gutartiger Ursache*** ……………………………………

- Diese „red flags" werden in den **maßgeblichen Leitlinien vielfach zitiert**, sind aber einzeln nicht sehr nützlich und in Gruppen nicht oder nur unzureichend untersucht (1,2). Betrachten Sie ihr Vorhandensein als Aufforderung, über alles nachzudenken und **sorgfältig zu prüfen und zu untersuchen, insbesondere wenn es mehrere davon gibt.**
- **Einschub 1 – Validierte red flags (1,2):**
  - **Für eine Tumorerkrankung** ist die einzige validierte red flag das **Vorhandensein/die Vorgeschichte eines Tumors**: Positive Likelihood Ratio (LR+) 15–35, und LR- 0,7–0,1 (*siehe S. 20*);
  - **bei einer Kompressionsfraktur**: $\geq$ 4 red flags (LR+: 7–9), Vorhandensein von **2 oder 3 Zeichen aus [Frau, Alter >70, schweres Trauma, längere Kortikosteroidtherapie]**: (RV+: 15 und 900 respektive!) **Trauma + neurologi-**

sche Symptome (LR+: 14), **Prellung oder Hautabschürfung** (LR+: 31). Motorische Defizite (LR+: 3). **Langanhaltende Steroidtherapie** (LR+: 48). Trauma (LR+: 3–12). Alter > 64 (LR+: 3–14).

– **Einschub 2 – Klassische red flags:**
  - **mechanisch**: semi-rezentes oder kürzliches Trauma;
  - **nicht monoradikuläre neurologische Beeinträchtigung**, Sphinkterzeichen, Caudaa equina-Syndorm Schädigung des Rückenmarks;
  - motorisches Defizit < 3/5;
  - Fieber;
  - Brustschmerzen;
  - Beeinträchtigung des Allgemeinzustands: Gewichtsverlust, Asthenie, Anorexie;
  - Nozizeptorschmerz, nachts, in Ruhe, **allmählich schlimmer werdender Schmerz** (in Rückenlage ++);
  - Dauer von mehr als 4–7 Wochen;
  - Versagen einer adäquaten Therapie;
  - Risiko einer Knocheninfektion: homozygote oder zweifach heterozygote Sichelzellenanämie, iv-Toxikomanie, Immunschwäche;
  - **Antikoagulantien** ++, Hämophilie;
  - Klappenerkrankungen und fehlende Endokarditis-Prophylaxe;
  - nachgewiesene oder mögliche kürzliche Bakteriämie (Pyelonephritis, Prostatitis usw.);
  - **fortschreitende oder nicht fortschreitende Tumorerkrankung/Hämopathie**;
  - Alter < 20 Jahre oder > 50 Jahre.

… ***Zusatzuntersuchungen: Und beginnen Sie damit, die Schmerzen zu behandeln*** …

– Keine „red flags“ (siehe oben) und keine Komplikation: **keine Zusatzuntersuchungen**! Sie verlängern die Wartezeit und überlasten die Radiologie.
– Erklären Sie den Patienten die Grenzen und Nachteile der bildgebenden Verfahren (*siehe S. 678*).
– Die Schmerzphase eignet sich schlecht für gute Röntgenaufnahmen. Sie sind nicht vor 7 Wochen angezeigt (6), außer bei ungünstigem Verlauf, Komplikationen, diagnostischen Zweifeln, Notwendigkeit einer lokalen Maßnahme.
– **Bei mehreren „red flags“ (*s. o.*), bei einem ungünstigen oder verlängerten (4–7 Wochen) Verlauf (4):**
– An abdominelle Probleme denken Notaufnahme (*siehe Tabelle 11.1 S. 678*), angemessene Untersuchung (einschließlich Ultraschall der Aorta);
– **bei einem Sturz oder dem Risiko einer Kompressionsfraktur (*siehe Einschub 1 S. 682*) zeigen die Röntgenbilder eine mögliche Kompression.** Bei radikulären Schmerzen und Höhenminderung der Bandscheibe ist eine Kernspintomografie (oder alternativ eine Computertomografie) erforderlich.
– **Beeinträchtigung des Allgemeinzustands, Verdacht auf Tumor oder Infektion**: Kalzium- und Eiweißwerte, CRP, Blutbild, BSG (1, 6), Thoraxröntgen, ± Myelomsuche bei > 60 Jahren und anhaltenden Schmerzen oder klinischem Verdacht. **Unvollkommenes Screening: Becken-Röntgenaufnahme a.p. und Lendenwirbelsäule seitlich (nichts anderes).** Man sieht die Wirbelsäule,

den Psoasschatten (Hämatom, Abszess), Arterienverkalkungen (Aneurysma), die Hüften und die Iliosakralgelenke: Achten Sie auf Frakturen, verdächtige Läsionen (kondensierend oder lytisch, eine **Asymmetrie (Lyse) der Pedikel (die Augen des Wirbels**), eine Höhenminderung, eine Sakroiliitis, Syndesmophyten). Bandscheibeneinklemmungen oder Subluxation, Arthrose. Intervertebrale posteriore Arthrosen haben keinen Wert. Eine Bandscheibeneinklemmung mit Erosionen der Wirbelkörper auf beiden Seiten und Verbreiterung der Paravertebralschatten deutet auf eine Spondylodiszitis hin, eine Unschärfe oder Verbreiterung, Verdichtungen oder Erosionen des Sakroiliakalgelenks (Sakroiliitis). Da Röntgenaufnahmen nicht empfindlich genug sind, kann man sich bei einem echten klinischen Verdacht auf Tumor oder eine Infektion nicht mit einem Normalbefund zufriedengeben. Manche empfehlen, bei den red flags in Einschub 1 S. 682 direkt zu einer Kernspintomographie überzugehen. In der Praxis wird eine Notfalluntersuchung **nur bei neurologischen Komplikationen**, einer verdächtigen Wirbelkörperkompression oder -metastase, Verdacht auf epiduralen Infekt, epiduralen Abszess oder Hämatom, Spondylodiszitis, transverser Myelitis oder Rückenmarkstumor durchgeführt; die **MRT** ist die Untersuchung der Wahl (1). Aufgrund des begrenzten Zugangs (oder der Kontraindikationen) werden Sie gezwungen sein, ein dringendes **fachärztliches** (neurologische/neurochirurgische/orthopädische/onkologische/rheumatologische) **Konsil** einzuholen und zu prüfen, ob ein CT oder Myelo-CT ausreichend ist.

... ***Welche Patienten soll der Neurochirurg oder der Orthopäde oder Neurologe dringend sehen?***..

- Lähmende Ischias- oder Femoralgie, Stärke < 3, d. h. Unmöglichkeit, das Gliedmaßensegment gegen die Schwerkraft zu bewegen, oder rasch fortschreitendes Defizit (*siehe S. 679*): **dringend** +++.
- Sphinkterzeichen und/oder Sensibilitätsstörungen beim Stuhlgang: dringend +++.
- Echte hyperalgische Ischialgie: resistent gegen strenge Bettruhe, Analgetika, NSAR, Opiate. Dieser Patient wird so wenig wie möglich transportiert (es handelt sich nicht um einen absoluten Notfall (in Bezug auf die Anzahl der Stunden)).
- Atypische Fälle mit Verdacht auf Metastasen, Spondylodiszitis, Sakroiliitis, Kompression der Wirbelkörper mit radikulären Schmerzen, Schmerzen mit streng entzündlichem Muster, epiduralem Abszess/Hämatom, Verdacht auf Polyneuritis/transverse Myelitis (*siehe Tabelle 11.2 auf S. 683*), fieberhafte oder abgemagerte Personen oder Krebskranke.
- Polyradikuläre Schmerzen.

... ***Wen ins Krankenhaus aufnehmen?***....................................

- Die im vorigen Abschnitt genannten natürlich!
- **Alleinstehende oder pflegebedürftige Personen,** die sich nicht selbst versorgen können, wenn es ihnen sehr schlecht geht.
- **Patienten mit anhaltend starken Schmerzen**; einige Stunden mit einer angemessenen Behandlung in der Notfallambulanz der Klinik können eine sichere und akzeptierte Rückkehr nach Hause ermöglichen (umso mehr, wenn dies zu Beginn als möglich angekündigt wurde).
- **Berücksichtigen Sie die Möglichkeiten, den Patienten wieder nach Hause zu bringen** (8. Stock ohne Aufzug, Wendeltreppe; sogar in der Nacht mit engagierten Sanitätern...).

– **Notfalluntersuchungen**: Siehe Abschnitt *„Zusätzliche Untersuchungen – Mehrere red flags“*. S. 601. Bei Verdacht auf ein Hämatom ist eine Blutentnahme (Gerinnung + Thrombozyten) erforderlich.

... ***Behandlung der Lumbofemoralgie oder Lumboischialgie der Bandscheibe***

– **Als Notfall:**
  - Paracetamol bei mäßig starken Schmerzen;
  - **NSAR** per os ist genauso wirksam, einfacher, billiger als eine Injektion und verursacht nicht mehr Ulzera. Aber bei der ersten Dosis wirkt das NSAR i.v. **etwas** schneller als die oralen Formen und kann einen zusätzlichen Placeboeffekt haben (Meinung). **Ohne oder mit Analgetikum der Stufe 2** (*siehe S. 32*);
  - ungenügende Wirkung oder schwere Schmerzen von Anfang an (*siehe S. 33*): Morphin-Titration.
– **Bei Entlassung (4,7):**
  - den Patienten informieren: **spontane Besserung in der Regel innerhalb von 2 Wochen** und Erholung innerhalb von 8 Wochen ohne Operation bei 80 % (6);
  - **berücksichtigen Sie frühere therapeutische Misserfolge**. In der Reihenfolge der therapeutischen Eskalation;
  - **Keine oder sehr schwache Wirkung** (4,7,8,10): Ruhe, Diazepam zusammen mit einem NSAR, andere Muskelrelaxantien, Rehabilitation, Korsett, manuelle Therapie, systemische Kortikosteroidtherapie;
  - Paracetamol (allein): keine Daten;
  - **NSAR** außer KI (*Auswahl siehe S. 32*) für 15 Tage;
  - bei Bedarf zusätzlich **Analgetika der Stufe 2** (*siehe S. 32*);
  - häufig und nicht zu lange: **Morphin** per os, wobei eine kurz wirksame Form zu bevorzugen ist, die auch nur kurze Zeit gegeben wird; ein *Morphinbedarf rechtfertigt fachärztliche Vorstellung zur Frage einer chirurgischen Indikation;*
  - **PPI** bei über 60-Jährigen oder bei Vorliegen einer Ulkus-Anamnese oder Unverträglichkeit gegenüber NSAR;
  - **Aufrechterhaltung der Aktivität je nach dem, was die Schmerzen zulassen.** Keine Indikation für Ruhe, es sei denn, nur diese bringt Linderung. **Vermeiden Sie schmerzhafte Körperhaltungen und Aktivitäten;**
  - **Verbot**: Sich bücken (und Aufstehen), dies nur mit aufrechtem Rumpf, bei gebeugten Knie und der Hüfte (zeigen Sie, wie es geht);
  - Krankschreibung je nach Arbeit und Beschwerden (< 7 Tage mit der Aufforderung, sich beim Hausarzt erneut vorzustellen).
  - Vorbeugung einer Thrombose bei thromboembolischen Erkrankungen in der Vorgeschichte und Bettlägerigkeit, schwere Herz- oder Ateminsuffizienz, schlechtem Venenzustand. Enoxaparin 4000 IE/d, aber nicht zusammen mit NSAR.
– **Immer: innerhalb von 5 Tagen erneut mit dem Hausarzt oder Rheumatologen** zwecks Anpassung sprechen, Überprüfung der Diagnose, eventuell Infiltrationen (umstritten).
– Bei erneutem Auftreten oder Verschlimmerung der Symptome **früher zum Arzt gehen.**

- **Notaufnahme bei** Harnwegsproblemen oder Verschlechterung eines motorischen Defizits (erklären Sie dem Patienten den Test des Fersen-/Zehenspitzengangs). Geben Sie schriftliche Anweisungen, behalten Sie das Duplikat.

❯ Akute Lumbalgie und akute Dorsalgie

… ***Erkennen Sie den gemeinen Hexenschuss und gemeine Rückenschmerzen***

- Lassen Sie sich den schmerzenden Bereich sehr genau zeigen.
- Schmerz, der oft plötzlich oder schnell einsetzt.
- Häufig nach einer ± intensiven, die Lendenwirbelsäule belastenden Anstrengung.
- Funktionsbeeinträchtigung („Blockierung"): Behinderung beim Sitzen, bei Rumpfbewegungen, beim Gehen.
- Schmerzlindernde Haltung: Skoliose oder Verlust der Lendenlordose.
- Lokalisierte paravertebrale Steifheit (vor allem Hexenschuss) bei Untersuchung des Patienten von dorsal, mit Aufhebung der Dornfortsatzlinie spontan oder bei lateraler Beugung auftretend, wodurch die normalerweise harmonische Krümmung der Mittellinie aufgehoben wird.
- Bei Rückenschmerzen: Überprüfen Sie die Halswirbelsäule. Der mittelhohe oder hohe Rückenschmerz, medial oder einwärts des Schulterblatts, ist oft eine Ausstrahlung, die von der Halswirbelsäule ausgeht.
- **Negative Zeichen:**
  - **keine neurologischen Symptome:**
    - **lassen Sie den Patienten** auf den Fersen und dann auf den Zehenspitzen **gehen**. Testen Sie dann die Muskelkraft und Sensibilität, indem Sie mit einem Stück eines Zungenspatels Segment für Segment überprüfen. Untersuchung der Muskeleigenreflexe und Suche nach einem Babinski-Zeichen,
    - Schwierigkeiten beim urinieren, zögerlicher Beginn? Spürt der Patient normal den Urinfluss durch die Harnröhre? Hat er einen Harnverhalt?
    - Lumbago: Sensibilität des Gesäßes und des Damms bis zum Analrand, in Seitenlage,
    - Dorsalgie: Suche nach einem radikulären oder medullären Niveau;
  - **kein Fieber oder Beeinträchtigung des Allgemeinzustands;**
  - **Untersuchung des Abdomens (Lumbalgie++) normal**, kein auffälliger abdomineller Tastbefund oder Geräusche bei der Auskultation, symmetrische, kräftige femorale Pulse?
  - **Untersuchung des Thorax (Rückenschmerzen ++)** ± EKG, falls angemessen;
  - **keine Anzeichen eines Schocks** (Blässe, Marmorierung, Blutdruck, Puls). Vorsicht bei einem Puls ≥ 90;
  - **kein Verdacht auf Erkrankungen der Tabellen 11.1 und 11.2** (*siehe S. 678*);
  - bei red flags: Vorsicht (*siehe S. 682*).

… ***Holen Sie fachärztlichen Rat und/oder zusätzliche Untersuchungen ein.***

- Röntgenbild in der Regel unnötig: Zeitverlust, keine spezifischen Zeichen, beunruhigende und unbedeutende Entdeckung von hässlichen Osteophyten oder allogenen Einengungen des Zwischenwirbelraums: Vermeiden Sie diese schrecklichen Wörter.
- Bei mehreren „red flags" (*siehe S. 682*) oder einem begründeten klinischen Verdacht sind Röntgenaufnahmen vernünftig, sie zeigen im Wesentlichen die Kompressionsfrakturen, manchmal Metastasen, selten etwas anderes; Ausnahme: die außergewöhnlichen Chondrokalzinosen oder Hydroxylapatit-Verkalkungen der

Bandscheibe (quälende entzündliche und mechanische Schmerzen, Steifheit, ± Fieber). NSAR, Ruhe ± Morphin und schnelles fachärztliches Konsil: Bandscheibenverkalkungen sind meist asymptomatisch und nicht unbedingt für das Krankheitsbild verantwortlich.

- Bei **klinischem Verdacht auf eine neurologische Komplikation** oder eine Diagnose nach Tabelle 11.2: Indikation für ein **MRT** oder alternativ wie *S. 683* § *„Zusätzliche Untersuchungen – mehrere red flags“*.
- Bei **Verdacht auf eine viszerale Differentialdiagnose aus Tabelle 11.1**: geeignete Untersuchungen.

... ***Behandlung und Krankenhausaufnahme bei Lumbago oder gemeiner Dorsalgie*** ....

- Wie bei der Lumboischialgie *S. 685*, abgesehen von **Paracetamol**, das bei akuten Kreuzschmerzen laut Literatur **unwirksam** ist (9).
- Erklären Sie, dass die Ursache – Muskel, Bandscheibe, Facettengelenke – keine Rolle spielt, die Behandlung ist die gleiche (1).

❯ Sonderfälle von dorsolumbalen Schmerzen

- **Akute Spondylodiszitis**: Umfeld (Endokarditis, i.v.-Drogenmissbrauch, Immunsuppression), Eintrittspforte nicht immer klar ersichtlich, Fieber. Konstante, ausgeprägte Steifheit, zirkadiane Schmerzsymptomatik. Schmerzen bei Druck/Perkussion auf die Dornfortsätze. Idealerweise **MRT**, wenn nicht möglich CT und Facharzt. Röntgenaufnahmen: nicht immer diagnostisch, insbesondere in Rückenlage (Höhenminderung der Bandscheiben ± Erosionen der Vertebrae ± spindelförmige Verbreiterung des paravertebralen Weichteilschattens). Röntgenaufnahme der Lungen. Blutkulturen (3, in Abständen), Blutbild, BSG, CRP, Gerinnung; bei fehlenden Kompressionszeichen kein extremer Notfall. Suche nach einer Endokarditis. Auf Hautzeichen einer akuten Endokarditis achten: erythematöse palmoplantare Makulae nach Janeway, falsches Panaritium nach Osler = schmerzhafte, violette Knötchen an den Finger-/Zehengrundgelenken oder im Hypo-/Thenarbereich. Ruhe, Thromboseprophylaxe bei Risikofaktoren, Schmerzmittel ohne Entzündungshemmer. Frühestmögliches Konsil durch Rheumatologen, Infektiologen oder Internisten. Dringende Konsultation des Orthopäden oder Neurochirurgen bei schwerer Wirbelkörperläsion oder neurologischen Symptomen.
- **Epiduralabszess/epidurale Metastasen**: Umfeld (Diabetes, Immunsuppression) nicht immer aufschlussreich, außer bei kürzlich durchgeführten invasiven Eingriffen. Beeinträchtigung des Allgemeinzustands, Schmerzen mit Entzündungszeichen, Fieber sehr unregelmäßig: nur ⅓ der epiduralen Abszesse! Steife Wirbelsäule, meist **neurologische Symptome**, die in 15–40 % der tumorbedingten Fälle fehlen und anfangs diskret sind: Radikuläre Schmerzen oder Parästhesien, oft in mehreren Segmenten; Sphinkterzeichen, Reflexanomalien. Linderung ohne NSAR. **Dringende Myelo-MRT** (wenn nicht möglich *siehe S. 683*). Röntgenaufnahme des Thorax. Blutkulturen bei septischer Ursache. Elektrolyte, Kalzium-, Kreatinin- und Proteinwerte, CRP, BSG. **Dringendes neurochirurgisches Konsil. Kortikoide bei neurologischen Symptomen mit wahrscheinlicher kompressiver Neoplasie** und unwahrscheinlicher Infektion: Methylprednisolon 80 mg i.v. Ruhe und Thromboseprophylaxe.
- **Rückenmarkskompression**: (*siehe S. 247*) auch bei scheinbar voller Gesundheit. Drei Arten von Symptomen:

1- Inkonstante Wirbelsäulenbeschwerden: entzündungsähnliche Schmerzen. Häufig Steifheit der Wirbelsäule. Schmerzen bei Druck/Perkussion auf die Dornfortsätze;
2- Radikuläre neurologische Symptome, die das Niveau anzeigen: von radikulären Schmerzen, (halbseitigen) gürtelförmigen Schmerzen im Rückenbereich bis hin zu Parästhesien; inkonstante sensible oder motorische Defizite und Reflexabschwächungen;
3- „subläsionale" Zeichen: Schädigung der langen sensiblen oder pyramidalen Bahnen und mögliche Sphinkterzeichen.

- **Dringliches neurochirurgisches Konsil**. Schmerztherapie ohne NSAR. Blutbild, CRP, Ca^{++}, Gerinnung, Elektrolyte und Kreatinin. **MRT des Rückenmarks**. Kortikosteroide (*siehe oben*).
- **Kompression des Wirbelkörpers, mit oder ohne Rückenmarkskompression**. Plötzlicher, spinaler ± radikulär ausstrahlender Schmerz, spontan oder nach einem Sturz, einem Ruck, einer Hebe- oder Hustenanstrengung, einer Rumpfbeugung. Schmerzen bei Druck/Perkussion auf die Dornfortsätze. In diesem Fall, wenn das Röntgenbild auf eine gutartige osteoporotische Fraktur schließen lässt (bei geringsten Zweifeln fachärztliches Konsil) und wenn kein Fieber, kein veränderter Allgemeinzustand, keine neurologischen oder Sphinkter-Symptome vorliegen, die Kompression unvollständig ist und der Patient sich ausreichend entlastet und betreut fühlt, um nach Hause zu gehen: rasches orthopädisches Konsil. Andernfalls und beim geringsten Zweifel: Krankenhausaufnahme. **Dringendes orthopädisches Konsil** bei neurologischen oder Sphinkter-Symptomen, weniger dringend bei vollständiger Kompression oder Einbruch der Hinterwand. Ruhe je nach Schmerz. Analgesie unter Berücksichtigung des Umfelds (Alter, Niere, sonstige Erkrankungen, Prostata). Phosphat- + Kalziumbestimmung, Entzündungs- und Myelom-Labor zur Diagnose ± Behandlung einer Osteoporose. Thromboseprophylaxe bei notwendiger Bettlägerigkeit (Schmerzen) und prophylaktische Therapie einer Obstipation.
- **Intraspinales Hämatom** (bei Pat. mit Hämophilie, vor allem aber Antikoagulantientherapie, aber nicht nur): Rückenmarkskompression oder schwere, anfangs isolierte, akute, plötzliche, dolchartige Wirbelsäulenschmerzen, manchmal spontan, manchmal nach einer plötzlichen Bewegung oder einem Trauma; hochgradige Steifheit, neurologische Symptome nicht immer vorhanden. Gelegentlich Störungen der Hämostase. Sehr selten: nach Lumbalpunktion, Periduralanästhesie. **Antagonisierung von Antikoagulantien**, wenn möglich (*siehe S. 583*), Analgesie und **dringendes neurochirurgisches Konsil**.
- **Dorsaler Bandscheibenvorfall** (Rückenmarksrisiko): nach Hyperflexionstrauma (sehr ausgeprägte Schmerzen und Steifheit, häufige radikulomedulläre Kompressionszeichen). MRT und dringendes orthopädisches oder neurochirurgisches Konsil, wenn eine Kompression vorliegt.
- **Retroperitoneales Hämatom oder Abszess**: lateralisierte Lumbalgie und manchmal Bauchschmerzen, akute Anämie möglich, Fieber möglich. Psoas-Zeichen = teilweise Beugung des Oberschenkels über das Becken. Schmerzen bei dem sanften Versuch, den Oberschenkel horizontal zu strecken. Manchmal Kompression des Nervus femoralis oder seiner Wurzeln: Schmerzen oder Hypästhesie der Vorderseite des Oberschenkels mit Aufhebung oder Verminderung des Patellarsehnenreflexes, Quadrizepsparese (der Oberschenkel wird vom Untersucher wegen der Schmerzen

in passiver Beugung über dem Becken gehalten). Bestätigung durch Ultraschall oder Computertomographie. KH-Aufnahme, Blutstillung, CRP, Blutbild als Notfall, Antagonisierung von Antikoagulanzien (*siehe S. 583*).

Literatur

1. Singleton J., Edlow J.A., Acute nontraumatic back pain : Risk Stratification, Emergency Department Management, and Review of Serious Pathologies, Emerg Med Clin North Am, 2016, PMID: 27741986.
2. Downie A. et al., Red flags to screen for malignancy and fracture in patients with low back pain: systematic review, BMJ, 2013, 347, f7095.
3. Jensen M.C. et al., Magnetic resonance imaging of the lumbar spine in people without back pain, N Engl J Med, 1994, PMID: 8208267. https://tinyurl.com/595y2jkb
4. Legrand E. et al., La sciatique par hernie discale : traitement conservateur ou traitement radical, Rev Prat, 2008, PMID: 18536203.
5. Van Der Windt D.A. et al., Physical examination for lumbar radiculopathy due to disc herniation in patients with low-back pain, Cochrane Database Syst Rev, 2010, PMID: 20166095.
6. Prise en charge diagnostique et thérapeutique des lombalgies et lombosciatiques communes de moins de trois mois d'évolution, ANAES, 2000. http:\www.has-sante.fr/ oder https://tinyurl.com/yeytjh33
7. Valat J.P. et al., Sciatica, Best Pract Res Clin Rheumatol, 2010, PMID: 20227645.
8. Friedman B.W. et al., Diazepam is no better than placebo when added to naproxen for acute low back pain, Ann Emerg Med, 2017, PMID: 28187918.
9. Saragiotto B.T. et al., Paracetamol for low back pain, Cochrane Database Syst Rev, 2016, PMID: 27271789. https://www.cochranelibrary.com/cdsr/doi/10.1002/14651858.CD012230/full
10. Levin K., Acute lumbosacral radiculopathy: Treatment and prognosis, Juni 2021 UpToDate (kostenpflichtig).

11.2 Akute Monoarthritis

› Wichtige Punkte, Fallstricke

- Arthritis = Arthralgie, spontan und bei passiven Bewegungen des Gelenks + intraartikulärer (≠ periartikulärer) Erguss. **Hygrome werden oft für Arthritis gehalten.**
- Zwei Probleme: **eine septische Arthritis ausschließen** (= punktieren) und den Schmerz lindern.
- Eine Antikoagulanzientherapie ist keine Kontraindikation für die Punktion eines Gelenks außer von Wirbelsäule, Hüfte, ± Schulter.
- **Septische Arthritis, diagnostischer Horror, hohe Mortalität: 11 %; oft apyretisch,** Synovialflüssigkeit nicht immer eindeutig, Direktuntersuchung und Kulturen oft negativ! Das Fehlen von Keimen im Direktbefund (20–50 % der Fälle) schließt sie ebenso wenig aus wie das Vorhandensein von Mikrokristallen (Assoziationen). (1)
- **Septische Arthritis, funktioneller Horror**: kann ein Gelenk innerhalb von 48 Stunden zerstören.
- **Arthritis bei Prothese** = orthopädisches Notfallkonsil vor Punktion oder erneut, wenn die Infektion offensichtlich ist (10).
- **Das Labor ist völlig bedeutungslos**, einschließlich Harnsäurewerte.
- **Die Punktion** ist dringend und **vor den prokrastinierenden Röntgenaufnahmen durchzuführen**! Wenn Sie es nicht können oder sich nicht trauen – **finden Sie jemanden** +++ (1).
- Die radiologische Chondrokalzinose schließt eine septische Arthritis nicht aus. Die Synovialflüssigkeit bestätigt die Diagnose der akuten Chondrokalzinose.
- Einige Aphorismen:
  - **Mono-/Oligoarthritis bei jungen Erwachsenen + Ausschlag an den Gliedmaßen** (Papeln, Pusteln, Petechien) oder Tendosynovitis migrans oder Oligoarthralgien/Arthritis migrans, asymmetrisch: Gonokokken-Arthritis (Monoarthritis: oft ohne Hautzeichen);
  - **keine Chondrokalzinose < 50 Jahre**: außer in Ausnahmefällen bei Hyperparathyreoidismus und Hämochromatose;
  - > 70 Jahre sind mikrokristalline Ursachen am häufigsten;
  - **Frau vor der Menopause: keine Gicht** (2), außer sekundär (Niereninsuffizienz, Tumorlyse);
  - **Die Vorgeschichte einer mikrokristallinen oder rheumatoiden Arthritis schließt eine septische Arthritis nicht aus**;
  - **kürzliche Infiltration** mit Kortikosteroiden oder andere intraartikuläre Eingriffe oder lokale Wunden, selbst wenn nur minimal: denken Sie an eine septische Arthritis.

› Diagnosestellung einer Arthritis: klinisch (und Punktion)

- Spontaner **Gelenkschmerz**. Überwärmung. Manchmal Rötung (Mikrokristalle, septisch). Der Verlauf über den Tag ist oft wechselnd: aber spontaner Ruheschmerz ist quasi konstant. *Besserung der Schmerzen durch Flexionshaltung*
- **Erguss**: Tanzende Patella (bei massivem Erguss nicht vorhanden: fluktuierende oder gespannte Schwellung des Recessus suprapatellaris ohne Beweglichkeit der Patella). Andere Gelenke: Der Ellenbogen wird ½ gebeugt untersucht, der Erguss wird bei der Palpation der beiden Rinnen beidseits des Olecranons wahrgenommen.

- Im Allgemeinen ist die Schwellung im Bereich des Gelenks am größten (manchmal sind Entzündung und Schwellung diffuser). Bei Druck auf einer Seite weist eine Schwellung, die auf einer anderen Seite erscheint oder tastbar ist, auf einen intraartikulären Erguss hin.
- **Schmerzhafte Einschränkung aktiver und passiver Bewegungen** = betrachten Sie es als Arthritis. Eine Einschränkung nur der aktiven Bewegungen weist auf eine extraartikuläre Erkrankung hin: Sehnenentzündung, Schleimbeutelentzündung, Zellulitis. Wenn der Patient seine volle Beweglichkeit beibehält, hat er wahrscheinlich keine Arthritis.
- **Akute Bursitiden: Hygrom des Ellenbogens oder Knies** (3), eine **rote, schmerzhafte** Schwellung an der Vorderseite (Knie) oder Hinterseite (Ellenbogen); die Fluktuation wird wahrnehmbar, aber sehr oberflächlich. Eine geduldige, sanfte passive Mobilisierung ist möglich, wobei der empfundene Schmerz auf die Vorderseite (Knie) und die Rückseite (Ellenbogen) beschränkt ist und auch durch Kompression der Weichteile auslösbar ist. Häufiger (mikro-)traumatischer Faktor: Arbeit auf den Knien am Vortag usw. Mikrotraumatische aspezifische Entzündung, Gicht, Infektion, klinisch nicht unterscheidbar. **Fieber nur bei Infektionen, von denen 40 % apyretisch sind. Punktion** der Bursitis, ohne in das Gelenk einzudringen, mit einer ziemlich großen Nadel: in der Notaufnahme machbar, oberflächlich und einfach. Die Flüssigkeit oder Spülflüssigkeit aus der Spritze auch in Blutkulturflaschen impfen (mindestens anaerob). Kriterium für den Verdacht auf eine Infektion: Bakterien in der direkten Untersuchung (bei 56 % der Infektionen 0 % Nachweis) und Kultur; Suche nach **Kristallen**. Zellzahl: 900-400 000 Leukozyten/mm^3 bei Infektionen und 50-12 000/mm^3 bei aseptischen! **Man behandelt, was schiefgehen kann: Antistaphylokokken-/Streptokokken-Antibiotikum**, während man auf die mikrobiologischen Ergebnisse wartet (Cloxacillin oder Pristinamycin 1 g p.o. × 3 (Anmerk. des Übers.: P. in D, CH + A nicht erhältlich, ggf. Doxycyclin oder Clindamycin)). Extensive Formen: IV-Antibiotika. Chirurgische Eingriffe nur in Ausnahmefällen. Schlinge ± Schiene wegen der schmerzlindernden Wirkung. Starke Entzündung ohne Erguss: Röntgenaufnahme auf Apatitsehnenverkalkung (NSAR). Mindere Form **ohne Erguss**: 3-mal täglich 1 % Jodalkohol auftragen, 4–5 Tage und Überwachung.

> **Bedeutung von Fieber?**
- **Septische Arthritis (SA): Fieber in nur 34–60 %,** Schüttelfrost in 6 % (1)!
- Die Höhe der Temperatur unterscheidet nicht zwischen Infektion und Kristallen/Entzündung (4).

> **Hinweise für eine septische Arthritis = Gelenkempyem (8–25 % der Monoarthritiden) (4)**
- **Infektion der Haut / einer Prothese**: Likelihood-ratios (LR) (*Interpretation S. 20*) = 15. LRs > 3 finden sich bei: Gelenkchirurgie (LR= 7), rheumatoider Arthritis (LR= 5,4), Hautinfektion (LR=3,6), Alter > 80 (LR 3,5), Hüft- oder Kniegelenkprothese (LR 3,1), Diabetes (LR=2,8).
- **Septisches Bild**: echter Schüttelfrost (sichtbar, Zähneklappern), gräuliche Gesichtsfarbe, HF > 90, AF > 20 oder auch septischer Schock.
- Bei **chronischem Rheuma: ein Gelenk, das in keinem Verhältnis** zur Entzündung der anderen Gelenke steht (1).

- **Nahegelegene kutane Eintrittspforte** (Tetanusimpfung?), vor allem in Nähe des Gelenks. Vorsicht bei scheinbar harmlosen Stichen in die Finger (pflanzliche Dornen, Seeigel, Verletzungen beim Nähen). Entzündliche Arthritis nach Stichverletzung ist eine hübsche, aber Ausschlussdiagnose für Orthopäden.
- **Kürzlich erfolgte Kortikoidinfiltration**: septische Arthritis mit verzögerter oder verringerter Symptomatik möglich.
- Lokale Infektion: Beinulzera, Zellulitis der Gliedmaßen, Lymphangitis.
- Aktuelle **bakteriämische** Infektion: Pyelonephritis, Prostatitis, Lungenentzündung usw.
- Neues Herzgeräusch und Fieber (sehr theoretisch).
- **Bekannte oder vermutete kürzlich aufgetretene Geschlechtskrankheit**: Verdacht auf Gonokokken-Arthritis. Die Hälfte der disseminierten Gonokokken haben keine genito-urinären Anzeichen.
- **Ausschlag, der auf Gonokokken hindeutet**: distal der Gliedmaßen, Purpura oder pustulös, mit nekrotischem Zentrum, manchmal einfache Makulae oder Papeln.
- Verdächtige Lokalisation: sternoklavikular bei einem Drogenabhängigen.
- i.v.-Drogenabhängigkeit (Injektionsspuren).
- Davon abgesehen: Aufenthalt in den letzten Monaten in einem Waldgebiet und Zeckenbiss oder Erythema chronicum migrans (Lyme).

> Befunde, die gegen eine septische Arthritis sprechen (schließen sie aber nicht aus)

- Hinweise für andere Ätiologien:
  - Psoriasis, palmoplantare Keratose bei Reiter-Syndrom;
  - Anamnese einer Gicht oder Chondrokalzinose;
  - bekannter Hyperparathyreoidismus oder Hämochromatose: Chondrokalzinose;
  - orale oder genitale Aphthen (Behçet);
  - Erythema nodosum (Sarkoidose mit typischerweise Arthritis der Knöchel, Tuberkulose);
  - Vorgeschichte einer Uveitis (schmerzhaftes rotes Auge mit Visusminderung) oder nächtliche Ischialgie nur im Gesäß oder bis zur Kniekehle (Sakroiliitis);
  - **Gichtanfall**: bei einem Mann oder einer postmenopausalen Frau, spontaner oder **durch Operation ausgelöster** Anfall, interkurrente Erkrankung, Trauma oder Mikrotrauma (längeres Gehen), ungeeignetes Schuhwerk, ausgedehntes Festmahl, Beginn einer harnsäuresenkenden Therapie; Niereninsuffizienz, Tumorlyse. **Plötzlicher nächtlicher** Beginn, schnell auf dem Höhepunkt, schon die Berührung des Bettlakens ist schmerzhaft, Anamnese mit typischem Befall des 1. Metatarsophalangealgelenks mit ausgeprägter Entzündung, eventuell Pseudozellulitis, die sich über das Gelenk hinaus ausbreitet, starke Schmerzen bei leichter **Berührung**, Vorhandensein von Tophi (Paraartikulär, Ohren).

> Eine Gelenkpunktion ist fast immer gerechtfertigt

- **Dringend zur Bestätigung und Behandlung bei Hinweisen für eine septische Arthritis** (siehe Abschnitt *„Bedeutung von Fieber?“* S. 691) und zur Bestätigung einer mikrokristallinen Arthritis (außer beim 1. Metatarsophalangealgelenk, wenn keine offene infektiöse Eintrittspforte vorhanden ist).
- Neben der Probenentnahme sollte **möglichst viel Flüssigkeit abgelassen** werden, wenn sie trüb ist (Verringerung des Inokulums).

- **Handschuhe, Mundschutz und Asepsis.** Lokalanästhesie möglich, aber nicht intraartikulär; wechseln Sie Nadel und Spritze zur Entnahme (antiseptische Wirkung von Lidocain). Inhaliertes Lachgas ist nützlich.
- **Punktion einer Arthritis bei Vorhandensein von Prothesen: orthopädisches Konsil vor der Punktion (manche empfehlen die Punktion im OP) (1).**

- **Verdacht auf Infektion einer Prothese: Nur die Gelenkflüssigkeit zählt, nicht das Sekret aus einer Narbe oder einem Drain oder Fistel.**
- Hüfte: Punktion unter Ultraschall durch den Radiologen.
- **Trockene Punktion**: eine größere Nadel nehmen (eine dicke Flüssigkeit lässt sich schlecht aspirieren).
- Es gibt eine Regel zur Vorhersage einer Gichtarthritis ohne Punktion (unter Berücksichtigung der Hyperurikämie) ist aber bei einer Notfallpopulation **nicht validiert** und diagnostiziert nur die typischen Formen (5).

Eventuell sollten Sie sich zuerst die gesunde Seite ansehen, um Schmerzen zu vermeiden.

- **Ultraschall** kann zur Bestimmung des Punktionsortes eingesetzt werden.
- Rufen Sie den **diensthabenden Orthopäden oder Chirurgen** an, wenn Sie es nicht schaffen oder sich nicht trauen.
- **Kniepunktion** (sehr einfach): Punktion mit einer 22-20G-Nadel 1 cm außerhalb der oberen und äußeren Kante der Kniescheibe, wobei Sie die Nadel in einem Winkel von 30° nach dorsal und distal in die Tiefe führen. Bei größeren Ergüssen wird die Flüssigkeit nach 0,5 bis 1 cm Vorschub gewonnen. Es besteht kein Risiko. Es kann auch lateropatellar außen oder innen punktiert werden. Natürlich kein poplitealer Zugang.
- **Ellenbogenpunktion**: Nadel 22-21G Ellenbogen 90° gebeugt, Die Ellenbogenpunktion erfolgt in 45–90° Flexion und in Pronation. Die Punktionsstelle liegt distal des lateralen Epikondylus und anterior des Olekranons (radiusseitig), keine Gefäße oder Nerven.
- **Sprunggelenkspunktion**: Nadel 22-21G im Bereich des Ergusses, an der Vorderseite außerhalb der Sehne des M. tibialis anterior, senkrecht zum Schienbein, nach Auffinden des Verlaufs der Fußarterie und dann des Gelenkspalts durch kleine Beuge- und Streckbewegungen; die Punktionsstelle liegt deutlich über der Höhe der Malleolen: 2–3 cm.
- **Handgelenk**: Nadel 23-22G dorsal auf der Mittellinie, Handgelenk 30° gebeugt, zwischen den beiden großen Venen, entlang des unteren Rands des Radius.
- **Finger und Zehen**: 25-G-Nadel (oder 0,5-mL-Spritze mit 29-G-Nadel (6)) auf der dorsalen Seite, medial, im Bereich des Ergusses, nachdem der Gelenkspalt auf der gesunden und der betroffenen Seite durch kleine Beugungen und Streckungen ermittelt wurde. Die Mobilisierung schmerzt, nicht der Einstich (nach (6)).
- **Entnehmen Sie**: 1 Röhrchen für die **bakteriologische + zytologische** Untersuchung, 1 Röhrchen für die Suche nach **Kristallen** ± 1 Reserveröhrchen. Mindestens 1 mL pro Röhrchen, am besten, aber 1 Tropfen kann für die Finger ausreichen: ein Tropfen auf Objektträger für Kristalle und die Spritze schicken und den Inhalt der Punktionsnadel mit einer anderen Spritze in eine anaerobe Blutkulturflasche ausspülen.
- **Impfen Sie 2 Blutkulturflaschen** (Stopfen mit Alkohol oder alkoholischem Betadin desinfizieren, **anaerobe Flasche bevorzugen**, außer bei Möglichkeit von

Pseudomonas). Ggf. auch nur mit 1 Tropfen (mit dem Inhalt der Flasche spülen), wenn Sie nicht mehr haben. Bewahren Sie das Röhrchen für die bakteriologische Untersuchung bei Raumtemperatur auf, niemals im Kühlschrank. Stellen Sie die Blutkulturflaschen so schnell wie möglich in den Wärmeschrank. **Blutproben, die gerinnen können**: heparinisierte Röhrchen. **Biochemische und pathologische Untersuchungen sind nicht erforderlich.**

> **Röntgenaufnahme: nach der Punktion**

(Zeitersparnis => orthopädisches Konsil vor dem Abend, minimaler Nutzen des Röntgens).

- **Vorheriges Röntgen erlaubt bei:**
  - **Trauma**: Hämarthrose durch verkannte intraartikuläre Fraktur (Trunkenheit, Verwirrtheit);
  - **Verdacht auf Chondrokalzinose**: in der Regel > 60 Jahre und mit zunehmender Häufigkeit darüber hinaus: Die Entdeckung von Kalzinosen schließt eine Infektion nicht aus. Ihr Fehlen macht sie weniger wahrscheinlich: Lassen Sie zusätzlich zu dem verdächtigen Gelenk auch die Handgelenke a.p. röntgen, um nach Verkalkungen des triangulären fibrokartilaginären Komplexes zu suchen, darüber hinaus Becken a.p. (Verkalkungen der Symphyse) und Knie a.p. (Suche nach feinen Verkalkungen der Menisken). Sie beweisen jedoch nicht die mikrokristalline Natur der aktuellen Attacke;
  - **Verdacht auf einen Fremdkörper** (machen Sie dann auch Aufnahmen mit „weichen" Strahlen) oder Befall der kleinen Gelenke (Hände, Füße) oder besser eine Ultraschalluntersuchung.
- In der akuten Phase einer septischen Arthritis fehlen die radiologischen Zeichen.
- Die radiologischen Zeichen einer entzündlichen Arthritis sind selten bei einer ersten akuten Episode und ihr Vorhandensein schließt nichts aus. Eine radiologische Arthrose ist nicht von Bedeutung in der Notaufnahme.
- **Das Fehlen von Kristallen schließt eine Gicht und insbesondere eine Chondrokalzinose nicht aus**. Viele Labors verfügen nicht über ein Mikroskop mit polarisiertem Licht oder die Geduld, viele Felder zu untersuchen.
- Juxtaartikuläre (Finger/Zehen) Lochdefekte (Ausstanzungen) am betroffenen Gelenk sind pathognomonisch für Tophi und sprechen sehr für Gicht (immer jedoch Möglichkeit einer assoziierten septischen Arthritis) (Bilder in Referenz [7]).

> **Synovialflüssigkeit, Blutuntersuchungen**

Synovialflüssigkeit

- unauffälliger Befund: < 2 000 Zellen/mm^3 = „mechanisch" (NSAR zur Linderung erlaubt).
- Möglicherweise septische Arthritis: > 2 000 Zellen = entzündlich.
- Verdacht auf Sepsis: $\geq$ 50 000/^{3}. Aber eine mikrokristalline Arthritis ist eine mögliche Ursache für Zellzahlen bis über 100 000/mm^3.
- Eine septische Arthritis ist bei weniger als 25 000/mm^3 möglich.
- Im Fall einer Gelenkprothese wird ein Schwellenwert von 1 100 Leukozyten/mm3 und 66 % Neutrophile für die Diagnose einer septischen Arthritis vorgeschlagen (4).

Verdacht auf septische Arthritis, Bayes'sches Denken in Erwartung von Gram-Färbung und Kultur. Die klinische Wahrscheinlichkeit oder prä-Test-Prävalenz × Likelihood Ratio (LR) = Wahrscheinlichkeit post-Test.

- Die grundlegende klinische Wahrscheinlichkeit (Prävalenz) einer sept. Arthritis bei einer Monoarthritis in der Notaufnahme liegt bei **8–27 %** (4):
- Leukozyten/ mm^3 > 100 000 LR+: 28 LR-: 0,7
- Leukozyten/ mm^3 > 50 000 LR+: 8 LR-: 0,4
- Leukozyten/ mm^3 > 25 000 LR+: 3 LR-: 0,3
- Neutrophile $\geq$ 90 % LR+: 3,4 LR-:0,34
- Bei $\geq$ 50 000 Leukozyten/mm^3: Die LR für sept. Arthritis beträgt 8 (d. h. eine „Posttest"-Wahrscheinlichkeit von [8 bis 27] $\times$ 8 = 64–100 %).
- Bei < 25 000/mm^3 beträgt die LR- 0,3, die Post-Test-Wahrscheinlichkeit höchstens 27 $\times$ 0,3 oder 9 %. Wenn außerdem die Neutrophilen <90 % sind, kommt man auf 0,34 $\times$ 9 $\approx$ 3 % maximale Post-Test-Wahrscheinlichkeit.
- Man darf die Vortestwahrscheinlichkeit auf der Grundlage der klinischen Anzeichen und des klinischen Kontexts bewerten, z. B. 10 %, und Neutrophile < 25 000 bringt uns auf 10 $\times$ 0,3 = nur 3 %.

- **Hämorrhagische Synovialflüssigkeit:** Trauma (evtl. vergessen), Hämostasestörung; Chondrokalzinose, Entzündung und Infektion (> 50 Jahre); myeloproliferatives Syndrom, Skorbut (psychopathische Diät), orthopädisches Konsil bei Tumorraritäten.
- Putride Flüssigkeit: Nach Abnahme von Blutkulturen wie eine Infektion behandeln.
- **Das Direktpräparat kann in 30–50 % der Fälle positiv sein, die Kultur in 67 % der sept. Arthritis (1,4).**
- Um Gicht als Diagnose zu akzeptieren, müssen die **Kristalle** intrazellulär sein! Nicht bei Chondrokalzinose (8)!

Labor

- **Harnsäure im Notfall zu bestimmen, birgt die Gefahr der Selbsttäuschung.** Normale Harnsäurewerte sind bei 40 % der Gichtanfälle zu sehen, und eine Mehrheit der Hyperurikämiker bekommt nie eine Gicht (8)!
- Es gibt keinen Schwellenwert für Leukozytose, BSG oder CRP, Procalcitonin, unterhalb dessen eine septische Arthritis ausgeschlossen ist (1,4).
- Die Spezialisten werden Sie danach fragen (1): Hämostase = PTT, Thrombozyten, INR bei Hämarthrose oder Antikoagulanzientherapie, die keine Kontraindikation für die Punktion ist (außer Hüfte, Schulter).
- **Blutkulturen**: 4 Fläschchen in einer Entnahme (*siehe S. 745*) bei Verdacht auf septische Arthritis: in 11 % der Fälle der einzige bakteriologische Befund (1).
- **Bei klinischem Verdacht auf Gonokokken-Arthritis** führen Sie einen PCR-Nachweis auf Gonokokken in einer Erststrahlurinprobe (*siehe S. 555*) und einer Rachenprobe durch. Weniger empfindlich: Abstrich.

Wer muss nicht ins Krankenhaus aufgenommen werden?

- Synovialflüssigkeit: < 2 000 Zellen/mm^3.
- Zahlreiche Mikrokristalle in der Flüssigkeit und kein Hinweis auf septische Arthritis (siehe Abschnitt „Befunde, die gegen eine septische Arthritis sprechen" S. 692).
- Sicherer Gichtanfall: Vorgeschichte mit nachgewiesenem Gichtanfall oder Schädigung des 1. Metatarsophalangealgelenks oder Uratsteine und sichere Hyperurikämie, oder klinische Tophi, und T $\leq$ 38,5 °C.
- Sehr wahrscheinliche Chondrokalzinose: ältere Person, identische Anamnese, keine Faktoren, die auf eine Infektion von Handgelenk oder Knie hindeuten (siehe

Abschnitt „Befunde, die gegen eine septische Arthritis sprechen" S. 692), Röntgenbild mit Mikroverkalkungen und Temperatur ≤ 38 °C. Schnelle Konsultation mit Hausarzt oder Rheumatologen.
- Posttraumatische Hämarthrose (hängt von der Art der Fraktur ab, falls eine Fraktur vorliegt).
- Entzündliche Arthritis ohne Verdacht auf Infektion, **kein Verdacht auf septische Arthritis nach Einschätzung der klinischen Wahrscheinlichkeit vor und nach der Punktion** (*siehe oben*).

> **Die anderen Fälle**

- Krankenhausaufnahme, wenn die ätiologische Diagnose unklar ist und keine Facharztmeinung vorliegt.
- Starker Verdacht oder Gewissheit auf septische Arthritis: Antibiotikabehandlung und dringendes fachärztliches Konsil (eine sept. Arthritis kann das Gelenk schnell zerstören).

> **Arthritis des 1. Metatarsophalangealgelenks (MTP): Gicht oder etwas anderes?**

- In einer kleinen Serie von 14 punktierten Patienten: 11 Gicht, 1 Chondrokalzinose, 1 Psoriasis-Arthritis, 1 Osteoarthritis.
- Gicht: typischerweise pfingstrosenrot, sehr schmerzhaft (Berührung), nächtlicher Beginn, manchmal nach einem Essen, starke Weichteilentzündung, bei Berührung tut alles weh, auch die Mobilisierung des MTP.
- Bursitis der Großzehe: Schmerzpunkt vorwiegend am Innenrand des Großzehengrundgelenks, Beugen und Strecken ist nicht allzu schmerzhaft. Schlechtsitzende Schuhe; manchmal Gicht! Dann eher entzündlich.
- „Sesamoiditis": Schmerzen an der Plantarseite, mit Schmerzen bei der Palpation eines der beiden Sesambeine. Analgesie und Teilentlastung oder anteriorer Entlastungsschuh (Barouk/Sober) bis der Rheumatologe oder Podologe eintrifft.

> **Therapie**

- **In allen Fällen**: Paracetamol ± Analgetikum der Stufe 2 oder Morphin, ± Entlastung/Schiene/Schlinge, **Thromboseprophylaxe** bei Ruhigstellung oder wenn keine Gehhilfen.
- **Septische Arthritis** vermutet oder nachgewiesen:
  - Eintrittspforte, iatrogene Ursache oder koexistierende Infektion, die einen Hinweis bietet: passende Antibiose, infektiologisches Konsil;
  - Cloxacillin 100 mg/kg/d iv 3–4 ×/d und Gentamicin 5 mg/kg/d (danach anpassen) (9). Kein Cloxacillin verfügbar: Amoxicillin-Clavulansäure oder infektiologisches Konsil;
  - **Verdacht auf Gonokokken**: Ceftriaxon 1 g/Tag i.v. 4–30 min;
  - Gram-positive Bakterien: Cefotaxim 100 mg/kg/d;
  - **Akuter Protheseninfekt** (Hüfte, Knie) < 1 Monat: erst nach Punktion oder Eingriff (10);
  - **allgemeine Maßnahmen wie oben** und maximale Evakuation des Ergusses mittels Punktion. Orthopädisches Konsil wg. eventueller Lavage (1).
- **Chondrokalzinose**: am wirksamsten und am wenigsten toxisch in Fällen ohne jegliche Infektion: lokales Kortikoid (8) (Betamethason oder Prednisolon). Ansonsten Prednison, NSAR oder Colchicin wie bei Gicht unter Berücksichtigung des im Durchschnitt hohen Alters (vorsichtige Colchicin-Dosierung), der Interaktionen und Kontraindikationen.

- **Gicht** (8,11):
  - unspezifische Schmerzmittel, eventuell Morphin, Entlastung;
  - in der **bevorzugten Reihenfolge**: **Kortikoid, NSAR und Colchicin** (2,11); Ende des Anfalls nach 7–10 Tagen, früher bei frühem Beginn (2);
  - **Kortikoid**: 30 mg Prednisolon oder Prednison/Tag, 5 Tage oder Prednison 0,5 mg/kg/d bzw. Prednison 20 mg × 2/d, 3–5 Tage und in den folgenden 7 Tagen ausschleichen. Bei häufigen kürzlichen Attacken ist ein längeres Ausschleichen vorzusehen. Bei relativer Kontraindikation ist eine Infiltration die Alternative, wenn eine septische Arthritis ausgeschlossen wurde;
  - **NSAR** (*siehe S. 32*) bei Fehlen von Kontraindikationen: Naproxen 550 mg/12 h, Absetzen 1–2 Tage nach Ende des Anfalls. Wirksamer bei Beginn innerhalb von 48 h, voraussichtliche Dauer 5–7 Tage bei frühem Beginn;
  - zuletzt: **Colchicin** ⚠ wirksam vor allem **frühestens in den ersten 24 Stunden**. Vorsicht bei Kontraindikationen (Niereninsuffizienz usw.), Interaktionen (Makrolide, Pristinamycin, Statine usw.) und **nicht** bei einer Person, die bereits eine Prophylaxe erhält. Dosierung (http://www.gichtinfo.de): Empfehlung der Europäischen Rheumaliga sowie der Deutschen Gesellschaft für Rheumatologie (in Anlehnung an den amerikanischen Standard): Innerhalb von 12 Stunden nach Beginn des Gichtanfalls: Startdosis 1 mg Colchicin (i. d. R. also zwei Tabletten zu je 0,5 mg). Danach einmalig 0,5 mg nach einer Stunde. Ergänzend kann ein NSAR oder Cortison verschrieben werden. Klassische Dosierung Behandlungsbeginn mit 1 mg (i. d. R. also zwei Tabletten zu je 0,5 mg). Danach alle ein bis zwei Stunden 0,5 bis 1,5 mg bis zum Abklingen der Schmerzen. Maximal 8 mg pro Tag. Maximal 12 mg pro Gichtanfall. Intestinale Symptome bedeuten Toxizität: absetzen oder reduzieren. Reduzieren Sie die Dosis, wenn > 70 Jahre, Komorbidität usw. Der „Colchicin-Test" unterscheidet nicht zwischen Gicht und Chondrokalzinose.
  - **Traumatische Hämarthrose**: Schiene oder Gehstöcke + Schmerzmittel. Planen Sie am dritten Tag eine Punktion zur Evakuation ein.
  - **Entzündungsschub bei Osteoarthritis**: Ruhe und NSAR oder Analgetika der Stufe 1 oder 2.
  - Entzündliche Arthritis: NSAR. Kortikoid nur auf rheumatologische Empfehlung.

Der Patient sollte innerhalb von 24–48 Stunden oder bei einer Verschlechterung sofort von seinem Arzt oder einem Rheumatologen oder in der Notaufnahme wiedergesehen werden, wenn er nicht ins Krankenhaus eingeliefert wird.

Literatur

1. Mathews CJ, et al. Bacterial septic arthritis in adults, The Lancet, 2010, PMID: 20206778.
2. Gaffo A. Treatment of gout flares, juin 2021 UpToDate (kostenpflichtig).
3. Reilly D, et al. Olecranon bursitis, J Shoulder Elbow Surg, 2016, PMID: 26577126.
4. Margaretten ME, et al. Does this adult patient have septic arthritis?, JAMA, 2007, PubMed, PMID: 17405973.
5. http://www.mdcalc.com/acute-gout-diagnosis-rule
6. Sivera F, et al. First metatarsophalangeal joint aspiration using a 29-gauge needle, Ann Rheum Dis, 2008, PMID: 17557892.
7. Röngenbilder von Gichterkrankungen (in franz. Sprache) https://tinyurl.com/4kcz48r4
8. Stone JH (éd.), A clinician's pearls and myths in rheumatology, Springer Science, 2009.
9. Recommandations d'antibiothérapie et PEC COVID, CH Tourcoing (Empfehlungen zur Antibiotikatherapie des KH Tourcoing) http://www.gilar.org/antibiogilar.html
10. HAS, Prothèse de hanche ou de genou : diagnostic et prise en charge de l'infection dans le mois suivant l'implantation, 2014. https://tinyurl.com/2xz73sbx

11. Management of acute and recurrent gout: a clinical practice guideline from the American College of Physicians, Ann Intern Med, 2017, PMID: 27802508. https://tinyurl.com/59zvzhrm

Kapitel 12

Dermatologie

12.1 Wie kann man sich aus der Affäre ziehen? Ein Konsil anfordern?

- **Konsil**
  - Bei schwierigen Diagnosen:
    - **Ggf. telefonisches Konsil** ± anonymisiertes Foto mit Einverständnis: Geben Sie eine genaue Beschreibung der Läsionen und planen Sie die Fragen des Dermatologen ein (siehe unten). Er wird Ihnen manchmal die Diagnose sagen können oder ob es dringend ist, dass er den Patienten sieht;
- **Beschreibung des Problems**
  - Art und Weise des erstmaligen Auftretens, Chronologie, Progression.
  - Alte oder neue **Medikamente**. Medikamente, die gerne vergessen werden (Verhütungsmittel, Schmerzmittel, Diätmittel, Diätprodukte, Vitamine usw.)
  - Vorgeschichte, Reisen, Hobbys, Kontakt zu infizierten Patienten. Sexualleben, Impfungen.
  - Begleitzeichen: **Fieber**, Allgemeinzustand, niedriger Blutdruck, Asthenie, Myalgien, Arthralgien, usw.
  - **Pruritus**, überwärmt, Schmerzen.
  - **Schleimhautläsionen** (Flecken, Erosionen, Blasen, Petechien)?
  - Topografie: Handflächen, Fußsohlen und Skalp nicht vergessen. Sind nur **lichtexponierte Bereiche** betroffen?
  - Genaue Beschreibung der Läsionen (siehe unten). Lassen Sie den Patienten den Beginn der Läsion beschreiben (Erosionen oder Schorf: Waren vorher Bullae vorhanden?)

Terminologie

Bulla	Pustel oder Bläschen, die größer als 5 mm sind. Sie sollten den Patienten immer bitten, die Läsion zu Beginn zu beschreiben.
Schorf	Suchen Sie nach anderen Läsionen, um festzustellen, ob es sich um eine fortschreitende Form von Pustel, Bläschen, Blase oder Erosion handelt.
Erosion	Verlust der oberflächlichen Substanz.
Erythem	Große oder konfluierende Makulae. Mehr oder weniger rot, violett, wenn es tiefer liegt. Nicht erhaben, manchmal verdickte Haut. Desquamationen? In Verbindung mit Bläschen, Pusteln? Ist es kochend heiß? Juckreiz?
Erythrodermie	Gleichzeitig generalisierte Rötung und Abschuppung
Makula	Farbiger Fleck, keine Erhöhung oder Vertiefung der Hautfläche; Farbe? Gleichmäßig, kokardenförmig? Abblassen unter Druck mit dem Glasspatel?
Nikolski-Phänomen	Peribullärer Druck mit dem Finger in einem scheinbar gesunden oder nur erythematösen Bereich führt zu einer epidermalen Ablösung. Stevens-Johnson/Lyell-Syndrom
Knoten	Tastbare, feste, rundliche, manchmal schmerzhafte Läsion. Kann epidermal, dermal oder hypodermal wie beim Erythema nodosum sein. Unterscheidet sich von der Papel auf Grund seiner Dicke
Papel	Erhabene, feste Läsion, weniger als 1 cm groß; beschreiben Sie die Farbe.
Plaque	Eine Hauterhebung, die breiter als hoch ist und möglicherweise durch das Zusammenfließen von Papeln entsteht. Kann purpurartig, bullös oder nekrotisch sein
Purpura	Lässt sich nicht durch Glasspateldruck beseitigen. Achten Sie auf Anzeichen einer schweren Erkrankung, Schleimhautblutungen, Fieber usw.
Pustel	Bläschen, das eine trübe (oft eitrige) Flüssigkeit enthält.
Vesikel	Kleine Blase < 5 mm, durchsichtiger Inhalt.

Dermatologische Online-Ressourcen

1. Collège des enseignants en dermatologie (mit Fotos) http://cedef.org/enseignement
2. Thérapeutique dermatologique (ohne Fotos) www.therapeutique-dermatologique.org (kostenlos). Die englische Version unter: https://tinyurl.com/yvzyadmm
3. In deutscher Sprache: http://www.dermisnet.de

12.2 Urtikaria, hereditäres Angioödem, und Imitationen

› Allergische Urtikaria

... ***Diagnose*** ...

- Rote ± helle Papeln bis hin zu sehr großen Flecken (Riesenurtikaria), erhaben, scharfkantig, flüchtig, disseminiert, wandernd, juckend (manchmal Überwärmung).

... ***Achten Sie auf begleitende oder schwerwiegende Symptome, die Adrenalin i.m. erforderlich machen*** ...

Tabelle 12.2: **Definition von „Anaphylaxie" (=> Adrenalin i.m. 0,3–0,5 mg) (1) (*siehe S. 485 und 706*)**

Anaphylaxie hochwahrscheinlich, wenn eines der folgenden 3 Kriterien erfüllt ist:
Kriterium 1 - Plötzliches Auftreten (innerhalb von Minuten oder Stunden) von Symptomen, die die Haut, die Schleimhäute oder beides betreffen **und ≥ 1 der folgenden Kriterien:** – Beeinträchtigung der Atemwege (**Dyspnoe, Bronchospasmus,** Stridor, Hypoxämie); – oder **Hypotonie** / Hypoperfusion (Kollaps, Synkope).
Kriterium 2 - ≥ 2 der folgenden, schnell aufgetretenen Symptome (Min. oder Std.) nach Exposition gegenüber wahrscheinlichen Allergenen *für diesen Patienten*: – **Haut- und Schleimhautbeteiligung** (z. B. generalisierte Urtikaria, Juckreiz-Rötung, geschwollene Lippen-Zunge-Uvula); – Beeinträchtigung der Atemwege (Dyspnoe, Bronchospasmus, Stridor, Hypoxämie); – Hypotonie/Hypoperfusion (Kollaps, Synkope); – Anhaltende **gastrointestinale** Symptome (z. B. Bauchschmerzen mit Krämpfen, Erbrechen).
Kriterium 3 - Blutdruckabfall nach Exposition gegenüber einem für diesen Patienten bekannten Allergen (in Min. oder Std.): – Systolischer Blutdruck < 90 mmHg oder ↘30 % vom üblichen systolischen RR-Wert
Erweitern Sie die Indikation für Adrenalin ggf. auf Patienten, die nicht den Kriterien entsprechen. Z. B. Urtikaria innerhalb von Minuten nach Erdnussaufnahme bei Vorgeschichte einer schweren Erdnussanaphylaxie oder **Quincke-Ödem**.

... ***Ätiologie*** ...

- Alles ist möglich und verdächtig, aber nach Häufigkeit:
  - Virale Erkrankungen (++), bakterielle oder parasitäre Infektionen (man kann das Antibiotikum fälschlicherweise beschuldigen);
  - Nahrungsmittelallergie: Einnahme einige Minuten oder Stunden vor den Symptomen (Fischproteine, Schalentiere, Eier, Schokolade, **Nüsse**, **Erdnüsse** +++ usw.);
  - Medikamente (Aspirin, NSAR, Antibiotika usw.);
  - selten Kontaktphänomen: allergisch oder toxisch (Latex, Pflanzen, Meeresmollusken, Arthropoden, Kosmetika, „lokale" Antibiotika, Perubalsam, Zement usw.).
- Die Ursache bleibt in > 50 % der Fälle rätselhaft.
- **Verbieten Sie vorübergehend jedes verdächtige Medikament**. Auch ein seit Jahren eingenommenes Medikament kann verantwortlich sein.

- **Lassen Sie eine Liste** aller aufgenommen Nahrungsmittel der letzten 12 Stunden erstellen. Zu vergleichen mit den Nahrungsmitteln, die vor einer nächsten Episode aufgenommen wurden.

... ***Behandlung der einfachen Urtikaria*** ....

- Beruhigen Sie den Patienten, denn es sieht spektakulär aus, also besorgniserregend: Das wird heilen.
- Einfache Formen: nicht sedierendes Antihistaminikum (Loratadin, Cetirizin 10 mg 1–2/Tag); keine Vorteile für Enantiomere und einige andere Moleküle, die die QT-Zeit verlängern.
- Schwere Formen (Anaphylaxie) mit Angioödem oder Blutdruckabfall oder respiratorischen Problemen: Adrenalin i.m. 0,3–0,5 mg als erste Wahl.
- Schwere Formen oder solche, die seit Tagen andauern oder bei denen ein Versagen oder ein Angioödem außerhalb der Definition von Anaphylaxie und damit außerhalb des Risikobereichs vorliegt, könnten von Kortikosteroiden profitieren [keine nachgewiesene Wirkung bei einfachen Formen (10)]. Prednison: 30 mg pro Tag für 5–7 Tage unter Ausschleichen (11).
- Der Ausschlag verschwindet nicht immer schnell (den Patienten informieren) und kann wieder auftreten (flüchtig und wandernd).
- Verschreibung von Adrenalin in Injektoren (2 Sets vorsehen) im Hinblick auf ein unwahrscheinliches späteres Wiederauftreten (Anweisungen erklären, Anruf bei der Nummer 19222, *siehe S. 485*).
- **Vermeidung** des vermuteten Allergens. Nachsorge: Hausarzt ± Allergologe/Dermatologe.
- **Chronische Urtikaria** (seit mehr als 6 Wochen): Dermatologisches Konsil (ernste Ursache: Hämopathie, immunologische Erkrankungen).

› Spezielle Urtikariaformen

- Physikalische Urtikaria: Urtikarieller Dermographismus, Druckurtikaria (schmerzhaftes Ödem 3 bis 12 Stunden später). Kälte-, Wasser- oder solare (Licht-) Urtikaria. Cholinergische Urtikaria (eine Decke aus kleinen, roten, zusammenfließenden, stark juckenden oder brennenden Papeln in den Schwitzzonen, insbesondere an den Innenseiten der Oberschenkel, aber auch am Rumpf, in den Falten, oft bei körperlicher Anstrengung, verschwindet in der Regel nach 30–60 Minuten.
- Infektiöse Urtikaria: virale Hepatitis, mit der Triade Arthralgie, Kopfschmerzen, Urtikaria. Parasiten: Trichinose mit Gesichtsödemen, Myalgien, Bauchschmerzen, Fieber, Epi-/Pandemie, Hypereosinophilie. Bei anderen: Umstände der Erkrankung und Serologie.
- Serumkrankheit: **Urtikaria** + **Arthralgien** + **Fieber,** in der Regel um den 9. Tag eines Antigenkontakts (Impfung usw.).

› Sieht aus wie Urtikaria, ist es aber nicht

... ***Histaminsyndrom durch Fische*** *+++* ....

- Skombridae vor allem, Thunfisch, Lachs, Makrele, auch Sardinen, Heringe, Forellen, Sardellen.
- Ausnahmsweise lange gelagerter Käse.
- Beginn 1–15 min nach der Einnahme: pseudoallergisches Bild mit urtikariellem Ausschlag, diffusem Erythem, oft mit intestinalen Zeichen (Bauchschmerzen, Erbrechen, Diarrhöe).

- Es handelt sich nicht um eine Allergie und **weitere Opfer** desselben Fisches sind möglich. Es handelt sich um eine Resorption von Histamin, das postmortal aus Histidin in nicht frischen Fischen produziert wird.
- H1-Antihistaminika i.v. oder i.m. Selten schwere Formen, die wie Anaphylaxie zu behandeln sind *(siehe S. 485)*.
- Dauer ohne Behandlung: 6–12 Stunden.

... ***Pityriasis rosea Gibert (HHV-7?)***...

- Eindrucksvolle, wenig dicke, diffuse Papeln, die manchmal jucken und wie ein Weihnachtsbaum aussehen. *Siehe weiter unten.*
- Eindrucksvoller Ausschlag mit in der Regel mäßigem Juckreiz, vorwiegend am Stamm, makulopapulös von einigen cm Durchmesser, nicht sehr dick, lachsrosa, in der Mitte blasser und beim Kratzen mit einem Holzstück fein schuppend. Eine größere Makula (Primärfleck) tritt zuerst auf und befindet sich am Stamm: Medaillonförmige Läsion = Platte von 2–8 cm Durchmesser, oval, mit der Hauptachse typischerweise parallel zu den Rippen, leicht erhaben.
- **Weihnachtsbaum**-Aspekt: Ausschlag parallel zu den Rippen.
- Charakteristischer zweistufiger Verlauf. Spontane Heilung innerhalb von 3–7 Wochen. Bei Schwangeren berichtet eine kleine Serie über ein Frühgeburtsrisiko in den ersten 15 Wochen.
- Antihistaminika nicht immer wirksam gegen den Juckreiz. Bei ausgeprägtem Pruritus: Betamethason-Lotion 0,05 % auf die juckenden Stellen.

... ***Gutartiges medikamentenbedingtes Arzneimittelexanthem***............

- **Erythem des 9. Tages**: 4–15 Tage nach Beginn der Behandlung. Betrifft anfänglich den Rumpf oder die Wurzel der Gliedmaßen, eine Ausbreitung ist für einige Tage möglich.
- **Polymorphe** Läsionen mit konfluierendem, rosafarbenem oder rotem, manchmal juckendem, makulopapulösem Ausschlag ± urtikarielle Komponente, ± purpurfarbene Komponente (untere Gliedmaßen).
- Mäßiges oder fehlendes Fieber und kein Enanthem.
- Entwickelt sich manchmal zu einer feinen Schuppung.
- **Es gibt keine alarmierenden Symptome**, die eine Aufnahme und ein dermatologisches Konsil erfordern: kein Nikolski-Zeichen (*siehe S. 711*), keine Haut- oder Schleimhautschmerzen, keine Infiltration der Läsionen, keine Ausbreitung des Erythems und keine Erosionen der Schleimhaut, keine disseminierten Lymphadenopathien.

› Allergisches Angioödem (Quincke) oder bradykinin-vermitteltes Angioödem (hereditäres Angioödem = HAE)?

Behalten Sie die Möglichkeit eines nicht-allergischen Angioödems im Hinterkopf, das nicht auf die Behandlung anspricht.

Adaptiert aus (14,15)	**Allergie**	**Bradykinin-vermittelt**
Frequenz	++++	***Sehr selten***
Start	Schnell: Minuten bis einige Stunden	Langsamer Beginn: Stunden
Provoziert?	Bekanntes/wahrscheinliches Allergen	Trauma
Anamnese	IgE-Allergien	ACE-Hemmer, AT-II-Antagonisten* Positive persönliche oder Familiengeschichte für traumatisch bedingte Ödeme
Erkennungszeichen	Pruritus, Erythem (53 %) Bronchospasmus, Hypotonie	Pruritus, Erythem < 1 %
Gemeinsame Zeichen	Ödeme Gesicht, Mund, HNO, Bauchschmerzen, Erbrechen Durchfall	
Reaktion auf Kortikoide-/H1-Blocker	+ (90–100 %)	Nein (2–10 % scheinen sich zu verbessern)
Reaktion auf Adrenalin	+++, schnell	Keine
Behandlung bei schweren Fällen von Anfang an: Asphyxie, Stridor, kämpfender, sitzender Patient	- Adrenalin 0,5 mg i.m., sofern nicht bradykinn-vermittelte Genese sicher ist (Anamnese) - Vorbereitung auf schwierige Intubation: O_2, hoher Fluss**, Intubation durch den Erfahrensten, bereit für: Krikothyrotomie*** oder Rapid-sequence-Intubation (Ketamin erwägen)	
Therapie	Adrenalin i.m. bei respiratorischer Beeinträchtigung (1) Kortikoid/ansonsten 4 Tbl. Levocetirizin à 5 mg (13)	a] Tranexamsäure als 1. Wahl (verfügbar ++) (15–17) b] FFP 2 Einheiten (verfügbar ++) wenn [c] fehlschlägt oder nicht verfügbar ist (13,15-16) c] Icatibant oder C1-Esterase-Inhibitor je nach Verfügbarkeit (13,15,16): siehe unten.

* Beginn der Medikation in der Regel erst vor kurzem (mehrere Wochen), kann aber auch später auftreten.

** O_2: FiO_2 100 % (15) wahlweise:
- i) Optiflow® (High-flow nasal cannula) mit 100 % FiO_2 und 60 L Flow (etwas langwieriger Aufbau).
- ii) BiPAP-Maske.
- iii) Hochkonzentrationsmaske, Flow übersteigt > 15 L/min. i.v.) Hochkonzentrationsmaske 15 L/min + darunter eine Nasensonde mit 15 L/min.

*** https://rebelem.com/bougie-assisted-cricothyrotomy/ und live: https://tinyurl.com/pduzywjv + https://tinyurl.com/t3teu4c8

› Bradykinin-vermitteltes Angioödem (5–7; 13–17) ⚠⚠

- Lokale und vorübergehende Episoden subkutaner oder submuköser Ödeme mit Risiko eines Larynxödems und **abdominellen** Formen mit Schock.
- **Wenig oder nicht juckend**, **ohne Urtikaria**, ohne Fieber.
- Sekundär durch ACE-Hemmer oder Sartane, Thrombolyse i.v., **genetisch** bedingt (75 % erblich bedingt) = hereditäres Angioödem (HAE), oder durch erworbenen Mangel an C1-Inhibitor (C1 Inh) = AAE, bei Gammapathien und Lymphopathien (sehr selten).
- Symptomatik im HNO-Bereich oder das Gesicht betreffend: 30 % betreffen den Kehlkopf ⚠.
- Sehr schmerzhafter abdomineller Anfall.
- **Adrenalin und Kortikosteroide unwirksam** ⚠.

- Bekannte Anamnese, Pat. mit Ausweis: Verabreichen Sie die angegebene Behandlung.

... ***Wann an das Angioödem denken (5–7, 14–15)?*** ....

Isoliertes Angioödem (AO) im Gesicht / HNO-Bereich oberhalb des Schulterbereichs = ernst und dringend ⚠ ⚠ (13).

- Keine Symptomatik einer Histaminfreisetzung (Juckreiz, Urtikaria).
- Frühere Episoden eines AO oder unerklärten abdominalen Symptomen von 24–48 Stunden, die resistent gegen die Behandlung einer Anaphylaxie sind.
- Fälle in der Familie.
- Bei einem Teil der Patienten: *Einnahme von ACE-Hemmern oder Sartanen*: *50 % der ersten Episoden* innerhalb von 3 Monaten nach Beginn, 8 % nach einem Jahr (7). Außergewöhnlich, kommt aber auch vor bei Thrombolyse i.v. durch Alteplase.
- Stärkere Symptome unter Einnahme der Antibabypille oder bei Schwangerschaften.
- **Resistenz der Episode gegen Adrenalin/Kortikoid/H1-Blocker** => Bei Verdacht auf eines oder mehrere dieser Kriterien:
  - auf eine **Krikothyrotomie** oder schwierige Intubation vorbereitet sein; **Verstärkung hinzuziehen;**
  - Injektion eines der Medikamente *S. 572* (Wirkung in 30 min).

Gastrointestinale Angioödeme

- Dieselben Hinweise wie im Abschnitt „Isoliertes Angioödem (AO) im Gesicht/HNO-Bereich“.
- Schwere Bauchschmerzen, okklusives oder subokklusives Bild.
- Computertomographie (mit Kontrastmittel) kann kompatible Bilder zeigen: Ödeme der Darmwand, kokarden-/halo-förmiges Aussehen, Ergüsse in diesen Bereichen, unspezifisch, aber Fehlen von Anzeichen einer anderen Ursache (8).

Andere Lokalisationen oberhalb des Schultergürtels, weniger dringend

- Dieselben Hinweise wie im Abschnitt „Isoliertes Angioödem (AO) Gesicht/HNO-Bereich“.
- Ödeme im Genitalbereich, an den Gliedmaßen.
- Mehr Zeit, um ein Konsil einzuholen, mit Tranexamsäure beginnen.

... ***Therapie (5–7) vgl. Tabelle 12.3 (15–17) S. 704*** ....

- Symptomatisch: O_2, wenn hypoxisch, Flüssigkeitsersatz, wenn abdominell (Okklusion/Aszites), Analgesie.
- *Kein* injizierbares Adrenalin oder Aerosol, kein H1-Blocker oder Kortikoid.

Angioödem des Larynx

- Den Patienten in sitzender oder halbsitzender Position halten.
- O_2 bei Hypoxie/Dyspnoe/Stress, keine Maßnahmen im HNO-Bereich (mögliche Verschlimmerung) außer **Krikotomie** bei Asphyxie.
- Spezifische Behandlung zum frühestmöglichen Zeitpunkt (siehe unten).
- Icatibant und C1-Esterase-Inhibitor oft nicht verfügbar: **zunächst Tranexamsäure 1 g i.v.** (15, 17).

Angioödem durch genetischen oder erworbenen C1-Esterase-Inhibitor-Mangel

- C1-Inhibitor-Konzentrat oder in Ermangelung dessen Icatibant.

Angioödem durch ACE-Hemmer

- Icatibant = Firazyr® als erste Wahl, alternativ: C1-Inhibitor-Konzentrat.

Kinder und schwangere Frauen (5)

- C1-Inhibitor-Konzentrat, falls erforderlich.

Schwere Symptomatik: Welches Präparat?
- C1-Inhibitor-Konzentrat oder Icatibant; versuchen, das andere zu verwenden, wenn das eine versagt.
- Auf die Intensivstation aufnehmen.

Weniger schwere Symptomatik
- Keine Therapie oder Tranexamsäure.

Prophylaxe, Bestätigung der Diagnose
- Ggfs. Absetzen von ACE-Hemmern und Sartanen.
- Spezialisierte Beratung ++:
  https://www.hae-notfall.de/notfallsymptome.htm
  https://www.hae-vereinigung.ch/
- Kein nützlicher Test in der Notaufnahme. Bestimmung von C1-Inhibitor und seiner funktionellen Aktivität und von C4 (HAE) oder des C1q (erworbenes Angioödem).

Die Präparate
- **Tranexamsäure**: 1 g/4 h p.o. oder i.v. für 48 h, wenn keine arterielle oder venöse thrombotische KI vorliegt: versuchen, wenn nichts anderes sofort zur Hand ist (15–17), überall erhältlich, 3 €/Tag.
- **C1-Inhibitor-Konzentrat** (Blutderivat, €€€): Wirksamkeit in 30 min, Halbwertszeit 36 h, 20 IE/kg, 4 mL/min. Berinert®, Cinryze®. Eine geöffnete Flasche ist als Ganzes zu verabreichen (13).
- **Icatibant**: Synthetisches Dekapeptid, spezifischer B2-Rezeptor-Antagonist des Bradykinins. (€€€€), Wirksamkeit 20–30 min, Halbwertszeit 1–2 h: s.c.-Gabe, 30 mg/s.c.; 6 h warten vor einer eventuellen erneuten Gabe.

> **Allergisches Angioödem (Quincke, wenn das Gesicht und der HNO-Bereich betroffen sind)**

- Handelt es sich nicht um ein sehr seltenes Bradykinin-vermitteltes Angioödem (**siehe Tabelle 12.3 S. 704**)?
- Subkutanes, mukosales und submukosales Ödem, nicht juckend oder erythematös mit dem Gefühl von Spannung oder Hitze.
- Lokalisationen: Gesicht, Extremitäten, externe Genitalien, Bauch und Gelenke.
- **Quincke-Ödem**: Befall der Lippen, Zunge, Uvula bis hin zum Larynx; **kann sich sehr schnell** zu einem nicht intubierbaren Larynxödem entwickeln => sofort Adrenalin i.m.

… ***Formen, die mit Adrenalin zu behandeln sind: Frühzeitig Adrenalin i.m. (Oberschenkel), 0,3–0,5 mg. siehe S. 485, Anaphylaktischer Schock (1,12)***.
- Beeinträchtigung der Atemwege oder des HNO-Trakts.
- Insbesondere **eine dicke Zunge oder Uvula, auch wenn sie (noch) nicht obstruktiv sind, oder ein Beginn einer Kehlkopfschädigung mit Dysphonie.**
- In einen Schockraum.
- *Keine Kontraindikationen für Adrenalin (insbesondere Schwangerschaft und Herz-Kreislauf-Erkrankungen).*
- β-2-Mimetikum, Antihistaminikum, Adrenalin-Aerosol, Kortikosteroide: **alles nur Versteckspiel, das das Adrenalin i.m. verzögert.**
- *Schwere intestinale Manifestationen* oder solche mit Vorgeschichte einer respiratorischen Anaphylaxie oder eines Schocks können von Adrenalin i.m. profitieren (1).

- **Überwachung 6 h; oder 12–24 h** bei schwerer respiratorischer oder kardiovaskulärer Beeinträchtigung, Wach- oder Intensivstation je nach anfänglichem Schweregrad, im Hinblick auf eine mögliche biphasische Anaphylaxie gemäß den aktuellen Empfehlungen (1). Die zweiten Phasen sind selten schwerwiegend, treten zwischen 20 min und 143 h auf (2,3), wobei der Median bei 11 h liegt (2) und es wurden keine Todesfälle beschrieben (retrospektive Studien, daher nicht formal). Einige halten die klassische Überwachungsdauer von 6 Stunden für übertrieben (4).
- **Tryptase-Bestimmung, Organisation der Entlassung, Adrenalin-Injektionspens (× 2 Sets) und Anweisungen (siehe *S. 485*)** und (1) zum Herunterladen bzw. in deutscher Sprache (19)).

... ***Nicht adrenalinpflichtige Formen: Behandlung bei Fehlen einer Atemwegsbeteiligung*** ....

Außerhalb dieser Fälle (1, 12): Methylprednisolon 1–2 mg/kg (1) oder Betamethason 4–8 mg i.v. (Rückfallprophylaxe) + Antihistaminika per os (Cetirizin, Desloratadin) oder injizierbar (Dimetinden 4 mg i.v. 1–2 × /Tag oder Clemastin 2 mg i.v./i.m. 1-0-1).
„Wenn es sich lediglich um ein Lippenödem handelt, das seit vor der Ankunft in der Notaufnahme stabil ist, nicht plötzlich auftritt, der Patient keine bekannten schweren Allergien aufweist, keine Beschwerden im HNO-Bereich hat und weder Zunge noch Uvula betroffen sind, kann auf Adrenalin i.m verzichtet werden. Aber alle 10 Minuten im Schockraum neu bewerten.
In diesen Grenzfällen Adrenalin i.m. zu verabreichen ist nicht gefährlich und kann nicht als Fehler bewertet werden, im Zweifelsfall ist es sogar besser".

› Kein Angioödem

... ***Vena cava superior-Syndrom*** ....

- Vorwiegend morgens auftretendes Gesichtsödem, anfangs einfaches periorbitales Ödem, konjunktivale Blutergüsse, dann Ödem im Cava superior-Gebiet: obere Gliedmaßen, Gesicht, Rumpf, Hals (enger Kragen), Dyspnoe, Zyanose, Distension der Halsvenen, Kopfschmerzen (im Liegen).
- Ursache: In der Regel ist ein Tumor bekannt. Mechanismus: Kompression, oder Thrombose (Tumor, Katheter).
- Untersuchung: CT + CT-A von Hals + Thorax.
- **Therapie (9): Auf eventuelle Patientenverfügungen achten:**
  - Sitzende Position;
  - Sauerstofftherapie bei Tachypnoe oder Hypoxie;
  - **bei Thrombose**: **Antikoagulanzien** UFH s.c. oder i.v. oder LMWH s.c. in therapeutischer Dosis wie bei Venenthrombose (*siehe S. 738*), Entfernung eines evtl. Katheters ± interventionelle Radiologie;
  - **bei Kompression**: Thromboseprophylaxe mit LMWH oder UFH zu diskutieren, Methylprednisolon i.v. 2,4 bis 3,6 mg/kg, wenn kein i.v.-Zugang: Prednison 2 bis 3 mg/kg. Das Kortikoid kann die Diagnose eines Lymphoms erschweren. Kontaktieren Sie den Onkologen (Strahlentherapie ± interventionelle Radiologie?).

... ***Periorbitales oder Gesichtsödem bei nephrotischem Syndrom*** ....

- Deutliches Gesichtsödem beim Aufwachen, eigentlich diffus (Lenden- und Flankenbereich nicht vergessen), nach einer art. Hypertonie muss gesucht werden, massive Proteinurie, Hypoalbuminämie. Patienten wiegen. Adäquate Labordiagnostik inkl.

Nierenwerte, Albumin, Urinkultur, Proteinurie. Asymmetrisches Ödem: Suche nach venöser Thrombose.
- Salzarme Diät, fachärztliches Konsil, bei schwerer Hypoalbuminämie (< 20 g/L) ggf. Thromboseprophylaxe.

... ***Nicht obstruktives Uvula-Ödem (manchmal subakut/chronisch)*** ....
- Selten: isolierte Uvulitis: Fusobakterien, Haemophilus, Anaphylaxie, Trauma (Schnarchen nach Alkoholgenuss usw.)
- Fällt auf durch Fremdkörpergefühl ± übelkeitauslösend.
- Man sieht eine geschwollene Uvula, manchmal glänzend und durchscheinend, manchmal stark verlängert.
- Es kommt auf die **Begleitumstände** an:
  - wenn es nicht streng auf die Uvula beschränkt ist: infektiöse Ursachen oder Angioödem (*S. 701*);
  - Patient unter ACE-Hemmer/Sartan (*siehe S. 704*), aber in diesen Fällen häufiger Assoziation mit Angioödem des Gesichts/Mundbodens;
  - im Rahmen einer Anaphylaxie (*siehe S. 706*), dito, selten isoliert;
  - im Rahmen einer Infektion: Haemophilus influenza, Fusobakterien, Streptokokken-Schnelltest und Abstrich nehmen, Haemophilus influenza abdeckend behandeln: Amoxicillin-Clavulansäure, 3 g/d, × 5 Tage oder ein 3. Generations-Cephalosporin, wenn C3G-Allergie: Doxycyclin, Chinolone oder Carbapeneme;
  - Ausreichend langer Beobachtungszeitraum zur Überprüfung der Besserung oder Stabilität vor Entlassung (18);
  - Wenn keine offensichtliche, insbesondere infektiöse Ursache vorliegt, kann man es mit Prednison oder einem Adrenalin-Tupfer (1 mg/10 mL) versuchen.

Literatur

1. Prise en charge de l'anaphylaxie en médecine d'urgence, Recommandations de la Société française de médecine d'urgence, 2016, http://www.sfmu.org/ und https://tinyurl.com/379b53x9
2. Lee S. et al., Time of onset and predictors of biphasic anaphylactic reactions: a systematic review and meta-analysis, J Allergy Clin Immunol Pract, 2015, PMID: 25680923.
3. Grunau B.E., et al., Incidence of clinically important biphasic reactions in emergency department patients with allergic reactions or anaphylaxis, Ann Emerg Med, 2014, PMID: 24239340.
4. Swaminathan A., Rogers R.L., Anaphylaxis management + biphasic reactions. Emergency Medicine and Acute Care Essays, 01/2015, http://www.ccme.org/EMA (Abonnement).
5. Le Gouellec N., Prise en charge de l'angioedème à bradykinine en urgence, Journée régionale du Collège de Médecine d'Urgence, Nord-Pas-de-Calais, 2012. Carte der CREAK (Referenzzentren) https://tinyurl.com/bdh7b5fh
6. Orphanet, Angio-œdème non histaminique, https://tinyurl.com/y5usnhbb oder (in dt. Sprache): https://tinyurl.com/5exstahz
7. Javaud N. et al., Angioedèmes bradykiniques et médecine d'urgence, Urgences, 2014, congrès, www. sfmu.org (Mitglieder) https://tinyurl.com/h6ta3d3e
8. Ishigami K. et al., Radiologic manifestations of angioedema, Insights Imaging, 2014, PMCID: PMC4035492, https://tinyurl.com/3nnaupu2
9. ASOS, Syndrome Cave Supérieur, Prise en charge dans les 24 premières heures d'un patient atteint de cancer, www.afsos.org/ und https://tinyurl.com/3fdvh3ca und ARS AURA: https: //tinyurl.com/9s68ks2t
10. Barniol C et al., Levocitirizine and Prednisone are not superior to levocetirizine alone for the treatment of acute urticaria : a randomized double-blind clinical trial, Ann Emerg Med, 2018. https://tinyurl.com/mp5pmxxm
11. Asero R, New-onset urticaria, UpToDate, Oct 2021, www.uptodate.com (kostenpflichtig).
12. Dodd A., Evidence UpToDate for the treatment of anaphylaxis, Resuscitation, 2021, https: //tinyurl.com/77x5xhkn

13. Floccard B., Diagnosis and treatment of upper airway oedema caused by acute angio-oedema in the emergency department : a French consensus statement, 2017, Eur J Emerg Med. PMID : 28059860.
14. Lenschow M., A score for the differential diagnosis of bradykinin- and histamine- induced head and neck swellings, Eur Arch Otorhinolaryngol, 2018, PMID: 29721614 NB: Retrospektive Studie au seiner HNO-Klinik.
15. Farkas J., Angioedema August, 2019, https://emcrit.org/ibcc/angioedema/#top
16. Van den Elzen M. et al., Efficacy of Treatment of Non-hereditary Angioedema, Clinic Rev Allerg Immunol, 2018) https://tinyurl.com/cwaf3dbp
17. Beauchêne et al., Intérêt de l'acide tranexamique en traitement d'urgence de première intention des crises d'angiœdème bradykinique sous IEC, Rev Med Interne, 2018, PMID: 29735174.
18. Buttaravoli P., Uvular oedema, in Minor emergencies, 2nd ed, 2007. NB : mittlerweile existiert eine 4. Ausgabe von 2021 dieses unverzichtbaren Buches.
19. Leitlinie zu Akuttherapie und Management der Anaphylaxie – Update 2021 (Stand 28.4.2023): https://tinyurl.com/3d5xz7tm

12.3 Dermatologie: Ausgewählte Probleme – ernste bis schwere Ausschläge: 3 Typen

12.3.1 Erythematöse und makulopapulöse Läsionen.

> **Patient vollständig rot, 4 spezielle Ursachen**

... ***DRESS-Syndrom*** ...

- Arzneimittelüberempfindlichkeit: „Drug reaction with eosinophilia and systemic symptoms" (Arzneimittelreaktion mit Eosinophilie und systemischen Symptomen).
- Morbilliformer Ausschlag, anfangs im Gesicht + oberer Rumpf und Extremitäten, diffus, konfluierend zu einem **infiltrierten Erythem, 2-6 Wochen nach Beginn einer Medikamenteneinnahme. Auffälliges Gesichtsödem**, **Fieber**, Lymphadenopathie. **Hypereosinophilie** und Transaminasenanstieg.
- Dringendes dermatologisches Konsil, Aufnahme.

... ***Scharlach (β -hämolysierende Streptokokken der Gruppe A)*** ...

- Fieber bis 40 °C, Angina mit Himbeerzunge, dann diffuser erythematöser Ausschlag, der sich nach 7 Tagen abschält.
- Antibiotikatherapie mit Amoxicillin. Kontagiös über drei Tage.

... ***Seltenes diffuses Erythem: toxisches Schocksyndrom*** ⚠ ...

- Peri/postmenstruelles diffuses Erythem bei einer menstruierenden Frau: toxisches Schocksyndrom (zu lange Verweildauer von Tampons in der Vagina: vaginale Untersuchung). Es kann auch durch jeden anderen Staphylokokkenherd ausgelöst werden.
- Rasch auftretender, makulöser, manchmal blasser Ausschlag, der bei Druck abblasst. Oropharyngeales, konjunktivales oder vaginales Enanthem und häufig Gesichts- oder Extremitätenödem. Distale Desquamation ab dem 7. bis 15. Tag.
- **Schock, Diarrhöe oder Erbrechen, Myalgie** und erhöhte CK, Nierenversagen, akutes Atemnotsyndrom.
- Aufnahme auf der Intensivstation, Blutkulturen, Entfernung des Vaginaltampons [und Kultur], Drainage eines Abszesses.
- 20 Fälle/Jahr. http://cnr-staphylocoques.univ-lyon1.fr

... ***Exanthematische Pustulose*** ...

- Plötzlicher, stark fieberhafter Ausschlag.
- Beginn: 1 bis 4 Tage nach Beginn einer Medikamenteneinnahme (oft Antibiotikum).
- **Diffuses, flächenhaftes, scharlachrotes Erythem** mit Schwerpunkt in den großen Hautfalten + Fieber, Verschlechterung des AZ
- Nach einigen Stunden wird das Erythem **abgelöst von vielen kleinen Pusteln** (< 2 mm) mit milchigem (sterilem) Inhalt, der konfluieren und sich von der Epidermis ablösen kann.
- Schleimhautbefall ist nicht üblich.
- Neutrophile Polynukleose.
- **Günstiger Verlauf nach Absetzen des Medikaments.**
- Dermatologisches Konsil, KH-Aufnahme, Blutkulturen bei Verdacht auf Pustulose bei Bakteriämien.

12.3.2 Vesikulobullöse Läsionen

> Blasenförmige Eruptionen

... ***Mit Nikolski-Zeichen und Schleimhautläsionen*** ....

- Akuter Beginn innerhalb weniger Stunden: Stevens-Johnson/Lyell-Syndrom. Sehr selten: 1 Fall/1 Million Einwohner pro Jahr. Akutes fieberhaftes Erythem; die Epidermis löst sich ab und hinterlässt die freiliegende, hellrote, blutende Dermis; generalisierte erosive Schleimhautschädigung. Ursache unbekannt in 30 % der Fälle. Ansonsten: NSAR, Sulfonamide, Antiepileptika. Venenzugang in gesundem Hautbereich, Flüssigkeitsersatz (physiologische Kochsalzlösung). Keine Kortikosteroide, alle Medikamente absetzen, für warme Zimmertemperatur sorgen. Dringendes dermatologisches Konsil. Aufnahme auf die Intensivstation.
- **Subakuter Beginn: Pemphigus, selten**. Instabile Blasen auf gesunder Haut. Konsil Dermatologie. Inzwischen: Desinfizieren (Chlorhexidin + Wasser), Vaseline auftragen, vaselinhaltiger Tüll + trockene Kompressen.

... ***Mit Nikolski-Zeichen, ohne Schleimhautläsionen*** ....

- **SSSS: Staphylococcal Scalded Skin Syndrome = Staphylokokken-Epidermolyse**. Bei Erwachsenen außergewöhnlich. In der Regel handelt es sich um eine niereninsuffiziente Person. **Sich schnell ausbreitendes flächenhaftes Erythem. Oberflächliche Ablösung**. Staphylokokken-Infektionsherd (HNO). Sofortige Blutkulturen und dringende Verabreichung eines staphylokokkenwirksamen Antibiotikums. KH-Aufnahme, evtl. Intensivstation.

... ***Ohne Nikolski-Zeichen und nicht ausschließlich in lichtexponierten Bereichen*** ....

- **Akuter Beginn: Erythema multiforme**. Typische **kokardenförmige** Läsion: nekrotisches oder bullöses Zentrum, dann ödematöse Intermediärzone, dann erythematöser peripherer Ring: mindestens 3 konzentrische Kreise. Topografie: symmetrisch, Knie-, Ellenbogen-, Handgelenks- und Handregionen. Bei mehrfach erosiven Schleimhautläsionen stellt sich die Frage nach einem **Stevens-Johnson-Syndrom** => dermatologisches Konsil. Suchen Sie nach einer assoziierten Infektursache, um sie zu behandeln: Lippenherpes > Genitalherpes an erster Stelle.
- **Subakuter Verlauf: bullöses Pemphigoid** des älteren Menschen. Entzündliche Plaques mit gespannten, festen Blasen, insbesondere an den Beugezonen. Ausgeprägter Juckreiz (Pruritus). Schleimhäute im Allgemeinen gesund. Nicht notfallmäßig mit Kortikosteroiden behandeln: dermatologisches Konsil am nächsten Tag oder dringend bei Fieber.
- **Achtung: Handelt es sich nicht um eine Zellulitis** mit erythematösen, infiltrierten, schmerzhaften, manchmal purpurnen oder nekrotischen Plaques, die an eine infektiöse (in der Regel fieberhafte) Zellulitis mit Blasenbildung erinnert?

... ***Ohne Nikolski-Zeichen und in einem lichtexponierten Bereich?*** ....

- **Photodermatose (Lichtdermatose) + Phytophotodermatitis (Wiesengräserdermatitis)**. Keine Schleimhautbeteiligung, kein oder nur geringes Fieber. Wiesengräserdermatitis (Kontakt mit Pflanzen, Verwendung von Bergamotte-Produkten, Psoralenen, Medikamenten [Tetracycline, Fluorchinolone]. Flächiges Erythem oder manchmal zusammenfließende Makulae, die die Form des Pflanzenkontakts widerspiegeln. Krankenhausaufnahme bei schweren und ausgedehnten Formen. Kortisonsalben, wenn typischer Befund.

Gürtelrose (Behandlung)

... *Alle Patienten* ...

- Waschen mit Seife: farblose lokale Desinfektion: Chlorhexidin mit Wasser (1).
- **Kein Kontakt mit immungeschwächten** Neugeborenen oder schwangeren Frauen, die nicht gegen Windpocken immun sind. Geringe Infektiosität, durch Kontakt von Bläschen, Hand und Schleimhäuten (nicht über die Luft).
- **Die antiviralen Substanzen X-Ciclovir** sind sehr gut verträglich mit einem geringen Risiko für die Nieren: reichlich trinken während der Behandlung. Bei Niereninsuffizienz anpassen.
- Es wird **keine Kortikosteroidtherapie** durchgeführt.

... *Immunkompetente Patienten* ...

- Antivirale Behandlung < 72 Stunden nach Auftreten des Ausschlags bei:
  - **Zoster ophthalmicus**: Prävention von Augenkomplikationen oral, 7 Tage: Valaciclovir 3 × 1 g pro Tag innerhalb von 72 h (1). Augenärztliche Untersuchung innerhalb von 24 h;
  - **Zoster bei über 50-Jährigen**: Valaciclovir 3 × 1 g/d 7 Tage;
  - **< 50 Jahre**: Valaciclovir 3 × 1 g/d, 7 Tage oder Famciclovir (3 × 500 mg/d, 7 Tage) bei Risiko für post-zosterische Schmerzen: massivem Ausschlag, schweren Schmerzen in der Akutphase, Schmerz-Prodromi mehrere Tage vor dem Ausschlag (in dieser Indikation aber nicht zugelassen) (2).

... *Schwangerschaft* ...

- Kein besonderes Risiko durch Gürtelrose nachgewiesen (2).
- Antivirale Behandlung wie bei immunkompetenten Erwachsenen (3), Valaciclovir erlaubt: http://lecrat.de Aciclovir ebenso: www.embryotox.de

... *Immunsupprimiert: antivirale Behandlung bei jeder Gürtelrose* ...

- Unabhängig von der Art der Immunsuppression.
- Aciclovir i.v. 10 mg/kg/8 h als 1-stündige Infusionen alle 8 h, 7–10 Tage (1).
- Oder Famciclovir (3 × 500 mg/d, 10 Tage (2)).

... *Schmerzen in der akuten Phase* ...

- Paracetamol-Codein oder Paracetamol-Nefopam (letzteres nicht in DACH), sofern keine Kontraindikation vorliegt (anticholinerge Wirkung!).
- Bei Unwirksamkeit: Morphin p.o. oder Oxycodon 5 mg × 2 als Anfang.
- **Kein** Kortikosteroid verwenden.

... *Postzosterische Schmerzen* ...

- Analgesie Stufe 1 versuchen.
- Dauerschmerz: Amitriptillin, 75 mg/d bei Erwachsenen [1]. Beginnen Sie bei älteren Patienten mit 25 mg, mit engmaschiger Überwachung, EKG überprüfen.
- Lidocainpflaster nach Abheilung der Bläschen, 12 Stunden täglich auf trockener Haut.
- Spezialisiertes Konsil (Gabapentin, Pregabalin, Capsaicin).

12.3.3 Petechien/Purpura

Febrile Purpura

... *Purpura fulminans: absoluter Notfall, siehe S. 813* ...

- **Febrile Purpura = Meningokokken oder Pneumokokken => Absoluter Notfall** => Cefotaxime 2 g oder Ceftriaxon 2 g i.v. (nach Blutkultur, wenn Pat. im Krankenhaus gesehen, sonst vorher (*siehe S. 816*).

- Meist petechiale Purpura ± fieberhaftes Meningitis-Syndrom ± hämodynamische Instabilität, Bewusstseinsstörung, DIC, Multiorganversagen usw.
- Isolation i.d. ersten 24 Std.

... ***Andere infektiöse fieberhafte Purpura (Herzgeräusch?)*** ....

- Pneumokokken, Staphylokokken mit Nekrosen der Extremitäten.
- **Endokarditis** (septische Embolien), nach Janeway-Läsion suchen, *siehe S. 491.*
- Gonokokken; hinweisend: distal mit Tendosynovitis oder wandernder Arthralgie oder Arthritis.
- Malignes Syndrom bei eruptiven Erkrankungen (Windpocken, Masern).

... ***Vaskuläre Purpura (infiltriert, tastbar)*** ....

- *IgA-Vaskulitis – rheumatoide Purpura bei Erwachsenen* (früher: Purpura Schönlein-Henoch): selten: an abhängigen Partien, infiltrierend. Intestinale-, Nieren- und Gelenkzeichen: Auf Hämaturie und Proteinurie achten + nephrologisches Konsil.
- *Vaskuläre Purpura bei Erwachsenen* Meistens handelt es sich um die senile Bateman-Purpura oder eine Purpura nach einer längeren Steroidtherapie. Auf die Haut beschränkte Erkrankung. Es liegt keine Thrombozytopenie vor.
- *Akute purpurische Stauungskapillaritis* wenige Stunden ***nach einer langen Flug-/Busreise*** mit Rötung und vaskulärer Purpura und Ödemen der unteren Gliedmaßen ohne Fieber. Wird oft für ein „bilaterales Erysipel" gehalten. Normales Labor, keine Thrombozytopenie. Beruhigung des Patienten, Kompressionstrümpfe Grad 2 bis zur Heilung.
- Cholesterin-*Embolie.* Distale Purpura der unteren Extremitäten mit **purpurnen oder kalten, schmerzhaften und blauen Zehen**, Livedo bei einem gefäßkranken Patienten, oft Tage nach einem endovaskulären Eingriff. Retikuläre Livedo der unteren Extremitäten ± Abdomen. Assoziiertes grippeähnliches Syndrom. Nierenbeteiligung: Internist oder Gefäßchirurg konsultieren. Notfall: Spiegelung des Augenhintergrunds zur eventuellen Bestätigung.

... ***Thrombozytopenische Purpura (siehe S. 595)*** ....

12.3.4 Andere Erkrankungen, die in der Notaufnahme gesehen werden

› Krätze

- Pruritus steht im Vordergrund! Spezifische Läsionen: gewundene, einige mm lange Furchen in der Hornschicht insbesondere zwischen den Zehen + Vorderseite der Handgelenke; perlförmige Bläschen und Skabiesknötchen (rote Papuloknötchen, äußeres Genital ♂).
- Unspezifische Kratzläsionen: Exkoriation, Ekzembildung, Impetigo.
- **Hyperkeratotische** („norwegische") **Form**, weniger Juckreiz, sehr ansteckend: squamös-krustige, diffuse Erythrodermie, die Skalp und Gesicht betrifft. *KH-Aufnahme und Isolierung*, Ivermectin *per os* (s. u.).
- **Krätze bei Menschen mit guter Hygiene und wenigen Läsionen**, denken Sie daran bei anhaltendem Juckreiz nach entsprechenden Befunden (s. u.).
- **Verdachtsmomente**: *Topographie*: Zehenzwischenräume, Vorderseite der Handgelenke, Nabel, Gesäß, Innenseite der Oberschenkel, äußeres Genital ♂; Brustwarzenhof ♀, *nächtliche Verstärkung* des Juckreizes, familiäre Fälle oder *Bettnachbarn.*

- **Behandlung von Kleidung/Bettwäsche**:
- Tages-/Nachtkleidung/Betttücher finden, die seit den Symptomen und $\geq$ 10 Tage nicht benutzt wurden, diese während/nach der Behandlung tragen;
- in der Waschmaschine bei 60 °C waschbare Kleidung/Bettlaken waschen, die anderen => in einen großen Mülbeutel geben 12 Std., gepudert mit A-Par® (nur in F) oder Baygon®; (RKI-Empfehlung https://tinyurl.com/45s29d8s: „72 Stunden bei mindestens 21 °C lagern. Erfolgt die Lagerung bei geringer Luftfeuchtigkeit z. B. direkt vor einem auf mind. 21 °C eingestellten Heizkörper, reichen auch 48 Stunden aus. Alternativ auch Lagerung für 2 Stunden bei -25 °C (gilt nicht bei Scabies crustosa). Betten sollen frisch bezogen werden. Polstermöbel, Sofakissen oder textile Fußbodenbeläge (wenn Erkrankte mit bloßer Haut darauf gelegen haben) können mit einem starken Staubsauger abgesaugt (Filter und Beutel danach entsorgen) oder für mindestens 48 Stunden lang nicht benutzt werden).
- Bettwäsche mit A-Par® pudern (Asthmatiker fernhalten!) + Sofa, Fernbedienung, Autositze!
- Dasselbe gilt für die Kleidung des Ehepartners.

- **Behandlung des Patienten – zwei Optionen:**
  - **Ivermectin** 3 mg (in der Schwangerschaft: zweite Wahl) Dosis je nach Gewicht am 1. Tag: die Tabletten auf einmal einnehmen. Erneute Dosis an Tag 8;
  - **lokale Behandlung**: Spregal® (nicht bei Asthmatikern), Antiscabiosum 25 %®. *Topiscab® Creme bei schwangeren Frauen* (http://www.lecrat.fr; http://www.embryotox.de):
    - saubere oder neue Kleidung bereithalten
    - duschen (Kleidung => Müllbeutel siehe oben),
    - *abtrocknen*, Produkt auf den ganzen Körper *auftragen*, mit Ausnahme der Schleimhäute, insbesondere der Genitalien, nicht auf die Eichel, sondern auf Haut/Haare/Skalp/Nägel, und auf das Gesicht bei profusen Formen,
    - 24 Std. später: Duschen und dieselbe lokale Behandlung,
    - Duschen 24 Std. später.
- **Zusatzbehandlungen**: Pflegende Creme gegen Juckreiz: Dexeryl® Creme. Ekzeme: Pflegende Creme und wenn resistent, Betamethason-Creme 0,05 %/12 h × 5 d, Beginn 24 h nach Skabizid. Pruritus, der am Schlafen hindert: Antihistaminika. Fingernägel kurz schneiden, mit Nagelbürste behandeln.
- **Dito Behandlung einer Person, die das Bett teilt oder engen Kontakt hat** (und deren Kleidung).
- **Erste Ursache für Misserfolg = Nichtbeachtung der gleichzeitigen Behandlung** von Kontaktpersonen/Textilien! Es ist **normal, dass der Juckreiz zwei Wochen** lang anhält.

› Melanom

- Diagnostischer und therapeutischer Notfall. Entlassen Sie keinen Patienten mit einer verdächtigen Läsion aus der Notaufnahme, ohne dass eine sehr schnelle Behandlung erfolgt! Dermatologen sind alarmiert bei schwarzen Tumoren oder Melanomverdacht, Zauberworte für eine Terminvereinbarung.
- Verdacht nach dem **ABCDE-Prinzip** (**A**symmetry, unregelmäßiger Rand (**b**order), heterogene Farbe (**c**olor), Durchmesser > 6 mm (**d**iameter), fortschreitend/sich ausbreitend (**e**levation/**e**volution), insbesondere bei Risikofaktoren: persönliche oder

familiäre Vorgeschichte, heller Hauttyp, häufige Sonnenexposition insbesondere in der Kindheit ++.

- **Pruritus: nicht nur an der Haut** (http://cedef.org/enseignement)
  - **Hauterkrankungen**: Urtikaria, Ekzeme, Psoriasis, bullöses Pemphigoid, Windpocken, Krätze, Pedikulose (Läuse), Pilzinfektionen, Mastozytose mit ihren rotbraunen Hautflecken, bestimmte Medikamentenreaktionen.
  - **Isolierter Pruritus mit Kratzläsionen**. Blutbild, Thrombozyten, Ferritin, Kreatinin, Leberwerte, etc. Blutbild, TSH, HIV-, HBV- und HCV-Serologie, Thoraxröntgen und Ultraschall des Abdomens.
  - **Nicht-kutane Ursachen** für Pruritus: *Cholestase*, chronische Niereninsuffizienz, Schilddrüsenerkrankung, maligne Hämopathien (CLL, Hodgkin, Polyglobulie), Parasitosen (mit/ohne sichtbare Hautläsionen; Hypereosinophilie), AIDS und HCV, Medikamente, Psychogene Ursachen.
  - **Schwangerschaft**: intrahepatische Cholestase in der Schwangerschaft; generalisierter Juckreiz ohne Ikterus, Abmagerung; Ultraschall, Leberwerte und geburtshilfliches Konsil innerhalb von 48 Stunden (Risiko einer Schwangerschaftskomplikation)
- **Staphylokokken im Gesicht**
  - Infizierte Akne oder Furunkel, im T-Bereich zwischen Augenbrauen und Mundwinkeln. Das Palpebral- oder Orbitalödem kann beeindruckend sein.
  - **Differentialdiagnose**: eitrige Sinusitis maxillaris mit Ödem: In diesem Fall gibt es keine Hautläsionen oder subkutane Knoten; nasale Obstruktion, kürzliche/vorhandene eitrige Rhinorrhoe.
  - Wann immer möglich, entnehmen Sie einen **Pustelabstrich** (s. S. 715).
  - **Ambulant können Patienten** unter der Bedingung, dass Sie erneut einen Arzt aufsuchen, **behandelt werden, die keine wirklich schwere Staphylokokkenerkrankung haben**: afebril (< 38 °C); ohne Schüttelfrost, mit gutem Allgemeinzustand; ohne Druckschmerz über der Vena angularis der Orbita oder Kopfschmerzen, Überwachung durch Angehörige sichergestellt.
  - Verschreiben Sie dann Cloxacillin, falls verfügbar (in D Flucloxacillin), oder Pristinamycin, p.o.: 3 g/d in drei Gaben (in DACH nicht erhältlich), oder Cotrimoxazol (800 mg SMX/ 8–12 h). Anweisung an den Patienten, bei Zustandsverschlechterung oder bei Erbrechen sofort zurückzukommen und am nächsten Tag den Hausarzt aufzusuchen.
  - **Die sehr seltenen Fälle, die einen schweren septischen Zustand mit klinischem Verdacht auf intrakranielle venöse Mitbeteiligung aufweisen**, sollten mit dem Intensivarzt besprochen werden. Blutkulturen, Gerinnungsanalysen, Thrombozyten, Elektrolyte, Berechnung der Anionenlücke, ± BGA. Antistaphylokokkentherapie i.v. Cloxacillin 100 mg/kg/d (in D Flucloxacillin) + Gentamicin 7 mg/d oder Cefotaxim 100 mg/kg/d i.v. + Fosfomycin 4 g in 250 cc NaCl 0,9 % oder G5 % über 4 Stunden × 3/d.
  - **Mittelschwere Fälle** mit fehlenden Allgemeinsymptomen und beeindruckenden Läsionen im Gesicht, ohne Schmerzen in der Vena angularis, Kopfschmerzen oder Schüttelfrost: i.v.-Monotherapie: Cloxacillin (in D Flucloxacillin) oder wenn nicht verfügbar, Cotrimoxazol oder Amoxicillin-Clavulansäure, **50–100 mg/kg/d berechnet auf Amoxicillin in drei Dosen, $\leq$ 6 g/d.**
- **Entnahme einer Pustel für die Bakteriologie**
  - Wählen Sie eine intakte, frische Läsion. Entnehmen Sie eventuell mehrere davon.

- Material: 25G-Nadel (für s.c.), 5-mL-Spritze; Ampullen mit physiologischer Kochsalzlösung, alkoholische Povidon-Jod-Lösung (APJ), Blutkulturflaschen; wenn möglich: saubere Objektträger. Behälter für gebrauchte Nadeln, Handschuhe.
- Reinigung mit steriler physiologischer Kochsalzlösung. Alkohol durchdringt die Membran und würde die Probe negativ beeinflussen. Stopfen der Blutkulturflasche mit APJ reinigen.
- Mit der aufgezogenen Nadel in die Pustel stechen, aspirieren. Geben Sie den Eiter oder die Flüssigkeit in einen sterilen Behälter, sofort zur Bakteriologie geben. Wenn Sie weitere Läsionen beproben, impfen Sie 2 Blutkulturflaschen (die Proben gehen verloren oder liegen herum). Wenn die Menge minimal ist: Ziehen Sie steril mit derselben Spritze und Nadel 3 mL physiologische Kochsalzlösung auf. Geben Sie davon 1 mL in ein steriles Röhrchen für bakteriologische Untersuchungen, 1 mL in jede Flasche für Blutkulturen. Schicken Sie es an die Bakteriologie und schreiben Sie deutlich auf, was Sie getan haben, insbesondere bei den Blutkulturflaschen. Vermerken Sie in der Akte, was Sie getan haben, damit es nicht mit echten Blutkulturen verwechselt wird.
- Wenn möglich, machen Sie einen Objektträgerausstrich, lassen Sie ihn trocknen und schicken Sie ihn in einer Objektträgerhülle zur Gramfärbung an das Labor. Der Name des Patienten sollte mit Bleistift auf den mattierten Bereich des Objektträgers geschrieben werden: Kleben Sie keine Etiketten auf den Objektträger.

› Literatur

Patient vollständig rot

1. Roujeau J.C., Lésions cutanées bulleuses, in Carli P, Riou B, Urgences médico-chirurgicales de l'adulte Éditions Arnette, Paris, 1991, pp. 1118–21.

Gürtelrose

1. Epaulard O., *Prise en charge des infections à HSV, VZV et CMV*, DUTAI, 2016.
2. Gürtelrose (Herpes zoster) – RKI-Ratgeber (Stand 6.5.2023). https://tinyurl.com/526f2j2b

Krätze

1. S1-Leitlinie zur Diagnostik und Therapie der Skabies (Stand 2.5.2023) https://tinyurl.com/9u3pzd53

Kapitel 13

Urologie

13.1 Akuter Harnverhalt

- **Wichtige Punkte**
  - **Asepsis bei der Anlage und geschlossenes System**
  - Die Katheteranlage ist keine **Inkontinenzbehandlung**.
  - **Bei einer Katheterobstruktion durch geronnenes Blut muss Zeit für die Entfernung des Gerinnsels aufgewendet werden. Die Behandlung sollte mit einem starren Katheter (Marion-Katheter) erfolgen.**
- **Diagnose und Vorgehen**
  - **Imperativer Harndrang und schmerzhafter Harnverhalt**.
  - **Allgemeine Zeichen: Unruhe** bei einem älteren Patienten, einem Dementen oder einem Aphasiker; Bauchschmerzen.
  - Harndrang mit der Unmöglichkeit, Wasser zu lassen, kann Zeichen einer Harnwegsinfektion sein mit vermehrtem Harndrang ± Pollakisurie.
  - Eine **Ultraschalluntersuchung** bestätigt und ermöglicht die Diagnose. Der Bladderscan® o. ä. zeigt nur das Volumen an. Sie können so einen Harnverhalt diagnostizieren oder die Katheterisierung einer leeren Blase vermeiden.

... ***Anlage eines Blasenkatheters (Technik weiter unten)***...................

  - **Kontraindikation für eine Katheterisierung?** => suprapubischen Katheter anlegen:
    - Trauma des Abdomens oder Beckens;
    - Harnröhrenstenose: entweder weiß der Patient davon oder es ist bekannt, dass er mehrfach Harnröhrenentzündungen hatte;
    - kürzlich durchgeführte Harnröhrenoperation oder radikale Prostatektomie.
  - **Akuter fieberhafter Harnverhalt**: **Die Katheterisierung der Harnblase durch einen geschulten Anwender ist zulässig** (1,2), aber folgen Sie dem lokalen Protokoll, manche halten eine suprapubische Katheterisierung für besser.
  - Zu Hause, ohne alle Hilfsmittel: Eine Linderung der Beschwerden ist auch bei sicherem Harnverhalt ohne Kontraindikation für einen suprapubischen Katheter möglich. Idealerweise nach der Bestätigung mit einem tragbaren Ultraschallgerät punktieren Sie mit einer 50- oder 60-mL-Spritze oder kleiner, wenn Sie keine

haben, und einer i.m.-Nadel, zwei Fingerbreit über der Symphyse, vertikal bei einem liegenden Patienten oder leicht nach unten in einem Winkel von ca. 10° (bei einer Punktion zu weit nach unten würde man in den stark vaskularisierten Retzius-Raum (Spatium retropubicum) gelangen). Ziehen Sie $\geq$ 100 mL Urin ab. Danach so schnell wie möglich Katheteranlage.

… ***Suprapubischer Katheter (SPK)*** …

- **Vollständige oder relative Kontraindikationen:**
  - makroskopische Hämaturie (die Gerinnsel passen nicht durch einen suprapubischen Katheter; Blasentumor?);
  - Crossover-Bypass;
  - Fehlen eines Harnverhalts;
  - Blasentumor;
  - Gerinnungshemmende Therapie;
  - subombilikale mediane Narbe oder Pfannenstiel-Narbe (horizontal in den Schamhaaren): vorherige Ultraschalluntersuchung;
  - Aszites.
- **Risiken**: Perforation intestinaler Organe, Blutungen im Retzius-Raum (Spatium retropubicum).
- **Durchführung von einem in der Methode erfahrenen Anwender bzw. nach lokalem Protokoll (Urologe, Chirurg), idealerweise unter Ultraschallkontrolle.**

> **Ursachen**

- Am häufigsten bei Männern: Prostataadenom.
- **Fäkalom** (Kotsteine): Häufige Ursache eines Harnverhalts bei älteren Menschen und bei Frauen. Evakuieren Sie diese durch Fragmentierung/Extraktion mit dem Finger, ergänzt durch ein Klysma nach Katheteranlage.
- Überprüfen Sie die Medikation; auch wenn ein **Medikament** ursächlich in Frage kommt, schließt dies nicht die Koexistenz mit einer lokoregionalen oder neurologischen Ursache aus.
- **Retention mit eitrigem Ausfluss:** Gonokokken: suprapubische Katheterisierung.
- **Jüngerer Mann**: Denken Sie an einen **Harnröhrenstein**: Er lässt sich tasten (vom Anus bis zum Meatus). Suprapubischer Katheter, urologisches Konsil.
- **Teenager** (Seltenheit):
  - Verdacht auf Hämatokolpos (vaginaler Blutverhalt) während der ersten Zyklen (Hymenalatresie). Vorausgehende Episoden in den vorangegangenen Monaten. Inzision des Hymens, trotzdem Anlage eines Katheters;
  - **Herpes** ausschließen, **neurologische Ursache** (*siehe unten*);
  - Psychologisch: Vermeiden Sie eine Katheteranlage; warme Bäder, wenn möglich. Entdramatisieren Sie.
  - **Schwangere Patientin**: Retroversion des graviden Uterus im dritten Monat.
  - **Weibliche Patienten**: Tumor im Becken (vaginale + rektale Untersuchung), **neurologische** Ursachen. Katheteranlage.

… ***Keine offensichtliche Ursache: suchen Sie nach einer neurologischen Ursache***

- Suchen Sie nach Hinweisen: kürzliche Verminderung des Gefühls für die Urinpassage, sensomotorische Störungen, Wirbelsäulenbeschwerden oder radikuläre Schmerzen.
- Suche nach einer Vorgeschichte, die auf multiple Sklerose hindeutet.

- Neurologische Untersuchung, Sensibilitätstestung von Perineum, perianaler Region, Vulva, Skrotum und Penis. Verluste des Perianalreflexes? Fehlen der Sphinkterkontraktion auf Aufforderung (rektale Untersuchung)? Neurologisches Konsil bei geringstem Zweifel.
- **Herpes-Myeloradikulitis**, zu vermuten bei Schmerzen, Hypästhesie oder am wahrscheinlichsten bei Bläschen oder Erosionen.

... ***Andere Ursachen*** ....

- Iatrogen (Anticholinerge Medikamente, Opiate); Harnröhrenstenosen.
- Postoperative oder postbioptische Gerinnselbildung (Ablösung von Wundschorf am Tag 6–7).
- Blasentumore und Tumore in der Umgebung (Beckenuntersuchung: rektale/vaginale Untersuchung).
- Blasen- oder Harnröhrensteine: Bei ersteren kann ein Katheter eingelegt werden, letztere erfordern ein urologisches Konsil und eine aseptische Fragmentierung mit einer Zange, wenn der Stein im Meatus zugänglich und gut tastbar ist.
- Postoperativ nach einer Periduralanästhesie.
- Fremdkörper (Kinder, Sexualspiele).

> Was passiert nach der Katheterisierung?

- **Urinkultur** bei Vorhandensein von Leukozyten oder Nitrit auf dem Teststreifen.
- **Elektrolyte und Kreatinin**, wenn der Verdacht besteht, dass die Retention chronisch war oder mehr als 1 Liter betrug (3). Das **PSA sollte nicht bestimmt werden**.
- Mikrohämaturie in 2–16 % der Fälle möglich, in der Regel vorübergehend (trinken lassen).
- **3 Stunden** in der Notaufnahme **überwachen**: Kreatinin wiederholen, auf das seltene Syndrom der postobstruktiven Polyurie achten, das bei chronischer Retention mit langjähriger Überlaufblase zu befürchten ist: Restharn > 1 000 mL. Diurese > 250 mL pro Stunde = Syndrom der postobstruktiven Polyurie. Volumengleicher Ersatz mit G 2,5 % + 4 g NaCl/L (= 68 mmol) und auf der Intensiv-/Wachstation überwachen.
- Febriler Harnverhalt: Krankenhausaufnahme (*siehe S. 729*).
- **Vorübergehende Ursache**, die in absehbarer Zeit wahrscheinlich nicht wieder auftritt (ausgeräumtes Fäkalom) und keine Infektion vorliegt: **Katheter entfernen**.
- Andernfalls wird eine Vorrichtung zur Befestigung des Beutels am Oberschenkel mitgeliefert. Schutz durch Slip und Windeln, wenn die Gefahr besteht, dass ein dementer Patient den Katheter herausreißt.
- **Ultraschalluntersuchung von Nieren-Blase-Prostata** (Suche nach einer Dilatation des oberen Harntrakts und Messung des Prostatavolumens) ambulant. **Als Notfall bei** Fieber, Rückenschmerzen und Nierenversagen, als Notfall mit aufgeschobener Dringlichkeit bei einem Harnverhalt von mehr als einem Liter.
- Bei Prostatahypertrophie kann ein **Alpha-Blocker** verschrieben werden (2,3).
- Innerhalb von 5 bis 15 Tagen sollte ein Urologe aufgesucht werden, um eine Katheterentfernung zu versuchen und sich um die Behandlung zu kümmern. Eher früher, wenn es eine vorübergehende Ursache, wie z. B. eine längere Reise im Sitzen, anticholinerge Medikamente gab.

- **Hinweise** zur Rückkehr als Notfall bei Fieber, Schüttelfrost, Harnverhalt oder (sehr selten) extrem starker Diurese (Postobstruktionssyndrom: mehr als 250 mL/h), starker Hämaturie mit Gerinnseln.
- Vorbeugen der **Reizung** durch den Katheter und den damit verbundenen Harndrang: Den Penis mit engem Slip hoch über dem unteren Abdomenbereich halten, wobei der Katheter auf dem Bauch fixiert ist. Diese Position auf dem Bauch wird bei bettlägerigen Personen bevorzugt.
- **Tägliche einfache Reinigung des Meatus**: Wasser und Seife, gut abspülen.
- Ein katheterisierter Patient **kann duschen**. Achten Sie auf die korrekte Befestigung des Katheters.
- **Verschreiben Sie bei Bedarf Katheterpflege** durch einen häuslichen Pflegedienst:
  - Katheterpflege/Meatus: Wasser und Seife (kein Antiseptikum) 2 Mal pro Woche für 15 Tage;
  - Wechsel des Auffangbeutels 1-mal pro Woche für 2 Wochen.

› Wie wird ein Blasenkatheter gelegt?

- Weiche Sonde der Größe Ch 16 oder 18. Vermeiden Sie in erster Linie Katheter mit kleinem Kaliber.
- Bei makroskopischer Hämaturie Spülkatheter (zweilumig).
- Mit nicht sterilen Handschuhen eine erste Reinigung mit Wasser und Seife durchführen.
- Den Penis mit einem Schleimhautantiseptikum desinfizieren, die Vorhaut vollständig zurückziehen und mit einem nicht aggressiven Antiseptikum reinigen, dann die Spitze des Penis (mit zurückgezogener Vorhaut) mit einer entfalteten und dann längsgefalteten Kompresse umwickeln, die mit Antiseptikum getränkt ist. Dies dient der ersten Desinfektion und verhindert eine spontanes Zurückrutschen der Vorhaut vor dem Anlegen des sterilen Abdecktuchs.
- Aseptische Bedingungen, sterile Handschuhe, Mundschutz.
- Desinfektion des Penis oder der Vulva. Anlegen eines Lochtuchs und erneute Desinfektion, ohne den Meatus zu vergessen.
- Lidocain-Gel: Spritzen Sie den gesamten Inhalt in die Harnröhre, die Sie anschließend am Meatus abklemmen, damit nicht alles wieder herauskommt. **Geben Sie Gleitgel auf den Katheter.**
- Man kann den Penis zwischen der Handfläche und den letzten drei Fingern der nicht dominanten Hand nehmen und die ersten beiden Finger zum Halten des Katheters verwenden.
- Führen Sie den (mit Gleitmittel versehenen) **Katheter ein, der bereits an den sterilen Beutel angeschlossen ist.**
- Nach ca. ⅔ der kompletten Einführtiefe stößt man auf den Sphinkter: Der Patient soll sich entspannen, erklären Sie dem Patienten, dass er pressen, aber nicht versuchen soll, zu urinieren. Leicht den Penis nach oben ziehen.
- Vor dem Aufblasen des Ballons: Schieben Sie den Katheter so weit wie möglich hinein. Füllen Sie den Ballon mit 5–10 mL sterilem **Wasser**, nicht mit Kochsalzlösung, ziehen Sie etwas zurück (manche Katheter: 30 mL). Achten Sie beim Aufblasen des Ballons auf das Gesicht des Patienten: Das Aufblasen des Ballons in der Harnröhre oder bei einer Via falsa oder in der Prostataloge ist sehr schmerzhaft: Sofort stoppen und und erneut beginnen.

- Das lokalanästhetische Gel kann den Katheter vorübergehend verstopfen und so den Beginn der Urinproduktion verzögern. Wenn es länger dauert: Ziehen Sie mit der Spritze das Lidocain-Gel ab.
- **Wenn dies nicht gelingt**: Versuch mit einer flexiblen Sonde mit größerem Kaliber (18). Keine Gewalt anwenden.
- Ein abgewinkelter Silikonkatheter Ch 18 (Tiemann-Katheter) kann bei Verdacht auf eine Prostatahypertrophie hilfreich sein; achten Sie während des Einführens auf die Beschriftung des Katheters, um die Ausrichtung der Spitze nach vorne beizubehalten.
- Versuch mit Katheter Ch 12 oder 14 bei Verdacht auf Harnröhrenstenose: nicht forcieren.
- Bei erneutem Misserfolg: suprapubischer Katheter.

Eine Abklemmung ist nicht erforderlich: Die Blase muss in einem Zug entleert werden. Das Urinvolumen und eine evtl. schmerzhafte Entleerung sollte in der Akte vermerkt werden.

- Beibehaltung eines **geschlossenen und ableitenden Systems**: Es ist verboten, den Blasenkatheter vom Drainagesystem zu trennen.
- Wenn die Verbindung getrennt wird, muss der Beutel gewechselt werden.
- **Achten Sie darauf, dass das Präputium reponiert wird** (Risiko einer Paraphimose).
- Entnehmen Sie streng aseptisch Urin für einen Teststreifen und eine Urinkultur, wenn der Streifen positiv ist.
- **Vorsichtiges Aufstehen** (vagale Synkope), zuerst halbsitzende Position.
- **Wenn auch der Spülkatheter aufgrund von großen Gerinnseln verstopft ist:**
  - Es muss eine kräftige, langwierige und mühsame Spülung vorgenommen werden, **idealerweise durch den Urologen.**
  - Katheterisierung mit einem starren Katheter ohne Ballon: kollabiert nicht beim Ansaugen, wodurch die Gerinnsel in die Löcher gedrückt werden, mit maximal zulässiger Größe 18, 20, 22, 24;
  - Spülung mit einer 50-mL-Spritze und physiologischer Kochsalzlösung;
  - schnelle Injektionen/Aspirationen im Wechsel durch den Katheter bis zur vollständigen Ausspülung der Gerinnsel;
  - dann doppellumiger Spülkatheter mit möglichst großem Kaliber, kontinuierliche Spülung mit 3-L-Beutel mit physiologischer Kochsalzlösung unter Aufsicht +++.

› Literatur

1. SPILF, Diagnostic et antibiothérapie des infections urinaires bactériennes communautaires de l'adulte, 2015, https://tinyurl.com/4hdr3e96 oder http://www.infectiologie.com
2. Barrisford GW., Steele GS., Acute urinary retention, UpToDate, Oct 2021, http://www.uptodate.com (kostenpflichtig)
3. NICE Clinical Guideline, Lower urinary tract symptoms in men: management, 2010, https://tinyurl.com/3xf6sjh8 oder https://www.nice.org.uk
4. Abergel S. et al., Rétention aiguë d'urine, Urgences-Serveur, 2014, https://tinyurl.com/22pupuyw
5. ARS AURA : Pose et entretien d'une sonde vesicale: https://tinyurl.com/5ehtm9y2
6. Boissier R., Prise en charge d'une rétention aiguë d'urines, Journal européen des urgences et de réanimation, 2012, volume 24, issue 2, p. 78–85

13.2 Nierenkolik

› Wichtige Punkte

- Erster Fehler: **Leiden lassen**. Es ist dringend und einfach, die Schmerzen zu lindern. Unwirksamkeit von NSAR nach einigen Minuten oder quälende Schmerzen von Anfang an => Morphin i.v.
- Zweiter, seltener, katastrophaler Fehler: **Übersehen eines rupturierten Aortenaneurysmas, einer Organtorsion, einer mesenterialen Ischämie.**
- **Ein schlechter Freund**: der Urinteststreifen. Aber der pH-Wert ist hilfreich für die spätere Überwachung des Urin-pHs zur Steinauflösung.
- **Eine Nephrolithiasis kann als Zystitis durchgehen**: Pollakisurie.
- **Risiken**: obstruktives (postrenales) Nierenversagen, Infektion, Fehldiagnose.
- Leicht zu übersehende Seltenheit: der **Niereninfarkt**. Zumindest **das Herz auskultieren** auf der Suche nach einer **Arrhythmie**.
- Suchen Sie bei der **Erhebung der Anamnese nach Hinweisen auf die Schwere der Erkrankung**, Fieber und Einnahme von Antipyretika, die Fieber maskieren können, Oligo-Anurie, Einzelniere, Harnabflussstörungen, Niereninsuffizienz, Schwangerschaft.
- **Eine transplantierte Niere** ist immer eine Einzelniere und kann nicht schmerzen (schmerzlose Lithiasis möglich), suchen Sie nach etwas anderem.

› Differentialdiagnose

- Schmerzen im Lendenbereich ohne Besserung bei Positionsänderung mit Ausstrahlung in die Flanke und nach unten. Starker Hinweis: Ausstrahlung in die Hoden oder die großen Schamlippen.
- Längere Schmerzanfälle (Dutzende von Minuten), keine schmerzlindernde Lagerung, „hektische“ Unruhe. Häufig Ileus mit Erbrechen.
- Manchmal Flanken-, Becken-, Hoden- oder nur inguino-vulväre Schmerzen.
- Ein im uretero-vesikalen Meatus blockierter Ureterstein kann sich als Pseudozystitis mit Pollakisurie, Harndrang, suprapubischen Schmerzen, schmerzhaftem Wasserlassen, aber ohne urethrales Brennen äußern.
- Bei frustranen Formen weist der Schmerz bei der Palpation oder Perkussion der Lendengrube auf eine reno-ureterale Erkrankung hin.
- Makroskopische Hämaturie ist möglich.
- Nützlicher, aber **irreführender Urinteststreifen**: Das Fehlen einer Hämaturie auf dem Teststreifen eliminiert nicht die Diagnose (Sensitivität 67–80 %, negativer Vorhersagewert 57–66 %). Eine **Hämaturie ist kein Beweis für die Diagnose** (Spezifität 30–58 %, positiver Vorhersagewert 54–86 %) (3). Sie kommt vor bei: Aortenaneurysmaruptur, Salpingitis, Sigmoiditis, Appendizitis und ... vor allem **8–13 % der Normalpersonen** (S. 511)! Das Vorhandensein von Nitriten und Leukozyten bestätigt praktisch die Infektion mit Enterobakterien. Eine isolierte Leukozyturie sollte durch eine Urinkultur kontrolliert werden. Der pH-Wert des Urins ist für die Überwachung nützlich (< 6: Harnsäureausscheidung), notieren Sie ihn.
- **Klinische Stolperfallen** (einfach zu umgehen, wenn man sich in der **Notfallsonographie** weiterbildet):
  - **Narben** vorhanden (Abflussbehinderung) oder nicht vorhanden (Appendizitis);
  - Achten Sie auf das Fehlen einer Abwehr, von Kontrakturen;
  - Adnexerkrankungen: immer daran denken;

- **Vaginale Untersuchung** bei atypischen Formen (nach Schmerzlinderung und Blasenentleerung);
- **immer β-HCG-Bestimmung** ♀;
- **Kann der Patient Wasser lassen**? Wenn nein, seit wann nicht mehr?
- **Drei TORSIONEN** tun genauso oder mehr weh als eine Nierenkolik:
  - **Darmvolvulus** mit oder ohne Narbe: CT, zur Not Abdomenleeraufnahme
  - **Ovarialtorsion** (Ultraschall oder CT)
  - **Hoden** (immer anschauen ± anfassen)
- **Großer Klassiker: Ruptur eines Aortenaneurysmas oder der Nierenarterie** (oft links). Vor allem nach dem 50. Lebensjahr und bei Vorliegen von vaskulären Risikofaktoren sollte man immer daran denken:
  - daher Hämodynamik prüfen, auf Marmorierung achten, Bauch abtasten, auskultieren, Puls prüfen, auf Herzgeräusche achten;
  - bei Verdacht: **Kontaktieren Sie den Chirurgen, Ultraschall oder Computertomographie**. Bei prekärem Zustand: Verlegung in den OP oder auf Notfallraum, Chirurg und Ultraschall am Krankenbett (oder Laparotomie von vornherein);
- **Verkannt: Niereninfarkt durch Embolie oder arterielle Stenose**. Dringende Diagnose zur Beseitigung der Thrombose. Arrhythmie kann vorkommen. **Erhöhte LDH** und keine Transaminasen ++. Keine Harnwegsdistension, keine Obstruktion. CT negativ: mit Kontrastmittel durchführen;
- **Auch oft verkannt**: Dissektion der Nierenarterie von der Aortendissektion. Denken Sie daran, wenn Sie assoziierte Brustschmerzen haben.
- **Andere abdominelle Notfälle**: Appendizitis, Ileus, Divertikulitis, extrauterine Schwangerschaft, Mesenterialischämie, biliäre Notfälle oder komplizierte Geschwüre usw.

Prinzip: Wenn ein **CT-Scan wegen des Verdachts auf eine Nierenkolik nicht zur Diagnose führt, veranlassen Sie eine Kontrastmittelgabe**, um die Differentialdiagnose verschiedener abdomineller und urologischer Erkrankungen (Niereninfarkt...) zu optimieren.

- **Die Lunge, sage ich Ihnen!** Pleuritis, Pneumonie, Lungeninfarkt: Anamnese und Untersuchung. *Eine Ultraschalluntersuchung* ermöglicht die Untersuchung von Pleura, Lunge und Niere. Ansonsten ein erweitertes CT wie weiter oben beschrieben;
- Papillennekrose: Diabetes oder Harnwegsinfektion. Makroskopische Hämaturie. CT ohne Kontrastmittel;
- Hämaturie - Gerinnselbildung bei Nieren-Ca;
- Die Hoden: neben der Hodentorsion: Epididymitis. Immer einen Blick in die Unterhose werfen! Schamhafte Menschen erwähnen nicht unbedingt den Schmerz „dort unten";
- **Wirbelsäulenerkrankungen ± radikuläre Erkrankungen**: Exazerbation oder Reproduktion des Schmerzes bei Bewegungen der Wirbelsäule, insbesondere bei seitlichen Beugungen und passiver Rotation. Die Pleura verursacht das auch. Gürtelrose;
- die „**Barone**": Patient ist allergisch gegen alle Analgetika außer ... Opiate, angeblich hat er Steine (manchmal hat er sie wirklich), demonstrativ, zu typisch: Münchhausen-Syndrom? Seine Ärzte sind nicht erreichbar oder die Akten

nicht einsehbar. Im Zweifelsfall mit Morphin behandeln: nicht so schlimm und sehr selten.

- **Behandeln = dringend Linderung durch intravenöse Gabe von Schmerzmitteln (1,2)**
  - Bei Bedarf vor einer Urinprobe.
  - **Ketoprofen 100 mg** (in 20 min gemäß Zulassung (nur in F)), dann evtl. 1 Ampulle/8 h über einen Zeitraum von 24 Std. als langsame Infusion. Bei Wirksamkeit Sequenztherapie mit NSAR per os (Diclofenac 50 mg × 3). Ein oral, i.m. oder rektal verabreichtes NSAR ist ebenso wirksam, wirkt aber nicht so schnell wie die intravenöse Verabreichung. Diclofenac-Granulat und anschließend eine Ketoprofen-Tablette mit verzögerter Freisetzung sind am langsamsten. **Keine NSAR bei schwangeren Frauen**.
    Anmerkung des Übersetzers: In DACH keine Zulassung für Ketoprofen. Die dt. Leitlinie empfiehlt Novalgin, Paracetamol oder Diclofenac als Mittel der 1. Wahl (14).
  - **Morphin i.v.** entweder sofort, wenn die Schmerzen sehr schwer sind (1,2), oder wenn Ketoprofen unwirksam oder kontraindiziert ist, in 5-Minuten-Schritten titrieren.
  - **Keine krampflösende Medikation**.
  - Mit dem wirksamen (11), aber flüchtigen Livopan® kann die Wirkung des NSAR abgewartet werden.
- **Notfall-Ultraschall**
  - Ermöglicht die Diagnose einer Distension (kann frühzeitig fehlen), kann die Abwesenheit von perirenalen und abdomino-pelvinen Flüssigkeitsansammlungen, Ovarialtumoren, Pleuraergüssen und Aortenaneurysmen nachweisen.
  - Viele frühe *falsch-negative Ergebnisse*.
- **Zusätzliche Untersuchungen** (1,2,6)

... ***Allgemeine Empfehlungen gemäß den offiziellen Texten (1,2).*** ....

  - Linderung der Beschwerden ist vorrangig.
  - Urinkultur **bei Fieber** = 38 °C, oder Leukozyturie oder Nitrit im Urin: Unverzügliche **Gramfärbung** veranlassen (innerhalb von 2 h); grampositive Kokken (Enterokokken => Amoxicillin) oder gramnegative Bakterien?
  - **Immer Kreatininbestimmung**: Eine Lithiasis in einer einzigen anatomischen oder funktionellen Niere oder symptomatische Lithiasis auf nur einer Seite ist bedrohlich. Bei komplizierter Nierenkolik: präoperatives Labor, Elektrolyte (K+).
  - Isolierte Abdomenleeraufnahme unnötig, außer in Ermangelung einer besseren Alternative. Ergebnis könnte auch gewürfelt werden...
  - **Einfache Nierenkolik**: typisch, apyretisch, bei erhaltener Diurese, bei einem jungen, gesunden und schmerzbefreiten Patienten: Bildgebung nicht dringend. **Abdomenleeraufnahme im Liegen von vorne** ± ¾ + **ambulante Ultraschalluntersuchung < 48 h**, frühestens 12 h nach Beginn des Anfalls (empfindlicher als während der Kolik), Euvolämer Patient mit voller Blase.
  - **Komplizierte Nierenkolik**: fieberhaft, hyperalgisch, oligoanurisch, **Kreatinin/GFR abnormal: dringendes urologisches Konsil und CT ohne Kontrastmittel.**
  - **Schwangere**: Ultraschall + endovaginaler Zugang, symptomatische Seite nach oben. Schwierig: physiologische Dilatation der rechtsseitigen ableitenden Harnwege je nach Gestationsalter. Uro-MRT bei Komplikationen oder Zweifeln zu überlegen. Niedrigdosis-Scanner möglich im 2. und 3. Trimenon (7,12).

- **Niereninsuffizienz => CT**: Einzelne oder beidseitige Lithiasis, welche Möglichkeit der Drainage besteht?
- **Zweifel an der Diagnose => CT** ohne Kontrastmittel (Abdomenleeraufnahme + Echo ± intravenöse Urographie, wenn CT-Ausfall) und bei nicht klarer Diagnose: CT-Abdomen inkl. Becken mit Kontrastmittel.
- **Der Goldstandard bleibt die Computertomographie ohne Kontrastmittel** (heutzutage niedrige Dosis): logistisches Problem und Strahlenbelastung, mit dem Risiko von Rezidiven.
- Doppler-Ultraschall unter Verwendung von Szintillationsartefakten: muss noch bestätigt werden (10).

NB: Nierensteine, die aus Indinavir bestehen, werden im CT nicht erkannt.

> **Dringendes fachärztliches Konsil** (1,2,6)
- Febrile Nierenkolik ⚠ (> 38 °C) oder Hypothermie. Kalkulierte antibiotische Behandlung im Notfall nach Entnahme einer Urinkultur. Und Blutkulturen 4 Fläschchen auf einmal. „***Dringende Harnableitung***".
- **Hyperalgische Nierenkolik** trotz Morphin und NSAR.
- **Beidseitige obstruktive Lithiasis.**
- Ruptur der ableitenden Harnwege: Harnableitung selten erforderlich, urologisches Konsil.
- **Akutes obstruktives Nierenversagen mit oder ohne Anurie** oft einer einzigen Niere, seltener bei beidseitigen Steinen. Hyperkaliämie vorbeugen/behandeln ⚠. Abgesehen von der bedrohlichen Hyperkaliämie, von vornherein Harnableitung.
- **Schwangere**: Indikationen für urologische Behandlungen wie bei anderen Patienten mit einigen Anpassungen. Eine Nierenkolik kann zu einer drohenden Frühgeburt oder einem vorzeitigen Blasensprung führen. Krankenhausaufnahme oder **geburtshilfliches Konsil. Fetales Monitoring $\geq$ 24 SW.**
- **Z.n. Nierentransplantation**: Schmerzlose Obstruktion (denervierte Niere), angezeigt durch Kreatininanstieg und verminderte Diurese oder Harnwegsinfekt. Immer urologische Therapie. Erhöhtes Infektionsrisiko.
- **Niereninsuffizienz**, Uropathie.
- **Obstruktion der ableitenden Harnwege nach extrakorporaler Lithotripsie**: Risiko einer akuten Obstruktion der ableitenden Harnwege in den Tagen nach der Lithotherapie. Urologisches Konsil.

> **Stationäre Behandlung** (1,2,6)
- **Urologie bei**: hyperalgischer, fieberhafter Nierenkolik, akutem oder chronischem Nierenversagen.
- **Geburtshilfe** im Falle einer Schwangerschaft.
- **Intensivstation mit dringender Harnableitung bei septischem Schock aus urologischer Ursache bei Lithiasis.**
- **In der Notaufnahme/Wachstation:**
  - Warten auf fachärztliches Konsil und zusätzliche Untersuchungen bei diagnostischen Unsicherheiten und zur Überwachung;
  - Nicht vollständig schmerzbefreiter Patient zur Anpassung der Therapie;
  - Bis zum Erhalt des Direktpräparats und der Gramfärbung der Urinkultur, sofern der Urinstix positiv für Leukozyten oder Nitrit ist bei einem Patienten ohne Fieber, Hypothermie oder Schock;
  - Anhaltendem Erbrechen;

  - Schwieriger sozialer Hintergrund oder unsicherer Compliance.
- **Überwachung im Krankenhaus**:
  - Vitalzeichen (Atemfrequenz), Temperatur;
  - Diureseüberwachung und Urinfiltration: Die erhaltenen Konkremente werden dem Kranken zur späteren Analyse mitgegeben;
  - Schmerzintensität (VAS, NRS);
  - Erneute klinische Untersuchung; bei Komplikationen fachärztliches Konsil.
- **Therapie**: NSAR per os (i.v. Ketoprofen 100 mg/8 h 24 h maximal, nur in F), und Schmerzmittel in einem vorher festgelegten Rhythmus, der an die Entwicklung der Schmerzen angepasst ist, Morphin als PCA, falls erforderlich.
  Anmerkung des Übersetzers: In DACH keine Zulassung für Ketoprofen. Die dt. Leitlinie empfiehlt Novalgin, Paracetamol oder Diclofenac als Mittel der 1. Wahl (14).

› **Entlassung nach Hause** (1,2,6,7)
- Klinik typisch für oder nachgewiesene Nierenkolik, unkompliziert, und Eignung für ambulante Behandlung und Überwachung.
- Patient schmerzfrei, **kann Wasser lassen**, Kreatinin überprüft, in der Lage, Nahrung aufzunehmen, und > 2 Stunden nach eventueller Morphininjektion.
- Schriftliche **Anweisungen**, die dem Patienten erläutert und ausgehändigt werden (weiter unten).
- **Ambulante Behandlung** bis zur Beseitigung des Steins oder Nachuntersuchung. Diclofenac per os in 3 Tagesdosen à 50 mg über 7 Tage (Rückkehr in die Notaufnahme: 10 % vs. 67 % mit Placebo) oder Ketoprofen „LP“ 100 mg 2 × /Tag (nur in F). Keine regelhafte Ulkusprophylaxe. Bei Kontraindikation für NSAR: Paracetamol + Codein oder Morphin oder Oxycodon per os, zumindest als Ersatz. Keine Medikamente zur Spasmolyse.
- Tamsulosin, andere α-Blocker: für distale Steine mit einer Größe von > 5 mm (13). Eventuelle Verwendung (Untergruppenanalyse, bescheidene Effektgröße), off-label, unter Vermeidung von Nebenwirkungen (Hypotonie beim Aufstehen) und Beachtung von Interaktionen (Blutdrucksenker).
- **Flüssigkeitstherapie: Normales Trinken**, um eine Dehydrierung zu vermeiden. Es besteht kein Grund für eine Flüssigkeitsrestriktion oder eine reichliche Flüssigkeitszufuhr. Dehydrierung in Verbindung mit NSAR und Obstruktion ist potenziell nephrotoxisch.
- **Ambulante Nachsorge**: *siehe unten* (1,2,6,7).
  - Tägliche Temperaturmessung bis zur Nachsorgeuntersuchung. Messen Sie die Temperatur morgens vor der Einnahme von Medikamenten, um das Fieber nicht zu verschleiern. Ein Fieber von 38 °C oder höher oder Schüttelfrost erfordern eine Rückkehr in die Notaufnahme;
  - Erbrechen, veränderte oder wiederkehrende Schmerzen, das Auftreten einer Hämaturie oder Unwohlsein erfordern eine Rückkehr in die Notaufnahme.
- **Labor**. Im Falle einer ersten Episode ist eine ätiologische Laboruntersuchung im Rahmen des Notfalls nicht erforderlich. Wenn auf Grund der Lithiasis ein mehr oder weniger ausgedehntes Laborprogramm erforderlich ist, wird empfohlen, dieses nach 20 Tagen ohne obstruktiven Stein durchzuführen.
- **Bildgebende Verfahren**. Wenn nicht in der Notaufnahme durchgeführt: Abdomenleeraufnahme im Liegen von vorne ± ¾ und eine Ultraschalluntersuchung der Niere und der Blase bei voller Blase zwischen 12–48 Std. Bitten Sie darum, den Bericht an den Hausarzt zu senden. Wenn beide Untersuchungen normal

ausfallen und der Stein nicht ausgestoßen wird, kann die Diagnose in Frage gestellt werden. Eine Computertomografie ohne Kontrastmittel ist eine Option und sollte durch eine Computertomografie des Abdomens + Kontrastmittel ergänzt werden, wenn sie die Diagnose nicht bestätigt, um nach einer anderen Ursache für die Schmerzen zu suchen.

- **Konsultation nach dem Besuch der Notaufnahme**: innerhalb von 3 bis 7 Tagen beim Allgemeinmediziner. **Urologe, wenn Stein ≥ 6 mm** (2,7), um Komplikationen auszuschließen, zur Beurteilung, ob der Stein eventuell ausgestoßen wurde, und um die Evolution und die Ergebnisse der Bildgebung zu beurteilen. Notieren Sie den pH-Wert des Urins in Ihrem Brief oder Bericht. **Die Diagnose einer Nierenkolik sollte in Frage gestellt werden, wenn diese Bildgebung negativ ist und der Stein nicht ausgestoßen wird. Die Nachsorge von radioopaken Steinen erfolgt durch Abdomenleeraufnahme (1,2) ± Ultraschall.** Der Hausarzt wird in einem Schreiben darüber informiert, dass im Falle einer Dilatation oder eines hartnäckigen Steins ein urologisches Konsil angezeigt ist.
- **Risiko für die Notwendigkeit eines Eingriffs: 52 % bei proximalen Lithiasen, 21 % bei distalen Lithiasen und je nach Größe** (variiert je nach Serie):

≤ 2 mm	2–4 mm	5–7 mm	7–9 mm	≥ 9 mm
13 %	24 %	40 %	52 %	75 %

Anweisungen für nicht ins KH aufgenommene Patienten (1,2)

1. Setzen Sie die Behandlung wie verordnet fort. Ändern Sie die Dosis nicht ohne ärztlichen Rat.
2. Sieben Sie den Urin durch einen großen Kaffeefilter oder ein Teesieb (schick und sehr praktisch) und bewahren Sie alle ausgeschiedenen Steine auf, die Sie zur geplanten Untersuchung mitbringen.
3. Trinken Sie normal und gut verteilt über den Tag. Essen Sie normal.
4. Messen Sie jeden Morgen Ihre Temperatur.
5. Suchen Sie dringend einen Arzt auf beim Auftreten von:
   - Fieber von 38 °C oder höher, Schüttelfrost, Erbrechen, Unwohlsein;
   - Wiederauftreten oder Veränderung von Schmerzen;
   - roter Urin;
   - wenn Sie 8 Stunden lang nicht urinieren; 24 Stunden laut (1,2), aber das erscheint mir zu spät.
6. Lassen Sie die vorgeschriebenen Untersuchungen wie geplant durchführen und bringen Sie die Ergebnisse mit in die Sprechstunde.
7. Achtung: Das Verschwinden der Schmerzen bedeutet nicht, dass Sie geheilt sind. Sie müssen die Untersuchungen durchführen und gehen Sie in jedem Fall wie vorgesehen in die Sprechstunde.

Vollständige ambulante Betreuung durchaus möglich (6).

- Ein Kliniker, ein Teststreifen, ein Thermometer ... beim Fehlen von klinischen Komplikationen oder Risikofaktoren (weiter oben): Bildgebung innerhalb von 12–48 Stunden (2), 24 Stunden (6) und Kreatinin innerhalb von 24 Stunden (6).

Literatur

1. Conférence de consensus, Prise en charge des coliques néphrétiques aux urgences, avril 1999, http://www.sfmu.org – https://tinyurl.com/ynhb77xm

2. Prise en charge des coliques néphrétiques de l'adulte dans les services d'accueil et d'urgences, [Juli 2009], Aktualisierung 2008, https://tinyurl.com/2p9j64jp
3. Xafis Ket al., Forget the blood, not the stone! Microhaematuria in acute urolithiasis and the role of early CT scanning, Emerg Med J, 2008, PMID:18843059.
4. Pickard R. et al., Medical expulsive therapy in adults with ureteric colic: a multicentre, randomised, placebo-controlled trial, The Lancet, 2015, https://tinyurl.com/2a8y6y88
5. Furyk JS. et al., Distal Ureteric Stones and Tamsulosin: A Double-Blind, Placebo-Controlled, Randomized, Multicenter Trial, Ann Emerg Med, 2015, PMID: 26194935, https://tinyurl.com/y258r3 8c
6. Abergel S. et al., Management of urinary stone disease in general practice: A French Delphi study, Eur J Gen Pract, 2016, PMID: 27092401.
7. Türk C. et al., EAU Guidelines on medical expulsive therapy, 2021: https://uroweb.org/guideline/u rolithiasis/#3
8. Burrows PK. et al., STONE Study Investigators. Design and challenges of a randomized clinical trial of medical expulsive therapy (tamsulosin) for urolithiasis in the emergency department, Contemp Clin Trials, 2017, PMID: 27890522.
9. Somani BK. et al., Medical expulsive therapy for ureteral stones: where do we go from here? Nat Rev Urol, 2016, PMID: 27480950.
10. Abdel-Gawad Met al., A Prospective Comparative Study of Color Doppler Ultrasound with Twinkling and Noncontrast Computerized Tomography for the Evaluation of Acute Renal, Colic. J Urol., 2016, PMID: 27063853.
11. Kariman H. et al., Analgesic Effects of Inhalation of Nitric Oxide (Entonox) and Parenteral Morphine Sulfate in Patients with Renal Colic; A Randomized Clinical Trial. Bull Emerg Trauma, 2015, PMID: 27162902. https://tinyurl.com/mr468stz
12. Preminger GM. et al., Nephrolithiasis during pregnancy, 2021, http://www.uptodate.com (kostenpflichtig).
13. Urolithiasis: Worauf zu achten ist. Dtsch Arztebl 2015; 112(37): [10]; https://tinyurl.com/yyhswzez
14. S2k-Leitlinie zur Diagnostik, Therapie und Metaphylaxe der Urolithiasis. Aktualisierung 2018. https://tinyurl.com/3d625efx

13.3 Akute Prostatitis, fieberhafte Harnwegsinfektion bei Männern

Wichtige Punkte

- Die Behandlung der Prostatitis erfordert Antibiotika, die das Prostatagewebe gut penetrieren, über einen Zeitraum von **14–21 Tagen je nach Schweregrad und Antibiotikum**.
- **3–25 % Resistenzen von E. coli gegen Chinolone**, mehr in der Notaufnahme als in der Praxis, Induktion von Resistenzen, Tendinopathien und Neuropathien: man sollte versuchen, sie sparsam einzusetzen (4).
- Bei jedem **Grippesyndrom ohne HNO- oder Atemwegssymptomen** daran denken.
- Keine Prostatamassage durchführen.

Diagnose

- Selten nach Blasenkatheter, Biopsie oder Instrumentierungen.
- Häufig ausgeprägtes Fieber: 39–40 °C mit Schüttelfrost, manchmal nicht vorhanden. Kopfschmerzen und Muskelkater häufig.
- Nicht immer Anzeichen einer Zystitis, manchmal perineale Schmerzen am Ende der Miktion oder rektale Schmerzen, oder perineale, distale Penisschmerzen, Lumbalgie in den unteren Segmenten. Im schlimmsten Fall: fieberhafter Harnverhalt. **Prostata klassischerweise gespannt und sehr schmerzhaft bei der rektalen Untersuchung (Symptom in sehr wechselnder Ausprägung vorhanden).**
- Suchen Sie klinisch und mit Bladderscan® oder Ultraschall nach einem Harnverhalt und nutzen Sie den Ultraschall zur Messung des Restharns nach der Entleerung.
- Das Abdomen ist weich und schmerzlos, keine Schmerzen in der Lendengrube.
- **Differentialdiagnose**: Appendizitis und Sigmoiditis können mit einer Leukozyturie auftreten! Pyelonephritis aufgrund einer Obstruktion (Lithiasis, Tumor usw.).
- **Bestimmung des Schweregrads**: beruht auf Tachypnoe, Tachykardie > 110/min, Hypotonie, Marmorierung, grauer Gesichtsfarbe, Bewusstseinsstörungen, Fieber ≥ 40 °C, Harnverhalt, Risikofaktoren: Immunsuppression, Herzerkrankung, usw. Diabetes ist kein erschwerender Faktor (1).
- Ein qSOFA-Score ≥ 2 oder NEWS ≥ 5 (Smartphone-App) ist ein Zeichen für Schwere (3), dessen Fehlen jedoch das klinische Urteilsvermögen nicht beeinträchtigen sollte (*siehe S. 743*).
- **Septischer Schock, Sepsis (*siehe S. 491 und 743*)**
- **Labor** (1): Urinkultur und Urinteststreifen. Bei negativem Teststreifen und Anzeichen einer Harnwegsinfektion: Fordern Sie ein dringendes Direktpräparat an. Blutkulturen bei Fieber (1): 4 Fläschchen auf einmal entnehmen (S. 745). Bei schweren Symptomen oder ausgeprägter Dysurie oder langjähriger Überlaufblase oder Retention zusätzlich Harnstoff, Kreatinin, Blutbild, Thrombozyten, Elektrolyte ± venöses oder arterielles Laktat. Kein PSA-Wert!
- Bildgebung: **Notfall-Ultraschall der Harnwege** (*kein* endorektaler Zugang in der Akutphase) bei Rückenschmerzen, Verdacht auf Harnverhalt, Urolithiasis in der Vorgeschichte, Sepsis usw.).
- Patient, der nach 72 Stunden mit schwerem Verlauf gesehen wird: Mit suprapubischem und endorektalem Ultraschall nach einem Prostataabszess und einer steinbedingten Obstruktion suchen.

- Eine Computertomographie kann bei Verdacht auf obstruktive Pyelonephritis diskutiert werden.

Krankenhausaufnahme

- Zeichen einer schweren Erkrankung: Diskussion der Verlegung auf die **Intensivstation** bei Hypotonie, Tachypnoe oder ausgeprägter Tachykardie, Marmorierung, Laktat > 2 mmol/L, akutem Nierenversagen, dekompensierter kardiorespiratorischer Situation usw.
- Auf Normalstation: Akuter Harnverhalt oder schwere Immunsuppression, Komorbiditäten, die zu einer Dekompensation führen können.
- Zu erwägen bei hohem Alter, sozio-psycho-ökonomischen Problemen, Harnwegserkrankungen, nicht schwerem Immundefekt, Niereninsuffizienz mit GFR < 30 mL/min.
- **Dringendes urologisches Konsil bei Obstruktion/Dilatation der oberen Harnwege.**

Ambulante Behandlung

- In allen anderen Fällen ambulante Behandlung mit erneuter Konsultation an Tag 3.
- Verhaltensanweisungen für die Rückkehr im Falle einer Verschlechterung.

Symptomatische Behandlung

- Ableitung mit Blasenkatheter oder suprapubischem Katheter bei Retention einschließlich Überlaufblase (S. 717).
- Paracetamol bei schlecht toleriertem Fieber oder bei sehr alten Menschen und Schmerzen. Keine NSAR oder anticholinerge Substanzen (Nefopam).
- Flüssigkeitsersatz mit Ringer-Laktat oder NaCl 0,9 % bei Sepsis oder septischem Schock (S. 491) vor Verlegung auf die Intensivstation.

Antibiotikatherapie

- Vorsicht vor Wechselwirkungen: QT-Zeit, Antikoagulantien... ± INR zur Überwachung vorsehen.
- So schnell wie möglich beginnen.
- Bei 3. Generationscephalosporinen wird **Ceftriaxon ambulant und Cefotaxim stationär gewählt**.
- Kalkuliert: **Ceftriaxon** 1 g/d (i.v. 4 min, i.m., s.c.) oder Cefotaxim 1 g/8 h (i.v. 4–30 min, doppelte Dosis der C3G, wenn > 80 kg).
  +/- bei schwerer Erkrankung: 1 Einzeldosis Amikacin 25 mg/kg i.v. über 30 min (i.m. möglich, vermeiden).
- Bei ambulanter Behandlung und Schwierigkeiten, die tägliche Injektion zu organisieren, in der Notaufnahme das erste Gramm Ceftriaxon verabreichen und zwischen 18–24 Std. mit Ofloxacin beginnen, wodurch das Inokulum verringert und das Risiko begrenzt wird. Vorstellung beim Hausarzt an Tag 3.
- Nach der Beurteilung an Tag 3: Schnelle p.o.-Sequenztherapie, je nach Antibiogramm in der Reihenfolge der Wahl: Cotrimoxazol 800/160 1 Kap. × 2/d oder Ofloxacin 200 mg × 2/d (Gesamtdauer: 14 Tage). 21 Tage für die anderen Antibiotika, abgesehen von nur 14 Tagen für Ceftriaxon.
- Bei Abszessen, Harnwegserkrankungen, Lithiasis: am 3. Tag in der urologischen Sprechstunde erneut beurteilen.
- Cephalosporine *per os* und Co-Amoxiclav sind nicht wirksam.
- Seltene C3G-Allergie:
  - bei ambulanter Behandlung: Ofloxacin *per os*;
  - Schwere Formen: Aztreonam 2 g/8 h + Amikacin.

- *Schriftliche Anweisungen zu Lichtempfindlichkeit, Anzeichen von Sehnen- und Muskelschäden oder neurologischen Schäden bei Chinolonen, Ausschlag bei Cotrimoxazol.*
- **ESBL**
- Bei [Sepsis & ESBL im Urin < 6 Monate] oder [**septischer Schock** und ESBL-Risikofaktoren*]: Imipenem: 1 g/8 h i.v. über 30 min + Amikacin. Prüfen Sie, ob eine aktuelle Urinkultur bzw. Antibiogramm vorliegen.
- * ESBL-Risikofaktoren (*siehe S. 804*).

› Literatur

1. SPILF, Diagnostic et antibiothérapie des infections urinaires bactériennes communautaires de l'adulte, 2015, https://tinyurl.com/3yrmcea4 oder http://www.infectiologie.com
2. Antibiotika-Leitfaden des KH Tourcoing: https://www.gilar.org/antibiogilar.html
3. Farkas J., Bad news for sepsis-3.0: qSOFA fails validation. Pulmcrit, Oktober 2016. http://emcrit.org/ oder https://tinyurl.com/mr3vtnyy
4. FDA advises restricting fluoroquinolone antibiotic use for certain uncomplicated infections, April 2016, https://tinyurl.com/zwnuwmb8

13.4 Akute Hodenschmerzen

Fallstricke

- Hauptschwierigkeit: **die Hodentorsion**: Zeitdruck (6 h). Sogar mäßiges Fieber ist möglich. Der Doppler-Ultraschall beseitigt Diagnoseunsicherheiten nicht zu 100 %. Laboruntersuchungen sind nicht hilfreich.
- **Inkarzerierte Leistenhernie.**
- **Hodentumor** mit akuter Entzündungssymptomatik (seltener onkologischer Notfall).
- **Fournier-Gangrän** (Hoden und Perineum): Rarität mit schlechter Prognose.
- **Auf die Hoden projizierte Schmerzen**: renale Erkrankungen und sehr selten: retrozökale Appendizitis, Aortenaneurysma, Peritonitis, retroperitonealer Tumor.
- **Von den Hoden ausgehend projizierte Schmerzen**: Lendengrube, Abdomen: immer ein Auge unter die Unterhose. Außerdem zeigen schamhafte Menschen nicht die eigentlich schmerzhafte Stelle.

Wichtige Punkte

- **Keine regelhafte Abnahme einer Urinkultur vor der ärztlichen Beratung in der Notaufnahme**: Die Untersuchung des Erststrahlurins auf STI (sexuell übertragbare Infektionen) erfordert > 2 h ohne vorheriges Wasserlassen.
- Erreger einer Epididymitis: < 35 Jahre: eher STI (Chlamydiae trachomatis, Gonokokken) selten gramnegative Bakterien und > 35 Jahre: eher gramnegative Bakterien und möglicherweise STI.
- **Screening auf andere STI**, **Partnerbehandlung**, **Prophylaxe vorsehen**.
- An **Mumps** denken.
- Wenn der schmerzhafte Hoden „unberührbar" ist, kann man ihn nicht per Ultraschall untersuchen ...

Akutes Skrotum = 4 wichtige Notfälle: Hodentorsion, inkarzerierte inguinale Hernie, Fournier-Gangrän, Hodentumor mit entzündlicher Symptomatik.

Weitere Hinweise zur Diagnose

- Schmerzen oder Schwellung des Hodens.
- Schmerzen in der Leiste oder abdominell oder Schmerzen, die auf eine Nierenkolik hindeuten. Zwingen Sie sich zu einem **Blick in die Unterhose** des Patienten, um ein potenziell irreführendes Bild zu korrigieren.
- Selten tritt Fieber auf.

Häufigste Diagnose: Akute Epididymitis

- Beginnt in der Regel schnell, aber schrittweise.
- Großer, heißer, entzündlicher, Hoden, typischerweise fieberhaft, aber nicht immer! Bilateral in $\leq$ 10 %.
- Sanfte Palpation, beginnend auf der gesunden Seite. Palpation bleibt trotz Schmerzen möglich.
- Häufig wird ein schmerzhafter Ductus deferens palpiert, der in die Leistengegend ausstrahlt. Beim weiteren Abtasten tastet man einen großen, schmerzhaften Nebenhoden mit oder ohne großen, schmerzhaften Hoden. Wenn man den Hoden tasten kann, ist dieser nicht horizontalisiert. Es ist keine Zellulitis vorhanden.
- Anheben des Hodens verschafft Erleichterung und der Kremasterreflex ist erhalten, wie bei der Hälfte aller Torsionen.
- Keine Transillumination außer spät im Verlauf.

- Es ist nicht immer einfach, den Patienten richtig zu untersuchen. Versuchen Sie es mit Livopan®.
- Meatus urethrae: Ist Ausfluss vorhanden? Wenn vorhanden, wird ein Abstrich entnommen. Was ist mit Syphilis? Handflächen und Fußsohlen (syphilitisch)?
- Rektale Untersuchung: Prostatitis? Palpation des Abdomens + Lendengrube.
- **Einfache Diagnosestellung bei Kombination von** nicht plötzlich auftretenden Schmerzen, Fieber oder besser Schüttelfrost, Anzeichen einer Harnwegsinfektion oder Leukozyturie ± Nitrit im Urin oder Anzeichen einer STI, Palpation eines großen Nebenhodens, ohne Hodenhochstand.
- **Sehr starke Schmerzen mit Schwierigkeiten bei der Untersuchung des Hodens oder ein plötzlicher Beginn** lassen auf eine Torsion schließen.
- Eine **Ultraschalluntersuchung** ist nur bei diagnostischer Unsicherheit dringend erforderlich (je nach Klinik ist eine Untersuchung des Hodens ± der oberen Harnwege notwendig). **Eine Epididymitis kann nur ohne klinischen Verdacht** auf eine Torsion festgestellt werden, wenn die Ultraschalluntersuchung einen großen Nebenhoden mit vaskularisiertem Hoden zeigt.

❯ Diagnose einer Epididymitis

- Jeder Geschlechtsverkehr ist „verdächtig" und die sexuelle Orientierung ändert nichts am diagnostischen oder therapeutischen Vorgehen.
- **Mikrobiologie**: Urinteststreifen und -kultur (können negativ sein) ± STI-Diagnostik: *Chlamydia*, Gonokokken, *Mycoplasma genitalium*, *siehe Tabelle 8.2 auf S. 555* (ersetzen Sie „vaginal" durch „urethral").
- Die **Diagnose einer STI (Gonokokken, *Chlamydien*, Mykoplasma**) wird von vornherein gestellt bei: kürzlich aufgetretener Harnröhrenentzündung, Ausfluss (10).
- Der Verdacht auf eine **STI besteht, wenn die Urinuntersuchung keine Harnwegsinfektion zeigt:** kein trüber Urin, keine Leukozyturie oder Nitrit auf dem Teststreifen und 2–3 Tage später eine Urinkultur ohne Leukozyturie (Keime in der Kultur ohne Leukozyturie deuten auf eine Verunreinigung hin). In diesen Fällen veranlassen Sie eine serologische Untersuchung (TPHA und VDRL, HIV 1 + 2) und eine Nachuntersuchung nach einem Monat.
- **Kein Nutzen einer serologischen Untersuchung** auf Chlamydien und Mykoplasmen.
- Raritäten, die manchmal auf Grund der Vorgeschichte zu bedenken sind: Brucellose, Tuberkulose, systemische Erkrankungen.

❯ Therapie

- Nicht entzündungshemmende **Schmerzmittel** und **Suspensorium** (oder enge Unterhose zum Anheben des Hodens).
- **Harnwegsinfektion: STI nicht wahrscheinlich**, wenn es sich um eine begleitende oder kürzlich aufgetretene Harnwegsinfektion handelt, bei älteren Personen ohne sexuelle Aktivität, bei Trägern von Dauerkathetern usw. In diesem Fall ist die Behandlung identisch mit der einer Prostatitis (einschließlich schwerer Formen) (*siehe S. 730*).
- Offensichtliche **STI**: Ceftriaxon 500 mg i.m. einmalig und Doxycyclin (zwischen den Mahlzeiten einzunehmen) 100 mg/12 h für 10 Tage.
- **Entweder STI oder Harnwegsinfektion möglich**: wie Prostatitis behandeln (S. 730) und Doxycyclin hinzufügen, wenn die Behandlung keine Chinolone umfasst. NB: Chinolone decken Gonokokken nicht ausreichend ab. Stellen Sie sicher,

dass Gonokokken durch mindestens eine Dosis Ceftriaxon ≥ 500 mg abgedeckt werden.

Weiteres Vorgehen

- Besserung bei erfolgreicher Therapie innerhalb von 72 Stunden, wobei die Entzündung 2 Wochen anhalten kann, und ≤ 2 Monate bis zur Rückkehr zu einem normalen Volumen des Hodens.
- Während der „langen" Monate der Suche nach viralen STI: Kondome oder Abstinenz.
- Nachgewiesene STI: Gynäkologische oder urologische Untersuchung der Sexualpartner empfohlen.

Akute Orchitis

- Mit oder ohne Epididymitis, Symptome weitgehend überlappend.
- Die Orchitis führt zu einem großen, schmerzhaften, harten, nicht hochstehendem Hoden mit unauffälligem Nebenhoden, dann folgt ein Skrotalödem.
- Isoliert betrachtet lässt sie an Mumps denken: Ansteckung, Vorgeschichte (rufen Sie die Mutter an, sie weiß Bescheid). Meistens einseitig. Achtung: Schutz von nicht-immunen Personen.
- Wenn keine *assoziierte Parotitis* vorliegt, denken Sie an eine Torsion und behandeln Sie wie eine Orchiepididymitis.

Hodentorsion (1)

- Seltene Ursache, die man **nicht verpassen darf! In jedem Alter, aber eher < 25 Jahre** und 50 % des akuten Skrotums bei Jugendlichen.
- **Kein klinisches Zeichen schließt eine Torsion aus (oder deren Fehlen).**
- *Auch noch nach 6 Stunden bleibt die Dringlichkeit bestehen*, wobei der Hoden noch in einem gewissen Maße gerettet werden kann, allerdings mit abnehmendem Erfolg (1).
- Suchen Sie nach **ähnlichen Episoden** von geringerer Intensität: partielle Torsionen oder spontane Torsion/Detorsion.
- Meist sehr **plötzlicher** Beginn, manchmal in der Nacht; der Patient kann die Uhrzeit angeben. Meist spontan, selten nach Trauma oder sportlicher Betätigung.
- Schmerzen strahlen manchmal in die Leistengegend und in die Fossa iliaca aus. Denken Sie an einen **Blick in die Unterhose bei diesen ursprünglich abdominellen Beschwerden!**
- Möglicherweise Übelkeit, Erbrechen (40 %).
- Dysurie oder Pollakisurie in leider nur 5 % der Fälle!
- Einseitig schmerzhafter Hoden, typischerweise in Leistenkanal verlagert, Hochstand in 66 % und transversal verlagert. Nur wenig vergrößert. Der Nebenhoden kann leicht in seinem Volumen vergrößert sein.
- Der Samenstrang ist verdickt und an den Torsionswindungen sehr empfindlich.
- Rasch einsetzend: Größere Schwellung und extreme Schmerzen, die die Untersuchung sehr schwierig oder unmöglich machen.
- Das Anheben des Hodens bringt keine Linderung und verstärkt oft den Schmerz: „Prehn'sches" Zeichen.
- Der Kremasterreflex verschwindet nur in einem von zwei Fällen.
- Wenn der Schmerz es zulässt, können **Detorsionsmanöver** spektakuläre Erleichterung bringen: wenn man den Patienten von unten sieht: 2 von 3 Mal gegen den Uhrzeigersinn auf der rechten Seite, auf der linken Seite mit dem Uhrzeigersinn: der Samenstrang darf sich nicht verkürzen. Wenn er es doch tut oder wenn Sie die

Schmerzen verschlimmern, versuchen Sie es mit der Gegenrichtung. Dies dient nur **der Linderung, eine Operation ist dringend erforderlich.**

- **Die rektale Untersuchung und der Urin sind normal**. Auch wenn die Entdeckung einer Harnwegsinfektion kein eindeutiger Beweis dafür ist, dass keine Torsion vorliegt.
- **Fieber** ist nach mehreren Stunden möglich (Nekrose)!
- **Doppler-Ultraschall** ist zulässig, **wenn** er sofort und von einem sehr zuverlässigen Untersucher durchgeführt werden kann, ohne die chirurgische Behandlung zu verzögern (1). Sie **darf nicht zu einer Verzögerung eines urologischen Konsils führen**, wenn der Verdacht auf eine Torsion besteht.
- Nach i.v.-Analgesie, um eine gute Untersuchung zu ermöglichen.
- Kann eine Torsion mit Sicherheit zeigen (keine falsch-positiven Ergebnisse).
- **Schließt spontane Torsionen/Detorsionen und partielle Torsionen nicht aus** (es sind 720° erforderlich, um den Blutfluss zu unterbrechen).
- **Die Sensitivität ist < 90 % für Torsion, was nicht ausreichend ist**.
- **Kurz gesagt: Wenn klinisch Zweifel bestehen**, insbesondere bei einer partiellen Torsion oder einer spontanen Torsion/Detorsion, ist ein **urologisches (oder chirurgisches) Konsil erforderlich**.
- Wenn die Diagnose einer Torsion gestellt wurde, selbst wenn ein Ultraschallbild für eine andere Diagnose spricht, ist eine dringende Untersuchung durch einen Urologen unerlässlich.
- Hydatidentorsion:
  - Das Bild ist ähnlich, aber weniger schwer;
  - Die Palpation lokalisiert manchmal am oberen Pol des Hodens einen kleinen Knoten, der ausnehmend schmerzhaft ist. Wenn die Haut (weiß) nicht zu stark verdickt ist, kann man einen darunter liegenden bläulichen Fleck wahrnehmen;
  - im Zweifelsfall (Hodentorsion!) chirurgische Freilegung;
  - schmerzstillende Behandlung.

> Inkarzerierte Leistenhernie

- Wird leicht diagnostiziert, wenn der Patient weiß, dass er einen Leistenbruch hat…
- Sie kann sich wie folgt äußern: plötzlicher Schmerz, manchmal ausgelöst durch Husten. Dann ist es ein okklusives Bild. Der Hodeninhalt wandert in die Leiste und der Hoden ist nicht ungewöhnlich schmerzhaft.
- *Siehe S. 517.*

> Rupturiertes Aneurysma/Dissektion der Aorta

- Es wurden Fälle beschrieben, die durch isolierte skrotale Schmerzen offenbart wurden.

> Nierenkolik

- Kann durch Hodenschmerzen auffällig werden, aber Untersuchung des Hodens nicht beeindruckend.
- Die Perkussion der Lendengrube ist schmerzauslösend.
- In den seltenen Fällen, in denen auch die Palpation des Hodens schmerzhaft ist, Ultraschalluntersuchung des Hodens und der Harnwege.

> Fournier'sche Gangrän ⚠

- **Nekrotisierende Fasziitis**, polymikrobiell, Ursprung im Intestinal- oder Urogenitaltrakt; hohe Mortalität.

- Infektion der **Haut im Leisten- und Genitalbereich** und/oder des Perineums im Anorektalbereich.
- Risikofaktoren (nicht immer vorliegend): Diabetes, Alkoholismus, Immunschwäche.
- Suche nach einer Eintrittspforte: perurethral oder perianal.
- Zu Beginn eine Blase, eventuell eine nekrotische Zone, eine Rötung, eine schmerzhafte Verhärtung. Die Haut des Skrotums ist schmerzhaft, und typischerweise ist ein **schneeartiges Knistern** zu hören. Dann folgt ein erhebliches Ödem sowie Auftreten von nekrotischen Bereichen ± pestartiger Geruch.
- **Allgemeine Symptome**: Tachykardie, Tachypnoe, Hypothermie oder Fieber, Agitiertheit, Verwirrtheit, Hypotonie und Entwicklung zu einem septischen Schock.
- **Dringendes chirurgisches Konsil** und Organisation eines **CT-Scans (oder MRT),** um die Ausdehnung und zugrundeliegende retro- oder intraperitoneale Ursache zu klären.
- Therapie: **dringendes chirurgisches Debridement** des gesamten nekrotischen Gewebes (ggf. verlegen). Antibiotikatherapie mit Infektiologe oder Intensivstation besprechen. Wenn keine Beratung möglich ist, beginnen Sie mit Piperacillin-Tazobactam 4 g/8 h oder [Cefotaxim 60–100 mg/kg/d + Metronidazol 0,5 g/8 h ± Gentamicin 7 mg/kg/d] (2).

› Hydrozele

- In Ausnahmefällen akut, und manche haben dieses große Skrotum nie bemerkt, gehen aber auf Grund der leichten Schmerzen zum Arzt.
- Meist kann man einen normalen Hoden ertasten, die Tunica vaginalis testis „kneifen" und die Höhle transiluminieren (machen Sie es dunkel), die nicht mehr virtuell ist.

› Hodentumor

- Kann sich sehr selten durch eine akute entzündliche Form offenbaren.
- Im Zweifelsfall wird die Diagnose oft durch Doppler-Ultraschall gestellt.
- Ein urologisches Konsil sollte dringend eingeholt werden, wenn ein Tumor in Betracht gezogen wird.
- Manchmal wird die Diagnose gestellt, wenn die vermeintliche Orchiepididymitis keinen günstigen Verlauf nimmt.

› Epididymale Blutung bei IgA-Vaskulitis (Früher: rheumatoide Purpura Schönlein-Henoch)

- Bei Kindern, aber auch bei jungen oder älteren Erwachsenen (IgA-Vaskulitis).
- Die Purpura und die multiplen Symptome lassen auf die Krankheit schließen.

› Krankenhausaufnahme? Ambulante Therapie ?

- Je nach den Möglichkeiten des Patienten oder seines Umfelds.
- Angezeigt bei schweren Formen oder wenn die Isolierung ein Problem darstellt.
- Eine erneute Konsultation (Hausarzt, Urologe) ist in den nächsten Tagen wünschenswert. Bewahren Sie die Telefonnummer des Patienten für den Fall auf, dass die Kulturen einen resistenten Keim ergeben.
- Brief an den behandelnden Arzt (Hausarzt) mit Telefon der Bakteriologie.
- Urologische Konsultation innerhalb einer Woche wünschenswert, mit Bildgebung: Ultraschall der Harnwege und der Prostata. Es ist wichtig, an einen Hodentumor zu denken, wenn die Symptomatik nicht kurzfristig rückläufig ist.
- Bei Fällen von Geschlechtskrankheiten Folgekonsultation beim Hausarzt, Innerer Medizin oder Infektiologie.

› Literatur

1. Audenet F., Rouprêt M. Les torsions du cordon spermatique : aspects du diagnostic clinique et principes thérapeutiques. Prog Urol, 2010 nov. PMID: 21055698.
2. Protocoles du CH Tourcoing, Antibiothérapie de l'adulte, http://www.infectio-lille.com oder https://tinyurl.com/5cx46exr

13.5 Anurie, akutes Nierenversagen

› Wichtige Punkte

- **Nephrotoxische Medikation**: NSAR, ACE-Hemmer/Sartane, Diuretika, Aminoglykoside, jodhaltiges Kontrastmittel und Kombinationen dieser Mittel sind am häufigsten beteiligt.
- **In Ermangelung früherer GFR-Werte stützt sich die Diagnose der chronischen Niereninsuffizienz auf Befunde, die klassischerweise bei fortgeschrittener Niereninsuffizienz beobachtet werden:**
  - **Abnahme der Größe und Verlust der Differenzierung des Nierenparenchyms im Ultraschall;**
  - **Vorhandensein von Hypokalzämie, Anämie.**
- **Dringende Komplikationen** sind: **Harnwegsinfektion bei Obstruktion, Schock, Hyperkaliämie, Azidose** und akutes **Lungenödem** durch Volumenüberladung.
- Dopamin in „renaler" Dosierung ist nutzlos.
- Es ist **verboten, die Diurese durch ein Diuretikum wieder in Gang zu bringen**, wenn eine Dehydratation oder Hypovolämie vorliegen: Es muss aufgefüllt werden.
- Akute Niereninsuffizienz, die nach der Verschreibung von ACE-Hemmern oder Sartanen auftritt, auf Nierenarteriestenose untersuchen.

› Akute Niereninsuffizienz (AKI) in der Notaufnahme

- Kreatininanstieg oder Oligoanurie:

Stadium	Kreatinin	Oder: Diurese
1	**Anstieg > 26 µmol/L** (3 mg/L) in 48 h oder > 50 % in 7 Tagen	< 0,5 mL/kg/h über 6 bis 12 Stunden
2	Kreatinin × 2	< 0,5 mL/kg/h ≥ 12 h
3	Kreatinin × 3 oder Kreatinin > 354 µmol/L (40 mg/L), wenn keine früheren Werte vorliegen oder Notwendigkeit der Dialyse	< 0,3 mL/kg/h ≥ 24 h oder Anurie ≥ 12 h

  - Die **Formeln zur Berechnung der glomerulären Filtrationsrate** (Cockcroft und Gault, MDRD usw.) **sind nicht gültig,** solange die Nierenfunktion nicht stabil ist; sie sind bei der AKI unbrauchbar (außer in einer Plateauphase);
  - Präzisieren Sie, ob diese AKI eine **erhaltene Diurese** (> 500 mL/24 h) oder eine **oligo-anurische** (100–500 mL/24 h) oder **anurische** (< 100 mL/24 h) Form hat.
- **Ursachen für eine AKI:** Dehydratation, Schock, Rhabdomyolyse, nephrotoxische Medikation.
- **Bei Komplikationen**: Lungenödem ohne Herzerkrankung, Bewusstseinsstörungen oder Krampfanfälle bei einer zellulären Volumenüberladung, Herzstillstand (**Hyperkaliämie**) ⚠.

› Klinische Untersuchung

- Suche nach Anzeichen eines schweren Verlaufs:
  - EKG: **Hyperkaliämie** ⚠ (*siehe S. 647*);
  - Schock (nicht vergessen, nach Marmorierungen zu suchen), schwere Dehydratation;

- Fieber;
- schwerer Bluthochdruck, Lungenödem;
- Tachypnoe als Folge der Azidose.

– **Ausführliche Anamnese:**
  - Vorgeschichte und aktuelle Erkrankungen (urologisch, Diabetes, Hypertonie, systemische Erkrankungen, OP im Beckenbereich, Myelom usw.);
  - **Medikamente**, die in den letzten drei Wochen eingenommen wurden (rufen Sie den Hausarzt an!), im Detail, „Diätprodukte" und Kräutertees, jodhaltige Kontrastmittelinjektionen;
  - Klinische Anamnese
– **Untersuchungen**:
  - Schleimhautverfärbung (Anämie, Ikterus), Palpation der Lendengegend, **rektale Untersuchung**, Palpation und Beurteilung der Muskelkraft, kardiopulmonale Untersuchung, Blutdruck;
  - Urin-Teststreifen für den Urin.
– **Labor**:
  - Na, **K**, CL, Bikarbonat, Kreatinin und **Harnstoff** in Plasma **und Urin**, Hämostase, Blutbild, CRP, BSG, Urinkultur, **Proteinurie**;
  - pH-Wert im Urin mittels Teststreifen, Blutgase (*siehe S. 297*) bei Tachypnoe;
  - berechnen Sie:
    - Anionenlücke: Na - Cl - HCO_3; Norm = 12 ± 4 mmol/L,
    - Osmolalität: Osm (mmol/L) = Na × 2 + Harnstoff mmol/L + Blutzucker mmol/L (Norm: 275–290 mosmol/L).

› Mittels Ultraschall in wenigen Minuten zu erhebende Diagnosen

– **Distension des Nierenbeckens.**
– **Füllungszustand der Blase.**
– **Pleura-/Abdominaler Erguss.**
– **Perikarderguss (spricht für eine KHK).**
– **Aortenaneurysma.**

› Wenn es Anzeichen für eine schwere Erkrankung gibt

– Rufen Sie den Intensivarzt für den Beginn einer Nierenersatztherapie.
– Unverzüglich mit symptomatischer Behandlung beginnen:
  - Volumenersatz bei hypovolämem Schock, Dehydrierung;
  - Behandlung des kardiogenen Schocks;
  - oder des akuten Lungenödems (Nitrate ++);
  - Behandlung einer drohenden **Hyperkaliämie** ⚠ (EKG) (*siehe S. 649*);
  - Verhinderung von intestinalen Blutungen durch PPI.

› Handelt es sich um eine postrenale Niereninsuffizienz?

– **Eine akute Niereninsuffizienz „ist" postrenal, bis das Gegenteil bewiesen ist:**
  - **Klinische Untersuchung**: Gefüllte Harnblase, Sensibilität im Lumbalbereich, rektale Untersuchung (Prostataanomalie oder Neoplasie im Beckenbereich): Mithilfe von Bladderscan® oder Ultraschall kann man eine manchmal nicht offensichtliche Obstruktion aufspüren;
  - **Ultraschall** durch Aufnahmearzt und dann formell (Radiologe):
    - Suche nach beidseitiger Dilatation des Nierenbeckens (oder einseitiger Dilatation bei einer einzigen funktionellen Niere), nach einer Balkenblase,

- Suche nach einem Hindernis; ein Stein < 8 mm oder mit ureteralem Sitz kann der Untersuchung entgehen;
- **CT der Niere** ohne Kontrastmittel bei Unsicherheit oder unbestimmter Ursache der Obstruktion;
- Ausnahmsweise führen einige obstruktive Phänomene nicht zu einer Dilatation und werden nur bei einem Uro-MRT gesehen;
- das Fehlen einer Anurie ist auch bei beidseitigen Hindernissen möglich;
- auch bei einseitiger Obstruktion **dringend urologisches Konsil** einholen.

– **Dringende Behandlung**: Beseitigung des Hindernisses durch Katheterisierung der Blase, endoureterale, chirurgische oder perkutane Ableitung.
– **Dringend bei Harnwegsinfektionen**: 4 Fläschchen Blutkulturen auf einmal entnehmen (*siehe S. 745*), Urinkultur, und eine Einzeldosis Antibiotikum verabreichen (*siehe S. 804*). Im Falle eines septischen Schocks die Behandlung beginnen und den Intensivarzt rufen.

❯ Handelt es sich um eine funktionelle Niereninsuffizienz?

Häufig bei einem älteren Menschen, der Blutdrucksenker und Diuretika einnimmt, wenig isst und trinkt und/oder fiebrig ist.

– **Das Vorliegen einer Ursache** für eine funktionelle Niereninsuffizienz spricht zumindest teilweise für eine solche.
– **Schock** (Pulsfrequenz, Blutdruck, Marmorierung), Dehydratation (siehe Kapitel Dehydratation S. 661, Abschnitt Schock *S. 485*).
– **Andere renale Perfusionsstörungen**:
  - Herzinsuffizienz, Zirrhose, nephrotisches Syndrom, okkulter Ileus des alten Menschen;
  - **ACE-Hemmer/Sartane (Beginn der Behandlung)**: systematische Suche nach Nierenarterienstenose;
  - **NSAR**, insbesondere bei Kombination von NSAR und Diuretikum; Ciclosporin und Tacrolimus.
– **Indizien für eine funktionelle Niereninsuffizienz** (NI) (1)

Tabelle 13.3

Indizes	Funktionelle NI	Organische NI
Harnstoff Plasma (mmol/L)/**Kreatinin Plasma** (mmol/L)*	>100 **	<50
Na Urin (mmol/L)	< 20 mmol/L ***	> 40 mmol/L
Harnstoff U/P	> 10	< 10
FE Harnstoff (wenn Diuretikum) ****	<35 %	>35-40 %
Kreatinin U/P	> 30	< 30
Na/K Urin	<1	>1

* Wenn keine Analyse der Urin-Elektrolyte vorhanden ist.
** Oder **Harnstoff (mmol/L) × 10 > Kreatinin (μmol/L).**
*** Wenn kein Diuretikum gegeben wird.
**** Siehe **Apps** (MedCalx usw.) Ansonsten: **FE Harnstoff** = [$Urea_U$ × $Kreat_P$] / [$Urea_P$ × $Kreat_U$] **alles in mmol/L.**

Fallstricke:
– Persistenz der Natriurese bei Hypovolämien durch renalen Natriumverlust (Diuretika, Hypoaldosteronismus, interstitielle Nephritis usw.), **Harnstoff-FE** < 35 % ist ein besserer Indikator.
– Aufgehobene Natriurese bei akuter Glomerulonephritis, ohne Hypovolämie.
– **Therapie: die der Ursache (*Schock, Dehydrierung* [*siehe S. 485 und 661*]).**

- Setzen Sie alle verdächtigen Medikamente ab (NSAR, Diuretika, ACE/Sartane). Aber ACE-Hemmer/Sartane und Schleifendiuretika sollten bei Herzinsuffizienz ohne Schock fortgesetzt werden. Ansonsten sollten **keine Diuretika eingesetzt werden, auch nicht, um die Diurese „anzukurbeln"** (Ausdrücken eines trockenen Schwamms).
- Das hepatorenale Syndrom bei Zirrhose und das nephrotische Syndrom mit funktioneller Niereninsuffizienz sprechen auf eine kontrollierte Volumenexpansion an, die in einem spezialisierten Setting durchgeführt wird.

> **Suchen Sie in einem dritten Schritt nach Hinweisen für 4 Typen von organischer AKI, die schnell *abgeklärt* werden müssen**

... ***NI durch akute tubuläre Nekrose (ATN): 80 % der Fälle*** ....

- Drei Hauptursachen:
  - ischämisch: Oligurie. Kontext eines hypovolämen, hämorrhagischen, septischen, kardiogenen Schocks;
  - toxisch: erhaltene Diurese (NSAR, Aminoglykoside, Cisplatin);
  - intratubuläre Ausfällung: **Rhabdomyolyse** (*siehe 253*), Tumorlyse-Syndrom, **Myelom**, Aciclovir, Sulfonamide, antiretrovirale Medikamente usw.
- Labor: siehe Tabelle 13.3 S. 740.
- **Behandlung der Ursache** eventuell durch **Anpassung der Medikamentendosen**. Krankenhausaufnahme. **Begrenzen Sie die Flüssigkeitszufuhr**: nicht mehr als 800 mL/d, einschließlich heißer Getränke. **Keine** oder eingeschränkte **Kaliumzufuhr**. Die „Ankurbelung" der Diurese mit 500 mg Furosemid ist dem Spezialisten vorbehalten und hat nur einen Einfluss auf den Komfort (mehr Flüssigkeit infundieren), nicht aber auf das Überleben oder die Nierenfunktion. Behandeln Sie die **Hyperkaliämie** (*siehe S. 649*) und das **Lungenödem** (Nitrate, *siehe S. 370*). **Konsil durch den Intensivarzt bei** Kreatinin > 200 μmol/L (2,3 mg/dL) oder bei Anurie < 20 mL/h oder bedrohlicher Hyperkaliämie, Lungenödem.

... ***Akute NI vaskulärer Ursache*** ....

- **Verschluss der Hauptarterien oder -venen** (beidseitig oder bei einer einzigen funktionierenden Niere): Embolien kardialen oder arteriellen Ursprungs, atheromatöse Thrombose oder Dissektion, Thrombose der Nierenvene. Verdacht bei **plötzlichem Rückenschmerz mit oder ohne Hämaturie**, hypertensivem Schub und einem Anstieg der LDH, aber nicht (oder nur wenig) der Transaminasen. Bestätigung durch Doppler-Ultraschall der Nieren, eventuell CT-Angiographie, was mit einem Facharzt zu besprechen ist (Kontrastmittel bei Niereninsuffizienz), oder MR-Angio.
- **Befall der kleinkalibrigen Arterien und Kapillaren**:
  - **Cholesterinembolie-Syndrom**: Livedo der Gliedmaßen, purpurne Zehen ± periunguale Nekrose, zu bedenken nach: Katheterisierung der Aorta, endovaskulärem Eingriffen oder Antikoagulation, kann ein Aortenaneurysma offenbaren (Ultraschall!);
  - ausnahmsweise handelt es sich um: **thrombotische Mikroangiopathie** (TMA) oder **thrombotisch-thrombozytopene Purpura** (hämolytische Anämie mit **Sphärozyten**): junger Patient < 40 Jahre, vor allem Frauen. Fieber, Bewusstseinsstörungen, manchmal neurologische Lokalisationszeichen, Krampfanfälle, Nierenversagen, hämolytische Anämie und **Thrombopenie**. Intensivstation zur symptomatischen Behandlung und Plasmapherese;

- **hämolytisch-urämisches Syndrom** (*siehe S. 240 und 547*) ohne oder mit wenig Thrombopenie (Intensivstation);
- Vaskulitis (Sklerodermie mit Nierenversagen und TMA), maligne Hypertonie.

... ***Akute NI bei akuter interstitieller Nephritis*** ....

- Klinischer Verdacht bei Fieber, Ausschlag und Eosinophilie. Untersuchung der **Medikation**, die sich auf die letzten 21 Tage bezieht.
- Leukozyturie ± Hämaturie + geringe Proteinurie < 1 g/L (Teststreifen, Urinkultur).
- Wichtigste Ursachen:
  - Allergisch-hypersensitiv: β-**Laktamantibiotika**, Sulfonamide, **NSAR**, Fluorchinolone, Rifampicin, Diuretika;
  - **Infektionen**: aufsteigend (Pyelonephritis), hämatogen (Bakteriämien ± septischer Schock, Leptospirose Streptokokken, Mykoplasmen, Legionella, Syphilis).
- Wenn keine schwerwiegenden Symptome vorliegen, Krankenhausaufnahme in die Nephrologie oder innere Medizin. Begrenzen Sie die Flüssigkeitszufuhr: nicht mehr als 800 mL/d, einschließlich heißer Getränke, kein Kalium.

... ***Akute NI bei rasch fortschreitender Glomerulonephritis*** ....

- Diagnostischer (Nierenbiopsie) und therapeutischer Notfall, der bei Bluthochdruck, Hämaturie und glomerulärer Proteinurie vorwiegend aus Albumin, manchmal Leukozyturie in Frage kommt. Das nephrotische Syndrom ist inkonstant. GN idiopathisch, infektiös oder immunologisch bedingt. Beim Goodpasture-Syndrom: Hämoptysen.
- Dringender Anruf beim Nephrologen.

› Literatur

1. Collège universitaire des enseignants de Néphrologie, Néphrologie, 9. Auflage. Keine Zugangsbeschränkung und noch mehr Details. http://cuen.fr/manuel2/
2. Bertin C., Giang D., Allo J.C., Insuffisance rénale aigue aux urgences, https://tinyurl.com/3zv3prbs
3. Perrouin-Verbe M-A., Phé V., Association française d'Urologie – Anurie, Insuffisance rénale aiguë. http://www.urofrance.org https://tinyurl.com/bvch54p7

Kapitel 14

Infektionen

14.1 Definitionen: Sepsis, septischer Schock

- Sepsis (1): Lebensbedrohliche **Organdysfunktion, die durch eine unangemessene Reaktion des Wirts auf eine Infektion verursacht wird.**
- **Bakteriämie** ist das Vorhandensein von Bakterien bei Blutkulturen.
- **Septischer Schock** (1): Unterkategorie der Sepsis mit niedrigem Blutdruck mit **MAP < 65 mmHg** nach Flüssigkeitsersatz, der ein **Katecholamin** (Noradrenalin) erfordert, und **Laktat** > **2 mmol/L** nach Flüssigkeitsersatz.

Wichtig ist, dass **schwere Infektionen früher erkannt werden, damit sie schnell behandelt werden können: Volumenersatz**, frühe, aber nicht übereilte **Antibiotika** nach Probenentnahme.

- Jede Art von Infektion hat ihre eigenen Kriterien für den Schweregrad und universelle Symptome:
- ... **die Vitalzeichen**, universelle Symptome, ohne die **Atemfrequenz** (AF) zu vergessen, die nicht nach Augenmaß geschätzt werden kann: man muss über 60 Sekunden zählen, nicht über 15!
- Sie sind die Grundlage für **Scores. Verwenden Sie sie bei Infektionen!** Ein von Anfang an hoher Score ist besorgniserregend, verfolgen Sie auch die Entwicklung.

Der **qSOFA-Score** (2) beruht auf den Kriterien systolischer Blutdruck < 100 mmHg, AF > 22/min und Verwirrtheit und wird bei der Triage zur Erkennung von Sepsis eingesetzt. Es wurde in einer multizentrischen Studie für Notfälle validiert (3). Die **Mortalitätswahrscheinlichkeit bei einem qSOFA $\geq$ 2 beträgt 24 %** vs. 3 % bei < 2 (2).

- Der **NEWS-Score** (4) (*siehe S. 31*) fügt Temperatur und SpO_2 hinzu und scheint in Notaufnahmen und auf Normalstationen als Score für einen ernsten Zustand (nicht nur bei Infektionen) etwas besser zu sein (5).
- **Diese Scores** mit mäßiger bis mittelmäßiger Sensitivität und Spezifität **sind nur eine Hilfe bei der klinischen Beurteilung**, die auf einem **Zustand ständiger**

Aufmerksamkeit beruht, der dem Arzt zu eigen sein sollte: **Ist es ernst, ist es in der Notaufnahme reversibel?**

	Sensitivität*	Spezifität*	Kritische Frist N**
qSOFA ≥ 2	54	67	5
NEWS ≥ 7	77	53	7

* Zur Vorhersage der intrahospitalen Mortalität.

** Kriterium erreicht N Stunden vor Tod oder Aufnahme auf die Intensivstation

– Verschwunden sind: „schwere Sepsis" (Pleonasmus), „Sepsis" und SIRS (zu viele Fehlalarme).

Literatur

1. Singer M et al. The Third International Consensus Definitions for Sepsis and Septic Shock (Sepsis-3), JAMA, 2016, PMCID : PMC4968574.
2. http://www.srlf.org/quicksofa-qsofa/ Wobei RRsyst $\leq$ 100 mmHg = 1 pt; AF $\geq$ 22/min = 1 pt; Störung der höheren Funktionen (Verwirrtheit, Desorientiertheit, GCS < 15) = 1 pt.
3. Freund Y et al. Prognostic accuracy of sepsis-3 criteria for in-hospital mortality among patients with suspected infection presenting to the emergency department, JAMA, 2017, PMID: 28114554.
4. http://www.mdcalc.com/national-early-warning-score-news
5. Churpek MM et al. qSOFA, SIRS, and early warning scores for detecting clinical deterioration in infected patients outside the ICU, Am J Respir Crit Care Med, 2016, PMID: 27649072.

14.2 Blutkulturen

- **Es gibt keinen Grund, sie bei Schüttelfrost oder einer fieberhaften „Spitze" zu machen**, die nicht von hupenden Bakterien in den Venen, sondern von verschiedenen Molekülen verursacht werden. Die Bakteriämie ist ein eher konstantes Phänomen (1).
- Wichtigste Determinante für die Positivität, abgesehen von der Erkrankung: das Blutvolumen pro Fläschchen. Das Kontaminationsrisiko (0,5–6 %) wird durch die Anzahl der Entnahmen multipliziert. **Die klinische Situation mit Bakteriämie** in der Notaufnahme führt dazu, dass die Art der isolierten Bakterien in der Regel leicht als solche erkannt wird, wenn es sich um eine Kontamination handelt.
- Die „einsame" Blutkultur ist bei hohen Kosten (2 Fläschchen, und das zweite Paar wird vergessen) ineffizient.
- +++ Bestes Protokoll für den Notfallpatienten: **Entnahme von 2 bis 3 Paar gut gefüllter Blutkulturflaschen (8–10 mL/Flasche) D. h. 4 bis 6 Flaschen IN EINEM MAL** (1–4).
- Vorteile: keine einsame Blutkultur, **früherer Beginn mit empirischen Antibiotika**, weniger Schmerzen, weniger Kontaminationen.
- Wenn bei Patienten mit Katheter oder implantierten Ports **differentielle Blutkulturen** erforderlich sind, nehmen Sie 2 Fläschchen auf dem Katheter und dann 4 in der Peripherie so simultan wie möglich.
- Keine Entnahme aus einem peripheren Katheter (außer beim Legen des Katheters).
- **Wichtig**: Verschluss des Fläschchens muss desinfiziert werden (alkoholische Lösung), zuerst ein aerobes Fläschchen entnehmen (entlüftet das Entnahmesystem), Volumen 8–10 mL, da die Fläschchen unterfüllt sind (1).
- Schreiben Sie selbst den Auftrag für die seltenen Nachweise von *Brucellen*, Candida bzw. langsam wachsenden Keimen bei Endokarditis.

› Weitere Vorteile von Blutkulturflaschen

- **Beimpfung mit Sekreten, die bekanntermaßen „schlecht wachsen": Aszites (5), Gelenkerguss(6), Pleuraerguss (7).** Nicht mehr als 10 mL und wie oben beschrieben vorgehen. Auch eine Spritzen- oder Nadelspülung kann auf diese Weise genutzt werden. Achten Sie darauf, dass keine Luft in die anaerobe Flasche gezogen wird. Wenn Sie nur ein Fläschchen verwenden, ist das anaerobe am besten geeignet, alles außer Pseudomonas wächst dort gut. Schreiben Sie auf die Flasche/den Begleitschein, was sie enthält.

› Literatur

1. Lamy B et al. How to Optimize the Use of Blood Cultures for the Diagnosis of Bloodstream Infections? A State-of-the Art, Front Microbiol, 2016, PMCID: PMC4863885. https://tinyurl.com/mr3tfr88
2. Dargère S et al. Unique blood culture for diagnosis of bloodstream infections in emergency departments : a prospective multicentre study, Clin Microbiol Infect, 2014, PMID: 24766148. https://tinyurl.com/ymkff4e4
3. Arendrup M et al. Diagnosing bacteremia at a Danish hospital using one early large blood volume for culture, Scand J Infect Dis, 1996, PMID: 9060065.
4. Aissa N, Jeanmaire E. Les hémocultures – Bonnes pratiques – Journées nationales d'Infectiologie 2015: klare Präsentation zur einzeitigen Entnahme. https://tinyurl.com/52m3ankk
5. Runyon BA. Management of adults with cirrhosis: initial therapy, UpToDate 2023. https://tinyurl.com/ys5498xf
6. Mathews CJ et al. Bacterial septic arthritis in adults, The Lancet, 2010, PMID: 20206778.

7. Menzies SM et al. Blood culture bottle culture of pleural fluid in pleural infection. Thorax, 2011, PMID: 21459855. https://tinyurl.com/yyrsm2lj

14.3 Penicillinallergie

- **Verwehren Sie dem Patienten nicht eine optimale oder lebensrettende Behandlung** allein aufgrund dieser Vorstellung.
- Eine **echte Allergie (Typ I) gegen Penicillin findet sich nur bei < 10 %** der Patienten, die sich als Penicillinallergiker bezeichnen. Und bei 34 % der Patienten, die diese Diagnose von einem Arzt bekommen haben (1).
- Häufig handelt es sich um eine nicht-allergische **Unverträglichkeit**. Häufig hat der Patient seit der angeblichen Allergie wieder ein Penicillin mit einem anderen Namen (ohne es zu wissen) eingenommen, ohne Schaden zu nehmen. Nennen Sie einige Namen (Clamoxyl, Augmentan usw.): schon mal eingenommen? Welche Folgen hatte dies?
- Es gibt zwei Arten von Überempfindlichkeitsreaktionen auf Antibiotika:
  - Allergie vom Soforttyp (Typ I): Angioödem, Nesselsucht und anaphylaktischer Schock. Kann von der Injektion bis zu 4 Stunden danach bei der oralen Form auftreten. **Dies ist die eigentliche Allergie, die es zu identifizieren gilt!**
  - Verzögerte zellvermittelte Überempfindlichkeit (Typ IV): morbiliformer juckender Ausschlag, der 3 Tage nach der Behandlung auftritt und mit dem Absetzen der Substanz verschwindet: Sie macht 80–90 % der Reaktionen auf Penicilline aus und betrifft 3–9 % der Personen (70–90 % bei infektiöser Mononukleose mit Aminopenicillinen). Sie ist keine Kontraindikation für Penicilline und ihr Auftreten erfordert lediglich eine symptomatische Behandlung und eine tägliche Überwachung (2).
- Das **Risiko eines anaphylaktischen Schocks bei Penicillinen liegt bei 0,015 bis 0,04 %** (Mortalität 0,002 % bis 0,0015 %) (3).
- Das **Risiko eines anaphylaktischen Schocks mit Cephalosporinen liegt bei 0,1 bis 0,0001 %** (1).
- Es gibt **mehr Fälle von anaphylaktischem Schock auf Cephalosporine ohne Allergievorgeschichte auf Penicilline als mit** (1,4).
- Die **Rate der Kreuzreaktivität zwischen Penicillinen und Cephalosporinen** (alle Generationen) bei Patienten, die über eine Penicillinallergie berichten, liegt bei ≈ 1 % und bei 2,55 % im Falle einer bestätigten Allergie, **sie ist bei den meisten C3G und C4G vernachlässigbar** (2). **Bei C3G treten nicht mehr Reaktionen auf als bei Personen, die nicht gegen Penicillin allergisch sind (4).**
- **Meropenem**: Kreuzreaktivität unwahrscheinlich oder nicht vorhanden, dafür Kreuzallergie zwischen **Aztreonam** und Ceftazidim (1,5).
- **Wenn eine Penicillinallergie vermutet wird**, geben Sie den Charakter der Episode an (Zeitraum zwischen Einnahme und Symptomen, genauer Name der Substanz, Verabreichungsweg, Art der Symptome, andere gleichzeitig eingenommene Medikamente) und prüfen Sie, ob es sich tatsächlich um eine Allergie (Typ I oder IV) handelt und nicht um eine nicht-allergische Nebenwirkung (Durchfall usw.), oder ob seither problemlos Penicilline gegeben wurden.
- **Bei einer anaphylaktischen Reaktion**, plötzliches Auftreten von systemischen Symptomen mit kardiovaskulärer oder respiratorischer Beeinträchtigung: frühzeitige Injektion von Adrenalin. **Adrenalin i.m. (0,01 mg/kg, max. 0,5 mg)** ist sicherer und besser verträglich als i.v. (Titration mit Bolus von 0,05 mg), unter

zwingender Monitorüberwachung und Defibrillator in der Nähe. Bestimmen Sie die Tryptase zwischen 30 Minuten und 2 Stunden nach den ersten Symptomen zur späteren Bestätigung.

Siehe „Anaphylaktischer Schock", S. 485.

Literatur

1. Pichichero ME, Zagursky R. Penicillin and cephalosporin allergy, Ann Allergy Asthma Immunol, 2014, PMID: 24767695.
2. Campagna JD et al. The use of cephalosporins in penicillin-allergic patients: a literature review, J Emerg Med, 2012, PMID: 21742459.
3. Idsoe O et al. Nature and extent of penicillin side-reactions, with particular reference to fatalities from anaphylactic shock, Bull World Health Organ, 1968, PMCID : PMC2554321. https://tinyurl.com/5n7vxzec
4. Annè S, Reisman RE. Risk of administering cephalosporin antibiotics to patients with histories of penicillin allergy, Ann Allergy Asthma Immunol, 1995, PMID: 7697478.
5. Farkas J. Anaphylaxis to penicillins isn't a contraindication to meropenem. PulmCrit mythbusting, 2016. https://tinyurl.com/395ss4e3
6. Epaulard O. Les allergies aux anti-infectieux, CHU Grenoble 2020, http://www.infectiologie.com Frei zugängliche online-Präsentation

14.4 Akutes Fieber – von einigen Stunden bis zu einigen Tagen Dauer

Siehe auch die Kapitel „Fieber bei der Rückkehr von einer Reise“ S. 755, „Fieber bei Schwangeren“ S. 757, „Der HIV+-Patient in der Notaufnahme“ S. 784.

Denken Sie während einer Epidemie oder Pandemie auch an andere Ursachen: Pyelonephritis, Meningitis, Thrombose und fieberhafte entzündliche Erkrankungen verschwinden nicht.

› Wichtige Punkte

- **Echter Schüttelfrost**: mit Zähneklappern oder sichtbarem und nicht nur gefühltem Frösteln, spricht für eine infektiöse Ursache.
- **Ein wegen Fieber überwiesener Patient, der in der Notaufnahme apyretisch ist:**
  - Wenn Fieber festgestellt wurde, gehen Sie davon aus, dass es bestanden hat, und missachten Sie diese Tatsache nicht. Fieberspitzen halten per Definition nicht an;
  - Wurde die Temperatur korrekt gemessen? Das heißt rektal. Die Messung der Temperatur in der Achsel höhle oder in der Leistenbeuge ist eine Scheinmessung. Die Cerumen-Tympanon-Temperatur ist ein von der Direktion auferlegtes Glücksspiel (*siehe S. 25*).
- **Marmorierungen sind ein ernsthaftes Zeichen, das oft übersehen wird**, weil die Untersuchung zu schnell durchgeführt wird oder weil man sie der Kälte zuschreibt. Sie sind ein Zeichen für einen beginnenden Schock, auch wenn der Blutdruck normal ist.
- **Manche Kranke beklagen sich auf nicht verständliche Weise**. Sie sind dement, psychotisch, werden mit Neuroleptika behandelt, sind aphasisch, verwirrt, sehr alt: Die Untersuchung muss alle Körperöffnungen umfassen: Rachen, Ohren, rektale ± vaginale Untersuchung.
- **Bei alten Menschen haben Infektionen oft sehr diskrete lokale Zeichen**: symptomarme Peritonitis, Lungenentzündung ohne Husten oder Auswurf, rein fieberhafte Harnwegsinfektionen, Sigmoiditis.
- **Die häufigsten Ursachen sind**:
  - Harnwegsinfektionen, auch ohne urologische Symptome: regelhaft Urinstix;
  - Lungeninfektionen: Das Sputum hat eine Farbe, welche? Die Röntgenaufnahme des Thorax wird regelmäßig durchgeführt, wenn das Bild nicht auf eine virale Erkrankung oder einen genau bestimmten extra-pulmonalen Infekt hindeutet. Bei älteren Menschen wird sie immer durchgeführt.
- **Bei fiebernden Erwachsenen muss die Temperatur nicht gesenkt werden, es sei denn**:
  - wenn das Fieber unangenehm ist oder ab 39,5–40 °C;
  - oder wenn es sich um einen älteren Menschen oder einen „grenzwertigen“ Herzkranken ab 38,5 °C handelt.
- **Entnehmen Sie vor der Behandlung Proben**, zumindest Blutkulturen, außer bei einer fokalen Diagnose, die eine empirische Antibiotikatherapie ermöglicht (akute Sinusitis, Bronchitis, Otitis media, Furunkel mit Schwellung usw.).
- Jeder **splenektomierte Patient oder funktionell Aspleniker** (Sichelzellenanämie) mit Fieber ohne Diagnose sollte eine gegen Pneumokokken und H. influenzae

wirksame Behandlung erhalten: Aufgrund von Pneumokokken mit verminderter Empfindlichkeit gegenüber β-Laktam-Antibiotika ist ein Cephalosporin der dritten Generation angezeigt.
- Bei Abszessen oder Panaritien sowie bei stagnierendem infiziertem Urin ist eine **Drainage** erforderlich, manchmal auch Antibiotika.
- **Fieber ist nicht gleichbedeutend mit einer Infektion**: Thrombose, Herzinfarkt, Dehydratation, Entzündung (M. Horton), Reaktion auf ein Medikament, Progesteron, Tumor, Scheinfieber, Belastungshyperthermie oder Hitzschlag.

> **Achten Sie auf Anzeichen von Ansteckungsgefahr**
- Bei jedem Fieber mit Atemwegs- oder meningitischen Symptomen oder einer Purpura muss der Patient unverzüglich eine Maske und das Pflegepersonal einen geeigneten Schutz tragen. Im Zweifelsfall exzessiv isolieren, bis nachgewiesen ist, dass kein Ansteckungsrisiko vorliegt. Die Maske ist nicht mehr lächerlich.

> **Achten Sie auf Zeichen einer schweren Erkrankung, ergreifen Sie erste Maßnahmen**
- Notieren und berücksichtigen Sie einen/mehrere Schweregrad-Scores **qSOFA ($\geq$2), NEWS ($\geq$7)**. um auf Sepsis zu testen (*siehe S. 17 und 743*).

Tabelle 14.2

Herzfrequenz > 90/min.	RRsyst. $\leq$ 90 mmHg oder Abfall um 40 mmHg.
Atemfrequenz > 20/min. SpO_2 < 90 %.	Diurese < 20 mL/h oder seit mehr als 12 Stunden kein Wasserlassen.
Kollaps, **Marmorierung**, kapillare Reperfusionszeit *(siehe S. 487 unter „Septischer Schock“)*: Flüssigkeitsgabe, wenn keine Anzeichen eines Lungenödems vorhanden sind.	Krampfanfälle: Sauerstoffzufuhr, Clonazepam ½ mg bis 1 mg i.v. bei wiederholten Anfällen.
Zyanose, akute Atemnot, neurologische Störungen (Verlangsamung, Verwirrtheit, Desorientiertheit, Unruhe, Koma): mit Sauerstoff versorgen, Flüssigkeitsgabe.	Purpura, Hämatome bei geringem Druck. Achten Sie bei einem entkleideten, gut beleuchteten Kranken auf Purpura, auch wenn er fröstelt.
Isolierter alter Patient, der seine Selbstständigkeit verloren hat oder nicht in der Lage ist, ausreichend Flüssigkeit und Nahrung zu sich zu nehmen.	Herz- oder Atemwegsinsuffizienz oder Nebenniereninsuffizienz. Schwangerschaft, Immunsuppression, Diabetes, sonstige Organinsuffizienzen, Polypathologie.
Dehydrierung: Flüssigkeitsersatz.	Fieber > 41 °C (> 39,5 °C bei älteren Menschen).

> **Haben Sie nach der Rückkehr von einer Reise Fieber?** (siehe *weiter unten*)
- Malaria durch P. falciparum bricht normalerweise innerhalb von 2 Monaten nach der Rückkehr aus, manchmal aber auch nach bis zu 6 Monaten.
- Andere Plasmodien können noch Jahre nach der letzten Reise zu wiederkehrenden Anfällen führen.

> **Sind Sie im Rahmen einer Epidemie betroffen? (siehe Kapitel „Covid-19“, S. 826)**
- Häufige Ursachen von Fieber bleiben der Differentialdiagnose vorbehalten; man muss weiterhin aufmerksam bleiben.
- Pyelonephritis, Meningitis, Thrombose und fieberhafte entzündliche Erkrankungen verschwinden nicht.

> **Suchen Sie nach einer Ursache für eine Immunschwäche, nach Risikofaktoren und besonderen Infektionsquellen**

Tabelle 14.3

Hohes Alter	Kortikosteroide/Chemotherapie	Splenektomie (Pneumokokken +) (Impfung?)
Diabetes	Aids, HIV-Infektion*.	**Alkoholismus**
Schwangerschaft*	Krebs, Hämopathie	Toxikomanie
Immunsuppressiva und Therapien mit Biologika: Checkpoint-Inhibitoren, monoklonale Antikörper usw.		

** Siehe Kapitel „Fieber bei einer schwangeren Frau" auf S. 757 und „HIV+-Patient" auf S. 784.*

› Gibt es nicht auch eine nicht-infektiöse Ursache?

- **Thrombophlebitis, Lungenembolie, Myokarditis oder Mesenterialinfarkt, Medikamente einschließlich Neuroleptika, Hitzeexposition** oder langanhaltende **Anstrengung** (*siehe S. 114*).
- Akute Leukämie, Aplasie: nekrotisierende Tonsillitis (Angina agranulocytotica), Blässe, Adeno-Hepatosplenomegalie.
- Tumorprogress, entzündliche/immunologische Erkrankung im Schub.
- Akute thyreotoxische Krise (*siehe S. 118*) akute Nebenniereninsuffizienz (*siehe S. 656*).

› Suchen Sie klinisch nach einer infektiösen Ursache für das Fieber

- **Echter Schüttelfrost (sichtbar oder begleitet von Zähneklappern) signalisiert am häufigsten einen infektiösen Zustand.**
- Untersuchung ... vollständig. Entgegen der landläufigen Meinung dauert es nicht lange, wenn man es sich zur Gewohnheit macht und der **Patient unbekleidet ist:**

– Visuelle Untersuchung des Urins, **Urinteststreifen**. – **Palpation/Perkussion der Lendengruben**: einseitiger Schmerz, Ertasten einer abdominellen Raumforderung. – Orchitis/Epididymitis. – **Rektale Untersuchung**: **Prostatitis**, Raumforderung, Appendizitis.	– Flüchtige entzündliche Läsion **der Fingerbeere** (Osler) (*siehe S. 687*). – **Herzgeräusch**, vor allem **diastolisch** (Aorteninsuffizienz) am linken sternalen Rand. – Zeichen einer biliären Erkankung. – **Peritoneale Zeichen** (einschließlich Transitstopp).	– Meningeale Zeichen, Hirnnerven, neurologische Defizite. – **Otoskopie** (alte Menschen und psychiatrische Patienten berichten nicht über Ohrenschmerzen). – **Pharynx (Rachen)**. Parotitis. – Hinterer, eitriger **Rachenausfluss**: Sinusitis.
– Eitriges Sputum (Auswurf)? Auskultation auch der Lunge nach vorne und axillar. – In Bezug auf das Fieber **relative Bradykardie**: Salmonellose. – **Tierkontakte**, Beruf (Brucellose, Leptospirose).	– Okklusionssyndrom (Appendizitis, Cholezystitis, Peritonitis, Mesenterialinfarkt, Pyelonephritis usw. – Splenomegalie, Lymphadenopathie? Epitrochleäre Lymphadenopathie = Virale Erkrankungen, Toxoplasmose, HIV, Sarkoidose, Hämopathie, Syphilis.	– Suche nach Milzbrand, Abszess, Dekubitus, Wunden, Pusteln, **Purpura**: am gesamten Körper. – Arthritis (septisch, A. urica).

› Zusätzliche Untersuchungen bei Fieber unklarer Genese

Fieber, das länger als 4–5 Tage andauert, steht a priori nicht mit einer banalen viralen Erkrankung in Verbindung. Es gibt keine präzise kodifizierte Vorgehensweise. **Die folgenden Untersuchungen sind je nach Vorgeschichte, sozialer Situation und klinischem Gesamteindruck zu variieren. Zögern Sie nicht, den Rat eines erfahreneren Praktikers einzuholen.**

... ***Fieber > 38,5 °C, < 40 °C (> 38 °C, < 39 °C bei älteren Menschen), über weniger als 36 Stunden, keine Anzeichen einer schweren Symptomatik, klinische Untersuchung negativ*** ....

- Sich auf einen Urinteststreifen beschränken.
- Thoraxröntgen ist unnötig, wenn keine Anzeichen einer Atemwegsinfektion oder thorakalen Mitbeteiligung vorliegen bei Pat. ohne Risikofaktoren.
- Thoraxröntgen bei älteren Menschen, auch wenn keine Anzeichen einer Atemwegsinfektion oder thorakalen Mitbeteiligung vorliegen. Dasselbe gilt bei Immunschwäche, Einwanderern und Alkoholikern.

... ***In anderen Fällen, wenn keine klinischen Hinweise vorliegen*** ....

- Bestimmte Untersuchungen sind manchmal als Notfall gerechtfertigt:

- **Blutkulturen** in der Notaufnahme, 4–6 Fläschchen ≥ 8 mL in 1-maliger Abnahme (*siehe S. 745*)	- Urinteststreifen ± -kultur	- Proben von zugänglichen Infektionsherden
- **Blutbild, Thrombozyten** (unspezifische Leukozytose; häufig in der Notaufnahme, aber in der Regel < 12 000/mm^3). - Hämostase: Quick (INR), PTT, TZ. - **Röntgenaufnahme des Thorax**	- **CRP: Nutzen fragwürdig.** - Transaminasen - **Elektrolyte, Harnstoff, Kreatinin** - **Parasitenausstrich** (Reise, Wohnen in der Nähe eines internationalen Flughafens). - EKG (Infarkt, Myokarditis).	- **Laktat** ++ (*siehe S. 482 und 743*). - Blutgase (*siehe S. 297*), wenn Tachypnoe >20/min, Zyanose, Anionenlücke >16 mmol/L (*siehe S. 671*) oder Bikarbonat < 20 mmol/L.

- **Das Fehlen einer Leukozytose schließt eine bakterielle Erkrankung nie aus,** sondern kann sogar ein Anzeichen für deren Schwere sein (Lungenentzündung).
- **Eine Thrombopenie** deutet auf eine DIC, Malaria, eine Hämopathie, eine HIV-Infektion oder eine akute Leukämie hin.
- **Eine Leukopenie** weist auf Typhus, Malaria, Brucellose, eine schwere virale oder bakterielle Infektion oder eine akute Leukämie hin.
- **Eine Lymphozytose** mit großen, bläulich gefärbten mononukleären Zellen deutet auf eine virale Erkrankung (infektiöse Mononukleose) hin.
- **Die Nützlichkeit des CRP** wurde nur in begrenztem Rahmen evaluiert. Es ändert sich schnell, innerhalb weniger Stunden. **Manche kommen ohne es aus:**
  - Ein normales CRP zum Zeitpunkt t schließt eine schwere bakterielle Erkrankung nicht aus (Beispiel: Meningokokken-Meningitis, Blinddarmentzündung, Lungenentzündung usw.);

  - ein CRP > 60–80 mg/L weist eher auf eine tiefsitzende bakterielle oder nicht infektiöse Erkrankung hin als auf eine virale Erkrankung (2);
  - Das CRP hat spontan oder unter Behandlung einen raschen Verlauf, der nützlich ist, wenn die Temperatur aufgrund der Therapie oder anfänglicher Apyrexie nicht interpretierbar ist.
- **Das Procalcitonin** ist spezifischer für bakterielle, parasitäre und Pilzinfektionen. Bei bestimmten Schwellenwerten ist es ein Hinweis auf den Schweregrad. Begrenzte Indikationen werden derzeit definiert. Seine Bedeutung für die Diagnose von Sepsis wird noch stark diskutiert, und sein Schwellenwert ist unsicher **(3).**

❯ Indikation für eine Antibiotikatherapie im Notfall

Siehe Kapitel „Antibiotikatherapie in Notfällen“, S. 766.

❯ Indikation für eine Krankenhausaufnahme bei isoliertem Fieber ohne Diagnose

Fieber, das länger als 4–5 Tage andauert, ist a priori nicht mit einer banalen viralen Erkrankung verbunden.

Die folgenden Untersuchungen sind je nach Vorgeschichte, sozialer Situation und klinischem Gesamteindruck zu variieren. Zögern Sie nicht, sich von einem erfahreneren Praktiker beraten zu lassen.

... ***Fieber < 40 °C (oder < 39 °C bei älteren Menschen), seit weniger als 36 Stunden, keine Anzeichen eines schweren Verlaufs, negative klinische Untersuchung, keine Risikofaktoren*** ....

- Krankenhausaufnahme wahrscheinlich unnötig, aber zögern Sie nicht, sich von einem erfahreneren Arzt beraten zu lassen. Eine virale Erkrankung ist wahrscheinlich. Beruhigen Sie den Patienten. Lassen Sie ihn innerhalb von 24–48 Stunden erneut von seinem Hausarzt untersuchen. Geben Sie ihm die **mündliche** und schriftliche **Anweisung**, im Laufe des Tages einen Arzt aufzusuchen oder bei neuen Symptomen wiederzukommen. Notieren Sie seine Telefonnummer (bei Blutkulturen ...).

... ***Fieber > 38,5 °C (> 38 °C bei älteren Menschen), länger als 3-5 Tage, ohne klinische Symptome*** ....

- Tägliche ambulante Kontrolle.
- Zögern Sie nicht, den Rat eines erfahreneren Arztes oder Internisten einzuholen.
- Krankenhausaufnahme bei schweren Symptomen (*siehe oben*) oder bei Risikofaktoren wie Herz- oder Atemwegsinsuffizienz, längerer Kortikosteroidtherapie mit entzündungshemmender Dosis, laufender Chemotherapie, Alkoholismus, schlecht eingestelltem Diabetes, Schwangerschaft, Splenektomie, älteren Menschen, die schlecht versorgt werden oder nicht in der Lage sind, Nahrung und Flüssigkeit zu sich zu nehmen.

... ***Ein ins Krankenhaus aufgenommener Patient muss einige Stunden später erneut untersucht werden*** ....

- Achten Sie auf Symptome einer schweren Erkrankung.
- Achten Sie auf das Auftreten neuer Symptome, die eine Eingrenzung der Diagnose ermöglichen.
- **Die pflegerische Überwachung sollte sich auf folgende Warnzeichen beziehen:**
  - Puls (> 100, < 60);
  - RR (< 100 mmHg oder < 30 mmHg vom üblichen Wert);

- Atemfrequenz (≥ 30/min);
- Bewusstsein (Unruhe, Schläfrigkeit, Delir);
- Marmorierung, Zyanose, Ikterus, Blässe;
- oder ein Score, qSOFA, oder wie in Großbritannien: NEWS-2 ≥ 7 oder Anstieg von > 1 Punkt) (*siehe S. 17 und 743*).

... ***Sonderfälle und symptomatische Behandlung*** ....

- Patient mit **M. Addison**: Es ist gängige Praxis und ungefährlich, die Hydrocortisondosis zu verdoppeln.
- Die Therapie von Fieber mit **Paracetamol (3 g bei < 50 kg; 4 g bei > 50 kg, außer bei KI)** ist gerechtfertigt bei älteren Menschen, bei schlecht eingestellten Herz-/Lungeninsuffizienzpatienten oder bei Fieber über 39,5 °C oder bei Unwohlsein. Keine NSAR.
- Führen Sie **300–400 mL** Flüssigkeit pro Grad über 38 °C zu, zusätzlich zur üblichen Mindestdosis von 1 500 mL. Getränke, einige davon gesalzen.

› Literatur

1. Carbon C. Conduite à tenir devant une fièvre aiguë de l'adulte. In Tchobroutsky G. Des symptômes à la décision, Arnette, Paris, 1989, p. 135–8.
2. Hausfater P. Intérêt et limites des biomarqueurs dans le sepsis. In Claessens Y-E, Ray P. Les biomarqueurs en médecine d'urgence, Springer 2012.
3. Wacker C, et al. Procalcitonin as a diagnostic marker for sepsis : a systematic review and meta-analysis, Lancet Infect Dis, 2013. PMID: 23375419.
4. Weiterführende Literatur: Fièvre et urgences, monographie de la SFMU ; 2006 (430 pages). http://www.sfmu.org
5. Azzini AM, et al. A 2020 review on the role of procalcitonin in different clinical settings : an UpToDate conducted with the tools of the Evidence Based Laboratory Medicine. Ann Transl Med. 2020 May;8(9):610. PMID: 32566636.
6. Recommendation Group 2020. Fièvre de l'adulte et de l'enfant. http://www.infectiologie.com Sehr vollständig.
7. Handlungsempfehlung nach der Leitlinie „Fieber unklarer Genese“. Monatsschrift Kinderheilkunde 7/2014. https://tinyurl.com/p3t9xc84
8. Leitsymptom: Fieber - DGIM Innere Medizin – eMedpedia (Stand: 12.5.2023) https://tinyurl.com/mrzuhwk8

14.5 Fieber bei Reiserückkehrern

Siehe auch die Kapitel Malaria S. 772, HIV+-Patient S. 784, Febrile Meningitis-Syndrome S. 813.

- **Malaria** ist die häufigste Ursache bei der Rückkehr aus einem (sub-)tropischen Gebiet.
- **Vergessen Sie nicht die gewöhnlichen Erkrankungen**: Pneumokokken, Harnwegsinfektionen, Meningokokken-Meningitis, Hepatitis, Leptospirose, Typhus, Covid-19.
- **Die meisten „exotischen" Krankheiten brechen innerhalb von 15 Tagen nach der Rückkehr aus, Ausnahmen sind**:
  - Malaria durch P. falciparum (bis zu 6 Monate) oder durch P. ovale, P. vivax, P. malariae (Jahre);
  - hepatische Amöbiasis (Monate);
  - virale Hepatitis (1–6 Monate), viszerale Leishmaniose (Monate), afrikanische Trypanosomiasis (Tage, Monate).
- Aktuelle weltweite Epidemien: http://www.safetravel.ch; http://www.who.int/csr/don/en

› Fragen, die Sie stellen sollten

- Besuchte(s) La(e)nd(er), aber auch Orte, an denen man *zwischenlandet*?
- In klimatisierten Palästen, in Städten, in ländlichen Gebieten?
- Die Impfungen. Malaria-Chemoprophylaxe, im Detail, und wurden 1–2 Monate nach der Rückkehr noch abgedeckt? Prophylaxe gegen Mückenstiche?
- Getränke, Zubereitung von Mahlzeiten; Schwimmen, Barfußlaufen, im Wasser?
- Kontakt mit Tieren (Ratten, Moskitos, Zecken usw.)?
- **Im Falle einer viralen Pandemie** wie SARS, Covid-19, **vergessen Sie nicht Malaria und andere zeitlose Ursachen.**

› Orientierung am Labor

Neutrophilie	Leptospirose, Amöbiasis, afrikanische Trypanosomiasis.
Leukopenie	**Physiologisch (schwarze Personen), Malaria, Typhus**, viszerale Leishmaniose, Brucellose (Mittelmeerraum), HIV.
Thrombozytopenie	**Malaria**, **HIV**, Dengue-Fieber, Leishmaniose, **Sepsis** (je nach Schweregrad).
Thrombozytose	Leberamöbiasis, tiefsitzende Infektionen, Tumor, (Splenektomie).
Anämie	Malaria, viszerale Leishmaniose.
Eosinophilie	Würmer
Erhöhtes Gesamteiweiß ohne Hämokonzentration	HIV (nicht bei Primoinfektion), viszerale Leishmaniose, progressive viszerale Malaria, Trypanosomiasis: polyklonale Hypergammaglobulinämie.

Orientierung an der Klinik

Beeinträchtigung des Allgemeinzustands	**Typhus**, **Malaria**, Tuberkulose, viszerale Leishmaniose, Trypanosomiasis, hepatische Amöbiasis.
Neuropsychologische Zeichen	**Malaria, Meningitis, Typhus, Trypanosomiasis, Sepsis.**
Kopfschmerzen	**Meningitis, Malaria, Dengue-Fieber** (Orbita) und andere Arboviren, virale hämorrhagische Fieber, aber **alle Fieber (insbesondere Harnwegsfieber**).
Grippales Syndrom	**Malaria, Hepatitis,** Arboviren, Leptospirose, HIV.
Schmerzen unter dem rechten Rippenbogen	Leberamöbiasis, **Lungenentzündung, Lungenembolie.**
Anämie	**Malaria**, viszerale Leishmaniose.
Ikterus	**Malaria, Gelbfieber, Leptospirose** (Pat. intensiv gerötet, Bindehauthyperämie), Hepatitis.
Splenomegalie	**Malaria, Typhus,** viszerale Leishmaniose, Borreliose, Trypanosomiasis, HIV.
Lymphadenopathie	**HIV, Dengue-Fieber**, viszerale Leishmaniose, afrikanische Trypanosomiasis.
Durchfall	Malaria, Bakterien: **Kolibakterien, Salmonellen,** Shigellen, Hepatitis, Trichinose, Amöbiasis.
Ödeme im Gesicht	Trichinose
Juckreiz, Urtikaria	Trichinose, Bilharziose, Darmwürmer
Blutungen	Virale hämorrhagische Fieber (Ebola usw.), hämorrhagisches Dengue-Fieber, Leptospirose, Malaria

Orientierung nach Inkubationszeit (1)

Malaria	*P. falcip.* 7–60 Tage Sonstiges: 1 Woche bis mehrere Monate/Jahre
Inkubation < 1 Woche	Dengue-Fieber, Zika-Virus, Chikungunya, Covid-19. Infektiöse Diarrhöen
Inkubation < 2 Wochen	Spirochäten: Borreliose, Leptospirose Rickettsiose Typhus
Inkubation > 2 Wochen	Virale Hepatitis (A: 15–45 d; B: 30–120 d; E: 10–40 d) Typhus (bis zu 3 Wochen) HIV-Primärinfektion (2–8 Wochen) Hepatische Amöbiasis Schistosomiasis, invasive Phase (2–8 Wochen)

Literatur

1. Pilly 2023. Voyage en pays tropical de l'adulte et de l'enfant +++ : https://tinyurl.com/mu2rwt2y Den Infektiologen der SPILF und des CH Tourcoing sei für die Anzahl und Qualität der Dokumente gedankt, die den Ärzten zur Verfügung gestellt wurden: http://www.gilar.org/antibiogilar.html oder App: AntibioGilar.
2. Anglaret X, Mortier E. Maladies infectieuses. Paris, Estem, 1994.
3. 2015 ESC Guidelines for the management of Infective Endocarditis. Eur Heart J. 2015 Nov 21;36(44):3036–7.
4. https://tropeninstitut.de/krankheiten-a-z

14.6 Fieber bei Schwangeren

Wichtige Punkte

- **Pyelonephritis** (1. Ursache) und **Listeriose** sind häufig und potenziell katastrophal.
- Die Behandlung sollte immer mindestens 3 g Amoxicillin umfassen.
- Fallstricke: Venenthrombosen, Blinddarmentzündungen, Hepatitis und Chorioamnionitis in der Spätschwangerschaft. Malaria auch > 12 Monate des Aufenthalts (nicht M. falciparum).

Diagnostische Hinweise

- Fieber (> 38 °C). Eine (rektal überprüfte) Hypothermie < 36 °C ist ein Zeichen für eine schwere Infektion.
- Bauchschmerzen, Myalgie, Asthenie, Diarrhöe, Erbrechen, Kopfschmerzen, Husten: Die Temperatur sollte vorzugsweise rektal gemessen werden (*siehe S. 25*).

Klinische Untersuchung

- Achten Sie auf: frühere Harnwegsinfektionen, Toxoplasmose-, Rötelnserologie; verdächtiger Fruchtwasser- oder Flüssigkeitsverlust, Metrorrhagie; aktive Bewegungen.
- Untersuchung der Gebärmutter: Kontraktilität, Herztöne; Spekulum: Gibt es Fruchtwasser: pH-Test im abgehenden Sekret, wenn verfügbar (1)? **Scannen Sie die Haut** nach einem Ausschlag. **Wiegen und Blutdruck messen; es handelt sich um eine schwangere Frau.**
- Routinemäßige Untersuchung mit Urinteststreifen.

Weitere Untersuchungen

- **Wenn keine offensichtliche Ursache vorliegt (Angina, Panaritium usw.), werden bestimmte Untersuchungen routinemäßig durchgeführt**: Urinkultur, Blutkulturen mit dem Vermerk „mit Nachweis von Listerien", wenn das Fieber länger als 24 Stunden anhält und über 38 °C liegt (4 Fläschchen auf einmal *siehe S. 745*).
- **Je nach Fall**: Blutbild, CRP (BSG ohne Wert), Transaminasen; Parasitenausstrich falls angebracht, Abdomen-Ultraschall, LP.
- **Einige Untersuchungen machen Angst, können aber bei Bedarf durchgeführt werden** (unerklärliche thorakale Schmerzen oder Dyspnoe, neurologische Symptome): Thoraxröntgen, mit (psychologischem) Schutz; Lungenszintigraphie; Computertomographie (2). Sprechen Sie mit dem Radiologen.

Ursachen und Behandlung

Keine offensichtliche Ursache und Temperatur seit mehr als 24 Stunden über 38 °C

- Nach Abnahme von Blutkulturen (4–6 Fläschchen auf einmal): Amoxicillin 1 g 3 mindestens 10 Tage lang. Makrolid bei Allergie. Wegen des Risikos einer **Listeriose**. *Serologie: wertlos!*

Harnwegsinfektion

- Zystitis: Eine Urinkultur ist unerlässlich. Behandlung ohne Abwarten des Ergebnisses: in der bevorzugten Reihenfolge: Fosfomycin-Trometamol, Pivmecillinam , Nitrofurantoin, Cefixim (II-B) oder Ciprofloxacin (3) (*siehe S. 801*). Umstieg auf Amoxicillin, wenn empfindlich. Urinkultur nach 1 Woche, dann monatlich.
- Bei Pyelonephritis: Ceftriaxon (1 g/d). Bei schwerer Form: C3G doppelte Dosis + Amikacin (*siehe S. 804*).

... ***Listeriose*** ...

- Wird immer vermutet als alleinigem Symptom, vor allem im 3. Trimester, Rückenschmerzen, laryngeale Symptome sind möglich. Meningitis ist sehr selten. Blutkulturen (mit ausdrücklicher Aufforderung zum Nachweis von L. monocytogenes). Es wird keine Serodiagnostik durchgeführt! Bei hochgradiger Verdachtsdiagnose: Amoxicillin 200 mg/kg/Tag (bei Allergie und > 10 SSW: Cotrimoxazol 10 bis 20 mg TMP/kg/24 h) in 4 Dosen/d und dringendes **Konsil durch Geburtshelfer und Infektiologen**.
- Vorsichtshalber 1 g Amoxicillin/8 h p.o. für 10 Tage (oder Erythromycin, wenn allergisch) bei jedem (grippeähnlichen) Syndrom bei einer schwangeren Frau, sobald eine Blutkultur angelegt wurde. Dies kann im Fall einer Listeriose ausreichen, wenn es frühzeitig gegeben wird, i.v.-Therapie wie oben angegeben, wenn eine Listeriose bestätigt wird (5). Krankenhausaufnahme dann nicht regelhaft. Benachrichtigen Sie den Geburtshelfer, der die Plazenta untersuchen und analysieren lassen sollte.

... ***Appendizitis, Cholezystitis und ... extrauterine Schwangerschaft (siehe S. 526)*** ...

- Appendizitis: Schwierige Diagnose im letzten Monat: manchmal epigastrische oder periumbilicale Schmerzen, mäßiges und seltenes Fieber, Transitstopp und nicht immer Erbrechen. Untersuchung in linker Seitenlage und Abtasten der latero-umbilikalen Region. Nicht immer Abwehr, Kontraktur und Schmerzen rechts bei der vaginalen Untersuchung (4). Suchen Sie nach: lokalisierten Schmerzen in der rechten Fossa iliaca oder in der Flanke beim Husten oder bei kontralateraler Kompression oder bei Dekompression.
- Eine **Cholezystitis** kann sich durch isoliertes Fieber äußern.
- **Extrauterine Schwangerschaft**: Eine (seltene) Blutung im Douglas (Hämatozele) kann sich durch isoliertes Fieber äußern.
- Eine normale **Ultraschalluntersuchung** schließt eine Blinddarmentzündung nicht aus.
- Die **Laborbefunde** können normal sein (außerdem: physiologische neutrophile Leukozytose während der Schwangerschaft).

... ***Hepatitis*** ...

- Virale Hepatitis ist manchmal anikterisch, insbesondere durch CMV. Zwei seltene Ursachen ⚠, die nicht übersehen werden dürfen: **Herpes** simplex mit Transaminasen von 30–50 × Norm, vor allem bei Fieber, sehr hohen Transaminasen ohne Ikterus, Leuko-/Thrombozytopenie; nach oralen/genitalen Läsionen suchen. Dringende Indikation für Aciclovir iv und **Hepatitis E**, die im dritten Trimester in 1 von 5 Fällen fulminant verläuft. Toxoplasmose kommt auch vor. Akute Steatose und das HELLP-Syndrom (*siehe S. 527*) führen nicht zu isoliertem Fieber. **Also bei Hepatitis: geburtshilfliche und hepatologische oder infektiologisches Konsil als Notfall.**

... ***Fieber mit Ausschlag*** ...

- Das Aussehen kann die Diagnose ermöglichen (Windpocken ++ Aciclovir i.v.). Röteln trotz Impfung möglich oder rezidivierend: Die Erhöhung des IgG in zwei getrennten Proben bringt die Diagnose. IgM allein ist unzuverlässig. Spezialisierte Beratung.

... ***Toxoplasmose*** ...

- Häufig inapparent oder diskreter Ausschlag, oft diffuse Lymphadenopathie, ± mäßige Erhöhung der Transaminasen. Diagnose klinisch unmöglich; Katzen erhöhen das Risiko nicht (4). Diagnose aufgrund der Ig-Erhöhung in zwei aufeinanderfolgenden Proben. IgM-Bestimmungen sind oft falsch; sie können nach einer Infektion vor der Schwangerschaft lange bestehen bleiben (4). Die Behandlung (Spiramycin 3 Kapseln à 3 Mio. IE/Tag) scheint das fetale Risiko zu verringern (4) und kann bei Verdacht in Absprache mit dem Geburtshelfer begonnen werden, bis die Serologien vorliegen (anrufen).
  (Anmerk. d. Übersetzers: In D wird ab der 16. SSW vom RKI für mindestens 4 Wochen die Kombination aus Pyrimethamin (50 mg am 1. Tag, 25 mg ab 2. Tag) und Sulfadiazin (50 mg/kg KG/Tag; 3 g/Tag bei < 80 kg KG; 4 g/Tag bei ≥ 80 kg KG) empfohlen. https://tinyurl.com/mpv47a7h). Zur Vermeidung von schweren Knochenmarksschäden ist die gleichzeitige Verabfolgung von 10–15 mg Folinsäure/Tag (nicht Folsäure! siehe oben) erforderlich (PSF-Therapie).

... ***Gynäkologisch-geburtshilfliche Symptome*** ...

- **Blasenruptur (Amnionruptur)** mit trüber Flüssigkeit oder Leukorrhoe, Uteruskontraktionen, offener Muttermund: bakteriologische Probe (vaginal) und Überweisung an die geburtshilfliche Abteilung.
- **Salpingitis**: eitriger Ausfluss, Schmerzen im Beckenbereich. Lokale Abstriche und auf Chlamydien, mikrobiologische Untersuchungen (*siehe S. 555*); Ultraschall (kann normal sein) und gynäkologisch-geburtshilfliches Konsil.

... ***Andere Infektionen*** ...

- Tuberkulose, M. Osler, HIV-Komplikationen, Malaria, Toxoplasmose, Syphilis.
- Grippe, nicht harmlos, „der große Abtreibungs-Verursacher". Indikation für Oseltamivir (*siehe S. 763*).

... ***Nicht infektiöses Fieber*** ...

- **Aseptische Nekrose eines Fibroms**, das für Unterbauchschmerzen verantwortlich ist, tastbar in der vaginalen Untersuchung, durch Ultraschall bestätigt.
- **Thrombose**: D-Dimere schließen die Diagnose nur in Kombination mit der klinischen Wahrscheinlichkeit aus; häufig (nicht immer) erhöht während der Schwangerschaft; Doppler-Ultraschall als erste Wahl. Lungenembolie? *Siehe S. 318.* UFH s.c. im ersten Trimester (Zulassung), oder LMWH (Dalteparin und Enoxaparin) danach. VKA sind nicht erlaubt. YEARS-score bei Schwangeren anwendbar (6).

› Symptomatische Behandlung ...

- **Fieber behandeln.**
- Flüssigkeitsersatz, der durch Wiegen und die Farbe des Urins überwacht wird.
- Geburtshilfliches Konsil zur Indikation einer fetalen Überwachung > 24 SSW.
- **Physikalische Maßnahmen** (leichte Kleidung, Zufuhr von frischer bzw. befeuchteter Luft) und **Paracetamol** können verwendet werden, keine entzündungshemmenden Medikamente (während der gesamten Schwangerschaft).

› Wer wird ins Krankenhaus aufgenommen? ...

Generell alle, die die gleichen Kriterien wie außerhalb der Schwangerschaft erfüllen: Pyelonephritis, Malaria, Thrombose oder Lungenembolie, verstärkte Wehen, vermuteter oder nachgewiesener Blasensprung. Nach 24 SSW, geburtshilfliches Konsil zur Indikation einer fetalen Überwachung und geburtshilfliche Ultraschalluntersuchung.

Medikamente, darunter Antibiotika, während der Schwangerschaft (und Stillzeit) ....

- Referenzzentrum: http://www.lecrat.fr, in D: http://www.embryotox.de

Literatur

1. Gallot D et al. Quel test biologique utiliser en cas de suspicion de rupture des membranes, J Gynecol Obstet Biol Reprod, 2012. PMID: 22227234. https://tinyurl.com/mrxcwaf4
2. Schmidt J et al. Radiologie et grossesse, Congrès Urgences, 2011. http://www.sfmu.org https://tinyurl.com/6y49j9uh
3. SPILF. Recommandations pour la prise en charge des infections urinaires communautaires de l'adulte, 2018. doi : 10.1016/j.medmal.2018.03.005 https://tinyurl.com/y37z2afy
4. Gilbert GL. Infections in pregnant women, Med J Aust, 2002, PMID: 11999241. https://tinyurl.com/ywp26fhh
5. CNGOF, Conférence nationale des PU-PH en gynécologie-obstétrique, Protocoles en Gynécologie Obstétrique, 3e édition, 2016.
6. van der Pol L, Tromeur C, Bistervels I. Pregnancy-Adapted YEARS Algorithm for Diagnosis of Suspected Pulmonary Embolism. N Engl J Med. 2019;380:1139-49. doi : 10.1056/NEJMoa1813865. https://tinyurl.com/4wncrzss

14.7 Grippaler Infekt, saisonale Grippe

Wichtige Punkte

- Hier soll vor allem die saisonale Grippe besprochen werden. Covid-19 wird auf *Seite 826* besprochen.
- In Zeiten einer Grippe oder einer Pandemie einer neu auftretenden Krankheit kommt es trotzdem zu **Pyelonephritis** und **Meningitis** sowie Lungenentzündungen, die in der Flut leicht zu übersehen sind.
- Informieren Sie sich bei Reisen über **Malariagebiete** usw.
- **Eine stattgehabte Impfung ist kein diagnostisches Instrument**: Sie eliminiert weder Grippe (Wirksamkeit variiert je nach Jahr, durchschnittlich 60 %, wenn der Impfstoff angepasst ist; mehr bei jungen Menschen, weniger bei alten und chronisch kranken Menschen), noch die Vielzahl von viralen Erkrankungen, die ihr ähneln. Ebenso wenig beseitigt der/die Impfstoff(e) gegen Covid die Möglichkeit einer Erkrankung oder das Tragen von Viren...
- Der **Grippe-Schnelltest** ist ausreichend spezifisch (jede Saison je nach Virus mit Ihrem Labor überprüfen): über 95 %, aber wenig sensitiv (ca. 60 %). **Er hat nur einen Wert, wenn er positiv ist.** Stecken Sie den Tupfer in die Nase bis zum Rachen (am Boden der Nasenhöhle entlang) und drehen Sie den Tupfer auf währenddessen. Sagen Sie dem Patienten, dass es nicht angenehm ist.
- Die Grippe bietet jeder chronischen Krankheit die Gelegenheit, zu **dekompensieren**.
- Risikopatienten: **alter Patient und Schwangere = erhöhte Mortalität**.
- Komplikationen: Pneumokokken-, **Staphylokokken**-, *H. influenza*- und virale Pneumonie, geringe Mortalität bei jungen Menschen.
- Die Wirksamkeit antiviraler Medikamente bei schweren Formen ist theoretisch und nicht nachgewiesen. Sie ist bei der gewöhnlichen Grippe minimal. Resistenzen treten schnell auf. Richten Sie sich nach den Empfehlungen, aber kennen Sie die Grenzen.
- **Hygiene** und **Mundschutz (Masken)**, der Bügel muss eng auf dem Nasenrücken anliegen (bei Ihnen und dem Kranken), sobald der Verdacht auf eine respiratorisch übertragbare Atemwegserkrankung besteht. Eine chirurgische Maske schützt die Pflegeperson nicht gegen solche Erkrankungen.
- **Spezielle Epidemien mit grippalem Syndrom: lokale oder nationale Protokolle, Websites von Santé publique France und SPILF** sowie Kapitel über Covid-19 (*siehe S. 826*).

Diagnose. Heftige Symptome, wenige fassbare Untersuchungsbefunde

- Kurze Inkubationszeit von 2 Tagen (1–4), daran denken, dass die infizierte Person 1–2 Tage vor dem Auftreten von Symptomen bereits ansteckend ist und dies bis zu 6 Tagen nach Beginn der Symptome (länger bei geschwächten Personen).
- Plötzlicher bis sehr plötzlicher Beginn: Schüttelfrost, Arthromyalgie, Kopfschmerzen, Fieber 37,8–40 °C, Asthenie. Mit oder schnell gefolgt von Rhinitis, Halsschmerzen, Laryngitis, schmerzhaftem trockenem Husten.
- Selten intestinale Symptome bei Erwachsenen.
- Atypische Formen insbesondere bei älteren Menschen:
  - Verwirrtheit, Asthenie, Anorexie, Unwohlsein, Stürze;
  - ohne Rhinitis, Halsschmerzen oder Husten.

- Nur wenige fassbare Befunde: **Kein Schock oder Hypoxie**, aber Tachykardie und mäßige Tachypnoe. Pharynx mäßig hyperämisch, wenn auch sehr schmerzhaft, manchmal geringe zervikale Lymphadenopathie. Keine Zeichen von Pyelonephritis oder Pneumonie, kein Meningismus oder Photophobie, kein Ausschlag, keine abdominellen Befunde, keine Splenomegalie.

Differentialdiagnose bei Fieber oder Anzeichen einer Atemwegserkrankung

- **Harnwegsinfektionen ohne Pollakisurie oder Brennen** beim Wasserlassen, nur Schüttelfrost, Glieder- und Kopfschmerzen. Tastbefund, Perkussion der Lendengruben, Urinuntersuchung, Teststreifen.
- Bakterielle **Pneumonie**.
- Fieberhafte Lungenembolie.
- **Malaria** und tropische Fieber.
- **Meningitis**.
- Bronchitis, bei der eitriger Auswurf keine Antibiotika erfordert.
- Einfache **Erkältung** (virale Rhinosinusitis, keine Antibiotika).
- Angina (Streptokokken-Schnelltest je nach **Center/McIsaac Score**, mdcalc: https://tinyurl.com/4c4yucmf).
- Virale Hepatitis.
- Fieber mit Exanthem in der prä-eruptiven Phase (Kontakt mit Patienten mit übertragbaren Erkrankungen?, Bläschen, schauen Sie auf die Schleimhäute, suchen Sie nach Koplik-Flecken).
- Bei Schock oder Hypoxie: suchen Sie nach Zeichen einer Komplikation, Dekompensation oder einer an deren Ursache.

Zusätzliche Untersuchungen

- Unnötig bei klinisch nicht zweifelhaften oder komplizierten Formen.
- Der **Schnelltest ist bei zweifelhaften Befunden nützlich** und ermöglicht, wenn er wirklich schnell und positiv ist, die **Suche nach einer Differentialdiagnose nicht zu übertreiben**; er entbindet jedoch nicht von der Suche nach Komplikationen bei klinischem Verdacht. **Ein negatives Ergebnis schließt die Diagnose nicht aus.**
- Röntgenbild des Thorax (Patient mit Maske) bei klinischem Verdacht auf Pneumonie und bei Patienten mit respiratorischer Insuffizienz.
- Routinelabor: Uninteressant, kann eine neutrophile Leukozytose aufzeigen.
- Ein PCT > 0,25 μg/L könnte eine antibiotische Behandlung nahelegen bei fraglicher bakterieller Komplikation oder kann auf eine Differentialdiagnose hinweisen. Insgesamt aber diskutabel: Verfahren Sie gemäß dem Protokoll ihrer Abteilung.
- Sonstiges: je nach differentialdiagnostischem klinischem Verdacht.
- **Blutkulturen**: 4 gut gefüllte Fläschchen auf einmal (*siehe S. 745*) bei Anzeichen einer schweren Erkrankung oder Vorliegen von Risikofaktoren: anatomische oder funktionelle Splenektomie.
- **Röntgenaufnahme** bei ausgeprägter Hypoxie oder Tachypnoe, bei diagnostischen Zweifeln. CT-Scan ± CT-Angiographie bei Verdacht auf Covid (*siehe S. 826*).
- Kopfschmerzen mit Fieber, beim Fehlen von Pharyngitis, Husten, Anzeichen einer Lungenentzündung/Harnwegsinfektion, Malaria oder bei Meningismus und/oder Lichtscheu: Rasch LP (*siehe S. 813*).
- Je nach Vorerkrankungen: **EKG** Glucos-/Ketonurie, Blutzucker, Kreatinin, Elektrolyte...

Komplikationen

- Dekompensation von Komorbiditäten ⚠ : nach ihnen suchen.
- Primäre Influenzapneumonie: selten, aber schwerwiegend. Dyspnoe ist ein Warnzeichen. Lungenödem und refraktäre Hypoxie, Tachypnoe. Interstitielle (retikulo-) milchglasähnliche Verschattungen, gelegentlich Konsolidierungen.
- Sekundäre bakterielle Pneumonie: viel häufiger. Atemwegsymptome in einer zweiten Phase, oft nach einer beginnenden Besserung der viralen Phase. Keime, die einem begegnen: Pneumokokken, *Haemophilus influenzae, Staphylococcus aureus* (*siehe S. 301*).
- Exazerbation von COPD oder Asthma.
- Akute eitrige Sinusitis und Otitis media.
- Koronarsyndrom: Klinik, EKG, vor allem kein regelhafter Troponin-Test!
- Sehr selten Enzephalopathien, transversale Myelitis, Guillain-Barré-Syndrom, nichtbakterielle Meningitis und Myositis/Rhabdomyolyse, die durch deutliche Schmerzen bei der Palpation der Muskeln gekennzeichnet ist.
- Asthenie und postviraler Husten verbleiben manchmal für mehrere Wochen.

Unspezifische Behandlung

- Ein geeignetes Antibiotikum bei bestimmten Risikopatienten: Splenektomie, bestimmte Sichelzellenanämie (Amoxicillin ± Clavulansäure am häufigsten), bestimmte Immunsupprimierte, nach Blutkulturen (4 Flaschen auf einmal).
- **Behandlung von Schmerzen, sehr hohem (> 39–39,5 °C) oder unangenehmem/schlecht toleriertem Fieber** oder bei Personen, bei denen es zu einer Dekompensation führen kann: Herz- oder Ateminsuffizienz, alte Menschen, **Paracetamol, keine NSAR oder Kortikoide**.
- **Schwangere: Fieber behandeln** ++.
- **Flüssigkeitsersatz** *per os*, die ausreicht, um eine ziemlich klare Diurese aufrechtzuerhalten, mit Kalorien- und angepasster Salzzufuhr.
- Vorbeugung eines Alkoholentzugs (nicht der richtige Zeitpunkt zum Aufhören) (*siehe S. 225*).
- Aufdecken, wenn sehr fiebrig, im Rahmen der Toleranz.
- **Häufiges Händewaschen** zu Hause, Verschreibung von chirurgischen Masken (6/Tag) für die Ausgangsperson, Krankschreibung (Unterbrechung der Übertragung) und desinfizierndes Gel (Technik zeigen), Hände waschen lassen nach dem Umgang mit der Maske ...

Spezifische antivirale Therapie (hauptsächlich Oseltamivir)

- **Minimale Wirksamkeit** bei gesunden Personen (Median 16 Stunden weniger Dauer).
- **Wirksamkeit** bei gebrechlichen Personen **nicht untersucht** und keine nachgewiesene Wirkung bei der Prävention von Komplikationen und Mortalität (bias-anfällige Beobachtungsstudien), Widersprüchliche Aussagen zwischen CDC und FDA.
- In-vitro-Resistenzen treten unter der Behandlung auf.
- **Die Empfehlungen**, die in Ermangelung zuverlässiger Daten erarbeitet wurden (1,2), sind nachstehend aufgeführt.
- **Keine Indikation mehr als 48 Stunden** nach den ersten Symptomen, außer bei schweren Formen und Schwangeren.

- **Indikation nur bei**:
  - Personen mit Komplikationsrisiko: > 65 Jahre, respiratorische/kardiale/renale (Dosis anpassen)/hepatischer Insuffizienz, Immunsuppression, Diabetes, Aspleniker;
  - schwere und hospitalisierte Formen, Schwangere und auch wenn der Patient erst später als 48 Std. gesehen wird. Therapiedauer 14 Tage.
- Oseltamivir 75 mg/12 h für 5 Tage (Zanamivir: siehe (2)).
- **Postexpositionsprophylaxe**: nachgewiesener enger Kontakt (was schon bei einem Gespräch von Angesicht zu Angesicht ohne Maske der Fall ist...), keine Symptome und mit Komplikationsrisiko: 75 mg/d über 10 Tage.

Schutz des Personals

- Die Übertragung durch direkten oder indirekten Kontakt und Aerosolisierung des Virus erfordert vom Pflegepersonal einen zuverlässigen Tröpfchenschutz, zusätzlich zum Standardschutz: chirurgische Maske und Brille, vor allem bei Husten.
- Die FFP2-Maske ist Situationen mit hohem Aerosolisierungsrisiko (Intubation, Nasopharyngealabstrich) oder (persönliche Meinung) Pflegekräften mit hohem Risiko vorbehalten.

Weitere Versorgung

- Kann nicht schematisiert werden. Einfache Grippe: natürlich zu Hause, Isolierung der Haushaltsmitglieder, chirurgische Maske.
- Berücksichtigen Sie die Umstände (isolierte alte Person, dekompensierte Komorbidität, Lebensumstände usw.), Komplikationen und diagnostische Zweifel, die eine Beobachtung erfordern.

Literatur

1. Zachary KC, et al. Treatment of seasonal influenza in adults, UpToDate Dezember 2016 (kostenpflichtig).
2. Pilly 2023. Grippe. https://tinyurl.com/2mshn57a
3. Doshi P. Tamiflu For All? Evidence of Morbidity, In "CDC's Antiviral Guidelines", https://tinyurl.com/ymvruzh2
4. Lenzer J. Why aren't the US Centers for Disease Control and Food and Drug Administration speaking with one voice on flu?, BMJ, 2015, PMID: 25655431.
5. Heneghan CJ, et al. Neuraminidase inhibitors for influenza: a systematic review and meta-analysis of regulatory and mortality data, Health Technol Assess, 2016, PMCID: PMC4904189, https://tinyurl.com/2s4zxcdd
6. Hama R. The mechanisms of delayed onset type adverse reactions to oseltamivir, Infect Dis (Lond), septembre, 48(9):651–60. doi: 10.1080/23744235.2016.1189592. PubMed PMID: 27251370; PubMed Central PMCID: PMC4973146. https://tinyurl.com/ypz96sy9
7. Jones M, et al. Commentary on Cochrane review of neuraminidase inhibitors for preventing and treating influenza in healthy adults and children, Clin Microbiol Infect, 2015, PMID: 25658541. https://tinyurl.com/3n6sb8ck
8. SF2H. Note relative aux mesures de protection respiratoire des personnels de santé en période de circulation de virus respiratoire (Hinweis zu Atemschutzmaßnahmen für Gesundheitspersonal während der Zirkulation von Atemwegsviren). https://www.sf2h.net
9. SF2H. Avis n° 2018-01/SF2H du 23 mars 2018 relatif au choix et à l'utilisation adaptée d'un appareil de protection respiratoire (Stellungnahme Nr. 2018-01/SF2H vom 23. März 2018 zur Auswahl und zum angemessenen Gebrauch von Atemschutzgeräten). https://www.sf2h.net

14.8 Antibiotika bei Schwangeren oder Stillenden

- Kurz gesagt, können in allen Stadien der Schwangerschaft sicher verwendet werden:
  - β-Laktame;
  - bestimmte Makrolide: Azithromycin, Clarithromycin, Erythromycin, Roxithromycin, Spiramycin;
  - Pristinamycin: Wenn ein Antistaphylokokkenmittel *per os* erforderlich ist, kommt es in Betracht unabhängig von der SSW;
  - Fosfomycin oder Pivmecillinam unabhängig von der SSW;
  - Nitrofurantoin (wenn das Kind kein Risiko für G6PD-Mangel hat): siehe http://www.lecrat.fr
  - Amikacin, Gentamicin und Tobramycin können laut CRAT (Referenzzentrum für teratogene Wirkstoffe, Stand Ende 2020) unabhängig vom Zeitpunkt der Schwangerschaft eingesetzt werden. Für eine Langzeitbehandlung siehe http://www.lecrat.fr;
  - Metronidazol: möglich.
- Keine Chinolone, Tetrazykline oder Cotrimoxazol.
  Tatsächlich gibt es je nach SSW und Indikation (insbesondere Erkrankungen höherer Schwere) Ausnahmen: http://www.lecrat.fr
- **Wenn Sie Fragen zu Arzneimitteln und Schwangerschaft/Stillzeit haben, wenden Sie sich an das Referenzzentrum:** http://www.lecrat.fr/
- **In DACH: http://www.embryotox.de**

14.9 Antibiotikatherapie in der Notaufnahme, Allgemeines

- **Frankreich, ein Land mit leichten Sitten (1)**
  - **Induzierte Resistenzen.**
  - **Langfristige Nebenwirkungen** von Chinolonen, z. B. Tendinopathien.
  - Schwere **Durchfallerkrankungen durch C. difficile.**
  - Häufige Allergien, leichte Verdauungsstörungen, Arzneimittelexanthem, induzierte Mykosen.
  - Wechselwirkungen mit VKA u. a., QT-Verlängerung.
  - **All das … meist wegen einer viralen Erkrankung.**
- **Versuchen Sie, die Verschreibung der (zu) häufig verwendeten Antibiotika einzuschränken**
  - **Amoxicillin-Clavulansäure.**
  - **Cephalosporine der dritten Generation** (C3G), insbesondere Ceftriaxon (durch die biliäre Passage wird die Darmflora selektiert); bleibt weiterhin indiziert für die ambulante Behandlung von fieberhaften Harnwegsinfektionen, die Behandlung von Gallenwegsinfektionen.
  - **Fluorochinolone.**
- **Chinolone - ein Stoppschild der FDA (2)**
  - **Ungünstiges Nutzen-Risiko-Verhältnis (NRV) bei Sinusitis, COPD-Exazerbationen und unkomplizierten Harnwegsinfektionen;** sie sollten nur in Situationen eingesetzt werden, in denen es keine andere Lösung gibt. Günstiges NRV für bestimmte schwere Infektionen.
  - **Warnen** Sie Patienten und Angehörige vor dem Risiko einer Photosensibilisierung und empfehlen Sie bei Muskel- und Skelettschmerzen, Parästhesien, Sensibilitätsstörungen (Neuropathien), Verwirrtheit und Halluzinationen das Medikament abzusetzen und sofort einen Arzt aufzusuchen, um es ersetzen zu lassen.
- **Einige Antibiotika verlängern die QT-Zeit**
  - **Ungünstig bei Hypokaliämie (Diuretika, Durchfall, Erbrechen, Kortikoide, β-Mimetika) oder in Kombination (Antiemetikum, Neuroleptikum).** *Siehe S. 353*: **Fluorochinolone** (insbesondere Levo- und Moxifloxacin), **Makrolide**, Sulfamethoxazol-Trimethoprim, Piperacillin-Tazobactam (3).
- **„Korrelation ist nicht Kausalität“ (4)**
  - Erklären Sie es! Es ist ein satanischer Zufall, dass eine offensichtlich virale Infektion nach der Einnahme von Antibiotika geheilt wird. Der letzte Arzt, der der Bitte nachgibt, typischerweise aufgrund eines verschleppten postviralen Hustens, gewinnt ein unberechtigtes Vertrauen und setzt den Glauben fort. „Ganz großes Kino …“.
- **Drainage = besser als Antibiotika. Manchmal braucht man beides**
  - Lokalisierte Ansammlungen oder Eiterungen: Abszesse, eitrige Arthritis und Pleuritis, Zellulitis und Fasziitis, eitrige Unterleibsinfektionen.
  - Die Chirurgie hat den Vorteil, dass sie sowohl diagnostisch als auch therapeutisch ist.

Bei manchen Erkrankungen ist ein Antibiotikum nicht erforderlich (5)

Isoliertes Fieber bei Immunkompetenten ohne schwere Symptome	
HNO-Infektionen, meist durch Viren **verursacht** – **Angina** mit negativem Schnelltest oder Centor-/McIsaac-Score < 2. – Rhinopharyngitis **. – **Sinusitis** maxillaris bei Erwachsenen, sofern kein ungünstiger Verlauf vorliegt. – Benigne Otitis externa (aber Ofloxacin-Ohrentropfen)	**Harnwege** – Asymptomatische **Bakteriurie** (außer in der Schwangerschaft oder vor Operationen an den Harnwegen), vor allem bei **Kathetern**, auch bei asymptomatischer Pyurie. – Legen eines Harnwegkatheters (ordentlich vorgehen!).
Haut – Besiedelte und/oder eitrige **Wunde, Dekubitus oder Ulkus** ohne Anzeichen einer Gewebeinfektion – **Zeckenbiss**: keine Behandlung, wenn keine klinischen Anzeichen einer Lyme-disease	**Infektionen der unteren Atemwege ohne Lungenentzündung** – Akute **Bronchitis** bei gesunden Erwachsenen **. – Akute Exazerbation einer COPD in einigen Fällen (*siehe S. 306*). – **Asthma** mit Sputum, auch gelbem Sputum, außer in Ausnahmefällen bei Lungenentzündung.

* Siehe **Lyme**-disease, Seite 770.

** **Was als Bronchitis bezeichnet wird,** ist meist ein Husten im Zusammenhang mit einer hinteren **Rhinitis** im Rahmen einer Erkältung oder Rhinopharyngitis und außerdem ist die Lungenauskultation normal. Fragen Sie, wie es angefangen hat: laufende Nase oder Halsschmerzen?

Bakteriologische Befunde dokumentieren (=> Antibiogramm)? Regelhaft:

Probenentnahme vor der Behandlung (5) Sepsis, septischer Schock: – Blutkulturen und infiziertes Organ: Urin, Liquor, Synovialflüssigkeit); – schwere Harnwegsinfektionen, schwere Lungenerkrankungen; – Ausnahme: prähospitale *Purpura fulminans.*	**Überflüssige bakteriologische Probenahme (5)** – Einfache Diagnose: Impetigo, Erysipel, einfache Zystitis. – Vorhersehbare Antibiotikaempfindlichkeit: nicht schwerwiegende ambulant erworbene Lungenentzündung. – **Covid ohne Verdacht auf eine damit verbundene bakterielle Lungenentzündung.**
Irrelevante Proben, die vermieden werden sollten: oberflächliche Entnahme von Wunden. Pharynx bei Schnelltest- oder Centor-/McIsaac-Score < 2.	

Die Antibiotika-Wirkspektren

- Laden Sie die Referenz (5) herunter: Sie müssen die Tabellen 7 bis 11 assimilieren. Dura Lex !

Orale Verabreichung

- **Für Antibiotika mit ausgezeichneter Bioverfügbarkeit (1), außer bei Schock, Erbrechen, Durchfall, okklusiven Syndromen, Malabsorptionen etc.**

- **Flurochinolone** - Rifampicin	- **Cotrimoxazol** - Tetrazykline*	- **Metronidazol** - Sulfonamide

* **Doxycyclin ⚠**. Kapsel steckt in der Speiseröhre fest = Gefahr von Geschwüren/Mediastinitis. Vor/mit dem Essen einnehmen, nicht vor dem Schlafengehen.

Begrenzen Sie die Dauer +++ (6) - Beispiele

Infektion	Tage	Infektion	Tage
COPD-Exazerbation	5	Übliche Pyelonephritis (Chinolon oder C3G).	7
Lungenentzündung	7	Oberflächliche Hautinfektion, wenn indiziert	3
Infektiöse Diarrhöe	0–3	Präemptive ATB bei Bisswunden.	5
C. difficile	10		
Unkomplizierte Divertikulitis Andere Divertikulitis: unbekannt	0! 7? 15?	Erysipel.	7
Typhus (Azithromycin)	5	Blasenentzündungen, *siehe S. 807.*	1

Es gibt in der Regel keinen Grund, eine Antibiotikatherapie länger als sieben Tage zu verschreiben. Jede ungerechtfertigte Verlängerung erhöht das Risiko von Resistenzen.

Dauer der Injektion oder Infusion (7)

- **NB: Tropfen: 20–40 % Fehlerquote ⚠. Bei kritischen Antibiotika*: Spritzenpumpe oder volumetrische Infusionspumpe!**

Antibiotikum	Dauer der Injektion
Amikacin	30 min, einmalig/Tag
Amoxicillin ± Clavulansäure	3–4 Min. (max. 1 g) oder 30–60 Min. (max. 2 g)
Cefotaxim	3–4 min (1 g max) oder 30–60 min oder tief intramuskulär
Cefoxitin	3–5 min oder 30–60 min
Ceftazidim	30–60 min
Ceftriaxon	3–4 min oder s.c. oder i.m. 30 min
Ciprofloxacin	30 min/200 mg
Clarithromycin *	60 min
Clindamycin*	> 20 min mindestens 30 mg/min < 1200 mg/h i.m. wenn < 600 mg
Cloxacillin	60 min
Cotrimoxazol	60 min
Daptomycin	2–3 min oder 30 min
Ertapenem	30 min
Erythromycin *	Mindestens 60 Min., in 4 Gaben/Tag
Fosfomycin	4 h
Gentamicin	30 min einmalig/Tag
Imipenem-Cilastatin 250–500 mg 1 g	20–30 min 40–60 min
Levofloxacin *	60 min Minimum
Linezolid	30–120 min
Meropenem	vor Gebrauch schütteln. Dauer: 5 min oder 15–30 min
Metronidazol	30–60 min
Ofloxacin	30 Min. Minimum
Piperacillin und Piperacillin-Tazobactam	30 min
Rifampicin	90 min
Spiramycin	60 min
Teicoplanin	1 Min. oder 30 Min. oder i.m.

Antibiotikum	Dauer der Injektion
Temocillin Ticarcillin 2 g maximal	3–4 min oder 30–40 min i.v. langsam oder 20–30 min oder i.m.
Tigecyclin Tobramycin	30–60 min 30 min einmalig/Tag
Vancomycin*	Mindestens 60 Minuten in 3–4 Gaben. Maximale Flussrate 10 mg/min. Siehe auch Online-Kalkulationstool: www.vancopk.com

Reevaluation am Tag 2 oder 3

- Indikation und Ergebnis, durch einen Arzt, außer bei sehr kurzen Therapien oder geringem Risiko eines schlechten Verlaufs (Hinweise bei Entlassung).

Literatur

1. ResistanceMap. https://resistancemap.cddep.org
2. FDA updates warnings for oral and injectable fluoroquinolone antibiotics due to disabling side effects, mai 2016. https://tinyurl.com/mry43879
3. Credible meds. https://crediblemeds.org/
4. Kausalität und Korrelation: gute Kommentare. https://crediblemeds.org/
5. ECN. Pilly 2023. Prescription et surveillance des anti-infectieux chez l'adulte et l'enfant, n° 173. https://tinyurl.com/2jaavbrj
6. SPILF Recommendation Group. Proposal for shorter antibiotic therapies. Med Mal Infect, 2017. PMID: 28279491.
7. Groupe des référents en infectiologie d'Île-de-France (GRIF). Préparation et administration des antibiotiques par voie injectable : comment éviter de jouer à l'apprenti sorcier. Med Mal Infect, 2016. PMID: 2711252.
8. Übersicht aktuell gültiger Leitlinien mit DGI-Beteiligung (Stand 14.12.2020) https://www.dgi-net.de/wissenschaft/leitlinien/
9. Grundsätze der Antibiotika-Therapie. Robert-Koch-Institut (Stand: 13.5.2023). https://tinyurl.com/2btft8wn

14.10 Risiko oder Verdacht auf Lyme-Borreliose

> **Lyme-Borreliose in der Notaufnahme**
- Wichtigste Anhaltspunkte (1): Nachgewiesener oder vermuteter Zeckenbiss; Kutane Zeichen, Erythema migrans, neurologische Zeichen (< 15 % der Fälle) vor allem Meningo-Radikulitis und Befall eines oder mehrerer Hirnnerven und Gelenke.
- Die Serologie ist heikel in der Handhabung und selten indiziert: Ihre Positivität kann auf eine ausgeheilte frühere Infektion zurückzuführen sein, insbesondere in Endemiegebieten.
- Keine Ixodes, daher keine Fälle in den französischen Überseegebieten (1), anders als auf Madeira.
- Keine vorbeugende Behandlung in Frankreich seit den Empfehlungen von Ende 2019. (Anmerk. d. Übersetzers: idem in DACH).

> **Frühe Symptome**
- **Bei einer Zecke auf der Haut**: keine chemische Kriegsführung, Entfernung mit einer Zeckenpinzette oder einer Flachzange, dicht an der Haut greifen und senkrecht nach und nach ohne Drehung ziehen, dann desinfizieren und Hände waschen.
- **Nach dem Entfernen oder bei Verdacht auf einen Biss:**
  - Die an Ort und Stelle verbliebenen Unterkieferfragmente überwachen: Die Bakterien sind nicht dort, sondern in den Speicheldrüsen, die mit dem Körper entfernt worden sind;
  - die Stelle 30 Tage lang überwachen;
  - auf Fieber oder Arthralgien achten;
  - ein kleiner Bereich mit Erythem um den Biss herum, sofort oder innerhalb von 24 Stunden nach dem Biss ist eine Reaktion auf den Speichel der Zecke und kein Erythema migrans (EM) (3);
  - es sollten **KEINE diagnostischen Tests durchgeführt werden**, da dies eine Fehlerquelle ist!
- **Antibiotikaprophylaxe: wird in Frankreich nicht mehr empfohlen**, unabhängig von den Risikofaktoren des Patienten (Lyme-Risiko < 5 %). (Anmerk. d. Übersetzers: idem in DACH).
- Eine Meningo-Enzephalomyelitis (ME) tritt zwischen Tag 3 und Tag 30 ± Arthromyalgie ± Fieber auf: rosafarbene oder rote, ovale, erythematöse Läsion, deren Zentrum sich aufhellt (unregelmäßig), weder induziert noch juckend, oft ≥ 5 cm mit progressiver zentrifugaler Ausbreitung, mit abortiven Formen (=> durch einen Experten beurteilen lassen) und mit oder ohne Bissspuren. Selten: multiple Läsionen.
- **Behandlung von ME**: in erster Linie Doxycyclin p.o. 100 mg 2/d 14 Tage, mit der Nahrung einnehmen (Gefahr der Ösophagusperforation, wenn die Tablette in der Speiseröhre stecken bleibt); in zweiter Linie: Amoxicillin p.o. 1 g 3/d über 14 Tage.
- **Andere von Zecken übertragene Krankheiten**: selten, innerhalb von 4 Wochen nach dem Biss hauptsächlich: Fieber ± Ausschlag, Splenomegalie, Adenopathien, Hautulzera, punktförmige Nekrosen, Meningitis oder Enzephalitis => Infektiologisches Konsil.

Spätere Symptome
- Der Verdacht auf Lyme-Borreliose sollte in der Notaufnahme geäußert werden, wenn innerhalb weniger Wochen oder Monate nach der Exposition oder dem Biss (4,5) folgende Anzeichen auftreten:
  - alle **neuen neurologischen Symptome**, insbesondere **Facialisparese** (kann asynchron beidseitig sein), schmerzhafte Radikuloneuritis, Radikulitis, lymphozytäre Meningitis;
  - subakute Arthritis, in der Regel Monoarthritis mit deutlichem Erguss, häufig des Kniegelenks, meist nicht invalidisierend;
  - Hautläsionen, Plaques, Knötchen, Makulae von rosa bis purpurrot: spezialisiertes Konsil (Akrodermatitis, Lymphozytom);
  - Perikarditis in endemischen Gebieten mit möglicher Exposition (Wandern in der Natur).
- **Je nach Fall**: Serologie und Nachsorge durch Facharzt oder Hausarzt oder Notfallbehandlung (Verdacht auf eitrige Arthritis, Meningitis, invalidisierende oder defizitäre neurologische Symptome).

Literatur

1. Jaulhac B, et al. Lyme borreliosis and other tick-borne diseases. Guidelines from the French scientific societies (II). Biological diagnosis, treatment, persistent symptoms after documented or suspected Lyme borreliosis. Med Mal Infect. 2019 Aug;49(5):335–346. PMID: 31155367. https://pumed.ncbi.nlm.nih.gov/31155367/ SPILF. Recommandations 2019 Borréliose de Lyme (en anglais) (kostenpflichtig)
2. SPILF. Recommandations abrégées en français: https://tinyurl.com/y4jerxl3 (kostenlos)
3. XXes Journées nationales d'infectiologie (2019). Recommandations Borréliose de Lyme, diaporama en français avec carte et photos: https://tinyurl.com/y2skxhba (kostenlos)
4. Lantos PM, et al. Clinical Practice Guidelines by the Infectious Diseases Society of America (IDSA), American Academy of Neurology (AAN), and American College of Rheumatology (ACR) : 2020 Guidelines for the Prevention, Diagnosis and Treatment of Lyme Disease. Clinical Infectious Diseases, ciaa1215, https://doi.org/10.1093/cid/ciaa1215 oder http://www.idsociety.org/practice-guideline/lyme-disease/ Einige Fotos
5. Weltkarte. https://cvbd.bayer.com/cvbd-maps
6. Lyme-Borreliose - RKI-Ratgeber (Stand 13.5.2023) https://tinyurl.com/yfc4nahw
7. Neuroborreliose – Leitlinie DGN (Stand 13.5.2023) https://tinyurl.com/5y7ye849

14.11 Malaria

> **Wichtige Punkte**

- **Jedes Fieber innerhalb von 2 Monaten nach einem Aufenthalt in einem Endemiegebiet muss den Verdacht auf Malaria wecken, selbst wenn eine Chemoprophylaxe eingenommen wurde (1).**
- **Malaria = unmöglich vor dem 7. Tag eines Tropenaufenthalts.**
- **Ein negativer Ausstrich schließt nichts aus**: Er muss während einer Fieberperiode zweimal wiederholt werden.
- 40 % der afrikanischen Bevölkerung lebt in städtischen Gebieten, hat keinen guten Schutz und ist anfällig für schwere Formen. Die Sichelzellanämie schützt nicht vor Malaria!
- Verzögerte Diagnose = erhöhte Sterblichkeit.
- **Vermeiden oder überwachen Sie die Gabe von Antiemetika** ⚠ : Metoclopramid und Ondansetron verlängern das **QT**-Intervall = **Interaktionspotenzial** mit Chinin, Chloro-/Mefloquin und Kombinationen aus Artemsinin-Lumefantrin und Artenimol-Piperaquin.

> **Notfalldiagnostik im Labor:**

- 3 Tests:
  - Dünner Ausstrich (Parasitämie, Spezies);
  - dicker Tropfen (gute Empfindlichkeit, lange Bearbeitungszeit);
  - Schnelltest (Antigene der pathogenen Spezies, schnell, PCR (DNA)).

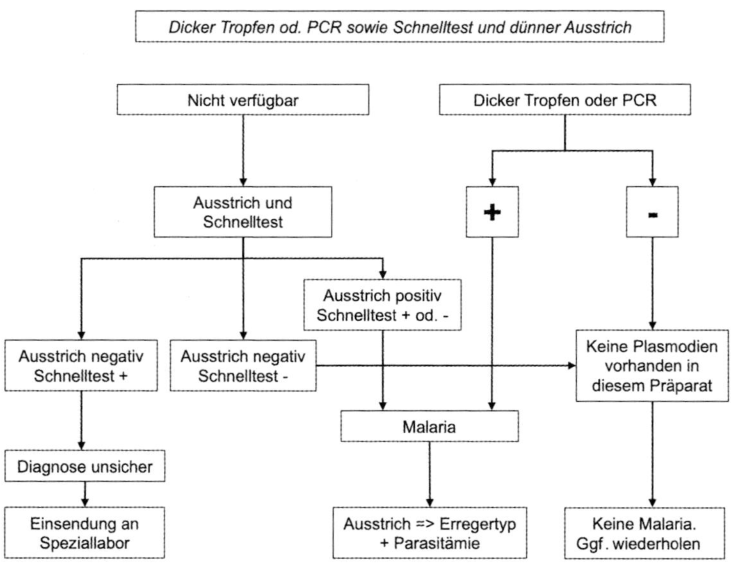

Abbildung 14.1: Entscheidungsbaum (2)

- **Der dünne Ausstrich und der dicke Tropfen (1–3) als Notfall**
  - Im Zweifelsfall oder bei Diskrepanzen zwischen Labor und Klinik wiederholen Sie den Abstrich zweimal, wenn möglich während einer Fieberspitze.
  - Entnehmen Sie außerdem: Blutbild, K^+, Elektrolyte, Blutzucker, Kreatinin, Harnstoff, Hämostase, ± Blutgruppe, Bilirubin, Laktat + Blutkultur (*siehe S. 745*).
  - **Denken Sie an eine bakterielle Koinfektion** (Pneumonie, Bakteriämie) bei Schock, ARDS, schwerer Laktatazidose, obwohl Plasmodien dafür verantwortlich sein können. Risiko multiresistenter Bakterien bei Rückkehr aus Endemiegebieten. Behandlung zu Beginn mit Kombinationstherapie: Amikacin + (wählen Sie aus) Cefepim; Piperacillin/Tazobactam; Carbapeneme. Blutkulturen 4 Fläschchen auf einmal.
- **Resistenzen und angepasste Prophylaxe**
  - Überprüfen Sie, ob der Patient die empfohlene Prophylaxe eingenommen hat.
  - Tabellen 5 (Medikamente) und 6 (Länder) aus BEH 2020 (in franz. Sprache) (4): https://tinyurl.com/y5knvuvc
  - Ähnliche Informationen in Deutsch: https://www.ecdc.europa.eu/en/malaria?etrans=de
  - Regelmäßig aktualisiert, Google/www.qwant.com (alternative Suchmaschine): „Recommandations sanitaires pour les voyageurs 2020".
  - In Deutsch: https://www.auswaertiges-amt.de/de/ReiseUndSicherheit/reise-gesundheit
- **Suche nach schwerwiegenden Symptomen: Tabelle**
  - **Die übliche Thrombozytopenie ist kein Schweregradkriterium.**

Tabelle 14.14: **Kriterien für den Schweregrad von Malaria (1–3)**

Krankenhausaufnahme	**Stellungnahme des Intensivmediziners zur Aufnahme auf die Wach-/Intensivstation** **1 Kriterium genügt**
Wenn nicht alle Kriterien für eine ambulante Behandlung erfüllt sind (siehe unten). .... **Aufnahme auf die Wachstation** mit dem Intensivarzt besprechen .... – Verwirrheit/Benommenheit. – Isolierter Krampfanfall. – Isolierter Ikterus oder Gesamtbilirubin >50 µmol/L (=3 mg/dL). – Isolierte Hyperparasitämie 10-15 %. – Isolierte Niereninsuffizienz. – Isolierte Anämie, die gut vertragen wird. – Komorbidität, hohes Alter. – **Schwangere**. – Behandlung mit Chinin.	– Neurologische Störungen: Benommenheit, Verwirrtheit, Erschöpfung, Glasgow < 11. – Krampfanfälle ($\geq$ 2 in 24 Stunden). – Ateminsuffizienz. Alveoläres oder interstitielles Syndrom im Thorax-Röntgenbild. SpO_2 < 90 %, AF > 22/min. PaO_2 < 60 mmHg. – Kreislaufversagen: Schock: RRsyst < 80 mmHg. – Notwendigkeit von Katecholaminen. Laktat > 2 mmol/L. – Hyperlaktatämie 2 mmol/L, insbesondere > 5 mmol/L. – Metabolische Azidose (pH < 7,35; Bikarbonat < 15 mmol/L). – Niereninsuffizienz: Diurese < 400 mL/kg/24 h oder Kreatinin > 265 µmol/L (= 3 mg/dL). – Schwere Blutungen. – Schwere Anämie (Hb < 7 g/dl oder Hk < 20 %). – Isolierter Ikterus oder Gesamtbilirubin > 50 µmol/L (=3 mg /dL). – Hypoglykämie (< 2,2 mmol/L = 40 mg/dL). – Hyperparasitämie > 4 %.

Weitere Behandlung

Der Patient kann unter diesen Bedingungen zu Hause behandelt werden (2,3):

– parasitologische Diagnose am selben Tag – einfache Form, ohne Anzeichen einer schweren Erkrankung (s. oben) – Fehlen von Erbrechen oder starkem Durchfall – Parasitämie < 2 % – Blutplättchen > 50 000/mm^3 – Hb > 10 g/dL – Kreatinin < 150 µmol/L (= 1,7 mg/dL) – Mindestbeobachtungszeit von 2 Stunden nach der 1. Einnahme von Malariamitteln – kein Versagen einer 1. Therapie	– soziokulturelle Faktoren: gutes Verständnis/ gute Einhaltung der Behandlung – keine Risikofaktoren: hohes Alter, Splenektomie, Schwangerschaft, sonstige Erkrankungen, insbesondere kardiologische Vorgeschichte – alleinlebende Personen – Nähe zu einem Krankenhaus – Medikamente, die in der Apotheke erhältlich sind (Malarone®) oder dem Patienten zur sofortigen Einnahme zur Verfügung gestellt werden – Konsultationen an Tag 3 und Tag 7 möglich

- Nicht-schwere **Formen ohne Erbrechen nach Aufenthalt in P. falciparum-Gebiet oder Art der Plasmodien unklar:**
  - wenn Malaria trotz Prophylaxe: nicht das bisher verwendete Medikament auswählen;
  - **Erstlinie**: Arthemeter-Lumefantrin (Riamet® 20/120 mg), 4 Tabletten im Abstand 0-8-24-36-48-60 Std., d. h. 24 Tabletten in 60 Std., mit Nahrungsmitteln oder fetthaltigen Getränken (Kind < 35 kg: in 10 kg-Schritten um 1 Tablette pro Tag verringern). EKG ⚠: kontraindiziert bei: Langer QT-Zeit, plötzlichen Todesfällen in der Familie, QT-Zeit verlängernden Arzneimittelkombinationen (*S. 353*) oder kardialen Risikopatienten, Störungen des Kaliumhaushalts und Schwangerschaft.
  - *Artenimol-Piperaquin (Eurartesim®, 3 Tabletten in einer Dosis, auf nüchternen Magen, an 3 aufeinanderfolgenden Tagen (4 Tabletten, wenn >75 kg), wird ebenfalls empfohlen (1), ist aber kardiotoxischer (QT-Zeit), hat eine Halbwertszeit von 3 Wochen und ein Interaktionsrisiko von 3 Monaten (5) und muss in der Mitte einer 6-stündigen Fastenperiode eingenommen werden (1): Arthemeter-Lumefantrin bevorzugen;*
  - **2. Linie**: Atovaquon-Proguanil (Malarone® 250/100 mg), 4 Tabletten/Tag als Einmalgabe während der Nahrungsaufnahme, über 3 Tage, d.h. 12 Tabletten in 48 Stunden (Kind < 40 kg: in 10 kg-Schritten um 1 Tablette pro Tag reduzieren), weniger schnelle Parasiten-Clearance als mit den vorherigen;
  - **3. Linie**: Chinin (Quinimax®, Surquina® (in D als Limptar® jedoch nur 200 mg statt 250 mg pro Tbl. und in anderer Indikation) und Chinin Lafranc®) 125, 250 und 500 mg Kps: 8 mg/kg/8 h über 7 Tage, d. h. 500 mg = 3 pro Tag bei mittelschweren Erwachsenen, nicht mehr als 2,5 g/d. Wenn keine **QTc**-Zeit-Verlängerung ≥ 460 ms. Vor Chininismus warnen: Verdauungsstörungen, Kopfschmerzen, Tinnitus + + um Tag 2 herum;
- **In den wenigen Gebieten ohne *P. falciparum*** [Tabelle 5 von (4)]: Chloroquin *per os* (10 mg/kg, dann 5 mg/kg an Tag 1–3);
- **Schwangere**: Im 1. Trimester: Chinin i.v. in der Wach-/Intensivstation (*siehe unten*) oder, falls nicht vorhanden, Atovaquon-Proguanil. Im 2. Trimester: Arthemeter-Lumefantril bevorzugen. Je nach Termin: Konsil des Geburtshelfers über fetale Überwachung und Ultraschall (Chinin begonnen + Überwachung: Hypoglykämie und EKG).

- **Einfache Formen mit Erbrechen: Einweisung auf die Wach-/Intensivstation ...**
  - Chinin als **langsame Infusion > 4 h oder Dauerinfusion**: 8 mg/kg über 8 h (Chinin-Base oder Alkaloid-Base), dann so schnell wie möglich mit Malariamitteln *per os* beginnen;
  - **Vorher EKG**: QT-Zeit? QT-Zeit = verlängert, wenn QTc-Zeit > 460 ms. Kontinuierliche EKG-Überwachung, Papier-EKG nach 3 und 6 Stunden. Glukosezufuhr (Gefahr der Hypoglykämie). Symptomatische Behandlung. Antiemetika vermeiden oder überwachen ⚠: Metoclopramid und Ondansetron können die QT-Zeit verlängern = potenzielle Wechselwirkung mit Chinin und Mefloquin und Kombinationen mit Lumefantrin;
- **Nicht-schwere Malariasymptome bei der Rückkehr aus der Grenzregion Thailand-Kambodscha oder Thailand- Myanmar oder den Waldgebieten des Amazonas (einschließlich Guayana):**
  - **Schema 1 oder 2 wie oben** oder wenn Chinin als Standard gewählt wird, zusätzlich 200 mg/Tag Doxycyclin in zwei Gaben, außer bei Schwangerschaft oder Kindern < 8 Jahren (durch Clindamycin ersetzen: 5 mg/kg/8 h oder 10 mg/kg/12 h).
- **Schwere Formen**:
  - Aufnahme in eine Wach- oder Intensivstation (Tabelle 14.14);
  - Artesunat (in F: Malacef®) IV 2.4 mg/kg mindestens 3 Dosen zum Zeitpunkt 0–12–24 Std. oder bis Besserung der Symptome, dann Weiterführung mit oraler Erstlinientherapie. Wenn nicht verfügbar: Sofort mit Chinin beginnen und dann die Weiterbehandlung planen;
  - Chinin i.v. (2. Wahl). Initialdosis 16 mg/kg (Chinin-Base oder Alkaloid-Base) über 4 h, 4 h Pause, dann 8 mg/kg über 8 Std. als Dauerinfusion i.v. bis zum Abklingen der schweren Symptome, dann Weiterführung mit *per os* Atovaquon-Proguanil (Malarone®). Angepasste Glukose-Kochsalz-Infusion (Lungenödem). **Überwachung von EKG (QT-Zeit) und Blutzucker ++**;
  - Gebiete mit Multiresistenzen in der Grenzregion Thailand-Kambodscha-Laos-Kambodscha-Myanmar oder Amazonas: Chinin und **100 mg Doxycyclin IV/12 h oder Clindamycin 10 mg/kg/8 h bei Schwangeren**;
  - Transfusionen: **wenn Hb < 7 g/dl. Vorsicht vor Lungenödem**;
  - **Häufig sind Bakteriämien assoziiert.**
- **Beginnen Sie mit der Behandlung, wenn das Ergebnis des Ausstrichs nicht sofort vorliegt oder wenn es negativ ist**, bei einem ausreichend starken klinischen Verdacht (Klinik, Labor) und vor allem, wenn es Symptome einer schweren Erkrankung gibt. Ohne dabei aus den Augen zu verlieren, dass es sich auch um eine andere Ursache handeln kann.
- **Abhängig von der Chemoprophylaxe**: Wenn eine Prophylaxe mit Mefloquin fehlschlägt, darf es nicht kurativ eingesetzt werden. Bei vorheriger Behandlung mit Mefloquin oder Chinin *per os*: Die Behandlung mit Chinin i.v. wirkt kardiotoxischer: Kardiales Monitoring und keine Chinin-Initialdosis.

› Überwachung und Entlassung

- **Leichte Formen: Entlassung 2 Stunden** nach Einnahme der Behandlung (kein Erbrechen?).
- Entfieberung innerhalb von 1–3 Tagen. Die Parasitämie (erneute Untersuchung nach 72 Std.) kann 24 Stunden stabil bleiben und sollte am 3.–5. Tag verschwinden.

- **Folgekonsultationen an Tag 3 und Tag 7** erforderlich (1). Heilung innerhalb von 3 Tagen bei *P. vivax, P. ovale, P. malariae*, innerhalb von 30–72 h bei *P. falciparum.*
- **Eine Erhaltungstherapie ist nicht erforderlich, sofern keine erneute Exposition erfolgt** (1). Meldepflicht einzig für die autochthone Malaria, die eine Ausnahme darstellt (in F). (Anmerk. d. Übersetzers: In D nicht-namentliche Meldepflicht bei pos. Laborbefund für Plasmodien)
- **Chinin-Konzentrationsbestimmung im Plasma auf der Intensivstation.**

› Literatur

1. SPILF. Prise en charge et prévention du paludisme d'importation, mise à jour 2017. http://www.infectiologie.com oder https://tinyurl.com/h45x79mf
2. Pilly 2023. Paludisme. https://tinyurl.com/25e5mchp
3. Egmann G, et al. Accès palustres : diagnostic et traitement. Congrès Urgences. 2014. https://tinyurl.com/y3xffc65
4. Recommandations sanitaires pour les voyageurs 2020. BEH, hors-série. 19 mai 2020. https://tinyurl.com/y5knvuvc
5. Arténimol + pipéraquine (Eurartesim®). Prescrire, octobre 2013, tome 33, n° 360, page 732-1-3.

14.12 Schmerzende Beine, Verdacht auf Thrombose – Erysipel

Thrombose oder Erysipel? Falsches Problem, denn das eine ist weiß, das andere rot, und das rote lässt nicht automatisch nach dem weißen suchen.

> **Erysipel (akute, oberflächliche Hautinfektion, auf die Epidermis und die Dermis beschränkt: Akute, bakterielle, nicht nekrotisierende Dermatitis-Hypodermatitis)**

- **Risikofaktoren**: früheres Erysipel, Fettleibigkeit, chronische Ödeme, Lymphödeme, kutane Eintrittspforte.
- Verdacht aufgrund eines **akuten roten** Beins mit Fieber trotz fehlender peripherer erhabener Läsion. **Plötzlicher** Beginn, **Fieber** und Schüttelfrost, entzündliche, manchmal bullöse oder purpurne Plaques, aber **keine Nekrosen, keine Krepitation** (1). Nach einer Abszedierung suchen. Sanfte Palpation (tut weh!).
- Eintrittspforte in 75 % der Fälle: Intertrigo, Wunde, Mückenstich (2).
- Die Grenzen sind klar: Ausdehnung markieren, um den Verlauf zu überwachen, Foto am besten mit Smartphone des Patienten.
- Differentialdiagnose: nekrotisierende bakterielle Dermohypodermitis und nekrotisierende Fasziitis; bei schweren Symptomen (*weiter unten*), Fournier-Gangrän (perineale Lokalisation), entzündlicher Schub einer subakuten Veneninsuffizienz (kein Fieber), purpurische Stauungsdermatitis (beidseitiges Ödem, nach langer Flugreise, fieberfrei und schmerzlos).
- **Symptome einer schweren Erkrankung (1):**
  - Allgemeine Anzeichen einer Sepsis (qSOFA $\geq$ 2) oder eines Schocks;
  - Ausweitung der lokalen Zeichen innerhalb weniger Stunden;
  - sehr starke Schmerzen, funktionelle Impotenz;
  - Lokale Zeichen: starke Blässe, zyanotische Flecken, subkutane Krepitation, lokale Hypo- oder Anästhesie, Induration, die über das Erythem hinausgeht, lokale Nekrose: Zellulitis (*siehe unten*);
  - Verschlimmerung der lokalen Zeichen innerhalb von 24 bis 48 Stunden trotz einer angemessenen Antibiotikatherapie.
- **Keine weiteren Untersuchungen, es sei denn, es bestehen schwerwiegende Symptome**. Keine oberflächliche Probenentnahme.
- **Venöse Echo-Doppleruntersuchung:** sehr selten indiziert, bei diagnostischen Unklarheiten oder venösen Risikofaktoren.
- Ambulante Behandlung: **Amoxicillin**, 1 g × 3, 7 Tage, **2 g × 3 wenn > 80 kg**; Pristinamycin (nur in F), 1 g × 3, 7 d bei β-Lactam-Allergie; oder Clindamycin, 1,8 g/Tag in 3 Gaben bis zu 2,4 g/Tag, wenn > 100 kg (1–3). Der Patient sollte nach 24 Std. erneut untersucht werden und bei einer Verschlechterung wiederkommen. Wenn innerhalb von 2-3 Tagen keine Besserung eintritt, besteht der Verdacht auf einen subkutanen Abszess oder eine nekrotisierende Form (2).
- Antikoagulantien (LMWH) in prophylaktischer Dosis, Enoxaparin 4 000 IE s.c. oder Äquivalent/24 h bei venösen Risikofaktoren für eine Thrombose. Lagern Sie die Gliedmaße beim Ruhen leicht hoch. **Umhergehen** eventuell mit Hilfe von **Schmerzmitteln**. Elastische Kompressionsbinde, sobald sie erträglich ist, bei Veneninsuffizienz, Lymphödem oder Bettlägerigkeit. **Keine NSAR** bzw. Absetzen (außer niedrig dosiertes Aspirin), wenn diese bereits eingenommen werden.

- Behandlung der Eintrittspforte, oft Candida-Intertrigo: zweimal tägliches Waschen mit Wasser + Seife, sorgfältiges Abtrocknen, Miconazol-Pulver. Baumwollsocken...
- Die häufig auftretenden Hauterosionen rechtfertigen eine **Tetanusprophylaxe**.
- **Krankenhausaufnahme** bei schweren Symptomen, Risiko der Dekompensation von Komorbiditäten, Adipositas per magna, Alter > 75 Jahre und Polypathologie, ungünstigem Verlauf innerhalb von 24–48 h.
- In diesem Fall Amoxicillin i.v. über 30 Minuten: 50–100 mg/kg/d in drei Dosen oder Penicillin G 12–24 MIU/d in drei Dosen. Amoxicillin p.o. als Sequenztherapie, sobald Apyrexie eintritt, Dauer 7 Tage (1–4).

> **Zellulitis der Extremitäten** (nekrotisierende bakterielle Dermohypodermitis (NBDH) und nekrotisierende Fasziitis (NF))

- Tiefe (stärker als an der Oberfläche ausgeprägte) Nekrose des Fettbindegewebes (NBDH) und des Faszienbindegewebes (NF) (1). **Dringender** medizinisch-**chirurgischer** Notfall (30 % Mortalität).
- **Risikofaktoren**: Diabetes, Adipositas, Immunsuppression, Unterernährung, Alter > 60 Jahre, i.v.-Drogenabusus, venöse Insuffizienz, OAK, NSAR.
- Bild ähnlich eines Erysipels (*siehe oben*) **sehr schmerzhaft, manchmal über die Entzündungsbereiche hinausgehend, gespannt**; Zeichen einer Sepsis (qSOFA $\geq$ 2 und *erst recht* Schock); lokale Nekrosesymptome (Krepitation, nekrotische Plaques), die manchmal auf blasse zyanotische Flecken begrenzt sind, **Hypästhesie**.
- Das Vorhandensein einer schmerzhaften, entzündlichen, verhärteten, manchmal gräulichen Plaque, **Krepitation** beim Betasten, ein ekelerregender, gräulich/brauner Ausfluss machen die Diagnose offensichtlich.
- **Assoziierte Sepsis**: frühe Oligurie, Tachypnoe, Verwirrtheit, erdiger Teint, Schock (*siehe S. 491 und S. 743*).
- Häufig Hautverletzungen, insbesondere an den unteren Gliedmaßen.
- Entfernen Sie die Hautblasen nach dem Spülen mit Serum (kein Antiseptikum, das die Blasen desinfiziert).
- Blutkultur: 4 Fläschchen auf einmal.
- Eventuell vorhandenes Wundsekret entnehmen; **Nadelpunktion**: i.m.-Nadel (schwarz), mit einer 20-mL-Spritze; in die gesunde Haut nahe der Grenze eines nekrotischen Bereichs punktieren, schräg zur Nekrose, schnell, mit plötzlicher und kräftiger Aspiration. Nadel mit einer Zange abklemmen, ohne Luftblasen verschließen, alles an das bakteriologische Labor schicken, das darüber informiert wird, dass die Probe zur Untersuchung auf Anaerobier verschickt wird und dass sich eine Nadel + Spritze in der Tasche befinden. Machen Sie den Transportdienst auf die Nadel in der Tasche aufmerksam.
- Behandlung der Sepsis: Korrektur der **Hypovolämie ± Katecholamine** (*siehe septischer Schock, S. 743*).
- **Frühzeitig Antibiotika**: Amoxicillin/Clavulansäure 60–100 mg/kg/d (oder Piperacillin/Tazobactam 4 g/8 h, bei abdomino-perinealer Symptomatik) **UND** Clindamycin 600 mg/8 h (Hemmung der Toxinsynthese) ± Gentamicin 5 mg/kg/d (2) (Applikationshinweise *S. 768*). Bei Drogenabhängigen: + Vancomycin (15 mg/kg 2/d).
- **Verlegung auf die Intensivstation** und rufen Sie **sofort einen erfahrenen Chirurgen**, um das **nekrotische Gewebe weiträumig zu exzidieren**. Markieren

Sie auf der Haut mit einem Filzstift oder Kugelschreiber die Grenzen des Erythems und der Nekrose.

> **Verdacht auf tiefe Venenthrombose**

- Schmerzen und/oder Schwellung im Bein ± Oberschenkel.
- In der Regel nicht rot, sondern weiß oder rosa, eventuell warm und geschwollen.
- Klassische Bezeichnungen: „Phlegmasia alba dolens" (schmerzhafte weiße Haut) und die seltene „Phlegmasia coerulea dolens" (blau) mit assoziierter arterieller Ischämie.
- Bei der alleinigen klinischen Diagnose könnte man genauso gut raten. **Das beste Zeichen: Vergrößerung des Umfangs der Wadenmuskulatur.**
- Homans-Zeichen und Wadenschwellung mit aufgehobener Verschieblichkeit der Wadenmuskulatur sind nicht immer vorhanden und unspezifisch.
- Auf Symptome und Anzeichen einer Lungenembolie achten.
- **Risikofaktoren (*siehe S. 319*).**

... ***Diagnose: Klinische Wahrscheinlichkeit durch Score ± D-Dimere*** ....

- Bei Verdacht auf Grund kompatibler Zeichen und bei Fehlen einer Alternativdiagnose wird die **klinische Wahrscheinlichkeit** insbesondere mit dem Wells-Score (5) beurteilt, der durch eine D-Dimer-Bestimmung ergänzt wird, wenn die Wahrscheinlichkeit des Scores nicht hoch ist. Andere Scores: Constans und LEFT (Schwangerschaft).

... ***Abschätzung der klinischen Wahrscheinlichkeit mit dem Wells-Score*** ...

Smartphone-Apps oder http://www.sfmu.org/calculateurs/TVP.htm (modifizierter Wells-score) oder (in englischer Sprache): WikiDoc: https://tinyurl.com/3j5msdbm

- Tumorprogress (laufende Therapie oder in den letzten 6 Monaten davor oder palliative Situation).	1
- Kürzliches Stillen > 3 Tage oder eine größere Operation, die weniger als 12 Wochen zurückliegt und unter Vollnarkose oder Regionalanästhesie durchgeführt wurde.	1
- Kürzlich aufgetretene Plegie, Parese oder Gipsverband an einer Gliedmaße.	1
- Druckschmerz im tiefen Venensystem.	1
- Volumenvergrößerung der unteren Extremität.	1
- Schwellung der Wade > 3 cm im Vergleich zur anderen Wade (10 cm unterhalb der Tuberositas tibiae gemessen).	1
- Eindrückbares Ödem (am ausgeprägtesten in der symptomatischen Gliedmaße).	1
- Kollateralkreislauf (außerhalb von Krampfadern).	1
- *Nachgewiesene thromboembolische Venenerkrankung in der Anamnese (bei Anwendung des modifizierten Wells-score)*	1
- Alternative Diagnose, die genauso wahrscheinlich oder wahrscheinlicher ist als die einer tiefen Venenthrombose (Trauma, Zellulitis).	- 2

Bei bilateralen Symptomen wird die Extremität mit den meisten Symptomen beurteilt. Ursprünglicher Wells-Score: hohe klinische Wahrscheinlichkeit ≥ 3 Punkte; niedrig = 0; intermediär = 1 oder 2.
** Modifizierter Wells-Score: starke klinische Wahrscheinlichkeit ≥ 2 Punkte; schwach ≤ 1.*

- **Hohe Wahrscheinlichkeit**: D-Dimere ohne Wert! **Notfall-Echodoppler**, wenn die Diagnose Phlebitis dazu dient, eine andere dringende Diagnose auszuschließen oder wenn eine Kontraindikation für Antikoagulanzien besteht. Oder **3-Punkt-Kompressionsultraschall** durch den Arzt in der Notaufnahme. Muss innerhalb von 7 Tagen durch einen vollständigen Echo-Doppler bestätigt werden.
- Da die Thrombose ambulant behandelt werden kann, kann die Untersuchung am nächsten Tag durchgeführt werden, wobei der Patient in der Notaufnahme eine

Dosis LMWH (oder 1 Kapsel DOAK und eine weitere für die nächste Einnahme) für 24 Stunden erhält, wenn die Nachsorge ambulant möglich ist.

- **Klinische Wahrscheinlichkeit nicht hoch und hochsensitive D-Dimere** (*S. 320*) normal: Diagnose ausgeschlossen (5).
- **Niedrige Wahrscheinlichkeit und D-Dimere** > Schwellenwert: Echodoppler wie oben.
- **D-Dimer-Schwelle: 500 ng/mL oder bei einem Alter > 50 Jahre: Alter × 10 ng/mL. Schwellenwert 500 ng/mL auch im Falle einer Schwangerschaft.**
- Dies gilt für hochsensitive D-Dimer-Tests (*siehe S. 320*). Die Anpassung an das Alter gilt nicht für Laborbefunde von außerhalb, wenn Sie deren Schwellenwert nicht kennen.
- Unmöglichkeit der D-Dimer-Bestimmung: sofort vollständiger Ultraschalldoppler oder proximaler Ultraschall, der innerhalb von 7 Tagen vervollständigt wird (5).
- **Sonstige Laboruntersuchungen: Hämostase, Blutbild - Thrombozyten, Kreatinin (GFR).**
  NB: Zytopenie, Hämolyse: spezialisiertes Konsil.

... ***Differentialdiagnose (siehe auch weiter oben und weiter unten)*** ....

- **Erysipel**: Scheinproblem: Es ist rot.
- **Lymphangitis: dito.**
- **Thrombophlebitis** (kann aber kombiniert auftreten).
- **Erythema nodosum**.
- **Arthritis** (Knöchel, Knie).
- **Ruptur einer poplitealen Zyste**.
- Muskelkontusion, Kontraktur nach körperlicher Anstrengung, Krämpfe, Myositis, Wadenhämatome.
- **Ischias** mit weit herabreichender Schmerzsymptomatik: Achten Sie auf Ausstrahlung in einen Zeh, eine andere Schmerzausbreitung, Auslösbarkeit bei Hustenreiz, ein Wirbelsäulensyndrom, einen direkten und einen gekreuzten Lasègue (*siehe S. 679*).

... ***Risikofaktoren für Blutungen (5)***

=> Krankenhausaufnahme zumindest zu Beginn der Behandlung erwägen ± Konsil durch Facharzt.

Alter > 75 Jahre	1 Pkt	Kreatinin-Clearance < 30 mL/min	1 Pkt
Quick (INR) pathologisch:	1 Pkt	Metastasierender Tumor	2 Pkt
Anämie (Hb < 13/12 g/dL (M/F)	1 Pkt	Immobilisation > 4 Tage	1 Pkt
Tiefe Beinvenenthrombose	-1 Pkt	Thrombozyten < 100 000/µl	1 Pkt
Schwere Blutung (vor < als 30 Tagen)	1,5 Pkt		

RIETE-Hämorrhagie-Score (5) (auch als App. MedCalcX etc.).
Score = 0: niedriges Risiko; Score zwischen 1 und 4: mittleres Risiko; Score > 4: hohes Risiko. Zu berücksichtigen: Thrombozytenaggregationshemmer, häufige Stürze, Alkoholismus.

... ***Suche nach Tumorerkrankung und Thrombophilie? Nicht in der Notaufnahme (5)*** ....

Außer bei assoziierter Hautnekrose oder Vorgeschichte von plazentarer vaskulärer Pathologie: Suche nach Antiphospholipid-Syndrom (fachärztliches Konsil).
In der Notaufnahme wird nicht nach Tumoren gesucht (die okkult sein können), was eine schnelle klinische Untersuchung nicht ausschließt, die Anamnese, Untersuchung des Abdomens, supraklavikuläre (und sonstige) Lymphknotenbereiche einschließt.

Keine Untersuchung auf Thrombophilie.
Bei „**unprovozierter" Venenthrombose** = ohne vorübergehende Risikofaktoren: Besprechung/Veranlassung dieser Untersuchungen innerhalb eines Monats.

... ***Isolierte distale Venenthrombose (DVT) bei Personen mit Risikofaktoren***

- Wir sehen per Definition symptomatische DVTs, von denen sich 30 % innerhalb von 15 Tagen in der Regel auf die Poplitea ausbreiten (6).
- Bei einer 1. Episode einer unprovozierten distalen tiefen Beinvenenthrombose: Antikoagulantien in therapeutischer Dosis für 6–12 Wochen bei nicht erhöhtem Blutungsrisiko (*siehe oben*).
- Bei aktiver Blutung oder hohem Blutungsrisiko: erneute Untersuchung + Echodoppler an Tag 7 und Behandlung bei Progression im Echodoppler.
- Postoperativ wie oben, außer bei hohem Blutungsrisiko ohne aktive Blutung: Antikoagulanzien in prophylaktischer Dosis, nach 7 Tagen erneute Untersuchung (Klinik + Doppler-Echo) (Vorschlag aus [5]).
- Distale DVT und aktiver Tumor: LMWH in therapeutischer Dosis, 3 Monate.
- Eine Lokalisation an einer Muskel- oder Beinvene wird nicht berücksichtigt.

... ***Behandlung von proximalen Venenthrombosen (PVT)*** ....

- **Niereninsuffizienz mit GFR < 30 mL/min**: kein LMWH, Fondaparinux oder DOAK: subkutanes oder i.v. UFH (*siehe S. 579*) und KH-Aufnahme zur Anpassung der Anti-Xa-Aktivität (zwischen 0,3 und 0,7 Einheiten) oder aPTT (× 1,5–2,3) zwischen zwei s.c.-Injektionen oder bei i.v.-Injektionen 6 Std nach Beginn.
- Risiken, Ziele und Notwendigkeit der Nachsorge **erläutern**.
- Beginn der Antikoagulation bei klinischem Verdacht, außer bei Kontraindikationen und hohem Blutungsrisiko (5):
  - bei hoher klinischer Wahrscheinlichkeit;
  - mittlerer klinischer Wahrscheinlichkeit und Zeit bis zum Erhalt des Doppler-Ultraschalls > 4 h;
  - geringer klinischer Wahrscheinlichkeit und Verzögerung > 24 h (Grad 2+);
  - aber wenn der 3-Punkt-Kompressionsultraschall durch einen geschulten Untersucher negativ ausfällt, kann auf die vollständigen Doppler-Echountersuchung innerhalb von 7 Tagen gewartet werden.
- **Per os: Direkte orale Antikoagulantien (DOAK) (5): Rivaroxaban** 15 mg 2/d, 3 Wochen, danach 20 mg/d oder **Apixaban** 10 mg × 2/d für 7 Tage, dann 5 mg × 2/d.
- Oder LMWH s.c. verabreichen (Enoxaparin 100 IE anti-Xa/kg × 2/d oder Tinzaparin 175 IE anti-Xa/kg × 1/d) oder Fondaparinux 7,5 mg s.c. und Weiterführung mit DOAK nach 24 Std. (12 Std. bei Enoxaparin).
- Aktiver Tumor: LMWH in therapeutischer Dosis (5).
- Schwangerschaft: siehe oben.
- **Überwachung der Thrombozytenzahl**: Abgesehen von der obligatorischen anfänglichen Bestimmung der Thrombozytenzahl wird sie nicht mehr empfohlen (5), außer bei vorheriger Verabreichung von unfraktioniertem Heparin oder postoperativer Thrombose (5), 2-mal pro Woche, einen Monat lang und ab dem 2. Tag, wenn in den 3 Monaten zuvor Heparin verabreicht wurde. Ein Abfall des Wertes um >30 % ist Anlass zur Sorge. Informieren Sie den Patienten über die **Warnzeichen einer heparininduzierten Thrombozytopenie**: länger anhaltende abnormale Schmerzen, Nekrose an der Injektionsstelle, abnormale

Blutungen, Veränderungen des Hautkolorits an den Extremitäten, rote Flecken (Purpura) auf der Haut.
- **Elastische Kompressionsverbände nicht empfohlen**, außer als symptomatische Behandlung (5): Ödeme, Schmerzen.
- **Frühe Mobilisation** (5) anstelle von Bettruhe.
- **Frühzeitige oder sofortige ambulante Behandlung, vorausgesetzt**, der Patient ist selbstständig und wird innerhalb von 48 Stunden erneut von einem Arzt untersucht, um die Behandlung und die Risiken erneut zu erläutern.
- **Kurzzeitige Krankenhausbehandlung** bei stärkeren Schmerzen oder Ödemen der Extremität, Herz-, Atem-, Niereninsuffizienz (GFR < 30 mL/min), schwerer Leberinsuffizienz (Quick/INR verlängert), Schwangerschaft, Adipositas > 120 kg, hämorrhagischem Syndrom, medizinisch-sozialer Isolation (6), Rezidiv unter Antikoagulantientherapie, Risikofaktoren für Blutungen, schlechtem Verständnis der Behandlung.
- **Abklärung Tumor/Thrombophilie (*siehe oben*).**

Schwangerschaft und Postpartum: PVT und DVT
- Keine oralen Antikoagulantien: LMWH je nach Gewicht zum Zeitpunkt der Thrombose (5,7) oder zu Beginn der Schwangerschaft (5).

Oberflächliche (superfizielle) Venenthrombose (= SVT)
- Indurierter und entzündeter Venenstrang. Vollständiges Doppler-Echo (5), da die Thrombose mit einer tiefen Venenthrombose (10 %) oder einer DVT (13 %) einhergeht. Der geschulte Arzt führt einen 3-Punkt-Ultraschall durch, der eine Behandlung mit einer nicht „therapeutischen“ Dosis ermöglicht (formelles Doppler-Echo innerhalb von 48 Stunden).
- Umhergehen, elastische Kompressionsbinde Grad 2 (aus Gründen des Komforts).
- **Fondaparinux 2,5 mg/d für 45 Tage bei einer SVT > 5 cm, die mehr als 3 cm von der Gabelung V. saphena – V.femoralis entfernt ist.** Bei den anderen, insbesondere bei einer < 5 cm langen TVS, weiß man es nicht (1), thrombotische Risikofaktoren berücksichtigen. Echo-Doppler-Kontrolle nach 7 Tagen.
- SVT, die weniger als 3 cm vom saphenofemoralen Übergang entfernt ist: therapeutische Antikoagulation über einen Zeitraum von 3 Monaten.
- Bei aktiver Blutung oder hohem Blutungsrisiko (RIETE-Score, siehe App MedCalcx oder Referenz 5), keine Antikoagulation und klinische Überwachung und Doppler-Echo- innerhalb von 7 Tagen (5).
- **Patienten mit hohem DVT-Risiko**, aktiver Tumorerkrankung oder kürzlich durchgeführter Operation sollten möglicherweise prophylaktisch oder therapeutisch mit LMWH oder Fondaparinux behandelt werden, sofern keine Kontraindikation vorliegt. Sie bedürfen eines fachärztlichen Konsils (keine Studien).
- **SVT und Schwangerschaft** (5): kein Fondaparinux, aber LMWH in prophylaktischer Dosierung. Den Geburtshelfer oder die Hebamme der Patientin hinzuziehen.
- Aktive Tumorerkrankung: LMWH in therapeutischer Dosis für 3 Monate.
- **In jedem Fall Wiedervorstellung nach 5–7 Tagen.**

Lymphangitis

Gewundener roter, entzündlicher Streifen, nicht dem Verlauf einer Vene folgend; eine Eintrittspforte (traumatisch, Intertrigo, Panaritium), eine Lymphadenopathie in der Poplitea oder am Trigonum femorale oder in der Leiste kann vorhanden sein.

Behandlung mit Antibiotika bei Fieber oder Lymphadenopathie, je nach vermutetem Keim angesichts der Ursache und des Sitzes der Eintrittspforte; im Allgemeinen sollten Staphylokokken und Streptokokken vermutet werden, Pristinamycin, Cotrimoxazol (Staphylokokken, nicht Streptokokken), Cloxa-/Oxacillin (bei Lieferengpässen Cefazolin, Co-Amoxiclav (8)). Lokale Behandlung der Eintrittspforte. Wasser-Alkohol-Verband bei einer sehr schmerzhaften Lymphangitis.

› Arthritis des Fußgelenks, des Knies

Fluktuierende oder pralle Schwellung, tanzende Patella. Passive Bewegungen sind sehr schmerzhaft. Die Schwellung muss durch eine notfallmäßige Punktion bestätigt werden, selbst wenn Sie den Orthopäden stören, wenn Sie selbst nicht punktieren können. (Ultraschalluntersuchung bestätigt den Verhalt und leitet die Punktion).

› Ruptur einer Poplitealzyste

Es ist keine Schande, sie im Zweifelsfall wie eine Thrombose zu behandeln. Einfache Diagnose bei bekannter Zyste: eine die Beugung behindernde Masse in der Poplitea, die bei der Anamnese gefunden wird. Oder bei der Untersuchung: Ausgeprägte Schwellung in der Kniekehle bei der Untersuchung in Bauchlage. Häufig ist ein Kniegelenkserguss damit verbunden. In diesem Fall: Prophylaxe mit LMWH oder Suche nach einer Thrombose (*siehe oben*). Eine Ultraschalluntersuchung beseitigt eventuelle Zweifel.

› Erythema nodosum

Anterolaterale Seite des/der Beine: Subkutane Knötchen, die von einem Erythem bedeckt sind. Typisch: Läsionen unterschiedlichen Alters, die die aufeinanderfolgenden Farbtöne eines Hämatomabbaus annehmen; manchmal durch das Erythem verdeckt. Ruhigstellung; Thoraxröntgen (Tuberkulose, Sarkoidose). Krankenhausaufnahme weder dringend noch zwingend erforderlich, außer bei Tuberkulose mit Lungeninfiltrat. Nachsorge organisieren.

› Literatur

1. HAS, SPILF, SFD. Prise en charge des infections cutanées bactériennes courantes. Recommandation de bonnes pratiques, février 2019.
2. Pilly 2023. Infections cutanéomuqueuses. https://tinyurl.com/5n6hstbb
3. Recommandations du CH Tourcoing. http://www.gilar.org/antibiogilar.html oder APP: AntibioGilar.
4. Recommendation Group SPILF. Proposal for shorter antibiotic therapies. Med Mal Infect. 2017 Mar;47(2):92–141. PMID: 28279491.
5. SPLF. Recommandations de bonne pratique pour la prise en charge de la maladie veineuse thromboembolique chez l'adulte. https://splf.fr/r oder https://tinyurl.com/y2a3h9pm
6. Lip YH, Hull RD. Overview of the treatment of lower extremity deep vein thrombosis. UpToDate. Dec 2020. http://www.uptodate.com (kostenpflichtig)
7. 2019 ESC Guidelines for the diagnosis and management of acute pulmonary embolism. http://www.escardio.org oder https://tinyurl.com/y2n9dx72
8. SPILF/GPIP. Propositions d'alternatives à l'oxacilline ou la cloxacilline par voie IV, 2016. https://tinyurl.com/aumy5whx oder http://www.infectiologie.com
9. Diagnostik und Therapie der Venenthrombose und Lungenembolie. AWMF-S2k-Leitlinie. Stand: 11.01.2023. https://tinyurl.com/5n7295rv

14.13 Der HIV-positive Patient in der Notaufnahme

- Denken Sie an Allerwelts-Krankheiten: Blinddarmentzündung, Lungenödem usw.
- Das Aufkommen wirksamer **antiretroviraler Therapien (ART)** erhöht die Vielfalt der Präsentationsformen: Nebenwirkungen, Immunrestitutionssyndrom und frühzeitiges Auftreten von kardiovaskulären Erkrankungen.
- **Denken Sie an eine HIV-Primärinfektion und achten Sie auf Risikoverhalten**, das weniger als einen Monat zurückliegt.
- **Die Vorgeschichte ist wichtig**: Eine frühere opportunistische Infektion, **CD4-Lymphozyten $\leq$ 200/mm^3** oder $\leq$ 15 % bedeuten die Möglichkeit einer opportunistischen Infektion. Eine tägliche Prophylaxe mit Cotrimoxazol weist auf einen Patienten mit < 200 **CD4**/mm^3-Lymphozyten hin. Eine Pneumocystis-Erkrankung ist unter Cotrimoxazol äußerst selten.
- **Viruslast, Therapie.**
- **Wenn CD4 nicht bestimmt werden kann, sprechen Kachexie, orale Candidose, chronische/wiederholte Diarrhöe, ein Kaposi-Sarkom für einen schweren Mangel.**

> **Wann sollte man an eine HIV-Infektion denken?**
  - Risikofaktoren (werden nicht regelmäßig gefunden): Drogenmissbrauch, Homosexualität, Hämophilie, Länder mit hoher Prävalenz (Afrika, Karibik usw.) (*siehe S. 793*).
  - Zervikale und/oder axilläre Lymphadenopathie, Schwellung epitrochleärer Lymphknoten, Mundsoor, seborrhoische Dermatitis. Leukoplakie der Zungenränder: fast spezifisch. https://tinyurl.com/34292ku8 und https://tinyurl.com/mw8a4zyn
  - Chronische Diarrhöe, langanhaltendes Fieber, starker Nachtschweiß, Splenomegalie, Gewichtsverlust.
  - **Eiweißerhöhung im Serum ohne Hämokonzentration, Thrombopenie bei einem jungen Menschen, Leukopenie bei Personen mit weißer Haut.**
  - Extensive Gürtelrose oder Herpes.

> **Die HIV-Primärinfektion (PIHIV) (1,2)**
  - **Erste Anzeichen innerhalb von 2–6 Wochen nach der Ansteckung.** $\approx$ **7 000 Fälle pro Jahr** in Frankreich, die Hälfte davon sind heterosexuelle Personen, die andere Hälfte homosexuelle Männer. (In D: $\approx$ 2 000 Fälle pro Jahr, davon die Hälfte MSM und je ¼ heterosexuelle Personen und i.v.-Drogennutzer).
  - **50 % haben unspezifische Symptome.**
  - **Diagnose und ART sind dringend erforderlich, um die Viruslast zu reduzieren** und die hohe Infektiosität in diesem Stadium zu begrenzen.
  - Symptomatologie des **akuten viralen Syndroms: Fieber, Kopfschmerzen**, Unwohlsein, Tachykardie, Arthralgien, Myalgien, Asthenie; disseminierte **Lymphadenopathien**, Pharyngitis, Ausschlag, orale oder genitale Ulzera; Verdauungsstörungen. **Neurologische Beeinträchtigung**: kognitive Störungen, motorische Defizite, Neuropathie, periphere Gesichtslähmung, lymphozytäre Meningitis, Enzephalitis.
  - **Jedes unerklärliche fieberhafte Krankheitsbild oder jede Veränderung des Allgemeinzustands** lässt den Verdacht auf HIV aufkommen.
  - **Labor: Thrombopenie, Neutropenie**, Lymphozytose mit **Mononukleose** oder früher Lymphopenie, Transaminasenanstieg

- Als Hinweis findet sich ein Risikoverhalten, das weniger als einen Monat zuvor, **im Durchschnitt 15 Tage**, stattgefunden hat, oder eine andere sexuell übertragbare Infektion (STI). Fragen Sie bei einer Konsultation wegen Urethritis oder einer anderen **STI** nach Anzeichen einer Primärinfektion.
- **Fragen Sie bei Verdacht auf eine Primärinfektion nach:**
  - Blutbild, Thrombozyten, Kreatinin, Leberwerte;
  - Syphilis, EBV (IgG-EBNA, IgM-VCA), Toxoplasmose (IgM), CMV(IgM);
  - bei Transaminasenanstieg außerdem: Hepatitis-A-Serologie (IgM), HBV (HBsAg und Anti-HBc-IgM), HCV: IgG;
  - bei mononukleärem Syndrom (wichtig bei schwangeren Frauen): EBV (IgM anti-VCA), CMV (IgM), HIV (ELISA-Kombinationstest), Toxoplasmose (IgM).
  - Bei HIV: Kombinierter ELISA-Test der 4. Generation (IgG+M und p24-Ag) (1,3), der am Tag 15–20 positiv ist, als Notfall. **Plasma-HIV-RNA**, sog. „Viruslast" (VL), positiv an > **Tag 15.** Die Abwesenheit einer Infektion wird nur bei einer Negativität von > 3–4 Wochen bestätigt.
  - **Die Diagnose einer Primäinfektion ist ein virologischer Notfall.** Schnellstmögliche Spezialsprechstunde für eine frühzeitige ART (4), um die virale Vermehrung zu begrenzen. Kondom in der Zwischenzeit.
- Differentialdiagnose: **Fieberhafte Mononukleose mit sehr ausgedehntem und konfluierendem morbillifomem Ausschlag, Lymphadenopathie** ± Nieren- oder Leberbeteiligung und Eosinophilie deuten auf ein DRESS-Syndrom (Drug Rash with Eosinophilia and Systemic Symptoms) hin, das durch ein 2 bis 8 Wochen zuvor eingeführtes Medikament (Sulfonamide, Antikonvulsiva usw.) ausgelöst wird. Dringendes dermatologisches oder internistisches Konsil (2–10 % Mortalität) (5).

› Mit HIV verbundene dringende Notfälle

… *Respiratorische Symptome* …

Pneumocystitis: CD4< 200/mm^3 – **Offenbart** in ⅓ der Fälle eine Infektion/HIV!

- Allmählicher Beginn: Dyspnoe, **trockener**, neuer (15 Tage–1 Monat), unproduktiver Husten.
- **Fieber** sehr variabel, manchmal einziges Zeichen.
- Klinische Untersuchung in 50 % der Fälle normal, manchmal diffuse Rasselgeräusche.
- Typischerweise **diffuse interstitielle Lungenerkrankung** oder alveolo-interstitielle Erkrankung. Manchmal alveoläre Verschattungen beidseitig. **Manchmal normales Röntgenbild**.
- Pseudozysten oder charakteristischer **Pneumothorax** im HIV-Kontext.
- Atypische Formen in den Lungenspitzen bei Aerosolprophylaxe möglich.
- **Differentialdiagnose**: bilaterale bakterielle Pneumonie, Mykoplasmen, Legionella, Lungestauung, CMV, Kaposi, Tuberkulose.
- **Gegen die Diagnose sprechen:**
  - Aktuelle (< 3 Monate) CD4-Zahlen > 200/mm^3 oder > 15 %;
  - gut eingenommene Prophylaxe: Cotrimoxazol 800/160 1Tbl./d oder Atovaquon (1 500 mg/d, eingenommen *mit einer fettreichen Mahlzeit*), oder Pentamidin als Aerosol × 1/Monat, oder Dapson ± Pyrimetha min.

- **Schwere Symptome, die eine Verlegung auf die Wach-/Intensivstation erforderlich machen:**
  - AF >30/min, erschwerte Atmung, erschöpfter, zyanotischer Patient;
  - Schock;
  - neurologische Symptome: Erregung, Verwirrtheit, Bewusstseinsstörung;
  - $PaO_2 < 60$ mmHg (BGA, wenn $SpO_2 \approx 90$ %).
- **Therapie** (Ref (1), S. 261):
  - wenn $PaO_2 > 70$ mmHg, ist die Behandlung der *Pneumocystitis* nicht dringend, man hat Zeit. Zeit, um den Fall mit einem Spezialisten zu besprechen;
  - **Cotrimoxazol** iv bei schweren Symptomen: 4 Ampullen (TMP 80/SMZ 400) 3/d, als Infusion über 1 Stunde. Orales Cotrimoxazol bei mittelschweren Formen 2 Tbl × 3/d. Risiko einer **Hyperkaliämie**. Und Lithiasis: Alkalisieren Sie den Urin (Heilwasser mit hohem Bicarbonatgehalt, z. B. Vichy-Célestins®, St Yorre®);
  - eine Sulfonamid-Allergie mit isoliertem Ausschlag ohne Lyell/Stevens-Johnson-Syndrom ist keine Indikat absolute Kontraindikation gegen Cotrimoxazol: infektiologisches Konsil;
  - Allergie: Atovaquon (750 mg 2/d als Suspension mit fettreichen Snacks +++) oder bei schweren Formen Pentamidin i.v. (3–4 mg/kg/d i.v. langsam ≥ 2 h, Gefahr der Hypotonie). Achten Sie auf Wechselwirkungen;
  - im Zweifelsfall hinsichtlich einer **ambulant erworbener Lungenentzündung:** kombinieren Sie Amoxicillin/Clavulansäure 3g/d ± Makrolid *siehe S. 301*);
  - **Kortikosteroidtherapie, wenn $SpO_2 < 92$ % (3) oder $PaO_2 < 70$ mmHg**: Prednison 1 mg/kg/d; wenn i.v.-Zugang vorhanden: Methylprednisolon (0,75 mg/kg/d).
- **Eine alveolare Lavage kann unter Therapie durchgeführt werden** und bleibt mehrere Tage lang positiv.
- **Breit gefasste Aufnahmekriterien**: zumindest diejenigen, denen Kortikosteroide verschrieben wurden, je nachdem, wie die Organisation der Lavage und Nachsorge möglich sind (deckt oft eine HIV-Infektion auf).

Häufige bakterielle Lungenentzündungen, in jedem Stadium der HIV-Infektion.

- Übliche Bakterien: **Pneumokokken, und *H. influenzae***; *Pseudomonas und S. aureus* bei schlechtem Immunstatus.
- Plötzlicher Beginn, eitriges Sputum, Schüttelfrost.
- 4 Fläschchen Blutkulturen auf einmal (*siehe S. 745*).
- Bei Versagen einer geeigneten Antibiotikatherapie (*siehe unten*) Aufnahme zur Entnahme von einer distal geschützten Bürste und/oder bronchoalveolären Lavage.
- Krankenhausaufnahme: Kriterien für ambulant erworbene Pneumonien (*siehe S. 301*), und CD4 < 200/mm^3 hinzufügen.
- Antibiose: Amoxicillin/Clavulansäure 3 g/d ± Makrolid (*siehe S. 301*). Bei schwerer Symptomatik i.v.: Amoxicillin/Clavulansäure oder C3G + Makrolid. Vermeiden Sie Chinolone (würde mit der Diagnose von Mykobakteriosen interferieren).

Tuberkulose: klassische Symptome, alle Stadien der HIV-Infektion

- Risiko bei HIV um das Siebenfache erhöht! Häufig bei ehemaligen Strafgefangenen und Afrikanern.
- Radiologisches und klinisches Erscheinungsbild umso klassischer, je höher der CD4-Wert > 350/mm^3 ist. Röntgenbild oft normal, wenn CD4 niedrig ist.

- Keine antibiotische Notfallbehandlung, Isolation, fachärztliches Konsil und Einweisung im Falle eines Verdachts.
- **Atypische Mykobakteriosen** sieht man bei CD4 < 50/mm^3, pulmonal und extrapulmonal.

Tumorerkrankungen, Kaposisarkom, alle Stadien der HIV-Infektion.

- Das Kaposisarkom zeigt sich selten durch eine viszerale Form, es werden in der Regel violette Hautknötchen (von rosa bis beige) vorhanden sein.

Negative Thoraxröntgenaufnahme und Anzeichen einer Atemwegserkrankung

- Sinusitis: Husten und eitriger Auswurf.
- Normales Röntgenbild möglich zu Beginn einer Pneumocystitis-Pneumonie, einer bakteriellen Lungenerkrankung und bei schwerem Immundefizit von Tuberkulose.
- **Lungenembolie** wie bei jedem anderen Menschen.
- Je nach klinischem Bild kann eine **Computertomographie** angezeigt sein, insbesondere wenn kein Bild einer viralen Erkrankung der oberen Atemwege, einer Sinusitis, einer Rhinitis vorliegt oder bei schweren respiratorischen Symptomen (dann wird auch nach einer Lungenembolie gesucht).

Neurologische Symptome

Krampfanfälle oder fokale zentrale neurologische Zeichen oder Zeichen einer Meningitis; ungeklärte intellektuelle Verlangsamung oder Verhaltensstörungen, Kopfschmerzen

- Krankenhausaufnahme, Temperatur, Bewusstsein, kardiopulmonale Auskultation.
- CT ohne und dann mit KM oder besser: MRT.
- **Wenn CT ohne Befund**: LP mit Tuschepräparat (schnelles Ergebnis) und ausdrücklich zu verlangender Kultur und Kryptokokken-Antigenen. Anschließend MRT.
- Bei akutem fieberhaften meningitischem Syndrom wie bei allen anderen Patienten auch verfahren (*S. 821*).
- Bei subakutem fieberhaften meningitischem Syndrom, auch wenn kein fokales Zeichen oder Krampfanfall vorliegt, **ist bei HIV+ (< 200 CD4/mm^3) eine LP erforderlich**; bei fokalen Zeichen oder Bewusstseinsstörung: CT ohne und mit Kontrastmittel (hohes Toxoplasmoserisiko in diesem Fall) und LP, wenn das CT normal ist.
- **Spezifische Ursachen bei Immunschwäche**: Toxoplasmose, Kryptokokkose, progressive multifokale Leukoenzephalopathie, Epilepsie, Lymphome, CMV-Enzephalitis, HIV-Primärinfektion.

Zwei spezifische Komplikationen von Aids müssen notfallmäßig behandelt werden

Toxoplasmose; in der Regel CD4 <100/mm^3 ohne Chemoprophylaxe (Personen mit negativer IgG-Serologie erhalten keine Chemoprophylaxe).

- Verhaltensstörungen, Verlangsamung, epileptische Anfälle, Lokalisationszeichen, Kopfschmerzen oder Symptome einer intrakraniellen Druckerhöhung, Meningitis-Zeichen, isoliertes Fieber: Alle diese Elemente sind miteinander verbunden und suggestiv oder isoliert.
- **CT ohne und mit Kontrastmittel** (besser MRT, wenn verfügbar): Abszess = nicht immer vorhandene Hypodensitäten mit periläsionalem Ödem und nicht immer vorhandenem Masseneffekt, kokardenförmige oder punktuelle, multiple Kontrastmittelaufnahmen. Differentialdiagnose: Abszess durch andere Bakterien

oder Candida, seltener (Trikuspidalgeräusch, iv-Drogenmissbrauch). Manchmal ist das CT „normal“; bei klinischen Symptomen, die mit Toxoplasmose vereinbar sind, bleibt die Behandlung indiziert, bis ein Experte das CT innerhalb von 24 Stunden erneut befundet und/oder ein MRT durchführt.

- Präsumptive Behandlung, wenn kein formeller Test vorliegt, *per os* (Magensonde bei Koma) mit **Pyrimethamin 100 mg** an Tag 1 (*per os*), dann 50 mg/d und **Sulfadiazin** (SDZ) 100 mg/kg/d, maximal 6 g ($\approx$ 1 g $\times$ 4/d) + Folinsäure (25 mg/d). Wenn **oral nicht möglich**, **Cotrimoxazol** i.v. 12 Amp/Tag (TMP 80/SMZ 400).
- SDZ und Cotrimoxazol: Urin alkalisieren (Bikarbonatreiches Heilwasser), Cotrimoxazol: Risiko einer **Hyperkaliämie**.
- Bei bekannter Allergie gegen Sulfonamide ersetzen Sie Sulfadiazin durch Clindamycin: 2,4 g/d $\times$ 4/d i.v. oder *per os.*
- Bei schweren Formen: halbsitzende Position, Behandlung der intrakraniellen Hypertonie (*siehe S. 210*); keine Kortikosteroide. Intensivstation von Fall zu Fall zu diskutieren, hängt von der HIV-Behandlungsgeschichte ab. Lange Überlebenszeit möglich.

Kryptokokken-Meningitis (in der Regel CD4 < 50/mm^3).

- Schwierige Diagnose in der Notaufnahme. Manchmal Kopfschmerzen oder nur Fieber, negative Bildgebung. ICP erhöht. NB: Bei Verdacht ist es wichtig, den Liquordruck zu messen (Vorsicht bei allen verwendeten Materialien und Liquorresten: auf kontaminierten Abfall achten). Liquorglukose normal oder vermindert mit lymphozytärer Meningitis und erhöhtem Eiweißgehalt, in der Regel < 50/mm^3 , aber normale Liquorchemie und Zellzahl in 25–33 %. Die **Tuschefärbung** (wird nicht automatisch angefertigt: mit Ag und Kulturen anfordern) stellt in 74–88 % der Fälle die Notfalldiagnose. Antigene im Liquor (90 % der Fälle).
- Differentialdiagnose: Tuberkulöse Meningitis; bei unzweifelhaftem Anamnese, die für sie spricht, oder bei niedriger Liquorglukose und negativer Tuschefärbung: notfallmäßig mit Tuberkulostatika behandeln.
- Notfallbehandlung:
  - *Liposomales* Amphotericin B (Ambisome®): 3 mg/kg/d Infusion über 30 Minuten bis 2 Stunden (Spülung des Zugangs mit G5 % vor und nach der Verabreichung) + Flucytosin (5FC) *p.o.* 100 mg/kg/d (in 4 Gaben/d) (Flucytosin i.v. über 40 min bei schwerer Symptomatik);
  - bei Anzeichen einer intrakraniellen Druckerhöhung und Liquordruck > 25 cm: Lumbalpunktion zur Enlastung von 25–30 mL Liquor.

Kopfschmerzen ohne neurologische Symptome

- **CD4 > 200/mm^3**: keine Besonderheiten. *Siehe S. 181.* Denken Sie auch ein Opiat-Entzugssyndrom.
- **CD4 < 200 mm^3**. Idem plus Möglichkeit von Kryptokokken- und Toxoplasmose-Meningitis, zerebralem Lymphom, Abszess.
- **Kopfschmerzen und Fieber**. Offensichtliche virale Rhinosinusitis ± Pharyngitis mit normalen Untersuchungsbefunden: Symptomatische Therapie und klinische Überwachung, Anweisung, bei Verschlechterung bzw. neuen Anzeichen wiederzukommen. Eitrige Sinusitiden sind häufig (CT und Antibiotikatherapie, die Pneumokokken und *H. influenzae* abdeckt). An Kopfschmerzen durch nicht neurologisches Fieber denken: Malaria, Pyelonephritis, Lungenentzündung usw. **Ansonsten Untersuchung wie bei Kopfschmerzen mit Fieber (*siehe S. 813*).**

Symptome einer Rückenmarksbeteiligung

- Schließen Sie klassische Ursachen als Notfall aus (MRT, ± PL mit CMV-, VZV- und Herpes-PCR und neurologischem Konsil).
- **Periphere Symptome**
- Abgesehen von schweren Formen und dem Verdacht auf Guillain-Barré (neurologisches Konsil und Krankenhausaufnahme), am nächsten Tag in eine spezialisierte Tagesklinik überweisen oder neurologische Vorstellung innerhalb von 1–7 Tagen, je nachdem, wie und wie schnell sich die Symptome einstellen.

Intestinale Symptome

Erkrankungen, wie sie jeden anderen auch betreffen können + einige, spezifische Diagnosen.

Oropharyngeale Dysphagie, Odynophagie

- Bei florider oraler Candidose: Behandlung wie Candida-Ösophagitis: Fluconazol (Interaktionen ⚠) 100 mg/d p.o. (oder anfangs i.v.) für 7–14 Tage. Besserung innerhalb 5–7 Tagen, bei ausbleibender Besserung Endoskopie.
- Ohne orale Candidose: schnelle oder dringende Endoskopie, je nach Klinik, CD4 und Ausmaß (Candidose, Herpes, CMV bei CD4 < 50 mm^3, banale Ösophagitis).

Diarrhöe (vermeiden Sie bei akuten Formen Mittel, die die Passagezeit verlängern)

- **Lassen Sie sich Aussehen, Anzahl der Entleerungen und die Menge angeben.**
- **CD4 < 100/mm^3**: *Krypto-/Microsporidien, Mycobacterium avium-Komplex, CMV, Cystoisospora belli.*
- **Medikamentöse Ursachen**: insbesondere ART-Anti-Proteasen [Namen enden auf -navir].
- ***Chronisch, unblutig:***
  - KH-Aufnahme bei Elektrolytverlust (K+) Rückwirkung oder zu Hause nicht behandelbarer Unterernährung;
  - veranlassen Sie: Stuhlkultur und -parasitologie und wenn CD4 < 100/mm^3: „Suche nach Krypto- und Mikrosporidien, *Cystoisospora belli*";
  - Symptomatische Therapie (*siehe S. 543*); Überweisung an eine HIV-Klinik oder -Tagesklinik innerhalb von 72 Stunden.
- **Akuter blutiger oder nicht blutiger Durchfall**: Stuhlkultur UND -parasitologie und Nachweis von C. difficile-Toxinen (Amöben, Giardiasis, Salmonellen, Campylobacter, Shigellen, Yersinien, C. difficile); Blutkulturen und Krankenhausaufnahme bei Fieber, starken Schmerzen, schweren Symptomen oder blutigem Durchfall.
- **Febrile blutig-schleimige Diarrhöe**: Probenentnahmen dito, Krankenhausaufnahme. Planen Sie eine schnelle Rekto-, Sigmoido- oder Koloskopie (CMV).
- **Schweres Krankheitsbild mit Fieber > 38,5 °C, > 6 Stuhlgänge/d**: Ofloxacin 200 2 Tbl./d. Bei ungeschütztem Analverkehr oder Giardiasis des Partners zusätzlich Tinidazol 2 g in einer Einzeldosis. Ausgleich des Flüssigkeitsverlustes, Salze + Thiamin: 100 mg/24 h.

Bauchschmerzen: Gehen Sie wie bei einem HIV-negativen Patienten vor (*siehe S. 511*).

- Achtung: erhöhtes **kardiovaskuläres Risiko** unter ART (EKG, Troponin usw.).
- Denken Sie an Pankreatitis (Hypertriglyceridämie), und stoppen Sie alle Behandlungen: iatrogene Pankreatitis (durch Cotrimoxazol) oder symptomatisch für eine spezifische Infektion.

- CT: dieselben Indikationen wie für alle anderen Patienten auch und bei Fieber (Lymphome auf jedem Niveau der CD4-Zahlen, Mykobakteriosen usw.).

... ***Okuläre Symptome*** ....

- **Denken Sie an eine Retinitis** durch CMV, VZV, Toxoplasmose bei:
  - CD4 < 100/mm^3, Visusverlust, Gesichtsfeldausfällen, Mouches volantes;
  - Krankenhausaufnahme nicht zwingend erforderlich, wenn die Person nur Mouches volantes hat und in einer Tagesklinik behandelt werden kann. Augenärztliche Konsultation innerhalb von 12 Stunden;
  - Andere Fälle: Dringende augenärztliche Untersuchung, da Gefahr von Sehschäden bei Verzögerung der Diagnose und Therapie.
- **Visusverlust oder Gesichtsfeldausfälle**: KH-Aufnahme wegen wahrscheinlicher CMV-Retinitis (häufigste Ursache, Notfall-Augenhintergrundspiegelung), behandeln, wenn bestätigt.
- **Visusverlust bei ophthalmologischem Normalbefund**: MRT des Gehirns und der Sehnerven auf der Suche nach einer retroorbitalen Ursache.
- **Rotes und schmerzhaftes Auge**: ebenfalls ophthalmologisches Konsil (banale Bindehautentzündung, Uveo-Keratitis, Uveitis, einige medikamentös bedingt [ART, antimikrobielle Medikamente]).

... ***Notfallrelevante kutane Symptome*** ....

- **Zoster**: Wird bei CD4 > 200/mm^3 wie bei Gesunden behandelt (***siehe S. 712***):
  - bei CD4 < 200/mm^3: Komplikationsrisiko je nach Lokalisation: Retinitis, Myelitis, Enzephalitis daher Valaciclovir *p.o.*, 1 g × 3/d 7–10 Tage (off-label);
  - Herpes zoster mit Befall multipler Dermatome oder mit schweren Symptomen Zoster oder Zoster ophthalmicus: Aciclovir-Infusion 10 mg/kg/8 h (Flüssigkeitsersatz ≥ 1,5 L/24 h). Z. ophthalmicus.: Ophthalmologisches Konsil innerhalb von 24 h.
- **Varizellen**: Valaciclovir p.o., 1 g × 3/Tag, 7–10 Tage off-label; Aciclovir 10 mg/kg/8 Std. bei Organbeteiligung und 15 mg/kg/8 h bei Enzephalitis (Flüssigkeitsersatz ≥ 1,5 L/24 h).
- **Herpes simplex**: lokale Pflege (Wasser, Seife, Spülung, Antiseptika) und **Valaciclovir 1g zweimal täglich für 7–10 Tage,** Aciclovir-Infusionen 5 mg/kg/8 h, wenn resistent oder schwere Symptomatik.
- Makulopapulöser, juckender **Ausschlag**, der auf Antihistaminika ansprechen kann, nach 10 ± 2 Tagen einer Therapie mit Sulfonamiden (Cotrimoxazol, Sulfadiazin) oder Nevirapin, Abacavir. **Absetzen und dringendes dermatologisches Konsil bei** Schleimhautbefall oder Allgemeinsymptomen (Fieber, Schüttelfrost, Unwohlsein) oder toxischer epidermaler Nekrolyse (Lyell) (*siehe S. 711*) und Suche nach Anämie, Lymphopenie, Neutropenie oder Transaminasenanstieg (2–3 × der Norm, selten mehr), die als Hinweise dafür gelten. Dringend Konsil des Infektiologen + Dermatologen einholen.

... ***Fieber ohne Symptome*** ....

- KH-Aufnahme je nach Toleranz des Fiebers, Grad des Gewichtsverlustes, CD4-Wert, sozialem Umfeld.
- Neues Medikament 8–10 Tage zuvor begonnen? An **medikamenteninduziertes Fieber** denken.
- **IRIS** zu Beginn der ART (*siehe unten*).
- Nach Sinusitis suchen: Behandlung mit Co-Amoxiclav (3 g/d) oder Pristinamycin 3 g/d für 5 Tage (Maxilla) oder 10 Tage (Stirnhöhle).

- Denken Sie an eine rechtsseitige Endokarditis (die selten mit Herzgeräuschen einhergeht) und an Spondylodiszitis bei Drogenabhängigen.
- Röntgenaufnahme des Thorax.
- Bei symptomlosem Fieber entweder über einen längeren Zeitraum oder bei CD4-Werten < 200/mm^3 oder bei schwergradigen Symptomen, Krankenhausaufnahme, Blutkulturen.
- Cefotaxim 3 g/24 h bei akutem Fieber mit **Splenektomie** oder schweren Symptomen. Decken Sie **Pneumokokken** immer mit ab. Bei Verdacht auf Staphylokokken: (Cl-)Oxacillin 12 g/24 h + Gentamicin eine Dosis/d von 7 mg/kg (Cloxacillin nicht verfügbar: *siehe S. 493 und 715*).
- Fieber > 5 Tage oder Beeinträchtigung des Allgemeinzustands: Krankenhausaufnahme.
- Blutkulturen (n=2) auf Dupont-Isolator-Medium (Nachweis von Mykobakterien) so bald wie möglich bei vermuteten CD4-Zahlen < 50/mm^3 oder bei Kachexie oder einer schweren opportunistischen Infektion in der Anamnese und Fieber $\geq$ 3 Wochen.

... ***Influenza*** ...

- Eine frühzeitige Behandlung mit Oseltamivir (*siehe S. 763*) wird empfohlen (1), allerdings ohne Evidenz.
- Die Nachsorge sollte engmaschig erfolgen.

... ***IRIS: eine chamäleonartige Entzündung*** ...

- Das entzündliche Immunrekonstitutionssyndrom oder IRIS (Ref. 1, https://tinyurl.com/yyrraw4j) entsteht durch die Reaktivierung der Immunantwort durch die **Gabe von ARTs**. Die Entzündung enthüllt eine unerkannte, ruhende opportunistische Infektion (OI) („infektiöse Form") oder reaktiviert einen antigenen Geweberest einer OI, die einige Wochen zuvor behandelt wurde (paradoxe Form). Polymorphe Form: Fieber, Schweißausbrüche, Abmagerung, Lymphadenopathie, Hepatosplenomegalie, Gelenk- und Bauchschmerzen, zentrale/meningeale neurologische Zeichen.
- Oder „autoimmune" IRIS: Schilddrüsenentzündung oder andere auto/dysimmunitäre Erkrankung.
- Infektiologisches Konsil; neurologische Formen sind besonders schwerwiegend, die Indikation für eine Kortikosteroidtherapie gehört in die Hände des Spezialisten.

... ***Antivirale Therapien möglichst nicht unterbrechen*** ...

- Und insbesondere die Proteaseinhibitoren wegen des Risikos einer schnellen Resistenzentwicklung.

› Literatur

1. CNS. Prise en charge du VIH. Recommandations du groupe d'experts. Rapport Morlat 2016 et mises à jour. http://cns.sante.fr/ oder https://tinyurl.com/y4925css
2. SPILF. Pilly 2023. Infection par le VIH. http://www.infectiologie.com oder https://tinyurl.com/24zc8cap
3. Sax P. Acute and early HIV infection : Clinical manifestations and diagnosis. UpToDate. Nov 2020. http://www.uptodate.com (kostenpflichtig)
4. Tableau synoptique des médicaments antirétroviraux commercialisés (mars 2018) https://cns.sante.fr/wp-content/uploads/2017/01/experts-vih_tableau-synoptique.pdf
5. Bircher A.J.: Swiss Med Forum. 2019;19(2728):435-436. Das medikamentöse Hypersensitivitätssyndrom (DRESS) https://tinyurl.com/4bzs8mkr
6. https://www.aidshilfe.de/
7. https://daignet.de/leitlinien-und-empfehlungen/hiv-leitlinien/ https://tinyurl.com/bdr2r23f

14.14 Unbeabsichtigte Exposition, Risiko einer viralen Übertragung

- Kontakt mit kontaminiertem Blut: Jeder Kontakt, bei dem es zu einer Übertragung von HIV, Hepatitis B und C kommt. Durch Geschlechtsverkehr oder Exposition gegenüber Blut oder bluthaltigen Körperflüssigkeiten, durch Hautverletzungen, durch Spritzer auf verletzte Haut oder Schleimhäute.
- **Jede Einrichtung verfügt in der Regel über ein schriftliches und funktionierendes Protokoll.**
- Dieses Kapitel soll dabei helfen, **das Risiko einer Exposition zu bestimmen** und herauszufinden, ob eine Indikation für eine antiretrovirale Therapie besteht.
- Vergessen Sie nicht die banalen Infektionsrisiken wie **Tetanus** und Hepatitis B.

ANMERKUNG:

- Die Postexpositionsprophylaxe (PEP) muss angepasst werden, wenn die Indexperson identifiziert ist und unter antiretroviraler Therapie (ART) steht, entsprechend seiner Viruslast: Diese Fälle erfordern die Beratung durch einen HIV-Spezialisten;
- Das COREVIH Normandie stellt ein sehr nützliches PDF-Dokument zur Verfügung (1), das druckbare Verschreibungsvorlagen und Zeitpläne für Tests enthält.
- In DACH: Deutsch-Österreichische Leitlinie zur medikamentösen Postexpositionsprophylaxe (PEP) nach HIV-Exposition (Version 2022) https://tinyurl.com/ywun8kr9

- **Die Präexpositionsprophylaxe (PrEP) ist keine Notfallsituation** und wird 2020 nur in der HIV-Beratung verschrieben: http://prep-info.fr. DACH: Leitlinien zur HIV-Präexpositionsprophylaxe https://tinyurl.com/3kn4zn7h

> **Vor allem: Desinfektion überprüfen oder vervollständigen**
- Stiche oder Schnitte **nicht** bluten lassen, **zuerst mit Wasser und Seife waschen**.
- **Mindestens 5 Minuten** lang spülen und desinfizieren mit:
  - Javelwasser 2,6 %, 1:5 oder 1:10 verdünnt oder frisch geöffnetes Dakin (Mischung aus Natriumhypochlorid + Kaliumpermanganat, in D nicht erhältlich) oder 70-prozentigem Alkohol (Anmerk. d. Übersetzers: Die DAIG-Leitlinie empfiehlt die Verwendung eines ethanolbasierten Händedesinfektionsmittels)
  - Schleimhäute: mit viel Wasser oder physiologischer Kochsalzlösung ≥ 10 min spülen;
  - bei sexueller Exposition wird keine lokale Therapie empfohlen (1).

> **Den Patienten informieren/beruhigen**
- Zahlen über das Risiko und die Wirksamkeit der Prophylaxe stehen in den lokalen Protokollen.
- Das **Risiko einer Virusübertragung** durch Aufnahme über die Haut mit **blutkontaminiertem Material** liegt bei: 0,3 % für HIV, 2–3 % für HCV und 30 % für HBV. Daher ist die HBV-Impfung so wichtig.
- Das Risiko hängt von der Viruslast, dem Volumen der aufgenommenen Flüssigkeit und dem beteiligten Material ab.
- **Seit 2005 wurde keine berufsbedingte Ansteckung mit HIV und 2008 mit HCV gemeldet, und es gab keine HBV-Serokonversion bei Pflegekräften (2).**

Bestimmung des Risikos und der Indikation für eine Behandlung

Tabellen aus Referenzen (1,2), aktualisiert 2019.

Tabelle 14.18: **Risiko und Indikationen einer PEP nach Exposition gegenüber Blut und Körperflüssigkeiten**

<table>
<tr><th colspan="4">Exposition gegenüber Blut und Körperflüssigkeiten</th></tr>
<tr><th rowspan="3">Risiko und Art der Exposition</th><th colspan="3">HIV-Status der Indexperson</th></tr>
<tr><th colspan="2">HIV positiv</th><th rowspan="2">HIV unbekannt</th></tr>
<tr><td>Nachweisbare Viruslast</td><td>Viruslast nicht nachweisbar</td></tr>
<tr><td>Hohes Risiko:
- tiefe Stichverletzung, Hohlnadel, intravaskuläre Nadel (iv, ia)</td><td>PEP empfohlen</td><td>PEP nicht empfohlen[1]</td><td>PEP empfohlen</td></tr>
<tr><td>Mittleres Risiko:
- Schnitt mit einem Skalpell
- Stichverletzung mit i.m.- oder s.c.-Nadel
- Haut-Schleimhaut-Exposition mit Kontaktzeit > 15 min</td><td>PEP empfohlen</td><td>PEP nicht empfohlen[2]</td><td>PEP nicht empfohlen</td></tr>
<tr><td>Minimales Risiko:
- Stichverletzung mit einer zurückgelassenen Spritze
- Spucken, Beißen oder Kratzen
- andere Fälle</td><td colspan="3">PEP nicht empfohlen</td></tr>
</table>

(1) HIV-Indexperson mit nicht nachweisbarer Viruslast und keinen Zweifeln an der Einhaltung der antiretroviralen Therapie: nicht behandeln. Eine PEP kann begonnen und so bald wie möglich neu bewertet werden. Sie wird beendet, wenn eine Viruslast weiterhin nicht nachweisbar ist.

Prävalenzkarten: Diese stammen aus zuverlässigen Quellen und werden wahrscheinlich aktualisiert, weichen aber voneinander ab. http:\www.who.int/gho/map_gallery/en/; direkt: https://tinyurl.com/ay4uyjhb http://aidsinfo.unaids.org HIV, Data on the size of the HIV/AIDS epidemic HIV, Prevalence of HIV among adults aged 15 to 49 (%) (Stand 19.5.2023): https://tinyurl.com/4jbaczpv

(2) HIV-infizierte, überwachte und behandelte Quellperson mit seit $\geq$ 6 Monaten nicht mehr nachweisbarer Plasmaviruslast: Die Experten (2) halten es für legitim, nicht zu behandeln. *Wenn eine PEP eingeleitet würde, könnte sie bei der Neubewertung des Ergebnisses der Kontroll-Viruslast abgebrochen werden.*

Tabelle 14.19: **Risiko und Indikationen für eine HIV-PEP nach sexueller Exposition**

Sexuelle Exposition				
Risiko und Art der Exposition	**HIV-Status der Indexperson**			
	HIVpositiv		**HIV unbekannt**	
	Nachweisbare Viruslast	Viruslast nicht nachweisbar	Gruppe mit hoher Prävalenz(2,3)	Gruppe mit niedriger Prävalenz(?)
Analverkehr passiv	PEP empfohlen	PEP nicht empfohlen (1)	PEP empfohlen	PEP nicht empfohlen
Analverkehr aktiv	PEP empfohlen	PEP nicht empfohlen (1)	PEP empfohlen	PEP nicht empfohlen
Vaginalverkehr passiv	PEP empfohlen	PEP nicht empfohlen (1)	PEP empfohlen	PEP nicht empfohlen
Vaginalverkehr aktiv	PEP empfohlen	PEP nicht empfohlen (1)	PEP empfohlen	PEP nicht empfohlen
Passiver Blowjob ohne Ejakulation oder aktiver Blowjob	PEP nicht empfohlen	PEP nicht empfohlen	PEP nicht empfohlen	PEP nicht empfohlen
Sexuelle Aggression	PEP empfohlen			

NB: Besprechen Sie, ob eine **Notfallverhütung** (zumindest nach einem Urin-β-HCG) angebracht ist (*siehe S. 571*). Die Partner einer einvernehmlichen sexuellen Exposition sind sowohl „Opfer" als auch „Quelle" füreinander.

(1) Idem *Fußnote 1 Tabelle 14.18*

(2) Gruppe mit hoher Prävalenz: Männer mit mehreren Partnern, die Sex mit Männern haben, Sexarbeiter, mehrere Sexualpartner, Personen aus einem Gebiet mit hoher Endemielast (Afrika, Karibik, darunter die Französischen Antillen, Südamerika, darunter Guyana, Asien), injizierende Drogenkonsumenten.

(3) Ein Indexpatient, der angibt, eine PrEP (Präexpositionsprophylaxe) zu erhalten, sollte als Patient mit unbekanntem HIV-Status betrachtet werden.

Tabelle 14.20: **Risiko und Indikationen für HIV-PEP nach Exposition bei Drogenkonsumenten**

Exposition bei Drogenkonsumenten			
Risiko und Art der Exposition	**HIV-Status der Quellperson**		
	HIVpositiv		**HIV unbekannt**
	Nachweisbare Viruslast	Viruslast nicht nachweisbar	
Hohes Risiko: - Mitbenutzung der Nadel, Spritze und/oder des Präparats	PEP empfohlen	PEP nicht empfohlen	PEP empfohlen
Mittleres Risiko: - Teilen des Behälters, des Löffels, des Filters oder des Spülwassers	PEP nicht empfohlen		PEP nicht empfohlen

Bei allen anderen Situationen beginnen Sie mit der PEP, sie wird anlässlich der Konsultation beim Spezialisten neu bewertet. Besser zuviel als zuwenig behandeln (3).

Tabelle 14.21: **Zufällige HIV-Exposition mit Material, das zurückgelassen wurde oder von einer HIV-infizierten Person benutzt wurde.**

- **Standarddesinfektion der Wunde ohne Erzeugung einer Blutung** (*siehe oben*). - Beruhigen Sie den Patienten. - Bewertung des HIV-Risikos gemäß den Umständen (Notizen). - **Gegebenenfalls Hepatitis-B- und Tetanusprophylaxe.** Das B-Virus ist wesentlich resistenter hinsichtlich des Überlebens außerhalb des Körpers. - PEP, wenn das Risiko als hoch eingeschätzt wird. - Konsil innerhalb von 24-48 Stunden mit einem HIV-Spezialisten.

Anmerkungen: Diese aus (1) und (2) entlehnte Tabelle bezieht sich auf Erwachsene. Auch Kinder können sich im Sandkasten oder anderswo verletzen – und die Überlegungen sind die gleichen.

In den aktuellen Empfehlungen (2) heißt es, dass das Infektionsrisiko „wahrscheinlich sehr gering" ist: **In den nördlichen Ländern wurden keine Fälle von Kindern gemeldet, die sich auf diesem Weg infiziert haben**; aber „man kann nicht behaupten, dass das Risiko gleich null ist" (4). Die Schwere der Infektion und die Wirksamkeit der PEP „rechtfertigen, dass eine vorbeugende Behandlung von Fall zu Fall in Betracht gezogen wird".

Im Allgemeinen wird die PEP nicht empfohlen.

Das Risiko ist unterschiedlich hoch:

- sehr oberflächliche Erosion mit einer offensichtlich seit langem nicht mehr benutzten Nadel: Kein HIV-Risiko, keine Prophylaxe;
- Tiefe Verletzung durch eine Nadel, die an der Spritze befestigt ist, die vor kurzem in einem von Drogenabhängigen frequentierten Viertel zurückgelassen wurde: signifikantes Risiko => PEP;
- häufiger: subjektivere Risikoeinschätzung, beeinflusst durch die Sorge des Verletzten, der seiner Familie und des Arztes.

Eine Neubewertung in Ruhe 24 bis 48 Stunden später ermöglicht eine neue Risikoeinschätzung. **Bei Kindern sollten Sie das aktuelle Protokoll oder die Referenzliteratur konsultieren** (1, 2). **HBV und HCV nicht vergessen!**

› Wann sollte man mit der PEP beginnen?

- **So bald wie möglich** nach dem Kontakt, **wenn möglich** innerhalb der ersten 4 Stunden, **spätestens innerhalb von 48 Stunden nach der Exposition**. Später auch noch auf Anraten eines Spezialisten.
- **Der Betroffene kann die Behandlung ablehnen, ohne seinen Anspruch auf Schadenersatz zu verlieren.**
- Der Beginn einer PEP erfordert eine Facharztkonsultation innerhalb von 3–5 Tagen zur Neubewertung und Organisation der Überwachung.

› Weitere Maßnahmen in der Notaufnahme

- **Untersuchungen beim Indexpatienten mit dessen Einverständnis:**
  - HIV-Serologie als Notfall, Schnelltest (Ergebnis abwarten) ergänzt durch kombinierten ELISA + Viruslast bei bereits bekannter Infektion;
  - HBV-Serologie HBsAg, Anti-HBsAk, Anti-HBcAk (+ Viruslast, wenn HBV+ bekannt und HBsAg+);
  - HCV-Serologie (+ Viruslast, wenn HCV+ bekannt ist).
- **Untersuchungen bei exponierten Patienten:**
  - HIV-, HCV-, HBV-Serologie (HBS-Ag, Anti-HBs-Ak, Blutbild, Thrombozyten, ALAT (GPT), Kreatinin, β-HCG;

  - bei sexueller Exposition: Syphilis-Serologie und PCR auf Chlamydien und Gonokokken im 1. Morgenurin ♂ oder vaginaler Selbstabstrich ♀.

- Raten Sie in jedem Fall zu Kondomen, bis das Ergebnis der Serologie des Indexpatienten vorliegt. Keine Blutspenden. Gegebenenfalls Prophylaxe gegen Tetanus.
- Gegen **Hepatitis B spezifisches Anti-HBs-Immunglobulin 500 IE ± Impfung innerhalb von 48 Stunden vorschlagen (Tabelle 14.22). Bestehen Sie im Labor auf einem Ergebnis der Anti-HBs-Serologie < 48 Stunden.** Der schützende Anti-HBs-Antikörperspiegel beträgt: $\geq$ 10 IU/L.
- Falls zutreffend: **β-HCG**, Vorschlag zur **Notfallkontrazeption**: Die Enzyminduktion durch ART beginnt nach einigen Tagen (2) und ist nicht störend (*siehe S. 571*).
- **Verhütung**: Sicherstellung einer **wirksamen Verhütung bei Risiko einer HIV-Infektion** ± Risiko einer **potenziellen embryonalen Schädigung durch die PEP**. Wechselwirkungen mit den geplanten ARTs prüfen: Risiko einer geringeren Wirksamkeit der hormonellen Verhütung (Vidal und http://www.hiv-druginteractions.org und FSRH: Clinical Guidance: Drug Interactions Between HIV Antiretroviral Therapy (ART) and Contraception: https://tinyurl.com/y5x38avp). Das sicherste Mittel ist das Kondom.

Tabelle 14.22: **Indikationen für eine Hepatitis-B-Impfung**

Exponierte Person	**HBV-Status der Quellperson**			
	HBV+ HBsAg+ und/oder HBV-Virus nachweisbar	HBV+, HBsAg+ und/oder HBV-Virus nicht nachweisbar	HBV nicht bekannt und Indexperson aus einer Gruppe mit hoher Prävalenz	HBV nicht bekannt und Indexperson **gehört nicht** zu einer Gruppe mit hoher Prävalenz (1)
Exposition gegenüber Blut oder anderen Körperflüssigkeiten				
Nicht geimpft	Immunglobuline + HBV-Impfung	PEP (2,3) + HBV-Impfung	PEP (2,3) + HBV-Impfung	HBV-Impfung
Geimpft, Nonresponder	Immunglobuline ab der 1. Konsultation	PEP (2,3)	PEP (2,3)	Keine Maßnahmen
Immunisiert	Keine Maßnahmen	Keine Maßnahmen	Keine Maßnahmen	Keine Maßnahmen
Sexuelle Exposition				
Nicht geimpft	Immunglobuline + HBV-Impfung	PEP(2,3) + HBV-Impfung	PEP (2,3) + HBV-Impfung	HBV-Impfung
Immunisiert	Keine Maßnahmen	Keine Maßnahmen	Keine Maßnahmen	Keine Maßnahmen

(1) Hochprävalenzgruppe: Indexperson mit mehreren Sexualpartnern oder aus einer Region mit einer HBV-Prävalenz > 2 % (Mittelmeerraum, Osteuropa, Lateinamerika, Afrika, China und Südostasien, Karte: http://www.astrium.com https://tinyurl.com/yyfq6rb2 oder für die EU: ECDC – Hepatitis B – Annual Epidemiological Report for 2021: https://tinyurl.com/49m62yb2), oder i.v.-Drogenbenutzer oder physische Faktoren, die das Risiko erhöhen (Vergewaltigung, genitale Ulzeration, assoziierte STI, Blutung).

(2) PEP: Post-Expositions-Prophylaxe gegen HIV. Tenofovir in den meisten Kombinationsmedikamenten verhindert die Infektion/HBV.

(3) Wenn eine PEP mit Tenofovir verschrieben wird, müssen keine Immunglobuline verabreicht werden. Wenn jedoch in Situationen, in denen ein Risiko für eine HBV-Übertragung besteht, keine PEPverabreicht wird, müssen i.m.-Immunglobuline innerhalb von 7 Tagen verabreicht werden (1, 2).

Sonderfälle: Unfälle, die andere Personen als das Krankenhauspersonal betreffen

- Dasselbe Vorgehen wird bei allen Personen angewandt, die Blut ausgesetzt sind.
- Um mögliche **Schadensersatzansprüche zu wahren**: Blutproben der exponierten Person dringend oder innerhalb von 5 Tagen entnehmen, medizinische Nachsorge in einer Spezialsprechstunde organisieren.
- Eine Bescheinigung (ggf. über einen Arbeitsunfall) ausstellen.

Auswahl der ART

- Beziehen Sie sich auf das Protokoll Ihrer Einrichtung. Sie verfügen i.d. Regel über Kits für 3–5 Tage.
- Achtung (1): Bei der PEP darf diese Behandlung nur in der Apotheke der Gesundheitseinrichtung oder von einer Krankenhausabteilung (Ambulanz) aus abgegeben werden. **Sie darf in dieser Indikation nicht von der Apotheke vor Ort abgegeben werden** (1). In D Adressen über: https://www.aidshilfe.de/PEP
- Die Behandlung wird für 7 Tage verschrieben und die Verschreibung wird bei Bedarf bei der Nachkonsultation zur Neubewertung (Abgabe im Krankenhaus oder HIV-Ambulanz) für insgesamt 28 Tage verlängert
- Im Jahr 2020 lauten die Empfehlungen (1,4):
  - **Im Regelfall: Truvada**® (Emtricitabin/Tenofovir) 200/245 mg 1 Tbl./Tag und **Edurant**® (Rilpivirin) 25 mg 1 Tbl. als Einmalgabe zu einer Mahlzeit. Protonenpumpenhemmer, H2-Blocker und Grapefruit sind während der Behandlung kontraindiziert;
  - **bei Schwangerschaft**: Truvada® 1 Tbl./Tag + Prezista® (Darunavir) 800 mg 1 Tbl./Tag + Norvir® (Ritonavir) 100 mg 1 Tbl./Tag. Unzerkleinert oder geteilt zu einer Mahlzeit/Snack einnehmen. Nicht in Grapefruit einnehmen;
  - andere Medikation (**Wechselwirkungen**): Beratung durch Infektiologen. Telefonischer Bereitschaftsdienst in der Region Ile-de-France an Nicht-Arbeitstagen und -stunden (2020: 01 46 61 15 00);
  - in D: 0180 33 19411 (9 Cent pro Minute aus allen deutschen Netzen). Montags bis freitags von 9 bis 21 Uhr sowie samstags und sonntags von 12 bis 14 Uhr.
  - In CH: https://aids.ch/de/adresssuche/
  - In A: https://www.aidsgesellschaft.at/
- **bei Niereninsuffizienz (Clearance < 50 mL/min):** Lamivudin + Zidovudin + Darunavir + Ritonavir (*siehe Ref. 1; Kapitel 6.1.2*).

Literatur

1. COREVIH Normandie. Guide de prise en charge des AES AEV, mise à jour 2019: https://tinyurl.com/y3cw3but oder www.corevih-normandie.fr
2. CNS. Prise en charge du VIH. Recommandations du groupe d'experts, rapport Morlat 2016 et mises à jour. http://cns.sante.fr/ oder https://tinyurl.com/y4925css
3. Needle stick injuries in the community. Paediatr Child Health. 2008 Mar;13(3):205–18. PMCID: PMC2529409. https://tinyurl.com/3aye7dkd
4. SFLS. Prise en charge des accidents d'exposition sexuelle et au sang (AES). septembre 2017. https://tinyurl.com/y2nzn3pq

14.15 Syphilis … in der Notaufnahme (Schanker)

- **Dieser Patient läuft Gefahr, von der Medizin übersehen zu werden und ansteckend zu bleiben. Nutzen wir seinen Besuch in der Notaufnahme, um diese Kette zu unterbrechen!**
- **Der syphilitische Schanker ist schmerzlos, induriert**, schleimig und/oder kutan. Immer Lymphadenopathie 4–8 Tage nach dem Schanker: einzelner großer Lymphknoten oder mehrere Lymphknoten, von denen einer größer als die anderen ist, der klassische „Satellitenbubo".
- Die Diagnose von genitalen Ulzerationen ist schwierig: dermatologisches Konsil.
- **Zu den üblichen Geschäftszeiten**. Zuerst Probenentnahme aus der Ulzeration, eventuell nachdem Sie eine Kruste entfernt haben (Handschuhe); Reinigung mit Kochsalzlösung, abreiben mit einer Kompresse, ausdrücken zwischen zwei Fingern und geben Sie den Tropfen auf einen **Objektträger**, den Sie sofort zur Untersuchung unter dem Dunkelfeldmikroskop in das zuvor benachrichtigte bakteriologische Labor bringen lassen.
- Sekundäre und tertiäre Syphilis sind keine Ausnahme mehr, denken Sie daran!
- **Vergessen Sie nicht, auf andere Geschlechtskrankheiten zu testen** (Gonokokken, HIV, Chlamydien, Mykoplasmen, HBV *siehe S. 555*) und eventuell die erste Dosis der Hepatitis-B-Impfung zu verschreiben und zu erklären.

› Die Behandlung ist die gleiche bei primärer (I) und sekundärer Syphilis (II)

- **Benzathin-Penicillin G (BPG):** 2,4 Millionen Einheiten i.m. Eine Injektion.
- Penicillin-Allergie: Doxycyclin 100 mg zweimal täglich (in der Mitte einer Mahlzeit), 14 Tage.
- **HIV-Infektion**: dito + infektiologische Betreuung. LP obligatorisch bei sekundärer Syphilis im Hinblick auf eine aggressivere Behandlung bei Neurosyphilis (Penicillin G 12–24 MUI/d 15 Tage).
- **Schwangerschaft**: dito; bei Allergien Facharzt für Infektiologie konsultieren.
- **Schreiben Sie einen Brief an den Hausarzt zur Therapie der Partner**. Keine direkte Verschreibung an Partner, ohne sie in der Sprechstunde gesehen zu haben).
- **Kondome** bis zur Genesung. Kondome zur Vorbeugung diskutieren.

› Literatur

1. Antibiotikatherapie-Empfehlungen und COVID-EKP des CH Tourcoing (2020) http://www.gilar.org/antibiogilar.html
2. Syphilis – RKI Ratgeber (Stand 19.5.2023): https://tinyurl.com/au2az27z

14.16 Akute Urethritis des Mannes

Wichtige Punkte

- 3 Übeltäter an der Spitze: ***Neisseria gonorrhoeae*** (NG), ***Chlamydia trachomatis*** (CT) und ***Mycoplasma genitalium*** (MG), ein sehr spezielles Mykoplasma. Sehr wenige ***Trichomonas vaginalis*** (TV) (1 %) und 35 % nicht identifiziert (1).
- **Die anderen Mykoplasmen *M. hominis* und *U. urealyticum* werden nicht mehr gesucht:** Sie sind Kommensalen ohne nachgewiesene Verantwortung (1, 2).
- NATs (Nukleinsäure-Amplifikationstests, PCR und Varianten) sind sehr teuer und der TV-Test ist nicht weit verbreitet. Ende 2020 werden nur die NATs von CT und NG erstattet; TV und MG werden nicht erstattet (jeweils 98 € (in F)).
- **MG kann nur mit dieser nicht erstatteten NAT diagnostiziert werden** (20 % der Urethritiden!) (1). Es muss also blind nach der Klinik behandelt werden.
- **Vermeiden Sie den systematischen „Urinteststreifen" bei der Triage des Brennens beim Wasser lassen bei Männern:** Wasserlassen spült die Harnröhre und verzögert die Probenahme um 1–2 Stunden.

Klinik

- Inkubationszeit: 2–5 Tage bei NG und 5–8 Tage bis mehrere Wochen bei den anderen.
- Brennen/Schmerzen beim Wasserlassen, spontanes Brennen am Meatus und entweder eitriger, gelblicher oder weißlicher oder seröser, selten hämorrhagischer Ausfluss. Der Ausfluss kann fehlen, intermittierend sein oder nur als schleimige Rinnsale im Morgenurin sichtbar sein. Pruritus der Harnröhre ist möglich.
- **Wenn kein Ausfluss vorhanden ist, ist an eine Harnwegsinfektion zu denken** und an eine Lithiasis der Harnröhre, die zu unterschiedlichen Empfindungen im Penis führen kann. Untersuchen Sie den Penis hinsichtlich einer seltenen Urethral-Lithiasis und führen Sie eine rektale Untersuchung durch: Prostatitis?
- Untersuchung des gesamten Penis.
- Anzeichen einer HIV-Primärinfektion? *siehe S. 784.*

Probenentnahme, wenn möglich (unerlässlich bei echter C3G-Allergie).

- **Wie? Gonokokken und TV**: Urethralabstrich, einer trocken und einer auf Gel, direkte Untersuchung und Kultur.
- ***Chlamydien*** Meatusabstriche (Tupfer und Spezialmedium) für Kultur, oder NAT, oder NAT aus 1. Urinstrahl. Übliche Mykoplasmen: unnötig (1,2).
- ± MG-NAT am nächsten Tag aus dem ersten Strahl des ersten Morgenurins oder Urethralabstrich.
- Dasselbe gilt für den Rachenraum bei Oral- und Genitalverkehr.
- **Kein Ausfluss**: Urinteststreifen und -kultur, wenn Leukozyturie oder Nitriturie.
- Relevante Laborbefunde: **Urethritis zytologisch bestätigt** bei einem Patienten, der seit $\geq$ 1–2 h nicht mehr uriniert hat: > 5 Neutrophile im Harnröhrenausstrich (Vergrößerung 100) oder > 10 Neutrophile im zentrifugierten Erststrahlurin, bei Vergrößerung 400 (1).

Behandlung

- **Gonokokken UND Chlamydien behandeln (2,3):**
  - **Ceftriaxon (NG)** 500 mg i.m. oder i.v. (s.c. falls Antikoagulation), **kein orales C3G**. Wenn Allergie gegen *C3G* (nicht „Penicillin-Allergie", *siehe S. 704*) Einmaldosis Azithromycin 2 g + Gentamicin, 240 mg i.m. mit bakteriologischer Kontrolle Urethra ± Pharynx ± Anus an Tag 7;

  - **Azithromycin** (CT, MG) 1 g auf einmal oder **Doxycyclin** 100 mg × 2 /d für 7 Tage;
  - Analgesie gegen die starken Schmerzen: nichts sehr Wirksames.
- *Trichomonaden* im Ergebnis (direkt, Kultur): Metronidazol oder Secnidazol 2 g *per os* Einmaldosis.
- Immer Nachuntersuchung am Tag 7 oder Tag 3, wenn die Symptome fortbestehen. Wenn die Behandlung versagt, *Mykoplasma genitalium* (oder *Trichomonas vaginalis*) in Betracht ziehen.

❯ Sonderfälle: Persistenz oder Rückfall

Im Internet: Download von (1), in franz. Sprache. In D: s. (4 und 5)

- Sicherheit, dass keine Re-Exposition vorliegt: Wurde nach TV gesucht? Wurde eine korrekte Behandlung durchgeführt?
- Re-Exposition: Man fängt wieder bei Null an…

❯ Vorsichtsmaßnahmen

- **Kondome** für $\geq$ 3 Monate.
- **STI**-Serologien nach 1 und 3 Monaten (Patient + Partner: HIV, TPHA und VDRL, Hepatitis B (und C bei homosexuellen Männern mit mehreren Partnern) [HBsAg]. HBV-geimpfter Patient: Anti-HBs-Titerbestimmung (geschützt, wenn > 10 IU/L).

❯ Behandlung der Partner der letzten 60 Tage

- Zu einer Konsultation der Partner raten: Brief an den Hausarzt.

❯ Konsultation zwischen Tag 7 und 14

❯ Literatur

1. Recommandations diagnostiques et thérapeutiques pour les maladies sexuellement transmissibles, 2016, https://tinyurl.com/3pskjbnm oder http://www.sfdermato.org
2. HAS. Urétrites et cervicites non compliquées : stratégie diagnostique et thérapeutique, octobre 2015, http://www.has-sante.fr/ und https://tinyurl.com/35wdkbzt
3. Pilly 2023. Infections sexuellement transmissibles. https://tinyurl.com/muuz57u7
4. RKI: Sexuell übertragbare Krankheiten (Stand 20.5.23): https://tinyurl.com/2yvtayaz
5. Klinik, Diagnostik und Therapie sexuell übertragbarer Infektionen. Dtsch Arztebl Int 2016; 113: 11–22. https://tinyurl.com/ye2xy2xe

14.17 Akute Pyelonephritis

› Wichtige Punkte

- **Urinteststreifen**: positiv, wenn > 10^4 Leukos/mm^3 ODER Nitrit+ (weist auf Enterobakterien hin, die einzige Bakterienklasse, die Nitrat in Nitrit umwandelt).
- Männer mit Symptomen: PPV > 90 % (ein negativer Urinteststreifen schließt die Diagnose nicht aus).
- Frauen mit Symptomen: NPV > 95 %.
- Probenahme ++: **gründliche Reinigung mit Kochsalzlösung, keine Antiseptika, Mittelstrahlurin.**
- **Ein negativer Teststreifen lässt nach etwas anderem suchen**, spricht aber bei hoher klinischer Wahrscheinlichkeit nicht dagegen. Eine Urinkultur ist in jedem Fall erforderlich.
- **Erkennen Sie diagnostische Problemfälle:**
  - nur Fieber oder **Meningitis-ähnliche Kopfschmerzen + Fieber** (Nacken sanft untersuchen); Formen **ohne Anzeichen einer Blasenentzündung** (40 %) (1);
  - Asthenie, „reduzierter AZ“ bei älteren Menschen oder Diabetikern, Patienten, die unzureichend gegen eine Infektion der unteren Harnwege behandelt wurden;
  - pseudo-intestinal: Bauchschmerzen, Erbrechen, Ileus. Aber Vorsicht, **eine Leukozyturie kann eine Appendizitis, Sigmoiditis oder Salpingitis signalisieren, die in Kontakt mit der Blase steht;**
  - **Transplantationspatienten mit Fieber: keine Schmerzen der denervierten Niere**; 19 % akute Pyelonephritis innerhalb von 2 Jahren (1).
- Perkussion der Lendengrube: *einseitiger* Schmerz. Abwehr/Verspannung lumbal oder an der Flanke: Zeichen einer schweren Erkrankung.
- **Man muss die Probleme einer Therapie mit Chinolonen anerkennen (2).**

› Diagnose

- Abortive Formen nicht selten.
- Fieber > 38,5 °C (Schüttelfrost = zusätzlicher Hinweis), Lenden- oder Flankenschmerzen, einseitig; Symptome an den unteren Harnwegen in 40 % der Fälle nicht vorhanden (1). Tympanonthermometer sind wenig zuverlässig.
- Schmerzen, die durch Palpation oder Perkussion der Lendengruben hervorgerufen werden.
- **Keine Abwehr und Verspannung, keine Anzeichen für eine Ruptur eines Aortenaneurysmas (Vorsicht vor Schmerzen, die eine Pyelonephritis bei älteren Menschen > 65 Jahre nachahmen).**
- Leukozyten ± Nitrit im Urinteststreifen vorhanden.
- Ein reflektorischer Ileus ist möglich.
- **Risikofaktoren für Komplikationen:**
  - organische oder funktionelle Erkrankung der Harnwege;
  - männliches Geschlecht;
  - Schwangerschaft;
  - schwere Immunsuppression;
  - chronische Niereninsuffizienz (GFR < 30 mL/min);

- Männer, Alter > 75 Jahre oder 65 Jahre und 3 der Fried'schen Kriterien für Frailty (Gewichtsverlust, Schwäche, reduzierte körperliche Aktivität, geringe Ausdauer, reduzierte Ganggeschwindigkeit).
- **Schwere Formen:**
  - Indikation für eine chirurgische oder interventionelle Drainage;
  - qSOFA $\geq$ 2: RRsyst $\leq$ 100 mmHg, Atemfrequenz über 22/min, Verwirrtheit;
  - septischer Schock: MAP < 65 mmHg nach Flüssigkeitsersatz, Notwendigkeit einer Therapie mit Noradrenalin und Laktat > 2 mmol/L (3).
- **Kriterien für eine Krankenhausaufnahme:**
  - schwere oder sehr schmerzhafte Erkrankung;
  - Schwangerschaft;
  - Unklare, nicht sichere Diagnose;
  - orale Behandlung nicht möglich.

› Zusätzliche Untersuchungen: Oft nur Urinkultur

- Labor:
  - Urinkultur, und nichts anderes bei einfachen Formen (4), ± -Urin-β-HCG;
  - Wenn das Risiko von Komplikationen besteht (siehe oben): Kreatinin, Harnstoff, Elektrolyte, Hämostase, Blutbild, Thrombozyten, CRP und keine Blutkulturen (4);
  - Schwangerschaft: dito + Blutkulturen;
  - bei schweren Symptomen: + Blutkulturen (1,4) 4 Fläschchen auf einmal (*siehe S. 745*), Laktat, Quick (INR), aPTT, Fibrinogen;
  - das Ergebnis des Direktpräparats sollte innerhalb von 2 Stunden vorliegen, wenn die Diagnose einer Harnwegsinfektion nicht anhand der Klinik und des Teststreifens gestellt werden kann;
  - Ein HWI liegt vor, wenn eine Leukozyturie > 10^4/mL (oder 10^3/mm^3) mit Bakteriurie > 10^3 KBE/mL vorliegt (> 10^4 KBE/mL bei Frauen mit anderen Enterobacteriaceae *als E. coli*, Enterokokken, *S. aureus und P. aeruginosa*).
- **Bildgebung:**
  - **Ultraschall**: Suche nach einer Erweiterung des Nierenbeckens.
  - **Erste Episode einer einfachen Pyelonephritis**: keine Bildgebung (1).
- **Pyelonephritis mit Komplikationsrisiko**, hyperalgisch: CT-Abdomen innerhalb von 24 Stunden (wenn Ultraschall der Harnwege wirklich unmöglich).
- **Pyelonephritis mit ungünstigem Verlauf nach 72 Stunden** Behandlung:
  - **Einfache Formen**: nur bei hyperalgischer Verlaufsform, innerhalb von 24 h oder bei ungünstigem Verlauf nach 72 h; Nierenultraschall bei Verdacht auf Lithiasis, Abdomen-CT bei Verdacht auf Nierenabszess (4);
  - **Schwere Formen** (*siehe oben*): Notfall-CT (4).

› Differentialdiagnose

- **Ultraschalluntersuchung** ++: Suche nach einer Erweiterung der Nierenbecken, Aortenaneurysma, Aszites oder Pleuraerguss, Atelektasen, Cholelithiasis.
- **Vorsicht vor falschen Diagnosen, die durch unschuldige Bakteriurien hervorgerufen werden** (insbesondere bei älteren Personen), die nichts mit den Symptomen zu tun haben.
- Bei Männern ist eine Pyelonephritis selten, aber es gibt komplizierte Steinerkrankungen, Prostatitis und Epididymitis (strahlt nach lumbal aus), die viel häufiger sind.

- Akute Cholezystitis (Gallenblasenentzündung).
- Appendizitis, Sigmoiditis: Palpation, intestinale Obstruktion, keine Nitrite / Keime im Urin, aber eine einfache Leukozyturie ist zu sehen.
- Salpingitis, komplizierte Ovarialzyste, kompliziertes Fibromyom: Schmerzen bei der Mobilisierung des Uterus oder im Douglas, Leukorrhoe, Zervizitis am Spekulum => Standardabstriche + *Chlamydien* als Notfalluntersuchung (*siehe S. 555*). Urinteststreifen und -kultur: *Leukozyturie* möglich + manchmal Kontamination durch Ausfluss (perineale Reinigung vor der Entnahme!). Der Ultraschall kann keine unkomplizierte Salpingitis aufzeigen.
- Lungenentzündung, Pleuritis.
- Extrauteringravidität ⚠ selten subfebril (Blut im Douglas). ⚠ Dissektion der **Bauchaorta** bei linksseitiger Pyelonephritis: Palpation und Auskultation des Abdomens und der Femoralpulse. Mäßiges Fieber ist möglich mit Schmerzen im Bauch- und Lendenbereich. Schock und abdomino-lumbale Marmorierung treten später auf.
- Beckenvenen-, V. cava-, Nierenvenenthrombose (Tumor), Niereninfarkt, selten mit Fieber.

... ***Bei diagnostischen Unsicherheiten*** ....

- **CT der Harnwege** und/oder Untersuchung, die die Diagnose der irreführenden Erkrankung ermöglicht (Thorax-Aufnahme, Ultraschall usw.).
- Überwachung und fachärztliches Konsil in der Urologie oder Chirurgie.
- Chirurgisches Konsil, um keine Zeit durch zusätzliche Untersuchungen zu verschwenden.
- β-HCG, Blutgruppe, irreguläre Antikörper, Hämostase ± EKG und Thoraxröntgen im Zweifelsfall bei einer chirurgischen Differentialdiagnose mir dringender Behandlungsindikation.

... ***Einige „dumme“ und apyretische Differentialdiagnosen*** ....

- Gürtelrose, Rückenschmerzen, Tendinopathien im ilio-lumbalen Bereich: mechanische Auslöser, reproduzierbar durch seitliche Neigung, Rotation, Anteflexion der Wirbelsäule.

❯ **KH-Aufnahme und Therapie** (*siehe Algorithmus S. 802*)

- **Eine Resistenzrate von > 10 % ist für eine kalkulierte Antibiotikatherapie nicht akzeptabel (1).** Dies gilt für **Fluorochinolone** bei Pyelonephritis mit Komplikationsrisiko (1).
- Eine Behandlung mit Amoxyclav, C2G oder C3G oder Flourochinolonen innerhalb von 6 Monaten und ein Krankenhausaufenthalt innerhalb von 3 Monaten erhöhen die Wahrscheinlichkeit einer Resistenz.
- **Krankenhausaufnahme** (s. Kasten S. 802).

... ***Nicht schwere Pyelonephritis (siehe Algorithmus S. 802)***

- Bei echten Allergien gegen C3G: Gentamicin 3 mg/kg/d für 5 Tage (4–13) (oder Sequenztherapie an Tag 3) oder Amikacin (20 mg/kg) oder Aztreonam (4,1).
- Sequenztherapie am Tag 3 gemäß ATB-Gramm mit: Amoxicillin, Coamoxiclav, Fluorochinolonen, Cefixim, Cotrimoxazol z. B. (1,4).
- Behandlungsdauer: 7 Tage mit Fluorochinolonen und C3G-Injektionen, 5 Tage mit Aminoglykosiden, 10 Tage mit anderen (4,6).
- Bei günstiger Entwicklung sollte keine Kontroll-Urinkultur vorgenommen werden (4).

... ***Pyelonephritis „mit Komplikationsrisiko“ (siehe S. 802, Algorithmus)*** ...

- Echte C3G-Allergie: Aminoglykosid (*siehe oben*).
- Behandlungsdauer: 7 Tage mit Fluorochinolon und injizierbarem C3G, 5–7 Tage Aminoglykoside, 10 Tage die anderen (1,4,6).

... ***Schwere Pyelonephritis*** *(siehe Seite 802, Algorithmus)* ....

- KH-Aufnahme auf Intensiv-, Wach- oder Normalstation je nach Fall und Ansprechen auf die Erstbehandlung.
- Symptomatische Behandlung von Schock/Sepsis: Flüssigkeitsersatz: Ringerlösung oder physiologische Kochsalzlösung ± Noradrenalin *siehe* S. 491.
- **Frühzeitige** Antibiotikatherapie:
  - Schwere Verlaufsform ohne septischen Schock:
    - C3G Cefotaxim (CTX) 2 g × 3/d als Infusion über 30 min + Amikacin (AMK) 25 mg/kg/d in einer 30-minütigen Infusion (4,7,8,12),
    - bei C3G-Allergie: Aztreonam 2 g/8 h (Infusion über 30–60 min) + Amikacin,
    - bei ESBL im Urin innerhalb von 6 Monaten, frühere Dokumentation berücksichtigen – wenn MHK Piperacillin-Tazobactam (TAZO) $\leq$ 4 mg/d: Tazo 4 g/8 h + AMK. Wenn unbekannt, CTX durch Imipenem 1 g/8 h in 60 min (oder Meropenem) ersetzen (4);
  - **Schwere Form mit septischem Schock:**
    - CTX + AMK (siehe oben),
    - bei ESBL-Risikofaktoren: Imipenem + AMK wie oben.

Risiko von ESBL-Bildnern: Nur bei schweren Verlaufsformen berücksichtigen.

- ESBL-Risikofaktoren (ESBL: Extended Spectrum β-Lactamase produzierende Enterobacteriaceae):
  - ESBL im Urin in den letzten 6 Monaten;
  - kürzliche Reise in ein ESBL-Endemiegebiet;
  - Amox-clav oder C2G oder C3G oder Fluorochinolone innerhalb von 6 Monaten;
  - Krankenhausaufenthalt innerhalb von 3 Monaten;
  - Bewohner einer Einrichtung der Langzeitpflege;
  - Einnahme von C3G/Chinolon innerhalb von 6 Monaten.

› Schwangere

- Eher in den letzten beiden Trimestern. **Risiko**: vorzeitige Wehen, selten Atemnotsyndrom (begünstigt durch Beta-Mimetika). Differentialdiagnose: Listeriose, Fruchtwasserinfektion, Cholezystitis, Nierenkolik, Nierenabszess, Lungenembolie, Lungenentzündung und Appendizitis.
- Pyelonephritis = 25 % der septischen Erkrankungen in der Schwangerschaft.
- **Blutkulturen** (4 Fläschchen auf einmal) zur Suche nach Listerien (4). Im Zweifelsfall Amoxicillin nach Blutkulturen hinzufügen (*siehe S. 757*).
- Kalkulierte Antibiotikatherapie: **Cefotaxim 1 g/8 h langsam i.v.** (Ceftriaxon 1 g/24 h, wenn ambulant) oder Ciprofloxacin bei Allergie gegen C3G (1,4).
- Behandlung nicht schwerer Erkrankung: **Cefotaxim 1 g/8 h i.v.,** Aztreonam bei Allergie gegen C3G (4).
- **Behandlung von schweren Erkrankungen**: Amikacin hinzufügen siehe oben (4).
- Bei Risiko von **ESBL**: Imipenem in den Indikationen wie S. 763 (4).
- **Ultraschalluntersuchung der Harnwege und des Abdomens als Notfall < 24 h (4).**

- Falls für die Diagnose erforderlich oder um den Sitz einer Abflussbehinderung zu präzisieren, **kann eine Computertomographie mit Kontrastmittel durchgeführt werden.** Es gibt keine Kontraindikation für jodhaltiges Kontrastmittel (9). Die Patientin und der Geburtshelfer sind zu informieren (Nachweis einer sehr seltenen, vorübergehenden Hypothyreose bei der Geburt). Das radiologische Risiko ist sehr gering, laden Sie sich die Referenz herunter (10) und besprechen Sie den Fall mit dem Radiologen.
- **Geburtshilfliches Konsil** (1,4), mindestens telefonisch, ± Indikation für Ultraschall und fetale Überwachung > 24 SSW.
- Aufnahme meist empfohlen (1).
- Ambulante Behandlung bei günstigem sozialen Umfeld denkbar, wenn (4):
  - guter klinischer Status, keine Hyperalgesie und kein Erbrechen, **normaler geburtshilflicher Untersuchungsbefund**;
  - keine Immunsuppression, keine rezidivierenden HWIs, keine urologische Malformation, Patientin nicht alleine auf sich gestellt
- Kontroll-Urinkultur am Ende der Behandlung und sowie später erneut.

> **Pyelonephritis aufgrund einer Obstruktion**

- Dringendes urologisches Konsil zur Harnableitung.

> **Literatur**

1. Pilly 2023. Infections urinaires. http://www.infectiologie.com https://tinyurl.com/3nc82mpd
2. FA Drug Safety Communication. FDA UpToDates warnings for oral and injectable fluoroquinolone antibiotics due to disabling side effects, Mai 2016, https://tinyurl.com/58r2hfrb
3. Singer M, et al. The third international consensus definitions for sepsis and septic shock (sepsis-3). JAMA. 2016. PMCID : PMC4968574.
4. Caron F, Galperine T, Flateau C, et al. Recommandations pour la prise en charge des infections urinaires communautaires de l'adulte. Médecine et maladies infectieuses. 2018 Aug;48(5):27–358. https://tinyurl.com/y82afeng
5. Martin D, et al. Prévalence régionale de la production de bêta-lactamase à spectre élargi et de la résistance aux antibiotiques au sein des souches de Escherichia coli isolées d'infections urinaires en ville en 2013 en France. BEH n° 24–25 (26 juillet 2016) https://tinyurl.com/bku26e9a
6. Recommendation Group SPILF, Proposal for shorter antibiotic therapies. Med Mal Infect. 2017 Mar;47(2):92-141.PMID: 28279491.
7. ANSM. Bon usage des aminosides administrés par voie injectable, mise au point du 21/03/2011, https://tinyurl.com/2yna8azu
8. Guillaume M. Les aminosides : le bon usage, 16/01/2015, DU de thérapeutique anti-infectieuse. Des détails sur les aminosides! https://tinyurl.com/yalalrvx
9. ACR Manual on Contrast Media, 2020. www.acr.org/Clinical-Resources/Contrast-Manual
10. ACR-SPR Practice Parameter for Imaging Pregnant or Potentially Pregnant Adolescents and Women with Ionizing Radiation, http://www.acr.org https://tinyurl.com/2ywffewn
11. CH Tourcoing. AntibioGilar: http://www.gilar.org/antibiogilar.html
12. HAS. Pyélonéphrite aiguë de la femme, 2016. https://tinyurl.com/y8fxyzwe
13. Pyelonephritis – Amboss (Stand 20.5.2023): https://tinyurl.com/4fakvsn7
14. Leitlinie unkomplizierte Harnwegsinfektionen AMWF 2017 (Stand: 20.5.2023): https://tinyurl.com/2vt6n8k8
15. DEGAM Leitlinie 2018: Brennen beim Wasserlassen (Stand: 20.,5.2023): https://tinyurl.com/2xs2j5b3

14.18 Untere Harnwegsinfektion

› Wichtige Punkte

- 50 % aller Frauen haben in ihrem Leben eine.
- Seltene Fallen wie Vaginitis, Salpingitis, Sigmoiditis, manchmal apyretisch. Und der uretero-vesikale Stein ohne Nierenkolik.
- Die Resistenz von *E. coli* gegen Fluorochinolone nimmt zu. Nebenwirkungen und Selektionsdruck beschränken den Einsatz auf das Fehlen von Alternativen (2).
- Fosfomycin und Nitrofurantoin stoßen bei 2–3% auf Resistenzen; Cotrimoxazol bei 20 %.
- **Urinteststreifen**: positiv, wenn > 10^4 Leuko/mm^3 oder Nitrit+. Nitrite = Vorhandensein von **Enterobacter**, die als einzige Nitrat in Nitrit umwandeln, im Gegensatz zu Pseudomonas, Enterokokken, Staphylokokken...
- **Durchführung der Probeentnahme** ++: gründliche Reinigung, Probe aus dem Mittelstrahlurin.

› Diagnose

- Die Diagnose wird in den meisten Fällen anhand der Klinik und des Teststreifens gestellt.
- Dysurie, imperativer Harndrang, Pollakisurie, suprapubische Schmerzen, makroskopische Hämaturie (beruhigen und dem Patienten sagen, dass es banal ist).
- Wenn eine Frau sich vorstellt mit: Dysurie oder makroskopischer Hämaturie oder Pollakisurie, ist die klinische Wahrscheinlichkeit einer Zystitis bei 50 % (3) (bereits sehr hoch).
- **Kombination** der Symptome einer Blasenentzündung ohne vaginalen Ausfluss oder Reizung => **klinische Wahrscheinlichkeit > 90 %** (3), die für eine Behandlung weitgehend ausreicht. **Dysurie + Pollakisurie ohne vaginale Reizung oder Ausfluss => klinische Wahrscheinlichkeit 96 %** (3). **Ein negativer Teststreifen kann eine Zystitis angesichts einer solchen Prä-Test-Wahrscheinlichkeit nicht ausschließen.**
- Wenn die Patientin vaginale Reizungen oder Ausfluss hat, sinkt die klinische Wahrscheinlichkeit um 20 % (1,2).
- Eine Frau mit einer Zystitis in der Vorgeschichte und Anzeichen, die auf ein erneutes Auftreten hindeuten, hat eine klinische Wahrscheinlichkeit einer Zystitis von 84 bis 90 % (1).
- Geschlechtsverkehr in den 48 Stunden vor dem Symptom erhöht die klinische Wahrscheinlichkeit (2).
- Urinteststreifen: Bei symptomatischen (nicht immunsupprimierten) Frauen hat das Fehlen von Leukozyten UND Nitriten einen negativen Vorhersagewert von > 95 % und sollte nach einer anderen Diagnose suchen lassen. Bei Männern hat eine positiver Urinteststreifen einen positiven prädiktiven Wert (PPV) von > 90 %, umgekehrt schließt ein negativer Teststreifen die Diagnose nicht aus.
- **Urinkultur nur bei**:
  - **rezidivierenden** Zystitiden (≥ 4 in 12 Monaten);
  - **bei Komplikationsrisiko** = organische oder funktionelle Harnwegserkrankung, männliches Geschlecht, **Schwangerschaft**, schwerer Immunsuppression, chronischer Niereninsuffizienz (GFR < 30 mL/min) **Alter > 75 Jahre** oder 65 Jahre

und 3 der Fried'schen Frailty-Kriterien (Gewichtsverlust, Schwäche, reduzierte körperliche Aktivität, geringe Ausdauer, verminderte Gehgeschwindigkeit);
    - Diabetes ist kein Risikofaktor für eine Komplikation mehr (3);
    - Ausnahmsweise keine Pyurie vorhanden: 10^4 Leukozyten/mL (d. h. 10/mm^3 oder 10 pro Feld). Die Keimzahl: Der Schwellenwert von 10^3 Kolonien/mL ist vernünftig, da er die die Sensitivität erheblich erhöht, ohne die Spezifität zu stark zu reduzieren **(3).**
- Keine Kontroll-Urinkultur, es sei denn, es gibt einen ungünstigen Verlauf nach 72 Stunden oder ein Rezidiv innerhalb von 2 Wochen.

> **Differentialdiagnose**
- **Vaginaler Ausfluss oder Reizungen** verringern die Wahrscheinlichkeit einer Zystitis, ohne sie auszuschließen: Vulva- und Spekulumuntersuchung ± Proben (u. a. *Chlamydien*) und vaginale Untersuchung (Schmerzen bei der Uterusmobilisation oder im Douglas?).
- Ein uretero-vesikaler Stein kann zu Dysurie und Pollakisurie führen, das Fehlen einer Hämaturie verringert die Wahrscheinlichkeit (Perkussion der Lendengruben).
- Pyelonephritis: normalerweise Fieber oder Schüttelfrost oder lateralisierte Rückenschmerzen mit Schmerzen bei der Palpation oder Perkussion der Lendengrube.

> **Therapie**
- **Einfache Zystitis** (1,2,4):
    - 1. Wahl: **Fosfomycin**-Trometamol 3 g po Einzeldosis (wenig Resistenzen, gute Verträglichkeit, geringe Wirkung auf die mikrobiologische Flora);
    - 2. Möglichkeit: Pivmecillinam 400 mg × 2/d (5 Tage);
    - Selten bestehende Unmöglichkeit der Therapie: Ergebnis der Urinkultur abwarten für die Wahl des Antibiotikums, wie z. B. bei Komplikationsrisiko (*siehe unten*);
    - schwere Symptomatik: Schmerzmittel oder Spasmolytika (nicht evaluiert);
    - Heilung innerhalb von 3 Tagen in 90 % der Fälle. Keine klinische oder Labor-Kontrolle (1);
    - bei Misserfolg erneute Überprüfung der Differentialdiagnose (gynäkologisch usw.), Urinkultur.
- **Akute rezidivierende Zystitis:**
    - Antibiotikatherapie wie bei unkomplizierter Zystitis. Rezidivprophylaxe: Absetzen von spermiziden Cremes. Flüssigkeitszufuhr > 1 500 mL/d, Regulierung der Darmtätigkeit, Miktion nicht verzögern;
    - Cranberry-Saft/Extrakt, „romantische" postkoitale Miktion, Ratschläge zur Häufigkeit der Miktion, wie man sich abtrocknet, Arten von Unterwäsche: nicht validiert. Antibiotikaprophylaxe nur bei > 1 Zystitis/Monat.
    - Von Spermiziden abraten, ätiologische Abklärung vorschlagen.
- **Zystitis mit Komplikationsrisiko** (s. oben):
    - Antibiotikatherapie so weit wie möglich aufschieben, um sie an das Antibiogramm anzupassen; es handelt sich um die Bevölkerungsgruppe mit dem höchsten Resistenzrisiko (1);
    - Wenn eine kalkulierte Therapie zwingend erforderlich ist: Nitrofurantoin 100 mg × 3/d (7 Tage) oder als 2. Wahl Cefixim 200 mg × 2/d (7 Tage); bei Kreatinin-Clearance > 40 mL/min oder als 2. Wahl Fosfomycin (1 Dosis an Tag 1, 3, und 5);

- in der bevorzugten Reihenfolge nach Antibiogramm: Amoxicillin, 7 Tage, Pivmecillinam 7 Tage, Nitrofurantoin 7 Tage, Fosfomycin-Trometamol 1 Dosis an Tag 1, 3 und 5; Trimethoprim 5 Tage.

> **Besondere Fälle**

- **Schwangerschaftszystitis** (1): Sofortige Behandlung, in der bevorzugten Reihenfolge: **Fosfomycin-Trometamol** 3 g (Einzeldosis). Anschließend Anpassung gemäß Antibiogramm, in folgender Reihenfolge: Amoxicillin, Fosfomycin 3 g 1-mal oder Pivmecillinam, Trimethoprim (außer in den ersten 2 Monaten), Nitrofurantoin 100 mg × 3/d, Cotrimoxazol (außer in den ersten 2 Monaten), Co-Amoxiclav, Cefixim 200 mg × 2, Dauer 7 Tage außer Fosfomycin. Urinkultur 8–10 Tage nach Ende der Behandlung, dann monatlich.
- **Besiedelung während der Schwangerschaft** (1): Risikofaktor für Pyelonephritis 20–40 %. Bei positivem Urinstix ist eine Urinkultur unerlässlich (Schwellenwert 10^5/mL). Behandlung mit Amoxicillin 1 g × 3/d (7 Tage) > Pivmecillinam 400 mg × 2/d (7 Tage) > Fosfomycin-Trometamol 3 g (Einzeldosis), dann gleiche Reihenfolge wie oben bei Schwangerschaftszystitis. Urinkultur 8–10 Tage nach Ende der Behandlung. NB: Im Falle von *B-Streptokokken* (*S. agalactiae*) in der Urinkultur, die auf eine vaginale Kolonisierung hinweisen, ist die Behandlung lediglich peri-partal notwendig.
- **Kolonisation** (ex „asymptomatische Bakteriurie") **bei älteren Menschen > 75 Jahre**: Behandeln Sie eine völlig asymptomatische Bakteriurie nicht. 65–70 Jahre: 20 % der Frauen, 3 % der Männer; > 80 Jahre: 23–50 % der Frauen, 20 % der Männer.
- **Kolonisierung/„asymptomatische" Bakteriurien: Vorsicht vor verräterischen Symptomen!**
  - häufige Leukozyturie, die nicht spezifisch für eine Infektion ist (5);
  - die Anzeichen einer Harnwegsinfektion sind wie bei jeder Infektion bei alten Menschen hinterhältig: es kann sich um Stürze aufgrund von Hypotonie, Verwirrtheit, Asthenie, intestinalen Problemen usw. handeln;
  - bei einem klinischen Bild, das mit einer Infektion vereinbar ist, ist die Entdeckung einer Bakteriurie potenziell irreführend: Es kann sich um eine echte Harnwegsinfektion handeln, die Veränderung der Physiologie der Blasenentleerung lenkt die Aufmerksamkeit auf eine Infektion. Es kann sich aber auch um eine **harmlose, unauffällige Bakteriurie** handeln, **verbunden mit einer anderen Ursache**: intestinal, kardial, etc…

> **Dauerkatheter, einige Grundsätze (5)**

- Nach einem Monat Katheterisierung 100 % Kolonisierung, konstante Leukozyturie, Urinkultur ohne Interesse (5).
- Wechseln Sie den Katheter bei Obstruktion und symptomatischer Infektion.
- Lokale Anzeichen einer Harnwegsinfektion verlieren ihren diagnostischen Wert.
- Schmerzhafte Miktion, Pollakisurie, suprapubische Schmerzen treten in ¼ der Fälle nach dem Entfernen des Katheters auf.
- Eine Veränderung des Geruchs oder des Aussehens des Urins sind keine Anzeichen für eine Infektion.
- **Eine Infektion sollte nur bei** Fieber, Hypothermie < 36 °C, niedrigem Blutdruck, Veränderungen des mentalen Zustands, allgemeinem Unwohlsein oder Lethargie ohne andere erkennbare Ursache **in Betracht gezogen werden.**
- Wechseln Sie den Katheter nicht, um eine Urinkultur durchzuführen.

- **Entnahme der Urinkultur: direkte Punktion nach Desinfektion der dafür vorgesehenen Entnahmestelle** (nicht am Beutel) und schneller Transport zum Labor (sonst Vermehrung der Bakterien aus der perinealen Flora).
- Anzeichen einer Harnwegsinfektion = hauptsächlich Fieber (5): Urinkultur, eine Bakteriurie $\geq 10^5$ KBE/ml mit 1 oder 2 Keimen in der Urinkultur bestätigt die Diagnose.
- **Bei einer Infektion bei liegendem Katheter diesen 24 Stunden** nach Beginn der Antibiotikatherapie **entfernen oder wechseln**.
- Eine Harnwegskolonisation muss vor der Entfernung/dem Wechsel des Katheters nicht behandelt werden.
- **Außerhalb einer Schwangerschaft sollte bei kolonisierten Patienten keine Antibiotikatherapie durchgeführt werden.**

> **Untere Harnwegsinfektionen des Mannes** („Prostatitis“) (*siehe S. 729*)

> **Literatur**

1. Caron F, et al. Recommandations pour la prise en charge des infections urinaires communautaires de l'adulte (2018). https://tinyurl.com/y82afeng
2. FDA UpToDates warnings for oral and injectable fluoroquinolone antibiotics due to disabling side effects, Mai 2016, https://tinyurl.com/58r2hfrb
3. Bent S, et al. Does this woman have an acute urinary tract infection? JAMA, 2002, PMID: 12020306.
4. Révision des recommandations de bonne pratique pour la prise en charge et la prévention des Infections Urinaires Associées aux Soins (IUAS) de l'adulte, 2015, http://www.infectiologie.com/fr/recommandations.html
5. Pilly 2023. Infections urinaires. http://www.infectiologie.com https://tinyurl.com/3nc82mpd
6. CHU Tourcoing. Recommandations d'antibiothérapie : http://www.gilar.org/antibiogilar.html
7. Brennen beim Wasserlassen. S3-Leitlinie und Anwenderversion der S3-Leitlinie Harnwegsinfektionen. AWMF-Register-Nr. 053-001. DEGAM-Leitlinie Nr. 1 https://tinyurl.com/2p8tpp6h

14.19 Angina in der Notaufnahme

Wichtige Punkte

- Eine **Angina bei Erwachsenen ist zu 75–90 % viral.** Häufigste Bakterien: β-hämolysierende Streptokokken der Gruppe A. Streptokokkenschnelltest und Centor-McIsaac Score ≥ 2.
- **Antistreptokokken-Antibiotikatherapie:**
  - **eliminiert die Besiedlung**;
  - verringert das Risiko einer akuten infektiösen Arthritis (nicht von Nephritis) bei Personen unter 30 Jahren;
  - verkürzt, wenn sie frühzeitig erfolgt, die Dauer der Symptome um 24 Stunden.
- **Suchen Sie hinter den Hauptbeschwerden „Halsschmerzen" nach einer Erkältung**, sie signalisiert das Virus.
- Einige **gefährliche Halsschmerzen**, die man im Hinterkopf behalten sollte (*siehe Ende des Kapitels*):
  - *Eitrige Komplikationen: Peritonsillarphlegmone* (häufig), *retropharyngealer Abszess, Mundbodenabszess* („Angina ludovici").
  - **Epiglottitis**. *Ulzerativ-nekrotische* Angina: Leukämie/Agranulozytose; Pseudomembranen (*Diphtherie*).
- Seltenheit: **isolierte Uvulitis**: Fusobakterien, *Haemophilus*, Anaphylaxie, Trauma (Schnarchen nach Alkoholgenuss usw.).
- Viruslast zur Suche nach einer **HIV-Primärinfektion** bei viraler Angina und risikoreichem Verhalten (1). *Siehe S. 784.*

Analgesie bei Pharyngitis

- **Stufe 1... bis 3**. Bei Inanspruchnahme der Stufe 2–3 klinisch sicherstellen, dass die Killer aus dem obigen grauen Kasten nicht vorhanden sind.
- Einfache Mittel: Eiswürfel lutschen, Honigbonbons.
- NSAR und Kortikoide werden nicht empfohlen, da sie das Risiko von lokalen eitrigen Komplikationen erhöhen.

Grund für die Konsultation: Halsschmerzen, *aber es gibt noch mehr*

- Der Patient spricht nicht spontan darüber. **Es liegt an Ihnen, die vorhandene oder beginnende Erkältung zu entdecken: Rhinorrhoe, Niesen und Husten.** Dies ist eine **Rhinopharyngitis und daher viral**: Analgesie (*siehe oben*). Antibiotika kommen nicht in Frage.
- Außergewöhnlich: *einseitige Rhinorrhoe und pseudomembranöse Angina* (Diphtherie).
- Eine **Laryngitis** mit Ausfall oder Veränderung der Stimme, aber gutem AZ, keine belegte Stimme, keine Hypersialorrhoe und keine laryngeale Dyspnoe (*siehe S. 330*), kann mit diesen viralen Erkrankungen assoziiert sein und rechtfertigt im Gegensatz zur gängigen Praxis **keine Kortikoide** (2), sondern Schonung der Stimme, wobei selbst das Flüstern vermieden werden sollte.

Isolierte, erythematöse Angina, ggf. mit weißlichen Stippchen

- **Viren 75–90 %** (einschließlich Mononukleose), Streptokokken.
- Auf Phlegmone und Trismus prüfen.
- Schritt 1: Bestimmung des **Centor-McIsaac-Scores** (siehe Smartphone-App oder *www*) (1,4).

Mc Isaac Score	Pkt.	Alter	Pkt.
T° > 38 °C	1	15 bis 44 Jahre	0
Fehlen von Husten	1	> 45 Jahre	- 1
Schmerzhafte vordere zervikale Lymphadenopathie(n)			1
Volumenvergrößerung oder Exsudat der Mandeln			1

- **Score $\geq$ 2 => Schnelltest** (dauert $\geq$ 7 min, also vorrangig den Score bestimmen, Test durchführen und Untersuchung beenden (Lunge, Milz, Lymphknotenareale etc.).
- **Wenn Schnelltest positiv: behandeln** (1,3): **Amoxicillin, 2 g/d, 6 Tage. C3G** bei echter Penicillinallergie ohne Allergie gegen C3G (*siehe S. 747*): Cefpodoxim-proxetil, 200 mg/d, 5 Tage. Bei KI gegen Betalaktam-Antibiotika (Ausnahmefälle): Azithromycin, 500 mg/d, 3 Tage (vorher Probenentnahme für Antibiogramm). **Keine NSAR oder Kortikosteroide** (1).
- **Score < 2 oder [$\geq$ 2 und Schnelltest negativ]: kein Antibiotikum (1).**
- Unabhängig von der Punktzahl und bei negativem Schnelltest: **Verdacht auf HIV-Primärinfektion oder Pharyngitis durch Gonokokken. Bei sexuellem Risikoverhalten** 3 Wochen (HIV) oder 3–4 Tage (Neisseria gonorrhoe) früher: Viruslast für HIV, Rachenabstrich für NG (gramnegative Diplokokken im Direktpräparat) und Nachsorge sicherstellen.
- **Bei posterioren, axillären oder inguinalen Lymphadenopathien, Splenomegalie oder Gaumenpetechien** (4) denken Sie an eine Mononukleose (unten).

› Pseudomembranöse Angina

- Mononukleose und Diphtherie.
- **Verdacht auf Mononukleose (3, 4)**, sehr selten > 25 Jahre: Gaumenpetechien, nicht verklebte Pseudomembranen, gegenüber den Tonsillen, *die Uvula aussparend*; Exanthem: kein diagnostischer Wert (4). *Hintere, axilläre oder inguinale Lymphadenopathie*, **Splenomegalie** haben Likelihood Ratios (LR) (*siehe Kapitel Dies und das*) ab S. 17 (4). Blutbild: Lymphozytose > 4 000/mm^3 (LR=15), atypische Lymphozyten > 10 % (LR=11), eine Lymphozytose > 45 % (LR=9) stellen die Diagnose, die durch den Mononukleose-Test bestätigt wird, und wenn negativ: IgM Anti-VCA ohne Anti-EBNA (+++). **Nutzen**: Screening, Überwachung und Vermeidung körperlicher Betätigung bei erheblicher Splenomegalie; Rupturrisiko $\approx$ 1 ‰ bei Mononukleose (Überschätzung?). Symptomatische Behandlung, Kortikosteroidtherapie nur bei Atemwegsobstruktion oder sehr schwerer Dysphagie.
- **Verdacht auf Diphtherie**: nicht geimpft, auf Reisen (Osteuropa, Dritte Welt), „Anti-Vaxxer“ (ohne Wertung), *Pseudomembranen von weißlicher bis gräulicher Farbe, ausgedehnt, klebend*, über die Mandeln hinaus, *die Uvula einbeziehend* ± einseitige Rhinorrhoe. Gefahr von Krupp (Laryngitis mit Stridor, Asphyxie: Tracheotomie). Probenentnahme (Labor benachrichtigen), Direktpräparat auf Corynebakterien: ***Grampositive Bakterien***. Vermehrung der Neutrophilen, *keine Merkmale, die auf eine Mononukleose hindeuten.* ***Infektiologisches Konsil, EKG***, Krankenhausaufnahme und Amoxicillin vor der Serotherapie (5).

› Angina mit Bläschen (oder Erosionen)

- Selten bei Erwachsenen, sehr schmerzhaft. Kleine Bläschen, dann Erosionen.

- Herpangina (Coxsackie) oder Herpes-Primärinfektion mit dann Gingivostomatitis (herpetica) und perilabialen Bläschen.
- Analgesie, Valaciclovir bei Herpes.

Ulzerative oder nekrotische Angina

- Probenentnahme (Bakteriologie), **Blutbild und Thrombozyten**.
- **Angina Plaut-Vincent-** +++: fauliger Atem (Anaerobier). Assoziation Fusobakterien/Borrelien (Fusospirilla) im Labor. Amoxicillin 3 g/d, 10 Tage oder Metronidazol 500 mg × 3 Tage.
- **Syphilitischer Schanker (selten, aber denken Sie daran).**
- Achtung: Akute Leukämie ⚠, Agranulozytose ⚠ oder Tumor der Tonsillen.

Andere gefährliche „Halsschmerzen"

- Einige gemeinsame Merkmale ⚠:

a. Veränderungen des Allgemeinustands;	b. Hypersialorrhoe, Schleim;
c. belegte Stimme*;	d. Dysphonie;
e. Unfähigkeit, sich hinzulegen;	f. Unfähigkeit zu schlucken;
g. Nackensteifigkeit;	h. Schwellung des Halses.

* Wie beim Sprechen mit etw. sehr heißem Mund.

- **Peritonsillarphlegmone**: schwere einseitige Tonsillenschmerzen, ± Ohrenschmerzen, **Trismus**, der die Mundöffnung einschränkt, die Phlegmone ist sichtbar mit **Abweichung der Uvula**, **der vordere Gaumen bogen wölbt sich nach vorne.** Im Ultraschall sichtbar. Amoxicillin-Clavulansäure und HNO-Konsil zur Punktion oder Drainage, bei schweren Formen (Vorliegen eines der Zeichen von „a" bis „h") als Notfall. Mildere Formen: HNO-Konsil innerhalb von 24 Stunden.
- **Mundbodenabszess**: Fieber, a, b, c, d, f, g, h ++ mit **Induration**, Zahnhygiene --, („Angina ludovici"): HNO-Konsil, Intensivstation, Amoxicillin-Clavulansäure oder Clindamycin, bei Immunsupprimierten evtl. Piperacillin-Tazobactam.
- **Lemierre-Syndrom**: Eitrige Thrombophlebitis der V. jugularis interna **nach Angina** (Vincent), **lokale Schmerzen, Veränderungen des AZ, Fieber, septische Lungenembolien**. Blutkulturen, CT + CT-A, Intensivstation, Antibiotika wie beim vorherigen Fall.
- **Epiglottitis bei Erwachsenen**: Fieber, **nach vorne gebeugt** auf die Knie gestützt (Tripod), laryngeale Dyspnoe, a, b, c, d, f, e, Stridor, heisere Stimme, *sehr schwere Symptome und nichts bei der Untersuchung des Pharynx.* Nicht hinlegen, dringendes HNO-Konsil, bei schwerer Dyspnoe einen in der **schwierigen Intubation Erfahrenen hinzuziehen, ggf. Koniotomie.** C3G als intravenöse Gabe.
- **Retropharyngealer Abszess**: a, b, c, f, g, manchmal sichtbar, HNO-Konsil und CT.

Literatur

1. Pilly, 2023. Angines de l'adulte et de l'enfant, https://tinyurl.com/mry9k747
2. Bruch JM, Kamani DV. Hoarseness in adults, UpToDate, März 2017, http://www.uptodate.com (kostenpflichtig).
3. HAS. Rhinopharyngite aiguë et angine aiguë de l'adulte, nov. 2016, http://www.has-sante.fr
4. Ebell MH, et al. Does this patient have infectious mononucleosis? JAMA, 2016, PMID: 27115266.
5. Haut Conseil de la santé publique. Conduite à tenir devant un cas de diphtérie, 2011, http://www.hcsp.fr
6. DEGAM Leitlinie Halsschmerzen 2020 (Stand: 20.5.2023) https://tinyurl.com/456s96wa

14.20 ZNS-Infektionen, Meningitis

> Wichtige Punkte

Ziel: Jede bakterielle Meningitis oder Herpesmeningoenzephalitis muss innerhalb einer Stunde nach dem ersten Arztkontakt behandelt werden (1–4).

- **Die Behandlungsstrategie bei Meningitis und Enzephalitis ist ähnlich: schnellstmögliche Lumbalpunktion und kalkulierte antiinfektiöse Therapie ± Dexamethason,** sobald die LP durchgeführt wurde: Aussehen des Liquors, Labor.
- **Eine verzögerte antiinfektiöse Behandlung erhöht die Mortalität** und die Folgeerkrankungen erheblich (1–3), was häufig auf die Verzögerung der LP zurückzuführen ist.
- Die **Kombination mit einer Purpura weist auf eine bakterielle Meningitis** hin: Blutkulturen, sofortige antiinfektiöse Therapie ± Lumbalpunktion.
- Wenn eine Bildgebung vor der LP erforderlich ist (selten: nur bei fokalen Zeichen): **Die Antibiotikatherapie in meningealer Dosis wird nach der Blutkultur und vor der Bildgebung verabreicht** (1–3).
- Es werden mittlere Verzögerungen von 5,5 und 6 Stunden für die Durchführung der LP und die Verabreichung des Antibiotikums beobachtet, und dann in zu niedriger Dosierung (5), während bei mehr als 3 Stunden Verzögerung die erhöhte Sterblichkeit deutlich erhöht ist!
- **CT vor der LP => Verzögerung der Behandlung => erhöhte Mortalität.**
- **Um nicht bei jedem Patienten einen steifen Nacken zu finden:** seien Sie sanft, entspannen Sie den Patienten, sagen Sie ihm, dass er Ihnen nicht „helfen" soll, indem er den Nacken beugt (das macht steif), entspannen Sie zunächst in kleinen, sanften Drehbewegungen und beugen Sie dann langsam, wiederholen Sie dies, wenn der Kranke sich nicht entspannt, Geduld.
- **Wenn Sie auf typische Bilder warten, werden Sie viele bakterielle Meningitiden verpassen.** Fieber, Kopfschmerzen, Meningismus und Bewusstseinsstörungen kommen oft voneinander getrennt vor. Die Meningitis ist wie die EUG und die Aortendissektion: Man muss regelmäßig an sie denken.
- **Achten Sie auf Anzeichen einer Enzephalitis.** Das ändert alles. Eine frühzeitige Behandlung der Herpes-Meningoenzephalitis schränkt die schwerwiegenden Folgen ein.
- **Behandeln Sie Schmerzen**, ohne auf CT oder LP zu warten. Außerdem erleichtern Sie sich die LP.
- **Eine Lokalanästhesie macht die LP leichter**, der Patient bleibt ruhig, alle gewinnen. Keine EMLA, wir haben keine Zeit zu verlieren.
- **Eitriger Liquor: Kortikosteroidtherapie und kalkulierte empirische Antibiotikatherapie** - sofort mit meningealer Dosis.
- **Das Wort „Meningitis" versetzt Patienten und ihre Familien sowie das Pflegepersonal in Angst und Schrecken.** Wenn es sich eindeutig um eine virale Meningitis handelt, sagen Sie, dass es sich um eine gutartige Meningitis handelt, die von selbst heilt und nichts mit dem zu tun hat, worüber im Fernsehen berichtet wird, und dass das Risiko für das Personal, abgesehen von der Intubation, mikroskopisch klein ist.
- **Hauptursachen: Pneumokokken, Meningokokken und Listeriose.**

- **Hauptursachen für Enzephalitis**: VZV, HSV, *Mycobacterium tuberculosis, Listerien.*
- Gelegentlicher Stolperstein einer sehr häufigen Krankheit: **„isolierter" fieberhafter Kopfschmerz bei einer jungen Frau: Pyelonephritis** ohne Anzeichen im Harntrakt (*siehe S. 801*), der sehr deutliche Schmerz bei Palpation oder sanfter Perkussion einer Lumbalgrube mit Leukozyturie und besser Nitriten hilft, eine LP zu vermeiden.

Verdacht auf Meningitis oder Enzephalitis

- Gewöhnlich ein **Krankheitsbild mit akutem Fieber**.
- **Meningeale Zeichen und Fieber** deuten auf Meningitis hin.
- **Hochwahrscheinliche Meningitis bei Fieber, Nackensteifigkeit und entweder Kopfschmerzen, oder Bewusstseinsstörungen** (2).
- **Verwirrtheit, Lokalisationszeichen und Krämpfe** deuten auf **Enzephalitis** hin.
- **Die Symptome sind wenig aussagekräftig (1,3,4). Starke Hinweise: Kopfschmerzen, Fieber, Bewusstseinsstörung und Nackensteifigkeit**, vor allem in **Kombination**.
- Die Sensitivität der Triade Meningismus, Fieber, Bewusstseinsstörung ist sehr gering 45 % (2). Kernig und Brudzinski-Zeichen sind außergewöhnlich, aber sehr spezifisch (95 %).
- **Ich gebe hier PPVs und NPVs für eine ZNS-Infektion an (3), wobei die PPVs mittelmäßig und die NPVs kaum besser, aber die meisten unzureichend für eine bakteriell bedingte Meningitis sind.**

	PPV	NPV		PPV	NPV
Kopfschmerzen	29 %	83 %	**Meningismus der Halswirbelsäule**	48 %	80 %
Fieber	29 %	78 %	**Triade F-B-M**	44 %	77 %
Bewusstseinsstörung	23 %	73 %	**Liquor > 5 Leukozyten/mm^3**	49 %	97 %
PPV und NPV: https://tinyurl.com/2p9ekm37					

- **Bewusstseins**- oder **Verhaltensstörungen**, **Krämpfe** (25 %) oder fokale Anfälle.
- **Neurologische Symptome mit Fieber ohne andere sichere Ursache.**
- **Ungewöhnliche plötzliche Kopfschmerzen ohne Fieber**, mit normalem CT-Scan.
- Eine **fieberhafte Purpura** mit mindestens einem nekrotischen oder ekchymotischen Befund mit einem Durchmesser von > 3 mm (5).
- Eine Photophobie mit Fieber mit oder ohne Kopfschmerzen.
- Eine Infektion der oberen Atemwege, gefolgt von Erbrechen, Kopfschmerzen, ± Nackensteifigkeit, Verwirrtheit oder Schläfrigkeit.
- Das Sprichwort „**An eine Lumbalpunktion denken, heißt sie durchführen**" ist übertrieben, ist aber eine gute Ausgangsbasis. Man muss gute Gründe haben, sie nicht zu machen, wie z. B. eine klare und eindeutige Alternativdiagnose (4).
- Ein fieberhafter Kopfschmerz ohne Ursache (keine Nasopharyngitis, Husten, keine Harnwegsinfektion, keine Symptome bei der abdominalen Untersuchung) sollte ggf. mit einer LP weiter abgeklärt werden.
- Irreführende Formen mit Bauchschmerzen oder mäßiger Diarrhöe sind möglich. Vorsicht bei nur geringer Bewusstseinsstörung, Fotophobie, die „nicht passt".

Vorsicht: **Kopfschmerzen sind bei jedem Infektionssyndrom häufig**. Suchen Sie nach einer nicht-neurologischen Ursache.

- **Es ist normal, nicht bei jeder LP eine Meningitis zu finden**. Bei 360 Verdachtsfällen einer zentralnervösen Infektion findet man diese nur in 25 %, davon 7 % **bakterielle Meningitis**, 7 % virale Meningitis, 31 % andere als neurologische Infektionen, 43 % andere neurologische Erkrankungen einschließlich primärer Kopfschmerzen (4).

> **Weitere Abklärung**

Sammeln Sie wichtige **anamnestische und klinische Befunde**.

> Kontakt mit einer Person, die an Meningitis erkrankt ist, Aufenthalt in einem Epidemiegebiet.

> **Schwere Symptome der Meningitis und Meningoenzephalitis**: Zerebrale Befunde: Vigilanzstörungen, Lokalisationszeichen, epileptische Anfälle, Störungen der Hämodynamik bis zum septischen Schock (Hypotonie, Marmorierung), Purpura (am entkleideten Patienten suchen): kann sich unter der Unterhose, den Schleimhäuten, den Gehörgängen, der Mundhöhle verstecken.

> **Lokalisationszeichen**: Achten Sie auf motorische oder sensible Defizite, Schädigungen der Hirnnerven, zerebelläre Zeichen, Sprachstörungen, Hemianopsie. Fragen Sie die **Angehörigen** nach **ungewöhnlichen**, manchmal subtilen **Verhaltensstörungen**, einer Umkehrung des Schlaf-Wach-Rhythmus (Enzephalitis).

> Es gibt Hinweise, die bei der Wahl einer kalkulierten Therapie helfen:
- kürzliche HNO-Infektion (Pneumokokken, *Haemophilus*), Antibiotika-Behandlungen (Resistenz der Pneumokokken, Meningitis ohne Nachweis von Bakterien);
- **Trauma oder kraniofaziale Chirurgie, chronische Rhinorrhoe oder Otorrhoe**, Alkoholismus, anatomische oder funktionelle Asplenie (Pneumokokken, *Haemophilus*);
- Herzgeräusche und **Purpura** der Extremitäten, nekrotische oder konjunktivale Purpura (Staphylokokken);
- i.v.-Drogenmissbrauch.

... ***Entscheidungen in den ersten Minuten*** ....

LP, evtl. CT, Beginn der Behandlung: In welcher Reihenfolge? Innerhalb welcher Zeit? Was ist bei einem epileptischen Anfall zu tun?

> **Chirurgischer Mundschutz** (Patient und Personal), wenn Meningokokken-Meningitis möglich ist (Schutz vor Übertragung über Tröpfchen).

> **Purpura fulminans**: Es kommt auf die Minute an, keine LP. Blutkulturen: 4 Fläschchen und sofort 2 g eines C3G iv über 10 Minuten (8). Gleichzeitig: Labor mit Hämostase, Suche nach DIC (*siehe S. 579*), Nieren-/Leberwerte, Laktat, venöse BGA, Blutzucker, Elektrolyte; mit der Schockbehandlung beginnen (Flüssigkeitsersatz) und auf die Intensivstation übernehmen. Innerhalb von 24 Stunden nach Beginn der Antibiotikagabe wird eine Meningokokken-PCR im Blut und eine Kultur + PCR aus der Biopsie einer Purpura-Läsion angefertigt.

> **Lumbalpunktion so schnell wie möglich! Siehe Einzelheiten unten. Nur sehr selten Kontraindikationen** (*siehe unten*).

> In allen Fällen:
- **Blutkulturen**: 4 Fläschchen vor Antibiotikagabe;

- **Blutzucker** (vor einer ggfs. unnötigen Glukoseinfusion), **Procalcitonin, CRP, Blutbild-Thrombozyten**, Laktat, Quick (INR), PTT, Kreatinin, Harnstoff, Elektrolyte, Transaminasen.

> Kontraindikation für eine LP und klinischer Verdacht auf bakterielle Meningitis:
- **Sofort durchzuführen: 4 Fläschchen Blutkulturen** und sofort **2 g C3G** (3 Min/g) und **Dexamethason** 10 mg. Dann bei V.a. **Listeriose:** Ampicillin 2 g (i.v., 10 Minuten) und bei klinischem Verdacht auf **Herpes-Enzephalitis** Aciclovir 10 mg/kg über eine Stunde bei gleichzeitiger Flüssigkeitsgabe (NaCl 0,9 %). **NB**: **kein Dexamethason bei Verdacht auf Herpes-Enzephalitis**, Ergebnis des CT mit und ohne Kontrastmittel abwarten oder besser MRT, wenn sofort verfügbar;
- **dann Bildgebung**: CT ohne und mit Kontrastmittel, MRT wenn möglich als Notfall (bei Klinik einer Enzephalitis);
- **dann wenn möglich und so schnell wie möglich LP** (*ca. 70 % positive Kulturen, wenn die LP innerhalb von 4 Stunden nach Antibiotikum durchgeführt wird*).

Neurologische Kontraindikationen für eine LP (2)
- **Intrazerebrale Raumforderung**: Lokalisationsszeichen*, kürzlich aufgetretene fokale Epilepsie < 4 Tage - **Einklemmung oder Risiko einer Einklemmung:** Vigilanzstörungen, UND >1 von: fixierte Mydriasis uni/ bilateral, Dysautonomie (art. Hypertonie und Bradykardie, Atemstörungen); untere Einklemmung; Reaktivität auf Reize; Dekortikations- oder Dezerebrationsstarre - **Anhaltende generalisierte Krampfanfälle** (Durchführung der LP unmöglich)
Sonstige Kontraindikationen (2)
- **Störungen der Hämostase:** nicht substituierte Hämophilie, andere Koagulopathie, Thrombozyten < 50 000/mm³, therapeutische Antikoagulation, spontane Blutungen, die auf eine DIC hindeuten - Thrombozytenaggregationshemmer sind keine Kontraindikation - **Ausgedehnte Infektion** an der Punktionsstelle (subokzipitale Punktion von einem erfahrenen Neurochirurgen oder Neuroradiologen durchführen lassen) - Unkontrollierte hämodynamische oder respiratorische **Instabilität**

* motorische Defizite (zentrale Fazialisparesse, Okulomotoriusparese, Paresen, Hemihypästhesie, homonyme laterale Hemianopsie (Gesichtsfeld mit dem Finger oder Blinzeln bei Bedrohung) zerebelläres Syndrom, Aphasie.

... *Lumbalpunktion: Keine Glukoseinfusion vor der LP* ....

- Sterile, nummerierte Röhrchen ohne Medium (Zytologie und Direktpräparat aus dem letzten Röhrchen):
  - **4–5 Röhrchen** mit insgesamt **60–100 Tropfen** + 10 für Molekulardiagnostik, **120 Tropfen** bei Verdacht auf Enzephalitis (2,5,7) für Bakteriologie-Zytologie, Labor (1 Röhrchen), ein Röhrchen bei +4 °C aufbewahren (lassen).
  - **Blutbild** inkl. Diff.-BB. Direkte bakteriologische Untersuchung + **Gramfärbung** + Kultur. Bestehen Sie auf einer Gramfärbung nach Zentrifugation und Kultur unabhängig von den anderen Ergebnissen (2).
  - **Laktat, Glukose und Eiweiß**. *Diese ersten beiden Untersuchungen müssen innerhalb einer Stunde vorliegen: Labor benachrichtigen, schnell transportieren lassen, Röhrchen vor Kälte geschützt (in der Hand);*

  - die anderen Röhrchen dienen als Reserve für eventuelle PCR-Tests auf Enterovirus, VZV, HSV und immunchromatographische Tests.
- Zur Erinnerung: **Der Blutzucker muss innerhalb derselben Stunde wie die LP entnommen werden, ohne vorherige Glukoseinfusion (Falls vergessen: Kapillarglukose).**
- Stellen Sie das Röhrchen für die Bakteriologie niemals kalt.
- Verlangen Sie immer Tuschefärbung und Bebrütung auf Mykobakterien (Löwenstein-Jensen-Agar), wenn der Liquor lymphozytär ist oder wenn ein schwerer Immundefekt vorliegt (*siehe S. 788*).

... **HANDELN Sie auf der Grundlage der klinischen Befunde, des Aussehens des Liquors und der Liquoranalytik** ....

- **LP mit trübem Liquor (d. h. > 200 Leukos/mm^3): sofortige Therapie**: Dexamethason i.v. und Antibiotika (Tabelle 14.29 S. 819).
- **LP mit klarem Liquor:**
  - **Zeichen einer subakuten Meningitis über $\geq$ 4-7 Tage**, nicht schnell fortschreitend; keine Bewusstseinsstörungen, Purpura, Krämpfe: Ergebnis der direkten Untersuchung des Liquors abwarten, aber nicht länger als 2 Stunden. Nach Ablauf dieser Zeit beginnen Sie mit der Behandlung (Tabelle 14.29).
  - **Zeichen einer akuten Meningitis** mit schnellem Verlauf über 24 Stunden oder Bewusstseinsstörungen: Beginnen Sie mit der Behandlung mit Dexamethason + C3G ± Amoxicillin od. Ampicillin (Verdacht auf Listeriose, *siehe S. 669*) ± Aciclovir, wenn Symptome einer Enzephalitis, Desorientiertheit, Koma oder Krämpfe bestehen.

Tabelle 14.27: **Diagnose nach Liquorbefund, schematisch (2,5)**

	Eitrige Meningitis, vorwiegend Neutrophile	**Meningitis mit klarer Flüssigkeit vorwiegend Lymphozyten**	**Normaler Liquor**
Aspekt	I.d.R. trüb	Klar	Klar. „Quellwasser"
Leukozyten	> 20 /mm³ > 100 /mm³ = 99 % der Fälle > 200 /mm³ = trüb > 1000 /mm³ = 87 % der Fälle Neutrophile > 50 %	5–100 / mm³ 100–1000 / mm³ (manchmal) Lymphozyten > 50 %.	< 5 /mm³
Glukose	≤ Blutzucker = 0,4*	> Blutzuckerspiegel 2/3: viral. **< Blutzucker 0,4: Listeria /Tbc.**	> Blutzuckerspiegel 2/3
Protein	> 1 g/L i.d.Regel	< 1 g/L (viral) 1-2 g/L (bakteriell)	< 0,40 g/L
Laktat	> 3,2 mmol/L**	< 3,2 mmol/L**	< 3,2 mmol/L
Direktpräparat und Färbungen (Gram)	Positiv*** in 60-80% der Fälle, wenn keine vorherige Antibiotikatherapie erfolgt. Negativ: vorherige Antibiotikatherapie? Fragile Bakterien? Schwaches Inokulum?	Negativ, wenn viral. Gram+- Bakterien (< 30% der Fälle) Listeria oder Tbc****. Bei immunsupprimierten Patienten: Tuschefärbung.	Negativ.
Ursache	Bakterielle Meningitis. 30 % der viralen Meningitiden weisen zu Beginn eine Dominanz von Neutrophilen auf (Enterovirus+++).	Suche nach Symptomen einer Enzephalitis (§ „Enzephalitis, Rhombenzephalitis"). Normale Liquorglukose = viral à priori Auch bei 10 % der bakteriellen Meningitiden zu Beginn.	

* 98% Spezifität, 80% Sensitivität für eine bakterielle Ursache.

** > 3,8 mmol/L + spezifisch (2). Sehr selten viral zwischen 3,2 und 3,8 mmol/L (2).

*** In diesem Fall den Mikrobiologen bitten, ein „direktes" Antibiogramm mit dem restlichen Liquor zu erstellen (2).

**** Testung auf säurefeste Stäbchen: Bei Verdacht (klinisch, niedrige Liquorglukose) ausdrücklich anfordern.

Kein Kriterium allein ist eindeutig. Normale Proteinkonzentrationen in 5 % der bakteriellen Meningitis.

Tabelle 14.28: **Gram-Befunde nach Keimen**

Direktpräparat	Keim
Diplokokken G+ (mit Kapsel).	Pneumokokken.
Diplokokken G-.	Meningokokken.
Kleiner G+-Keim (Kokkobazillen).	Listerien.
Kokken, G+ (in Clustern).	Staphylokokken.
G- Bakterien	Enterobakterien, Pseudomonas, Haemophilus.
Keine sichtbaren Keime.	**Nichts ausgeschlossen!**

Tabelle 14.29: **Therapie noch vor Erstellung des Direktpräparats (Indikationen s. oben) (2,5)**

18 bis 50 Jahre	Cefotaxim oder Ceftriaxon*.	Ceftriaxon ** 2g i.v. 2 × /d **Cefotaxim ** 300 mg/kg/d i.v., in 4 Gaben/d**
>50 Jahre oder 18–50 aber Hinweise auf Listeriose (Abschnitt „Enzephalitis, Rhombenzephalitis" S. 822)	Cefotaxim oder Ceftriaxon*. + Amoxicillin	C3G idem oben Amoxicillin 200 mg/kg/d IV, in 4 Gaben/d ***

* CTX/CRO gleichwertig, CRO stärker an Proteine gebunden, aber bakteriologisch vorteilhaft.

** Erste C3G-Dosis als Schnellinfusion über 8-10 min, die folgenden als 30-minütige Infusionen mit der Spritzenpumpe (7).

*** Erste Dosis als 30-minütige Infusion, die folgenden als 60-minütige Infusionen mit der Spritzenpumpe.

Tabelle 14.30: **Antimikrobielle Therapie in der Notaufnahme nach Keimbefund (angepasst nach 1,2,5)**

	Erste Wahl		**Alternative* seltene Anaphylaxie auf C3G: infektiologisches Konsil**
Pneumokokken	C3G Cefotaxim Ceftriaxon	 300 mg/kg/Tag in 4 Gaben 100 mg/kg/Tag in 1 oder 2 Gaben	**Vancomycin** + Rifampicin*** oder Meropenem** allein:** 2 g × 3 (2)
Meningokokken	C3G Ceftriaxon Cefotaxim	 200 mg/kg/d in 4 Gaben 75 mg/kg/d in 1 oder 2 Gaben	Ciprofloxacin*** oder Rifampicin***.
Haemophilus influenzae	C3G Ceftriaxon Cefotaxim	 200 mg/kg/d in 4 Gaben 75 mg/kg/d in 1 oder 2 Gaben	Ciprofloxacin***
Listerien (7)	Amoxicillin + Gentamicin	200 mg/kg/d in 4 Gaben 5 mg/kg/d: 1× /d über 30 min	Cotrimoxazol****
E. coli		Idem Meningokokken (C3G) Bei V.a. ESBL*****	Dringendes infektiologisches Konsil

* Anaphylaxie: Angioödem, Schock; Urtikaria auf Penicilline ist keine Kontraindikation für C3G (*siehe S. 747*).

** Vancomycin: Initialdosis von 30 mg/kg über 1 Stunde, dann 40-60 mg/kg als Dauerinfusion über 24 Stunden, die anzupassen ist (2,6). Rifampicin: Infusion i.v. 1,5 Stunden, 300 mg in 125 mL Glukose 5 %, 2 Mal täglich (2, 6). Meropenem: i.v. = 2 g in 50-100 mL NaCl 0,9 % in 15-30 min (2, 6).

*** Ciprofloxacin: 800–1 200 mg (2): 400 mg in 60 min × 2 oder 3 (6).

**** Cotrimoxazol: 10–20 mg/kg (der Trimethoprim-Komponente) in 4 Dosen/d.

***** Meropenem: 40 mg/kg × 3/d in 15-30 min. Konzentration 40 mg/ml NaCl 0,9 % max. (2, 6).

Verdacht auf bakterielle Meningitis:

- Sofortige Antibiotikatherapie (Tabellen 14.28 und 14.29) aufgrund der Klinik (Purpura fulminans) oder aufgrund des trüben Liquors oder nach Erhalt eines kompatiblen Ergebnisses des Liquor-Laborbefunds (er muss nicht vollständig typisch sein).

- **Dexamethason** reduziert Mortalität und Folgeerkrankungen deutlich: 10 mg i.v. alle 6 Stunden idealerweise vor oder gleichzeitig mit dem Antibiotikum gegeben. Nachholen bis zu 4 Std. nach der ersten Antibiotikadosis möglich (1). *Absetzen, wenn ein anderer Keim als Pneumokokken oder Haemophilus Influenzae* gefunden wird (oder wenn es sich um eine virale Meningitis handelt) (1).
- **KH-Aufnahme** zur engen Überwachung, insbesondere des Bewusstseins: **Wach- oder Intensivstation** (mit dem Intensivarzt besprechen). Intensivstation auf jeden Fall bei Glasgow < 9, extensiver Purpura, Lokalisationszeichen, erhöhtem ICP (S. 168), Anzeichen für Hirnstammbeteiligung, Krampfanfällen, anderen schweren Problemen (hämodynamisch usw.).
- **Chirurgischer Mundschutz für den Patienten und das Kontaktpersonal sowie Einzelzimmer, „Tröpfchen"-Vorkehrungen bis zum Ausschluss von Meningokokken.**

... ***Liquorbefund nicht eindeutig mit negativem Direktpräparat lässt keinen Schluss zu, keine Symptome einer Enzephalitis, keine Risikofaktoren (Tabelle 14.31)*** ....

- Helfen Sie sich mit dem Hoen-Score (9) (http://www.chu-besancon.fr/meningite oder https://tinyurl.com/22rd72h9), aber kein Score alleine ist gut genug, er ist eine Ergänzung zum klinischen Urteil und den Laborbefunden.
- **Gegen eine bakterielle Ursache sprechen: Serum-Procalcitonin < 0,5 ng/mL und Liquor-Laktat < 3,2 mmol/L.**
- **Im Zweifelsfall ist es vernünftig, mit C3G zu behandeln** und bei Vorliegen eines Risikofaktors für Listeriose, mit **Amoxicillin** (siehe Tabellen 3 und 4) zu behandeln und ein infektiologisches Konsil einzuholen, bis alle Befunde vorliegen.
- Ergänzen mit **Pneumokokken-Antigen** (Ergebnis in < 3 h) und **bei Negativbefund Enterovirus-PCR und PCR auf Meningo- und Pneumokokken**. PCR auf Varizella Zoster (VZV) bei Bläschen oder Ansteckungsverdacht (und Immunschwäche).

Tabelle 14.31: **Mögliche Diagnosen nach Klinik und Risikofaktoren**

Kontakt zu einem Meningokokken-Träger	**Meningokokken**
Alter > 50	**Listerien**
Wässrige Otorrhoe oder Rhinorrhoe (Liquor cerebrospinalis)	Pneumokokken (Staphylokokken)
Splenektomie (nach Narben suchen), funktionelle Asplenie bei Hämoglobinopathien	Pneumokokken *Haemophilus influenzae*
Purpura	Meningokokken, Pneumokokken (Staphylokokken)
Zeichen einer Hirnstammbeteiligung: kaudale Hirnnerven, Kleinhirnsymptome, **Bewusstseinsstörungen**	**Listerien** Tuberkulose Kryptokokken (bei kompatiblem Risikofaktor)
Sprachstörungen, auffälliges Verhalten, Halluzinationen, temporale und/oder generalisierte epileptische Anfälle, abnormale Bewegungen	**Herpes-Meningoenzephalitis,** Arboviren, Anti-NMDA-Rezeptor-Enzephalopathie (progressiv), Lymphome, Karzinosen
Alkoholismus	**Listerien - Pneumokokken**
Diabetes	**Listerien** – Pneumokokken – Staphylococcus aureus
Immunsuppression, Chemotherapie, schwere Hämopathie, Kortikosteroide, chronische Niereninsuffizienz (Listerien)	**Listerien** - Pneumokokken - Tuberkulose - Kryptokokken Karzinom/Lymphom
Schwangerschaft	Listerien (selten, eher Bakteriämie). Vorsicht bei: Venenthrombosen, reversiblem posterioren Enzephalopathie-Syndrom, Eklampsie.
Allmählicher Beginn mit Beeinträchtigung des Allgemeinzustands	Tuberkulose Kryptokokken Karzinom/Lymphom
HIV-Infektion CD4 < 200	Kryptokokken Lymphom
Akute oder chronische Sinusitis, Mittelohrentzündung, Lungenentzündungen	Pneumokokken *Haemophilus influenzae*
HIV-Infektion, CD4 nicht eindeutig	Tuberkulose
Migranten aus Ländern des globalen Südens, Tuberkulose im Umfeld	Tuberkulose
Komplementdefekte	Meningokokken
Ventrikuloperitonealer Shunt, ventrikuloaurikulärer Shunt	Staphylococcus aureus oder epidermidis
Schädel-Hirn-Trauma + Schädelfraktur	Pneumokokken, Enterobakterien, gramnegative Bakterien, *Haemophilus influenzae* + Staphylokokken bei offener Fraktur
Neurochirurgische Op vor kurzem	Staphylokokken (MRSA), resistente gramnegative Bakterien

Typisches Bild einer viralen Meningitis

- Keine Lokalisationszeichen oder Bewusstseinsstörungen.
- Es liegt kein Immundefekt vor.
- Typisch für eine virale Meningitis ist eine Meningitis mit klarem Liquor (Tabelle 14.27 S. 818).
- Symptomatische Behandlung.
- KH-Aufnahme zur kurzen 24-stündigen Überwachung.
- Enterovirus-PCR im Liquor.

- Wissen, dass es keinen Beweis dafür gibt, dass es sinnvoll ist, eine HSV-Meningitis ohne Enzephalitis mit Aciclovir zu behandeln (5).
- Verdacht auf HIV-Primärinfektion, wenn innerhalb von drei Wochen risikobehaftetes Verhalten vorlag (*s. S. 784*): HIV-PCR (Viruslast) bestimmen.
- Ein kurzer Gedanke (Anamneseerhebung) auch an: Syphilis, Lyme, Leptospirose (Bindehaut, Leber, Niere, Übertragung durch Wasser).

... ***Nicht-virale Meningitis mit klarem Liquor: vorwiegend Lymphozyten (>50%) und niedrige Liquorglukose oder -protein >1 g/L*** ....

› Fordern Sie eine Tuschefärbung an.

› Es kann sich um **zerebrale Malaria, Listeriose, Tuberkulose, myko- oder abakterielle Meningitis handeln.**

› **Listeriose**: dafür spricht: immunsupprimierter Patient, >**50 Jahre**, Diabetiker oder Alkoholiker; auch bei Fehlen von Risikofaktoren; sorgfältig **auf Lokalisationszeichen achten, insbesondere Kleinhirn, Hirnstamm, kaudale Hirnnerven**. Der Liquor kann eitrig oder (häufiger) gemischt granulozytär-lymphozytär oder lymphozytär sein, manchmal mit weniger als 20 Zellen/mm^3. Eine niedrige Liquorglukose ist nicht immer vorhanden. **Infektiologisches Konsil** und Krankenhausaufnahme.

› **Tuberkulose**: Risikofaktoren (Tabelle 14.31). Evidente Zeichen einer **basalen Beteiligung** (s. o.). Typischerweise deutlich lymphozytärer Liquor mit niedriger Liquorglukose. Stellen Sie sicher, dass im Labor genügend Liquor für eine Kultur auf säurefeste Stäbchen und etwas Liquor für eine PCR vorhanden ist. **Dringendes infektiologisches und intensivmedizinisches Konsil**. Dringende Vierfachtherapie (Magensonde). Die Behandlung wird mit Amoxicillin + C3G kombiniert, umso mehr, falls der Patient schwere neurologische Störungen aufweist.

› **Andere Ursachen für Meningitis mit klarem Liquor, die in Betracht gezogen werden sollten:**
- ...in beide Richtungen: immer sowohl an bakterielle Meningitis DD zerebrale Malaria denken;
- **HIV-Primärinfektion** (Viruslast bestimmen) (*siehe S. 784*);
- Kryptokokken-Meningitis (*siehe S. 788*);
- **Hirnabszesse und -Empyem**: Endokarditis: sorgfältig bei ruhiger Umgebung auskultieren, vor allem Diastole, Ultraschall;
- Tumoren, Lymphome und epidurale Abszesse: MRT.

Roter oder hellgelber (xanthochromer) Liquor
- Subarachnoidalblutung: CT-A oder MR-A (*siehe S. 203*).
- **Achtung: Bei „schmutzig-rotem“**, tendenziell braunem **Liquor**: eitriger, blutiger Liquor. Behandeln Sie wie bei eitriger Meningitis, bis das Direktpräparat vorliegt.

... ***Enzephalitis, Rhombenzephalitis (7)*** ....
- Befragung des **Umfeldes**, Fieber, Verhaltensstörungen: ggf. telefonieren.
- Manchmal fluktuierende/transitorische Symptome (partielle Anfälle).
- **Verhaltensauffälligkeiten**, diskrete Sprachstörungen, **Epilepsie**, Verwirrtheit, Halluzinationen (Gerüche), jedes motorisches Defizit, abnormale Bewegungen: In diesen Fällen besteht **ein starker Verdacht auf Meningoenzephalitis.**
- Wenn die **LP durch eine CT verzögert wird: Blutkulturen, Amoxicillin und Aciclovir** in der Zwischenzeit.
- **Die Herpes-Meningoenzephalitis** ⚠ ist neben der VZV-Enzephalitis (selten) die einzige behandelbare Enzephalitis => **Aciclovir** i.v. bei klinischem Verdacht: **10 mg/kg/8 h** als 1-stündige Infusion mit **Flüssigkeitsgabe** zur Vorbeugung einer

Nierenschädigung; Dosis 15 mg/kg/8 h bei Hautbläschen (oder VZV-positiver PCR, später). Kombinieren Sie anfangs **Amoxicillin** in Listerien-Dosis (7) und C3G, wenn kein eindeutig viraler Liquor oder keine LP vorliegt:

- Der Liquor ist in 95 % der Fälle abnormal, typischerweise mit normaler Liquorglukose (selten Liquorglukose vermindert), erhöhtes Liquoreiweiß, kann 1 g/L überschreiten, überwiegend lymphozytäre Pleozytose;
- PCR auf HSV, VZV und Enteroviren (7);
- MRT mit Enzephalitis-Protokoll (Download Referenz 12), ansonsten CT ohne und mit Kontrastmittel, und EEG sind dringend erforderlich und werden unter Therapie durchgeführt. Anzeichen im CT treten erst spät auf;
- Die Verschreibung von Aciclovir sollte nie Anlass zu einem Vorwurf sein, da die Verzögerung zu schweren Folgeschäden führt.

– **Koma oder Benommenheit/Unruhe mit Fieber**: Herpes-Meningoenzephalitis (in der Regel: Liqorglukose normal), Tuberkulose, Listeriose, Meningokokken, Pneumokokken. Behandeln Sie vor Erhalt der Ergebnisse mit: Aciclovir (bei klarem Liquor) und Amoxicillin. Ggf. Tuberkulosebehandlung je nach Aussehen des Liquors, infektiologisches Konsil bei Risikofaktoren oder Veränderung des Allgemeinzustands.
– **Rhombenzephalitis**: Tuberkulose, Kryptokokken, Listeriose (siehe Tabelle 14.31 für Risikofaktoren und wichtigste klinische Symptome). Listeriose behandeln, alles andere mit dem Infektiologen besprechen.
– **Aufnahme auf Wach-/Intensivstation.**

… ***Meningismus und normaler Liquor, ± erhöhter Eiweißgehalt im Liquor***

> Machen Sie ein MRT oder alternativ ein CT ohne Kontrastmittel und eine CT-A oder ein CT mit KM je nach klinischem Verdacht (neurologisches und radiologisches Konsil), es kann sich handeln um:

– ein Empyem;
– einen oder mehrere Abszesse;
– eine Migräne;
– ein intrakranielles Hämatom, einen Schlaganfall; eine zerebrale Venenthrombose;
– eine geringe oder sehr frühe (< 12 h) Subarachnoidalblutung.

> **Prophylaxe bei Meningokokken-Meningitis**

– Informieren Sie die besorgte Familie, dass nichts unternommen werden muss, solange der Patient mit Meningokokken isoliert ist, und dass sie bei Fieber eines Angehörigen sofort die Notaufnahme aufsuchen und die Meningitis des Angehörigen melden soll. **Notieren Sie die Telefonnummern** der Personen im direkten Umfeld des Patienten. Meldepflicht in D nach § 6 und 7 IfSG.
– Nachgewiesene Meningokokken-Erkrankung: **Dringende Indikation zur Prophylaxe** (< 48 h), spätestens innerhalb von 10 Tagen nach dem letzten Kontakt mit dem Indexfall, die Personen, die in den **vorangegangenen 10 Tagen engen oder wiederholten Kontakt** (dasselbe Zimmer oder dieselbe Wohnung, dieselbe Gemeinschaft) mit dem Erkrankten hatten.
– **Rifampicin: 600 mg alle 12 Stunden über 2 Tage, bei Erwachsenen**; **20 mg/kg/d in 2 Gaben bei Kindern über 3 Monate bis 12 Jahre, 5 mg/kg/12 h, wenn < 3 Monate.**
– **Kontraindikationen**: schwere Leber- oder Niereninsuffizienz.

- Vor der verminderten Wirksamkeit von oralen **Kontrazeptiva** warnen, daher mechanische Verhütung während der Behandlung und in der Woche danach. Färbt **Kontaktlinsen**, Urin und Stuhl.
- Rifampicin kann bei einer schwangeren Frau angewendet werden; das Neugeborene muss mit Vitamin K supplementiert werden bei einer Behandlung innerhalb von vier Tagen vor der Entbindung.
- Bei Kontraindikation: **Ciprofloxacin 500 mg Einzeldosis**; Kind: Ciprofloxacin kann als Einzeldosis 20 mg/kg (nicht mehr als 500 mg) verwendet werden. **Oder Ceftriaxon 250 mg Einzeldosis** bei Erwachsenen. Kinder, Säuglinge 125 mg, Neugeborenes: Spezialisierte Beratung. Schwangere Frauen: Ceftriaxon oder Ciprofloxacin.
- Es besteht eine **Meldepflicht**. Die detaillierten Daten, um zu melden und zu wissen, wen man behandeln soll, ohne Panik zu bekommen, sind hier: https: //tinyurl.com/dm9vz7rn und **Suchmaske** Google https://tinyurl.com/2952pd9t (für F). In D: RKI – Meningokokken: https://tinyurl.com/bdmudw95. In CH: BAG: https://tinyurl.com/255jbnrh, in A: AGES: https://tinyurl.com/3hu2cmk4
- Impfung je nach Serotyp.
- **Für Pflegepersonal**: Indikation bei Personen, die eine Mund-zu-Mund-Beatmung, eine Intubation oder endotracheale Absaugung ohne Schutzmaske vor Beginn der Antibiotikabehandlung des Kranken und bis zur ersten Einnahme eines wirksamen Antibiotikums, durchgeführt haben. Keine Indikation bei anderen betreuenden Pflegekräften, außer in Ausnahmefällen (siehe oben verlinkten Rundbrief).

› Prophylaxe der seltenen Haemophilus-Meningitis

Bei Kindern < 6 Jahre mit Kontakt: Rifampicin: 20 mg/kg/d in zwei Gaben über 4 Tage.

› Penicillin-Allergie = in 90 % ein Scheinproblem.

- *Siehe S. 747.*
- Keine Kreuzallergie mit C3G.

› Literatur

1. ESCMID guideline, Diagnosis and treatment of acute bacterial meningitis, 2016, (Stand: 21.5.2023) http://www.escmid.org. https://tinyurl.com/mrxr3a62
2. SPILF. Actualisation de la XVIIe Conférence de consensus en thérapeutique anti-infectieuse. Prise en charge des méningites bactériennes aiguës communautaires 2018. http://www.infectiologie.com und http://www.sfmu.org https://tinyurl.com/y3qej5t4 Antibiotika-Empfehlungen (freier Zugang, in franz. Sprache) Info-antibio-2019-08-meningite: http://www.infectiologie.com/fr/info-antibio.html
3. Brouwer MC. Ten points on bacterial meningitis, Journées nationales d'infectiologie, 2016, https://tinyurl.com/bdeh8dkh (englisch) und http://www.infectiologie.com
4. Khatib U, et al. Adults with suspected central nervous system infection: A prospective study of diagnostic accuracy, J Infect, 2017, PMID: 27746160, https://tinyurl.com/2p8d2hcz
5. Pilly, 2023. Méningites, méningo-encéphalites chez l'adulte et l'enfant. https://www.infectiologie.co m oder https://tinyurl.com/2bksnm4s
6. Groupe des référents en infectiologie d'Île-de-France (GRIF). Préparation et administration des antibiotiques par voie injectable : comment éviter de jouer à l'apprenti sorcier, Med Mal Infect, 2016, PMID: 2711252.
7. SPILF. Recommandations : Encéphalites infectieuses aiguës de l'adulte, Diapositives, 2017, https://www.infectiologie.com und https://tinyurl.com/4kescvhm
8. Recommandations du CHR de Tourcoing (Stand 1/21). http://www.gilar.org/antibiogilar.html
9. Hoen-score : www.chu-besancon.fr/meningite und direkt: https://tinyurl.com/yxomws6k (in franz. Sprache). In englischer Sprache: https://tinyurl.com/22rd72h9)

14.21 Infektiöse Endokarditis: Prophylaxe in der Notaufnahme.

Wichtige Punkte

- Die Antibiotikatherapie (ATB) zur Prophylaxe der infektiösen Endokarditis (IE) ist **Situationen mit sehr hohem Risiko beschränkt** (1).
- Regelmäßige Zahnpflege ist wichtiger als die ATB-Prophylaxe.
- Bakteriämien treten kontinuierlich beim Kauen auf, umso mehr, wenn die Hygiene schlecht ist, beim Zähneputzen und bei der Verwendung von Mundduschen und Zahnseide.
- Geschätztes Risiko einer IE nach Zahnbehandlung bei kardialen Risikoerkrankungen: 1:150 000 mit bzw. 1:46 000 ohne ATB-Prophylaxe.

Nur Kardiopathien mit hohem Risiko für IE

- **Träger von Herzklappenprothesen**, auch wenn sie endovaskulär eingesetzt werden (1,2).
- Infektiöse Endokarditis in der Vergangenheit (1,2).
- Jede angeborene zyanotische Herzerkrankung (1,2).
- Jede Art von KHK, die mit Prothesenmaterial versorgt wurde, das chirurgisch oder perkutan eingesetzt wurde, bis zu 6 Monate nach dem Eingriff oder lebenslang im Falle eines verbleibenden Shunts mit Klappenregurgitation (2).

Nur Behandlungen, die eine Antibiotikaprophylaxe erfordern (1)

Zahnbehandlungen mit Manipulation des Zahnfleischs oder der periapikalen Region, mit oder ohne Verletzung der Mundschleimhaut (einschließlich Zahnsteinentfernung, wenn die Gefahr einer Verletzung besteht). Nicht jedoch Regional- oder Lokalanästhesie.

Vorsichtsmaßnahmen außerhalb der ATB-Gabe in der Notaufnahme für diese Patienten

- Aseptische Maßnahmen während der Behandlung.
- **Venöse Zugänge und Katheter so weit wie möglich vermeiden**, **peripherer** Venenzugang statt zentral, periphere Katheter alle 4 Tage wechseln.
- Kurative ATB-Therapie bei bakteriellen Infektionen.
- Eradikation oder Verringerung der chronischen bakteriellen Trägerlast (Haut, Urin). Die Empfehlung ist in diesem Punkt nicht sehr explizit.
- Von Tätowierungen und Piercings abraten.
- Raten Sie zu einer strikten Zahnhygiene und zwei Zahnarztbesuchen pro Jahr.

Zu empfehlende ATB-Therapie bei Eingriffen an den Zähnen

- **Ziel: Streptokokken; 30–60 min vorher**: Amoxicillin p.o. oder i.v. (2 g), Clindamycin 600 mg p.o. oder i.v., falls allergisch.

Literatur

1. Pilly 2023. Endocardite https://tinyurl.com/mr3prmdr http://www.infectiologie.com
2. 2015 ESC Guidelines for the management of Infective Endocarditis. Eur Heart J, 2015;36:3075–3128. https://tinyurl.com/3rk8d55m

14.22 Covid-19, Infektion mit SARS-CoV-2

- Es ist noch unklar, wie sich diese Pandemie entwickeln wird. Bis Mitte 2023 hat sie in Frankreich über 170 000 Todesfälle verursacht (D: >175 000 A: >22 000 CH: >14 000).
- Die diagnostische und therapeutische Behandlung wird sich wahrscheinlich ändern, und Sie sollten sich an die aktuellen lokalen oder (inter)nationalen Protokolle halten. Beachten Sie auch die Vorsichtsmaßnahmen für die Umgebung (Händewaschen, Körperabstand, Maske) und die Isolationszeiten, auf die hier nicht näher eingegangen werden soll.
- Interaktive Orientierungshilfe zur Therapie in D: https://www.dgiin.de/covriin/index.html
- ⚠ Der Baum (des Covids) verdeckt den Wald. Vorsicht vor einer Täuschung durch die Pandemie:
- Bei Fieber, Kopfschmerzen, Brustschmerzen oder Unwohlsein, Bauchschmerzen u. a. darf die Diagnose von Meningitis, Malaria, Herzinfarkt, Lungenödem, Pyelonephritis, Appendizitis nicht verzögert werden.
- bleiben wir **auf der Hut**;
- das „*business as usual*" verschwindet nicht mit dem Ausbruch einer Pandemie mit polymorphen Symptomen.
- Orientieren Sie sich an der Klinik, fragen Sie, untersuchen Sie und fragen Sie sich, was es außer Covid noch sein könnte.
- Eine Hypoxämie kann sich sehr schnell verschlechtern ⚠. Es macht Sinn, ambulante Patienten mit einem mit einem Oximeter auszustatten, wenn es sich um Risikopersonen handelt.
- Sehr hypoxämische Patienten erscheinen nicht oder kaum dyspnoeisch und manche haben keine Symptome: „**happy hypoxemia**" ⚠.
- Das diagnostische Spektrum reicht von asymptomatisch bis hin zu einem schnellen ARDS mit Multiorganversagen. **Alle unten beschriebenen Symptome sind alleine oder in Kombination möglich.**
- Allzu häufiger Fehler: **Den Kopf in den Sand stecken** und sagen, es sei nur eine Erkältung, eine Angina, eine Magen-Darm-Grippe oder eine Bronchitis. Nein: Man muss **testen und isolieren, während man auf das Ergebnis wartet!**
- Irreführende Zeichen: Verwirrtheit, Intestinale Störungen insbesondere bei älteren Menschen.
- **Hohes Thromboserisiko** ⚠ (erhöhtes Risiko einer Lungenembolie wird diskutiert) und erhöhtes arterielles Risiko (Schlaganfall, koronare Herzkrankheit). Daher muss das Thorax-CT manchmal mit einer CT-A durchgeführt werden.
- **Bei Patienten, die Ende 2020 ins Krankenhaus eingeliefert werden**, kann **Dexamethason zum richtigen Zeitpunkt** bei Hypoxämie, die $\geq$ 3 L/min O_2 erfordert eingesetzt werden. Darüber hinaus **Antikoagulantien** (verschiedene Verschreibungsmodi).
- Risiko falsch negativer Ergebnisse auch bei SARS-CoV-2 **PCR** oder RT-PCR (*Reverse Transcriptase-Polymerase Chain Reaction*) im Nasopharynx. Bei Anzeichen von Atemwegserkrankungen ermöglicht die Computertomographie des Thorax eine wahrscheinliche Diagnose (Milchglasartige Läsionen und parenchymale Verdichtungen mit starkem Befall der unteren und hintern Lungenabschnitte). Eine pleuro-pulmonale Ultraschalluntersuchung hilft ebenfalls.
- Sich mit dem Intensivarzt auch bei weniger gravierenden Symptomen abstimmen.

- **Regeln zur Isolierung des Patienten und zum Schutz des Personals sind zu beachten** ++++

> **Vorsichtsmaßnahmen gegen die Übertragung**

- Übertragung durch **Tröpfchen** (> 100 μm) und **Aerosole** (< 100 μm), die beim Atmen, Sprechen, Husten und Niesen ausgeatmet werden (2,12).
- Ein Großteil der Verbreitung scheint durch **Aerosole zu erfolgen, die von a- oder präsymptomatischen Personen über die Atmung und das Sprechen produziert werden** (2,12).
- Noch infektiöse **Aerosole** können stundenlang in der Raumluft **bleiben** und eingeatmet werden (2,12).
- Wenden Sie das lokale Protokoll an. Die Grundlage ist:
  - Patient: chirurgische Maske;
  - Personal: Schutz vor Übertragung durch die Atemluft und durch Tröpfchen;
  - selbst im Notfall rüstet man sich vorher aus:

FFP2-Maske, ansonsten mindestens chirurgisch	
FFP2 für Intubation oder bei Sauerstofftherapie mit hoher Flussrate.	
Brillen	Überkittel
Haube und Handschuhe	Überschuhe

- Beim Auskleiden muss sehr vorsichtig vorgegangen werden.
- Bestehen Sie auf dem korrekten Tragen der Maske, es tut weh, Ärzte zu sehen, die:
  - die Nase außerhalb der Maske (Sender/Empfänger) haben;
  - mit nicht angepasstem Steg herumlaufen (undichte Stellen um die Nase herum);
  - die Maske auf der Nasenspitze haben (wie ein Bügel-BH): fällt beim Sprechen herunter, sitzt undicht; Hochziehen!;
  - an der Maske fummeln: kontaminierte Hände => Hände waschen/desinfizieren. Maske an den Gummibändern, nicht am Tuch anfassen;
  - **Wicklung** an den Haltebändern: öffnet Lecks an den Seiten; um die Spannung der Gummibänder zu erhöhen, machen Sie einen kleinen Knoten darauf;
  - **Visiere** ohne Maske, **Schutzvisiere**, Ventilmasken: mörderischer Unsinn;
  - Gadgets wie z. B. „Maskenlüfter“ verursachen in der Regel Lecks;
  - eine Lösung gegen das Beschlagen (meine): Verstärkung des Nasenstegs mit einem selbstklebenden zweiten Steg (Kosten = 0), wiederverwendbar, dekontaminierbar, ± Vliespflaster zur Abdichtung.

> **Vorgehen bei Ankunft des Patienten (3)**

- Bei Vorliegen eines Schocks, den Patienten in einen Raum mit der Möglichkeit zur Notfallversorgung bringen (RRsyst < 90 mmHg, AF > 30/min oder SpO_2 < 90 % unter Raumluft.
- Ansonsten in der Box, isoliert.

> **Klinische Symptome (angepasst nach 2,4–6).**

- Das Spektrum reicht von „asymptomatisch“ bis zu „multiplem Organversagen“. Dazwischen ist alles möglich, sogar eine einfache „Erkältung“.
- **Beginn der Symptome in der Regel 4-5 Tage nach der Ansteckung** (immer innerhalb der 14 Tage davor).
- ⚠ : Abgesehen von Anosmie/Ageusie nichts Spezifisches. **Trotz der Pandemie ist nicht alles Covid.**

Tabelle 14.33: **Klinische Anzeichen und ihre Häufigkeit**

Häufig (> 50 %)	Weniger häufig (< 50 %)	Selten (< 10 %)
Fieber Husten Dyspnoe Asthenie [4] Appetitlosigkeit Anosmie ohne nasale Obstruktion oder Ageusie[1]	Auswurf Arthralgien, Myalgien Manchmal plötzlich auftretende Kopfschmerzen Brustschmerzen * Durchfall** Übelkeit/Erbrechen** Schwächeanfall [4, #] Pharyngodynie Oligurie, schneller Gewichtsverlust [4]	Verwirrtheit Rhinorrhoe Bewusstlosigkeit [4, #] Kutane Symtome [5] Konjunktivitis Abdominale Schmerzen
Atypische Formen, insbesondere bei älteren Menschen: Apyrexie, keine respiratorischen Symptome, Verwirrtheit oder intestinale Symptome im Vordergrund.		
30–40 % asymptomatisch und ansteckende präsymptomatische Phase von etwa 3 Tagen.		

* Thorakale Schmerzen bei Covid:

- oft intermittierender, atemabhängiger und nicht im Vordergrund stehender pleuritischer Schmerz
- Häufiges Engegefühl/Beschwerden in der Brust [3]
- Schmerzpunkte an mehreren Stellen, nadelstichartig
- oder ein nicht-atemabhängiger pleuritischer Schmerz [2]
- auch diffusere retrosternale Schmerzen, pleuroperikardial, mit oder ohne Bezug zur Atmung/Bewegung [3]
- Schmerzen, die auf gebrochene Rippen hindeuten (ausgelöst durch Husten), die durch leichten oberflächlichen Druck mit einem Finger auf den Schmerzpunkt verstärkt werden
- Lungenembolie (prädiktiver Score, D-Dimer, CT-A), Myokarditis und akutes Koronarsyndrom (EKG, Troponin) im Auge behalten.

** Insbesondere ältere Personen
[1] Quasi spezifisch während einer Pandemie und dauert im Durchschnitt mehrere Wochen
[2] Auch vereinbar mit Lungenembolie, Lungenentzündung
[3] Vereinbar mit akutem Koronarsyndrom/Myokarditis/Perikarditis
[4] Patienten oft dehydriert (Anorexie, Fieber, Hyperventilation)
[5] Kutane Symptome:

- Vorübergehende Ausschläge: Erythem, makulo-papulöser Ausschlag, Urtikaria, frühzeitig auftretende Bläschen
- transitorische netzartige Livedo
- Hautaspekt wie bei Erfrierungen, insbesondere „covid toes" – distale rot-violette Knötchen an den Fingern, eher ein Spätzeichen
- und viele andere, nichts Spezifisches, weitere Details unter: https://covidskinsigns.com/ (7)

Denken Sie auch an: Lungenembolie, Koronarsyndrom, Myokarditis, Medikamente.

Untersuchungen bei Aufnahme (angepasst von (3))

- Blutbild, Thrombozyten, Elektrolyte, Kreatinin.
- Bei einigen Patienten: D-Dimere mit einem Schwellenwert von 3000 ng/mL, um zu entscheiden, ob eine CT-A zum Ausschluss einer Lungenembolie durchgeführt werden soll oder nicht.
- CRP, LDH, Fibrinogen.
- Arterielle BGA, Laktat, wenn SpO_2 < 92 %.
- Nasale RT-PCR oder zumindest Antigentest (weniger empfindlich).
- Regelhaft **Thorax-Computertomographie** ohne Kontrastmittel, wenn möglich: Milchglastrübungen, gerne peripher und in den basalen Lungenanteilen, ± Atelektasen, Einteilung des Befalls: minimal (< 10 %), mäßig (10–25 %), ausgedehnt

(25–50 %), schwer (50–75 %). NB: Ähnliche Aspekte sind bei anderen viralen Erkrankung zu sehen (8).
- Thoraxröntgenbild, wenn CT nicht verfügbar.
- EKG (Myokarditis, Infarkt).
- CT-A des Thorax bei Risikofaktoren für Thromboembolien (*siehe S. 319*).
- Der **Thoraxultraschall** ist für *erfahrene* Anwender besser als die Computertomographie (9). Heterogene Gruppen von diffusen B-Linien, Unregelmäßigkeiten der Pleuralinie, subpleurale Atelektasen. Beidseitige A-Linien deutet darauf hin, dass bei einer vermuteten oder bestätigten SARS-CoV-2-Infektion keine Pneumonie vorliegt (9).

> **Probleme:**
- Beurteilung von Atemfrequenz, Atemarbeit zur Beurteilung des O_2-Bedarfs, nicht nur SpO_2.
- Der fälschlicherweise Kranke ohne schwere Symptome (ruhige Atmung und tief hypoxämisch: **„happy hypoxemia", die sehr abrupt dekompensieren kann ⚠**
- In Zeiten einer Flut von Covid-Fällen die **Differentialdiagnosen** zu vergessen, insbesondere:
  - Pyelonephritis bei Frauen (häufig);
  - Harnwegs-/pulmonale Sepsis bei älteren Patienten;
  - Meningitis, Koronarsyndrome, Lungenembolien;
  - intestinale Notfälle.

> **Beurteilung des Schweregrads der Erkrankung. Beruhigen Sie den Patienten, wenn möglich**
- Der Hauptletalitätsfaktor ist das **Alter > 70** (10–11). *Siehe Tabelle unten, in der die Fortschritte, die bereits erzielt wurden (Kortikosteroidtherapie/Antikoagulanzien) oder 2021 zu erwarten sind, nicht berücksichtigt sind.*
- Mortalitätsrisiko anzupassen je nach Komorbiditäten (10).

Tabelle 14.34: **Letalitätsrate (Sterblichkeit der infizierten Patienten) (KI-95 %) – symptomatisch + asymptomatisch, gerundet (11)**

Alter	% Sterblichkeit ♂	% Sterblichkeit ♀
20–30	0,002–0,004	0,005–0,025
30–40	0,009–0,015	0,015–0,03
40–50	0,02–0,03	0,05–0,09
50–60	0,1–0,2	0,28–0,7
60–70	0,3–0,7	0,8–1,8
70–80	1,3–3	3–8
80–90	1,3–30	4,5–55

Darauf ist ein Komorbiditätskoeffizient anzuwenden (10):

Komorbidität	**Risikofaktor**
Hepatopathie	× 1,5
Demenz	× 1,4
Chronische Nierenerkrankung	× 1,28
Adipositas	× 1,33
Chronische Atemwegserkrankung	× 1,17
Chronische neurologische Erkrankung	× 1,17
Chronische Herzkrankheit	× 1,16
Tumoererkankung	× 1,13
Diabetes	× 1,06
Andere aggravierende Faktoren	
Immunosuppression	Art. Hypertonie
Kortikosteroidtherapie (> 40 mg Pred.)	Nikotinabusus

Weitere Symptome einer schweren Erkrankung

PaO_2 < 70 mmHg	AF > 24/min
SpO_2 < 90 % unter Raumluft	**O_2-Bedarf > 3 L/min.**
Bilaterale Pneumonie	Laktat > 2 mmol/L
Akute Niereninsuffizienz	CRP > 40 mg/L *
Lymphozytose < 1000/mm^3	Granulozyten < 1000/mm^3
Fibrinogen > 4 g/L *	Verlängerte Quick-Zeit *
LDH > 500 U/L*	Erhöhte Leberwerte *
Dekompensation einer chronischen Krankheit +++	

* Untersuchungen derzeit nicht obligatorisch.

Überwachung

(Stand Januar 2021)

- SpO_2, Puls, RR kontinuierlich, EKG-Monitor.
- Venöser Zugang, 1 500 mL NaCl /24 h.

Therapie der Covid-Pneumonie (1,2,3)

(Stand Januar 2021) Protokoll zum Schutz des Personals +++.

- **Sauerstoffgabe bei SpO_2 < 93 %:** Brille, dann Maske, dann Maske mit Reservoir.
- **Ziel SpO_2 93–96 %** (88–92 % bei COPD) und **AF < 30/min**. Mit Überwachung fortfahren.
- **Ziel nicht erreicht mit O_2 6 L/min = SpO_2 < 92 %, FR ≥ 35 min, Dyspnoe**:
  - Konsil Intensivarzt;
  - O_2 mit Reservoirmaske bis zu 15 L/min;
  - Ggf. nasale high-flow Sauerstofftherapie (HFNO) oder CPAP;
  - bei HFNO: Flow zunächst 60 L/min und mit einer FiO_2, um eine SpO_2 von 95 % zu erhalten (aber $FiO_2 \leq 50$ %);
  - $PaCO_2$ überwachen (NIV erwägen, wenn > 50 mmHg);
  - dem aktuellen Protokoll folgen, engmaschige Überwachung;
  - Intubation und Verlegung auf Intensivstation, wenn Ziel nicht erreicht wird. Erscheint eine Verlegung auf die Intensivstation nicht erfolgversprechend, Erhöhung der FiO_2 ± Umstellung auf CPAP oder nasale high-flow Sauerstofftherapie (Optiflow®);

- Bei Intubation: maximale Vorsichtsmaßnahmen: Haube, FFP2-Maske, Brille, Handschuhe, Videolaryngoskop, 3-minütige Präoxygenierung mit Reservoirmaske, orotracheale Intubation und von Anfang an protektive Beatmung (denken Sie an den antiviralen Filter im exspiratorischen Kreislauf des Beatmungsgeräts);

Weitere Therapieansätze (1,2,3)

(Stand Januar 2021)

- **Dexamethason**: 6 mg/Tag i.v. oder p.o. (Start nicht dringend in der Notaufnahme), wenn eine **Sauerstofftherapie** $\geq$ **3 L/min**. indiziert ist (Kriterien weiter oben). Kombinieren Sie mit Ivermectin zur Entwurmung bei Exposition gegenüber Strongyloidose: 200 μg/kg Einzeldosis, d. h. 1 Tbl. /15 kg; nicht mehr als 6 Tbl.
- **Thromboseprophylaxe** unter Berücksichtigung des Blutungsrisikos (*siehe S. 319*):
  - laufende Therapieversuche Anfang 2021;
  - Enoxaparin in einer Dosis von 4 000 IE/d s.c., je nach Komorbiditäten auch höher.
  - ± Antibiotikatherapie mit Amoxicillin-Clavulansäure bei Verdacht auf eine mögliche oder assoziierte bakterielle Pneumonie oder sogar C3G + Spiramycin (*siehe S. 303*) bei schweren Symptomen.
- **Analgetika**: Paracetamol 3 g/d wenn < 50 kg, sonst bis zu 4 g/Tag, sofern keine Gegenanzeigen vorliegen. Keine NSAR.
- Je nach den Ergebnissen künftiger Studien können antivirale Therapien, immunmodulierende Substanzen oder Antikörper indiziert sein.
- Ausreichende **Flüssigkeits**-, Salz- und Nährstoffzufuhr.
- Der größte Teil des Gewichtsverlusts ist auf **Dehydrierung** zurückzuführen.

Wenn der Patient nicht aufgenommen werden muss

- Krankschreibung. Kontakt mit dem Hausarzt aufnehmen, um die Überwachung zu gewährleisten.
- Zumindest bei Personen mit Dyspnoe oder erthöhtem Risiko: Kauf eines Oximeters empfehlen oder eine tägliche Überwachung organisieren.
- Rezepte für Schmerzmittel, chirurgische Masken.
- **Thromboseprophylaxe** bei Risikofaktoren diskutieren (variable Protokolle).
- ± Telemonitoring.
- **Barrieremaßnahmen**: Mundschutz, häufiges Händewaschen (oder alkoholische Desinfektion), Isolation zu Hause, wenn möglich Schlafzimmer, Bad und Toilette für sich allein, Mahlzeiten getrennt. Auf der Toilette nur bei geschlossenem Deckel spülen und nach dem Stuhlgang mit Bleichmittel reinigen. Lassen Sie sich die Einkäufe bringen. **Dauer- oder Stoßlüftung**.
- Ruhe, ausreichend Schlaf.
- Sich zum Essen zwingen (schwierig, wenn Anosmie), ausreichend gesalzen, ausreichend trinken (süß, salzige Suppen), sodass Sie normal urinieren können, nicht zu dunkel.
- **Spazierengehen**, ein wenig körperliche Aktivität beibehalten.
- **Anosmie**: Geruchstraining innerhalb von 10 Tagen beginnen, an bestimmten Gerüchen schnuppern nach lokalem Protokoll oder z. B. https://samu78.net/anosmie/ (in franz. Sprache). In D: https://tinyurl.com/shc4f8zf
- **Warnung bei Anosmie** vor dem Risiko, Rauch nicht wahrzunehmen: **Brand**, Küche und Geruch von nicht genießbaren Lebensmitteln.

- **Rufen Sie Ihren Hausarzt** (oder den Notruf 19222) an, wenn sich die Beschwerden verschlimmern, insbesondere die Atemnot bei Belastung oder im Ruhezustand. SpO_2 < 95 % (Hausarzt) oder < 93 % Notruf (19222), neue Symptome, starker Gewichtsverlust.
- **Rufen Sie eher den Notruf 19222 an**, wenn sich die Atmung verschlechtert, Unwohlsein auftritt, sich die thorakalen Schmerzen ändern, Hämoptysen, Symptome einer TIA/eines Schlaganfalls auftreten.
- **Das Enddatum des Übertragungsrisikos bekannt geben** (Wissen Anfang 2021): 7 Tage nach Beginn der Symptome, davon 48 Stunden symptomfrei (Anosmie und Asthenie nicht eingeschlossen), oder ggf. 48 Stunden länger.

Literatur

1. AP-HP. Préconisations pour la prise en charge thérapeutique des patients COVID+ hospitalisés à l'AP-HP (hors services de réanimation), version 3. 28 janvier 2021
2. Kamps BS, Hoffmann C. Covidreference (als pdf oder online): https://covidreference.com/
3. URG' de Garde 2023–2024: Les protocoles d'Avicenne. Paris, Arnette, 2023.
4. Gouvernement du Canada. Signes, symptômes et gravité de la COVID-19 : Guide à l'intention des cliniciens. https://tinyurl.com/tcui2ha3 (in franz. Sprache). In Englisch: https://tinyurl.com/bdes4hsk
5. Symptom Profiles of a Convenience Sample of Patients with COVID-19 — United States, January–April 2020. https://tinyurl.com/14dzfdi7
6. Gupta A, Madhavan MV, Sehgal, et al. Extrapulmonary manifestations of COVID-19. Nature Medicine, 2021. https://tinyurl.com/1pguke3b
7. British Association of Dermatologists. Covid-19 Skin Patterns (nicht vergessen, auf «load more» zu clicken) https://covidskinsigns.com/
8. Bai HX, Hsieh B, Xiong Z, et al. Performance of Radiologists in Differentiating COVID-19 from Non- COVID-19 Viral Pneumonia at Chest CT. Radiology, 2020. https://pubmed.ncbi.nlm.nih.gov/32155105/
9. Hussain A, Via G, Melniker L, et al. Multi-organ point-of-care ultrasound for COVID-19 (PoCUS4COVID): international expert consensus. Crit Care, 2020. https://tinyurl.com/34bmnowa
10. ISARIC4C investigators. Features of 20133 UK patients in hospital with covid-19 using the ISARIC WHO Clinical Characterisation Protocol : prospective observational cohort study. BMJ, 2020. http://www.bmj.com/content/369/bmj.m1985
11. SAPRIS-SERéO study group. Do not neglect SARS-CoV-2 hospitalization and fatality risks in the middle- aged adult population. Infectious Dieases Now, janv. 2021. https://tinyurl.com/ceyubpg9
12. Informe científico sobre vías de transmisión SARS-CoV-2. Para el Ministerio de Ciencia e Innovación de España. 29-Oct-2020. https://tinyurl.com/4bykhbvk
13. DGIIN - COVID-19-Therapieempfehlungen: Interaktive Orientierungshilfe für Ärztinnen und Ärzte (Stand 22.5.2023) https://www.dgiin.de/covriin/index.html#/
14. Riechstörungen: Ursachen, Diagnose und Therapie. Dtsch Arztebl Int 2023; 120: 146–54. https://tinyurl.com/shc4f8zf

Kapitel 15

Altersmedizin

15.1 Ältere Personen

› Allgemeines

- Patienten oft multimorbide, daher sollten Sie bei der Einweisung einen **Weitwinkelansatz** verfolgen. Nicht immer im Besitz ihrer körperlichen und geistigen Fähigkeiten (z. B. langsames Entkleiden, Schwierigkeiten beim Bewegen, falsche Antworten usw.).
- Geben Sie ihnen ihre **Hörgeräte, Brillen und Zahnprothesen**. Es ist nicht „Opa" oder „Oma". Es ist Herr oder Frau Müller.
- Lassen Sie sie nicht schamlos den Blicken auf dem Gang ausgesetzt.
- Die **Rektaltemperatur ist am zuverlässigsten**: Die Temperatur in trockenen und kahlen Falten ist uninteressant, die Tympanontemperatur ist nicht wirklich zuverlässig! **Betrachten Sie den Patienten, berühren Sie, tasten Sie die Haut ab** (unter den Laken, die Marmorierungen), messen Sie den Puls (er kann nicht ohne Ursache schnell sein), die **Atemfrequenz**, die bei den Beobachtungen weitgehend vergessen wird! Haben Sie den Bauch abgetastet, die in der schrumpeligen Haut **verborgenen Narben** gezählt, nach strangulierten Hernien gesucht (und außerdem sagen sie nicht einmal, dass sie Schmerzen haben...)?
- Achten Sie auf die **Bindehäute**, blass oder ikterisch. Führen Sie großzügig eine **rektale Untersuchung** durch: Die Prostata, der vernachlässigte Riesentumor, die Melena, **der Kotstein, der große Verursacher von Unruhe, Harnverhalt ♂ und ♀, paradoxe Diarrhoe** (Durchfall bei Behinderung der Kolonpassage) entgehen nicht der rektalen Untersuchung.
- Achten Sie nicht auf ihre **Hautfalten**. Nicht immer eine Dehydrierung. **Mundtrockenheit**: Dehydrierung, wenn die Gingivolingualfurche (unter der Zunge) trocken ist. Wer mit offenem Mund atmet, hat eine trockene Zunge. Einige Medikamente greifen in die Speichelproduktion ein. Wenn das **normale Körpergewicht** der Person bekannt ist, gibt das Wiegen sehr genau Auskunft über den Wasserhaushalt. Das Durstgefühl lässt bei älteren Menschen nach. **Eine normale Eiweißkonzentration im Serum weist bei einem unterernährten alten Menschen oft auf eine Hämokonzentration hin**, ein scheinbar normaler

Hämoglobinwert auch bei Anämie. Berücksichtigen Sie den Harnstoff und den Kreatininwert. **Verhindern Sie eine Dehydrierung**, Sie müssen also wissen, ob die Person trinken kann, ggf. sie zum Trinken bringen. Wachsamkeit bei **Fieber** (zusätzlich 300–400 mL/Grad > 38 °C/d zuführen), Tachypnoe, Essstörungen, Durchfall, Erbrechen.

- **Rasselgeräusche** kommen oft vor! Ein alter Mann, der flach atmet, an den Stuhl oder sogar ans Bett gefesselt ist, schlimmer noch: fettleibig ist, wie sollte er sie nicht haben? Bevor Sie auf „akutes Lungenödem“ schließen, lassen Sie ihn zwei Minuten lang ausgiebig atmen, husten und spucken. Ein Knisterrasseln ist trocken am Ende der Einatmung (wie ein Klettverschluss), es sind keine feinblasigen Rasselgeräusche, kein feuchtes Rasseln.
- **Angina pectoris ist nur in 30 % der Fälle schmerzhaft**. Eine Ischämie äußert sich eher durch Belastungsdyspnoe. Fragen Sie die Patienten mehrfach, dann werden sie irgendwann auf Brustschmerzen hinweisen.
- Wenn die Patienten mit **mehreren Kissen** schlafen, um besser atmen zu können, oder weil sie Rückenschmerzen haben, oder aus einem anderen Grund, dann finden Sie es heraus, ohne eine Antwort vorzuschlagen.
- **Inkontinenz**? Nicht eher eine Retention, die durch eine Überlaufblase kompliziert ist?
- **Harnwegsinfekt**? Urin-Teststreifen bei dem geringsten Verdacht. Aber eine asymptomatische Bakteriurie bei alten Menschen kann die wahre Ursache für das Fieber oder die Marmorierung verbergen; und die asymptomatische Bakteriurie muss respektiert werden, insbesondere bei institutionalisierten oder dauerkatheterisierten Patienten. Das Problem ist, dass sie manchmal kaum Harnwegssymptome haben, aber wegen einer Harnwegssepsis eine kardiale Dekompensation, Verwirrtheit, Unruhe oder keine Nahrung mehr zu sich nehmen. Man wird also nicht bei der ersten „Infektion“, die sich zeigt, Halt machen, sondern sorgfältig abklären.
- Ist dieser „**Demente**“, „**Agitierte**“ oder „**Antriebsarme**“ nicht vielmehr schmerzgeplagt, aphasisch, in einem septischen Schock, asphyxisch, in akuter Retention? Ist er taub? Depressiv? usw.
- **Schmerzen**: Als sie jung waren, störte man den Arzt nicht grundlos, Leiden war erlösend. Also stören sie nicht, sondern man muss sie fragen. **Schmerzmittel sind manchmal ein guter Ersatz für … Haldol.** Verwenden Sie eine geeignete Skala: z. B. **DOLOPLUS** (https://tinyurl.com/582s5cur)
- **Ein „normaler“ Kreatininwert ist oft ein Zeichen für Nierenversagen.**

❯ Passen Sie Ihre Behandlung an

- An die geschätzte glomeruläre Filtrationsrate (MDRD, App, Web-Rechner).
- **An Unterernährung**: Bei Hypoalbuminämie: Vorsicht bei Medikamenten mit hoher Proteinbindung, die dann aktiver/toxischer sind (Hypoglykämika, VKA). Im Allgemeinen die Dosis um ⅓ reduzieren.
- **Auf vernünftige Ziele**: sehr gut atmen können und beim Aufstehen wegen eines niedrigen Blutdrucks stürzen führt nicht dazu, dass man von einer verbesserten Herzleistung profitiert. Diabetischen Komplikationen vorzubeugen, indem man immer an einer Hypoglykämie vorbeischrammt, ist jetzt zu spät.
- **Beschränken Sie die Anzahl der Medikamente** auf das Nötigste, um die Compliance zu erleichtern und Fehler, Wechselwirkungen und Toxizität zu vermeiden. Vermeiden Sie den unzeitigen Entzug von Medikamenten (Benzodiazepine usw.),

denn **Ärzte in der Notaufnahme sind keine Ordnungshüter**, die alles wissen und in wenigen Stunden alles regeln können. Vermeiden Sie Tropfen, die zu Fehlern führen können. Wenn das Rezept mehr als zwei Medikamente enthält, sollten Sie solche ohne nachgewiesene nützliche Wirkung absetzen. Besprechen Sie dies mit dem Hausarzt.

- **15 % der älteren Patienten suchen die Notaufnahme wegen Iatrogenität auf!**

❯ Einige Beispiele

- Antidepressiva: Mianserin (Beruhigungsmittel) ist besser als Trizyklika, wenn es wirklich nötig ist.
- Neuroleptika: Vermeiden Sie sie. Bevorzugen Sie Haloperidol (wirkt allerdings wenig sedierend), das relativ weniger anticholinerge Wirkungen hat oder Tiaprid mit kurzer T1/2.
- Benzodiazepine: sollten vermieden werden. Wenn nötig ½ oder ⅓ der Dosis. Wählen Sie eher solche mit kurzer Halbwertszeit: Alprazolam, Oxazepam (mittlere Halbwertszeit).
- Kalziumkanalblocker: Risiko einer schweren Hypotonie (und damit Angina pectoris, niedriger zerebraler Blutfluss mit neurologischem Defizit); vermeiden Sie die am stärksten bradykardisierenden und negativ inotropen Medikamente (Diltiazem, Verapamil) oder beginnen Sie mit einer sehr niedrigen Dosis. Nicardipin 20 mg: Feuer frei!
- Diuretika: nur Furosemid oder Bumetanid.
- ACE-Hemmer: erhöhtes Risiko für akutes Nierenversagen bzw. akuter Hypotonie: 1. Dosis: ¼ Captopril (schnelle Wirkung), Überwachung des RR und der Diurese nach 2 und 4 Stunden. Bei guter Verträglichkeit Ersatz durch einen lang wirkenden, niedrig dosierten ACE-Hemmer, der später angepasst werden muss. Elektrolyte und Kreatinin vor der Behandlung und nach 24 und 72 Stunden.

- Normwerte für Hämoglobin bleiben 13–18 g/dL ♂, 12–17 g/dL ♀. **Eine Anämie ist bei älteren Menschen nicht physiologisch. Sie wird jedoch weniger gut vertragen** und äußert sich in Herzinsuffizienz und intellektuellem Abbau, Verwirrtheit, Sturz, unklarer Reduktion des AZ . **Die Transfusion ist eine immunologisch nicht harmlose Verpflanzung eines flüssigen Organs.** Der Transfusionsschwellenwert, *um den herum* man sich Gedanken machen sollte, liegt bei jungen Menschen bei 8 g/dL statt bei 7 g/dL. Der **Schwellenwert reicht nicht aus**, es müssen die der Anämie zuzuschreibenden **Symptome** berücksichtigt werden (eine schwierige diagnostische Herausforderung) sowie frühere Transfusionsreaktionen bei chronischen Anämien (1, 2); einige empfehlen einen Schwellenwert von 9–10 g/dL in der Geriatrie (2) und die französische Gesundheitsbehörde im Jahr 2014 empfiehlt 7 g/dL ohne Komorbidität, 8 g/dL bei Herz- oder Koronarinsuffizienz. Transfundieren Sie die Erythrozytenkonserve(n) einzeln, außer bei aktiver akuter Blutung, *Überwachung* +++, Furosemid nicht routinemäßig.
- **Der alte Mensch allein äußert sich oft unklar. Die Befragung der Angehörigen und des Hausarztes ist wertvoll.** Das Telefon kann ausreichen, um die **Art und Weise des Auftretens der Beschwerden zu klären.**
- **Die Übernahme auf eine Intensivstation oder eine intensive Therapie sollte nicht allein aufgrund des hohen Alters abgelehnt werden:** Eine

fortschreitende Tumorerkrankung, eine Demenz mit Verlust der Selbstständigkeit oder Unterernährung sind bei der Entscheidung mindestens ebenso wichtig. Bevor **unumkehrbare Entscheidungen** getroffen werden, sollte man wissen, ob der Patient das Haus verließ, ein soziales Leben hatte, Freude am Leben. Die Frage ist, ob sich der mögliche Tumor tatsächlich im „Endstadium" befindet (ein Etikett, das man nicht ohne Beweise akzeptieren sollte). Ist seine rezidivierende Hemiplegie nicht eher ein Anfall oder postiktal? Es ist möglich, therapeutische Maßnahmen am Tag nach deren Einleitung abzubrechen, aber nicht, den Verstorbenen wiederzubeleben. **Im Zweifelsfall**, da es zu Beginn des Arztlebens und im Notfall schwierig ist, solche Entscheidungen über Leben und Tod zu treffen, sollten Sie nur **reversible Entscheidungen** treffen und darauf achten, dass Ihr Patient keine Schmerzen hat (nicht immer einfach ...). Potenziell reversible Erkrankungen verdienen es, normal behandelt zu werden.

- **Empfohlene (lange und reichhaltige) Lektüre** : Boddaert J., Ray P., Traité de médecine d'urgence de la personne âgée, éd. Arnette, 2011.
  In Deutsch z. B.: Praktische Geriatrie. Klinik – Diagnostik – Interdisziplinäre Therapie. Georg Thieme Verlag 2016

› Literatur

1. National Blood Authority-Australia, www.blood.gov.au, Restrictive transfusion strategy, https://tinyurl.com/2y8b9y4w
2. Goodnough LT et al., Evaluation and management of anemia in the elderly, Am J Hematol, 2014. PMID: 24122955, https://tinyurl.com/3d84wu9s
3. HAS, Transfusion de globules rouges homologues, 2014, Google it! oder https://tinyurl.com/ykaz49sc
4. Richtlinie Hämotherapie, BÄK 2017: https://tinyurl.com/2rk8jhzu

15.2 Ältere Menschen: Heimbewohner? Sliding-Syndrom?

Beeinträchtigung des Allgemeinzustands?

> **Heimbewohner? Haben Sie „Heimbewohner" gesagt?**

- Die Erfahrung zeigt, dass Patienten, die mit diesem **äußerst irreführenden Etikett versehen werden, nur in Ausnahmefällen frei von schweren und/oder akuten Erkrankungen sind.** Angebliche „Patienten", die in die Notaufnahme eingeliefert werden, leiden in Wirklichkeit an Iatrogenämie, septischem Schock, nicht-konvulsivem Status epilepticus, schwerer Dehydrierung, Herzinfarkt, Lungenentzündung, Verstopfung, Kotsteinen, Harnverhalt etc. Erkrankungen, die bei älteren Menschen das unklare Bild einer „Beeinträchtigung des Allgemeinzustands", eines Autonomieverlusts oder von Verhaltensstörungen annehmen können. Achten Sie auf **Medikamente**, ihre tatsächliche oder übermäßige Einnahme.
- Schlüssel zur Diagnose: Hartnäckigkeit bei der Suche nach dem **wahren Grund**, dem **jüngsten** Symptom, das oft in einem entmutigenden Wust von nicht hierarchisch geordneten oder alten Beschwerden vergraben ist: Was ist heute passiert, warum sind Sie heute ins Krankenhaus gekommen, warum haben Sie heute den Arzt gerufen? Was ist neu, was ist nicht in Ordnung? Und zählen Sie die **grundlegenden Komorbiditäten** auf, wobei die eine oder andere, die gelegentlich dekompensiert, im Vordergrund stehen kann.
- Wenn Sie jedoch einen Patienten bekommen, der tatsächlich eingewiesen werden muss, ohne dass eine medizinische Erkrankung vorliegt, um die Sie sich kümmern müssen... (Sie haben ihn also mindestens 15 Minuten lang untersucht):
  - **wenn eine Rückkehr nach Hause möglich ist**, weil der Patient mit oder ohne Begleitung für seine Grundbedürfnisse (Ernährung, Körperpflege, Ausscheidung) sorgen kann:
    - sichern Sie sich durch ihren Hintergrund ab, wenn Sie Assistenzarzt sind,
    - Telefonieren Sie mit dem Hausarzt oder rufen Sie das Altersheim an, um zu erklären, dass der Patient nicht im Krankenhaus aufgenommen werden muss. Hören Sie sich die Gegenargumente an, sie könnten relevant sein,
    - schreiben Sie einen höflichen und erläuternden Brief, in dem Sie die Nichtaufnahme begründen. Der medizinische Teil muss „wasserdicht" sein. Raten Sie zu einem geriatrischen Konsil oder idealerweise zu einer mobilen geriatrischen Rehabilitation. Informieren Sie die Familie über die Möglichkeit, sich an eine Sozialstation zu wenden oder über andere Möglichkeiten, um eine vorübergehende oder endgültige Unterbringung in die Wege zu leiten;
  - **wenn eine Rückkehr nach Hause nicht möglich ist**, weil der Patient nicht in der Lage ist, für seine Grundbedürfnisse allein oder mit Hilfe zu sorgen, oder weil er einem hohen Risiko ausgesetzt ist, zu stürzen oder zu kollabieren (orthostatische Hypotonie): Krankenhausaufnahme und weitere Versorgung am nächsten Tag (Familie, Sozialstation, Geriatrie...).

Sliding-Syndrom

- Dieses Etikett umfasst sehr oft dieselben akuten, manchmal lebensbedrohlichen Erkrankungen (septischer Schock, Lungenentzündung, Cholezystitis usw.) wie die „Unterbringung". Mit Medikamenten behandelt?
- Aber Depressionen bei älteren Menschen gibt es, ebenso wie Müdigkeit. Diagnosen müssen rigoros gestellt werden – ein Sliding-Syndrom wird erst festgestellt, wenn alle anderen Diagnosen ausgeschlossen sind!
- Anmerk. d. Übersetzers, übersetzt aus Wikipedia (Stand 22.5.23) https://tinyurl.com/u2fnf9x6:

  > Das Sliding-Syndrom ist ein französisches geriatrisches Konzept, dessen Wert und Bedeutung umstritten sind. Es handelt sich um eine spezifische Erkrankung sehr alter Menschen, insbesondere in der Geriatrie (Alten- und Pflegeheime), die sich durch eine rasche Dekompensation des Allgemeinzustands ohne anerkannte organische Ursache bemerkbar macht und sehr häufig innerhalb eines Monats tödlich verläuft.
  > Es zeichnet sich dadurch aus, dass es in zeitlichem Abstand (einige Tage oder Wochen) zu einem auslösenden Ereignis (Krankheit, Operation, Unfall, psychischer Schock ...) auftritt. Die Person bricht alle persönlichen Beziehungen ab, zieht sich in sich selbst zurück, nimmt keine Nahrung mehr zu sich, wäscht sich nicht mehr, steht nicht mehr auf und scheint jeden Lebenswillen verloren zu haben. Die Entwicklung ist sehr schnell, der Tod tritt bei Komplikationen eines bettlägerigen Zustands ein.
  > Es erfordert eine angemessene Behandlung der verschiedenen Komponenten des Syndroms, die frühzeitig eingeleitet wird. Für die einen ist es eine klinische Realität vor Ort, für die anderen eine ungenaue Feststellung einer Situation (und keine medizinische Diagnose). Seine Behandlung ist schwierig, der „Todeswunsch" des hochbetagten Menschen ist ein Problem, das über den alleinigen medizinischen Rahmen hinausgeht.)

- **Empfohlene (lange und reichhaltige) Lektüre**: Boddaert J., Ray P., Traité de médecine d'urgence de la personne âgée, éd. Arnette, 2011.
  In Deutsch z. B.: Praktische Geriatrie. Klinik – Diagnostik – Interdisziplinäre Therapie. Georg Thieme Verlag 2016

15.3 Ältere Menschen: Stürze

Wichtige Punkte

- Der Missbrauchscharakter von Krankenhauseinweisungen wegen Stürzen ist oft nur scheinbar.
- Ein alter Mensch, der stürzt, ist nicht nur für sich selbst eine Katastrophe, sondern auch für den überforderten Arzt in der Notaufnahme. Er muss viel Zeit damit verbringen, denn es handelt sich um eine der schwierigsten klinischen Übungen.
- **Vorsicht bei der beruhigenden und daher beliebten Diagnose eines „mechanischen" Sturzes.** Patienten, die nicht wissen, warum sie gestürzt sind, neigen dazu, eine einfache und beruhigende Ursache („Ausrutschen") anzubieten (zu erfinden). Müdigkeit, eine verschleppte, maskierte Infektion schwächt und lässt den alten Patienten dort stolpern, wo er normalerweise sicher durchkommt. Suchen Sie nach diesen Ursachen.
- Der Sturz ist oft das einzige Symptom einer schweren Erkrankung wie einer Lungenentzündung, eines akuten Koronarsyndroms oder einer Anämie, deren Symptome bei alten Menschen oft nicht sehr ausgeprägt sind: EKG und klinische Untersuchung sind obligatorisch. **Alte Menschen können manchmal schwere Erkrankungen, die gerne unbemerkt bleiben, nur durch einen Sturz ausdrücken** (siehe unten).
- Bei etwa 60 % der Patienten gibt es keine offensichtliche Ursache für den Sturz. Diese Patienten nehmen signifikant mehr **Medikamente** ein als diejenigen, deren Sturz auf eine offensichtliche Ursache zurückzuführen ist. Hierzu gehören insbesondere blutdrucksenkende Mittel und Beruhigungsmittel, vor allem in Kombination.
- Es gibt keine magischen Rezepte oder Algorithmen, die sagen, welcher Patient ins Krankenhaus aufgenommen werden muss.

In der Praxis

- **Bei der klinischen Untersuchung:**
  - **Achten Sie auf Verletzungen** mit hohem Risiko (SHT oder Gesichtstrauma und/oder Wunde der Kopfhaut, Trauma in der erweiterten Milzregion und offensichtlich des Schenkelhalses usw.). Überprüfen Sie bei Wunden die **Tetanusimpfung** oder frischen Sie sie auf;
  - **Bestimmen Sie die Umstände** des Sturzes, sammeln Sie **Zeugenaussagen** zu den Umständen und eventuell eine visuelle/auditive Beschreibung des Sturzes, den Zustand des Patienten beim Auffinden. Hat der Patient eine potenzielle **CO-Quelle** in seinem Haus (andere als elektrische Warmwasserbereiter, mit Kohle oder Holz betriebene Heizungs- oder Kochgeräte, Kamin, Feuerstelle)? **Erfassen Sie die im Haus verfügbaren Medikamente**. Ist der Ehepartner Diabetiker? In diesem Fall könnte der Patient die blutzuckersenkenden Mittel geschluckt haben. Alle Medikamente zählen, einschließlich Augentropfen. (β-Blocker). Es gibt auch bei alten Personen die Möglichkeit einer **Alkoholvergiftung**…
- **Wesentlich: Notieren** Sie die Kerntemperatur, die **Atemfrequenz**, den Puls (über 90/min ist Anlass zur Nachforschung), den Blutdruck, den Zustand der Haut (Marmorierung) und die Farbe der Schleimhäute (Anämie).
- **Schließen Sie eine dringende Erkrankung schnell aus** und suchen Sie nach häufigen Ursachen für Stürze bei älteren Menschen. Folgende Ursachen kommen in Frage und sind manchmal miteinander verbunden:

- Hypovolämie: Blutungen im Verdauungstrakt, die nicht externalisiert werden, innere Blutungen, die lokal wenig symptomatisch sind, Dehydrierung;
- **unerwünschte Arzneimittelwirkungen (blutdrucksenkende Mittel, Psychopharmaka und andere)** +++;
- **orthostatische Hypotonie** (gleich bei der Aufnahme messen, danach kann es zu spät sein), und für mindestens 5 Minuten wirklich stehen lassen;
- Hyponatriämie;
- **Alkohol-Intoxikation** (wird gerne vergessen);
- **CO-Vergiftung (dito)**;
- **Infektion**, fieberhaft oder nicht;
- **Ileus** (letzte Blähungen? letzter Stuhlgang?);
- **Kotstein, Harnverhalt**;
- Hysterie (Vorsicht!);
- Arthrose, Gelenkbeschwerden, die das Gehen behindern;
- Selbstmord (oft trauen sie sich nicht, es zu sagen, es ist eine Sünde);
- **Misshandlung durch die Umgebung (dito)**;
- **beginnender septischer Schock** ++, mit oder ohne Hypotonie, aber gerne mit gestörten höheren Funktionen, die man schnell einem „Alzheimer" zuschreibt;
- um eine Marmorierung zu sehen, muss man die Knie freilegen!
- **dekompensierte Herzinsuffizienz**;
- **Myokardinfarkt**;
- nächtliche **Miktionssynkope** oder vagale **Synkope**;
- **M. Parkinson, Pseudobulbärsyndrom, Hydrocephalus**;
- Aortenstenose;
- **Anämie** (Konjunktiven);
- voluminöse Krampfadern (sind nur zu sehen, wenn der Patient steht!);
- chronisches subdurales Hämatom;
- **Epilepsie, auch ohne Bissverletzung oder Urinabgang**;
- Muskelatrophie (setzt schnell eib bei Immobilisierung);
- Hypoglykämie;
- **schwere Visusstörungen**;
- rutschige Hausschuhe (poliertes Parkett...).

- **Hüten Sie sich vor dem äußeren Erscheinungsbild: Eine orthostatische Hypotonie** (> 20 mmHg) kann ggf. diagnostiziert werden, wenn sie bei ihrer Feststellung von Symptomen begleitet wird (messen Sie sie bereits bei der Aufnahme in der Notaufnahme). Sie kann auch ein Symptom sein, z. B. eine **Hypovolämie aufgrund einer Blutung** im Verdauungstrakt.
- Dies setzt eine geduldige Befragung und die geduldige **Messung des Blutdrucks im Stehen** voraus, was leider 5 Minuten dauert. Wenn man das nicht tut, ist man kein guter Arzt. **Um den Blutdruck im Stehen zu messen**, muss nicht nur der Arm, sondern auch die Schulter entspannt sein, und im besten Fall lassen Sie den Unterarm des Patienten auf Ihrem eigenen ruhen und achten darauf, dass er völlig entspannt ist. Ein automatisches Messgerät, das auf eine Frequenz von * 1/Minute eingestellt ist, gibt Ihnen die Freiheit, auf die richtige Position zu achten, und Sie können den Patienten bei Bedarf stützen.

Zusätzliche Untersuchungen

- Nicht notwendig, wenn eine triviale Ursache für den Sturz vorliegt. Wir haben gesehen, dass diese Ursachen mit Vorsicht zu akzeptieren sind.
- Regelmäßig: **EKG, Elektrolyte, Kreatinin, Nierenwerte, Blutbild**. *Tatsächlich reicht die Klinik bei der Diagnose einer Dehydratation bei alten Menschen oft nicht aus, da das Normalgewicht nicht bekannt ist.*

Ein **ungewöhnlich normaler Eiweißwert** (> 75 g/L) bei einer unterernährten Person deutet auf eine Hämokonzentration hin. Denken Sie daran, dass ein **normaler Kreatininwert bei einem jungen Erwachsenen bei einem alten Menschen abnormal** ist. Berechnen Sie die GFR mit einer Smartphone-App oder im Internet. Der funktionelle Charakter einer Niereninsuffizienz wird am besten durch eine Bestimmung der Elektrolyte + Harnstoff (Harnstoff U/Harnstoff P > 8) bestätigt, ansonsten aber im Notfall und grob durch die Tatsache, dass Harnstoff in mmol/L $*$ 9 oder 10 $\geq$ Kreatinin in mmol/L ist (Faustregel). Der Hydratationszustand eines alten Menschen, dessen übliches Gewicht unbekannt ist, ist klinisch oft nicht zu präzisieren: Die Hautfalte ist oft physiologisch, die Diurese ist mysteriös, der Durst abgeschafft, die Tachykardie durch Vorhofflimmern oder Reizleitungsstörungen maskiert: es ähnelt einer Verschwörung.

- Weitgehend (abhängig von der Klinik), aber beim geringsten Zweifel:
  - Bestimmung von **CO** oder HbCO;
  - Blutzucker, Alkohol, Toxine (wenn Sie bereits wissen, dass der Patient ein bestimmtes Psychopharmakon einnimmt, brauchen Sie nicht danach zu suchen, außer bei einem Medikament, das man gewichtsbezogen dosiert).
- An der Klinik orientierte Röntgenaufnahmen: Suche nach Frakturen.
- Wenn Sie keine überzeugende Ursache finden, obwohl dies keine wissenschaftlich validierte Haltung ist, legitimiert die Häufigkeit von Begleiterkrankungen wahrscheinlich:
  - **CRP**: nicht validierte Untersuchung, deren Normalität wenig ausschließt (M. Horton...), deren starke Erhöhung jedoch einer Erklärung bedarf;
  - Röntgenaufnahme des Brustkorbs im Stehen von vorne;
  - Urinteststreifen, wobei man sich vor *unschuldigen* Bakteriurien hüten muss, die zufällig da sind, aber mit dem Wissen, dass eine schwere Harnwegsinfektion fieberfrei und ohne Anzeichen im Urin sein kann;
  - *hs-Troponin* ist bei einem Sturz sehr häufig erhöht, ohne dass es koronaren Ursprungs und daher von geringem Interesse ist; Laborbestimmung nicht ohne klinischen Grund oder EKG.
- **Wenn alles normal erscheint, sollte der Patient dann ins Krankenhaus eingewiesen werden?**
  - Nein, wenn die klinische Untersuchung und die erforderlichen Zusatzuntersuchungen auf eine harmlose Ursache und Folgen hindeuten. Aber Vorsicht! Häufig werden bei diesen Stürzen auch einzeln gutartige, aber multiple Erkrankungen entdeckt, und dies kann nur das Ergebnis einer gründlichen klinischen Untersuchung sein ;
  - das Fehlen einer offensichtlichen Ursache deutet auf eine Bewusstlosigkeit hin, bis das Gegenteil bewiesen ist. Die Diagnose ist hier aufgrund der Symptome schwierig und Sie können etwas übersehen, vor allem, wenn der Patient sich schlecht ausdrückt; sorgen Sie dafür, dass ein Arzt Ihren Patienten innerhalb

von 24 Stunden wiedersieht, oder weisen Sie ihn ins Krankenhaus ein oder planen Sie eine schnelle geriatrische Konsultation.

- **Informieren Sie dann den Hausarzt per Brief oder Telefon** und betonen Sie gegenüber dem Patienten und seinen Angehörigen die Sinnlosigkeit einer Notfallaufnahme. **Betonen Sie die erfolglose Suche nach einer schwerwiegenden Ursache** und Ihre Bereitschaft zur Wiedervorstellung, falls etwas Neues eintreten sollte. Eine ambulante Vorstellung beim Internisten, Geriater, Neurologen oder Kardiologen kann angezeigt sein.

> **Empfohlene (lange und reichhaltige) Lektüre** : Boddaert J., Ray P., Traité de médecine d'urgence de la personne âgée, éd. Arnette, 2011.
> In Deutsch z. B.: Praktische Geriatrie. Klinik - Diagnostik - Interdisziplinäre Therapie. Georg Thieme Verlag 2016

Kapitel 16

Andere Erkrankungen und verschiedene Probleme

16.1 Ophthalmologische Probleme in der Notaufnahme

- **Minimale, schnelle Untersuchung**
  - Eine Box wählen, in der es **dunkel** ist.
  - **Testen Sie den Visus auf einfache Weise**: Nahsicht (mit Brille): Kann der Patient das Kleingedruckte gut sehen? Schriftzeichen in einem Text? Nur die Überschriften? Nur die Formen (Finger zählen) oder nur das Licht?
  - Eine **Gesichtsfeldbestimmung** mit dem Finger durchführen.
  - **Fluorescein**-Augentropfen, um **Hornhautabrasionen** und -**ulzera** in blauem Licht zu sehen: Ophthalmoskop mit Blaufilter oder durchsichtiger blauer Plastikaufsatz vor Ihrer Lampe, die damit wirklich blaues Licht erzeugt ... oder sehr weißes Licht. Wenn das Fluorescein auf dem Schleim oder an den Lidrändern sichtbar wird, funktioniert Ihr Plastikaufsatz.
  - Lesetafel, ansonsten ein Text, der gelesen werden muss, kleine und große Schrift.
  - **Wissen, wie man das obere Augenlid umdreht**. Saubere Hände, Wattestäbchen auf die Mitte der Basis des oberen Augenlids, was das Umdrehen erleichtert. Wenn nicht vorhanden, ein Augentropfenröhrchen oder eine Büroklammer. Lassen Sie den Patienten nach unten schauen, greifen Sie mehrere Wimpern, ziehen Sie sie nach oben und zurück, halten Sie die Position.
  - Augentropfen mit **Oxybuprocain** (topische Anästhesie).
  - **Behandeln Sie Schmerzen schnell: Analgesie der Stufe 2–3.** Ein oder zwei Tropfen Oxybuprocain für die Untersuchung, ein Tropfen auf dem Weg zum Augenarzt oder nach Hause *und das war's*, wobei das Auge nicht berührt oder gerieben werden darf. Mehr zu geben verzögert die Wundheilung durch komplexe neurologische Mechanismen und unterdrückt Schutzreflexe (9).
- **Verschiedene Grade der Dringlichkeit: Im Zweifelsfall telefonieren**
  - Kann nicht warten: Überweisung in die ophthalmologische Notaufnahme:

    - **Visusverlust**, der nicht typischerweise mit einem Schlaganfall oder M. Horton zusammenhängt;
    - akuter Anfall eines Engwinkelglaukoms;
    - Verletzung des Bulbus (nachgewiesen, vermutet);
    - Lidverletzungen (freier Rand) und Verletzungen der Tränenwege;
    - Nicht-neurologische neuroophthalmologische Notfälle;
    - Netzhautablösung mit Visusverlust;
    - Infektionen bei Trägern von Kontaktlinsen.
  - Kann bis zum nächsten Morgen warten:
    - Oberflächlicher Fremdkörper ohne Verdacht auf eine Verletzung des Bulbus (eine schnelle Entfernung bleibt wünschenswert);
    - Glaskörperblutung, wenn kein Verdacht auf Netzhautablösung besteht;
    - Netzhautablösung ohne Visusverlust.
  - Kann in der Notaufnahme geregelt werden, ± ophthalmologische Vorstellung ohne Dringlichkeit:
    - Bindehautentzündungen;
    - bestimmte Hornhauterosionen;
    - subkonjunktivale Blutungen;
    - Verblitzung(Schweißen).

> **Nicht traumatisch bedingtes rotes Auge**

… ***Subkonjunktivale Blutung*** …

- Plötzlich auftretendes rotes Auge **ohne Schmerzen oder verminderten Visus**. Isolierte leuchtend rote, dann dunkle, **flächenhafte** Rötung. Sie endet an der Grenze der Iris. Bedeckt manchmal das gesamte „Weiß". Beunruhigt sehr!
- **Suchen Sie nach einem Trauma** ⚠ Möglicherweise penetrierende Verletzungen oder **Spritzverletzungen**, insbesondere von Metall, eine Perforation ist möglich, die durch die Rötung verdeckt wird: dringendes ophthalmologisches Konsil.
- **Die spontan auftretende Form** oder bei einem Valsalva-Manöver **sind sehr häufig und nicht schwerwiegend:** Beruhigen Sie den Patienten. Es ist kein Vorbote eines Schlaganfalls (das „geplatzte" Gefäß). Bluthochdruck ist fast immer reaktiv und ohne Zusammenhang (*siehe S. 375*): an einem anderen Tag in Ruhe messen.
- Spontane Heilung ohne Behandlung; keine Tropfen! Warnen Sie vor, dass sich der Befund ein bisschen ausdehnen kann und es **2–3 Wochen dauern** wird.

… ***Konjunktivitis: am häufigsten, einige Stolpersteine*** …

> Rotes Auge. Juckreiz (allergisch ++, viral ±). Auge morgens verklebt, Tränenfluss.

> Ein Tropfen Oxybuprocain erleichtert die Untersuchung.

> Red flags bzgl. Hornhaut und tieferer Strukturen ⚠ :

- **Form und Reaktionsfähigkeit der Pupille erhalten** (fixiert bei akutem Glaukom);
- **Die Pupille ist nicht winzig** ($\leq$ 2 mm) (Hornhauterosion, Keratitis, Iritis, die evtl. traumatisch ist);
- **keine ziliare Injektion** (sonst Iritis, Glaukom, Keratitis);
- **keine lokalisierte Rötung** (Episkleritis oder Blutung, siehe oben);
- **keine Visusminderung** (Keratitis, Iritis, Glaukom);
- **keine Hornhautschädigung bei Fluorescein/Blaulichtuntersuchung**;
- **keine Photophobie** (Iritis, Keratitis, Hornhauterosion), kein Fremdkörpergefühl, Unmöglichkeit, das Auge zu öffnen (Keratitis;

- **kein Fremdkörpergefühl** (lokalisiertes Sandkorn beim Blinzeln): Fremdkörper oder Hornhautulzeration/-erosion);
- **weder sehr harter** (hart wie eine Murmel: akutes Glaukom) noch hypotoner (Ruptur) Bulbus.

› *Patienten mit bakteriellen Bindehautentzündungen klagen mehr über verstärkten Tränenfluss und virale und allergische über Brennen und diffuses Gefühl wie von Sandkörnern oder Juckreiz.*

› **Viral**: epidemische Situation ± offensichtlich, einseitig oder beidseitig asynchron (24–48 h). Eiter am Morgen, im Laufe des Tages Besserung, reichlicher Tränenfluss ± Schleimsekretion, kein Eiter an den Lidrändern und -winkeln, **periaurikuläre Lymphadenopathie oder virale Begleiterkrankungen** sprechen dafür, sind aber nicht immer vorhanden. Behandlung durch häufiges Spülen mit physiologischer Kochsalzlösung (1). Aufgrund der **nicht reduzierbaren Dauer** (2–3 Wochen ++) der Infektion sollten antibakterielle Produkte vermieden werden (toxische/irritierende Wirkung) (1). **Hygienemaßnahmen** ++ (Hände): Es kann übertragen werden!

› **Bakteriell**: eher einseitig, eitrige Absonderungen den ganzen Tag über nicht nur beim Aufwachen, eitrige Absonderungen an den Rändern und in den Winkeln der Augenlider:
- kein Abstrich, außer bei eitriger, akuter Form mit Direktpräparat und Gram-Färbung auf Gonokokken; Spülung mit physiologischer Kochsalzlösung oder Borax/Borsäure ± Antiseptikum
- Lokale Antibiotikatherapie ist minimal wirksam (2), aber gerechtfertigt, wenn schwere Symptome vorliegen (**eitriges Sekret +++, Chemosis (Bindehautödem), Lidödem, Tränenfluss +++, auch nur mäßige Visusminderung, Photophobie (10)**): Azithromycin 3 Tage, Tobramycin, (Ofloxacin + reserviert für Kontaktlinsenträger) 3–5 Tage als Augentropfen. **Hygiene** ++ (auch im anderen Auge);
- **Bei schweren Symptomen mit viel Eiter oder Immunsuppression** Überweisung an einen **Ophthalmologen innerhalb von 24 Stunden zur lokalen Probenentnahme,** um nach virulenten Keimen zu suchen, die eine systemische Behandlung erfordern (Gonokokken, Chlamydien).

› **Allergisch**: saisonale Häufung, gleichzeitig allergische Rhinitis:
- beidseitige diffuse Injektion, Tränenfluss und Juckreiz ++. Spülungen mit kalter physiologischer Kochsalzlösung und lokale Antihistaminika. Behandlung der assoziierten Rhinitis;
- Sonderform: mit ausgeprägter **Chemosis** = Ödem der Bindehaut, die sogar zwischen den Augenlidern hervorstehen kann.
- **Kontaktlinsenträger**. Bei jeder Infektion unter Kontaktlinsen (Bindehautentzündung, Keratitis) sollte eine Amöbenkeratitis oder ein Hornhautabszess (*Pseudomonas aeruginosa*) ausgeschlossen werden. Daher **dringende** Überweisung an einen Ophthalmologen. Keine Kontaktlinsen tragen bis zur vollständigen Heilung und Beendigung der Behandlung, Kontaktlinsenbehälter nicht wegwerfen, da er zusammen mit den Kontaktlinsen zur Bakteriologie geschickt wird.

… ***Keratitis, Uveitis***

- **Schmerzhaftes rotes Auge mit vermindertem Visus. – Red flags (*siehe S. 844*).**
- Behandeln Sie die **Schmerzen** (*siehe S. 843*).

- Begrenzte Läsionen, die nicht in der Sehachse liegen, ergeben keine Visusminderung, aber beachten Sie die red flags bzgl. der Hornhaut (Kasten S. 844).
- Eine interstitielle Keratitis führt nicht zu einer Fluoresceinaufnahme, die Hornhaut kann bei Betrachtung mit dem bloßen Auge trüb sein oder auch nicht. Vorhandensein der red flags.
- Ein Hornhautabszess ergibt eine lokalisierte Trübung der Hornhaut und ein Visusverlust, wenn in der Sehachse gelegen.
- Herpes-Keratitis: **Dendritisches** Aussehen (Äste und Blätter) ist sehr gut unter Fluorescein/Blaulicht gut zu erkennen. Oder punktförmiges Aussehen (Vergrößerung mit dem Ophthalmoskop). Beginnen Sie mit Valaciclovir 1 g *p.o.*, Augensalbe zur Befeuchtung, während Sie auf Aciclovir-Salbe warten.
- Überweisung in die Augenheilkunde.

... ***Verblitzung: Schweißen ohne UV-Schutz*** ....

- Oberflächliche, beidseitige, punktförmige Keratitis. Der Patient konsultiert den Arzt mitten in der Nacht; sehr starke Schmerzen mit Photophobie 6 Stunden nach dem Schweißen! Beim Aufwachen ist der Schmerz fast verschwunden. Behandlung: **Analgesie** (*siehe S. 843*) künstliche Tränen und Vitamin-A-Salbe.

... ***Schmerzhaftes rotes Auge und Visusminderung*** ⚠ . ***Akutes Engwinkelglaukom*** ....

Klinik

- **Schmerzhaftes rotes Auge**, manchmal **strahlt dieser Schmerz halbseitig ins Gesicht** aus.
- **Visusminderung**, areaktive, **mittelweite** Pupille, Ödem (Trübung) der Hornhaut.
- Übelkeit, Erbrechen, manchmal Kopfschmerzen im Vordergrund, **Agitiertheit**.
- **Weniger schwere subakute Anfälle** sind möglich.
- **Auge bretthart**.
- Durch Medikamente verursacht? Anticholinergika oder Sympathomimetika: mydriatische Augentropfen, Antidepressiva, Neuroleptika, Antihistaminika, Antiemetika.

Behandeln Sie in der Notaufnahme (dringend +++)

- **Acetazolamid** (Diamox®): 1 Ampulle zu 500 mg i.v. mit Kaliumsupplementation *per os*.
- Augentropfen mit 2 % **Pilocarpin**, alle 10 min bis zur Miosis im betroffenen Auge und 4-mal täglich in das andere Auge.
- Analgesie Stufe 2 oder 3 (Morphin).

Überweisung in die Ophthalmologie als Notfall

- Ohne auf zusätzliche Augentropfen (**Betablocker** + Alpha-2-Agonisten) zu warten, die eventuell nicht verfügbar sind.

... ***Glaukom und Kontraindikationen für Medikamente – ein Mythos?*** .....

Scheinproblem bei Notfallmedikamenten

- Der Kranke hat ein Engwinkelglaukom und hatte noch nie ein akutes Glaukom => er weiß es nicht. Eine medikamentös bedingte Ursache ist möglich und unvorhersehbar.
- Der Patient hatte bereits einen akuten Glaukomanfall => er wurde operiert, später dann das kontralaterale Auge. Kein medikamentenbedingtes Risiko. Außer zwischen den beiden Eingriffen.
- Ein Kataraktoperierter (Pseudophakie) kann keinen akuten Anfall durch ein Engwinkelglaukom haben.

- Der Patient hat ein chronisches Offenwinkelglaukom => ein akuter Glaukomanfall ist unmöglich, daher keine Beschränkung bei den Notfallmedikamenten.

› Schmerzhaftes weißes Auge

- **Notfall-ophthalmologisches-Konsil** bei red flags wie auf *S. 844* zur schnellen Messung des Augeninnendrucks und Fundusbeurteilung.
- Schub einer okulären Hypertension.
- Optikusneuritis (*siehe § „Retrobulbäre Optikusneuritis“, S. 849*) und Chorioretinitis.
- Migräne (*siehe S. 192*).
- Bei Anisokorie und Beeinträchtigung des N. III (*siehe Abschnitt „Anisokorie“ S. 850*).
- Bei Lähmung der Augenmuskultur: Orbitascanner und CT-A des Gehirns.

› Kleine Traumatologie

... ***Häufig ++: Erosion der Hornhaut*** ....

- Schmerz mit **Fremdkörpergefühl**, wie ein Sandkorn, das beim Blinzeln kratzt, Tränenfluss, verschwommenes Sehen, Photophobie. Bindehaut ± rot. Manchmal kann das Auge nicht geöffnet werden.
- Auftreten nach Manipulation an Kontaktlinsen oder Trauma, durch Windstoß aufgewirbelter Staub, Partikel oder leichter Gegenstand, der ins Auge gefallen ist. Oder stärkeres Trauma oder potenziell penetrierender Gegenstand. Aufenthalt an Stellen, an denen gebohrt oder gefräst wird oder andere Quellen von Splitterverletzungen: Verdacht auf eine penetrierende Wunde.
- Bei vermuteten **Hochgeschwindigkeits-Splittern** (Arbeitsunfall++) oder einem **Mechanismus mit dem Risiko einer Penetrationsverletzung** (spitzer Gegenstand, Ast) ist das Risiko einer Verletzung des Augapfels hoch. **Augenärztliches Konsil** dringend erforderlich.
- 1 Tropfen Oxybuprocain.
- Untere und obere Bindehautsäcke nach Eversion des Oberlids untersuchen (*s. Abschnitt Minimale, schnelle Untersuchung, S. 843*), um nach dem ursächlichen Fremdkörper zu suchen. Erneute Suche nach der Fluoreszeingabe. Überprüfen Sie die Besserung nach dem Abklingen der anästhetischen Wirkung (15–30 min).
- Bei seitlicher Beleuchtung nach einer Hornhautulzeration suchen und vor allem 1–2 Tropfen **Fluorescein** einträufeln, 1 min einwirken lassen und im Dunkeln mit blauem Licht beleuchten (*siehe S. 843 „Minimale, schnelle Untersuchung“*): Die Erosion erscheint sehr deutlich und bleibt nach dem Blinzeln fixiert, Größe und Lokalisation notieren.
- Seidel-Test ⚠ : Austritt von Flüssigkeit aus der Hornhaut – Anfärbung des Tränenfilms mit Fluorescein und Inspektion mit Spaltlampe und Blaufilter. Tritt Kammerwasser aus, erkennt man kleine, quellförmige Ausflüsse (https://tinyurl.com/5n6b3ea6): Verletzung des Augapfels => Überweisung zum Augenarzt.
- Bei Erosionen durch leichtes Trauma, die wie ein kleiner Schnitt von weniger als 4 mm aussehen, **antibiotische Salbe** (Ofloxacin) (3) mindestens über Nacht, wenn möglich auch am Tag, ansonsten: antibiotische Tropfen (Ofloxacin) (3) + künstliche Tränen als Gel (Lacrisic©, Lacrigel©, etc.). **Analgesie Stufe 2 ± NSAR per os.** *Kein okklusiver Verband* (3). Schnelle Wundheilung < 24 Stunden. Anweisung zur notfallmäßigen ophthalmologischen Konsultation, wenn innerhalb von 24 Stunden keine deutliche Besserung eintritt.
- Tetanusprophylaxe bei Erosionen nicht erforderlich.

- **Bei einem möglicherweise penetrierenden Trauma oder einer breiten Erosion**, die länger zur Heilung benötigt (und eine Zykloplegie (Lähmung des Ziliarmuskels und Mydriasis) erfordert): dringendes ophthalmologisches Konsil.

... ***Oberflächlicher Fremdkörper in der Cornea***

- Ähnliches Syndrom wie die Erosion (oben). Auf die gleiche Weise untersuchen (insbesondere Bindehautsäcke).
- Wenn der Fremdkörper nicht ohne Gewalt mit einem angefeuchteten Tupfer entfernt werden kann: Überweisung an einen Ophthalmologen.

... ***Konjunktivaler Fremdkörper mit Hornhautbeteiligung***

- Ähnliches Syndrom wie Erosion, wenn der Fremdkörper auf der Hornhaut schabt (oben). Auf die gleiche Weise untersuchen (insbesondere Bindehautsäcke).
- Wenn der Fremdkörper nicht mobilisiert werden kann, indem man ihn mit einem angefeuchteten Abstrichtupfer oder durch Waschen ohne Gewalt berührt (man könnte ihn eindrücken): Überweisung an einen Augenarzt.
- Behandlung der eventuell damit verbundenen Hornhautverletzung (oben).

... ***Isolierte Verletzung der Augenlider und der Tränenwege***

- Eventuell assoziierte Orbitafraktur (tasten): CT innerhalb von 24 Stunden und Konsil durch Kiefer-Gesichtschirurgen bei Anzeichen einer Einklemmung der Augenmuskeln (Einschränkung der Elevation, Augenbewegungsstörungen).
- Tetanusprophylaxe.
- Nähen einer oberflächlichen Wunde unter Lokalanästhesie mit nicht resorbierbarem Faden 6–0.
- Perforierende Wunden => Ophthalmologie (+ Risiko einer Verletzung des Bulbus).
- Wunde am Oberlid (horizontal): Untersuchung im OP (Durchtrennung des Musculus levator palpebrae superioris).
- Wunde im medialen Augenwinkel (medial der Tränenpünktchen): Exploration im OP (Exploration und Nähen der Tränenkanälchen).
- Wunde am freien Rand: Naht durch den Augenarzt, um eine unschöne „Treppenstufe“ zu vermeiden.

... ***Intraokulärer Fremdkörper***

- Patient nüchtern lassen, CT der Orbita auf der Suche nach dem Fremdkörper.
- Sofortige Verlegung in die Ophthalmologie.
- Antibiotikatherapie nach ophthalmologischem Konsil: [Piperacillin 4g × 3/d + Levofloxacin 500 mg /d], oder Imipenem.

... ***Verätzungen***

- Schwere alkalische Verätzungen: schnelle Penetration in die Tiefe => eine verzögerte Befundverschlimmerung. Säureverätzungen: von Anfang an maximal.
- Sofortige, 30 Minuten dauernde, ausgiebige Spülung mit physiologischer Kochsalzlösung oder alternativ lauwarmem Leitungswasser, Unterbrechung für Anästhetikum (Oxybuprocain) in Form von Augentropfen kann erforderlich sein, um das Auge besser zu öffnen und die Spülung zu verlängern. Sofortige augenärztliche Vorstellung.
- Niemals eine Neutralisierung vornehmen!

> **Visusminderung ⚠ ⚠, ± Phosphene (Lichtwahrnehmungen)**

... ***Verschluss der zentralen Netzhautarterie*** ⚠

- **Plötzliche, schmerzlose**, einseitige Erblindung.
- Mydriasis, Pupillenreflex erloschen
- Augenärztliche Vorstellung als Notfall.

- Dringend ausschließen: M. Horton (> 60 Jahre), Karotisdissektion (junge Person).
- BSG, CRP als Notfall, kardiovaskuläre Untersuchung und bildgebende Verfahren der supraaortalen Gefäße.
- Es handelt sich um einen **vaskulären Notfall** im Gebiet der Carotis interna (*siehe S. 153*).
- **Aspirin**.
- Notfallbehandlung eines M. Horton (S. 849).

... ***Retrobulbärneuritis*** ...

- **Einseitiger Visusverlust und Schmerzen** bei der Blickwendung, Untersuchung (Augenhintergrund) normal: „Der Kranke sieht nichts, der Augenarzt auch nicht". Überweisung zum Augenarzt, um die Diagnose zu bestätigen (Augenhintergrund, Gesichtsfeld, Farbsehen, Marcus-Gunn-Zeichen: paradoxale Mydriasis bei wiederholter und aufeinanderfolgender Beleuchtung der Pupillen). Verdacht auf MS. Dringende neurologische Untersuchung + MRT im Hinblick auf Verabreichung eines Kortikoidbolus.

... ***Akute anteriore ischämische Optikusneuropathie*** ⚠ ...

- Schwerer **einseitiger Visusverlust** bei einem Patienten > 50 Jahre.
- Dringliche opthalmologische Untersuchung, die die Diagnose bestätigt (normaler Augenhintergrund oder Papillenödem, Skotom im oberen oder unteren Teil des Gesichtsfeldes).
- BSG, CRP als Notfall +++. Risiko = Ausbreitung auf beide Augen falls M. **Horton**.

... ***Transiente einseitige Erblindung*** ⚠ ...

- **Spiegelung des Augenhintergrunds als Notfall** (normal oder arterielle Embolie, arterieller Verschluss, Papillenödem usw.).
- Es handelt sich um eine arterielle TIA.
- *Nicht immer einfach, wenn der Patient nicht erst ein Auge und dann das andere bedeckt hat*: bilateral (vertebrobasiläre Ischämie?) oder einseitig (in der Regel Karotis)? Gehen Sie von beiden Hypothesen aus.
- Überweisung in die Ophthalmologie nach Abklärung einer TIA, unter Aspirin (S. 159), zur Spiegelung des Augenhintergrunds.
- Notfallmäßig: neurologische Untersuchung (Suche nach Halbseitenzeichen), kardiologische Untersuchung (Auskultation der Karotiden). Vorgehen: S. 159.
- Ultraschalluntersuchung der supraaortalen Gefäße.
- BSG, CRP (M. **Horton** > 60 Jahre).
- Migräne = Ausschlussdiagnose.

... ***M. Horton (Riesenzellarteritis) mit Augenbeteiligung, Therapie*** ...

- *Siehe Abschnitt oben „Akute anteriore ischämische Optikusneuropathie" und „Transiente einseitige Erblindung"*. Fachärztliches Konsil empfohlen. Wenn M. Horton wahrscheinlich ist (*siehe S. 206*): Aspirin 300 mg i.v. und Methylprednisolon-Bolus 1000 mg (1 g) in 3 Stunden in 500 mL NaCl 0,9 %. Puls und BD/30 min, Gabe verlangsamen bei Hitzewallungen/art. Hypertonie.

... ***Chiasma-Läsionen: bitemporale Hemianopsie*** ...

=> Läsion des Chiasma opticum: CT/MRT.

... ***Transiente visuelle Obskurationen*** ...

- Intrakranielle Hypertonie (*siehe S. 209*). Manchmal bei Positionswechseln, einige Sekunden. Kopfhochlagerung 30°, CT dringend!

... ***Netzhautablösung (Retina)*** ...

- Plötzliches Auftreten, oft Konsultation wegen Phosphenen.

- Trias Phosphene – Mouches volantes – Einschränkung des Gesichtsfeldes. Eine einfache Ablösung des Glaskörpers kann zu den ersten beiden Symptomen führen.
- Grauer oder schwarzer Schleier = Einschränkung des Gesichtsfeldes, die zunächst peripher beginnt und dann nach zentral fortschreitet.
- Verlegung in die Ophthalmologie als Notfall (5) oder innerhalb von 24 Stunden (6). Dringend bei Gesichtsfeldeinschränkungen oder Visusverlust. Strenge Ruhe.

… ***Glaskörperblutungen*** ……………………

- Mouches volantes ± rötlich verfärbte Sehbereiche, die auch bei einer Netzhautablösung zu sehen sein können.
- Dringendes ophthalmologisches Konsil, wenn ein Trauma vorliegt, sonst innerhalb von 24–48 Stunden.

… ***Zentralvenenthrombose oder Venenastverschluss*** ……………………

- Plötzlicher einseitiger ± vollständiger Visusverlust, eher älterer Patient, manchmal beim Aufwachen.
- Dringendes ophthalmologisches Konsil (streifenförmige Netzhautblutungen) zur Bestätigung.

› Neuroophthalmologie: Neurologie ⚠ zuerst, dann Ophthalmologie

… ***Diplopie: nicht an Ophthalmologie überweisen*** ……………………

- Vielfältige Ursachen (vaskulär, entzündlich, traumatisch, Diabetes, Myasthenia gravis, tumorös usw.), *siehe S. 278.*
- Vier Notfälle ausschließen:
  - **Karotisaneurysma** mit drohender Ruptur: schmerzhafte Lähmung des N. III (okulomotorius);
  - **M. Horton (Riesenzellarteritis)**: vorübergehende Ischämie eines Augenmuskels;
  - **Schwere intrakranielle Hypertonie**: beidseitige Lähmung des N. VI (abducens);
  - **Myasthenia gravis**: eine zeitlich fluktuierende, nicht schmerzhafte Diplopie ohne Pupillenstörung, *siehe S. 249.*

… ***Anisokorie: zuerst an Neurologie denken*** ……………………

- Untersuchung beider Pupillen durch Variieren der Raumbeleuchtung: Die pathologische Pupille verändert sich am wenigsten gegenüber der Beleuchtung.
- Miosis: Zunahme der Anisokorie bei Dunkelheit, die kleinere Pupille weitet sich nicht.
- Mydriasis: Zunahme der Anisokorie bei Licht, die größere Pupille verengt sich nicht.
- ***Zwei Notfälle*** *durch eine CT-A oder eine MR-A* ***ausschließen***
- Myosis und Horner-Syndrom:
  - Ptosis, Miosis, Pseudoenophthalmus;
  - dringende CT-A des Schädels/supraaortale Gefäße, um eine **Karotisdissektion** auszuschließen+++.
- Mydriasis und Beeinträchtigung des N. III:
  - Vorsicht bei N.III-Beteiligung (*siehe S. 223*) (Mydriasis, Lähmung der Mm. rectus superior, rectus inferior, rectus medialis und Ptosis) in Verbindung mit Schmerzen;
  - CT-A des Schädels auf der Suche nach einem **Aneurysma der Carotis interna**+++.

Wenn diese Notfälle ausgeschlossen sind, wird ein Augenarzt hinzugezogen, der bei Mydriasis Augentropfen (verdünntes Pilocarpin 0,125 %, dann Pilocarpin 1 %) verwendet, um eine Addie-Pupille oder eine pharmakologische Ursache nachzuweisen.

Literatur

1. Jacobs D.S., Conjunctivitis, UpToDate, Oct 2021, http://www.uptodate.com (kostenpflichtig).
2. Jacobs D.S., Evaluation of the red eye, Ibid.
3. Jacobs D.S., Corneal abrasions and corneal foreign bodies : management, Ibid.
4. Cochrane Library, Antibiotics versus placebo for acute bacterial conjunctivitis, Sept. 2012 http://www.cochrane.org
5. Gatinel D., Chaine G., Urgences en ophtalmologie, EMC, 2007, http://www.em-consulte.com
6. Moalic S., Arné J.L., Quels patients adresser le jour même aux urgences ophtalmologiques ?, La Revue du Praticien-Médecine générale, 2003, 17 (6), p. 1621–23.
7. Tuil E., Ophtalmologie en urgence, 3e édition, 2014, Elsevier.
8. VoTan P., Lachkar Y., Guide pratique d'ophtalmologie, 2010, Vernazobres-Grego.
9. Lee MD., Cornea Specialists Do Not Recommend Routine Usage of Topical Anesthetics for Corneal Abrasions, Ann Emerg Med, 2019, https://tinyurl.com/3hhdm543
10. AFSSAPS, Collyres et autres topiques antibiotiques dans les infections oculaires superficielles, 2004, https://tinyurl.com/yt7pse4k
11. AWMF S1-Leitlinie: Akute Verätzung am Auge (Stand 26.5.2023): https://tinyurl.com/256p8ttr

16.2 Radiologische Untersuchung mit jodhaltigem Kontrastmittel

> **Wichtige Punkte**
  - Es ist nicht notwendig, nüchtern zu sein. Der Diabetiker kann/sollte essen.
  - **Das Risiko einer Nephropathie bei Gabe von jodhaltigen Kontrastmitteln wird stark überschätzt (1–4).**
  - Es gibt sehr wohl seltene Allergien gegen jodhaltige KM (jKM).
  - Die Erwähnung in einer Akte **„Jodallergie" ist ein schädlicher Unsinn**. Unsere Schilddrüse ist jodhaltig, das Tafelsalz ebenfalls: Eine Jodallergie gibt es natürlich nicht.
  - **Eine Allergie gegen Fisch/Meeresfrüchte, gegen jodhaltige Antiseptika**, ist keine „Jodallergie", sondern auf Proteine oder Povidon und **ist keine Kontraindikation gegen jKM**.
  - **Die notwendige Untersuchung nicht durchzuführen, ist eine verlorene Chance.**
  - Keine Prämedikation verhindert eine schwere Anaphylaxie.

> **Ist die Untersuchung unerlässlich?**
  - **Alles in der Medizin birgt ein Risiko**: kontrastmittelbedingte Nebenwirkungen, Überdiagnosen und Inzidentalome, theoretisches radiologisches Risiko.
  - Letales Risiko: 1×10^{-6} (INSERM 1996) bis 3×10^{-5} (aber kein Todesfall mit jKM mit niedriger Osmolarität) (Japan 1990 *siehe Referenz 1*).
  - **Abwägung des Risikos der Untersuchung und der Verzögerung der Diagnose.**
  - Kann sie **ersetzt** werden (Ultraschall, MRT usw.)?

> **Kontrastmittel-induzierte Nephropathie (KIN): stark übertriebenes Risiko (1–4)**
  - Man spricht von einer Nephropathie ***nach*** und nicht induziert durch jKM.
  - **Patientenbezogene Risikofaktoren**: Chronische oder akute Niereninsuffizienz, bekannt oder vermutet. Ausgeprägte Dehydrierung.
  - Klassische Risikofaktoren (Diabetes, Alter, Metformin, Myelom) sind nur in Verbindung mit einer Niereninsuffizienz relevant.
  - **Technische Risikofaktoren:**
    - Hohe intraarterielle jKM-Dosen mit renaler first pass-Exposition: Injektion oberhalb der Nierenarterien = Linksherz, supra-renale Aortographie;
    - kardiovaskuläre Katheteruntersuchung
    - Wiederholte Untersuchungen innerhalb von 48–72 Stunden.
  - **Grenzwerte**: Bei Organen mit first pass-Exposition: Risiko bei GFR < 45 mL/min/1,73m^2. **Bei Organen mit venöser Passage oder second pass-Exposition (andere)**: GFR < 30 mL/min.
  - **Auf Kreatinin (und GFR) warten**, wenn die klinischen Bedingungen dies zulassen, bei bekannter Nierenschädigung: akute oder chronische Niereninsuffizienz, oder bei möglicher Nierenschädigung: ausgedehnte Operation, Proteinurie, Lupus, Myelom, art. Hypertonie, Diabetes. Flüssigkeitsgabe nach/während der Untersuchung. Eine Kreatininkontrolle < 7 Tage nach der Untersuchung ist bei Krankenhausaufenthalten oder akuten Erkrankungen akzeptabel.

- Hämodialysepatienten, Restdiurese oder nicht: Keine Kontraindikation für jKM oder eine Änderung der Dialysesitzungen, auch nicht bei akuter Niereninsuffizienz. Bei Peritonealdialyse mit Restdiurese: Nephrologisches Konsil.
- Notwendigkeit einer *raschen zweiten Gabe*: 4 h, wenn GFR > 30 mL/min, eher 48 h, wenn < 30 mL/min. Beratung durch Radiologen.
- **Metformin** am Tag der Untersuchung für 48 h absetzen (2), nur wenn: A. **venöse Gabe des KM oder arterieller second pass** und eGFR < 30 mL/min; oder B. akute Niereninsuffizienz; oder C. arterieller first pass;
- Es ist vorsichtig, **NSAR** für 48 Stunden abzusetzen. Kein Absetzen von **ACE-Hemmern / AT-II-Antagonisten**, außer bei Hypovolämie. Bei Diuretika: von Fall zu Fall je nach Umständen.
- **Flüssigkeitsgabe bei Risikopatienten** (beim Myelom ohne Niereninsuffizienz ist dies nicht erforderlich) zwischen 7 und 15 mL/kg mit NaCl 0,9 % (oder Ringer-Laktat), verteilt vor, während und nach der Behandlung. Weniger bei Herzinsuffizienz, Niereninsuffizienz im Stadium 5 (GFR < 15 mL/min) und allen Patienten, bei denen ein Risiko für eine Hypervolämie besteht. Eine perorale Flüssigkeitsgabe wird nicht mehr empfohlen.

› Schwangerschaft

- **Keine Kontraindikation gegen jKM** (6). Patientin und Geburtshelfer warnen (Screening auf sehr seltene vorübergehende Hypothyreose bei der Geburt).
- Für das *radiologische* Risiko, das sehr selten und gering ist, Referenz 3 herunterladen.

› Stillen

- Weniger als 1 % der Joddosis geht in die Milch über. Und < 1 % wird absorbiert, d. h. < 0,01 % der der Mutter verabreichten Dosis, was < 1 % der Joddosis ist, die einem Kind verabreicht werden kann (1). Es besteht also keine Gefahr (1). Das CRAT (Franz. Referenzzentrum für potenziell teratogene Medikamente in der Schwangerschaft) weist darauf hin, dass dies nur für Iohexol (Omnipaque®) und Iodixanol (Visipaque®) bekannt ist. Bei den anderen soll das Stillen für 4 Stunden nach der Injektion ausgesetzt werden (https://lecrat.fr).

› Risiko eines anaphylaktischen oder „allergieähnlichen" Schocks.

- Behandlung dieser Zwischenfälle in der Radiologie = Behandlung von Anaphylaxie/Urtikaria (*siehe S. 487 und S. 701*).
- Wer hat ein erhöhtes Risiko? Man muss bedenken, dass das **Basisrisiko bei jKM mit niedriger Osmolarität bei 0,04 % ohne Todesfall** liegt (Katayama in 1). **Das Risiko eines Todesfalls wird auf 1/100 000** geschätzt (1).
- *Eine Allergie (auch eine echte) gegen jodhaltige Antiseptika oder Meeresprodukte ist keine Jodallergie (die es nicht geben kann) und prädisponiert nicht für eine Reaktion auf jKM (6).*
- Übelkeit, vagale Synkope, isoliertes Erbrechen sind in diesem Zusammenhang keine anaphylaktoiden/allergieähnlichen oder anaphylaktischen Reaktionen (anaphylaktoide Mastozytose).
- Eine **„allergieähnliche" Reaktion auf ein jKM weist auf ein Rückfallrisiko von 10–35 % hin** (6).
- Atopiker, Patienten mit multiplen Allergien und Asthmatiker, insbesondere solche, die aus dem Gleichgewicht geraten sind, sind stärker gefährdet: relatives Risiko: 6 (1), also absolutes Risiko in der Größenordnung von 0,04 × 6 = 0,2 %. **Ein**

Asthmatiker, der giemt, ist besonders gefährdet. Ein COPD-Patient jedoch nicht und die Patienten verwechseln die beiden Diagnosen: Klarheit schaffen!

- Bei diesen Patienten: **Untersuchung und Nutzen-Risiko-Verhältnis überdenken**, ein **anderes Kontrastmittel** wählen als das, das für eine Reaktion verantwortlich ist (evtl. auf früheren Protokollen vermerkt: diese anschauen). Den venösen Zugang belassen und $\geq$ 30 min vor Entlassung überwachen (1,5,6).
- In einer perfekten Welt hat der echte Allergiker eine Tryptasebestimmung erhalten, wurde getestet und trägt eine jKM-Allergiekarte, auf der die jKM mit Allergie und die mit negativem Test verzeichnet sind.
- **Keine Prämedikation schützt vor einer schweren Reaktion** (1,6), alle haben Nebenwirkungen.
- **Die um 30 min bis 7 Tage verzögerten Reaktionen** sind vor allem kutan und mild und könnten in 25 % rezidivieren, aber es wird keine Prophylaxe empfohlen.

› Patient mit Myasthenie

- Ungewissheit (1,5). Eine Exazerbation ist möglich: den Patienten vor jKM warnen und überwachen (5).

› Literatur

1. ACR Manual on contrast media, 2021, http://www.acr.org und https://tinyurl.com/jbfescyt
2. ESUR Guidelines on contrast media, https://www.esur.org/esur-guidelines/
3. ACR-SPR Practice parameter for imaging pregnant or potentially pregnant adolescents and women with ionizing radiation, http://www.acr.org und https://tinyurl.com/3wd7fk77
4. SFR, Fiche de recommandation pour la pratique clinique, 2020 : rein et produits de contraste. https://tinyurl.com/dk2m2r3r
5. The Royal Australian and New Zealand College of Radiologists, Iodinated contrast media guideline, 2016, http://www.ranzcr.edu.au
6. Royal College of Radiologists, Standards for intravascular contrast administration to adult patient, 2015, http://www.rcr.ac.uk/standards

Index